中国科学院教材建设专家委员会规划教材
高等医药院校教材

医学分子生物学

Medical Molecular Biology

第 2 版

U0262426

主　编　田余祥　秦宜德

副主编　肖建英　喻　红　库热西·玉努斯　朱月春　欧刚卫

编　者　（按姓氏笔画排序）

王丽影（复旦大学上海医学院）　　　王秀宏（哈尔滨医科大学）

孔丽君（滨州医学院）　　　　　　　田余祥（大连医科大学）

朱月春（昆明医科大学）　　　　　　刘雪梅（赤峰学院）

刘淑清（大连医科大学）　　　　　　孙丽梅（中国医科大学）

杜　芬（武汉大学医学部）　　　　　李　红（锦州医科大学）

杨　帆（大连医科大学）　　　　　　肖建英（锦州医科大学）

库热西·玉努斯（新疆医科大学）　　张志珍（广东医科大学）

张鹏霞（佳木斯大学医学部）　　　　欧刚卫（遵义医科大学）

秦宜德（安徽医科大学）　　　　　　隋琳琳（大连医科大学）

喻　红（武汉大学医学部）　　　　　程晓馨（大连医科大学）

蔡望伟（海南医学院）　　　　　　　樊建慧（大连医科大学）

科学出版社

北　京

内 容 简 介

《医学分子生物学》（第2版）在强调基本理论、基本知识和基本技能的基础上，继承第1版的基本框架、基本风格和主要内容。全书仍保持四篇，个别章的顺序作了调整，增加了第十九章（细胞自噬的分子机制）和第二十一章（退行性疾病的分子机制）。第一篇介绍遗传物质的结构基础，包括核酸的结构与功能、基因与基因组、DNA重组与转座；第二篇阐述基因组复制、DNA损伤与修复、基因表达和基因表达调控；第三篇重点介绍常用分子生物学技术及其原理，如核酸的研究方法及其原理、基因结构与功能分析的方法及其原理、基因工程原理、蛋白质的研究方法及其原理、组学与生物信息学；第四篇为专题篇，撷取了几个人们普遍关注的重要专题，较为详细地阐述这些专题的分子机制，包括基因诊断与基因治疗、细胞信号转导的分子机制、细胞增殖与分化的分子机制、肿瘤发生与转移的分子机制、细胞凋亡的分子机制、细胞自噬的分子机制、衰老的分子机制、退行性疾病的分子机制。各章均有知识链接和章末思考题等，以期使学生拓宽视野、阅读文献和深入学习。本书跟踪新进展，语言流畅、图文并茂、循序渐进、层次分明。

本书可作为长学制、研究生、本科生及成人继续教育用书。

图书在版编目（CIP）数据

医学分子生物学 / 田余祥，秦宜德主编 . —2 版 . — 北京：科学出版社，2020.5

中国科学院教材建设专家委员会规划教材 · 高等医药院校教材

ISBN 978-7-03-063016-2

Ⅰ.①医… Ⅱ.①田… ②秦… Ⅲ.①医学-分子生物学-医学院校-教材
Ⅳ.① R393

中国版本图书馆 CIP 数据核字（2019）第 244557 号

责任编辑：王锞韫 王 颖／责任校对：郭瑞芝

责任印制：赵 博／封面设计：陈 敬

科学出版社 出版
北京东黄城根北街 16 号
邮政编码：100717
http://www.sciencep.com

北京天宇星印刷厂印刷
科学出版社发行 各地新华书店经销
*
2013 年 6 月第 一 版 开本：787×1092 1/16
2020 年 5 月第 二 版 印张：32
2025 年 1 月第六次印刷 字数：910 000
定价：128.00 元
（如有印装质量问题，我社负责调换）

前　言

《医学分子生物学》自 2013 年 6 月出版以来，至今已 5 年有余，一直受到国内众多院校师生和分子生物学同仁的关注与厚爱。在这几年中，分子生物学又有了长足的发展，社会经济的发展对医学生的培养目标也提出了新的要求，教学模式也在不断更新，其他相关学科对分子生物学知识的需求也不断增加，对于生命科学领域的学生和研究工作者来说，掌握足够的分子生物学知识与技术是开展科学研究工作不可或缺的基础。因此，为适应高等医学教育教学改革和发展的需要，科学出版社于 2018 年春启动了这部教材的再版工作，以便《医学分子生物学》（第 2 版）更好地服务于长学制和研究生教学，更好地满足国家培养创新型人才的要求。

《医学分子生物学》（第 2 版）在强调基本理论、基本知识和基本技能的基础上和继承第 1 版的基本框架、基本风格和主要内容的前提下，对全书进行了内容更新，在章节编排上做了更为合理的优化与增减，全书仍然力求语言流畅、图文并茂，以使教学层次更加清晰，更加符合学生学习的认知规律，便于教与学。

《医学分子生物学》（第 2 版）仍然遵循以学生为本的指导思想，以基于问题基础上的学习（problem based learning，PBL）方法为出发点，适应数字化教学模式（如 MOOC、翻转课堂教学模式）的发展、体现医学人文精神的诉求和满足与加强学生自主学习的需要，本版教材各章均有知识链接和章末思考题等，以期使学生拓宽视野、阅读文献和深入学习，激励学生奋发向上的探索精神和增强其独立分析问题和解决问题的能力，培养学生的创新思维。同时，也有助于启发教师开拓思路和创新教学方法。

参加《医学分子生物学》（第 2 版）编写的 22 位编委来自于国内 15 所大学，他们长期坚持在教学与科研第一线，有着丰富的教学经验和扎实的研究底蕴。为保证教材的编写质量，他们不懈努力，反复推敲，几易其稿。

由于种种原因，参加第 1 版编写的一些编委未能参加本次再版的编写工作，但他们严谨的治学态度、对教材建设的奉献精神、精益求精的写作作风和卓越的笔锋，都为本书独特风格的形成奠定了坚实的基础，做出了不可磨灭的贡献。在此，我们对这些教授表示衷心的感谢和崇高的敬意。

《医学分子生物学》（第 2 版）的主编和副主编对本书的编写大纲、初稿和终稿进行了严谨和细致的审阅和修改；这次再版得到了科学出版社的关心、支持和指导；昆明医科大学和新疆医科大学分别为本书的编写会和定稿会进行了精心的策划和安排；各参编院校均对本书的编写工作给予了大力支持，在此一并表示衷心的感谢。

在本书的编写过程中，虽然编者们努力地以严谨的治学态度和严肃的科学作风进行了编写，但碍于水平有限，本书难免存在不妥之处，敬请同行专家、使用本书的师生和其他读者批评和指正。

田余祥　秦宜德
2018 年 10 月

目　　录

第四篇　专　题　篇

绪　　论

分子生物学（molecular biology）是在分子水平上研究和探讨生命现象、生命本质、生命活动及其规律的一门学科，是生物学从宏观研究发展到微观研究的必然产物。分子生物学是生物化学、生物物理学、遗传学、微生物学、细胞生物学等学科相互杂交和相互渗透而产生的一门边缘学科。同时，分子生物学的发展也极大地推动了诸如发育生物学和神经生物学等学科的发展。

医学分子生物学（medical molecular biology）是分子生物学的一个重要分支，它在分子水平上研究人体在正常及疾病状态下体内核酸和蛋白质的结构与功能、它们之间相互作用的关系，以及它们与疾病发生发展的关系，及其在疾病的诊断与治疗中的应用。

一、分子生物学研究的内容

分子生物学涵盖的内容十分宽泛，应该说包罗万象。因此，广义上讲，一切从分子水平上研究和探讨生命现象的工作都属于分子生物学范畴，如生物膜的结构与功能、物质跨膜转运、细胞信号转导、基因变异与肿瘤发生的关系、细胞增殖与分化、衰老、细胞凋亡、细胞自噬、基因工程制药、物种改良等。广义上的分子生物学与生物化学、遗传学和细胞生物学等学科的部分内容已难以区分。

狭义上讲，分子生物学以核酸和蛋白质为主要研究对象，包括研究它们的结构与功能，核酸与蛋白质的相互作用，DNA 复制、损伤与修复机制，RNA 生物合成及加工修饰，蛋白质生物合成及加工修饰，基因表达调控机制，DNA 重组及应用，各种组学研究，基因敲除，以及基因编辑和微小 RNA（microRNA，miRNA）等当前热点研究领域。

分子生物学是当前生命科学研究中发展最快的前沿领域，并且与其他学科的相互交叉和渗透越来越广泛和深入。分子生物学技术的不断完善和新技术的不断涌现，为人类在分子水平上认识生命现象和探讨生命本质提供了强有力的手段，也为人类利用和改造生物创造了极为广阔的前景。分子生物学的研究成果为医学研究、工农业生产和环境保护等开辟了新局面，使其更好地为人类经济和社会发展服务。

二、分子生物学发展简史

在分子生物学发展的过程中，有许多科学家由于做出了卓越的贡献而获得了诺贝尔化学奖、诺贝尔生理学或医学奖。纵观分子生物学的发展，大致将其分为三个阶段：孕育阶段、创立阶段和发展阶段。

（一）孕育阶段

分子生物学的孕育阶段大约是从 1864 年至 1952 年。这一阶段在对生命本质的认识上的重大突破之一是确定了生物遗传的物质基础是 DNA。

被誉为现代遗传学之父的 Gregor J. Mendel（1822 ～ 1884）在 1856 ～ 1864 年通过 8 年的豌豆杂交实验，揭示出遗传学的两个基本规律，即基因的分离定律和自由组合定律，1865 年发表了《植物杂交试验》的论文，提出了遗传单位是遗传因子（现代遗传学称为基因）的论点，为遗传学的诞生和发展奠定了坚实的基础。1869 年，瑞士内科医生 Johannes F. Miescher（1844 ～ 1895）

从脓细胞中分离出一种含磷量高达 30% 的酸性物质，并称其为核素（nuclein），也就是脱氧核糖核蛋白。1902 年，美国哥伦比亚大学的 Walter S. Sutton（1877～1916）在研究蚱蜢的精子发生时，发现染色体在减数分裂时的行为与孟德尔遗传因子的分离、组合之间存在平行关系，提出染色体遗传学说，认为基因是染色体的一部分。1909 年，丹麦生物学家 Wilhelm L. Johannsen（1857～1927）将这种遗传单位命名为基因，提出了基因型和表型的概念。1910 年，美国生物学家 Thomas H. Morgan（1866～1945）用果蝇做了大量试验，证明基因存在于染色体上，创立了基因学说。1926 年，Morgan 在其《基因论》中提出：①基因是携带遗传信息的基本单位；②基因是控制特定性状的功能单位；③基因是突变和交换的单位。1944 年，美国细菌学家 Oswald T. Avery（1877～1955）及其同事通过肺炎球菌转化实验证明了 DNA 是遗传物质。1950 年前后，美国生物化学家 Erwin Chargaff（1905～2002）等采用纸层析及紫外吸收技术测定了多种生物体 DNA 的碱基组成，总结出 Chargaff 原则，预示着碱基互补配对的可能性，即 A 与 T 配对，G 与 C 配对。1951 年，英国女物理学家 Rosalind E. Franklin（1920～1958）拍到清晰的 DNA 的 X 衍射照片，显示 DNA 是螺旋形分子，从密度上也提示 DNA 为双链分子。

（二）创立阶段

分子生物学的创立阶段大致是从 1953 年至 20 世纪 70 年代初。1953 年，美国科学家 James D. Watson（1928～）和英国科学家 Francis H. C. Crick（1916～2004）提出了 DNA 的双螺旋结构模型。该模型的提出是 20 世纪自然科学的重大突破之一，是核酸研究的里程碑，从此揭开了现代分子生物学的序幕。

在提出 DNA 双螺旋结构模型的同时，Watson 和 Crick 就提出 DNA 复制的半保留方式。其后在 1956 年，Arthur Kornberg（1918～2007）等发现 DNA 聚合酶。1958 年，Matthew S. Meselson（1930～）和 Franklin W. Stahl（1929～）利用 ^{15}N 标记大肠埃希菌（*Escherichia coli*）DNA，用实验证明了 DNA 的半保留复制。1968 年，日本科学家 Okazaki Reiji（1930～1975）等提出 DNA 不连续复制模型；1972 年证实了 DNA 复制开始需要 RNA 作为引物；20 世纪 70 年代初获得 DNA 拓扑异构酶，并对真核 DNA 聚合酶的特性做了分析研究；这些都逐渐完善了对 DNA 复制机制的认识。

1957 年，Mahlon B. Hoagland（1921～2009）等分离出 tRNA，并对 tRNA 在蛋白质合成过程中具有转运氨基酸的功能提出了假设。1958 年，Crick 建立遗传信息传递的中心法则。1960 年，Samuel B. Weiss 和 Jerard Hurwitz 分别发现依赖于 DNA 的 RNA 聚合酶；1961 年，Benjamin D. Hall 等用 RNA-DNA 杂交实验证明 mRNA 与 DNA 序列互补，随后 RNA 转录合成的机制逐步被阐明。同年，Sydney Brenner（1927～）等观察了在蛋白质合成过程中 mRNA 与核糖体的结合，特别是在 20 世纪 60 年代 Marshall W. Nirenberg（1927～2010）、Severo Ochoa（1905～1993）及 Har G. Khorana（1922～2011）等几位科学家共同努力，破译了 mRNA 上编码氨基酸的遗传密码。随后研究表明，这套遗传密码在生物界具有通用性，从而认识了蛋白质翻译合成的基本过程。

1970 年，美国遗传学家 Howard M. Temin（1934～1994）和美国生物学家 David Baltimore（1938～）分别从致癌的 RNA 病毒颗粒中发现了以 RNA 为模板合成 DNA 的逆转录酶，证实 RNA 携带的遗传信息可通过逆转录传递给 DNA。有些 RNA 病毒直接以 RNA 为模板指导蛋白质合成。这些发现补充和完善了遗传信息传递的中心法则，使人们对遗传信息的流向有了新的认识。

（三）发展阶段

这一阶段开始于 20 世纪 70 年代初。1972 年，美国分子生物学家 Paul Berg（1926～）等将动物病毒 SV40 的 DNA 与噬菌体 P22 的 DNA 连接在一起，首次构建了重组体 DNA 分子。1973 年，美国分子生物学家 Stanley N. Cohen（1935～）等又将几种不同的外源 DNA 插入质粒 pSC101 的 DNA 中，并进一步将它们引入大肠埃希菌中，从而开创了遗传工程的研究。DNA 重组技术的建立与发展，使人们进入了改造物种的新时代。

1977 年，美国科学家 Herbert W. Boyer（1936～）等成功地利用 DNA 重组技术生产出人的生长激素；1978 年，阿克塞尔·乌尔里希 Axel Ullrich（1943～）等报道了胰岛素在大肠埃希菌中表达成功，成为最早在微生物中表达的哺乳动物蛋白质之一。1982 年，美国食品药品监督管理局（Food and Drug Administration，FDA）核准通过了通过基因工程方式合成的胰岛素进入监督市场，这是第一个被投放市场的生物工程蛋白质药物。1980 年，美国和瑞士科学家利用 DNA 重组技术生产出干扰素，从此引发了基因工程的工业化热潮，现代生物工程由此崛起，如细胞工程、酶工程、发酵工程、蛋白质工程等。

1981 年，美国科学家 Richard D. Palmiter 等将克隆的大鼠生长激素基因注射到小鼠受精卵细胞核内，培育出比原小鼠个体大几倍的"超级鼠"，激起了人们创造优良品系家畜的热情。1983 年，美国生物化学家 Kary B. Mullis（1944～）发明了聚合酶链反应（PCR），PCR 技术可以使得从极微量的样品中大量扩增出 DNA 分子，广泛应用于基因工程中，并成为疾病基因诊断的一种重要手段。1997 年 2 月，克隆羊多莉（Dolly）诞生于英国胚胎学家 Ian Wilmut（1944～）之手，克隆羊的诞生打破了传统的两性生殖的观念，无疑是对人类生殖的重大冲击。2003 年 4 月 15 日，历经 13 年的人类基因组计划完成了人类基因组序列图，揭示了人类生、老、病、死的遗传信息，推动了医学的发展，使人们对于疾病的发生、发展、诊断与治疗、疾病预防等提出了全新的诠释，同时推动了生物界的革命，产生了基因经济，随之产生了基因组学、转录组学、蛋白质组学、代谢组学、RNA 组学、生物信息学等学科。美国科学家 John C. Venter（1946～）等成功地将人工合成的一种名为蕈状支原体的 DNA 植入另一个内部被掏空的山羊支原体内，使植入人造 DNA 的支原体重新获得生命，并取名为辛西娅（Cynthia）。日本科学家 Shinya Yamanaka（1962～）建立的细胞核重编程技术可将较容易获得的细胞（如皮肤细胞）类型转变成另一种较难获得的细胞类型（如脑细胞），这一技术能够避免异体移植产生的排异反应。日本细胞生物学家 Yoshinori Ohsumi（1945～）等在酿酒酵母（*Saccharomyces cerevisiae*）中确定了第一个与自噬相关的基因，命名为 *Apg1*。美国遗传学家 Jeffrey C. Hall（1945～）的研究小组克隆了果蝇的 *period* 基因，这个基因能够调节果蝇的生物钟，他们还揭示出该基因所编码的信使核糖核酸和蛋白质含量随昼夜节律而变化，美国科学家 George P. Smith（1941～）发明了噬菌体展示技术（phage display）。英国科学家 Gregory P. Winter（1951～）利用噬菌体展示技术完成了第一个真正意义上的鼠源抗体药物的人源化，即阿达木单抗（Adalimumab）。Frances H. Arnold（1956～）实现了酶的定向演化。

分子生物学理论和技术的迅猛发展，给现代医学带来了日新月异的变化。分子生物学、生物技术和生物医学工程相结合，推动了医学各个领域的全面发展，使医学在一个更高的水平——分子水平来探讨生命现象和认识疾病的本质，并使医学进入了一个崭新的分子医学（molecular medicine）时代。由此产生了许多更加细化的学科，如神经分子生物学、细胞分子生物学、发育分子生物学、分子免疫学、衰老分子生物学、肿瘤分子生物学等，临床医学更是出现了分子血液病学、分子内分泌学、分子心血管病学、分子肾脏病学、分子肝脏病学、分子呼吸病学、分子创伤学、基因诊断学、基因治疗学等。生物制药、基因靶向药物研制为疾病的治疗提供新的可行的手段。因此，无论是基础研究还是临床研究与应用，医学的各个学科都迫不及待地从分子生物学的发展中汲取养料、借鉴方法，谋求自我发展。

（田余祥　秦宜德）

第一篇 遗传物质的结构基础

核酸（nucleic acid）是遗传物质，它决定着生物体的性状，以及这些性状为什么能代代相传。美国分子生物学家James D. Watson（1928～）和英国分子生物学家Francis H. C. Crick（1916～2004）于1953年提出了DNA的双螺旋结构模型，无疑为揭示遗传信息的储存与传递、遗传变异奠定了坚实的物质基础。因此，本篇重点围绕核酸的结构与功能、基因与基因组和DNA重组与转座进行阐释。这些知识是分子生物学最基本的内容。

天然存在的核酸有两类，一类是脱氧核糖核酸（deoxyribonucleic acid，DNA），另一类是核糖核酸（ribonucleic acid，RNA）。核苷酸是核酸的基本组成单位，许许多多的核苷酸通过3',5'-磷酸二酯键相连，形成多聚核苷酸链，此即为核酸的一级结构，而遗传信息就蕴藏在核苷酸的排列顺序中。在一级结构的基础上，核酸分子进一步形成其特有的高级结构，因而也就决定了核酸的各种理化性质与功能。

基因是核酸分子中具有遗传效应的功能区段，是控制生物性状的实体。因此了解基因的组构有助于理解基因表达及其调控机制。原核生物中功能相关的结构基因多以操纵子形式存在，真核生物的结构基因中存在着间隔排列的内含子与外显子。基因组是指一个细胞或病毒颗粒所含核酸的全部核苷酸序列（包括编码序列和非编码序列），即遗传物质的总量。从遗传学角度来看，对于二倍体的生物来说，能维持配子体（生殖细胞）正常功能的最低数目的一套染色体即构成一个基因组。当然，原核生物、真核生物及其病毒基因组各有不同的结构特点。

自然界广泛存在着DNA的转座与重组。转座是基因组中一段可移动的DNA序列（转座子）通过某种机制从基因组的一个位置"跳跃"到另一个位置的现象。DNA重组是由于不同DNA链的断裂和连接而形成新的DNA分子的过程。DNA重组是遗传的基本现象，普遍存在于病毒、原核生物和真核生物中。DNA重组会产生新的基因型。随着人们对于天然发生的DNA重组现象研究的深入，人们已能在实验室中构建DNA重组体，因而出现了基因工程，以及在此基础上开展起来的基因治疗研究。

第一章　核酸的结构与功能

　　核酸（nucleic acid）是携带遗传信息的生物大分子。1868 年，瑞士内科医生 Johannes F. Mescher（1844～1895）首次从外科绷带的脓细胞中分离得到一种含磷量很高的酸性物质，称其为核素，即现在人们所知的脱氧核糖核蛋白。1889 年，德国病理家 Richard Altmann（1852～1900）用核酸（nucleic acid）这个术语取代了核素。根据核酸分子中含有戊糖的不同，将自然界存在的核酸分为脱氧核糖核酸（deoxyribonucleic acid，DNA）和核糖核酸（ribonucleic acid，RNA）。DNA 是遗传信息的载体，是保持物种进化和世代繁衍的物质基础，也是个体生命活动的信息基础。RNA 是遗传信息的传递者，主要功能是参与蛋白质的合成。无论动物、植物还是微生物其细胞中都含有 DNA 和 RNA，它们约占细胞干重的 5%～15%。人类 DNA 分子的大小约为 30 亿个碱基对，而 RNA 分子比 DNA 小得多，一般由数十至数千个单核苷酸相连而成。核酸分子的元素组成为 C、H、O、N 和 P，其中 P 的含量较恒定，约占 9%～10%。因此，定量测定核酸的经典方法是以测定样品中 P 的含量来计算核酸含量。核酸不仅是保持物种进化和世代繁衍的物质基础，而且其有害的基因突变也是某些疾病发生的分子基础。

第一节　核酸的基本组成单位——核苷酸

　　核酸是由多个核苷酸连接而成，所以核酸又称多聚核苷酸（polynucleotide）。核酸在核酸酶（nuclease）作用下水解为核苷酸，所以核酸的基本组成单位是核苷酸。核苷酸在核苷酸酶（nucleotidase）的作用下产生核苷和磷酸，核苷进一步在核苷酶的作用下产生碱基和戊糖。

一、核苷酸的组成

　　核苷酸是核酸的基本组成单位。组成 DNA 的基本单位是四种脱氧核糖核苷酸（deoxyribonucleotide），而组成 RNA 的基本单位是四种核糖核苷酸（ribonucleotide）。核苷酸是由碱基、戊糖和磷酸所构成。

（一）碱基

　　构成核苷酸的碱基（base）分属于嘌呤（purine）和嘧啶（pyrimidine）类含氮杂环化合物。常见的嘌呤碱基包括腺嘌呤（adenine，A）和鸟嘌呤（guanine，G），为 DNA 和 RNA 共有成分；常见的嘧啶碱基包括胞嘧啶（cytosine，C）、尿嘧啶（uracil，U）和胸腺嘧啶（thymine，T），其中胞嘧啶存在于 DNA 和 RNA 分子中，胸腺嘧啶存在于 DNA 分子中，而尿嘧啶存在于 RNA 分子中（图 1-1）。

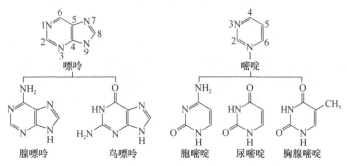

图 1-1　组成核酸的五种主要碱基的化学结构式

核酸分子中除了含上述五种基本的碱基外，还有一些含量甚少的碱基，称为稀有碱基（rare base）。稀有碱基种类繁多，大多数都是上述五种碱基甲基化的衍生物，tRNA 中含有较多的稀有碱基，可高达 10%。部分稀有碱基的种类与结构见表 1-1 和图 1-2。

表 1-1　核酸中部分稀有碱基

	DNA	RNA
嘌呤	7-甲基鸟嘌呤（m⁷G）	N^6，N^6-二甲基腺嘌呤（N^6，N^6-2m⁶A）
	N^6-甲基腺嘌呤（m⁶A）	N^6-甲基腺嘌呤（m⁶A）
		7-甲基鸟嘌呤（m⁷G）
嘧啶	5-甲基胞嘧啶（m⁵C）	二氢尿嘧啶（DHU）
	5-羟甲基胞嘧啶（hm⁵C）	胸腺嘧啶（T）

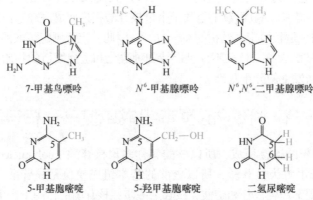

7-甲基鸟嘌呤　　　　N^6-甲基腺嘌呤　　　　N^6,N^6-二甲基腺嘌呤

5-甲基胞嘧啶　　　　5-羟甲基胞嘧啶　　　　二氢尿嘧啶

图 1-2　部分稀有碱基的化学结构式

（二）戊糖

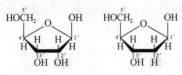

图 1-3　β-D-核糖（左）和 β-D-2-脱氧核糖（右）的化学结构式

参与构成核苷酸的戊糖（pentose）有两种：β-D-核糖（ribose）与 β-D-2-脱氧核糖（deoxyribose）。为有别于碱基上原子的编号，戊糖的碳原子标以 C-1′、C-2′、…、C-5′（图 1-3）。RNA 分子中含有 β-D-核糖，DNA 分子中含有 β-D-2-脱氧核糖，正是这种结构上的差异，使得 RNA 分子较 DNA 更易产生自发水解，化学性质不如 DNA 分子稳定。

（三）核苷

核苷（nucleoside）是由戊糖和碱基通过 β-N-糖苷键（β-N-glycosidic bond）连接而成，即嘌呤碱的第 9 位氮原子（N-9）或嘧啶碱的第 1 位氮原子（N-1）与核糖或脱氧核糖 C-1′ 上的羟基脱水缩合形成了 β-N-糖苷键。由核糖与碱基形成的核苷称为核糖核苷，简称核苷；由脱氧核糖与碱基形成的核苷称为脱氧核糖核苷，简称脱氧核苷（deoxynucleoside）。核苷的命名是在其前面加上相应碱基的名字，如腺嘌呤核苷（adenosine，简称腺苷）、脱氧腺嘌呤核苷（deoxyadenosine，简称脱氧腺苷）等（图 1-4）。另外，核酸分子中还含有少数稀有碱基构成的核苷，如 tRNA 中的假尿嘧啶核苷（ψ），它的核糖 C-1′ 与尿嘧啶的 C-5 相连，而不是与通常的 N-1 相连。

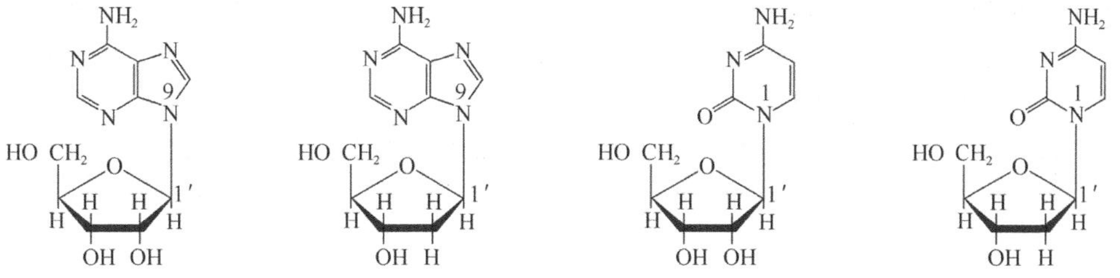

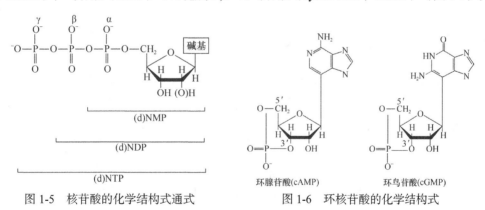

腺嘌呤核苷　　　　脱氧腺嘌呤核苷　　　　胞嘧啶核苷　　　　脱氧胞嘧啶核苷

图 1-4 一些核苷的化学结构式

（四）核苷酸

核苷酸由核苷和磷酸通过磷酸酯键连接形成，是核苷的磷酸酯。整个分子的酸性源自磷酸基团。酯化可以发生在核苷的任意游离羟基上，核糖核苷的糖基上有 3 个自由羟基，故磷酸能分别与之形成 2′-、3′- 或 5′- 核糖核苷酸；脱氧核糖核苷的糖基上只有 2 个自由羟基，所以只能形成 3′- 或 5′- 脱氧核糖核苷酸。生物体内游离存在的多是 5′- 核苷酸。结合一个磷酸基的核苷酸称为核苷一磷酸（nucleoside monophosphate，NMP），如腺苷一磷酸（简称腺苷酸，AMP）、鸟苷一磷酸（简称鸟苷酸，GMP）、胞苷一磷酸（简称胞苷酸，CMP）和尿苷一磷酸（简称尿苷酸，UMP）；脱氧核苷一磷酸（deoxynucleoside monophosphate，dNMP），如脱氧腺苷酸（dAMP）、脱氧鸟苷酸（dGMP）、脱氧胞苷酸（dCMP）、脱氧尿苷酸（dUMP）和脱氧胸苷酸（dTMP）。在体内还有核苷二磷酸（nucleoside diphosphate，NDP）和核苷三磷酸（nucleoside triphosphate，NTP）（图 1-5）。从核苷最近的位置开始，3 个磷酸基分别以 α-、β- 和 γ- 标记。此外，腺苷酸（AMP）还可环化形成 3′,5′- 环腺苷酸（cyclic AMP，cAMP），鸟苷酸（GMP）可环化成 3′,5′- 环鸟苷酸（cyclic GMP，cGMP）（图 1-6）。

图 1-5 核苷酸的化学结构式通式　　　　图 1-6 环核苷酸的化学结构式

核苷酸在体内除构成核酸外，还具有多种生物学功能：① NTPs 和 dNTPs 分别是 RNA 和 DNA 合成的原料；②在物质代谢中提供能量，其中 ATP 是能量的通用载体，在能量转换中起核心作用；③是某些重要辅酶的组成成分，如辅酶 A 含腺苷 -3′,5′- 二磷酸，辅酶Ⅰ含 AMP，辅酶Ⅱ含腺苷 -2′,5′- 二磷酸；④形成代谢的活性中间物，如 UDP- 葡萄糖、GDP- 甘露糖、CDP- 胆碱、CDP- 乙醇胺、CDP- 二酰甘油等；⑤ cAMP 和 cGMP 是信号转导的第二信使；⑥ AMP、ADP 和 ATP 是某些酶的别构效应剂。

二、核酸分子的一级结构

核苷酸是核酸的基本组成单位。核酸分子中的核苷酸之间通过 3′,5′- 磷酸二酯键相连，无分支结构，因此核酸也称为多聚核苷酸（polynucleotide）。核酸的一级结构（primary structure of nucleic acid）是指核糖核苷酸或脱氧核糖核苷酸的排列顺序。DNA 是由四种脱氧核糖核苷酸（dAMP、dGMP、dCMP、dTMP）为基本单位聚合而成，而 RNA 是由四种核糖核苷酸（AMP、GMP、CMP、UMP）为基本单位聚合而成。由于四种核苷酸间的差异主要是碱基不同，因此核酸的一级结构也称为碱基序列（图1-7），遗传信息就蕴藏在碱基的不同排列序列中。

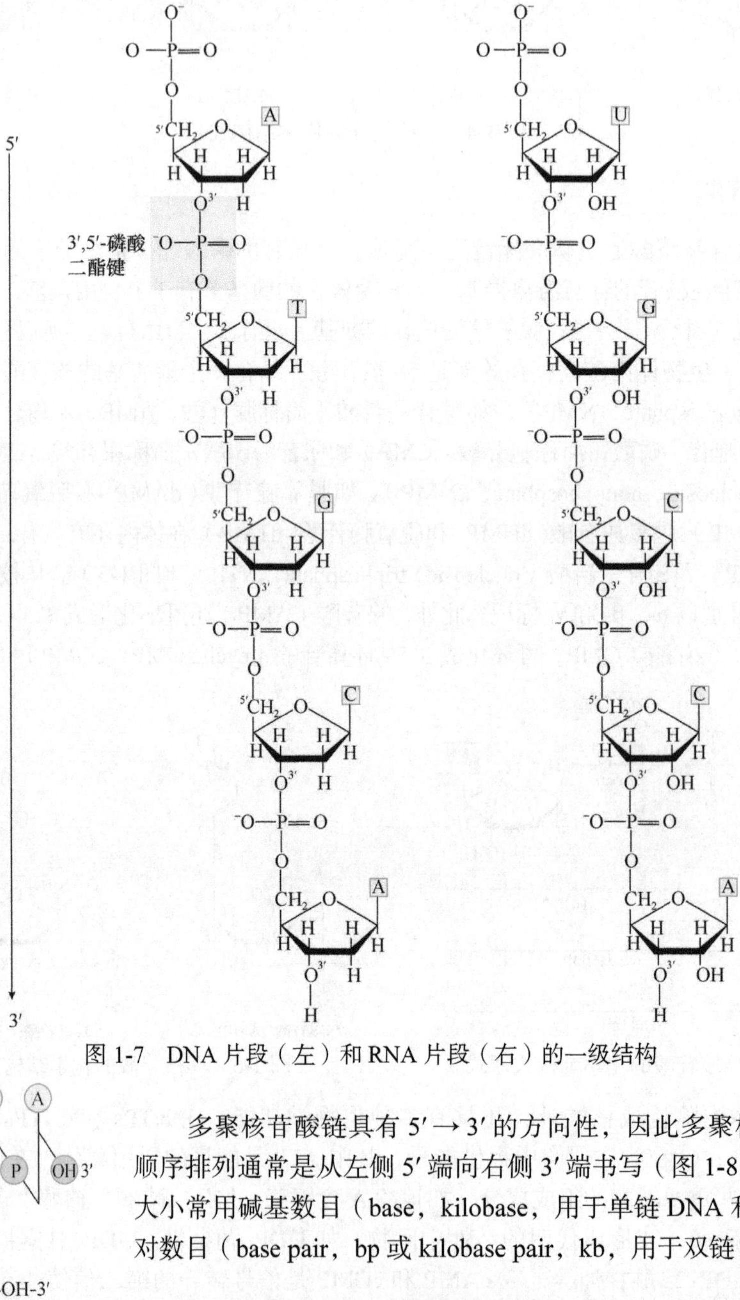

图 1-7　DNA 片段（左）和 RNA 片段（右）的一级结构

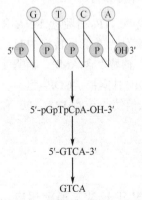

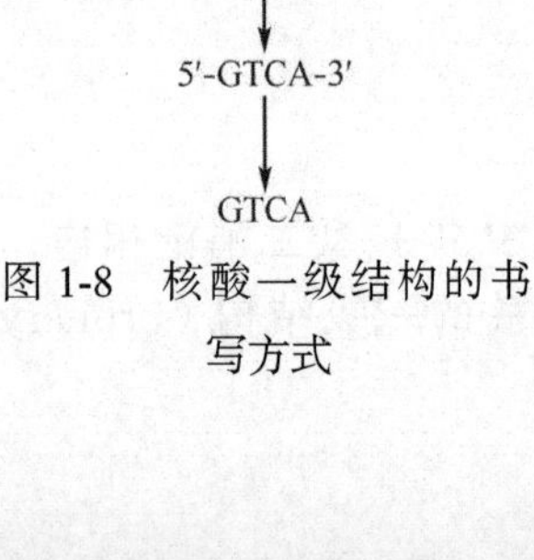

图 1-8　核酸一级结构的书写方式

多聚核苷酸链具有 5′ → 3′ 的方向性，因此多聚核苷酸链的碱基顺序排列通常是从左侧 5′ 端向右侧 3′ 端书写（图1-8）。核酸分子的大小常用碱基数目（base, kilobase，用于单链 DNA 和 RNA）或碱基对数目（base pair, bp 或 kilobase pair, kb，用于双链 DNA）表示。

第二节　DNA 的空间结构与功能

从发现核酸到揭示核酸的组成、结构及其与遗传的关系，历经了大半个世纪。1953 年，DNA 双螺旋结构被阐明，自此人们开始对基因、染色体及遗传物质等有了真正意义的理解，并逐步揭示了它们在控制遗传性状中的重要作用与机制。

一、DNA 双螺旋结构的研究背景

当发现 DNA 就是遗传物质时，它的结构怎么样还是一个谜。1952 年，美国生物化学家 Erwin Chargaff 等采用纸层析和紫外吸收等方法，对不同生物来源的 DNA 的碱基组成进行了测定分析，总结出如下规律：①腺嘌呤的摩尔数等于胸腺嘧啶的摩尔数，鸟嘌呤的摩尔数等于胞嘧啶的摩尔数，即嘌呤碱的摩尔数等于嘧啶碱的摩尔数；② DNA 的碱基组成有种属特异性；③同一生物个体的 DNA 碱基组成没有组织器官特异性。以上规律被称为 Chargaff 规则。该规则预示着 A 与 T、G 与 C 配对的可能性。与此同时，英国物理学家 Maurice H. F. Wilkins（1916～2004）等用 X 线衍射技术研究 DNA 的分子结构，其中女物理学家 Franklin 拍摄到了一张十分清晰的 DNA 的 X 线衍射照片，预示着 DNA 是一种双链螺旋结构。美国分子生物学家 Watson 和英国分子生物学家 Crick 在上述研究的基础上，提出了 DNA 双螺旋结构模型，并于 1953 年发表在《自然》杂志上。同一期《自然》杂志还发表了 Franklin 拍摄到的非常清晰的 DNA 的 X 线衍射图像，以及 Wilkins 的 DNA 的 X 线衍射数据。这个划时代的发现是生物学研究的里程碑，是 20 世纪最伟大的发现之一。为此，Watson、Crick 和 Wilkins 分享了 1962 年的诺贝尔生理学或医学奖。

DNA 双螺旋结构模型的建立宣告了分子生物学的诞生，标志着人类对生命的研究进入了崭新阶段。正是由于破译了 DNA 的结构，生物学各个领域的研究随之发生了巨大的变化，人类开始真正具备了驾驭生命的本领。1989 年，美国科学家用扫描隧道显微镜直接观察到了脱氧核糖核酸的双螺旋结构。1990 年，我国青年科学家白春礼用自己研制的扫描隧道显微镜首次观察到人们尚未认知的三链脱氧核糖核酸，为生命信息的研究又辟新途。

二、DNA 的二级结构——双螺旋结构

（一）DNA 双螺旋结构的特点

（1）DNA 分子是由两条 DNA 链围绕同一中心轴盘曲而成的右手双螺旋（right-handed double helix）结构（图 1-9），两条链呈反向平行，即一条链的走向是 $5' \rightarrow 3'$ 而另一条链的走向是 $3' \rightarrow 5'$，这是由脱氧核糖核苷酸连接过程中严格的方向性和碱基结构对氢键形成的限制共同决定的。

（2）DNA 链的骨架由交替出现的亲水性脱氧核糖基和磷酸基构成，位于双螺旋结构的外侧，而疏水性碱基配对位于双螺旋的内侧。

（3）两条 DNA 链以碱基之间形成氢键配对而相连，即 A 与 T 配对，形成两个氢键；G 与 C 配对，形成 3 个氢键（图 1-10）。这种碱基之间的关系称为碱基配对（base pairing）或碱基互补，DNA 分子中的两条链则称为互补链（complementary strand）。

（4）碱基对平面与螺旋轴几乎垂直，相邻碱基对平面之间的垂直距离为 0.34nm，每个螺旋结构含有 10.5 个碱基对，双螺旋结构的直径为 2.37nm。DNA 两股链之间的螺旋形成凹槽：一条浅的叫小沟（minor groove）；一条深的叫大沟（major groove）。大沟是蛋白质识别 DNA 的碱基序列，并与之结合而发生相互作用的部位。

（5）DNA 双螺旋结构的稳定主要由互补碱基对之间的氢键和碱基堆积力来维持。横向稳定依靠两条链互补碱基间的氢键维持，

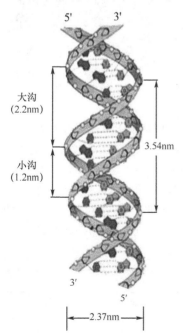

图 1-9　DNA 双螺旋结构示意图

纵向则依靠碱基平面间的疏水性堆积力维持。在 DNA 双螺旋结构的旋进过程中，相邻的碱基对平面彼此重叠，由此产生碱基平面间的疏水作用，使分子内部形成疏水核心，这对 DNA 结构的稳定非常有利。

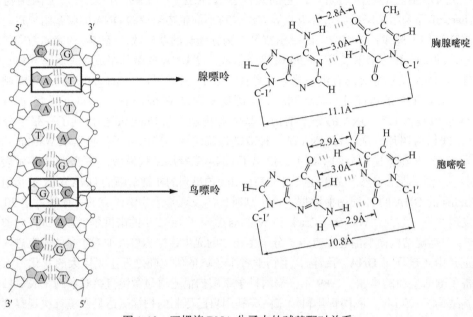

图 1-10　双螺旋 DNA 分子中的碱基配对关系

（二）DNA 双螺旋结构的多样性

DNA 双螺旋结构并非刚性的，DNA 双螺旋具有结构多样性。当溶液的相对湿度和离子强度发生变化时，会出现不同构象的 DNA 双螺旋（图 1-11）。

Watson 和 Crick 提出的 DNA 右手双螺旋结构是相对湿度为 92% 时的 DNA 构象，即 B 型 DNA（B-DNA）。生物体内的 DNA 几乎都是 B-DNA，它是 DNA 分子在生理条件下最稳定和最普遍的构象形式。当相对湿度为 75% 时，出现 A 型 DNA（A-DNA），其结构参数不同于 B-DNA。1979 年，

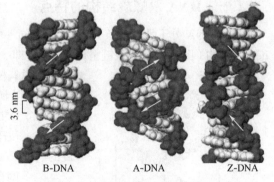

图 1-11　不同类型 DNA 双螺旋模型

Alexander Rich（1924～2015）等采用 X 线衍射方法分析了人工合成的 d（CGCGCG）双链的晶体结构，发现该片段呈左手双螺旋结构，主链的走向呈锯齿形（zigzag），将其称为 Z 型 DNA（Z-DNA）。后来证明，天然 DNA 分子中也存在 Z-DNA 区域。Z-DNA 可增强某些基因的转录，还有助于打开负超螺旋结构，使一些特异的调节蛋白可与之结合，因此 Z-DNA 可能与基因的调控有关。此外，人们还发现有 C 型 DNA（C-DNA）的存在。各型 DNA 双螺旋结构特征见表 1-2。

表 1-2　各型 DNA 双螺旋结构特征

构象型	A 型		B 型		C 型	Z 型
外形	晶体	线性	晶体	线性	线性	晶体
双螺旋转向	右手	右手	右手	右手	右手	左手
直径（nm）		2.6		2.37		1.8

续表

构象型	A 型		B 型		C 型	Z 型
螺旋每旋转 1 周含有的碱基对数目	10.7	11	9.7	10.5	9.33	12（6个二聚体）
碱基对的螺旋度		33°		36°		60°（每个二聚体）
螺旋每旋转 1 周的长度（nm）		2.8		3.4	3.09	4.5
相邻碱基平面间的距离（nm）	0.26	0.26	0.33	0.34	0.331	0.37
碱基对平面共同轴的倾斜度		20°		6°	−8°	7°
大沟		窄且深		宽且深		平展（无大沟）
小沟		宽且浅		窄且深		窄且深

三、DNA 的高级结构

（一）DNA 超螺旋结构

DNA 的高级结构是指 DNA 在双螺旋结构基础上通过扭曲、折叠或压缩所形成的特定三维构象，常见的是超螺旋结构。两端开放的 DNA 双螺旋分子在溶液中以处于能量最低的状态存在，此为松弛态 DNA（relaxed DNA）。但如果 DNA 分子的两端是固定的，或者是环状分子，当双螺旋缠绕过分或缠绕不足时，双螺旋由于旋转产生的额外张力就会使 DNA 分子发生扭曲，以抵消张力，这种扭曲的结构称为超螺旋（supercoil）结构（图 1-12）。如果形成超螺旋时，旋转方向与 DNA 双螺旋方向相反，旋转结果使 DNA 分子内部张力减小，称为负超螺旋结构。在自然条件下共价封闭环状 DNA 呈负超螺旋结构。反之则为正超螺旋结构。超螺旋的意义在于：①生物体内 DNA 结构处于动态之中。超螺旋的引入提高了 DNA 的能量水平，而超螺旋程度的改变介导了 DNA 结构的变化，即超螺旋多余的能量可能使 DNA 双股链分开，或局部熔解，这种结构上的变化对 DNA 分子复制和转录等的启动很重要。②超螺旋可使 DNA 分子形成高度致密的状态从而得以容纳于有限的空间。

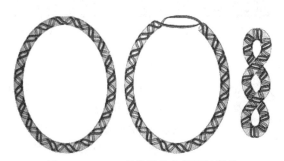

图 1-12 DNA 环状结构和超螺旋结构

（二）原核生物 DNA 是环状超螺旋结构

绝大部分原核生物 DNA 都是共价闭环双螺旋分子，如大肠埃希菌的 DNA 是 4639kb，它在细胞内紧密缠绕形成致密的小体，称为拟核（nucleoid），拟核结构中 DNA 约占 80%，其余为结合的碱性蛋白质和少量 RNA。在细菌基因组中，超螺旋可以相互独立存在，形成超螺旋区，各区域间的 DNA 可以有不同程度的超螺旋结构。原核细胞的染色体 DNA 形成的负超螺旋分区结构有利于基因表达时的操纵子的协同调节。

（三）真核生物 DNA 在细胞核内的组装

　　真核细胞 DNA 是很长的线形双螺旋结构与蛋白质结合组成染色质，这是大量存在的一种 DNA 三级结构形式。染色质是一种纤维状结构。经研究证明，这种结构是由许多称为核小体的重复单位像"念珠"那样串联而成。核小体是构成染色质的基本单位，它是直径为 11nm，厚度为 5.5nm 的盘状颗粒，其核心由组蛋白八聚体和盘绕其上的 DNA 所构成。组蛋白八聚体核心是由 H2A、H2B、H3 和 H4 各 2 分子所构成，146bp 长的双链 DNA 以左手螺旋方式在组蛋白八聚体核心上盘绕 1.75 圈，形成核小体的核心颗粒（图 1-13）。连接相邻两个核心颗粒之间的 DNA 称为连接 DNA（linker DNA），长度通常为 60bp（不同物种间的变化值为 0 ～ 80bp），是非组蛋白结合的区域。组蛋白 H1 结合在盘绕核小体核心颗粒上的 DNA 的进出口处，具有稳定核小体的作用。至此，核小体核心颗粒和连接 DNA 形成了 10nm 的串珠（beads-on-a-string）样结构（图 1-14），亦称为染色质纤维（chromatin fiber），这是染色质 DNA 的第一次折叠。由于核小体的形成，DNA 分子的长度被压缩了约 7 倍。

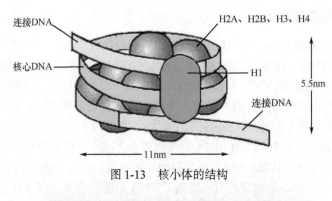

图 1-13　核小体的结构

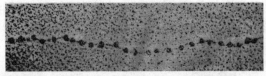

图 1-14　电子显微镜（简称电镜）下观察到的染色质核小体的串珠样结构

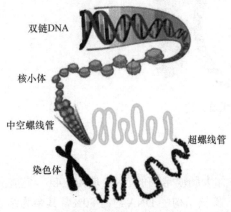

图 1-15　真核生物双链 DNA 经不同的结构
层次组装成染色体

　　串珠样的核小体链又以左手螺旋进一步盘绕成外径为 30nm、内径为 10nm 的中空螺线管（solenoid）或称 30nm 染色质纤维，每圈有 6 个核小体，组蛋白 H1 是维系这种高级结构的重要成分，这是染色体 DNA 的第二次折叠，此时 DNA 长度被压缩了 6 倍。30nm 中空螺线管再盘绕和折叠形成直径为 400nm 的超螺线管（super solenoid），这第三次折叠使 DNA 长度又被压缩约 40 倍。超螺线管再经第四次折叠形成染色单体，最后组装成直径约为 700nm 的染色体，DNA 长度又被压缩 5 倍。经过这样的压缩折叠，DNA 长度共被压缩了约 8400 倍（图 1-15）。

　　简言之，染色体是由 DNA 和蛋白质构成的不同层次的缠绕线和螺线管结构。很可能不同物种的染色体，或是同一物种不同状态下的染色体，或是同一染色体的不同区域，其高级结构均有所不同。

知识链接

三链 DNA 和 DNA G- 四链体

由于在 DNA 双螺旋的空间结构中明显地存在两个沟：大沟与小沟。三链 DNA 就是 3 条核苷酸链以氢键方式结合而形成的一种 DNA 分子。通常的三链 DNA 是第 3 条核苷酸链插入到 Watson-Crick 双螺旋结构的大沟中，平行或反平行缠绕在一起形成，称三螺旋 DNA（Moffat，1991）或 3 条核苷酸链以辫状形式形成，称为辫状 DNA（白春礼等，1993）。通常根据第三股链的来源，三链螺旋 DNA 可以分为分子间三链 DNA 和分子内三链 DNA。分子间三链 DNA 的第三股链是来自组成三链 DNA 中双螺旋链以外的核苷酸单链；而分子内的三链 DNA 的第三股链是由三链 DNA 双螺旋链中的一条核苷酸链折叠回旋缠绕而成的，近年来还有研究发现一种由一条核苷酸链单链自身回旋缠绕形成的分子内三链 DNA。在三链 DNA 分子中，碱基配对有多个模型，其中以 Hoogsteen 所提出的配对方式为大多数学者所接受，其仍遵循 Waston-Crick 的碱基配对原则，即新配对上去的第三个碱基仍为 A 与 T 配对，G 与 C 配对，新配对的胞嘧啶在氮 3 位上必须质子化，即呈 C^+，从而形成 T—A·T 三联体和 C—G·C 三联体。

G- 四链体是由 DNA 中富含鸟嘌呤（G）的序列所形成的一种不同于经典螺旋型 DNA 结构的二级结构（Sen et al.，1988）。维持 G- 四链体结构的作用力主要是 Hoogsteen 氢键和 π 键和堆积作用，这种结构可以在一些金属阳离子（如 Na^+、K^+）存在的条件下更加稳定。根据参与形成 G- 四链体的核酸链数目，G- 四链体可以分为分子内 G- 四链体和分子间 G- 四链体（包括双分子 G- 四链体、三分子 G- 四链体和四分子 G- 四链体）。由于组成 G- 四链体的 G 数目、折叠的拓扑学特点和茎环结构的不同，G- 四链体结构也有不同的具体构型。真核细胞中将近 50% 的富 G 序列存在于基因的启动子区域，并且这些基因大部分是原癌基因和调节基因，同时启动子是基因表达的开关，控制着基因转录的起始时间和程度，因此启动子区域在基因转录过程中具有重要作用。G- 四链体在启动子区域的广泛存在提示 G- 四链体可能对于基因转录具有调节作用。

四、线粒体 DNA 的结构与功能

线粒体是真核细胞的一种细胞器。线粒体 DNA（mitochondrial DNA，mtDNA）是核外遗传物质，能独立编码线粒体中与生物氧化有关的一些蛋白质，而且这些编码基因在细胞核内的染色体上是不存在的。因此，线粒体的遗传信息对维持自身的正常功能具有十分重要的意义。除少数低等真核生物的线粒体基因组是线状 DNA 分子（如纤毛原生动物及绿藻等）外，其他真核生物 mtDNA 为环状双链 DNA 分子。哺乳动物线粒体基因排列非常紧凑，无内含子序列。人线粒体基因组全序列长 16 569 bp。现已确定人线粒体 DNA 有 37 个基因，其中有 2 个分别编码 12S rRNA 和 16S rRNA，有 22 个编码相应的 mt-tRNA，13 个为蛋白质编码基因，即细胞色素 b 及细胞色素 c 氧化酶的 3 个亚基、ATP 合酶的 2 个亚基及还原型烟酰胺腺嘌呤二核苷酸（NADH）脱氢酶的 7 个亚基（见第二章）。

虽然 mtDNA 可以独立编码线粒体中的一些蛋白质，但线粒体合成蛋白质的能力有限。线粒体 1000 多种蛋白质中，自身合成的仅十余种。线粒体的核糖体蛋白、氨酰 -tRNA 合成酶、许多结构蛋白都由核基因编码，这些蛋白质在细胞质中合成后，定向转运到线粒体内，因此称线粒体为半自主细胞器。线粒体是真核细胞内生物氧化的场所，mtDNA 与线粒体的氧化磷酸化作用密切相关，因此关系到细胞内的能量供应。

线粒体遗传体系具有许多与细菌相似的特征：① DNA 为环形分子，无内含子；② mtDNA 可自我复制，复制方式是半保留复制；③核糖体为 70S；④ RNA 聚合酶被溴化乙锭抑制，但不被放线菌素 D 所抑制；⑤ tRNA、氨酰 -tRNA 合成酶也与细胞质中的不同；⑥蛋白质合成的起始氨酰 -tRNA 是 N- 甲酰甲硫氨酰 -tRNA，对细菌蛋白质合成抑制剂氯霉素敏感，而对细胞质蛋白合成抑制剂放线菌酮不敏感。

mtDNA 是母性遗传（maternal inheritance），且不发生 DNA 重组。mtDNA 突变率高，是核DNA 的 10 倍左右，并且缺乏修复能力。有些遗传病，如 Leber 遗传性视神经病、肌阵挛性癫痫等均与线粒体基因突变有关。

五、DNA 的功能

DNA 的基本功能是以基因的形式携带遗传信息，通过复制将遗传信息传递给子代，通过转录又将基因信息传递给蛋白质。因此 DNA 是生命遗传的物质基础，也是个体生命活动的信息基础。

细胞学的证据早就提示 DNA 可能是遗传物质。DNA 分布在细胞核内，是染色体的主要成分，而染色体是基因的载体。细胞内 DNA 含量十分稳定，而且与染色体数目平行。一些可作用于 DNA 的理学因素均可引起遗传性状的改变。但直接证明 DNA 是遗传物质的证据则来自肺炎球菌转化实验和噬菌体的感染实验。

1944 年，美籍加拿大裔细菌学家 Oswald T. Avery（1877 ～ 1955）与他的同事 Colin M. MacLeod（1909 ～ 1972）和 Maclyn McCarty（1911 ～ 2005）提供了 DNA 是遗传物质的第一个直接实验证据。他们将提取的 S 型肺炎球菌的多糖荚膜、蛋白质、DNA 分别与 R 型肺炎球菌活菌混合培养，发现是 DNA 引起 R 型菌的转化。当时并不是所有的人都接受这一结论，因为 DNA 样品中残留有微量的蛋白质，它是否可能携带遗传信息？很快这种可能性被排除。实验发现，把DNA 样品用蛋白酶处理不会破坏 DNA 的转化活性，但是使用脱氧核糖核酸酶（deoxyribonuclease，DNase）处理，则可使 DNA 失去这种活性，由此证实了 DNA 是遗传的物质基础。1952 年，Alfred D. Hershey（1908 ～ 1997）与 Martha C. Chase（1927 ～ 2003）分别用放射性同位素 ^{35}S 和 ^{32}P 标记 T$_2$ 噬菌体，再分别感染大肠埃希菌。研究噬菌体对细菌的感染。结果显示，用 ^{35}S 标记的噬菌体感染时，大肠埃希菌细胞内几乎没有放射性；用 ^{32}P 标记的噬菌体感染时，大肠埃希菌细胞内有放射性。由此说明 T$_2$ 噬菌体注入大肠埃希菌内的是含 ^{32}P 的 DNA 起作用，而不是含 ^{35}S 的蛋白质外壳起作用，为 DNA 是遗传物质提供了第二个实验证据，有力地证明了遗传物质是 DNA 而不是蛋白质。

DNA 的结构特点是具有高度的复杂性和稳定性，可以满足遗传多样性和稳定性的需要。不过DNA 分子又绝非一成不变，它可以发生各种重组和突变，为自然选择提供机会。尽管 DNA 结构与功能的研究成果已经为当今社会带来了巨大变化，但是 DNA 分子如何在进化过程中成为生命的主宰？地球或其他星球上是否有非核酸的生命形式？这些生命起源和生命本质问题目前尚未解决。

DNA 作为高性能的信息储存装置，人们在理解它所起重要作用的同时，已经试图利用 DNA 的结构特点完成生命活动以外的工作。例如，DNA 分子计算机已经可以利用 DNA 分子完成简单的数学计算和逻辑推理，其前景也是各个领域所关注的问题。

第三节　RNA 的结构与功能

RNA 分子一般比 DNA 小得多，由数十个至数千个核苷酸组成。RNA 通常是单链线型分子，但可自身回折在碱基互补区（A 与 U 配对，C 与 G 配对）形成局部短的双螺旋结构，而非互补区则膨出成环。RNA 与 DNA 的明显差异是核糖环的 C-2′ 位，RNA 的 C-2′ 位羟基是游离的，它使

RNA 的化学性质不如 DNA 稳定，能产生更多的修饰组分，使 RNA 主链构象因羟基（或修饰基团）的立体效应而呈现出复杂、多样的折叠结构，这是 RNA 能执行多种生物功能的结构基础。

RNA 的种类、大小、结构都比 DNA 多样化，在 DNA 的遗传信息表达为蛋白质的氨基酸排列顺序的过程中，RNA 发挥着重要作用。按照功能的不同和结构特点，RNA 可分为信使 RNA、转运 RNA、核糖体 RNA，以及众多的非编码调节性小 RNA。

一、信使 RNA 的结构与功能

DNA 决定蛋白质合成的作用是通过一类特殊的 RNA 来实现的，这种作用很像一种信使作用，因此，这类 RNA 被命名为信使 RNA（messenger RNA，mRNA）。

mRNA 是细胞内含量较少的一类 RNA，仅占细胞总 RNA 的 3%～5%，但其种类最多。mRNA 的功能是作为遗传信息的传递者，将核内 DNA 的碱基顺序（遗传信息）按碱基互补原则抄录并转送至核糖体，指导蛋白质的合成。尽管细胞中 mRNA 具有相同功能，但是原核生物和真核生物的 mRNA 在结构上仍有很大区别。

与原核细胞相比，真核细胞的成熟 mRNA 在一级结构上具有不同的特点。

1. 5′端具有共同的"帽子结构"　mRNA 在生物合成过程中，当初始转录物长达 20～30 个核苷酸时，转录产物 5′端加上一个甲基化鸟苷酸与末端起始核苷酸以 5′，5′-三磷酸相连，形成 m^7G-5′ppp5′-N-3′"帽子结构"，同时在初始转录产物的第 1 位和第 2 位核苷酸残基的 C-2′通常也被甲基化（图 1-16）。

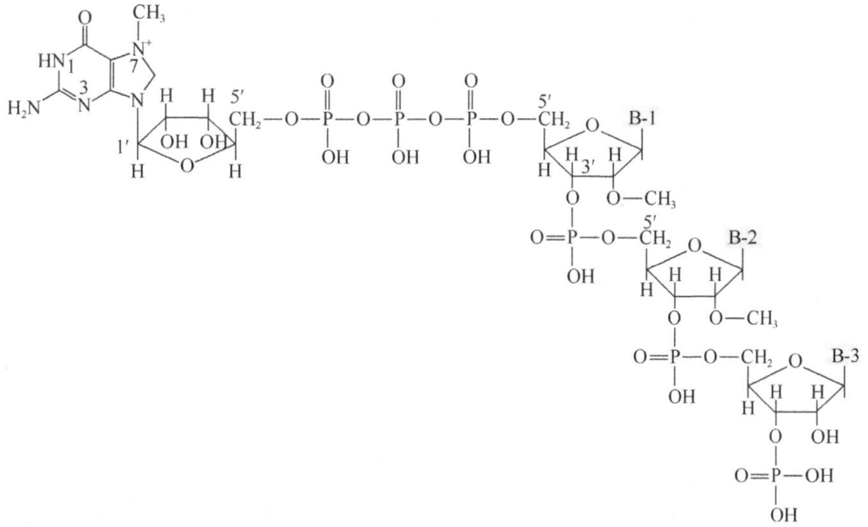

图 1-16　真核生物 mRNA 的"帽子结构"

mRNA 的"帽子结构"可以与一类称为帽结合蛋白（cap binding protein，CBP）的分子结合。这种结合复合物对于 mRNA 从细胞核向细胞质的转运、与核糖体的结合、与翻译起始因子的结合及 mRNA 稳定性的维持等均有重要作用。

2. 3′端具有多聚腺苷酸尾结构　在真核生物 mRNA 的 3′端，大多有一段由数十个至百余个腺苷酸连接而成的多聚腺苷酸结构，称为多聚 A[poly（A）]尾。poly（A）结构也是在 mRNA 转录完成以后加入的，催化这一反应的酶为 poly（A）聚合酶。poly（A）在细胞内与 poly（A）结合蛋白 [poly（A）-binding protein，PABP] 相结合。目前认为，这种 3′端 poly（A）尾结构和 5′端"帽子结构"共同负责 mRNA 从核内向胞质的转位、mRNA 的稳定性维系及翻译起始的调控。

生物体内各种 mRNA 链的长短差别很大，主要是由其转录的模板 DNA 区段大小及转录后的剪接方式所决定的。mRNA 分子的长短决定了它指导翻译的蛋白质分子的大小。

mRNA 的功能是转录核内 DNA 遗传信息的碱基排列顺序，并携带至细胞质，指导合成蛋白质中的氨基酸排列顺序。真核成熟 mRNA 分子从 5′ → 3′ 依次为"帽子结构"、5′ 非翻译区（5′-untranslated region，5′-UTR）、开放阅读框（open reading frame，ORF）、3′ 非翻译区（3′-untranslated region，3′-UTR）和 poly（A）尾。在 ORF 区（即编码区），每相邻的 3 个核苷酸为一组，编码多肽链上某种氨基酸或某种信号，这个三联一体的 3 个核苷酸称为三联体密码（triplet code）或称密码子（codon）。ORF 区的密码子排列依次为起始密码子（AUG）、编码其他氨基酸的密码子和终止密码子（UAA 或 UAG 或 UGA）（图 1-17）。

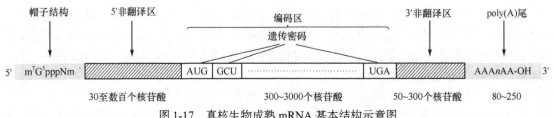

图 1-17　真核生物成熟 mRNA 基本结构示意图

二、转运 RNA 的结构与功能

转运 RNA（transfer RNA，tRNA）约占细胞总 RNA 的 15%，是细胞内相对分子质量最小的一类 RNA，由 70 ～ 90 个核苷酸组成。目前已完成一级结构测定的 tRNA 有 100 多种。细胞内 tRNA 的种类很多，每一种氨基酸都有其相应的一种或几种 tRNA。所有 tRNA 均有以下类似的结构特点。

（一）tRNA 一级结构特点

tRNA 分子含有较多的稀有碱基，包括二氢尿嘧啶（dihydrouracil，DHU）、假尿嘧啶核苷（pseudouridine，ψ）、胸腺嘧啶（T）、次黄嘌呤核苷（inosine，I）和甲基化的嘌呤碱基等。一般嘧啶核苷以杂环上 N-1 与糖环的 C-1′ 连成糖苷键，而假尿嘧啶核苷（ψ）则是杂环上的 C-5 与糖环的 C-1′ 相连。各种稀有碱基均是 tRNA 转录后加工产生的。tRNA 中的稀有碱基约占所有碱基的 10%。

（二）tRNA 二级结构特征

组成 tRNA 的几十个核苷酸中存在着一些能局部互补配对的区域，形成局部的双链，呈茎状，中间不能配对的部分则膨出形成环，称为茎 - 环结构。这些结构的存在使得 tRNA 整个分子的形状类似于三叶草形（cloverleaf pattern）。三叶草形结构由二氢尿嘧啶环、反密码环、额外环（或称附加叉）、TψC 环和氨基酸臂五个部分组成（图 1-18）。

1. 二氢尿嘧啶环（dihydrouracil loop，DHU

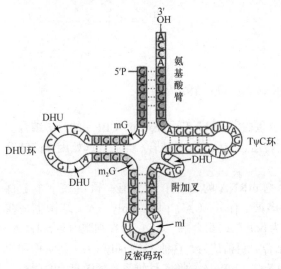

图 1-18　tRNA 二级结构

环）　DHU 环是 5′ 端起第 1 个环，由 8 ～ 12 个核苷酸组成，因含有二氢尿嘧啶，故得名。另由 3 ～ 4 对碱基组成的双螺旋区（也称 DHU 臂）与 tRNA 分子的其余部分相连。

2. 反密码环（anticodon loop）　该环由 7 个核苷酸组成。环中部的 3 个碱基可以与 mRNA 的密码子形成碱基互补配对，组成反密码子。次黄嘌呤核苷酸（inosinate，I）常出现于反密码子中。反密码环通过由 5 对碱基组成的双螺旋区（反密码子臂）与 tRNA 分子的其余部分相连。

3. 额外环（extra loop）　此环由 3 ～ 8 个核苷酸组成，不同的 tRNA 此环大小不同，是高度可变的，故又称可变环，它是 tRNA 分类的重要标志。

4. TψC 环　该环由 7 个核苷酸组成，含有胸腺嘧啶（T）核苷酸及假尿嘧啶核苷（ψ）酸，故由此而得名。除个别 tRNA 外，几乎所有 tRNA 都含有 TψC 环。此环与 tRNA 的大亚基起作用，与三级结构折叠有关。

5. 氨基酸臂（amino acid arm）　氨基酸臂是由 5′ 端和 3′ 端 7 对碱基组成，富含鸟嘌呤核苷酸。所有 tRNA 的 3′ 端均为 CCA，它是在 tRNA 核苷酸基转移酶催化下将 CCA 连接到 3′ 端，活化的氨基酸通过酯键连接在腺嘌呤核苷酸的核糖 3′-OH 上，此部位又称氨基酸接纳臂。

（三）tRNA 三级结构特征

所有 tRNA 在三叶草形二级结构的基础上折叠形成的三级结构呈倒 L 形（图 1-19），它由氨基酸臂与 TψC 环形成一个连续的双螺旋区，构成字母倒 L 上面的一横，而 DHU 臂与它相垂直，DHU 臂、反密码子臂及反密码环共同构成字母倒 L 的一竖。反密码子臂经额外环与 DHU 臂相连接。此外，DHU 环中的某些碱基与 TψC 环及额外环中的某些碱基之间形成额外的碱基对。这些额外的碱基对是维持 tRNA 三级结构的重要因素。

tRNA 在蛋白质生物合成过程中具有转运氨基酸和识别密码子的作用，它的名称也由此而来。不仅如此，tRNA 在逆转录及其他代谢调节中也起着重要作用。

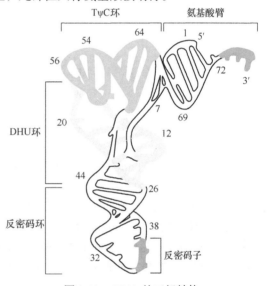

图 1-19　tRNA 的三级结构

三、核糖体 RNA 的结构与功能

核糖体 RNA（ribosomal RNA，rRNA）是细胞内含量最多的 RNA，约占细胞总 RNA 的 80% 以上。rRNA 与核糖体蛋白共同构成核糖体（ribosome）（旧称核蛋白体）。核糖体均由易于解聚的大、小两个亚基组成。原核生物核糖体上有 3 种 rRNA，分别为 5S、16S 和 23S rRNA。真核生物核糖体上有 4 种 rRNA，分别为 5S、5.8S、18S 和 28S rRNA。

各种 rRNA 的碱基顺序均已测定，并据此推测出了其二级结构和空间结构。数种原核生物的 16S rRNA 的二级结构颇为相似，形似 30S 小亚基。真核生物的 18S rRNA 的二级结构呈花状，形似 40S 小亚基，其中含有多个茎 - 环结构（图 1-20）。这种结构为核糖体蛋白的结合和组装提供了结构基础。

rRNA 的主要功能是与多种核糖体蛋白构成核糖体，为多肽链合成所需要的 mRNA、tRNA 及多种蛋白因子提供相互结合的位点和相互作用的空间环境，在蛋白质生物合成中起着"装配机"的作用。

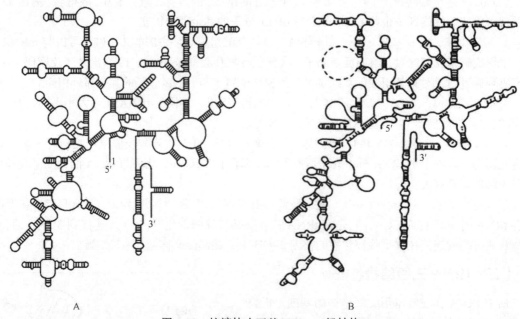

图 1-20　核糖体小亚基 rRNA 二级结构

A. 原核生物 16S rRNA；B. 真核生物 18S rRNA

四、调节性非编码 RNA

除了上面介绍的 mRNA、tRNA 和 rRNA 外，细胞内还存在一些具有重要生物学功能的其他小分子 RNA，统称为非信使小 RNA（small non-messenger RNA，snmRNA）或称为非编码 RNA（non-coding RNA，ncRNA）（广义上也包含 tRNA 和 rRNA）。根据链的长短，将 ncRNA 分为①短链非编码 RNA（small ncRNA），含 20～30 个核苷酸；②中链非编码 RNA（intermediate-sized ncRNA），含 31～200 个核苷酸；③长链非编码 RNA（long non-coding RNA，lncRNA），含 200 个以上核苷酸。很显然，RNA 的生物功能远超出了遗传信息传递中介的范围。

1. 调节基因表达　研究发现，一些内源性小分子 RNA 如小干扰 RNA（siRNA）、微小 RNA（microRNA，miRNA），可阻断 mRNA 的功能。它们通过同源 RNA-RNA 相互作用，促使靶 mRNA 降解，从而特异阻断同源基因的表达，这是一种从低等动物到哺乳动物体内广泛存在的转录后调控机制。目前，siRNA 的作用机制已发展成为靶基因沉默的有效技术——RNA 干扰，得到了广泛的应用。

2. 参与 rRNA 的甲基化　核仁小 RNA（small nucleolar RNA，snoRNA）参与 rRNA 中核糖 C-2′的甲基化过程。

3. 参与 mRNA 前体的加工　在真核细胞 mRNA 的成熟加工过程中，有多种核小 RNA（small nuclear RNA，snRNA）与核糖体蛋白共同参与其加工剪接的过程。通常，一个 snRNA 分子与近 20 种核糖体蛋白组成细胞的核小核糖核蛋白。它们的作用是识别 mRNA 的前体不均一核 RNA（hnRNA）上的外显子和内含子的接点，切除内含子和连接外显子。

越来越多的研究发现，生物体内的 ncRNA 具有十分重要的功能，因此对 ncRNA 的研究受到广泛重视，并由此产生了 RNA 组学（RNomics）（见第十三章）。小 RNA 研究的不断深入，将有助于我们揭示更多的生命奥秘。

第四节　核酸的理化性质

作为高分子化合物，核酸的化学结构决定着其有一些特殊的理化性质，这些理化性质已被广泛用于基础研究及疾病诊断。

一、核酸的一般理化性质

核酸分子中有 5′ 端磷酸和许多连接核苷的磷酸残基，为多元酸，具有较强的酸性。核酸分子中还有含氮碱基上的碱性基团，故为两性电解质。各种核酸分子大小及所带电荷不同，可用电泳和离子交换等方法来分离不同的核酸。

嘌呤和嘧啶分子中都具有共轭双键，使碱基、核苷、核苷酸和核酸分子在 220 ～ 290nm 紫外波长范围内具有吸收紫外光的特性，最大吸收峰值在 260nm。不同的核苷酸具有特征性的紫外吸收光谱（图 1-21），这些特点常被用来对核酸进行定性、定量分析和鉴定核苷酸的种类。在核酸提取过程中，蛋白质是最常见的杂质（蛋白质最大吸收峰 280nm），故常用 A_{260}/A_{280} 比值判断提取核酸的纯度。纯 DNA 的 A_{260}/A_{280} 应大于 1.8，纯 RNA 的比值应达到 2.0。紫外吸收值还可作为核酸变性、复性的指标。

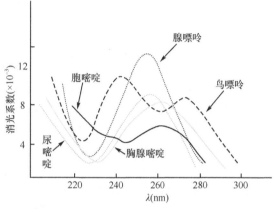

图 1-21　几种不同碱基的紫外吸收曲线（pH 7.0）

二、核酸的变性

在核酸变性中，DNA 变性的研究最多。大多数天然存在的 DNA 都具有规则的双螺旋结构。当 DNA 受到某些理化因素（如加热、强酸强碱、乙醇和丙酮等有机溶剂以及尿素、溶液离子强度等）作用时，DNA 双链互补碱基对之间的氢键和相邻碱基之间的堆积力受到破坏，DNA 分子被解开成单链，逐步形成无规则线团的构象，此过程称为 DNA 变性（denaturation），但变性并不涉及核苷酸间共价键（磷酸二酯键）的断裂。RNA 虽然是单链分子，但是它们形成高级结构时，其分子内部会产生局部双链区。在上述理化因素作用下，RNA 分子内部的局部双链区也会解链，从而变为松散的线性分子，此即为 RNA 变性。

DNA 变性中以热变性最为常见，将 DNA 的稀盐溶液加热到 80 ～ 100℃时，双螺旋结构即发生解体，两条链分开，形成无规线团。一系列理化性质也随之发生改变，如 260nm 区紫外吸光度值增加，此现象称为增色效应（hyperchromic effect），这是由位于双螺旋内部的碱基发色基团因变性而暴露所引起的。由温度升高而引起的变性称热变性。DNA 热变性的特点是爆发式的，变性作用发生在一个很窄的温度范围内，类似金属熔解，有一个相变的过程。若以温度对 DNA 溶液的紫外吸光度值作图，即可绘制成典型 DNA 变性曲线，呈 S 形。S 形曲线下方平坦段，表示 DNA 的氢键未被破坏，待加热到某一温度处时，次级键突然断开，DNA 迅速解链，同时伴随紫外吸光度值急剧上升，此后因没有双链可以解离而出现上方平坦段（图 1-22）。通常将加热变性使 DNA 的双螺旋结构失去一半时的温度称为该 DNA 的熔点或熔解温度（melting temperature，T_m）。在达到 T_m 时，DNA 分子内 50% 的双链结构被打开，即增色效应达到一半时的温度。

不同来源 DNA 间的 T_m 存在差别，在溶剂相同的前提下，T_m 值大小与下列因素有关。

1. DNA 的均一性　首先是指 DNA 分子中碱基组成的均一性，人工合成的只含有一种碱基对

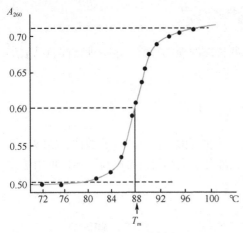

图 1-22　DNA 的熔解曲线

的多核苷酸片段，如多聚脱氧腺嘌呤 - 胸腺嘧啶核苷酸，简称 poly d（A—T），与天然 DNA 比较，其 T_m 值范围就较窄。因前者在变性时的氢链断裂几乎同时进行，故要求的变性温度更趋于一致。熔解过程发生在一个较小的温度范围之内。其次还包含待测样品 DNA 的组成是否均一，如样品中只含有一种病毒 DNA，其 T_m 值范围较窄，若混杂有其他来源的 DNA，则 T_m 值范围较宽。其原因显然也与 DNA 的碱基组成有关。总之，DNA 的均一性较高，那么 DNA 链各部分的氢键断裂所需能量较接近，T_m 值范围较窄，反之亦然。由此可见 T_m 值可作为衡量 DNA 样品均一性的指标。

2. G—C 碱基对含量　在溶剂固定的前提下，T_m 值的高低取决于 DNA 分子中 G—C 的含量。G—C 含量越高，T_m 值越高。因为 G—C 之间具有 3 个氢键，而 A—T 碱基对只有 2 个氢键，DNA 中 G—C 含量高能明显增强结构的稳定性，破坏 G—C 间氢键需要比 A—T 氢键付出更多的能量。因此，测定 T_m 值，可以推算出 DNA 碱基的百分组成。T_m 与（G+C）百分组成的这种关系可用以下经验公式表示（DNA 溶于 0.2mol/L NaCl 溶液中）：（G+C）%=（T_m-69.3）×2.44。

3. 介质中的离子强度　一般说离子强度较低的介质中，DNA 的 T_m 值较低，而且熔解温度的范围较宽，而在较高的离子强度时，DNA 的 T_m 值较高且熔解过程发生在一个较小的温度范围之内。所以，DNA 制品不应保存在极稀的电解质溶液之中，一般在含盐缓冲溶液中保存较为稳定。

可以引起核酸变性的因素很多。例如，尿素是聚丙烯酰胺凝胶电泳法测定 DNA 序列或分离 DNA 片段时常用的变性剂。由酸碱度改变引起的变性称酸碱变性。此外，变性核酸会出现溶液黏度下降、沉降速度增加、双折射现象消失等。因此，利用这些性质可以追踪变性过程。

三、DNA 的复性与核酸分子杂交

变性的 DNA 在适当条件下，两条互补链可重新结合恢复天然的双螺旋构象，这一现象称为复性（renaturation）。DNA 复性后，许多理化性质又得到恢复。复性时需要考虑下列条件：①有足够的盐浓度以消除磷酸基的静电排斥力，常用浓度为 0.15～0.50mol/L 的 NaCl 溶液；②有足够高的温度以破坏无规则的链内氢键，但又不能太高，否则配对碱基之间的氢键难以形成。一般使用比 T_m 低 10～20℃的温度。

热变性的 DNA 经缓慢冷却后即可复性（图 1-23），这一过程亦称为退火（annealing）。DNA 片段越大，复性越慢。而且，只有温度缓慢下降才可使其重新配对复性，如加热后将其迅速冷却至 4℃以下，则几乎不能发生复性。这一特性常被用来保持 DNA 的变性状态。实验还证明，两种浓度相同但来源不同的 DNA，复性时间的长短与基因组的大小有关。具有很多重复序列的 DNA，其复性也较快。因此，可以用复性动力学的方法测定基因组的大小和重复序列的拷贝数。

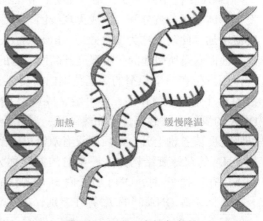

图 1-23　DNA 变性与复性

　　将不同来源的 DNA 变性后，如将它们混合在一起，只要两种 DNA 单链分子之间存在着一定程度的碱基配对关系，在适宜的条件（如温度及离子强度等）下，就可以形成杂化双链（图 1-24）。当然，这种杂化双链不仅可以在不同的 DNA 单链之间形成，也可以在 DNA 与 RNA 分子间或者 RNA 与 RNA 分子间形成。这种现象称为核酸分子杂交（hybridization）。杂交的本质就是在一定条件下使互补的核酸链复性的过程。

　　核酸分子杂交作为一项基本技术，已应用于核酸结构与功能研究的各个方面。例如，用 Southern 印迹杂交可检测 DNA，用 Northern 印迹杂交可检测 RNA。在医学上，核酸分子杂交目前已用于多种遗传病的基因诊断（gene diagnosis）、恶性肿瘤的基因分析、传染病病原体的检测等领域，最新发展起来的基因芯片等现代检测手段最基本的原理就是核酸分子杂交，其成果大大促进了现代医学的进步和发展。

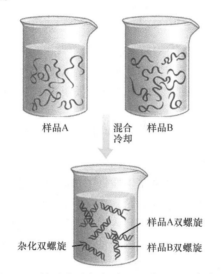

图 1-24　核酸分子杂交（DNA 与 DNA 杂交）

思 考 题

1. DNA 与 RNA 在戊糖和碱基组成上有何异同？
2. 详述 DNA 双螺旋结构的特点。
3. 简述 mRNA、tRNA、rRNA 的结构特点。
4. 描述核酸的变性与复性及核酸分子杂交。

（王秀宏）

第二章 基因与基因组

基因（gene）控制着生物体的遗传性状，但对基因化学本质及功能的真正认识是 20 世纪 40 年代以后。基因是遗传的物质基础，是 DNA 或 RNA 分子上具有遗传信息的特定核苷酸序列。基因通过复制把遗传信息传递给子代，使子代出现与亲代相似的性状，并储存着生命孕育、生长、分化、衰老、死亡的全部信息，是决定生物体健康的内在因素。基因的变异不仅是生物进化的分子基础，也是疾病发生的分子基础，更是疾病治疗的分子基础。

第一节 基　　因

基因是核酸分子中编码 RNA 或多肽链的功能区段。基因信息遵循生物学遗传中心法则传递，即经过转录过程产生各种 RNA 分子，这样就将基因蕴藏的遗传信息抄录到 RNA 分子中，其中 mRNA 作为多肽链合成的模板，经过翻译过程指导多肽链中氨基酸的排列顺序。

一、基因概念的提出与发展

1865 年，奥地利修道士 Gregor J. Mendel（1822 ～ 1884）根据他的豌豆杂交试验结果发表了《植物杂交实验》论文，对遗传因子的基本性质做了最早的论述，提出了遗传因子学说，认为生物体内有某种遗传颗粒或遗传单位，它能传代，并控制生物体的性状。Mendel 通过人工培植这些豌豆，对不同子代豌豆的性状和数目进行细致入微的观察、计数和分析，认为遗传性状是由成对的遗传因子决定的，在生殖细胞形成过程中，成对的遗传因子分开，并分别进入两个生殖细胞中去，这就是遗传学的 Mendel 第一定律（或称分离律）。他还认为在生殖细胞形成过程中，不同对的遗传因子可以自由组合，此即 Mendel 第二定律（或称自由组合律）。Mendel 的遗传因子学说为基因概念的提出奠定了基础，因此 Mendel 也就成为现代遗传学的奠基人。

1903 年，美国遗传学家 Walter S. Sutton（1877 ～ 1916）和德国生物学家 Theodor H. Boveri（1862 ～ 1915）根据各自的研究，分别注意到 Mendel 的"遗传因子"与生殖细胞形成和受精过程中的染色体行为具有平行性，同时提出了染色体遗传学说，认为"遗传因子"位于染色体上，第一次把遗传物质和染色体联系起来。这个从细胞学研究得出的结论，圆满地解释了 Mendel 遗传现象。1909 年，丹麦遗传学家 Wilhelm L. Johannsen（1857 ～ 1927）在《精密遗传学原理》一书中提出"基因"一词，以此来替代 Mendel 的"遗传因子"。基因一词来自希腊语，为"给予生命"之意。从此，"基因"一词一直伴随着遗传学发展至今。Johannsen 还提出了基因型（genotype）和表型（phenotype）的概念。基因型是逐代传递的成对遗传因子的集合，表型是容易区分的个体特征的总和。基因型和表型概念的提出，初步阐明了基因与性状的关系。不过此时的基因仍然是一个未经证实的，仅靠逻辑推理得出的概念。

1910 年，现代实验生物学奠基人美国生物学家 Thomas H. Morgan（1866 ～ 1945）以果蝇（*Drosophila*）为研究材料，发现基因的确存在于生殖细胞的染色体上，基因在每条染色体上是直线排列的，在进行减数分裂形成配子（即生殖细胞）时，排列在一条染色体上的基因是不能自由组合的，此为基因的"连锁"；同源染色体的断离与组合，产生了基因的互相交换。上述发现即遗传学第三定律——连锁与互换律。Morgan 的实验观察既证实了性染色体在性别决定中的作用，也证实了基因是由染色体携带的学说。1926 年，Morgan 出版了巨著《基因论》，创立了著名的基因学说，他提出基因是携带遗传信息的遗传单位，是控制特定性状的功能单位，也是突变和交换的基本单位。至此，人们对基因概念的理解更加具体和丰富了。由于在染色体遗传理论方面的开创性工作，摩尔根获得了 1933 年诺贝尔生理学或医学奖。但基因的化学本质到底是什么？这在当时还是个谜。直到 1944 年，美国细菌学家 Avery 等证实肺炎球菌的转化因子是 DNA，才首次用实验证明了 DNA 是遗传物质。

从遗传学角度讲，基因是指在染色体上占有一定位置的遗传基本单位或单元，它可以通过转录和（或）翻译过程表达具有生物功能的 RNA 和蛋白质。从现代分子生物学的角度看，基因可被定义为用以合成功能多肽或 RNA 所必需的全部核苷酸序列（通常是 DNA 序列），包括编码蛋白质或 RNA 分子的编码序列和保证转录所必需的非编码调控序列（如启动子）。如今生物学及医学领域的许多新发现、新技术都与基因的研究进展有关。基因作为分子生物学研究领域的主要内容之一，将生物化学、遗传学、细胞生物学等多种学科融合到一起，成为人们揭示生命奥秘的重要环节。

1953 年，Watson 和 Crick 提出了 DNA 分子双螺旋结构模型（见第一章），这个模型不但显示了 DNA 分子的空间结构形式，还揭示了 DNA 分子具有自我复制功能，而且为充分揭示遗传信息的传递规律铺平了道路。2012 年 9 月 5 日，国际科学界宣布"DNA 元素百科全书"计划（简称 ENCODE）获得了迄今最详细的人类基因组分析数据，其成果由于非常复杂，以 30 篇论文的形式同时发表在英国《自然》杂志等多份学术刊物上。这是人类基因组计划之后国际科学界在基因研究领域取得的又一重大进展。人类基因组计划让我们得到了人类基因组图谱，但其中许多基因的功能是未知的。研究者最常关注的是与编码蛋白质相关的基因，但它们仅约占整个基因组的 2%。ENCODE 公布的数据显示，人类基因组中约 80% 的基因都有某种确定的功能。

知识链接

人类基因组计划

人类基因组计划（human genome project，HGP）由美国科学家于 1985 年率先提出，于 1990 年正式启动。它的目的是到 2005 年，用时 15 年测定人类 DNA 的 30 亿个碱基对排列顺序，以建立详细的人类基因组遗传图谱和物理图谱，解读人类基因组中所有的基因，最终解读人类生、老、病、死的遗传信息，使得人类第一次在分子水平上全面认识自我。1985 年 5 月在加利福尼亚州 Santa Cruz 由美国能源部（DOE）的 Robert L. Sinsheimer 主持的会议上提出了测定人类基因组全序列的动议，形成了美国能源部的"人类基因组计划"草案。1986 年，诺贝尔奖得主 Renato Dulbecco 在 Science 上发表《癌症研究的转折点：测序人类基因组》的文章（Dulbecco，1986），指出要么依旧采用"零敲碎打"的策略，要么从整体上研究和分析人类基因组，提出正确的选择是对人类基因组进行全测序，这样大的项目应当由世界各国的科学家携手完成。这篇短文后来被称为人类基因组计划的"标书"。美国、英国、法国、德国、日本和中国科学家共同参与了这一预算达 30 亿美元的人类基因组计划。1999 年 7 月，中国在国际人类基因组注册，得到完成人类 3 号染色体短臂上一个约 30Mb 区域的测序任务，该区域约占人类整个基因组的 1%，中国因此成为参加这项研究计划的唯一的发展中国家。

2000 年 6 月 26 日，美国总统克林顿和英国首相布莱尔联合宣布：人类有史以来的第一个基因组草图已经完成。2001 年 2 月 12 日中、美、日、德、法、英 6 国科学家和美国塞莱拉公司联合公布人类基因组图谱及初步分析结果。2003 年 4 月 15 日，在 DNA 双螺旋结构模型发表 50 周年前夕，中、美、日、英、法、德 6 国元首或政府首脑签署文件，6 国科学家联合宣布：人类基因组序列图完成。人类基因组包含 3.0×10^9 bp，含有约 2 万个蛋白编码基因。人类基因组计划与曼哈顿原子弹计划和阿波罗计划并称为三大科学计划，被誉为生命科学的"登月计划"。

二、基因的组构

单个基因的组成结构以及个体内基因的组织排列方式统称为基因组构（gene organization）。在原核生物（如细菌）中，功能相关的结构基因常成簇排列，并与其上游的调控序列组成一个转录单位，称为操纵子（operon）。编码 RNA 或多肽链的 DNA 序列称为结构基因（structure gene）。下面以真核生物的结构基因为例，介绍基因的基本结构。如前所述，基因的组织结构不仅包含编码区序列，还包括对结构基因表达起调控作用的序列，即调控序列。基因两侧或内部通常含有调控序列，如启动子（promoter）及上游启动子元件、增强子（enhancer）、沉默子（silencer）、绝缘子（insulator）、反应元件（response element）、poly（A）加尾信号、终止子（terminator）等（图 2-1）。

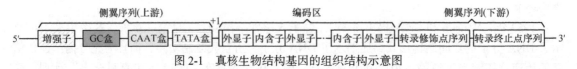

图 2-1   真核生物结构基因的组织结构示意图

（一）结构基因中的外显子与内含子

真核生物的绝大部分基因都是断裂基因（split gene），即基因是由若干个编码区和非编码区相间排列但又相互连接而成。通常把断裂基因中编码氨基酸的序列称外显子（exon）或表达子（expressor）（一般大小为 100～200bp），不编码氨基酸的序列称为内含子（intron）。由于内含子是插在外显子之间，所以又称插入序列或居间序列。内含子的数量与所在基因的大小有关，其长度为 50～2×10^4bp。许多基因中的内含子参与基因表达调控。高等真核生物的绝大部分结构基因都有内含子，包括编码 rRNA 和 tRNA 的结构基因。只有为数不多的基因没有内含子，如组蛋白基因。有些感染真核细胞的病毒基因也含有内含子。某些低等真核生物编码蛋白质的基因缺乏内含子，如酿酒酵母（S. cerevisiae）的许多基因。

真核生物基因在内含子和外显子的交界处有两个相当短的保守序列：5′ 端为 GT，3′ 端为 AG，称为 GT-AG 规则（在 hnRNA 分子中也可表述为 GU-AG 规则）。外显子和内含子均被转录而出现在 hnRNA 分子中，在转录后加工过程中，内含子被切除，外显子被拼接而成为成熟的 mRNA（见第六章）。

长期以来内含子一直被认为是真核生物特有的一类遗传元件。然而，有些原核生物的基因中也有内含子，如一些真细菌（eubacteria）和古细菌（archaebacteria）的基因。特别是最近几年，随着基因组测序的迅速发展，发现内含子存在于革兰氏阳性和革兰氏阴性细菌中是一种极普遍的现象，且绝大多数是 II 类内含子。

内含子通常是指是一个基因中非编码的 DNA 区段，它们分隔相邻的外显子。确切的表述应是内含子是隔断基因线性表达而在剪接过程中被除去的核苷酸序列。那么，是否所有的内含子都是非编码序列呢？现已知有些 I 类内含子编码内切核酸酶，如在 "ω⁺" 的酵母品系中的 ω 内含子的产物是一种内切核酸酶，它能识别 ω⁻ 基因并将它作为靶标切开其双链，这种类型的剪切与转座子移到新位点的机制有关。类似的例子还有酵母细胞色素 b 基因的编码内含子，酵母细胞色素 b 基因含有三个外显子和两个内含子，转录成 mRNA 后首先切除了内含子 1，形成未成熟的 mRNA。此 mRNA 被翻译产生一种 423 个氨基酸残基的称为成熟酶（maturase）的蛋白，此酶又可将未成熟的 mRNA 中的内含子 2 切除，产生成熟的 mRNA，最终以此 mRNA 为模板翻译成 279 个氨基酸残基的细胞色素 b，其 N 端的 144 个氨基酸与成熟酶 N 端的氨基酸一致。

内含子是在进化中出现或消失的，内含子有利于物种的进化选择。内含子可能含有"旧码"，就是在进化过程中丧失功能的基因部分。内含子可以出现在转录本（transcript）的任何位置，甚至在以后位于密码子的三核苷酸之间。若内含子位于一个密码子的第 3 位核苷酸和下一个密码子的第 1 位核苷酸之间，即两密码子之间，则被称为 0 相位内含子；若位于一个密码子的第 1 与第 2 位核苷酸之间，则被称为 1 相位内含子；若位于一个密码子第 2 和第 3 位核苷酸之间，则被称为 2 相位内含子。这在外显子复制中很重要，处于两同相位内含子的外显子被称为对称外显子，其核苷酸数为 3 的整数倍，它可以被成功复制，不会造成阅读框的推移。相反，非对称外显子是不可复制的。

根据基因的类型和剪接的方式，通常把内含子分为四类：① Ⅰ 类内含子主要存在于线粒体、叶绿体及某些低等真核生物的 rRNA 基因中，极个别的存在于噬菌体中；② Ⅱ 类内含子存在于大约 25% 的真核生物基因组中，以及植物和真菌的线粒体和叶绿体中，古细菌中也发现存在 Ⅱ 类内含子；③ Ⅲ 类内含子，即绝大多数真核细胞 hnRNA 中的内含子；④ Ⅳ 类内含子存在于 tRNA 基因中。Ⅰ 类和 Ⅱ 类内含子中，已发现有相当一部分具有自身剪接（self splicing）作用。

细菌的基因密度极高，但是与真核生物相比，许多细菌的 Ⅰ 类内含子和 Ⅱ 类内含子被排除在保守的蛋白编码基因之外，而真核生物中几乎所有的 Ⅰ 类内含子和 Ⅱ 类内含子都保守地存在于编码蛋白质的基因中。这一现象表明内含子插入基因具有选择性。

（二）结构基因的调控序列

1. 启动子（promoter） 是位于转录起始点附近，为转录起始所必需的序列元件。真核生物和原核生物的 mRNA 转录有个显著的区别，即真核生物启动子的起始涉及许多蛋白质因子，启动子要含有所有这些结合位点的区域，而原核生物的启动子主要指转录起始点附近的 RNA 聚合酶结合位点。启动子具有方向性，一般位于基因转录起始点上游 -200 ～ -100bp 的范围。

根据 RNA 聚合酶对启动子的特异性识别，将真核生物启动子分为 Ⅰ 类启动子、Ⅱ 类启动子和 Ⅲ 类启动子。

（1）Ⅰ 类启动子：主要启动 rRNA 基因转录，为 RNA 聚合酶 Ⅰ 所识别。Ⅰ 类启动子由转录起始点核心元件（-45 ～ +20bp）和上游启动子元件（-156 ～ -107bp）组成。核心元件富含为转录所必需的 AT 序列，上游启动子元件可增强转录效率。

（2）Ⅱ 类启动子：RNA 聚合酶 Ⅱ 所需的启动子属于 Ⅱ 类启动子。这类启动子通常位于转录起始点上游，本身并不被转录，它包括启动子核心序列和启动子上游元件（upstream element）等近端调控序列。Ⅱ 类启动子具有 TATA 盒（TATA box）特征结构，大致位于 -30 ～ -20bp 区域。它是 1978 年 David S. Hogness（1925 ～）研究小组所确定，故又称 Hogness 盒。TATA 盒是一个短的核苷酸序列，其核心序列为 TATAA，后面通常跟着 3 对以上 A—T 碱基对。通常认为 TATA 盒是真核启动子的核心序列，是 RNA 聚合酶 Ⅱ 的重要的接触点。启动子上游元件多在 -110 ～ -40bp 处，比较常见的是 CAAT 盒和 GC 盒。CAAT 盒是启动子中另一个短的核苷酸序列，位于 -75bp 处。GC 盒大致位于 -110 ～ -80bp 处，富含 GC，它常常以多拷贝形式在启动子中出现。一个典型的启动子由 TATA 盒、CAAT 盒和 GC 盒组成（图 2-2）。

```
       -110              -75              -30        +1
 ——— GTGGGCGGGGCAAT ——— GGCTCAATCT ——— TATAAAA ——┐
 ——— CACCCGCCCCGTTA ——— CCGAGTTAGA ——— ATATTTT ——┴——
       GC盒               CAAT盒            TATA盒
```

图 2-2 真核生物典型启动子的序列

（3）Ⅲ 类启动子：RNA 聚合酶 Ⅲ 识别该类启动子，启动 tRNA 基因和 5S rRNA 基因及 U6

snRNA 等转录。Ⅲ类启动子完全位于被转录的序列中，称为内启动子（internal promoter）。所有 tRNA 基因的内启动子都包括 A 盒和 B 盒两个元件，如 tRNA 内启动子的 A 盒序列为 RGYNNRRYGG（R 代表嘌呤碱基；Y 代表嘧啶碱基；N 代表任意碱基），B 盒序列为 GA/TTCRANNC，两盒间大约间隔 60bp。5S rRNA 基因中含 A 盒和 C 盒内启动子元件。

2. 增强子（enhancer） 是增强启动子转录活性的一段 DNA 序列，与增强子结合蛋白相互作用而使转录增强。增强子一般跨度为 100～200bp（核心组件常由 8～12bp 组成），常与启动子序列有交错，有时无法区分是启动子结构，还是增强子结构。增强子决定基因表达的时空特异性。增强子发挥作用的特点：①与距离无关，能激活离它最近的启动子，也能作用在相距很远的启动子；②与位置无关，能在基因的上游、基因内部或下游起作用，增强子的某些功能组件可出现在启动子中；③与方向无关，可以是 5′→3′ 方向，也可以是 3′→5′ 方向。

3. 沉默子（silencer） 是可抑制基因转录的特定 DNA 序列，为一种负性调节元件，当其结合一些特异反式作用因子时，对基因的转录起阻遏作用，使基因沉默。沉默子在组织细胞特异性或发育阶段特异性的基因转录调控中起重要作用。

4. 终止子和 poly（A）加尾信号 在 3′ 端终止密码子的下游有一段核苷酸顺序为 AATAAA，这一顺序可能对 mRNA 的加尾 [mRNA 尾部添加 poly（A）] 有重要作用。这个顺序的下游是一个反向重复顺序，经转录后可形成一个发卡结构。发卡结构阻碍了 RNA 聚合酶的移动，其末尾的一串 U 与模板中的 A 结合不稳定，从而使 mRNA 从模板上脱落，转录终止。AATAAA 顺序和它下游的反向重复顺序合称为终止子，是转录终止的信号。

5. 绝缘子（insulator） 是长几十到几百个 bp 的调控序列，通常位于启动子同邻近基因的正调控元件（增强子）或负调控元件（沉默子）之间。绝缘子本身对基因的表达既没有正效应，也没有负效应，其作用只是不让其他调控元件对基因的活化效应或失活效应发生作用。

6. 反应元件（response element） 是启动子或增强子的上游元件，它们含有短的保守顺序。例如，激素反应元件、铁反应元件等。在不同的基因中反应元件的顺序密切相关，但并不一定相同，离起始点的距离并不固定，一般位于上游小于 200bp 处，有的也可以位于启动子或增强子序列中。

三、基因的类型

根据基因表达的最终产物可将基因分为编码蛋白质的基因和编码 RNA（除外 mRNA）的基因。编码蛋白质的基因首先转录生成 mRNA，后者再指导蛋白质的生物合成。编码 RNA 的基因只转录产生相应的 RNA，而不翻译成蛋白质，包括 rRNA 基因、tRNA 基因及各种小分子 RNA 基因。

1. 断裂基因 真核生物的绝大部分结构基因是由外显子与内含子交替排列而成的断裂基因，20 世纪 70 年代中期法国生物化学家 Pierre Chambon（1931～）等首先提出断裂基因的概念，他们在研究鸡卵清蛋白基因的表达时发现，细胞内结构基因并非全部由编码序列（外显子）组成，而是在编码序列中间插入无编码作用的碱基序列（内含子），这类基因被称为断裂基因。美国遗传学家和分子生物学家 Phillip A. Sharp（1944～）和英国生物化学家 Richard J. Roberts（1943～）在利用核酸分子杂交实验研究腺病毒时发现：成熟 mRNA 与模板链 DNA 杂交，出现部分的配对（双链区段）和中间不配对（单链区段）现象。夏普认为 hnRNA 中的非编码区片段被切除，而编码区片段被拼接起来。由此，Sharp 和 Roberts 共同获得了 1993 年的诺贝尔生理学或医学奖。第一个被发现的断裂基因是鸡卵清蛋白基因（图 2-3），该基因其全长为 7.7kb，8 个编码区被 7 个非编码区所间隔，非编码区被切除后，成熟 mRNA 的长度仅为 1.2kb。

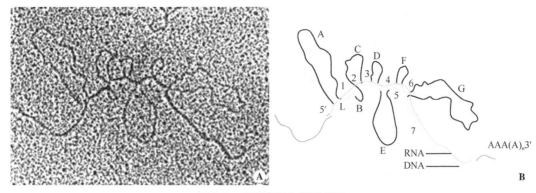

图 2-3　鸡卵清蛋白断裂基因

A. 成熟 mRNA 与基因模板 DNA 杂交的电镜图；B. 成熟 mRNA 与基因模板 DNA 杂交的模式图（A ～ G 为内含子，1 ～ 7 为外显子，L 为编码信号肽基因的外显子）

2. 移动基因　也称转座子（transposon，Tn），是存在于染色体 DNA 上可自主复制和移位的基本单位。现已了解到真核细胞中普遍存在移动基因，人类基因组中约 35% 以上的序列为转座子序列，其中大部分与疾病有关。

转座子的特征是它们并不利用独立形式的元件（如噬菌体或质粒 DNA），而是从基因组的一个位置直接移动到另一个位置。与大多数基因组重建方式不同，转座子不依赖于供体和受体位点序列间的任何联系。转座子限定于将其自身转座到同一基因组的新位置，是基因组内突变的主要来源。

转座子可以分为两大类：以 DNA-DNA 方式转座的转座子和逆（转录）转座子（retrotransposon，retroposon）。第一类转座子可以通过 DNA 复制或直接切除两种方式获得可移动片段，重新插入基因组 DNA 中。第二类逆（转录）转座子是以不产生感染性颗粒的 RNA 为中间体进行转座的一类转座子。转座子的发现不仅打破了遗传的 DNA 恒定论，而且对于认识肿瘤基因的形成和表达，以及生物演化中信息量的扩大等研究工作也将提供新的启示和线索。目前共发现了 3 种类型的逆（转录）转座子：病毒超家族、长散在核元件（long interspersed nuclear element，LINE）和非病毒超家族。表 2-1 归纳了 3 种逆（转录）转座子的特征。

表 2-1　哺乳动物基因组的三种逆（转录）转座子的特征比较

	病毒超家族	LINE	非病毒超家族
普通类型	Ty 元件（酿酒酵母） Copia 元件（黑腹果蝇）	L1（人类） B1、B2、ID、B4（小鼠）	SINE（哺乳动物） 聚合酶Ⅲ转录物的假基因
末端	有 LTR	无 LTR	无 LTR
靶重复序列	4 ～ 6bp	7 ～ 21bp	7 ～ 21bp
表达酶活性	逆转录酶和（或）整合酶	逆转录酶和（或）内切核酸酶	无
序列特征	可能含内含子	1 或 2 个连续的 ORF	不含内含子

3. 重叠基因（overlapping gene）　是指同一段 DNA 序列能携带两种蛋白质的信息。1977 年，Frederick Sanger（1918 ～ 2013）在《自然》杂志上发表了噬菌体 ΦX174 DNA 的全部核苷酸序列，正式发现重叠基因，图 2-4 展示了噬菌体 ΦX174 基因的结构。重叠基因的主要形式：①一个基因完全在另一个基因里，如基因 B 在基因 A 内，基因 E 在基因 D 内；②部分重叠，如基因 K 和基因 C 是部分重叠；③两个基因只有一个碱基对是重叠的，如 D 基因终止密码子的最后一个碱基是

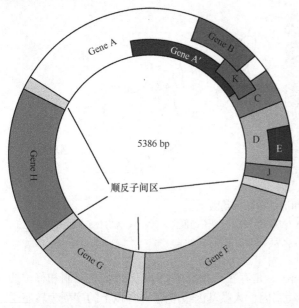

图 2-4　噬菌体 ΦX174 的重叠基因示意图

J 基因起始密码子的第一个碱基。重叠基因中不仅有编码序列也有调控序列,说明基因的重叠不仅是为了节约碱基,能经济和有效地利用 DNA 遗传信息量,更重要的是可能参与对基因的调控。基因重叠可能是生物进化过程中自然选择的结果。

4. 基因家族　真核生物基因组庞大,结构功能复杂,但这些基因实际上是由数量有限的原始基因逐步进化、发展而来,因此在核苷酸序列或编码产物的结构上,许多基因有不同程度的同源性。我们把核苷酸序列或编码产物的结构具有一定程度同源性,且功能相关的一组基因称为基因家族(gene family)。它们来源于同一个祖先,由一个基因通过基因倍增和变异而构成一组基因。基因家族成员具有共同的组织结构,编码相似的蛋白质产物。同一家族基因可以紧密排列在一起,形成一个基因,但更多时候,它们则是作为重复单位,在同一染色体的不同位置或位于不同的染色体上成串排列,形成基因簇(gene cluster),并具有各自特点的表达调控模式。

(1)简单多基因家族:各成员相同或基本相同,一般以串联方式前后相连,如 rRNA 基因家族、tRNA 基因家族。rRNA 基因集中成簇存在,各重复单位中的 rRNA 基因都相同。真核生物的 18S、5.8S 和 28S rRNA 基因构成一个长 7.5kb 转录单位。在高等生物中,5S rRNA 是单独转录的,而且其在基因组中的重复次数高于 18S 和 28S rRNA 基因。多个转录单位和不转录的间隔区(21 ~ 100bp)构成 rRNA 基因簇(rDNA 簇),间隔区类似卫星 DNA 的串联重复顺序。由于间隔区中的串联重复次数不同,不同间隔区的长短差异很大(图 2-5)。

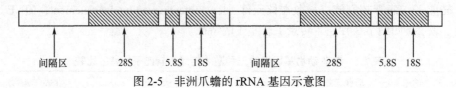

图 2-5　非洲爪蟾的 rRNA 基因示意图

(2)复杂多基因家族:复杂多基因家族一般由几个相关基因家族构成,基因家族之间由间隔序列隔开,并作为独立的转录单位,如组蛋白基因家族。组蛋白基因在各种生物体内的拷贝数因种而异。组蛋白基因没有一定的排列方式,在拷贝数大于 100 的基因组中串联重复形成基因簇(图 2-6)。海胆组蛋白基因全长约为 6kb,在这个基因家族中,5 个分别编码 H1、H2A、H2B、H3 和 H4 组蛋白的基因被间隔序列隔开,组成一个串联单位,在整个海胆基因组中此串联单位重复可多达 1000 次。串联单位中各基因按同一方向转录成单顺反子。每个基因的转录和翻译速度都受到调节。在果蝇和非洲爪蟾中,5 种组蛋白组成一个重复单位,也存在间隔区,而且组蛋白基因的转录方向不一样。多个重复单位形成串联重复排列。哺乳动物的组蛋白基因一般呈散在分布或集成一小群。所有组蛋白基因都不含内含子,而且在序列上相应的组蛋白基因都很相似,从而编码的组蛋白在结构上和功能上也极为相似。

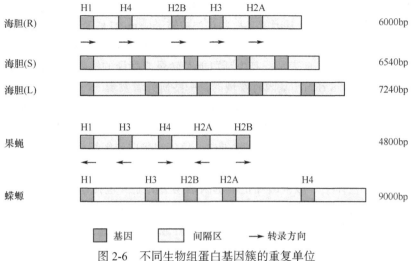

图 2-6　不同生物组蛋白基因簇的重复单位

（3）发育调控的复杂多基因家族：如人的 β- 珠蛋白基因家族。血红蛋白是所有动物体内输送 O_2 的主要载体，人体内的血红蛋白是由 2 条 α 链和 2 条 β 链组成的 $\alpha_2\beta_2$ 四聚体，每个亚基由一条肽链和一个血红素分子构成，肽链在生理条件下会盘绕折叠成球形，被称为珠蛋白。所有物种的珠蛋白基因都有大致相同的结构，由 3 个外显子构成。因为所有的珠蛋白基因由一条祖先基因进化而来，所以通过追踪种内或种间的单个珠蛋白基因的发育，可以研究基因家族的进化机制。在哺乳动物中 α- 珠蛋白和 β- 珠蛋白的基因分别形成两个不同的基因家族，并存在于不同的染色体上。人 α- 珠蛋白基因家族位于 16p13，约占 30kb，包括 4 个编码基因（ζ_2、α_2、α_1、θ）和 3 个假基因（$\psi\zeta_1$、$\psi\alpha_2$、$\psi\alpha_1$）；β- 珠蛋白基因家族位于 11p15，占 50～60kb，包括 5 个编码基因（ε、Gγ、Aγ、δ、β）和 1 个假基因（ψβ）（图 2-7）。α- 珠蛋白和 β- 珠蛋白基因家族按个体的不同发育时期表达不同的基因（表 2-2）。

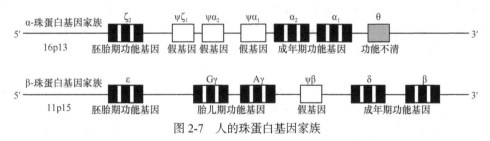

图 2-7　人的珠蛋白基因家族

表 2-2　人珠蛋白基因在个体不同发育时期的表达

发育时期	血红蛋白类型
胚胎期（＜ 8 周）	Hb Gower Ⅰ（$\zeta_2\varepsilon_2$）
	Hb Gower Ⅱ（$\alpha_2\varepsilon_2$）
	Hb Portland（$\zeta_2\gamma_2$）
胎儿期（3～9 个月）	HbF 为主（$\alpha_2\gamma_2$）
妊娠末期和出生不久	HbA1 为主（$\alpha_2\beta_2$）
成人	HbA1（$\alpha_2\beta_2$）（约 97%）
	HbA2（$\alpha_2\delta_2$）（约 2%）
	HbF（$\alpha_2\gamma_2$）（约 1%）

5. 假基因　一个基因家族的成员可能多于我们以蛋白质分析所推测的结果，它们中有的是功能基因，有的是无功能基因。功能基因就是那些首先被转录成 mRNA，而后被翻译为蛋白质的基因。而无功能基因指具有与功能基因相似的序列，但不能表达为功能蛋白质的基因片段，也被称为假基因（pseudogene），用符号 ψ 表示，其失活可能是转录或翻译的缺陷造成的。第一个假基因是1977 年在研究非洲爪蟾 5S rRNA 基因时发现的，一些研究者发现 5S rRNA 基因与同一个基本上相同但又不完全相同的 5S rRNA 基因的副本序列直接相邻，由于在体内从未检测过这段 5S rRNA 基因副本序列的转录产物，说明它是没有表达活性的，因此把它称作假基因。以后又发现编码蛋白质的结构基因也有相应的假基因，如在珠蛋白、免疫球蛋白或组织相容性抗原以及肌动蛋白和微管蛋白等基因家族中都有假基因存在。大部分假基因在染色体上都位于正常基因附近，但也有基因位于不同的染色体上。假基因和正常基因结构上的差异包括在不同部位上的程度不等的碱基缺失或插入、在内含子和外显子连接区中的顺序变化、在 5′ 端启动区域的缺陷等。这些变化可能破坏了转录起始信号，或者阻止了内含子和外显子连接处的剪接，或者使翻译提前发生了终止。

假基因根据其来源可分为复制假基因和逆转录假基因。复制假基因（duplicated pseudogene）是指复制后基因发生序列变化而失去功能，这样产生的假基因带有内含子。逆转录假基因（retropseudogene）或已加工假基因（processed pseudogene）即与 RNA 转录物序列相近的假基因。假基因产生的机制是由于基因转录的初始产物经剪接过程失去内含子形成 mRNA，mRNA 经逆转录产生互补 DNA（cDNA），再整合到染色体 DNA 中去，由于插入位点不合适或序列发生变化而导致失去功能而成为假基因，因此该假基因不含内含子。

明确鉴定的人类假基因多为逆转录假基因，有 8000 个之多。假基因在人类染色体上的分布与染色体长度成比例，逆转录假基因在 GC 含量为 41% ～ 46% 的染色体区域密度最高。说明假基因的发生概率与基因中 GC 含量和基因大小密切相关。

假基因的作用：①假基因的功能异常可能是导致人类疾病产生的因子，这是 Wynshaw-Boris 博士的研究小组在研究中偶然发现的。他们在研究某种基因的功能时，将这个基因随机嵌入老鼠原有基因组时，老鼠出现不寻常且严重的病征——实验组老鼠几乎全部死亡，存活下来者出现严重肾脏及骨骼疾病，并且会将这些缺陷传给下一代。研究其发病机制发现：待研究基因刚好插入到一个假基因 *makorin1-p1* 中，使之失活。*makorin1-p1* 是一个碎片基因，它类似于一个完整的蛋白基因 *makorin1*，此 *makorin1* 位于另一染色体上，且 *makorin1-p1* 在维持 *makorin1* 的稳定性上有重要作用。正常老鼠肾脏中表达大量的 makorin1 蛋白，当假基因 *makorin1-p1* 失去功能时，makorin1 蛋白的表达减弱且呈现异常，导致老鼠发病。②逆转录假基因的产生是进化的主要动力。逆转录假基因的产生方式——非病毒逆转录作用可以促进序列连续地复制、散布和重组，使真核生物基因组保持流动性。这种流动性保证了胞核和胞质这两个不同遗传区域的遗传信息的持续交换，逆转录作用通过遗传信息复制性散布而产生大量新的序列组合，从而重塑了真核生物基因组。假基因与内含子、卫星序列、转座子等冗余 DNA 一样，是不受进化的负选择作用的，但正是这些看似无用的遗传变异为物种进化的正选择、负选择及中性漂变（neutral drift）提供了丰富的积累材料，从而成为物种进化不可或缺的有用"工具"。有些科学家将其视为"基因化石"，是透视物种进化的痕迹之一。假基因的准确鉴定对基因组进化、分子医学研究和医学应用具有重要意义。

6. 印记基因（imprinted gene）　是指在性系细胞中打上印记的基因，表明该基因是父系的还是母系的，即仅一方亲本来源的同源基因表达，而来自另一亲本的不表达。在发育胚胎中不同亲缘的印记基因有不同的表达，而 DNA 甲基化导致印记发生。在原始生殖细胞发育早期，所有等位基因的差异以去甲基化的方式清除,然后加入每种性别特异的模式。父系等位基因在精母细胞形成精子时产生新的甲基化模式,但在受精时这种甲基化模式还将发生改变;母系等位基因甲基化模式在卵子发生时形成,因此在受精时,父系和母系的等位基因具有不同的甲基化模式。这种甲基基团的特异性分布导致了印记现象。DNA 甲基化可导致基因失活,当基因被差异印记时,胚胎的存活可能要求亲代未甲基化的等位基因提供功能活性。印记基因的存在反映了性别的竞争,从目前发现的印记基因来看,父系对胚胎的贡献是加速其发育,而母系则是限制胚胎发育速度,亲代通过印记基因来影响其下一代,使它们具有性别行为特异性以保证本方基因在遗传中的优势。

印记基因有时是成簇的,它们通常被一个称为印记控制区域(imprinting control region,ICR)调控。ICR 位于靠近靶基因的顺式作用位点,通过它的甲基化状态决定印记。ICR 的缺失可去除印记,导致靶基因在父系和母系中有同样表现。印记基因的异常表达引发伴有复杂突变和表型缺陷的多种人类疾病,如 Prader-Willi 综合征和 Angelman 综合征。研究发现许多印记基因对胚胎和胎儿出生后的生长发育有重要的调节作用,对行为和大脑的功能也有很大的影响,印记基因的异常同样可诱发癌症。

第二节 基 因 组

基因组(genome)是指单倍体细胞核、细胞器或病毒粒子所含的全部 DNA 或 RNA 分子。每个生物的基因组携带着构成和维持该生物体生命形式所必需的所有生物信息。

不同生物基因组蕴含的遗传信息量差别巨大,基因组的大小通常以一个基因组中的 DNA 含量来表示,单倍体基因组中的全部 DNA 量称为生物体的 C 值。如大肠埃希菌基因组大小约为 4.64×10^6 bp,酵母基因组为 1.21×10^7 bp,人类细胞核基因组大小为 3×10^9 bp。C 值随着生物进化及生物结构和功能复杂程度的增加而上升,但 C 值也不能完全说明生物进化的程度和遗传复杂性的高低,如肺鱼基因组大小(1.3×10^{11} bp)比人类高出 100 倍,很难想象肺鱼的结构和功能比人类更复杂,这种现象称为 C 值悖理。表 2-3 总结了一些已测序基因组的大小和所含基因数量。

表 2-3 基因组大小和所含基因数量

生物	基因组大小(Mb)	基因
生殖器支原体(*Mycoplasma genitalium*)	0.58	470
普氏立克次体(*Rickettsia prowazekii*)	1.11	834
流感嗜血杆菌(*Haemophilus influenzae*)	1.83	1743
甲烷球菌(*Methanococcus jannaschi*)	1.66	1738
枯草芽孢杆菌(*Bacillus subtillis*)	4.2	4100
大肠埃希菌(*Escherichia coli*)	4.64	4288
酿酒酵母(*Saccharomyces cerevisiae*)	12.1	6275
裂殖酵母(*Schizosaccharomyces pombe*)	12.5	4929
拟南芥(*Arabidopsis thaliana*)	119	25 498
水稻 [*Oryza sativia*(rice)]	466	~ 30 000
黑腹果蝇(*Drosophila melanogaster*)	165	13 601
秀丽隐杆线虫(*Caenorthabditis elegans*)	97	18 424
人类(*Homo sapiens*)	3000	~ 20 000

一、原核生物基因组的特点

以大肠埃希菌（*E. coli*）为例，介绍原核生物基因组的特点。质粒是存在于细菌染色体之外的 DNA 分子，在此也一并介绍质粒基因组特点。

（一）大肠埃希菌基因组特点

第一个被测序的大肠埃希菌基因组是 K12 菌株的基因组，1997 年完成了 K12-MG1655 和 K12-W3110 菌株的测序，2001 年完成了致病性大肠埃希菌 0157-EDL933 和 0157-Sakai 的测序。大肠埃希菌基因组的特点为如下几个方面。

1. 基因组较小　大肠埃希菌的染色体 DNA 基因组通常仅由一条环状双链 DNA 分子组成，只有一个复制起始点。DNA 虽与少量蛋白质结合，但并不形成染色体结构，只是习惯上将之称为染色体。如 K12-MG1655 基因组全长 4.64×10^6 bp，含 4288 个基因。

2. 基因是连续的　编码蛋白质的结构基因中无内含子，因此转录后不需要剪切，转录产物的寿命比较短，半寿期为 3～5 分钟。

3. 结构基因多为单拷贝　原核生物基因组中的结构基因多为单拷贝，基因组中重复序列很少，但编码 rRNA 的基因往往是多拷贝的，这有利于核糖体的快速组装，满足快速合成蛋白质的需要。

4. 编码序列在基因组中所占比例远远大于真核基因组，而小于病毒基因组，非编码区主要是一些调控序列。

5. 存在操纵子模式　操纵子（operon）结构是原核生物基因组的一个突出的结构特点。操纵子是指包括成簇排列的编码功能相关蛋白质的结构基因及其表达调控元件在内的整个系统。这个基因簇可以由单一启动子转录出一个多顺反子 mRNA，多顺反子 mRNA 可翻译产生几种功能相关的蛋白质。例如，*E.coli* 乳糖操纵子由 3 个结构基因 *lacZ*、*lacY* 和 *lacA* 组成，它们分别编码与乳糖代谢相关的 β- 半乳糖苷酶（β-galactosidase）、乳糖通透酶（lactose permease，或称半乳糖苷通透酶，galactoside permease，简称透酶）及硫代半乳糖苷转乙酰酶（thiogalactosidase transacetylase），在其上游有同一个调控区控制其转录（见第八章）。在大肠埃希菌中已发现有 260 多个基因具有操纵子结构。

6. 编码顺序一般不重叠　原核生物基因组中只有少数基因存在基因重叠，这是与病毒基因组的不同点。

（二）质粒基因组的结构与特点

质粒（plasmid）是存在于细菌染色体外的小的环状双链 DNA 分子，具有自主复制的能力，并在细胞分裂时保持恒定地传递给子代细胞（图 2-8）。已知有 50 多个属的细菌内存在质粒。在酵母和其他真菌中也发现有质粒。质粒大小可以是 2～3kb，也可以达数百 kb 以上。

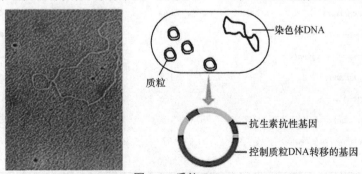

图 2-8　质粒 DNA

左图为电镜照片，右图为质粒 DNA 示意图质粒能在不断增殖的细胞中以一定的拷贝数稳定遗传，这是 4 个不同的系统精细调节和分配的结果。①复制调控系统：该系统由质粒上的复制起点（ori）、质粒的 *rep* 基因和 *cop* 基因构成，可控制质粒复制的频率。②分配系统：分配系统使质粒在细菌分裂过程中精确分配到子细胞中。质粒中对其稳定存在至关重要的区域称为分配区，该区的突变或缺失可引起质粒不稳定性。③细胞分裂控制系统：因为没有质粒的细胞比带有质粒的细胞具有更强的竞争力，所以细胞分裂控制系统能够抑制细胞分裂，使细胞分裂与质粒复制协调，避免太多不含质粒的子代细菌出现。④质粒的不相容性：具有相同复制起始位点和分配区的两种质粒不能共存于一个宿主菌。当一个宿主菌中的两个质粒的复制起始位点不同时，它们有各自的分配系统来精确调节它们在子代细胞中的分配，维持两种质粒在子代细胞中稳定共存。

质粒对宿主细胞的生存不是必需的，丢失了质粒的宿主细胞依然能够存活，但是质粒所携带的某些遗传信息能赋予宿主细胞特定的生物学性状，如对抗生素或重金属产生抗性。质粒是基因工程中最常见的基因载体。根据宿主的表型可鉴别质粒的存在，可用于筛选转化子细菌（见第十一章）。

二、真核生物基因组的特点

真核生物基因组包括细胞核基因组和核外基因组（即细胞器基因组）。细胞核基因组 DNA 与蛋白质共同构成染色体。细胞器基因组包括动植物线粒体基因组和植物的叶绿体基因组。细胞器基因组编码部分细胞器蛋白质。

（一）真核生物细胞核基因组特点

1. 基因组庞大　真核生物基因组远远大于原核生物基因组，结构也十分复杂。例如，人的单倍体基因组 DNA 约为 3×10^9bp，而大肠埃希菌的基因组只有 4.64×10^6bp。

2. 结构基因是断裂基因　已如前述，绝大多数真核生物的结构基因由外显子与内含子交替排列而成。

3. 结构基因的转录产物为单顺反子 mRNA　与原核生物不同，真核生物转录产生的一种 mRNA 只能翻译成一种蛋白质（或一种多肽链）。

4. 非编码序列远多于编码序列　非编码序列可占总 DNA 量的 90% 以上，这是真核生物区别于细菌和病毒的最主要特点。人类基因组计划（human genome project，HGP）测定人的基因组含有 2 万～ 2.5 万个基因（目前认为约 2 万个蛋白编码基因），仅有 1% 的序列编码蛋白质，有 80% ～ 90% 的基因没有编码功能。

5. 大量的重复序列　在非编码序列中，一部分是基因的内含子及调控序列等，另一部分便是重复序列，重复序列占了人类基因组的 50% 以上，其功能主要与基因组的稳定性、组织形式及基因的表达调控有关。根据变性 DNA 的复性动力学特点，重复 DNA 序列分为中度重复序列 DNA 和高度重复序列 DNA。

（1）中度重复序列 DNA（moderately repetitive DNA）：在基因组中的重复次数为 10 ～ 10^3，散在分布于基因组中，约占基因组 DNA 总量的 10% ～ 40%，如在小鼠中占 20%，在果蝇中占 15%。中度重复序列常与单拷贝基因间隔排列，一部分可能与基因的调控有关，另一部分是编码 rRNA、tRNA、组蛋白及免疫球蛋白的结构基因，如 28S、5.8S 及 18S rRNA 基因。非洲爪蟾的 28S、5.8S 及 18S rRNA 基因连在一起，这些 rDNA 之间隔着不转录的间隔区，这些 28S、5.8S 及 18S rRNA 基因及间隔区组成的单位在 DNA 链上串联重复约 5000 次。不转录的间隔区由类似卫星 DNA 的串联重复序列组成。在许多动物的卵细胞成熟过程中这些基因可进行几千次不同比例的复制，产生 $2×10^6$ 个拷贝，使 rDNA 占卵细胞 DNA 的 75%，其表达产物可参与形成 10^{12} 个核糖体，为合成可供细胞分裂之需的大量蛋白质提供条件。如果没有这样的放大机制，可能要经历几个世纪才能积累 10^{12} 个核糖体。

（2）高度重复序列 DNA（highly repetitive DNA）：只出现在真核生物中，占基因组的 10%～60%，由 6～100bp 组成，在基因组中的重复次数可高达数百万次。人类基因组中高度重复 DNA 序列主要分布在染色体的着丝粒和端粒等部位及 Y 染色体长臂的异染色质区。其功能可能与减数分裂中染色体的联会有关。有些则在基因组中散在分布，构成基因的间隔或参与维持染色体的结构。典型的高度重复序列 DNA 有卫星 DNA 和反向重复序列。

卫星 DNA（satellite DNA）是将真核细胞的 DNA 打碎后进行氯化铯（CsCl）密度梯度离心，其沉降图谱中除了主带（CG 含量在 30%～50%）外，还有几条密度不等的额外小带，因小带在主带旁似卫星称为卫星带，它们的 DNA 称为卫星 DNA。卫星 DNA 的重复单位一般由 2～10bp 组成，也有部分卫星 DNA 的重复单位为 20～200bp。这种序列可以集中在某一区域串联排列，串联重复序列的特点是具有一个固定的重复单位，该重复单位头尾相连形成重复序列片段。编码区和非编码区均有串联重复序列。串联重复单位从最短的 2bp 起，长短不等，重复次数少至数次，多至数百次，甚至几十万次。卫星 DNA 可分为 3 类：①大卫星 DNA（macrosatellite DNA）：总长度为 100kb 至几个 Mb，根据浮力密度不同，分为 Ⅰ、Ⅱ、Ⅲ、Ⅳ 和 α、β 卫星 DNA，各类型都由不同的重复序列家族组成。如卫星序列 Ⅱ 和 Ⅲ 的重复单位为 5bp，分布于几乎所有染色体；卫星序列 Ⅰ 的重复单位为 25～48bp，分布在大多数染色体着丝粒区异染色质和其他异染色质区。②小卫星 DNA（minisatellite DNA）：总长度为 100bp～20kb，重复长度为 15～70bp，往往位于近端粒处，可分为两类，一是高度可变的小卫星 DNA，该卫星 DNA 重复单位为 9～24bp，重复次数变化很大，呈高度多态性；二是端粒 DNA，存在于端粒，主要组分是串联的短片段重复序列（TTAGGG）n 组成的 2bp～20kb 的 DNA 区段。③微卫星 DNA（microsatellite DNA）：微卫星 DNA 的重复单位为 2～5bp，重复次数 10～60 次，其总长度常小于 150bp。微卫星 DNA 的长度在个体之间表现为高度多态性，这种个体特异性的多态性图谱可作为 DNA 指纹鉴定的基础。

反向重复序列（inverted repetitive sequence）是由两个相同顺序的互补拷贝在同一条 DNA 链上反向排列而成，其总长度约占人基因组的 5%。反向重复序列中的 2 个互补拷贝间可有一个到几个核苷酸的间隔，也可以没有间隔，没有间隔的又称为回文序列（palindrome sequence）。反向重复序列多数是散布在基因组中。

6. 染色体末端具有端粒结构　以线性染色体形式存在的真核基因组 DNA 的末端都有一种特殊的结构，称为端粒（telomere）。该结构是一段 DNA 序列和蛋白质形成的一种复合体，DNA 是短而简单的串联重复序列，根据物种的不同，可能有 100～1000 个重复序列，人类的端粒 DNA 长为 5～15kb。端粒序列可写成 Cn（A/T）m，其中，$n > 1$ 而 m 为 1～4。它具有保护线性 DNA 的完整复制、保护染色体末端和决定细胞的寿命等功能。

7. 基因组存在大量的顺式作用元件　包括启动子、增强子、沉默子等。

8. 基因组中存在多种 DNA 多态性（DNA polymorphism）　DNA 多态性是指 DNA 序列中发生变异而导致的个体间核苷酸序列的差异，主要包括单核苷酸多态性（single nucleotide polymorphism，SNP）和串联重复序列多态性（tandem repeat polymorphism，TRP）。

（二）线粒体基因组特点

1963 年，Margit M. K. Nass 和 Sylvan Nass 在电镜下观察到线粒体，并证实线粒体存在 DNA。除了少数低等真核生物的线粒体 DNA（mtDNA）是线状的，其他真核生物的 mtDNA 都是环状 DNA 分子。一个细胞一般含有几百至几千个线粒体，每个线粒体中可含有 2 ～ 10 个相同拷贝的 mtDNA。mtDNA 具有遗传的半自主性，属核外的遗传物质，可以独立编码线粒体自身的 rRNA、tRNA 及某些蛋白质（表 2-4）。

表 2-4　线粒体基因组编码的蛋白质和 RNA

物种	大小（kb）	编码蛋白质的基因	编码 RNA 的基因
真菌	19 ～ 100	8 ～ 14	10 ～ 28
原生生物	6 ～ 100	3 ～ 62	2 ～ 29
植物	186 ～ 366	27 ～ 34	21 ～ 30
动物	16 ～ 17	13	4 ～ 24

　　动物线粒体 DNA（mtDNA）是闭环双链结构，因所含嘌呤碱和嘧啶碱的比例不同，分为外环的重链（H 链）和内环的轻链（L 链），两条链均有编码功能。1981 年，Stephen Anderson 等测定出人线粒体 DNA 基因组全长为 16 569bp，除与复制及转录有关的一小段 D 环区（D-loop）外，只有 87bp 不参与基因的组成。线粒体 DNA 几乎不含非编码区，无内含子，各基因之间排列紧凑，部分区域还出现基因重叠。人线粒体基因组共有 37 个基因，其中有 13 个基因编码和 ATP 合成有关的蛋白质和酶（1 个编码细胞色素 b、3 个编码细胞色素氧化酶亚基、2 个编码 ATP 合酶组分、7 个编码 NADH 脱氢酶亚单位），22 个基因编码 mt-tRNA，2 个基因分别编码 12S 和 16S rRNA（图 2-9）。

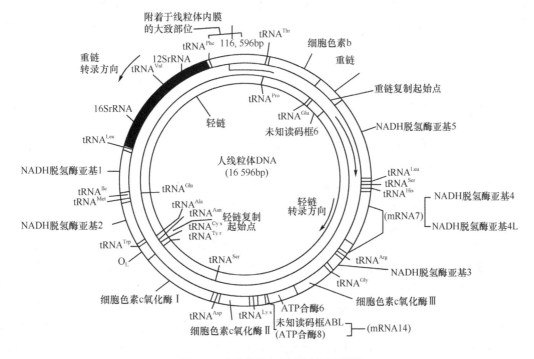

图 2-9　人线粒体基因组结构示意图

　　除个别基因外，这些基因都是按同一个方向进行转录，几乎所有阅读框都缺少非翻译区域，很多基因没有完整的终止密码，而仅以 T 或 TA 结尾。tRNA 基因分散在 rRNA 和编码蛋白质的顺序之间。有人认为，这些 tRNA 序列可作为核酸酶切割 RNA 前体的识别信息，使其在 tRNA 两端把 RNA 前体切开。这样，附近的 tRNA、rRNA 和 mRNA 即自然分开，经进一步加工成为成熟的

rRNA、tRNA 和 mRNA 分子。mRNA 上的 poly（A）尾是在其前体阶段与 tRNA 分开，通过加 poly（A）加上去的。多年来的研究发现，线粒体有自己的一套遗传控制系统，同时也受到细胞核染色体 DNA 的控制。

（三）植物叶绿体基因组

叶绿体 DNA（chloroplast DNA，ctDNA）由 Hans Ris（1914 ~ 2004）和 Walter Plaut 于 1962 年最早发现于衣藻叶绿体。ctDNA 呈环状，长 40 ~ 60μm，基因组的大小因植物而异，一般为 200 ~ 2500bp。和线粒体一样，叶绿体只能合成自身需要的部分蛋白质，其余的是在细胞质游离的核糖体上合成的，必须运送到叶绿体，才能发挥叶绿体应有的功能。已知由 ctDNA 编码的 RNA 和多肽有叶绿体核糖体中 4 种 rRNA（23S、16S、4.5S 及 5S rRNA）、20 种（烟草）或 31 种（地钱）tRNA，以及约 90 多种多肽。

三、病毒基因组的特点

病毒（virus）是一种主要由核酸（要么是 DNA，要么是 RNA）与蛋白质构成的非细胞形态的营寄生生活的生命体。噬菌体（bacteriophage）是感染细菌的一类病毒。根据构成病毒的核酸类型，分为 DNA 病毒和 RNA 病毒。病毒结构比原核细胞还简单，它们只是由核酸核心和蛋白质外壳构成，不具备细胞结构，且它们不能"自我繁殖"，其传代须在宿主细胞内进行，因此严格来讲病毒不能称为微生物，故常称为病毒颗粒（virus particle）。病毒核酸也携带遗传信息。病毒基因组的主要功能是保证基因组的复制及其向子代传递，整套的基因组所编码的蛋白质都与复制、病毒颗粒包装及病毒向其他宿主细胞传递密切相关。病毒感染能使宿主产生疾病。由于其简单的结构和有限的基因，病毒成为分子生物学和细胞生物学研究不可缺少的工具，近年来也成为预防接种及基因疗法的基因载体。病毒基因组的特点：

（1）病毒基因组可以是 DNA，也可以是 RNA。每种病毒只含一种核酸（DNA 或 RNA）。例如，腺病毒、乳头瘤病毒、噬菌体 ΦX174 等是 DNA 病毒，SARS 冠状病毒、戊型肝炎病毒、庚型肝炎病毒等是 RNA 病毒。

（2）病毒基因组核酸可以是双链，也可以是单链。

（3）病毒基因组核酸可以是闭合环状分子，也可以是线状分子。

（4）病毒基因组核酸有单链正链 RNA 和单链负链 RNA 之分。单链正链 RNA 可直接作为翻译的模板，用以合成病毒外壳蛋白和核酸，包装成病毒体，因此含单链正链 RNA 的病毒可直接感染动物细胞，如脊髓灰质炎病毒、SARS 病毒等。单链负链 RNA 不能直接作为翻译的模板，因此含有单链负链 RNA 的病毒一般没有感染性，如流感病毒和狂犬病病毒。这类病毒的单链负链 RNA 需经 RNA 复制产生单链正链 RNA 后，才有感染性。尽管如此，人们通过采取某些策略，仍然得到了一些负链 RNA 病毒的感染性分子克隆，如狂犬病病毒、牛瘟病毒、新城疫病毒等。

（5）病毒的基因组很小，所含遗传信息量较小，只能编码少数的蛋白质。但是不同病毒的基因组大小差异又很大。最小的仅 3kb，编码 3 种蛋白质。最大的可达 300kb 以上，具有几百个基因。

（6）有些病毒基因组存在重叠基因，如噬菌体 ΦX174。重叠基因即指同一 DNA 序列可以编码 2 种或 3 种蛋白质分子。一个基因可以完全在另一基因内，或部分重叠，使用共同的核苷酸序列，但转录成的 mRNA 有不同的开放阅读框（open reading frame，ORF）。有些重叠基因使用相同的阅读框，但起始密码子或终止密码子不同。基因重叠现象的存在，表明病毒能够利用有限的核酸序列储存更多的遗传信息，提高在进化过程中的适应能力。

（7）基因组的大部分序列编码蛋白质，基因之间的间隔序列（spacer sequence）非常短，只占基因组的一小部分。

（8）噬菌体基因组中无内含子，基因是连续的。但感染真核细胞的病毒基因组中具有内含子（如腺病毒和 SV40）。除正链 RNA 病毒之外，真核细胞病毒的基因先转录成 mRNA 前体，再经过剪接，成为成熟 mRNA。表 2-5 总结了病毒基因组的分类及其特点。

表 2-5　病毒基因组的分类及其特点

病毒基因组	DNA 或 RNA 形式	举例	主要特点
DNA 病毒基因组	双链环状 DNA	乳头瘤病毒	依赖宿主细胞进行复制
	双链线状 DNA	腺病毒	能编码许多调节因子，也依赖宿主细胞进行复制
	单链正链 DNA	微小病毒科	基因组小，无能力编码调控蛋白，高度依赖宿主细胞系统表达
	双链 DNA 并有 RNA 中间体	嗜肝病毒（HBV）	双链 DNA，正链不完整，不能编码病毒蛋白。负链有四个 ORF，能编码全部已知的 HBV 蛋白质。复制过程有 RNA 逆转录病毒的特性，需要逆转录酶活性产生 RNA/DNA 中间体，再继续进行复制
RNA 病毒基因组	双链线性节段性 RNA	呼肠孤病毒	与宿主细胞基因组 DNA 根本不同，具有多节基因组并在细胞质内复制
	单链正链 RNA	SARS 冠状病毒	可直接作为信使 RNA，在感染细胞中可直接转译蛋白
	单链负链 RNA	流感病毒	负链 RNA 在 RNA 依赖性 RNA 聚合酶催化下转录出单顺反子 mRNA，同时也可以作为基因组复制的模板
	正链 RNA 并有 DNA 中间体	逆转录病毒（HIV）	正链 RNA 逆转录生成双链 cDNA，插入宿主细胞基因组成为前病毒，再转录出正链 RNA

思　考　题

1. 如何理解断裂基因及其生物学意义？
2. C 值与生物进化的关系如何？举例说明是否可以根据 C 值大小判断生物体的复杂程度。
3. 简述原核生物、真核生物和病毒基因组的特点。

（李　红）

第三章　DNA 重组与转座

基因组的可变性和稳定性之间必须维持一定的平衡，这样才能使生物体得以生存并能世代相传，繁衍不息。基因重组和基因突变是物种进化的两个方面，自然界相同物种个体之间甚至在不同物种之间发生基因转移（gene transfer）和基因重组（gene recombination）是经常性事件，它是基因变异和物种进化的基础之一。基因重组是由于不同 DNA 链的断裂和连接而产生 DNA 片段的交换和重新组合，形成新 DNA 分子的过程。基因重组是遗传的基本现象，原核生物和真核生物以及病毒都存在基因重组。基因重组包括同源重组、转座重组、位点特异性重组和异常重组等。基因重组和基因突变是有区别的，基因重组是非等位基因间的重新组合，能产生大量的变异类型，但不产生新的基因，只产生新的基因型；而基因突变是基因的分子结构或遗传信息的改变，虽然基因突变的频率很低，但能产生新的基因，对生物的进化有重要意义。基因转移与重组即可天然发生，也可人工发生。本章介绍天然发生的基因转移与重组，人工发生的基因转移与重组见第十一章。

第一节　同源重组

发生在同源序列（序列相同或接近）DNA 分子之间或分子之内的重新组合称为同源重组（homologous recombination），它通过链的断裂和再连接，在两个 DNA 分子同源序列间进行单链或双链片段的交换。同源重组是最基本的 DNA 重组方式，又称基本重组（general recombination）。

一、原核生物的同源重组

（一）原核生物同源重组的类型

在某种情况下，不同性状的细菌之间可以发生基因的转移，经过重组可产生新的遗传型细菌。提供基因的细菌为供体菌，接受基因的细菌为受菌体。细菌的基因转移与重组的主要形式有接合、转化和转导。

1. 接合　通过性菌毛（sex pilus）连接沟通，将遗传物质（质粒或染色体 DNA）从供体菌转移给受体菌的过程称为接合（conjugation）。接合性质粒有 F 质粒、R 质粒、Col 质粒、Vi 质粒等。例如，F 质粒通过性菌毛由雄性菌（F⁺）转移给雌性菌（F⁻）的过程，称为 F 质粒的接合。在 F⁻菌获得 F 质粒时，F⁺菌并不失去 F 质粒。F⁻菌在获得 F 质粒后即变为 F⁺菌，也长出性菌毛（图 3-1）。F 质粒进入 F⁻菌后的，能单独存在和自行复制。但也有小部分 F 质粒可整合到受菌的染色体上，与染色体一起复制。整合后的细菌能以高效率转移染色体上的基因，因此称为高频重组菌。高频重组菌不稳定，F 质粒可从其染色体上脱离下来，使其失去高频重组菌状态。从染色体上脱离下来的 F 质粒有时可带有染色体上几个邻近的基因，这种质粒称为 F′质粒。当 F′质粒转入 F⁻菌时，F⁻菌可同时获得这一部分新的基因而成为 F′菌。这种通过 F′质粒转移基因称为性导（sexduction）。F⁺菌、高频重组菌 F′菌都有性菌毛，均为雄性菌（F⁺）。

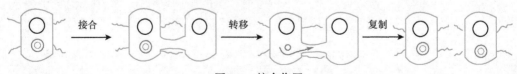

图 3-1　接合作用

38

2. 转化　细菌溶解产生的游离 DNA 片段（或细菌培养时人为提供的 DNA 片段）直接进入受体菌，并使它整合到自己的基因组中，从而获得外源 DNA 片段相关的部分遗传性状或遗传表型的现象称为转化（transformation）（图 3-2）。20 世纪 20 年代末，Frederick Griffith（1879 ~ 1941）发现的肺炎球菌的转化现象即是经典的例子。但不是所有细菌都有转化现象。大多数细菌不能接受外源性 DNA，不能将它整合到染色体之中；另外，细菌还能产生内切酶，能识别并破坏进入细胞的外源性 DNA。是否发生转化与菌株在进化过程中的亲缘关系有着密切的联系。同时受体菌必须处于感受态（competence）才能转化。

3. 转导　以温和噬菌体为媒介，把供体菌的 DNA 小片段携带到受体菌中，通过交换与整合，使受体菌获得供体菌的部分遗传性状称为转导（transduction）（图 3-3）。自然界中转导现象较为普遍，可能是低等生物进化过程中产生的新基因组合的一种基本方式。细菌的转导又分普遍性转导和局限性转导。普遍性转导与温和噬菌体的裂解期有关，局限性转导则与温和噬菌体的溶原期有关。

（1）普遍性转导：温和噬菌体在裂解期的后期产生子代噬菌体时，大约有 10^{-5} ~ 10^{-7} 的子代噬菌体装配错误，误将细菌 DNA 的裂解片段包装入噬菌体外壳蛋白中，成为转导噬菌体。当转导噬菌体侵入另一受体菌时，可将误包装的供体菌 DNA 片段导入受菌体，这种转导方式称为普遍性转导（general transduction）。

（2）局限性转导：由噬菌体所介导的供体菌染色体上个别特定基因的转导称为局限性转导（restricted transduction）。例如，λ 噬菌体感染大肠埃希菌后，当处于溶原期时，λ 噬菌体 DNA 整合在大肠埃希菌染色体的特定部位，即在半乳糖苷酶基因（*gal*）与生物素基因（*bio*）之间，细菌受紫外线照射或化学因素作用后，λ 噬菌体从溶原期进入裂解期，其 DNA 又从细菌染色体上分离，分离时会有 10^{-6} 的噬菌体将其本身 DNA 上的一段留在细菌染色体上，却带走了细菌的 *gal* 或 *bio* 基因，当这样的转导噬菌体再次侵入受体时，可带入原来供体菌的特定基因 *gal* 或 *bio* 基因。

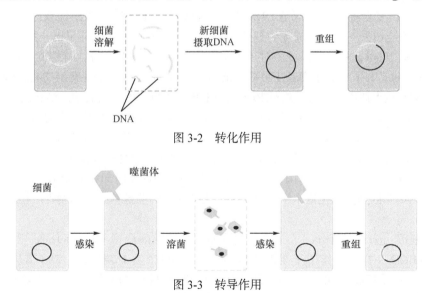

图 3-2　转化作用

图 3-3　转导作用

（二）原核生物同源重组的相关基因

原核生物细胞中的同源重组是个较为复杂的过程，涉及下列多个基因的联合作用。

1. *recA* 基因　大肠埃希菌 *recA* 基因编码的 RecA 蛋白是一个单一多肽链，具有依赖于单链 DNA 的 ATP 酶（ATPase）活性，它作为一种重要的重组酶促进 DNA 同源片段的联会，参与互补单链 DNA 区域的退火、交叉、分支移动。RecA 蛋白具有单链和双链 DNA 结合活性，每个单

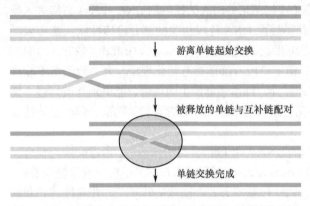

游离单链起始交换

被释放的单链与互补链配对

单链交换完成

图 3-4　RecA 蛋白介导部分双链和完整双链之间链的交换

体与单链 DNA 上的 3 ～ 5 个碱基结合，形成 RecA- 单链 DNA 复合物，此复合物可与含有同源序列的靶双链 DNA 相互作用，将结合的单链 DNA 插入双链 DNA 的同源区，与互补链配对，而将同源链置换出来（图 3-4）。RecA 蛋白与双链 DNA 结合，使得双链 DNA 有效地解离为单链，直到与含有大于 50 碱基的同源区域发生联会，并形成 Holliday 中间体。RecA 蛋白促进 DNA 同源重组反应并形成稳定的重组产物，要求 DNA 分子间或分子内存在较高的同源序列，至少一种 DNA 底物呈单链结构，至少一条 DNA 链具有自由末端。单链或双链 DNA 分子上具有 3′ 同源末端，

从理论上讲，RecA 蛋白介导的同源重组反应可以发生在 DNA 链上的任何同源序列之间，但是实际上某些序列（即重组热点）发生重组的频率要远远高于其他序列。迄今已知的重组热点主要是 *Chi* 位点（5′-GCTGGTGG-3′）。

2. *recBCD* 基因　大肠埃希菌的 *recB*、*recC* 和 *recD* 基因分别编码的三条多肽链构成一个在同源重组中的功能单位——RecBCD 蛋白复合物。它是一个多功能的酶系，功能包括单链和双链 DNA 外切酶活性、序列特异性的 DNA 单链内切酶活性、DNA 解旋酶活性，并特异识别 *Chi* 位点并在其下游切除 3′ 端的游离单链，从而使 DNA 重组成为可能。RecBCD 可以启动电离辐射、复制错误、氧化损伤和其他因素引起的 DNA 中致命的双链断裂重组修复。

RecBCD 蛋白复合物对线性双链 DNA 的外切活性高，RecBCD 对线性双链 DNA 的末端进行外切，将一条链切去 4 ～ 5 个碱基的寡核苷酸，另一条链则生成单链尾巴，结果使线性 DNA 解旋，一次解旋 1000bp 左右的区域。对于平头末端的双链 DNA 来说，解螺旋酶活性占主导地位，RecBCD 只对具有平头末端或者几乎平头结构的线型 DNA 分子呈现解旋功能，RecBCD 解旋 DNA 后，从 *Chi* 位点伸出的单链结构是 RecA 蛋白和 SSB 蛋白的有效底物。纯化的 RecBCD 酶切割含 *Chi* 位点的 DNA 比不含 *Chi* 的 DNA 有效得多，在 *Chi* 处重组频率显著增加，而位于 *Chi* 上游 2 ～ 2.5kb 处的重组呈指数减弱。所有 RecBCD 酶介导的重组过程都要求含有 *Chi* 或类似 *Chi* 的位点，而 *Chi* 位点只激活 *recBCD* 重组途径，对 *recE*、*recF* 途径不起作用。

3. *sbcABC* 基因　在大肠埃希菌细胞内存在一种依赖 RecA 但却独立于 RecBCD 的低水平重组途径。*sbcABC* 基因是能强化低水平重组途径的突变体中的关键基因，其编码产物是 *recBC* 基因表达的抑制因子。

4. *recE* 基因　*recE* 靠近 *sbc*A，通常表达少量的外切核酸酶Ⅷ（exonuclease Ⅷ，Exo Ⅷ）。Exo Ⅷ与 RecBCD 一样，能作用于线性双链 DNA 分子并产生 3′ 端结构。Exo Ⅷ从 3′ 端将双链 DNA 中的一条链降解成 5′- 单核苷酸，外切反应形成的单链 DNA 分子或含 3′ 突出末端的双链 DNA 分子，能与其他双链 DNA 片段相连，这是同源重组过程中的一个重要步骤。

5. *recF* 基因　*recF* 基因在 λ 噬菌体强启动子 P_L 和 P_R 的控制下，低水平表达一条多肽，该多肽可调节 RecA 蛋白的 DNA 链传递活性或者调控相关调节基因的表达。

6. *ruvABC* 基因　RuvA 可识别 Holliday 连接的结构，RuvA 结合在交换点上的所有 4 条链上。RuvB 是一种六聚体 ATPase，围绕在交换点上游的每一条 DNA 双链的周围，可发动迁移反应。RuvC 是一个可特异识别 Holliday 分支结构的内切酶，该酶可切开同源重组的中间体。

（三）同源重组途径

在野生型大肠埃希菌细胞中有 RecBCD、RecE 和 RecF 等 3 条同源重组途径。3 条同源重组途径均需要 RecA 蛋白的催化反应，RecBCD 和 Exo Ⅷ产生的单链 DNA 3′-OH 末端作为 RecA 蛋白的作用底物，RecBCD 途径对同源重组过程起主导作用，而 *recBC-sbcA* 和 *recBC-sbcB* 突变株则分别启用 RecE 和 RecF 途径，因此三条同源重组途径并不是完全孤立的。目前重组反应发生的严格次序尚不完全清楚。RecBCD 复合物等是同源重组过程发挥重要功能的蛋白因子，在重组反应的不同阶段发挥作用，这对于重组途径的理解增加了复杂性。RecE 和 RecF 途径均需要 *recF*、*recJ*、*recN*、*recO*、*recQ* 和 *ruv* 基因编码产物的参与，因此这两条途径的很大一部分过程是重叠的，它们可能仅仅在初始阶段不同。RecBCD 途径并不需要这么多蛋白因子的参与，而需要单链 DNA 结合蛋白（single-stranded DNA binding protein，SSB 或 SSBP）、DNA 聚合酶Ⅰ、DNA 连接酶和 DNA 解旋酶，因此 RecBCD 途径与 RecE 和 RecF 途径很可能仅在 RecA 蛋白催化的反应处是相同的。

（四）同源重组模型

在不同的同源重组机制中，单链 DNA 的 3′-OH 末端侵入双链 DNA 是非常关键的一步。3′-OH 单链末端及重组交联分子形成的不同机制依赖于在不同重组途径中发挥作用的蛋白因子和酶系，尤其是取决于进行重组的两个不同 DNA 底物分子的结构特点。

1. *Chi* 位点介导的同源重组模型 *Chi* 位点是肠道细菌中相关酶的激活信号，在 RecA 和 SSB 蛋白因子的协助下，RecBCD 复合物首先与双链 DNA 末端结合，并当它遇到一个正确定位的 *Chi* 位点时，就会切割含 5′-GCTGGTGG-3′ 序列的 DNA 链，在含缺口的双链 DNA 分子上产生 3′-OH 单链 DNA 尾巴；RecA 和 SSB 蛋白则促进单链侵入到另一个双链 DNA 分子中，并产生 D 环（D-loop）结构；被置换的一条 DNA 链在 RecA 和 SSB 蛋白因子的帮助下与第一条链的单链缺口互补配对；RecBCD 复合物切开 D 环结构；修复切口形成 Holliday 中间体；RuvA 和 RuvB 发动迁移反应，并在 RecA 和 SSB 蛋白的链传递作用下不断延伸；RuvC 拆分 Holliday 中间体，并交换 DNA 末端形成两对重组分子（图 3-5）。

2. RecE 和 RecF 同源重组模型 在 RecE 和 RecF 的同源重组途径中，RecA 蛋白促进同源的单链 DNA 与双链 DNA 之间的配对过程，Exo Ⅰ（*sbcB*）和 Exo Ⅷ（*recE*）则破坏或者促进作为 RecA 蛋白底物的 3′-OH 单链结构的形成。Exo Ⅷ只作用于线性双链 DNA 底物，而超螺旋、缺刻（incised）或含缺口（gap）的环状 DNA 分子均不能为 Exo Ⅷ所作用，这与 RecBCD 复合物的底物要求相同。事实上，

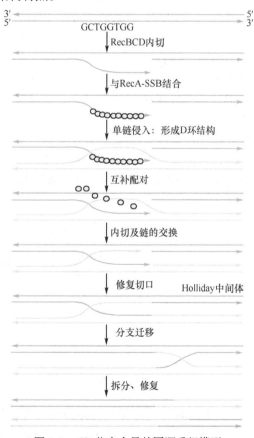

图 3-5　*Chi* 位点介导的同源重组模型

RecE 途径和 RecBCD 途径一样可以进行高频重组，Exo Ⅷ也能作用于 RecBCD 复合物的同一系列底物。在 RecE 和 RecF 途径中，Exo Ⅷ在双链 DNA 的末端附近产生 3′-OH 单链结构并启动重组过程。与 RecBCD 途径不同的是，RecE 和 RecF 途径可以促进环状 DNA 分子（如质粒）之间的同源重组，

但线形 DNA 与环状 DNA 之间的重组则较难发生。DNA 的 3′-OH 单链末端在细胞中通常低频存在，而且极易被 Exo Ⅰ 降解，但在 RecBCD 复合物的存在下，这种结构能高频产生，不被 Exo Ⅰ 破坏。RecE 和 RecF 途径也需要 SSB 蛋白、DNA 解旋酶、DNA 聚合酶和 DNA 连接酶等。

二、真核生物的同源重组

真核生物基因重组发生在减数分裂期同源染色体的非姐妹染色单体间，是染色体片段互换所造成的结果。发生在减数分裂过程中的同源重组确保同源染色体能够正确配对，而同源染色体的联会是生殖细胞形成时染色体数目减半的基础，同源重组常常引起非姐妹染色单体之间的交换，结果是亲本 DNA 分子上的等位基因在下一代发生了重新排列。同源重组时，通过 DNA 链的断裂和再连接，在两个 DNA 分子同源序列的任何一点间进行单链或双链片段的交换，也能够使遭受损害的染色体，得以利用与自身相似且未受伤害的另一条染色体来进行 DNA 修复。

（一）真核生物同源重组的相关基因

目前，真核生物同源重组的机制及其相关基因尚不完全清楚，在真核生物同源重组或同源重组修复中起重要作用的蛋白包括 RAD50、RAD51、RAD52、RAD54、RAD55、RAD57、RAD59、MRE11、XRS2、XRCC2 和 Mus81 等，其中的不少成员就是在研究辐射敏感突变（radiation sensitive mutation）中被发现的，因此被命名 *RAD* 基因。*RAD* 基因中最重要的是 *RAD51*、*RAD52* 和 *RAD54*。RAD51 蛋白在所有的细胞中都表达，它的作用与 RecA 蛋白相似，但又不完全相同，RAD51 同其他几种重要的重组蛋白 RAD54、RAD55、RAD56 和 RAD57 相互作用完成 RAD51 介导的链交换。RAD52 蛋白是重组中最重要的蛋白，它在真核细胞中进化保守，RAD52 既可以连接 DNA 链末端，又可促进互补链的退火，帮助 RAD51 定位，从而启动同源链的交换。RAD54 蛋白是 SNF2/SWI2 的超家族成员之一，含有大多数 DNA 解旋酶含有的 7 个主要区域，RAD54 蛋白同 RAD51 蛋白总是结合在一起。RAD55 和 RAD57 同 RAD51 具有某些同源性，帮助 RAD51 组装到单链 DNA 上去。由 Mre11、RAD50 和 Xrs2 组成的 MRX 酶复合体具有 5′ → 3′ 的外切酶活性，可以降解 DNA 生成 3′ 单链末端。Mus81 蛋白可能是拆分 Holliday 中间体的酶。

（二）真核生物同源重组模型

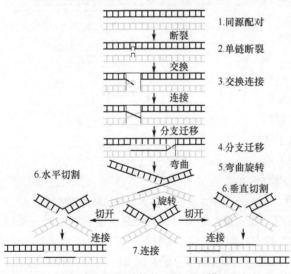

1. 同源重组的 Holliday 模型 该模型是相互侵入（交换）模型，由英国生物学家 Robin Holliday（1932 ～ 2014）在 20 世纪 60 年代首先提出来，是第一个被普遍接受的同源重组模型，后由 David Dressler 和 Huntington Potter 在 1976 年提出修改。Holliday 模型的核心特征是两条同源分子之间交换 DNA 片段而形成异源双链。同源重组的机制包括寻找同源性和将一个断裂 DNA 片段插入到同源双链 DNA，形成一种交叉结构，即 Holliday 结构（Holliday structure）（图 3-6）。首先两个同源染色体 DNA 通过非姐妹染色单体的 DNA 配对排列整齐。同源非姐妹染

1.同源配对
2.单链断裂
3.交换连接
4.分支迁移
5.弯曲旋转
6.水平切割
6.垂直切割
7.连接

图 3-6 同源重组的 Holliday 模型

色单体 DNA 中两个方向相同的单链在 DNA 内切酶的作用下，在相同位置上同时切开，每条断开的链侵入对方的双螺旋中。侵入的链与对方互补的链形成氢键，在两个 DNA 分子中各形成一个异源双链区，它是由一个亲本（parent）DNA 的一条链和另一个亲本 DNA 的一条链组成的。连接酶缝合断口形成 X 形结构，即所谓的 Holliday 中间体（Holliday intermediate）。中间体的交叉连接处可以沿 DNA 左右移动，这种移动称为分支迁移，迁移实际上是交叉的两条单链互相置换的结果，从而增加或缩短异源双链的长度。Holliday 中间体弯曲旋转后断开，产生两个重组体 DNA 分子，这一过程叫作中间体拆分。通过两种方式切断 DNA 单链，恢复两个线形 DNA 分子。剪切方向不同所产生的双链重组体 DNA 不同。如果剪切以左→右方向跨过 Holliday 结构的 X 型三维构象 *Chi* 结构，则所发生的只是小片段多聚核苷酸在两个分子间的转移，出现中间包含杂合双链的两旁基因是非重组的双链 DNA 分子或片段重组体，片段重组体是指切开的链与原来断裂的是同一条链，重组体含有一段异源双链区，其两侧来自同一亲本 DNA 的双链 DNA 分子。而上下方向的剪切造成交互链交换，双链 DNA 在两分子间转移，从而两个分子的末端进行互换，将出现中间包含杂合双链并且两旁基因发生重组的双链 DNA 或拼接重组体，拼接重组体是指切开的链并非原来断裂的链，重组体异源双链区的两侧来自不同亲本 DNA 的双链 DNA。最后进行 DNA 修补合成。不管 Holliday 结构怎样产生，是否导致两侧遗传标记重组，它们都含有一个异源双链 DNA 区。

2. Meselson-Radding 模型　由于很难假设 Holliday 模型所提出的重组的两个 DNA 分子在对应两条链的相同位置发生断裂，美国遗传学和分子生物学家 Matthew S. Meselson（1930～）和美国科学家 Charles Radding 在 Holliday 模型的基础上做了些修改，提出单链侵入模型，认为 DNA 单链切口的形成及其向相邻 DNA 双链的侵入为非对称产生，单链切口仅出现在任意一个 DNA 双链的单链中，随着切口处 DNA 链的修复合成，游离出的单链末端在同源位点"侵入"未打开的双螺旋并取代其中一条链，与同源部分配对结合，被替换的 DNA 链形成一个逐渐增大的 D- 环。D- 环切除后产生的单链末端交叉侵入相邻 DNA 双链中，DNA 自由末端共价连接形成 Holliday 结构，并经过分支迁移产生异源双链 DNA，而后 Holliday 中间体断开，产生重组体 DNA 分子。

3. 双链断裂修复模型　该模型主要是在酵母中获得的一些实验数据的基础上提出来的。在酵母系统的重组研究中，发现载体 DNA 双链断裂可大大提高同源重组的效率，上述两种模型都不能很好地解释这一现象。基于这一发现，研究者提出了双链断裂修复模型。双链断裂修复模型和 Holliday 模型一样，也是由同源染色体联会开始，但在这个模型里，始发事件是两条 DNA 分子中的一条发生了双链断裂，而另外一条保持完整，重组发生在 DNA 双链断裂区，断裂区的修复以对应的同源 DNA 链为模板，修复的断裂区实质上成为转化区域。通过 DNA 末端共价连接，形成两个 Holliday 结构，每一结构都有两种解决方式，即形成交换双链和形成非交换双链。双链断裂修复模型与 Meselson-Radding 模型的区别是前者的双链断裂区是信息接收区域，后者的 DNA 断裂区是遗传信息的提供者。

除上述模型外，不同研究者提出了一些其他重组模型，而且同源重组除可在 DNA 分子间进行外，还可在 RNA 分子间或 RNA 与 DNA 分子间进行。

三、同源重组的应用

利用同源重组技术可以在宿主染色体 DNA 中造成特异性序列的插入、缺失或置换突变，因此应用该技术可以进行定向灭活靶基因、调节代谢及引入新基因等。

（一）定向灭活靶基因

对定向灭活的靶基因进行克隆后，体外构建该基因结构部分缺失的重组质粒，将后者导入宿主细胞，质粒上的缺陷基因通过与染色体上的靶基因发生两次同源重组将之交换下来，同时自身进入染色体中，原靶基因控制的性状便会消失。

（二）调节代谢

采用扩增限速酶基因拷贝数的战略，可调节细胞内代谢途径中的限速步骤。对限速酶基因进行克隆后，加装强启动子，并转化宿主细胞，若发生同源重组，就可对代谢进行调节。

（三）引入新基因

利用同源重组技术引入新基因时，先克隆包括该位点的一段序列，体外将待引入的新基因和一个合适的筛选标记基因插在其内部，并与无复制能力的载体质粒进行拼接，并将所构建的重组分子转化宿主细胞，新基因和标记基因两侧的 DNA 序列与染色体上的同源序列便发生同源交换，就可引入新基因。

第二节　位点特异性重组

位点特异性重组（site-specific recombination）是由整合酶催化的、在两个 DNA 序列的特异位点间发生的整合。该类重组广泛存在于各类细胞中，起着十分重要的作用，包括某些基因表达的调节、发育过程中程序性 DNA 重排，以及某些病毒和质粒 DNA 复制循环过程中发生的整合与切除等。位点特异性重组依赖于重组酶（recombinase）和由重组酶识别的一种短的（20 ～ 200bp）独特的 DNA 序列。λ 噬菌体对 *E.coli* 的整合、鼠沙门氏细菌鞭毛相的转变、免疫球蛋白基因重排过程均属于位点特异性重组。

一、λ 噬菌体 DNA 的整合

λ 噬菌体的整合酶（integrase，Int）识别噬菌体 DNA 和宿主染色体的特异靶位点，随后发生选择性整合。当 λ 噬菌体 DNA 进入大肠埃希菌细胞时，有可能 λ 噬菌体 DNA 独立存在，并进行复制产生大量子代噬菌体，最后破坏宿主细胞，释放子代噬菌体；也有可能 λ 噬菌体 DNA 整合到宿主染色体，随着宿主染色体复制而一代一代传下去。整合到细菌 DNA 中的 λ DNA 被称为前病毒。λ 噬菌体编码 λ 整合酶，λ 整合酶识别噬菌体和宿主染色体的特异靶位点，指导噬菌体 DNA 插入宿主染色体中。在噬菌体感染的早期即有大量整合酶产生，故几乎所有被感染的细胞都发生整合作用。整合过程还需要宿主编码的整合宿主因子（integration host factor，IHF）。λ 噬菌体与宿主的特异重组位点（recombination site）称为附着位点（attachment site），噬菌体的重组位点称为 attP，由 POP′ 序列组成，以 POP′ 表示，attP 至少要约 250bp 长，太短将使其功能丧失。大肠埃希菌染色体的整合位点称为 attB，其由 BOB′ 的序列组成，以 BOB′ 表示，attB 较短，包括核心在内约 23bp 长就有功能。O 区是核心序列，为 attP 和 attB 所共同，长度为 15bp，是重组酶（Int）结合位点，而其两侧的序列是 B、B′ 和 P、P′，称为臂。整合作用是通过两个 DNA 分子的特异位点进行重组，将两个环状 DNA 分子变成一个大环。当整合反应发生时，Int 和 IHF 作用于 POP′ 和 BOB′ 序列，分别交错 7bp 将两 DNA 分子切开，使带有 att 位点的超螺旋松弛，并产生 7 个核苷酸组成的黏性末端，然后通过磷酸二酯键又重新交互再连接起来。噬菌体被整合时，其两侧形成新的重组附着位点 BOP′ 和 POB′。环状的噬菌体 DNA 重组时被整合入细菌染色体中，成为线性序列。

前病毒的两侧是两个新的杂种 att 位点，左侧称为 attL，由 BOP′ 组成，右侧为 attR，由 POB′ 组成（图 3-7 和图 3-8）。整合酶与 attB 和 attP 中的两个 O 区相结合，如果两个核心中有一个的顺序有所改变，则重组的效率将大为降低，但是如果两个核心序列发生了相同的改变，则顺序交换仍能进行。这说明整合酶不但要求特异的序列，而且要求两个核心序列具有同源性。通常这种由整合酶催化的整合是特异而有效的。逆转录病毒整合酶可特异地识别、整合逆转录病毒 cDNA 的长末端重复序列（long terminal repeat，LTR）。

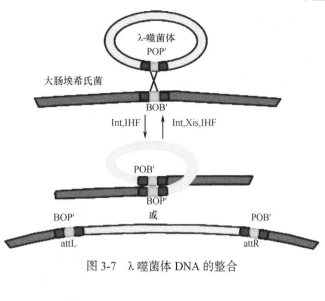

图 3-7　λ 噬菌体 DNA 的整合

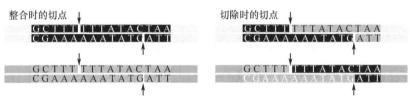

图 3-8　λ 噬菌体重组整合或切除时的切点序列

　　λ 前病毒受到诱导时，*Xis* 基因表达产生一种蛋白质，称为切除酶（excisionase），切除酶和整合酶一起催化反应向反方向进行，整合作用将被逆转，结果导致前病毒 DNA 两端的杂种 att 位点之间的重组，此过程称为切除（excision）。整合和切除并不涉及相同的一对序列，整合识别 attP 和 attB，而切除识别 attL 和 attR。因此，重组位点的识别就决定了位点特异性重组的方向。虽然位点特异性重组是可逆的，但反应的方向取决于不同的环境条件，这对决定噬菌体的生命周期是非常重要的。整合酶和 IHF 对整合和切除都是必需的，而切除酶对切除是必需的，它抑制整合作用，主要是控制反应方向。切除后，细菌和噬菌体 DNA 恢复至原来完整状态，若在切除的环化过程中发生错误，前噬菌体可能失去某些基因而带走细菌某些基因。如 E.coli 的整合位点位于细菌染色体的 *gal* 和 *bio* 基因之间，切除过程中噬菌体 DNA 偶尔会带走 *gal* 或 *bio* 基因，生成 λ*gal* 或 λ*bio*。λ*gal* 或 λ*bio* 转导新的宿主时常常把 *gal* 或 *bio* 基因带到新的宿主中去，所以把 λ*gal* 或 λ*bio* 这些带有某些宿主基因的噬菌体称为转导噬菌体（transducing phage）。

二、鼠沙门氏菌鞭毛相的转变

　　沙门氏菌基因组中存在表达 H1 和 H2 两种鞭毛蛋白质的基因，但在某一时期，菌体不能同时表达 H1 和 H2 两种鞭毛蛋白质，只能表达其中的一种。*H2* 基因上游存在一个 970bp 长的 DNA 片段，该片段含有 *H2* 基因的启动子和 *hin* 基因。*H2* 基因的启动子在一定条件下可以启动 *H2* 基因和 *H1* 基因的阻遏蛋白基因的转录，在启动子两端各有一个 14bp 的反向重复序列（IRL 和 IRR），这两个 14bp 的反向重复序列即可作为核心序列进行位点特异性重组，当两个反向位点之间进行重组交叉时，位点之间的节段将被颠倒。*hin* 基因编码 Hin 重组酶，此酶就是在位点特异性重组时用以催化倒置的。当细胞的生长受到阻碍时，Hin 重组酶的表达就会增高，以便更换一种新的表面抗原。启动子即在 *H2* 基因的旁边，并且启动方向与 *H2* 基因的转录方向一致时，*H2* 基因和 *H1* 基因的阻遏蛋白基因亦被转录，产生的阻遏蛋白可抑制远处 *H1* 基因的表达，结果 *H2* 基因表达而 *H1* 基因不表达。相反，启动子和 *H2* 基因中间有 970bp 片段，并且转录的启动方向与 *H2* 基因的转录方向相反时，*H2* 基因和 *H1* 基因的阻遏蛋白基因亦不被转录，*H2* 基因即不被表达，同时 *H1* 基因的阻遏蛋白基因也不再表达，故 *H1* 基因得以表达（图 3-9）。

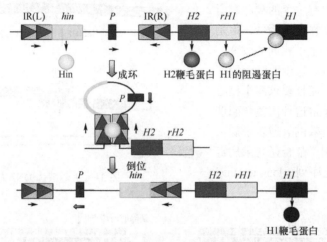

图 3-9　沙门氏菌相转变的位点特异性重组

位点特异性重组可以发生在 2 个 DNA 分子之间，也可以发生在 1 个 DNA 分子之内。发生在不同 DNA 分子上的位点特异性重组，通常会导致 2 个 DNA 分子之间发生整合，如果重组位点以相反方向存在于同一 DNA 分子中，重组结果发生倒位；如果重组位点以相同方向存在于同一 DNA 分子中，重组结果发生缺失（图 3-10）。重组倒位引起基因排列方式和由它表达的蛋白质的改变，因此，有些生物能够利用这种重组倒位来控制基因的表达。

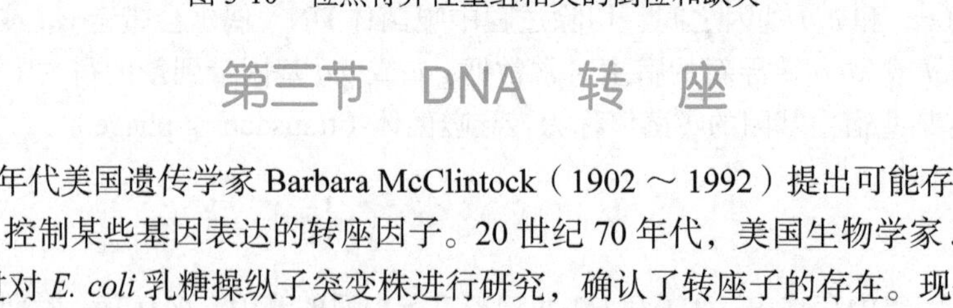

图 3-10　位点特异性重组相关的倒位和缺失

第三节　DNA 转座

20 世纪 50 年代美国遗传学家 Barbara McClintock（1902 ～ 1992）提出可能存在着一种可以在染色体上移动、控制某些基因表达的转座因子。20 世纪 70 年代，美国生物学家 James A. Shapiro（1943 ～）通过对 *E. coli* 乳糖操纵子突变株进行研究，确认了转座子的存在。现今人们把存在于染色体 DNA 上，并可以自主复制和移位的基本单位称为转座子（transposon）。转座子是位于基因组内的独立实体，只负责自身的复制和转移，所以也被称为自私 DNA（selfish DNA）。最简单的转座子不含有任何基因而被称为插入序列（insertion sequence，IS），它们是细菌染色体或质粒 DNA 的正常组成部分。转座子不同于质粒等一些可移动的因子，当质粒或某些病毒遗传物质成为宿主染色体的一部分后，它们是随着染色体复制的，复制是被动的，转座子不但可以在一条染色体上移动，而且可以从一条染色体跳到另一条染色体上，从一个质粒跳到另一个质粒或染色体上，甚至可以从一个细胞跑到另一个细胞，因此转座子又称为可移位的遗传元件、转座元件或跳跃基因。

转座重组（transpositional recombination）是指转座子从一个位置转位或跳跃到另外一个位置的现象。转座子由一个位点转移到另一个位点的过程称为转座（transposition）。转座子在转座过程中，会导致 DNA 链的断裂/重接，或是某些基因启动/关闭，结果有可能引起基因的插入突变、产生新的基因、染色体畸变和生物进化等，因此转座是导致基因组变化的重要原因之一。转座重组与同源重组和位点特异性重组间存在差异，如转座子的靶位点与转座子间并不存在序列的同源性，即转座作用与供体和受体之间的序列无关，接受转座子的靶位点可能是随机的，也可能具有一定的倾向性。转座重组在原核和真核生物的基因组内均可以发生，因此转座子可分为原核生物转座子和真核生物转座子。转座子的发现改变了人们对基因组序列稳定性的认识，打破了遗传物质在染色体上呈线性固定排列的传统理论。目前认为多数生物体的自发突变和重要表型效应的出现都源于转座子的可动性，并且转座可以导致宿主基因组发生从点突变到染色体重排的一系列变化。

知识链接　　　　　　　　　　**转座子的发现**

　　转座子最早是由美国细胞遗传学家 Barbara McClintock 在玉米染色体组中发现。1944 年夏天，McClintock 对玉米籽粒镶嵌花色的形成机制和这种花色镶嵌性进行了系统的研究，发现了两个新的显性和相互作用的遗传位点，她命名为分离（dissociation，Ds）和激活（activator，Ac）。她发现，Ds 不仅使染色体解离或导致染色体断裂，而且在 Ac 存在时 Ds 对相邻基因也有多种影响，包括使某些稳定的突变不稳定。在 1948 年初，她得出了一个令人惊讶的发现：Ds 和 Ac 都可以在染色体上转位。她观察了几代对照中玉米籽粒颜色变化对 Ds 和 Ac 的影响，通过复杂的微观分析描述了这两个基因座之间的关系并得出结论：Ac 控制 Ds 自 9 号染色体的转座，Ds 的移位伴随着染色体的断裂。Ds 的移位使糊粉（一种储藏于许多种子的胚、胚乳或外胚乳内的蛋白质类物质）颜色基因从 Ds 的抑制作用中释放出来，转化为活性形式，从而启动细胞内糊粉色素蛋白的合成。Ds 在不同细胞中的移位是随机的，它可能在某些细胞中移动，但在另一些细胞中不移动，从而导致颜色嵌合体。在 1948～1950 年，McClintock 发展了一种理论：这些移动元件通过抑制或调节基因的活动来调节基因的表达。她在控制元件和基因调控方面的工作并没有被同时代的人立即理解或接受。之后 30 年的研究结果（如细菌中发现的一类称为插入顺序的可移动位置的遗传因子、细菌质粒的某些抗药性移动基因的发现等）终于证明了 McClintock 的观点，移动基因不仅能在个体的染色体组内移动，还能在个体间甚至种间移动。McClintock 因发现转座子而获得 1983 年诺贝尔生理学或医学奖。

一、原核生物的转座

（一）原核生物转座子

原核生物转座子包括插入序列、TnA 型转座子、复合型转座子和转座噬菌体等。

1. 插入序列（IS）　　IS 是最简单的转座子，较小，长度一般在 750～1500bp；绝大多数插入序列两端均含有 9～41bp 长的反向重复序列（inverted repeat，IR），两个末端密切相关，但并不完全一样。通常其内部只有一个转座酶（transposase）基因，编码区起始于一端的反向重复序列内，终止于另一个反向重复序列之内或之前。转座酶负责识别切割转座子的两端及在靶位点造成切口。IS 可以独立发挥转座作用，但本身没有任何表型效应，没有任何抗生素或其他毒性抗性基因。IS 元件转座时，插入部位的宿主 DNA 序列被复制，在转座子两端形成两个短的正向重复序列（direct repeat，DR），其通常为受体 DNA 的靶位点。IS 转座频率为（10^{-4}～10^{-3}）世代，多数 IS 元件可插入到宿主 DNA 的许多不同部位，但一些 IS 元件对某些特殊热点显示出一定的倾向性。

2. TnA 型转座子（TnA type transposon）　　这种转座子长度较长，两侧含有较长的不属于 IS

的反向重复序列，内部含有一个或几个结构基因，常见的结构基因有转座酶基因——*tnpA*，解离酶基因——*tnpR* 和抗生素抗性基因；转座完成以后可导致约 5bp 长的靶位点序列加倍，从而在转座子两侧产生直接重复序列（图 3-11）。

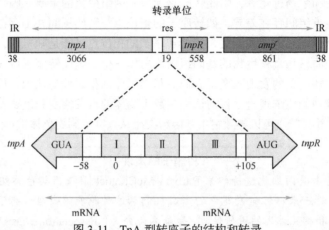

图 3-11　TnA 型转座子的结构和转录

3. 复合型转座子（composite transposon）　此种转座子由两个 IS 和一段带有抗生素抗性或其他毒性抗性的间插序列组合而成，其中的两个插入序列位于转座子的两侧，相互间的方向可能相反，也可能一致，每一个插入序列带均有转座酶基因，它可能独立地移动，也可能与间插序列一起作为一个整体进行转移（图 3-12）。IS 插入到某个功能基因两端时就可能产生复合型转座子。一旦形成复合型转座子，IS 序列被修饰，就不能再单独移动，只能作为复合体移动。

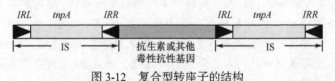

图 3-12　复合型转座子的结构

4. 转座噬菌体　Mu 噬菌体是大肠埃希菌的一种温和性噬菌体，其 DNA 为线性双链，两侧无反向重复序列，基因组有 *A* 基因和 *B* 基因等 20 多个基因，*A* 基因编码转座酶，*B* 基因编码复制和转座相关的蛋白质。在转座的过程中，可引起靶位点序列重复。在溶原状态下，它能在宿主 DNA 的不同位置间随机转移。

（二）原核生物转座的分子机制

转座的机制：转座酶识别并结合转座的两端序列和靶位点；转座酶在靶位点上形成交错切割，所形成的 5′ 突出单链末端与转座子两端的反向重复序列 3′ 端相连；由 DNA 聚合酶填补缺口，DNA 连接酶封闭切口，形成正向重复序列。根据转座的机制，转座可分为复制型转座和非复制型转座两种。

1. 复制型转座（replicative transposition）　转座子在转座期间先复制一份拷贝，而后拷贝转座到新的位置，在原先的位置上仍然保留原来的转座子。复制转座有转座酶和解离酶（resolvase）的参与。转座酶作用于原转座子的末端，解离酶则作用于复制的拷贝。例如，TnA 型转座子和靶位点两端分别交错切割，产生切口，转座子和靶位点的切口末端交互连接，形成一种交换结构，以游离的 3′ 端作为引物进行复制，产生一个包含两个正向重复的转座子拷贝的复合物，称为共合体（cointegrant）；这一过程在转座酶作用下进行。转座子的两个拷贝进行重组，释放两个复制子（图 3-13），这一过程称为拆分（resolution），在解离酶的作用下进行。

2. 非复制型转座（nonreplicative transposition）　转座子直接从原来位置上转座插入新的位置，并留在插入位置上，这种转座只需转座酶的作用。转座发生后供体分子可能被破坏，也可能被宿主修复系统识别并修复。转座子插入到 DNA 上新的位点，首先交错切开靶 DNA，再将转座子连接到靶 DNA 的突出单链上，最后填补空缺完成转座（图 3-14）。非复制型转座的结果是在原来的位置上丢失了转座子，而在插入位置上增加了转座子，这可造成表型的变化。

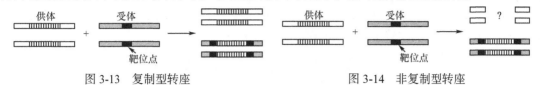

图 3-13　复制型转座　　　　　　　　　　　图 3-14　非复制型转座

3. 保守型转座（conservative transposition）　这种转座是非复制型转座的一种类型，其特点是转座子的切离和插入类似于噬菌体的整合作用，所用的转座酶也属于整合酶家族。出现这种转座的转座子都比较大，而且转座的往往不只是转座子自身，而是连同宿主的一部分 DNA 一起转座。此类转座中转座元件（transposable element）从供体部位被切除，经过一系列过程插入到受体部位（图 3-15）。在转座元件切除转移过程中，每个糖苷键皆被保留。

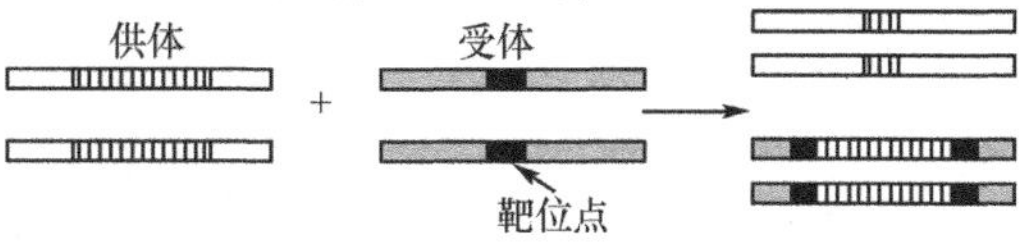

图 3-15　保守型转座

二、真核生物的转座

（一）真核生物转座子

真核生物的转座子包括 DNA 转座子和逆（转录）转座子。

1. DNA 转座子　DNA 转座子是以 DNA-DNA 方式转座的转座子，可以通过 DNA 复制或直接切除等 2 种方式获得可移动片段，重新插入基因组 DNA 中，导致基因的突变或重排，但一般不改变基因组的大小。根据转座的自主性，DNA 转座子又分为自主性转座子和非自主性转座子。前者则需在自主元件存在时方可转座，后者本身能够编码转座酶而进行转座，但真核细胞多数转座子是不含编码活性转座酶基因的，因此丧失了独立转座的能力，这种 DNA 转座子称为非自主性转座子或非功能性转座子或缺陷性转座子。非功能性转座子在同一家族的自主性转座子存在的条件下才能发生转座。

2. 逆（转录）转座子（retrotransposon）　不同于 DNA 转座子，它们以 DNA-RNA-DNA 的途径来实现转座，即通过 RNA 为中介，逆转录成 DNA 后进行转座的可动元件。首先是 DNA 被转录为 RNA 中间物，然后 RNA 中间物被逆转录成双链 DNA，最后新生成的以 DNA 形式存在的逆（转录）转座子在新的位点上整合到基因组 DNA 上，结果在宿主基因组中逆（转录）转座子的拷贝数有可能不断积累，并使基因组增大。由于逆（转录）转座子带有增强子和启动子等调控元件，会影响宿主基因的表达，所以其在生物进化过程中起着重要的作用。根据是否具有编码逆转录酶的能力，逆（转录）转座子可以分为自主性逆（转录）转座子和非自主性逆（转录）转座子。按照序列结构中有无 LTR 又可分为有 LTR 逆（转录）转座子和无 LTR 逆（转录）转座子。自主性逆（转录）转座子包括内源性逆转录病毒、LTR 逆（转录）转座子及长散在核元件（long interspersed nuclear element，LINE），LINE 又称为 L1，是 RNA 聚合酶 Ⅱ 的转录产物。非自主性逆（转录）转座子包括短散在核元件（short interspersed nuclear element，SINE）及修饰性逆转录假基因，SINE 是 RNA 聚合酶 Ⅲ 的转录产物。逆（转录）转座子在真核生物的基因组中占很高的比例，它在结构、性质和转位的方式上与逆转录病毒的复制很相似。

（二）真核生物转座的分子机制

真核生物的转座过程与原核生物相似，转座起始于一个共同的机制，即转座子与靶部位相连接，形成共同中间体。转座酶既识别转座子的两个末端，又能与靶位点序列结合，形成共同中间体，转座子两端和靶位点的两条链被切开产生交错切口，所形成的突出单链末端与转座子两端的反向重复序列交叉相连，通过供体分子的切离、DNA 聚合酶填补、DNA 连接酶连接使转座子插入靶位点。大片段转座子的转座是通过逆转录酶（reverse transcriptase）的中介作用，以 DNA 为实体插入转座子，而对于大量的短片段的、亚基因的转座则是以 RNA 为中介的调控反应结果，又称为调控转座，即先有调控后有转座，转座的实体是 RNA，而不是 DNA，并且不一定要以逆转录酶为中介，经 RNA 中间体转座与原核生物不同（图 3-16）。

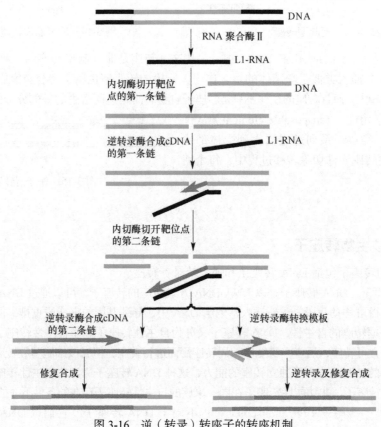

图 3-16　逆（转录）转座子的转座机制

三、转座的遗传效应

与同源染色体重组相比，细胞中转座子作用的频率要低得多，不过它在构建突变体方面有重要意义。由于转座子既能给基因组带来新的遗传物质，在某些情况下又能像一个开关那样启动或关闭某些基因，并常使基因组发生缺失、重复或倒位等，所以它与生物演化有密切的关系，并可能与个体发育、细胞分化有关。此外，带有不同抗药性基因的转座子在细菌质粒间的转座会导致多价抗药性质粒的形成，这将使多种药物药效降低，对人类的健康是一个威胁；另一方面，具有独特功能的转座子已经成为遗传学研究中一种有用的工具。转座的遗传效应归纳如下。

（1）转座子的插入可以导致基因突变：各种 IS、Tn 转座子都可以引起插入突变。如果插入位于某操纵子的前半部分，就可能造成极性突变，导致该操纵子后半部分结构基因表达失活。

（2）转座子可直接或间接导致基因组的重排：正向重复的转座区之间发生重组将导致缺失，反向重复的转座区之间重组将导致倒位。

（3）转座产生新的基因：转座子上携带的基因可以引入到基因组中。如果转座子上带有抗药性基因，它不仅造成 DNA 序列上的插入突变，同时也使这个位点产生抗药性。

（4）转座引起基因组进化：通过转座使相距较远的基因组合到一起，可能会产生新的生物学功能。

四、转座子的应用

转座子已成为各种生物基因分析的有效工具之一。不仅可利用转座子诱变找到原核生物的单性生殖基因，而且在真核生物中，转座子的发现和运用极大地促进了遗传学的发展。利用转座子标签技术、转座子定点杂交技术、转座子基因打靶技术和非病毒载体基因增补技术，可以确定基因组的功能和基因组间的功能差异；可以改变目的基因的活性，获得转基因生物；可以阻断毒力基因，获得基因疫苗；可以促进基因整合，进行基因治疗等。

1. 寻找新基因和确定生物体基因组功能　转座子携带其转座所必需的基因，因而转座作用不依赖于转座子和靶点之间以及供点和靶点之间任何的序列同源性，转座子具有可选择的抗性标记而容易在体内鉴定突变，经转座子诱变的突变子含有已知的 DNA 片段，可以通过转座子序列的杂交来鉴定突变基因的位置。转座子的插入往往表现出极性效应，即转座子序列中含有终止子或终止密码子，转座子在操纵子上游基因的插入影响到下游基因的表达，造成转录或翻译终止，进而依靠表型鉴定出突变体。正因为转座子的以上特征，转座子被广泛应用于构建插入突变体库，现已成为研究基因功能的重要手段之一，用于寻找新基因和确定生物体基因组功能。目前研究和应用得较多的有 Tn10、Tn5、Tn3 和 Mu 噬菌体。构建突变体库的关键是选择转座随机性好的转座子，Tn5 转座子具有很好的转座随机性。

2. 利用转座子培育转基因动物　亲缘关系较远的转座子能够切出并发生转座，在转座时能够携带外源基因进入受体基因中，携带的基因没有大小限制，并且允许在新的基因组中表达，这为获得转基因动物提供了条件。目前，已成功获得的转基因动物有地中海果蝇、转基因黑腹果蝇、转基因家蚕和转基因斑马鱼等。过去，由于缺乏一个有效的转座子系统，转座子在小鼠和其他脊椎动物中的应用受到限制，转座子元件只是在低等生物中进行转基因和插入突变研究。上海复旦大学发育生物学研究所的科研人员将 PB 转座子用于小鼠和人类细胞的基因功能研究，发现 PB 转座子可在人等哺乳动物的细胞株中高效导入基因并稳定表达，为体细胞遗传学的研究和基因表达提供了一个高效、便捷的新系统。

3. 鉴别菌株及群体多样性　转座子通常限制性地分布于特定的真菌菌株或群体中，因此通过转座子可鉴别菌株及群体多样性。在医药工业方面已用于菌株的鉴别。

4. 生态环境污染的生物修复　由于基因的可变性及转座子的遗传调控，许多微生物能够代谢人工合成的化学物质,而且微生物分解代谢人工合成的化学物质相关的基因往往与插入元件相连。当环境污染时，转座子转移频率提高，增加了微生物种群的生物降解潜力。

转座子是生物基因组上的可移动的遗传元件，广泛存在于细菌和各类真核生物中。利用转座子可移动的特性，构建包含转座子的人工载体，可发展基于转座子的分子生物学研究方法。随着研究的继续深入，转座子的功能将会得到更多的应用。

思 考 题

1. 试述真核生物与原核生物转座的异同点。

2. 试述真核生物同源重组的 Holliday 模型。

3. 试述转座的遗传效应及其应用。

（库热西·玉努斯）

第二篇　遗传信息的传递及其调控

生物体最基本的特点就是能将自身的性状和特性代代延续，这种现象称为遗传（heredity）。1958 年，英国分子生物学家 Francis H. C. Crick（1916～2004）将遗传信息传递的基本规律归纳为遗传的中心法则（the central dogma）：DNA 通过复制将蕴藏其中的遗传信息传递给子代，通过转录将 DNA 的遗传信息传递给 RNA，mRNA 再通过翻译将其核苷酸序列转抄为蛋白质的氨基酸序列。1970 年，美国遗传学家 Howard M. Temin（1934～1994）和美国生物学家 David Baltimore（1938～）分别在 RNA 肿瘤病毒中发现了逆转录酶，证实 RNA 携带的遗传信息可通过逆转录传递给 DNA。有些 RNA 病毒直接以 RNA 为模板指导蛋白质合成。这些发现对遗传的中心法则做出了有益的补充，使人们对遗传信息的流向有了新的认识。

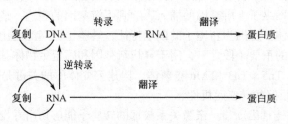

基因表达（gene expression）是指基因转录和翻译的过程。基因通过表达赋予生物体表型。随着内外环境的变化，生物体内的基因表达受到精细调控，其调控过程通过特殊的 DNA 序列与有关蛋白质因子的相互作用来实现。原核生物的基因表达调控主要为操纵子模式，以负性调控为主导；真核生物主要通过顺式作用元件和反式作用因子的相互作用来调控基因表达，以正性调控为主导。真核生物基因表达调控远比原核生物复杂。

本篇以中心法则为基本线索，讨论原核生物、真核生物及病毒基因组复制、转录和翻译过程，并讨论基因表达的调控机制。这些内容是分子生物学的核心内容之一，是探讨生命现象不可逾越的。遗传的保守性是相对的，而遗传的变异是绝对的。基因变异是生物进化的分子基础，也是疾病发生的分子基础。现代研究认为，绝大多数疾病的发生都与基因改变有关，为此本篇将"DNA 损伤与修复"单列为一章，主要讨论 DNA 损伤的类型及其原因、修复类型及其机制，以及损伤修复障碍与疾病的发生。

第四章 基因组复制

从简单的病毒到复杂的高等动、植物细胞，都有一整套的遗传信息决定生物的基本特征和功能。生物体通过复制的方式将整套的遗传信息准确、完整地传给子代，使得生物体的遗传性状代代相传。DNA 复制是以 4 种脱氧核糖核苷三磷酸（dNTPs）为原料，以亲代 DNA 为模板，在一系列酶和蛋白因子作用下合成子代 DNA 的过程。在复制过程中须准确拷贝亲代 DNA 的核苷酸序列，以确保遗传信息的完整性和正确性。

第一节 DNA 复制的基本特征

DNA 复制具有固定的起始点、双向性、半保留性、半不连续性、需要 RNA 引物及高度保真性等基本特征。

一、复制具有固定的起始点

实验证明，DNA 复制总是从基因组序列中特定的复制起始点（origin，ori）开始。原核生物的 DNA 只有一个复制起始点。大肠埃希菌（*E. Coli*）和病毒 SV40 的 DNA 复制起始点序列各不相同，但它们有着共同的特征：①有多个短的重复序列，这些序列是多种参与复制起始的蛋白质的结合部位；②复制起始点富含 AT，使 DNA 双链的双螺旋结构易于解链。例如，大肠埃希菌的复制起始点序列长 245bp，此区域含有 3 个正向重复序列和 5 个反向重复序列（图 4-1）。真核生物染色体上有多个复制起始点，起始点是一段 100 ～ 200bp 的 DNA，含有保守序列 A（T）TTTATA（G）TTTA（T）。

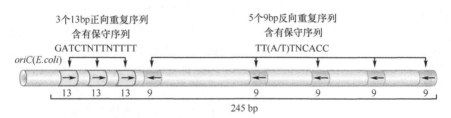

图 4-1 大肠埃希菌 DNA 复制起始点序列

二、复制的双向性

1963 年，John F. Cairns（1922 ～）等利用同位素示踪实验证明大肠埃希菌染色体 DNA 的两条链同时进行复制，即 DNA 复制时边解开双链边复制，形成复制叉（replication fork）。同时，此研究还发现完整的大肠埃希菌染色体呈环状，长 1.7mm。复制时从细胞中分离出的放射性 DNA 带有一个特殊的环状结构，显示的放射自显影图像都是两端密度高，中间低。因此，凯恩斯认为这个环是 2 个带有放射性的子链（每条子链都与亲代链互补）。环的两端都同时存在着活动的复制叉，也就是复制点呈现分叉状。在电镜下可以观察到复制开始时呈眼睛状的图形（图 4-2）。因此，大肠埃希菌 DNA 的复制是双向进行的。

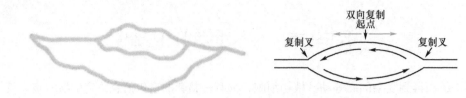

图 4-2　DNA 复制的双向性

左为大肠埃希菌 DNA 复制的放射自显影图，右为双向复制示意图

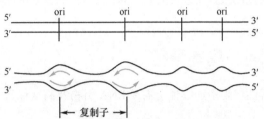

图 4-3　真核生物的多复制子复制

从一个 DNA 复制起始点开始的 DNA 复制区域称为复制子（replicon）。原核生物基因组是环状双链 DNA，只有一个复制起始点，所以原核生物的染色体只有一个复制子，是单复制子完成的复制，称为复制体（replisome）。真核生物基因组庞大而复杂，有多个复制起始点，也采取双向复制，故有多个复制子（图 4-3）。复制时，每个复制起始点产生两个方向相反的复制叉，在复制完成后，复制叉相遇并汇合连接。人类的基因组可能含有 $10^4 \sim 10^5$ 个复制子。

　　无论是真核生物的线性染色体还是原核生物的环状 DNA，均采用双向复制（bidirectional replication），少数病毒 DNA 可进行单向复制。

三、复制的半保留性

　　以亲代双链 DNA 为模板，通过复制产生的子代 DNA 分子中，一条链来自于亲代，另一条链是新合成的，DNA 的这种复制方式称为 DNA 的半保留复制（semi-conservative replication）。1953 年，沃森和克里克提出 DNA 双螺旋结构模型，根据这个模型他们进一步推测 DNA 的复制是半保留复制。1958 年，Matthew S. Meselson 和 Franklin W. Stahl 用实验证明了 DNA 的半保留复制。他们将大肠埃希菌在含有唯一氮源 $^{15}NH_4Cl$ 的培养液中培养若干代，再转移到 $^{14}NH_4Cl$ 的培养液中培养。由于 ^{15}N-DNA 的密度较 ^{14}N-DNA 大一些，提取 DNA 后，采用氯化铯（CsCl）密度梯度离心分析。结果第一代子代 DNA 只有一条 DNA 区带，既没有单纯的 ^{15}N-DNA 区带，也没有单纯的 ^{14}N-DNA 区带，表明在复制过程中，亲代的双链 DNA 并不是以全保留的方式复制，而杂交的 ^{15}N-^{14}N-DNA 区带密度正好介于 ^{15}N-DNA 和 ^{14}N-DNA 之间。第二代培养后，DNA 提取后离心的结果出现两条区带，一条与第一代子代 DNA 的位置相同，另一条为单纯的 ^{14}N-DNA 区带（图 4-4）。因此，梅塞尔森和斯塔尔认为 DNA 复制遵循半保留复制的方式。

　　DNA 的半保留复制方式的意义在于通过半保留复制，子代 DNA 与亲代 DNA 的碱基序列一致，

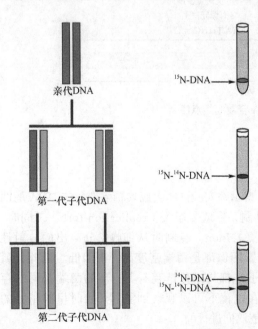

图 4-4　证明 DNA 半保留复制的实验结果模式图

即子代保留了亲代的全部遗传信息，体现了生物体遗传过程的相对保守性，是生物体遗传稳定性的分子基础。但这种遗传保守性是相对的，而遗传的变异性是绝对的。同一物种的个体与个体之间存在核苷酸序列的差异，如人类除了单卵双生外，两个人之间的 DNA 分子组成（基因型）不可能完全一致。因此，在强调遗传稳定性的同时，还应关注遗传的变异性。

四、复制的半不连续性

无论是母链 DNA 还是新合成的子链 DNA，构成 DNA 分子的两条核苷酸链都是反向平行的，一条链走向是 5′→3′，另一条链是 3′→5′。然而 DNA 聚合酶催化子代 DNA 新链沿 5′→3′ 方向合成，因此，对于每个复制叉而言，DNA 复制时一条 DNA 新链合成的方向总是与复制叉前进的方向相同，进行连续复制；另一条 DNA 新链合成的方向则只能与复制叉前进的方向相反，进行不连续复制，DNA 的这种复制方式称为半不连续复制（semidiscontinuous replication）（图 4-5）。连续复制的一条链称为前导链或领头链（leading strand）；不连续复制的一条链称为后随链或随从链（lagging strand）。1968 年，日本科学家 Reiji Okazaki（1930～1975）等用 3H 标记的胸嘧啶核苷酸培养大肠埃希菌，然后用密度梯度离心法分离标记的 DNA 产物，发现细菌短时间内首先合成的是较短的 DNA 片段，接着再出现较大的 DNA 片段。这些较短的 DNA 片段就是在随从链上合成的不连续片段，称为冈崎片段（Okazaki fragment）。冈崎片段的大小与细胞的类型有关，其长度从几百到几千个核苷酸。原核生物的冈崎片段长 1000～2000 个核苷酸，动物细胞的冈崎片段长 100～200 个核苷酸。

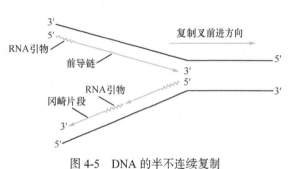

图 4-5　DNA 的半不连续复制

五、复制需要 RNA 引物

所有已知的 DNA 聚合酶都不能触发新链的合成，只能催化已有链的延伸，即 DNA 聚合酶不能催化两个游离的 dNTP 之间形成 3′,5′- 磷酸二酯键，它需要一小段 RNA 为其提供自由的 3′-OH 末端，这样它才能使 dNTP 逐个聚合而延长 DNA 新链。利用模板，由引物酶催化合成的这一小段 RNA 称为引物（primer）。RNA 引物的长度通常为几个至十几个核苷酸，引物在 DNA 片段连接前被去除，去除后的空缺由 DNA 聚合酶催化 dNTP 聚合填补。

六、复制的高保真性

无论是原核生物还是真核生物，确保 DNA 复制的高度准确性对于保持物种遗传的稳定性具有十分重要的意义。这种高保真性一方面取决于 DNA 聚合酶对底物（dATP、dGTP、dCTP、dTTP）的选择严格遵守碱基配对原则；另一方面，即便偶尔出现碱基错配，DNA 聚合酶可以通过其 3′→5′ 外切核酸酶的活性，及时地将错配的核苷酸切除，重新掺入正确的核苷酸，即校读作用（proof-reading）。此外，细胞内的修复系统也可以降低 DNA 复制过程中的碱基错配。通过以上机制，DNA 复制过程中的碱基错配率仅为 10^{-10}～10^{-8}。

第二节　参与 DNA 复制的酶和蛋白因子

DNA 的复制过程极为复杂，需要以 4 种 dNTP 为底物，以亲代 DNA 为模板，在一系列酶和蛋白因子的参与下完成复制过程。

一、DNA 聚合酶

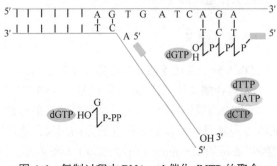

图 4-6 复制过程中 DNA-pol 催化 dNTP 的聚合

DNA 聚合酶（DNA polymerase，DNA-pol），又称为 DNA 依赖的 DNA 聚合酶（DNA dependent DNA polymerase，DDDP）。DNA-pol 以 4 种 dNTP 为底物，以亲代 DNA 为模板，在 RNA 引物的 3'-OH 上不断催化底物间形成 3',5'-磷酸二酯键，使 DNA 新链不断从 5'→3' 方向延伸（图 4-6）。聚合的基本反应是：（dNMP）$_n$+ dNTP →（dNMP）$_{n+1}$+ PP$_i$。反应消耗能量，并需二价阳离子（Mg^{2+}，Zn^{2+}）参与。

（一）原核生物 DNA 聚合酶

现已发现大肠埃希菌至少有 5 种 DNA 聚合酶（DNA-pol），它们的主要功能见表 4-1。其中（DNA-pol Ⅲ）是复制过程中起主要作用的复制酶，参与子代 DNA 分子中前导链及后随链的合成。

表 4-1 大肠埃希菌（*E. coli*）DNA 聚合酶的类型和功能

类型	亚基数目	功能
DNA-pol Ⅰ	1	去除 RNA 引物并填补缺口，参与 DNA 损失修复
DNA-pol Ⅱ	1	参与 DNA 损失修复
DNA-pol Ⅲ	22	DNA 复制的主要聚合酶
DNA-pol Ⅳ	1	SOS 修复，跨越损伤修复
DNA-pol Ⅴ	3	SOS 修复，跨越损伤修复

1. DNA-pol Ⅰ 1956 年，Arthur Kornberg（1918～2007）等在建立体外 DNA 合成体系的研究中发现了 DNA-pol Ⅰ，它是第一个被发现的大肠埃希菌 DNA 聚合酶。DNA-pol Ⅰ由一条肽链构成，相对分子质量为 109 000。DNA-pol Ⅰ的二级结构主要由 A～R 共 18 个 α 螺旋组成。螺旋肽段间由非螺旋结构连接。其中 H 区和 I 区之间无规则的结构很长，大约有 50 个氨基酸残基。I 区与 O 区之间有很大的空隙，可容纳 DNA 模板链（图 4-7）。而 50 个氨基酸的无规则结构，像一个盖子与 I、O 螺旋区域共同把 DNA 链包围起来，使其向一个方向移动。

DNA-pol Ⅰ具有多种酶活性：从 N 端到 C 端依次为 5'→3' 外切核酸酶活性、3'→5' 外切核酸酶活性和 5'→3' 聚合酶活性，其中 5'→3' 外切核酸酶活性切除 RNA 引物；5'→3' 聚合酶活性使底物聚合，并可填补引物切除后留下的空隙；3'→5' 外切核酸酶活性在复制过程中起校读作用。DNA-pol Ⅰ具有的 5'→3' 外切核酸酶活性，只作用于双链 DNA 的碱基配对部分，从 5' 端水解核苷酸或寡核苷酸。因此，认为该酶在切除由紫外线照射形成的嘧啶二聚体中起重要的作用。

1970 年，Hans Klenow 等用枯草芽孢杆菌蛋白酶（subtilisin）处理 DNA-pol Ⅰ，可将 DNA-pol 在 F 和 G 螺旋之间切开，产生大小两个片段。A～F 螺旋区的小片段共有 323 个氨基酸残基，此片段具有 5'→3' 外切核酸酶活性；大片段又称 Klenow 片段（Klenow fragment），包括 G～R 螺旋区及 C 端，共有 604 个氨基酸残基，此片段具有 5'→3' 聚合酶活性及 3'→5' 外切核酸酶活性。Klenow 片段是基因工程中常用的工具酶之一。

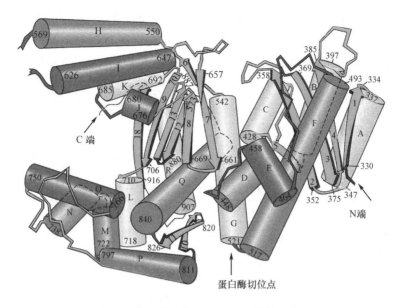

图 4-7 大肠埃希菌 DNA-pol Ⅰ 结构示意图

2. DNA-pol Ⅱ 1971 年，Thomas B. Kornberg（1948～）发现了 DNA-pol Ⅱ，目前对其了解不多。

DNA-pol Ⅱ 的相对分子质量约为 120 000，每个细胞内约有 100 个酶分子。DNA-pol Ⅱ 具有 $5' \rightarrow 3'$ 聚合作用，但是对模板有特殊的要求。该酶的最适模板是双链 DNA 链的中间有空隙的单链 DNA 部分，但单链空隙部分不长于 100 个核苷酸。对于较长的单链 DNA 模板区该酶的聚合活性很低，用单链 DNA 结合蛋白（SSB）可提高其聚合速率，达到原来的 50～100 倍。该酶还具有 $3' \rightarrow 5'$ 外切酶活性，但无 $5' \rightarrow 3'$ 外切酶活性。研究表明，DNA-pol Ⅱ 不是复制的主要聚合酶，而是一种参与 DNA 损伤修复的酶。

3. DNA-pol Ⅲ 同样由 Thomas B. Kornberg 于 1971 年发现。DNA-pol Ⅲ 是参与大肠埃希菌基因组 DNA 复制的主要酶。DNA-pol Ⅲ 在 RNA 引物的 $3'$-OH 上延长前导链和后随链。DNA-pol Ⅲ 具有很强的合成推进力，每个酶分子每分钟可催化多达 10^5 个核苷酸聚合。

复制的持续性有赖于 DNA-pol Ⅲ 的全酶结构。DNA-pol Ⅲ 全酶由 10 种亚基组成不对称的异聚合体，含有核心酶、滑动夹子和 γ 复合物（夹子装载复合物）。核心酶（core enzyme）由 α、ε 和 θ 三个亚基构成，其中 α 亚基具有 $5' \rightarrow 3'$ 聚合酶活性，以合成 DNA；ε 亚基具有 $3' \rightarrow 5'$ 外切核酸酶活性（即时校读功能）和对底物的选择功能；θ 亚基起组装作用。每个核心酶附着 1 个 β 亚基二聚体形成的滑动夹子，以便核心酶夹住单链 DNA 模板并滑动，使聚合酶不脱离模板 DNA 而持续聚合。其余亚基 γ、δ、δ'、χ、ψ 和 τ 构成 γ 复合物，其主要功能是装载滑动夹子，协助核心酶夹住模板 DNA，促进全酶组装至模板上，并增强核心酶的活性。各亚基功能相互协调，使全酶可以同时合成前导链和后随链，并持续完成染色体 DNA 的复制。其中 τ 亚基的柔性连接区具有与核心酶连接的结构域（τ-α），同时还具有连接解旋酶 DnaB 的结构域（τ-Dna B），能够将前导链和后随链 DNA 合成偶联在一起，从而保证 DNA-pol Ⅲ 能够沿双链 DNA 解旋的方向移动（图 4-8）。

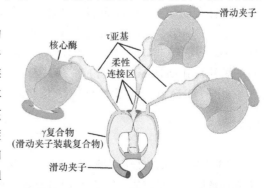

图 4-8 大肠埃希菌 DNA-pol Ⅲ 全酶结构示意图

除了 DNA-pol Ⅰ和 DNA-pol Ⅲ为大肠埃希菌基因组 DNA 复制所必需之外，在大肠埃希菌中还存在其他 DNA-pol。1999 年，人们发现在大肠埃希菌中存在 DNA-pol Ⅳ和 DNA-pol Ⅴ，这两种酶参与了不同寻常的 DNA 的修复过程，主要涉及 DNA 损伤后的修复。这些 DNA-pol 在正常生长情况下不是大肠埃希菌基因组 DNA 复制所必需的，但在特定环境中却可发挥"备份"（back-up）DNA-pol 活性的作用。

（二）真核生物 DNA 聚合酶

目前发现真核细胞有十几种 DNA 聚合酶，它们的主要类型及功能见表 4-2。

表 4-2　真核细胞 DNA 聚合酶的类型和功能

类型	功能
DNA-pol α	兼有引物酶活性，负责合成一段 RNA-DNA 引物；无 3′→5′ 外切核酸酶活性
DNA-pol β	碱基切除修复
DNA-pol γ	线粒体 DNA 复制和损伤修复
DNA-pol δ	主要负责合成后随链；填补缺口；参与损伤修复；有校读功能
DNA-pol ε	主要负责合成前导链；填补缺口，参与损伤修复
DNA-pol θ	DNA 交联损伤修复
DNA-pol ζ	跨损伤合成
DNA-pol λ	减速分裂相关的损伤修复
DNA-pol μ	体细胞高变（somatic hypermutation）
DNA-pol κ	跨损伤合成
DNA-pol η	相对准确的跨损伤合成
DNA-pol ι	跨损伤合成、体细胞高变
DNA-Rev 1	跨损伤合成

1. DNA-pol α　由 4 个亚基（p180、p70、p58、p48）组成，其中 p180 具有聚合酶活性，是催化亚基；p48 具有引物酶活性，催化合成 RNA 引物后，再由 p180 的聚合酶活性在引物的 3′-OH 上延伸大约 15～30 个脱氧核苷酸；p58 是维持酶的稳定性和活性所必需的结构；p70 与组装引发体有关。DNA-pol α 没有 3′→5′ 外切核酸酶活性，因此没有校读功能。

2. DNA-pol δ　该酶是由 p125 和 p50 两个亚基组成的异二聚体，其中 p125 是催化亚基，具有 5′→3′ 聚合酶活性和 3′→5′ 外切核酸酶活性。增殖细胞核抗原（proliferation cell nuclear antigen，PCNA）能激活哺乳动物 p125 的聚合酶活性，但需要 p50 的协助。因此，DNA-pol δ 具有持续合成 DNA 链的能力和校读功能，是合成后随链和填补去除引物后留下的缺口所必需的酶。

3. DNA-pol ε　由 4 个亚基组成，主要负责合成前导链，具有校读（3′→5′ 外切酶活性）、修复和填补引物缺口的功能。当 DNA 片段的 RNA 引物被 RNase H1 和 FEN1 核酸酶水解后，缺口的填补就由 DNA-pol ε 来完成，最后 DNA 连接酶将 DNA 片段连接起来。

此外，DNA-pol β 主要参与 DNA 损伤的修复；DNA-pol γ 参与线粒体的 DNA 复制和损伤修复。

二、解螺旋酶

DNA 复制时，处于双链状态 DNA 的两条链打开成为两条单链，这个过程需要由解螺旋酶（或称解旋酶）来完成。解旋酶（helicase）能利用 ATP 水解产生的能量结合到双链 DNA 上，并沿 DNA 链向前移动，将复制叉前方的 DNA 双链打开，以每秒高达 1000bp 的速率解开双螺旋。

目前在大肠埃希菌中发现了 12 种以上 DNA 解旋酶，如 Rep、PriA、DnaB、RecBC、RecQ、UvrD（解旋酶Ⅱ）、Held（解旋酶Ⅳ）、UvrAB、RuvAB、RecG 等。其中，DnaB、PriA 和 Rep 三种解旋酶参与 DNA 的复制过程。DnaB 和 PriA 和 DNA 结合之后沿后随链模板的 $5' \to 3'$ 方向运动；而 Rep 主要负责与前导链模板 DNA 结合，并沿 $3' \to 5'$ 方向运动，Rep 的作用可能与清除 DNA 模板链上的蛋白质有关，该基因的突变体造成 DNA-pol 复制过程的停止，促进 DNA 双链的断裂。其他的 DNA 解旋酶则参与 DNA 损伤修复和基因重组过程。

三、引 物 酶

目前已知的 DNA-pol 都不能直接催化两个游离的 dNTP 聚合形成 3′,5′- 磷酸二酯键，在复制过程中催化新合成子链的延伸反应需要一小段 RNA 为其提供 3′ 端的游离—OH（3′-OH）。这一小段 RNA 称为引物（primer）。引物由特定的引物酶（primase）合成。引物酶（又称引发酶）是一种 RNA 聚合酶。大肠埃希菌的引物酶又称 DnaG 蛋白，由 *dnaG* 基因编码。据初步估计，在每个大肠埃希菌细胞中含有 50 ～ 100 个分子的引物酶。引物酶由一条多肽链组成，相对分子质量约为 60 000。引物酶催化合成的引物长度为几个到几十个核苷酸不等。引物合成也是沿着 5′ → 3′ 方向进行。在单链噬菌体 M13 DNA 和质粒 Co1E1 DNA 复制时，所需 RNA 引物的合成则不是由特异的引物酶而是由催化转录的 RNA 聚合酶催化合成。真核生物 DNA-pol α 的 p48 亚基具有引物酶活性，催化合成 RNA 引物

四、DNA 拓扑异构酶

拓扑是指物体或图像作弹性移位而保持物体原有性质的一种物理现象。在 DNA 复制过程中，DNA 的两条链解开会产生扭曲应力，超螺旋 DNA 分子的扭转应力大于双螺旋，因此超螺旋 DNA 分子具有更高的能量，不易解链。当 DNA 双螺旋沿着轴旋绕时，复制解链也沿着同一轴反向旋转，复制速度快，旋转达到 100 次 / 秒，就会造成 DNA 分子打结、缠绕、连环现象。随着复制叉上 DNA 链的分离，复制叉前的双链 DNA 变得更加（正）超螺旋化（图 4-9）。螺旋与 DNA 双螺旋的旋转方向相同即形成正超螺旋，方向相反为负超螺旋，负超螺旋有利于 DNA 的解链。

因此，复制过程中 DNA 拓扑异构体之间的转变必须由 DNA 拓扑异构酶（topoisomerase）来实现的。拓扑异构酶通过改变 DNA 分子的拓扑构象，松弛超螺旋，理顺 DNA 链，有利于复制。拓扑异构酶广泛存在于原核生物和真核生物，对 DNA 分子的作用是既能水解，又能连接磷酸二酯键。目前研究得比较清楚的有Ⅰ型拓扑异构酶和Ⅱ型拓扑异构酶。

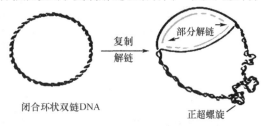

图 4-9 复制解链时正超螺旋的形成

闭合环状双链DNA

复制解链

部分解链

正超螺旋

（一）Ⅰ型拓扑异构酶

首先发现的是大肠埃希菌拓扑异构酶Ⅰ，亦称 ω 蛋白或切口封闭酶，是相对分子质量为 97 000 的一条多肽链，由基因 *top A* 编码。其功能是切断 DNA 双链中的一股链，使 DNA 解链旋转中不致打结，适当时又把切口封闭，使 DNA 变为松弛状态（图 4-10）。拓扑异构酶Ⅰ的反应无须供给能量，当酶与 DNA 结合时形成稳定的复合物。研究拓扑异构酶Ⅰ的作用机制显示：拓扑异构酶Ⅰ使 DNA 的一条链断裂，并以断裂的 DNA 5′- 磷酸基团与拓扑异构酶Ⅰ的酪氨酸羟基形

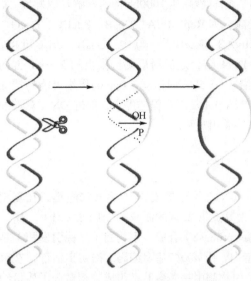

图 4-10　拓扑异构酶 I 的作用方式

成酯键；这个磷酸二酯键的转移反应（第一次转酯）是由 DNA 转移到酶蛋白。DNA 链理顺后，断裂的 DNA 链重新连接，即磷酸二酯键又由酶蛋白转到 DNA（第二次转酯）。拓扑异构酶 I 的基因突变将导致 DNA 负超螺旋水平的增加，并影响转录活性，说明大肠埃希菌的拓扑异构酶 I 只作用于负超螺旋，消除负超螺旋，对正超螺旋 DNA 不起作用。

（二）Ⅱ型拓扑异构酶

Ⅱ型拓扑异构酶以大肠埃希菌的拓扑异构酶 Ⅱ（促旋酶）为代表。拓扑异构酶 Ⅱ 由两个 A 亚基和两个 B 亚基组成，即 A_2B_2，这两种亚基分别由基因 gyr A 和 gyr B 编码。拓扑异构酶 Ⅱ 的作用机制在于：当酶结合到 DNA 分子上时，可同时使 DNA 两条链交错的 4 个碱基对断裂，酶蛋白的 2 个 A 亚基通过它们的酪氨酸残基分别与断链 DNA 链的 5'- 磷酸基结合，在酶变构的牵引下，DNA 双链迅速穿过切口（nick），然后利用 ATP 水解供给能量，重新封闭切口，使 DNA 进入负超螺旋状态（图 4-11）。在复制叉前进过程中，拓扑异构酶 Ⅱ 将前方产生的正超螺旋转变为负超螺旋。母链 DNA 与新合成的子链也会互相缠绕，形成打结或连环，也需要拓扑异构酶 Ⅱ 的作用。拓扑异构酶 Ⅱ 在复制全过程中都发挥作用。

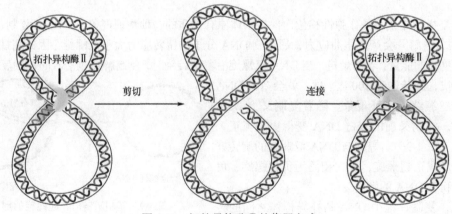

图 4-11　拓扑异构酶 Ⅱ 的作用方式

对抗生素抗性突变分析表明，gyrA 是抗萘啶酸（nalidixic acid）和奥啉酸（oxolinic acid）作用的位点，gyrB 是抗香豆霉素 A_1（coumermycin A_1）和新生霉素（novobiocin）作用的位点。萘啶酸主要抑制 A 亚基的功能，新生霉素通过抑制 ATP 分子与 B 亚基的结合干扰依赖 ATP 的反应。这些抗生素都能抑制 DNA 复制，推测拓扑异构酶 Ⅱ 对 DNA 的合成是必需的。拓扑异构酶 Ⅱ 能同时与 DNA 螺旋的两条链共价连接，催化螺旋中形成短暂的双链断裂，断端通过切口使超螺旋松弛，然后利用 ATP 水解供给能量，重新封闭切口。

大肠埃希菌还有一种 Ⅱ 型拓扑异构酶，即拓扑异构酶Ⅳ，该酶的功能是将 DNA 复制产生的两个环状子代染色体从连环体中分离出来。所有 Ⅱ 型拓扑异构酶都有催化连环和去连环的作用。

哺乳动物细胞也存在两型拓扑异构酶，拓扑异构酶 I 和拓扑异构酶 Ⅱ，拓扑异构酶 Ⅱ 又可以分为Ⅱα型和Ⅱβ型。

　　生物体内的 DNA 分子通常处于负超螺旋状态。从热力学上考虑，超螺旋 DNA 处于较高自由能状态，因此如果 DNA 的一条链有一个切口，它能自发转变为松弛状态。负超螺旋状态有利于 DNA 两条链的解开，而 DNA 的许多生物功能都需要解开双链才能进行，因此生物体内可通过 DNA 不同的负超螺旋结构来控制其功能状态。

五、DNA 连接酶

　　DNA 复制中，随着 RNA 引物的切除和填补后留下的切口需要 DNA 连接酶（ligase）的作用进行连接（图 4-12）。大肠埃希菌的 DNA 连接酶是一条多肽链，相对分子质量为 75 000。每个大肠埃希菌细胞含有 300 个分子的连接酶。细菌 DNA 连接酶封闭 DNA 链上的切口是通过利用尼克酰胺腺嘌呤二核苷酸（NAD^+）水解提供的能量，催化一段 DNA 上的 5′-磷酸基和另一段 DNA 上的 3′-OH 生成磷酸二酯键，从而把两段相邻的 DNA 片段连接成完整的链。病毒或真核生物 DNA 连接酶则利用 ATP 分解提供能量，完成相邻片段 DNA 链的连接。实验证明，DNA 连接酶连接碱基互补基础上的双链中的单链切口，并没有连接两条游离的 DNA 单链或 RNA 单链的作用。DNA 连接酶不但在复制中起连接作用，在 DNA 修复、重组、剪接中也起到缝合缺口的作用。因此，DNA 连接酶也是基因工程的重要工具酶之一。

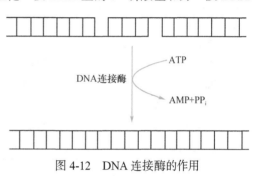

图 4-12　DNA 连接酶的作用

六、单链 DNA 结合蛋白

　　作为模板的亲代 DNA 需要处于单链状态，而 DNA 分子只要符合碱基配对就存在形成双链的倾向。单链 DNA 结合蛋白（single-stranded DNA binding protein，SSB）能与已分开的 DNA 单链结合，一方面维持模板 DNA 的单链状态，另一方面使单链 DNA 免受细胞内广泛存在的核酸酶的降解，起稳定和保护作用。大肠埃希菌 SSB 由含 177 个氨基酸残基的 4 个相同亚基组成，结合单链 DNA 的跨度约为 32 个核苷酸。SSB 并不沿着复制的方向移动，而是以不覆盖碱基的方式紧密结合在暴露的单链 DNA 上，以使得单链 DNA 可以作为模板分子。SSB 与 DNA 模板链呈不断结合、解离的状态。原核生物的 SSB 与 DNA 的结合呈现协同效应，即第一个 SSB 与 DNA 结合后，极大地促进下一个 SSB 与 DNA 的结合。因此，一旦 DNA 双链打开，SSB 开始与 DNA 单链结合，解开的单链 DNA 全长可以迅速被 SSB 覆盖。

第三节　原核生物基因组复制

　　人类对 DNA 复制的了解最初多来自细菌和噬菌体纯化的多酶系统的体外复制研究。目前研究已证实，DNA 复制过程的基本性质和酶催化反应的机制在自然界的各种生物中大致相同，只是真核生物基因组庞大、结构复杂，因此 DNA 复制过程更为复杂。

　　有关原核生物 DNA 复制的认识主要来源于大肠埃希菌的研究，以下以大肠埃希菌 DNA 复制为例，阐述原核生物 DNA 复制的过程和特点。为了便于理解和阐述，将整个 DNA 复制过程分为 3 个阶段：起始、延伸和终止。

（一）DNA 复制的起始

大肠埃希菌 DNA 上有一个固定的复制起始点，位于 82 等分点处，称作 ori C，由 245bp 组成，序列分析发现这段 DNA 上含有 3 个 13bp 富含 AT 的串联正向重复序列（GATCTNTTNTTTT），以及 5 个 9bp 的反向重复序列（TTA/TTNCACC）（图 4-1），其中，反向重复序列是 DNA 复制起始蛋白因子的结合部位。

复制起始的过程相对复杂，需要多种不同的酶和相关的蛋白因子参与。大肠埃希菌 DNA 复制的起始主要是各种蛋白因子和酶与复制起始点的识别，解开 DNA 双链，进而形成引发体。这些酶和蛋白因子的功能见表 4-3。

表 4-3　与大肠埃希菌基因组 DNA 复制起始有关的酶和蛋白因子

蛋白因子和酶	相对分子质量	亚基数目	功能
Dna A	52 000	1	识别起始点序列，在起始点特异位置解开双链
Dna B（解旋酶）	300 000	6	解开 DNA 双链，活化 Dna G 蛋白
Dna C	29 000	1	帮助 Dna B 结合于起始点
Hu	19 000	2	类组蛋白，与 DNA 结合促进起始
Dna G（引物酶）	60 000	1	合成 RNA 引物
单链 DNA 结合蛋白（SSB）	75 600	4	结合单链 DNA
拓扑异构酶Ⅱ（促旋酶）	400 000	4	释放 DNA 解链过程产生的扭曲张力

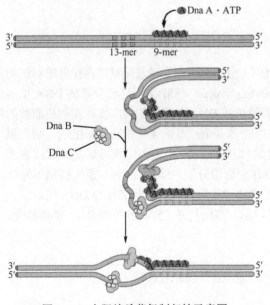

图 4-13　大肠埃希菌复制起始示意图

1. 复制起始点的识别和 DNA 解链　起始阶段首先是多个 Dna A 蛋白与起始位点 ori C 处的含有 9bp 重复区的 DNA 结合，由 ATP 提供能量，Dna A 蛋白所具有的解旋酶活性使 13bp 重复序列区的 DNA "融化"成单链区（图 4-13）。由于 Dna A 的解旋酶活性过于微弱，并不能大幅打开 DNA 双链，需要解旋酶 Dna B 蛋白，在 Dna C 蛋白的协助下，结合 DNA 链并沿着解链方向移动，使 DNA 双链解开足够的长度用于复制，形成一个开放的复合体，此时的复制叉已初步形成。通常情况下，这个过程需要 ATP 提供能量。

2. 引发体的形成　在上述解链的基础上，Dna B 蛋白与 Dna G 蛋白的结合，置换出 Dna C，形成 Dna B、Dna G 蛋白（引物酶）和 DNA 的复制起始区域的复合结构，称为引发体（primosome）。引发体组装完成后，可沿着 DNA 链移动，由 ATP 提供能量，在适当的位置，引物酶按照模板链的碱基序列，从 5′→3′ 方向合成短链的 RNA 引物（图 4-14）。E. coli 引物酶 Dna G 蛋白是一种特殊的 RNA 聚合酶，只能在特定条件下催化合成一段 5～10nt 的 RNA 引物。

（二）DNA 复制的延伸

引物合成后可以提供游离的 3′-OH 端，此时 DNA 的合成则进入了 DNA 复制的延伸阶段。

DNA 复制的延伸（extension）是在 DNA-pol Ⅲ 的催化下，以 4 种 dNTP 为底物，根据 DNA 模板链上核苷酸的排列顺序，按照碱基互补配对原则，使底物以 dNMP 的形式逐个聚合，延长子链 DNA，其化学本质是 3′,5′-磷酸二酯键的不断生成。前导链连续合成，后随链是先合成冈崎片段。

　　在复制叉上，DNA-pol Ⅲ 同时合成前导链和后随链，即前导链和后随链是在同一个酶的催化生长点上合成。传统认为，DNA-pol Ⅲ 的结构含有两个核心酶，为保证后随链与前导链的同时合成，后随链的模板链形成回环，以保证后随链与前导链的合成方向都能与复制叉的前进方向一致。

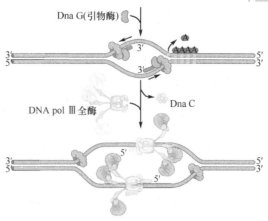

图 4-14　引发体的形成

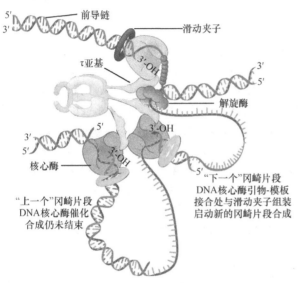

图 4-15　DNA pol Ⅲ 催化前导链和后随链的合成

最新的研究发现，一旦滑动夹子组装完成并结合到新合成的 RNA 引物上，在"上一个"冈崎片段合成结束之前，DNA-pol Ⅲ 中的第 3 个核心酶就启动了"下一个"冈崎片段的合成。当"上一个"冈崎片段合成结束后，核心酶与模板链分离，然后与滑动夹子（与新合成的引物 - 模板组装）结合后，启动"再下一个"冈崎片段的合成。第 2、第 3 个核心酶循环与引物 - 模板链接合处的滑动夹子结合，不断合成新的冈崎片段。这种合成模式称为"长号模型"（trombone model）（图 4-15）。

　　随后 RNA 引物被 RNase HA/RNase HB 或 DNA-pol Ⅰ 的 5′→3′ 外切核酸酶活性去除，生成的单链 DNA 缺口通过 DNA-pol Ⅰ 的聚合酶活性填补，最后由 DNA 连接酶以 3′,5′-磷酸二酯键连接成完整的 DNA 分子；DNA 拓扑异构酶解除由解旋酶造成的拓扑张力，SSB 稳定 DNA 单链状态。

　　在 DNA 复制延伸过程中，各种酶和蛋白因子相互作用、相互协调，以保证子代 DNA 准确、快速的合成。例如，DNA-pol Ⅲ 全酶与 DNA 解旋酶（Dna B）相互作用（通过其中 τ 亚基的 τ-Dna B 结构域）能够将解旋酶的解旋效率提高 10 倍；解旋酶与引物酶的相互作用则可将引物酶活性提高 1000 倍。因此，在复制叉区域参与 DNA 复制的所有酶和蛋白质分子组成的复合物称为复制体（replisome）。

（三）复制的终止

　　大肠埃希菌 DNA 有一个复制的终止点，位于 32 等分位点。随着细菌环状染色体的两个复制叉不断向前推移，最后在终止区（terminus region）汇合相遇并停止复制。终点与环形染色体的复制起点 ori C 相对（旋转 180°），在复制叉汇合点两侧约 100kb 处各有一个终止区（ter D/A 和 terC/B），分别为来自一个方向的复制叉的特异终止位点，每个复制叉必须越过另一个复制叉的终止位点，才能到达自己的终止位点，即复制起点对侧的终止区域内（所谓陷阱区），终止区域含有多个约由 22bp 组成的终止子（terminator，ter）位点。ter 序列可以与特异的 Tus 蛋白结合。

Tus 蛋白具有反解旋酶活性，可阻止 Dna B 蛋白的解旋作用，抑制复制叉的前行。此外，Tus 蛋白还可能造成复制体的解体。

由于原核生物 DNA 是环状的，随着复制延伸过程中后随链的最后一个冈崎片段上引物的切除、填补和连接，完成 DNA 的复制过程。

正常情况下，大肠埃希菌基因组的两个复制叉前移速度相等，均终止于同一位点或其附近。如果一个复制叉前移受阻，另一个复制叉复制过半后，将受到对侧 Tus-ter 复合物的阻挡，以等待前一复制叉的汇合。两个复制叉在终止区相遇后停止复制，复制体解体，其间仍有 50 ～ 100bp 未被复制，通过修复方式填补空缺，随后两条链解开。复制所得的两个环状 DNA 分子，最终仍会有 20 ～ 30bp 互相缠绕，成为连环体（catenanes）。此连环体在细胞分裂前必须解开，否则将导致细胞不能分裂而死亡。大肠埃希菌分开连锁环需要拓扑异构酶Ⅳ（属于Ⅱ型拓扑异构酶）参与。使两个连锁的闭环双链 DNA 彼此解开，才能得到两个独立的环状 DNA 分子，分别被分配到两个子代细胞中去。其他环状染色体，包括某些真核生物病毒的复制终止，也以类似的方式进行。

知识链接

DNA 复制过程作为抗肿瘤和抗病毒药物作用靶点

DNA 复制在细胞分裂过程中的核心作用使其成为抑制肿瘤生长的化疗药物的共同靶点，这些药物针对 DNA 复制的不同阶段发挥作用。几种常用的化疗药物针对 DNA 的核苷酸前体的生物合成，从而抑制 DNA 聚合酶催化生成新的 DNA 子链。例如，5- 氟尿嘧啶（5-FU）和 6- 巯基嘌呤（6-MP）是核苷酸合成前体的类似物，从而抑制嘧啶和嘌呤核苷酸的合成（结构式中 a，b）。5-FU 是治疗结直肠癌的主要药物，也可用于胃癌、胰腺癌和晚期乳腺癌。6-MP 主要用于治疗急性白血病。其他抗癌药物则直接作用于 DNA 合成，如阿糖胞苷（cytosine arabinoside，AraC）是一种脱氧胞苷类似物，转换后的三磷酸核苷掺入 DNA 代替 dCTP（结构式中 c）。一旦进入 DNA，dCTP 和 AraC 的脱氧核糖的差异导致已有 DNA 片段末端 3′-OH 错误定位，从而使 DNA 复制延伸终止。与 6-MP 类此，AraC 主要用于治疗急性白血病。

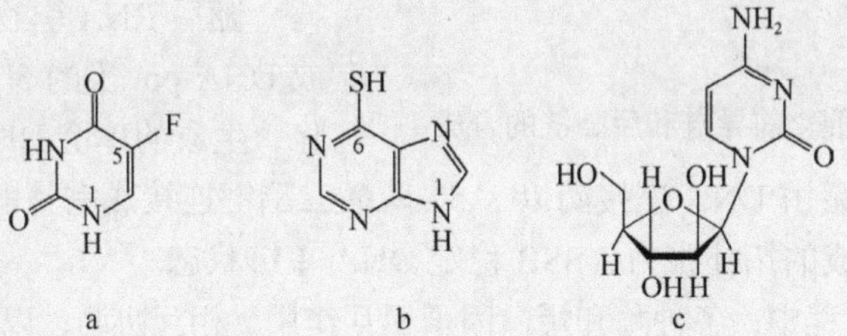

第四节　真核生物基因组复制

真核生物基因组包括细胞核基因组和核外基因组（线粒体和叶绿体）。真核生物 DNA 复制，目前实验室研究较为详细的有猿猴空泡病毒 40（SV40）感染的培养细胞和仅有 400 个复制子的酵母以及非洲爪蟾等。真核生物染色体 DNA 复制发生在细胞周期的 S 期，此时细胞内 dNTP 含量和 DNA-pol 活性达到峰值。

一、真核生物 DNA 复制的复杂性

真核生物染色体 DNA 的复制要比原核生物复杂，主要表现在以下方面。

（一）复制时需要解开和重新组装成核小体结构

真核生物的 DNA 缠绕在由 8 个组蛋白所形成的组蛋白核心上，形成核小体。复制时，DNA 必须在复制叉处从核小体上解离下来，核小体可能作为一种障碍物起作用，使得复制叉的移动速度减小到每秒 50bp，仅为原核生物复制叉的 1/10。复制叉通过后，新的核小体由原来的和新合成的组蛋白重新组装起来。组蛋白的合成在细胞周期的 S 期与 DNA 复制同步进行，DNA 边合成边组装成核小体。

（二）多复制子复制

真核生物染色体 DNA 分子很大，与组蛋白紧密结合。由于染色体结构的复杂性，其复制速度比原核生物慢。真核生物染色体 DNA 上有多个复制起始点，它们相距 5～300kb，复制子小，可以在多个复制点上同时复制，一个典型的哺乳动物细胞中有 50 000～100 000 个复制子。复制子复制是有时序性的，即复制子是以分组方式激活，而不是同步启动复制。转录活性高的 DNA 在 S 期早期就开始复制。而高度重复序列，如卫星 DNA、线性染色体两端的端粒，都是在 S 期的最后才复制。在真核生物中，通常 20～50 个复制子串联排列成簇，在 S 期的特定时间同时开始复制，所以真核生物 DNA 复制从总体上还是快速进行的。

（三）复制的引物为一段 RNA—DNA

大肠埃希菌 DNA 复制时的 RNA 引物长为 5～10nt，由 DnaG 蛋白（引物酶）催化。真核生物 DNA 复制时的引物是一段 RNA—DNA，由 DNA-pol α 催化。DNA-pol α 的 p48 亚基的引物酶活性首先催化合成一段 7～10nt 的 RNA，然后由 DNA-pol α 的 p167 亚基的 DNA 聚合酶活性，在此 RNA 的 3′ 端羟基上再聚合一段 15～30nt 的 DNA，完成引物合成。

（四）RNA 引物及冈崎片段的长度小于原核生物

原核生物 DNA 复制过程中的冈崎片段为 1000～2000 个核苷酸；真核生物的冈崎片段约为 100～200 个核苷酸，相当于一个核小体 DNA 的长度。真核生物中这种较短的冈崎片段可能与核小体的结构相适应。

（五）复制起点在每个细胞周期只启动一次

同原核生物相比，真核生物染色体 DNA 在全部复制完成以前，各个起始点上不能再开始下一轮的 DNA 复制。真核生物染色体 DNA 的复制受到严格的控制。起始所必需的、在作用后失活的特定蛋白质只有在有丝分裂期核膜解体时才能进入核内，这样可以防止复制完成前的再次起始，保证复制起始点在每个复制周期只能启动一次。而原核生物 DNA 在一轮复制结束之前可以启动下一轮复制，在快速生长的原核生物中，在起始点上可以连续开始新的 DNA 复制。

二、参与真核生物 DNA 复制的其他组分

真核生物 DNA 复制体系除了需要本章第二节所描述的组分外，还需要复制蛋白 A（replication protein A，RPA）、复制因子 C（replication factor C，RFC）、增殖细胞核抗原（proliferating cell nuclear antigen，PCNA）以及核酸酶 H1（RNase H1）和翼状内切核酸酶 1（flap endonuclease 1，FEN1）等蛋白因子的参与。

（一）复制蛋白 A

复制蛋白 A（RPA）是一种单链 DNA 结合蛋白，以异源三聚体形式存在。RPA 与 *E.coli* 的

单链 DNA 结合蛋白在功能上等价。RPA 的主要功能：①可促进双螺旋 DNA 解旋，使解旋酶容易结合 DNA；②在一定条件下激活 DNA-pol α，并且是 DNA-pol δ 依赖的复制因子 C 和增殖细胞核抗原发挥功能所必需的；③ RPA 的 p70 亚基可结合 DNA-pol α，对于组装引发体复合物是必需的；④参与 DNA 重组和修复。

（二）复制因子 C

复制因子 C（RFC）或称夹子加载蛋白，具有依赖于 DNA 的 ATPase 活性。RFC 与细菌装载夹子复合物有明显的序列相似性，结合于引物 - 模板链。RFC 的主要功能：①促进三聚体增殖细胞核抗原环形分子结合引物 - 模板链或双螺旋 DNA 的切口，为 DNA-pol δ 在模板 DNA 链上组装、形成具有持续合成能力的全酶所必需；②作为 DNA-pol α 和 DNA-pol δ 之间的纽带，有助于前导链和后随链的同时合成。

（三）增殖细胞核抗原

增殖细胞核抗原（PCNA）是同源三聚体，具有能结合并激活 DNA-pol ε 和 DNA-pol δ，以及激活 RFC 的 ATPase 活性的作用。PCNA 具有与大肠埃希菌 DNA-pol Ⅲ 的 β 亚基相同的功能和相似的构象，形成闭合环形的 DNA "夹子"。在 RFC 的作用下，PCNA 三聚体加载于引物 - 模板 DNA 链，并沿着 DNA 模板链滑动。当 DNA 复制完成时，RFC 还能将 PCNA 三聚体从 DNA 模板链上卸载。PCNA 是 DNA-pol δ 的进行性因子，可使聚合酶 δ 获得持续的合成能力。PCNA 水平也是检验细胞增殖的重要指标。

（四）核酸酶 H1 和翼状内切核酸酶 1

核酸酶 H1（RNase H1）和翼状内切核酸酶 1（FEN1）共同参与切除 RNA 引物。RNase H1 是一种内切核酸酶，降解 RNA 引物，留下的最后一个核苷酸由 FEN1 切掉。FEN1 具有内切核酸酶和 5′→3′ 外切核酸酶活性。人和鼠的 FEN1 分子为一条多肽链结构，是一种特异切割具有"帽边"或"盖子"结构的 DNA 底物的内切核酸酶。

三、真核生物 DNA 的复制过程

真核生物和原核生物的 DNA 复制过程基本相似。

（一）前复制复合体的形成引导真核细胞中的复制起始

真核生物 DNA 复制起始也是解链形式复制叉，形成引发体及合成 RNA 引物。复制起始的位点都必须和一些 DNA 复制起始点结合蛋白形成复合物。这种 DNA- 蛋白质的结合形式被称为前复制复合体（pre-replication complex）。只有和复制起始点结合蛋白形成前复制复合体，复制起始点才具有引导 DNA 复制起始的功能。

1979 年，人们首先在酿酒酵母中发现自主复制序列（autonomously replicating sequence，ARS）是酵母基因组的复制起点，它是一段能诱导 DNA 复制启动的顺式作用元件。ARS 元件是一个短而富含 AT 的序列，此序列存在一些分散的位点。研究发现，AT 序列中的 14bp "核心区域"的突变会导致起始点功能的完全丧失，这个区域称为 A 结构域（A domain），核心序列为 A（T）TTTATA（G）TTTA（T），也被称作 ARS 共有序列（ARS consensus sequence，ACS）。ARS 全长不足 200bp，共由 4 个元件组成，另外还有编号为 B1～B3 的三个相邻元件，其突变也会降低复制起始点的功能。ACS 中的 A 和 B1 元件组成起始识别序列（origin recognition sequence，ORS），长约 40bp，是起始识别复合物（origin recognition complex，ORC）的结合位点。ORC

是由相对分子质量为 400 000 的 6 种蛋白质组成的蛋白复合物，存在于细胞核中，在整个细胞周期中，ORC 都专一地结合在 A 和 B1 元件组成的起始识别序列 ORS 上，并且与 ARS 相联系。ACS 中的 B2 元件为 13bp 的重复序列区，是 DNA 双螺旋最先解链的位置。B3 元件是 ARS 结合因子 1（ARS binding factor 1，ABF1）的结合位点。ABF1 与 B3 元件结合后，产生扭转张力，导致 B2 区段解链（图 4-16）。复制起始点 DNA 双链解开后，解链酶和其他相关的酶即可与 DNA 结合，复制叉形成，开始沿着 DNA 链移动，复制起始过程完成。

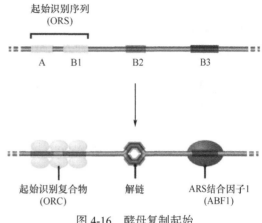

图 4-16　酵母复制起始

在复制起始阶段，DNA 双链解开，形成复制叉，引发体开始组装并合成 RNA 引物，这个过程需要 DNA-pol α 和 DNA-pol ε（或 DNA-pol δ）的参与。此外还需要 RDA、RFC、PCNA 的共同参与。研究显示，引发体组装过程中发生的蛋白质 - 蛋白质相互作用存在种属特异性。这些促进引发体组装的相互作用不仅出现于复制的起始，而且也影响了每个冈崎片段的合成。

（二）真核生物复制的延长发生 DNA 聚合酶转换

DNA-pol α 具有聚合酶活性及引物酶活性，其作用的机制是：首先利用其引物酶活性合成 RNA 引物，再利用其聚合酶的活性将引物延伸，产生起始 DNA（initiator DNA，iDNA）短序列，形成 RNA-DNA 引物。实验发现，SV40 DNA 复制时合成的 RNA-DNA 引物长度约为 40 个核苷酸（nt），其中 RNA 片段为 10nt。由于 DNA-pol α 的延伸能力很低，完成引物合成后，很快 DNA-pol α 就离开 DNA 模板链，被高延伸能力的 DNA-pol ε 或 DNA-pol δ 所取代，然后由 DNA-pol ε 和 DNA-pol δ 利用 RNA-DNA 作为引物分别合成前导链和后随链。DNA-pol ε 或 DNA-pol δ 取代 DNA-pol α 的过程称为聚合酶的转换。

合成机制总结为：RPA 促使 DNA-pol α 结合到单链 DNA 模板上合成 RNA-DNA 引物，合成的引物，很快被 RFC 识别并结合到 iDNA 的 3′ 端，而后 PCNA 结合 DNA 并引入 DNA-pol δ，DNA-pol δ 通过 PCNA 的协同作用，逐步取代 DNA-pol α，在 iDNA 的 3′-OH 上连续合成后随链（图 4-17）。

发生 DNA-pol α/δ 转换的可能原因，其一是 DNA-pol α 的低延伸性，不具备持续合成能力；其二是 RFC 紧密结合引物 - 模板处，促使 PCNA 和 DNA-pol δ 接踵而来，PCNA 是 DNA-pol δ 的进行性因子，PCNA 沿着模板 DNA 链滑行，并与 DNA-pol δ 紧密结合形成复合体，复合体可以沿着模板链高速移动，这也极大增强了 DNA-pol δ 持续合成能力。

前导链的合成过程与后随链相似。前导链的合成需 PCNA 和 DNA-pol ε 协同作用，可以持续合成子链长度达 10kb。DNA 合成是一个连续的动态过程，这一过程包括形成引发体、引物合成、

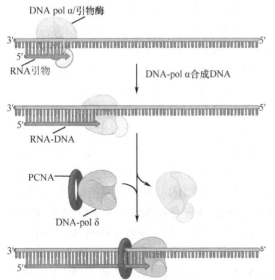

图 4-17　真核生物 DNA-pol α/δ 的转换

延长新链、切除引物、填补空隙、连接两个 DNA 片段等。切除 5′ 端的 RNA 引物依赖于 RNase H I 和 FEN1。

引物切除的具体过程：一种方式是 RNase H1 利用内切核酸酶活性切除 5′ 端的 RNA 片段，仅在 RNA-DNA 引物连接点留下最后一个核糖核苷酸，再由 FEN1 切除最后一个核糖核苷酸。另一种方式是利用解旋酶 Dna2。解旋酶 Dna2 是依赖 DNA 的 ATPase，具有 3′ → 5′ 解旋酶活性，其解旋作用使前一个 DNA 片段的 5′ 端 RNA 引物形成一个盖子结构，再由 FEN1 的内切酶活性切除，不仅引物的 5′ 端 RNA 被切除，而且 iDNA 片段也被新生的 DNA 片段所置换，然后被 FEN1 切除。形成的空隙由 DNA-pol δ 或 DNA-pol ε 填补，留下的切口由 DNA 连接酶连接（图 4-18）。

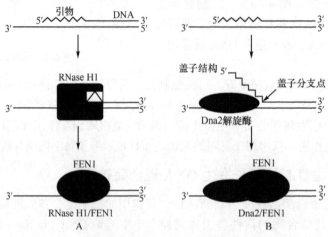

图 4-18　真核复制过程中 RNA 引物切除的两种机制

四、端粒 DNA 的合成

原核生物染色体是环状的 DNA 分子，在复制结束时，切除引物，填补 RNA 引物切除后留下的所有空隙并连接，生成完整 DNA 链。但是真核生物染色体为线状结构，在复制又到达线性末端时，每条新链 5′ 末端的 RNA 引物被切除后，由于 DNA 合成只能是 5′ → 3′ 方向延伸，留下的空隙无法填补（图 4-19），这就产生了 5′ 末端复制问题。倘若生物体没有特殊的修复机制，染色体 DNA 每复制一次就会缩短一段 RNA 引物的长度，导致每次细胞分裂时子代染色体 DNA 都要短一截。端粒酶的发现使得这个问题得到了解决。

端粒（telomere）是真核生物染色体线性 DNA 分子末端的特殊结构，由端粒 DNA 和端粒结合蛋白质组成，形状呈一膨大粒状。端粒 DNA 由短的富含 GC 的重复序列组成，端粒 DNA 序列和结构非常保守，其序列具有一定取向特征。端粒 DNA 的重复序列具有种属特异性，如四膜虫端粒的重复单位为 TTGGGG，人的端粒为 TTAGGG。通常端粒 DNA 的一条富含 G 链的 3′-OH 端，具有长为 12 ～ 16 nt 的单链突出末端。端粒的功能主要是保护端粒 DNA 的末端不受核酸酶降解，稳定染色体末端结构；又可防止在 DNA 黏性末端裸露处发生染色体融

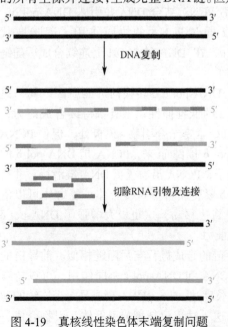

图 4-19　真核线性染色体末端复制问题

合，避免 DNA 修复系统错误地将染色体末端识别为染色体断口而将染色体粘接起来。

端粒酶（telomerase）是由 RNA 和蛋白质组成的一种很特殊的核蛋白复合物。端粒酶利用其提供的 RNA 模板和逆转录酶的活性，来合成端粒 DNA。人端粒酶由三部分组成：端粒酶结合蛋白 1（human telomerase associated protein 1，hTP1）、端粒酶逆转录酶（human telomerase reverse transcriptase，hTRT）、约 150nt 的端粒酶 RNA（human telomerase RNA，hTR）。端粒酶的 RNA 序列与端粒 DNA 重复序列互补，长度约为端粒 DNA 重复序列的 1.5 倍。

端粒 DNA 的合成过程大致如下：①端粒酶利用自身的 RNA 与端粒 DNA 的 3′ 端序列互补而辨认结合；②端粒酶以自身 RNA 为模板，以互补的 DNA 链末端为引物，以 dGTP 和 dTTP 为原料，延长端粒 DNA 的 3′ 端；③当这个富含 TG 的端粒 DNA 链延长到一定长度时，DNA 末端与互补的端粒酶 RNA 解链，端粒酶脱离母链，重新定位模板，开始下一轮延伸；④这个富含 TG 的 DNA 母链自身反折作为模板，在 DNA-pol 的催化下，按 5′ → 3′ 方向补齐子链 DNA，最后的切口由 DNA 连接酶连接。端粒酶合成端粒 DNA 的这种方式称之为爬行模型（inchworm model）（图 4-20）。

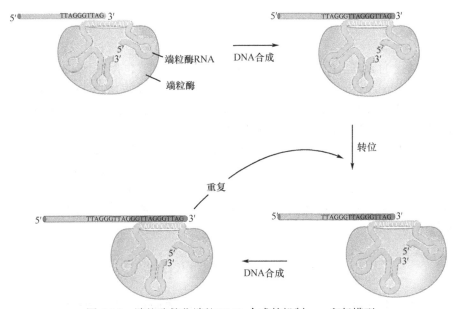

图 4-20　端粒酶催化端粒 DNA 合成的机制——爬行模型

五、线粒体 DNA 的复制

动物的线粒体 DNA（mtDNA）是闭合环状双链 DNA 分子，它的两条链有重链（H 链）和轻链（L 链）之分，其复制常采用 D 环复制（D-loop replication）模式。D 环复制的特点是复制起始点不在双链 DNA 同一位点，内外环两条链的复制是不同步的，有时序差别。复制开始时，首先在 H 链复制起始点以 L 链为模板，首先合成一段从 L 链转录而来的 RNA 引物，然后由 DNA 聚合酶催化合成长 500 ～ 600bp 的 H 链片段，该片段与 L 链形成双螺旋结构，将亲代的 H 链置换出来，产生一种 D 环复制中间物；然后在各种酶和蛋白因子的作用下，复制叉沿着 H 链合成的方向移动，新生成的短的 H 链片段继续合成；随着原来的 H 链被取代，D 环越来越大。当 D 环膨胀到环形 mtDNA 约 2/3 位置时，暴露出 L 链复制的起始位点，引物酶合成 L 链引物，并以原来的 H 链为模板开始 L 链 DNA 的合成；H 链合成首先完成，L 链的合成随后结束，RNA 引物被去除，切口被连接形成完整的 DNA 环，最后以环状双螺旋方式释放，产生两个线粒体环形 DNA 分子。亲代双链 DNA 的两条链各有自己的复制起始点。两个复制起始点的激活有先有后，两条链的复制也不是同时结束（图 4-21）。

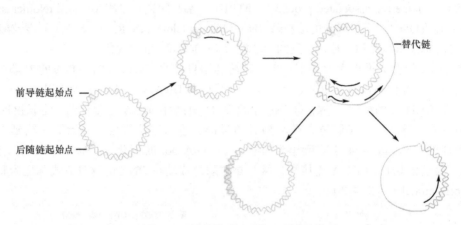

图 4-21　线粒体 DNA 的 D 环复制

线粒体 DNA 上的 D 环区位于 tRNA^{pro} 和 tRNA^{Phe} 基因之间，包含 3 个保守序列、终止结合序列（termination associated sequences，TAS）和起始点等序列。线粒体 DNA 复制由 DNA-pol γ 负责。线粒体 DNA 合成速度相当缓慢，每秒约 10 个核苷酸，整个复制过程需要约 1 小时。新合成的线粒体 DNA 是松弛型的，需要 40 分钟转变成超螺旋型。

线粒体 DNA 控制区调控整个线粒体 DNA 的复制和转录，该区的碱基突变可能引起线粒体 DNA 复制和转录速度加快，造成突变的线粒体 DNA 相对增多。线粒体 DNA 容易发生突变，突变损伤后修复较困难，而且这些变异都可以细胞质遗传的方式传递给子代，经过长期的累积可能导致肿瘤的发生。此外，线粒体基因组的缺陷与衰老、肿瘤、神经退行性疾病、肌病、心肌病及糖尿病的关系密切。

第五节　病毒基因组复制

病毒分为 DNA 病毒和 RNA 病毒两类。病毒基因组的复制是病毒将遗传物质由亲代传给子代的过程，即以病毒基因组（DNA 或 RNA）为模板，由 DNA-pol 或 RNA 聚合酶及其他蛋白质因子，经过复杂的生化合成过程，复制出病毒的基因组。组成病毒基因组的 DNA 和 RNA，形状可以是线性或环状；结构可以是单链或双链。通常真核 DNA 病毒都在宿主细胞核内复制，并且能利用宿主细胞的复制、转录和翻译系统进行繁殖，进而对宿主产生致病作用。病毒基因组的类型决定了基因组复制方式的复杂性（尤其是 RNA 病毒）。DNA 病毒除痘病毒外都在核内进行基因组复制，RNA 病毒（除逆转录病毒外）的基因组复制全部在细胞质中进行。人类和动物的 RNA 病毒多为单链 RNA 病毒，绝大多数在细胞质中进行生物合成。

病毒基因组高效忠实的复制是病毒复制的关键。基因组结构的多样性使其复制方式具有多样性。虽然不同病毒 DNA 的复制方式不同，但病毒基因组的复制存在一些特点：其一是利用宿主细胞提供一套完成复制所需的物质和能量，进行病毒生物大分子的合成；其二是复制周期短，繁殖效率高；其三是 DNA 合成起始的引物形式多样；其四是逆转录病毒的复制方式，丰富了遗传信息传递的中心法则。所有病毒基因组的复制都需要一系列辅助蛋白因子的参与，它们有些可能来源于宿主细胞，有些是病毒自身所编码。因此，病毒复制的特异性在某种程度上也反映了病毒对宿主细胞的依赖程度。每种病毒会依据自身的条件与情况采取相应的复制方式来完成各自 DNA 的复制过程。

一、DNA 病毒基因组的复制

DNA 病毒基因组大小相差很大，大到 200kb，小至 4～5kb；形状呈线性或环状；结构为单链或双链。有些病毒 DNA 在宿主细胞核内进行复制，而有些病毒 DNA 在胞质进行复制。几乎所有病毒 DNA 的复制都需要至少一种病毒蛋白的参与才能启动。另外，病毒 DNA 复制对宿主系统的依赖程度各有不同。小的 DNA 病毒（如细小病毒和乳多空病毒）基因组的复制需要宿主细胞的复制体系支持；而较大的痘病毒由于自身携带完整的 DNA 合成系统，可以在胞质中复制。病毒感染通常以病毒 DNA 复制为界划分为早期感染和晚期感染，早期感染主要合成病毒的调控蛋白，而晚期感染主要合成病毒的结构蛋白。

（一）复制的特点

病毒 DNA 的复制与真核细胞 DNA 复制一样，遵循一定的 DNA 复制规律：①复制以半保留复制的方式；②复制过程以半连续复制的方式；③每一次复制都有一个特定的起始点和终止点；④复制需要引物提供 3′-OH，引物的具体形式及复制的触发机制各异，有的以 RNA 为引物，有的以 DNA 为引物，甚至有的病毒利用蛋白质来触发 DNA 复制；⑤ DNA 合成由 DNA 依赖的 DNA-pol 催化。

病毒 DNA 的复制有自己的特点：①病毒 DNA 可以编码 DNA 复制酶和相关蛋白；②病毒 DNA 往往有特殊的末端结构以适应复制的需要；③病毒 DNA 的复制与宿主细胞增殖状态及细胞周期密切相关；④病毒基因组复制前需要引发宿主细胞进入增殖状态，这是病毒增殖型感染的先决条件。随着病毒感染的继续则关闭宿主细胞的复制合成系统。通常每个细胞周期病毒 DNA 只复制一次。病毒的潜伏感染常可导致受染细胞的转化。在特定条件的刺激下，病毒转化的细胞易发生癌变。

（二）参与复制的组分

病毒 DNA 复制通常需要一种或数种病毒特异性蛋白与宿主细胞蛋白相互作用，以共同调控病毒增殖复制过程。各种 DNA 病毒复制所需要的复制酶系统很相似。SV40 基因组在宿主细胞内具有真核细胞染色体的特质，可与宿主细胞内的组蛋白形成与染色体结构类似的小染色体，而 SV40 只有一个复制起始点。病毒编码的 T 抗原对病毒基因组的复制具有重要的调控作用。SV40 是目前研究动物细胞 DNA 复制调控理想的模型系统。以下以 SV40 为例，阐述参与 DNA 病毒复制的主要组分及作用机制。

SV40 病毒 DNA 复制时，需要来源于病毒的起始点结合蛋白 T 抗原（T antigen）的参与。此外，还需宿主细胞的 DNA-pol α、DNA-pol δ、增殖细胞核抗原、单链 DNA 结合蛋白 RPA、拓扑异构酶 Ⅰ 和 Ⅱ、成熟因子 -1（maturation factor 1，MF1）、DNA 连接酶 Ⅰ 以及 RFC 等酶和蛋白因子协同完成病毒 DNA 的合成。

SV40 病毒的 T 抗原是相对分子质量为 94 000 的多功能磷酸化蛋白，是早期病毒感染产物，主要负责识别病毒 DNA 复制起始点。它既可特异性地与 SV40 复制原点结合，又具有 ATP 酶的活性，还可与抑癌基因产物 p53 和 Rb 形成蛋白复合物。单链 DNA 结合蛋白 RPA 的 p70 亚基具有 DNA 结合活性，SV40 的 T 抗原在有 SSB 存在的情况下具有很强的解旋酶活性，可使病毒双链 DNA 快速解旋。

SV40 DNA 复制需要两种病毒 DNA-pol 参与，即 DNA-pol α 和 DNA-pol β。宿主细胞 DNA-pol α 由 4 个亚基组成，其中 p167 亚基是催化亚基，p48 亚基具有引物酶的活性；DNA-pol δ 是异源二聚体（p125 和 p50），也参与 SV40 病毒 DNA 的复制，其主要功能是与增殖细胞核抗原结合后，将聚合酶激活成高效的加工酶。DNA-pol α 和 DNA-pol δ 在 SV40 病毒 DNA 合成过程中共同起作用。但 DNA-pol δ 由于其 p125 亚基具有 3′→5′ 外切酶活性而具有校正能力。增殖细胞核抗原（PCNA）是相对分子质量为 36 000 的单链多肽，作用于链延伸阶段，可提高 SV40 DNA 合成的效率，并可与 FEN 1 和 DNA 连接酶 I 结合。复制因子 C 由五个亚基构成，具有 DNA 依赖的 ATP 酶的催化活性，其 ATP 酶活性需要 PCNA 的存在才能被激活，其功能是将 PCNA 结合到模板 DNA 上，参与 DNA-pol δ 的激活过程。

宿主细胞拓扑异构酶 I 的主要作用是解除病毒 DNA 延伸过程中复制叉前形成的链扭转状态，拓扑异构酶 II 的作用是使两个新合成的共价相连的环状子链 DNA 双螺旋分子分开，形成两个病毒子代复制单体。宿主 FEN-1 具有 5′→3′ 方向外切酶 / 内切酶活性，可切除冈崎片段 5′ 端的 RNA 引物，还可与 PCNA 结合。成熟因子 1（MF-1）也是单体外切酶蛋白，在 SV40 DNA 复制过程中参与闭环 DNA 的形成。最后由 DNA 连接酶 I 连接冈崎片段，其成熟为闭环 I 型 DNA。

（三）复制的起始点和引物

病毒 DNA 的复制与真核细胞 DNA 复制相似，但其复制速度比较慢，平均每秒合成 75 个核苷酸。病毒 DNA 复制是病毒增殖的一个重要阶段。复制依赖于细胞的 DNA-pol，产生的子代 DNA 用于转录晚期 mRNA，在胞质内翻译病毒的结构蛋白，并转移到细胞核内，供装配病毒颗粒的衣壳。病毒种类繁多，病毒基因组形态结构多样，病毒的复制机制也不尽相同。

1. DNA 病毒基因组复制的起始点　多数双链 DNA（dsDNA）病毒基因组每一次复制起始于一个特异性序列元件，称为复制起始点。复制起始点是染色体或病毒基因组上与起始点识别蛋白特异性结合的 DNA 序列。真核细胞的起始点识别蛋白是一个多蛋白复合体，称作起始点识别复合物（ORC）。而病毒的起始点识别蛋白通常为一个病毒早期感染基因表达产物，如 SV40 的 T 抗原。有些病毒如单纯疱疹病毒和 EB 病毒可含有两个以上的复制起始点。

2. DNA 病毒基因组复制的引物　病毒 DNA 的合成也需要引物提供 3′-OH 来触发。但是不同病毒的引物形式多样，而且触发合成 DNA 的机制也很独特。RNA、DNA 甚至是蛋白质分子都可以作为引物，来触发复制的起始。例如，双链闭环的 DNA 病毒 SV40，就是以 RNA 作为引物，其复制的触发机制是由于细胞的 DNA-pol α 在复制起始点合成 RNA 引物。单链线状的腺相关病毒基因组复制要经过一个自我引发过程，以 DNA 作为引物，其基因组两末端各有一个反向末端重复序列（inverted terminal repetition，ITR），可形成复杂的回文结构，复制时在 3′ 端形成 T 形结构，提供一个游离的 3′-OH 作为引物。双链线状的腺病毒，是利用蛋白质为引物引发 DNA 的合成，效率较高。腺病毒 DNA 3′ 端有一个前末端蛋白（preterminal protein，PTP），病毒 DNA-pol 可将其特定丝氨酸残基上的羟基与 dCMP 的 α- 磷酸共价相连形成末端蛋白，相连的 dCMP 作为引物触发病毒子链 DNA 的合成。

dsDNA 的复制可以是单向或双向。线性双链病毒 DNA 如腺病毒 DNA 为单向复制，而闭环双链病毒基因组则为双向复制。

（四）复制的方式

DNA 病毒基因组结构各异，复制的方式也不相同。即便是同一种病毒，在不同的感染环境,也会采用不同的复制方式。如人乳头瘤病毒在未分化的宫颈上皮细胞中处于非增殖阶段,复制以双向的 θ 方式为主，而在终端分化的宫颈上皮细胞中人乳头瘤病毒处于增殖阶段,主要以滚环方式进行复制。dsDNA 病毒的复制方式根据其基因组复制时的结构形态可分为 θ 复制、滚环复制、滚卡复制及链置换复制。复制的方向依复制形式而异,可分为单向或双向两种。

1. θ 复制（theta replication）　也称为复制叉复制,主要为某些闭环双链病毒基因组如 SV40、乳头瘤病毒等采用,为双向复制。复制开始后起始点处双链 DNA 首先解旋为单链,形成两个向相反方向移动的复制叉,形状犹如字母 θ（图 4-22）。

2. 滚环复制（rolling circle replication）　见于一些线性双链 DNA 病毒如单纯疱疹病毒。这种复制方式通常是起始点及起始点蛋白非依赖性。复制开始时核酸酶切开双链模板中的一条链,从切口 3′ 端开始以另一条环状 DNA 链为模板,在 DNA-pol 的作用下合成新生前导链。由于 3′ 端不断延伸,5′ 端不断甩出,好像中间有一个环在不断滚动,故称为滚环复制（图 4-23）。形成的多拷贝链状结构,经切割后形成病毒基因组单体。

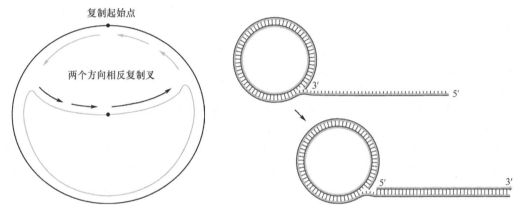

图 4-22　某些闭环双链 DNA 病毒的 θ 复制　　　图 4-23　某些线性双链 DNA 病毒的滚环复制

3. 滚卡复制（rolling hairpin replication）　与滚环复制相似,见于线性单链 DNA 如痘病毒、腺相关病毒等,是以单链 DNA（ssDNA）为模板,通过形成末端的回文结构进行自我引发复制。其特点是复制的对称性,前导链的合成导致 ssDNA 置换,复制的起始和终止都要经过起始点序列,形成多拷贝头尾相连的链式发卡,经切割后形成病毒基因组单体。

4. 链置换复制（strand replacement replication）　以腺病毒基因组的复制为典型代表。链置换方式通常以 3′ → 5′ 方向的 DNA 为模板,采用单向半保留复制,合成的新生链首先置换出另一条母链。被置换出的 ssDNA 通过末端反向重复序列的碱基配对形成柄环样结构,再以自身链置换的方式合成子代双链 DNA。

（五）复制的过程

1. 双链闭环 DAN 复制过程——SV40 DNA 复制　SV40 病毒基因组由 5243nt 组成,为闭环双链 DNA 分子,只有一个复制起始点,复制起始点最小范围包括 AT 富含区及末端重复的回文序列。病毒编码的唯一复制因子是早期感染表达的 DNA 结合蛋白——T 抗原,它是 SV40 DNA 复制所必需的。SV40 DNA 复制过程大致如下:在 ATP 的参与下,首先 T 抗原以两个六聚体的方式结合到复制起始点的核心区域,导致 AT 富含区及反向末端重复序列的 DNA 结构发生改变,使反向末端重复序列发生扭曲。其解旋酶活性使 DNA 双螺旋解链,单链 DNA 结合蛋白 RPA 随后结合上去。DNA-pol α 在布满 RPA 的 DNA 模板单链区开始合成 RNA-DNA 引物,一旦 RNA-DNA 引物合成，复制因子 RFC 就取代 DNA-pol α 并结合到 iDNA 的 3′ 端。RFC 是一种依赖 DNA 的 ATP 酶，其 ATP 酶活性由 PCNA 激活，它之所以能取代 DNA-pol α，很有可能是因为 RFC 与引物 - 模板链紧密结合以及 DNA-pol α 不具备持续合成能力。RFC 的主要功能是促进 PCNA 与引物 - 模板链结合或与双链 DNA 分子的缺口结合。PCNA 本身无结合 DNA 的活性，但它一旦被 RFC 以分解 ATP 方式激活后，即会结合于 DNA，同时将 DNA-pol δ 也结合到引物 - 模板链上，由 DNA-pol δ 继续合成 DNA 链。SV40 DNA 复制过程需要拓扑异构酶Ⅰ或拓扑异构酶Ⅱ消除正超螺旋结构，使复制叉继续移动。

SV40 的前导链至少能连续合成 5～10kb，而后随链的冈崎片段合成在遇到前一个冈崎片段时停止，RNA 引物可由 RNase H 1/FEN 1 或是 Dna2 解旋酶 /FEN 1 切除，DNA 连接酶Ⅰ将两个片段连接。闭环 SV40 DNA 的复制终点出现在两个复制叉会合后，位于距复制起始点约 180° 位点。DNA 复制完成后两闭环链形成环套结构需要拓扑异构酶Ⅱ解套，即首先一条闭环双链 DNA 分子发生双链断裂，而另一条闭环双链 DNA 分子从此断裂处通过，环套结构被解开，然后在 ATP 的作用下断裂处重新连接，最终形成两个独立的 SV40 闭环子链 DNA。

2. 双链线性病毒 DNA 的复制——腺病毒 DNA 复制　腺病毒基因组约含有 35kb 的线性双链 DNA，两末端各有一个约 100bp 的反向末端重复序列（ITR）。腺病毒 DNA 复制是以相对分子质量为 75 000 的前末端蛋白为引物进行的单向复制。腺病毒基因组的复制至少需要 6 种蛋白，其中包括 DNA 结合蛋白（DNA binding protein，DBP）、前末端蛋白（PTP）和 DNA-pol 3 种由病毒基因编码的蛋白质分子；其他 3 种蛋白：核因子Ⅰ（nuclear factor Ⅰ，NF Ⅰ）、NF Ⅱ、NF Ⅲ 是由宿主细胞提供的蛋白质分子。DBP 的主要作用是保护单链 DNA，DNA-pol 催化 dCMP 上的 5′ 磷酸基团和 PTP 中 Ser-OH 之间形成磷酸二酯键，dCMP 与模板 DNA 的 3′ 端配对，作为 DNA 合成的引物。腺病毒 DNA 复制开始时，NF Ⅰ、NF Ⅲ、DBP 首先结合到复制起点，然后 PTP 和聚合酶形成的复合物与 DNA 结合，催化腺病毒 DNA 末端解链，以 PTP - dCMP-OH 为引物起始 DNA 链的复制。在 DNA 延伸的过程中，聚合酶与 PTP 解离后结合到 DBP 分子上，继续延伸 DNA 链。

腺病毒 DNA 复制最重要的特点是每条 DNA 链 5′ 端与前末端蛋白 PTP 中的 Ser-OH 以磷酸二酯键共价连接，以形成的 PTP - dCMP-OH 作为引物起始 DNA 的合成，保证线性基因组复制后 DNA 分子的 5′ 端不缩短。

二、RNA 病毒基因组复制

RNA 病毒中有一类属于逆转录病毒（retrovirus），这类病毒通过逆转录过程完成其基因组复制，其他类的 RNA 病毒通过 RNA 复制过程来完成。

（一）逆转录病毒基因组复制

逆转录（reverse transcription）（亦称反转录）是以 RNA 为模板，由逆转录酶（reverse transcriptase）催化 4 种 dNTP 聚合，产生 DNA 的过程，又称 RNA 指导的 DNA 合成。逆转录酶兼有 3 种酶活性，即 RNA 依赖的 DNA-pol（RNA-dependent DNA polymerase，RDDP）活性、DNA 依赖的 DNA-pol（DNA-dependent DNA polymerase，DDDP）活性和 RNase H 的活性。其中 RNase H 的活性是能够从 5′→3′ 和 3′→5′ 两个方向水解 DNA-RNA 杂合分子中的 RNA。

逆转录酶的发现及意义

　　早期提出的中心法则，并没有排除遗传信息由 RNA 向 DNA 的逆向传递，但当时绝大多数生物学家都认为，自然界的生物体并不需要这种逆向传递，直到 Howard M. Temin（1934～1994）和 David Baltimore（1938～）发现并证实了逆转录酶的存在。

　　1958 年，威斯康星大学麦迪逊分校的 Temin 在对罗氏肉瘤病毒（Rous sarcoma virus，RSV）进行研究时发现 RNA 病毒 RSV 的行为不同于 DNA 病毒，也不同于一般的 RNA 病毒。大多数病毒与细胞分裂是对抗性的，当把病毒加到单层细胞培养物上时，病毒与细胞的相互作用，常导致感染细胞的死亡。而感染了 RSV 的雏鸡细胞，非但存活下来，而且转化成能继续分裂并且产生新病毒颗粒的癌细胞。感染 RSV 的大鼠细胞转化成了能分裂的癌细胞，但不产生新的病毒颗粒。当把转化了的大鼠细胞与正常的雏鸡细胞融合时，可以诱发 RSV 颗粒的形成。他认为，RSV 可能是通过一种 DNA 中间物进行复制的，即当 RSV 感染细胞以后，可以其 RNA 为模板合成相应的 DNA 分子，该 DNA 分子整合到细胞的 DNA 分子中，随细胞 DNA 的复制而复制，并不呈现感染性。当受到某种激活时，又能以有感染性的病毒颗粒的形式重新出现。这就是"原病毒假说"。与此同时，1970 年，麻省理工学院的 Baltimore 也发现了同样的现象，并进一步分别从复制的小鼠白血病病毒（replicating murine leukemia viruses，R-MLV）和 RSV 两种 RNA 肿瘤病毒中分离出逆转录酶。他们的文章一同发表在 1970 年 6 月 27 日的《自然》杂志上，使人们认识到逆转录现象的存在，并得到了全世界科学家的公认。因此，他们两人获得了 1975 年度诺贝尔生理学或医学奖。

　　如今，我们很清楚逆转录酶催化的合成机制和反应进行所需的各种条件。RNA 的自我复制和逆转录过程，在病毒单独存在时是不能进行的，只有进入到寄主细胞后才发生。逆转录酶在基因工程中是一种很重要的酶，它能以已知的 mRNA 为模板合成目的基因，是基因工程中获得目的基因的重要手段。目前，我们还可以利用逆转录病毒的工作原理，通过对其基因组进行安全性和实用性改造，使逆转录病毒作为载体，携带目的基因进入宿主细胞，为科学研究提供很好的工具。例如：以 I 型人类免疫缺陷病毒（human immunodeficiency virus I，HIV-1）为基础构建的慢病毒，不仅能感染分裂期宿主细胞，还能感染非分裂期宿主细胞，且具有感染效率高、稳定插入宿主细胞基因组等特点，是目前在科学研究中应用广泛的病毒载体之一。

　　逆转录酶需利用宿主的 tRNA 作为引物（一些鸟类逆转录病毒以宿主 tRNA^{Trp} 为引物，鼠类逆转录病毒以宿主 tRNA^{Pro} 为引物），体外进行逆转录反应时，可利用人工合成的引物。逆转录酶催化新链延伸的方向为 5′→3′。逆转录病毒感染宿主细胞后，将其 RNA 及逆转录酶释放入宿主细胞，进行逆转录产生双链互补 DNA（complimentary DNA，cDNA）。在病毒整合酶（integrase）催化下，将双链 cDNA 插入到宿主基因组（图 4-24）。

　　整合到宿主细胞染色体上的双链 DNA 称为前病毒（provirus）。前病毒保留了 RNA 病毒全部的遗传信息，并成为宿主细胞基因组的一部分，随宿主细胞基因组一起复制和表达。前病毒 DNA 借助于宿主细胞的 RNA 聚合酶转录产生许许多多的病毒 RNA，它们再借助于宿主细胞的翻译系统

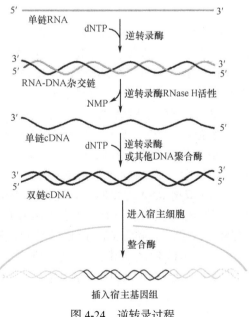

图 4-24　逆转录过程

合成病毒蛋白，随之包装成子代病毒出胞。整合后的前病毒对其附近的宿主细胞基因可产生影响，如使邻近的原癌基因活化，导致肿瘤等发生（见第十七章）。

（二）非逆转录病毒基因组复制

除逆转转录病毒外，其他 RNA 病毒和 RNA 噬菌体在宿主细胞内是以病毒的单链 RNA 为模板合成其子代 RNA，这种 RNA 依赖的 RNA 合成称为 RNA 复制（RNA replication）。RNA 病毒复制的特点表现在：一是利用寄主细胞的物质和能量，以及基因表达机制进行病毒蛋白和 RNA 合成；二是复制周期短，繁殖效率高。

1. RNA 复制酶　催化 RNA 复制的酶称为 RNA 复制酶（RNA replicase），也称为 RNA 依赖的 RNA 聚合酶（RNA-dependent RNA polymerase，RDRP）。RNA 复制酶的特异性非常高，它只识别自身 RNA，而对宿主细胞及其他病毒的 RNA 均无作用。RNA 复制酶缺乏校读功能，复制时核苷酸错误掺入率高。RNA 复制的方向是 $5' \rightarrow 3'$，在最适条件下，复制速率为每秒 35 个核苷酸。

1963 年在噬菌体 Qβ 中发现了 RNA 复制酶。噬菌体 Qβ 的宿主是大肠埃希菌，它是单链 RNA 噬菌体，RNA 长为 4.5kb，含有 4 个基因，分别编码 A2 蛋白、外壳蛋白、RNA 复制酶 β 亚基和 A1 蛋白。噬菌体 QβRNA 复制酶由四个亚基组成，① α 亚基：相对分子质量为 65 000，来自于宿主小亚基核糖体蛋白 S1，与噬菌体 QβRNA 结合；② β 亚基：由病毒 RNA 编码，相对分子质量为 65 000，具有催化作用；③ γ 亚基：即宿主延长因子 Tu，相对分子质量为 45 000，识别 RNA 模板并选择结合底物核糖核苷三磷酸；④ δ 亚基：即宿主延长因子 Ts，相对分子质量为 35 000，具有稳定 α 亚基和 γ 亚基结构的作用。

2. RNA 复制的方式　RNA 病毒侵入宿主细胞后，需借助于宿主细胞的基因表达系统，经转录和翻译产生病毒 RNA 和病毒蛋白，最终组装成子代病毒颗粒。大多数 RNA 的基因组是单链 RNA 分子，如噬菌体 Qβ、脊髓灰质炎病毒、鼻病毒、流感病毒、狂犬病病毒、丙肝病毒和严重急性呼吸综合征（sever acute respiratory syndrome，SARS）病毒等。少数 RNA 病毒的基因组是双链 RNA 分子，如呼肠孤病毒和疱疹性口炎病毒等。有些病毒的 RNA 链具有 mRNA 的功能，在宿主细胞内，能直接作为翻译的模板，称为正链 RNA，记做（+）链；而有些病毒的 RNA 链不能作为翻译的模板，此即为负链 RNA，记做（-）链。由于 RNA 病毒的种类很多，因此它们的复制方式是多种多样的。

（1）单链正链 RNA 的复制：单链正链 RNA 病毒侵入宿主细胞后，其单链 RNA 可直接作为翻译的模板，产生病毒蛋白及 RNA 复制酶的 β 亚基，后者再与宿主提供的三个亚基组成完整的 RNA 复制酶。RNA 复制酶首先以正链 RNA 为模板，合成与正链 RNA 互补的负链 RNA，然后再以负链 RNA 为模板，复制产生正链 RNA，供病毒包装。噬菌体 Qβ、脊髓灰质炎病毒和 SARS 病毒的 RNA 复制即采用这种复制方式。

（2）单链负链 RNA 的复制：单链负链 RNA 病毒（如流感病毒和狂犬病病毒）的单链 RNA 不能直接作为翻译的模板，当它们侵入宿主细胞后，利用其带入细胞的 RNA 复制酶，首先以负链 RNA 为模板合成正链 RNA。此正链 RNA 一方面作为翻译的模板合成病毒蛋白，另一方面又作为 RNA 复制的模板产生负链 RNA。

（3）双链 RNA 的复制：双链 RNA 病毒的基因组为节段性 RNA。例如，呼肠孤病毒含有 10 ～ 12 条双链 RNA 分子。双链 RNA 中的一条链是（+）链，另一条链是（-）链。双链 RNA 复制的代表例子是呼肠孤病毒和疱疹性口炎病的 RNA 复制。病毒利用带入细胞内的 RNA 复制酶，首先以（-）链 RNA 为模板复制合成其（+）链 RNA。此（+）链 RNA 成为作为翻译及 RNA 复制的模板，合成病毒蛋白和双链 RNA。

思　考　题

1. 试述 DNA 复制过程如何保持高度忠实性。

2. 原核生物 DNA 聚合酶 I 不是基因组复制中真正的"复制酶"，请说明其在基因组复制中的具体作用。

3. 原核生物和真核生物 DNA 复制过程需哪些酶和蛋白因子的参与？简述它们的作用。

4. 简述端粒 DNA 的合成过程。

5. 简述逆转录病毒感染宿主细胞后的行为。

6. 简述病毒 RNA 复制。

（樊建慧）

第五章　DNA 损伤与修复

DNA 分子中存储着生物体赖以生存和繁衍的遗传信息，其遗传保守性是维持物种相对稳定的重要因素。但在生命过程中，生物体经常受到自发性损伤（如 DNA 复制或修复过程的损伤）和诱发性损伤（如某些物理的、化学的和生物因素造成的 DNA 损伤），这些因素的作用可导致 DNA 结构和完整性的破坏。DNA 损伤大致有两种后果：一是 DNA 失去作为复制和转录模板的功能，导致细胞死亡；二是 DNA 的结构发生永久性改变，即突变（mutation）。

在长期的进化过程中，各种生物都形成了自己的 DNA 修复系统，能随时修复损伤的 DNA，使细胞的正常功能得以维持。如果 DNA 损伤严重而不能被有效修复，细胞可启动凋亡程序，诱导细胞死亡。

第一节　DNA 损伤

在各种内在的和外在的因素作用下，基因组 DNA 的结构发生的任何改变都称为 DNA 损伤（DNA damage）。当受损的 DNA 发生不完全修复时，DNA 可能发生突变，导致染色体畸变，可诱导细胞发生恶性转化、免疫缺陷及衰老等病理生理变化，严重损伤而不能被修复时可导致细胞死亡。

一、DNA 损伤的类型

各种因素造成 DNA 损伤的类型多种多样，不同的损伤因素可造成不同类型的损伤。DNA 损伤的类型主要有碱基错配、碱基更替、基因突变、链内或链间的共价交联、链的断裂、三联体扩增等。

1. 碱基错配　双链 DNA 分子的两条链之间的碱基配对严格遵循 A 与 T 和 G 与 C 的配对关系。某些因素可干扰这种碱基配对关系，造成碱基错配（base mismatch）。例如，致癌物亚硝酸盐能使腺嘌呤（A）氧化脱氨基变成次黄嘌呤（I），I 能与 C 配对，这样经 DNA 复制后就会产生原来的 A—T 配对转变为 G—C 配对（图 5-1）。亚硝酸盐也能使胞嘧啶（C）氧化脱氨基变成尿嘧啶（U），羟氨使 T 脱甲基变为 C，导致 A—T 转变为 C—G。

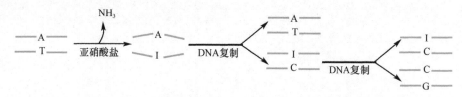

图 5-1　亚硝酸盐导致 A—T 配对转变为 G—C 配对

5-溴尿嘧啶（5-bromouracil，5-BrU）与胸腺嘧啶结构相似，只是在第 5 位碳原子上由溴取代胸腺嘧啶的甲基。5-BrU 能产生酮式和烯醇式两种互变异构体，酮式结构的 5-BrU 与 A 配对，烯醇式结构的 5-BrU 则与鸟嘌呤（G）配对，因此在 DNA 复制时可导致 A—T 转换为 G—C（图 5-2）。在正常 DNA 复制过程中也存在一定比例自发的碱基错配，如 A 的氨基与亚氨基互变，亚氨基结构的 A 易于与 C 配对，DNA 复制时导致 A—T 转变为 G—C。

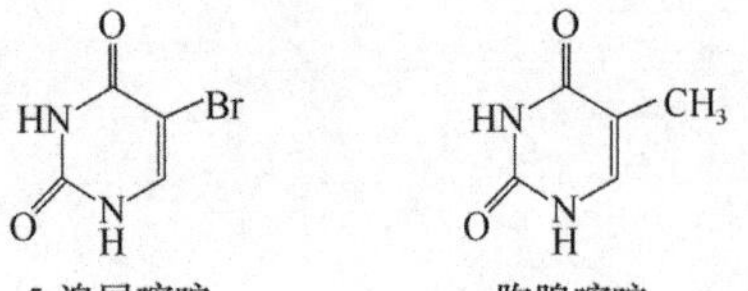

图 5-2　5-溴尿嘧啶与胸腺嘧啶结构的比较

2. 碱基更替　也可称为碱基替换，包括转换和颠换两种情况。若DNA链中的一种嘌呤碱基被另一嘌呤碱基取代，或一种嘧啶碱基被另一嘧啶碱基所取代，此称为转换（transition）。例如，C氧化脱氨转变为U或A氧化脱氨转变为I。若DNA链中的嘌呤碱基被嘧啶碱基所取代，此称为颠换（transversion）。如碱基替换发生在编码多肽的编码区，则可使遗传信息发生改变，因此可能出现一种氨基酸取代原有的某种氨基酸，也可能出现终止密码而使多肽链合成提前终止，产生完全没有生物活性的蛋白质。

3. 基因突变　DNA分子中碱基组成发生的任何改变都称为基因突变（mutation），包括点突变、插入突变和缺失突变。点突变（point mutation）是指DNA分子中单一碱基的改变。碱基替换就属于点突变。点突变可能是有害突变（此属于DNA损伤），也可能是无害突变（中性突变）。若点突变发生在遗传密码的第1位或第2位碱基，导致编码氨基酸的改变，此为错义突变（missense mutation）；若点突变发生在遗传密码的第3位碱基，由于遗传密码的简并性，编码的氨基酸不变，此为同义突变（synonymous mutation）；若点突变导致产生终止密码子，导致肽链合成提前终止，此为无义突变（nonsense mutation）。错义突变和无义突变就成为有害突变。

如果DNA分子中插入或丢失一个以上的碱基，此为插入突变（insertion mutation）或缺失突变（deletion mutation）。碱基的插入或缺失会引起mRNA开放阅读框密码子读取的改变，因此产生移码突变（frameshift mutation）。移码突变所造成的DNA损伤一般远远大于点突变。

4. DNA链的共价交联　DNA损伤产生多种形式的交联，包括DNA链交联和DNA-蛋白质交联。同一条DNA链上的两个碱基以共价键结合，称为DNA链内交联（DNA intrastrand cross-linking）。例如，在紫外线照射下，同一DNA链上相邻的嘧啶碱基之间会形成嘧啶二聚体（CT、CC、TT），最常见的是胸腺嘧啶二聚体（TT）（图5-3）。一条DNA链上的碱基与另一条链上的碱基以共价键结合，称为DNA链间交联（DNA interstrand cross-linking）。DNA与蛋白质也会以共价键结合，称为DNA-蛋白质交联（DNA-protein crosslinking）。

环丁烷胸腺嘧啶二聚体

6-4嘧啶光产物

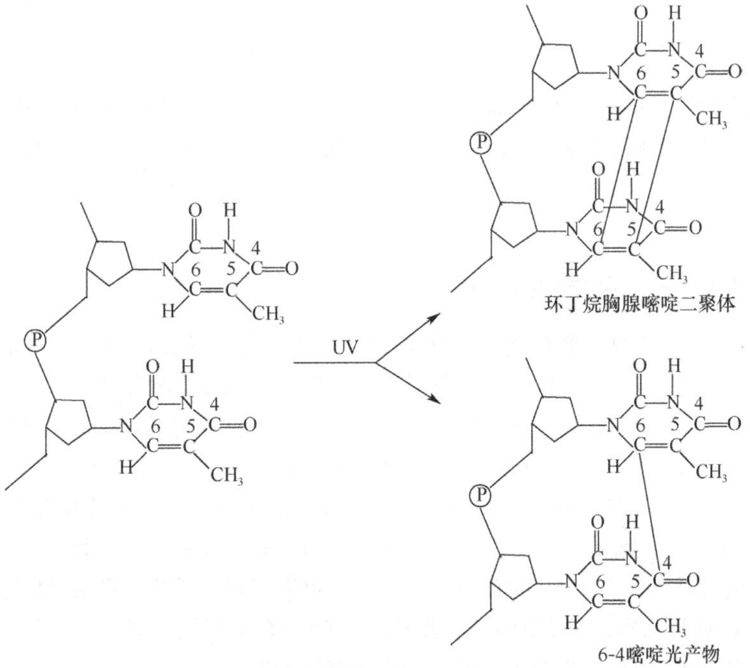

图5-3　紫外线照射导致嘧啶二聚体形成

5. DNA链的断裂　某些化学物质可对DNA链上的碱基进行修饰，导致碱基破坏和削弱了

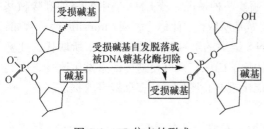

图 5-4   AP 位点的形成

碱基与脱氧核糖间的 β-*N*- 糖苷键，使碱基易于脱落，产生无嘌呤 / 嘧啶位点（apurinic/apyrimidinic site，AP site）。例如，硫酸二甲酯（dimethyl sulfate，DMS）使 DNA 链上的腺嘌呤（A）的 N_2 和鸟嘌呤（G）的 N_7 甲基化；哌啶甲酸使嘌呤碱的 N 原子质子化；肼（hydrazine）可以打开嘧啶环。DNA 链上受损的碱基也可以被特异的 DNA 糖基化酶（DNA glycosylase）切除，形成 AP 位点（图 5-4）。

羟自由基（HO·）可对 DNA 链上的碱基进行氧化修饰，导致过氧化物的形成、碱基的破坏和脱落，一般嘧啶比嘌呤更为敏感。脱氧核糖的每个碳原子和羟基上的氢都能与羟自由基反应，导致脱氧核糖损伤。碱基或脱氧核糖的损伤可引起 DNA 双螺旋局部变性，形成内切核酸酶的敏感位点，经特异的内切核酸酶切割后造成 DNA 链的断裂。DNA 链的断裂可发生在单链或双链上，单链断裂能迅速在细胞中以另一模板重新合成而得以修复，但双链断裂在原位修复的概率很小，一般需依赖重组修复，这种修复导致染色体畸变的可能性很大。因此，一般认为 DNA 双链断裂损伤与细胞的致死效应有直接的关系。

6. 三联体扩增   三个不同的碱基为一个单位多次重复排列，致使 DNA 序列发生改变，此称为三联体扩增（triplet expansion）。三联体扩增造成基因编码的蛋白质产物功能障碍。例如，强直性肌营养不良症 DM1 型就是由于位于 19q13.2～19q13.3 的萎缩性肌强直蛋白激酶（dystrophia myotonica protein kinase，DMPK）基因出现 CTG 三联体大量重复扩增的结果。正常人该基因 CTG 三联体扩增的次数为 5～37 次，DM1 型患者 CTG 重复可达 50～3000 次。由于三联体扩增引起的这类疾病还有亨廷顿病和脆性 X 综合征等。

二、损伤 DNA 的因素及其损伤机制

DNA 分子结构的任何异常改变都可以看作是 DNA 的损伤。根据引发因素不同，DNA 损伤可以分为自发性损伤和环境因素引起的损伤，但有时两者也很难区分。造成 DNA 损伤的因素主要是环境因素，如紫外线和电离辐射等物理因素，亚硝酸盐、羟胺、活性氧（ROS）和烷化剂等化学因素。

（一）DNA 分子的自发性损伤

1. DNA 复制错误   DNA 复制过程中常会出现碱基错配。尽管这种碱基错配通过 DNA 聚合酶的校读功能以及复制后的校正系统和修复系统，使错配率降为 10^{-10}，但不可避免仍有少数错配碱基被保留下来。此外，碱基互变异构体的形成和碱基的脱氨基均可产生碱基错配。DNA 复制错误还可以表现为碱基的丢失、插入或三联体扩增，致使 DNA 序列发生改变。

2. 碱基的自发突变   碱基的自发突变（spontaneous mutation）包括碱基自发脱氨基、互变异构体的形成和碱基丢失。碱基的自发脱氨基和互变异构体的形成可产生转换，DNA 复制后导致碱基错配。碱基与脱氧核糖间的 β-*N*- 糖苷键的自发水解可造成碱基丢失，形成 AP 位点，此位点的 3′端的磷酸二酯键容易被水解，造成 DNA 链的断裂。在哺乳动物细胞基因组中，每天每个细胞因 β-*N*- 糖苷键自发水解丢失约 10 000 个嘌呤碱基和 200 个嘧啶碱基。

3. 正常代谢产物 ROS 对 DNA 的损伤   活性氧（reactive oxygen species，ROS）是指一类由氧形成的含氧自由基或在分子中含有氧且其化学性质比基态氧活泼的含氧化合物，如超氧阴离子

自由基（$O_2^{\bar{\cdot}}$）、HO· 和 H_2O_2 等。DNA 是 ROS 攻击的重要靶分子之一，与核内 DNA 相比，线粒体 DNA 更易受到氧化物的攻击而发生损伤。ROS 对 DNA 的氧化损伤形式包括 DNA 单链或双链的断裂、姐妹染色单体互换、DNA 链内或链间的交联或 DNA- 蛋白质交联、碱基修饰及基因突变等。鸟嘌呤因其氧化电势最低而最容易被氧化，目前已被确认的鸟嘌呤氧化产物有十多种。HO· 可使鸟嘌呤第 8 位碳原子氧化，形成 8- 氧鸟嘌呤（8-oxoguanine，8-oxoG），这是最多见的鸟嘌呤氧化形式，且具有遗传毒性。因 8-oxoG 在细胞内能较为稳定地存在且容易被检测，从而可作为 DNA 氧化损伤的生物标志物之一。

4. DNA 的修复后损伤　DNA 损伤后，细胞内的修复系统可将损伤部位的一段 DNA 链切除，再以互补链为模板重新合成 DNA，这种 DNA 合成不同于 DNA 复制，称为 DNA 修复合成，又称为非程序化的 DNA 合成（unscheduled DNA synthesis，UDS）。DNA 修复合成过程同样可以发生碱基配对错误，造成 DNA 损伤。

（二）物理因素引起的 DNA 损伤

物理因素中最常见的是辐射，包括电离辐射和非电离辐射。电离辐射能直接或间接引起被穿透物质产生电离，如 α 粒子、β 粒子、X 射线及 γ 射线等的辐射。紫外线和能量低于紫外线的所有电磁辐射均属于非电离辐射。

1. 电离辐射导致的 DNA 损伤　电离辐射损伤 DNA 有直接和间接的效应。直接效应是 DNA 直接吸收射线能量而遭受损伤，间接效应是指 DNA 周围其他分子（主要是水分子）吸收射线能量后，产生具有很高反应活性的自由基，进而损伤 DNA。电离辐射可导致碱基氧化修饰、碱基环结构的破坏、碱基脱落、DNA 链交联与断裂等多种形式的 DNA 损伤。DNA 链的断裂是电离辐射所致 DNA 损伤的主要形式。

2. 紫外线照射导致的 DNA 损伤　紫外线是位于日光高能区的不可见光线，属于非电离辐射。紫外线根据波长分为 UVA 波段（320 ～ 400nm）、UVB 波段（290 ～ 320nm）和 UVC 波段（100 ～ 290nm）3 个波段。紫外线的波长越长，对人类皮肤危害越大。长波紫外线可穿过真皮，中波则可进入真皮。UVA 的能量较低，一般不造成 DNA 的损伤。大气臭氧层可吸收大部分波长在 320nm 以下的紫外线，一般不会造成地球上生物的损害。260nm 左右的紫外线，其波长正好在 DNA 和蛋白质的吸收峰附近，容易导致 DNA 等大分子的损伤。当 DNA 暴露于 260nm 的紫外线时，DNA 链上相邻的嘧啶碱基可形成 5,6 双键，产生嘧啶二聚体（图 5-3）。人体皮肤细胞受紫外线照射形成二聚体可高达每小时 5×10^4 个 / 细胞。此外，紫外线还可引起 DNA 链间交联、DNA 与蛋白质交联甚至断链。

（三）化学因素引起的 DNA 损伤

能引起 DNA 损伤的化学因素种类繁多，如自由基、碱基类似物、碱基修饰物等。值得注意的是，很多肿瘤化疗药物就是通过诱导 DNA 损伤来阻断 DNA 的复制和转录，进而抑制肿瘤细胞的增殖。因此，对 DNA 损伤及后继的细胞死亡机制的深入认识，有助于改进肿瘤化疗药物的疗效及进一步开发新的抗癌药物。

1. 自由基引起的 DNA 损伤　自由基的化学性质异常活泼，可引起细胞内多种化学反应，对细胞功能产生影响。自由基（free radical）是指任何带有未成对电子的原子、分子或基团，如电离辐射可产生 HO· 和氢自由基（H·），细胞内生物氧化过程可产生活性氧（ROS）。HO· 和 ROS 具有极强的氧化性质，而 H· 则具有极强的还原性质。这些自由基可通过化合反应、抽氢反应（即反应中一个反应物从另一个反应物中获得 H 的反应）、加成反应等与 DNA 分子发生相互作用，导致碱基、脱氧核糖及磷酸二酯键的损伤，引起 DNA 结构和功能的异常。

2. 化学诱变剂引起的 DNA 损伤　化学诱变剂是指能够引起突变的化学物质，包括碱基类似物、烷化剂、碱基修饰剂和 DNA 嵌入剂等。

（1）碱基类似物：通常是一类人工合成的与 DNA 正常碱基结构类似的化合物，用作促突变剂或抗癌药物。例如，5- 溴尿嘧啶（5-BrU）和 5- 氟尿嘧啶（5-fluorouracil，5-FU）是胸腺嘧啶的类似物，它们在体内可分别形成 5- 溴脱氧尿苷三磷酸和 5- 氟脱氧尿苷三磷酸，在 DNA 复制过程中，以 5- 溴脱氧尿苷一磷酸或 5- 氟脱氧尿苷一磷酸掺入 DNA 链中，导致 A—T 转换为 G—C，引起基因突变。

（2）烷化剂：是分子中带有活性烷基（如甲基、乙基、氯乙基等）的亲电子化合物。例如，芥子气、硫酸二乙酯、甲基 - 亚硝基脲、甲基甲烷碘酸、氮芥、硫芥、环磷酰胺、苯丁酸氮芥、丝裂霉素等属于烷化剂。烷化剂所含的活性烷基能与细胞的 DNA、RNA 或蛋白质分子中的亲核基团发生烷化作用，活性烷基可被转移到 DNA 的碱基或磷酸基的氧原子上，使之烷基化。鸟嘌呤最易被烷基化。烷化剂可分为两类，一类是单功能烷化剂（如替莫唑胺，TMZ），只能与单个碱基起作用形成单加合物；另一类为双功能烷化剂（如氮芥），能同时与 DNA 中两个不同的亲核位点反应，如果这两个位点在同一条 DNA 链上，可产生一个链内交联，若两个受攻击的碱基分别位于两条 DNA 链上，则形成 DNA 的链间交联。DNA 烷基化的后果：①可导致碱基错配，如烷基化的 G 与 T 配对；②烷基化鸟嘌呤的糖苷键不稳定易断裂，产生 AP 位点，复制时可插入任何碱基；③磷酸基上氧原子的烷基化，使 $3',5'$- 磷酸二酯键断裂，导致 DNA 断链；④可导致 DNA 链的交联。这些变化都可以引起 DNA 序列或结构的异常，并可阻止正常的修复过程。

黄曲霉产生的黄曲霉毒素是二氢呋喃香豆素衍生物，其中的黄曲霉毒素 B_1（aflatoxin B_1，AFB_1）具有致癌作用。AFB_1 在体内经代谢产生 AFB-2,3- 环氧化物，该环氧化物主要攻击 DNA 的鸟嘌呤的 N-7 位，使之烷基化造成 DNA 损伤，引起突变和癌变。另外，DNA 双链还可发生断裂，结果可出现染色体畸变。

目前大量广泛用于治疗脑、头颈、肝、食管、肺、泌尿、生殖、血液等部位的恶性肿瘤的化疗药物，如环磷酰胺、苯丁酸氮芥、丙卡巴肼（甲基苄肼）、卡莫司汀（BCNU）、尼莫司汀、铂类、替莫唑胺（TMZ）等都属于烷化剂。

（3）碱基修饰剂：碱基修饰剂能专一地修饰 DNA 分子的碱基导致碱基错配。例如，亚硝酸盐、羟氨、硫酸二甲酯、哌啶甲酸等。

（4）碱基嵌入剂：吖啶类化合物和溴化乙锭等属于 DNA 嵌入剂，它们能够插入到 DNA 双链中相邻的碱基对间，引起双螺旋的解旋、伸长和僵硬，导致染色质结构和功能的改变。

第二节　DNA 损伤的修复机制

DNA 损伤与受损 DNA 的修复是同时并存的两个过程。受损 DNA 的修复是保证遗传物质稳定性的重要机制。DNA 损伤修复（DNA damage repair）是指纠正错配的碱基、清除 DNA 链上的损伤、恢复 DNA 正常结构的过程。DNA 损伤的后果取决于 DNA 损伤的程度和细胞对损伤 DNA 的修复能力。需要注意的是，有时 DNA 损伤修复系统并不能完全消除 DNA 的损伤，只是使细胞能够耐受这种 DNA 损伤而继续生存。细胞内存在多种 DNA 损伤修复方式，常见的修复方式有直接修复、切除修复、重组修复、跨损伤 DNA 合成和 SOS 修复等。一种 DNA 损伤可通过多种途径来修复，一种修复途径也可参与多种 DNA 损伤的处理。

知识链接 **通向 DNA 修复之路**

　　基因组 DNA 的损伤可导致 DNA 的碱基序列出现差错、染色体结构或数量发生异常，甚至发生肿瘤。要维持细胞基因组的稳定性，就需要对这些错误进行识别、修复，必要时还要通过凋亡清除包含严重差错的细胞。在长期的进化过程中，各种生物都形成了自己的 DNA 修复系统，能随时修复损伤的 DNA，使细胞的正常功能得以维持。但人们对于 DNA 损伤修复机制的认识是一个漫长艰辛的过程。有 3 位科学家由于在 DNA 损伤修复机制研究方面的突出贡献而共同获得了 2015 年的诺贝尔化学奖。

　　Tomas R. Lindahl（1938～）：英国科学家，专门从事癌症研究。1970 年从斯德哥尔摩卡罗林斯卡医学院获医学博士学位，随后去普林斯顿大学做博士后工作，研究 RNA。几年后进入斯德哥尔摩的卡罗林斯卡学院，开始 DNA 修复机制研究，他发现一种细菌酶能去除 DNA 分子中受损的胞嘧啶。20 世纪 80 年代，他来到剑桥大学克莱尔学堂实验室工作，证实了糖基化酶是 DNA 修复的第一步，完成了"碱基切除修复"的拼图。

　　Paul L. Modrich（1946～）：美国生物化学家，在新墨西哥州的一个小镇上长大，1973 年获得斯坦福大学博士学位，随后在哈佛大学做博士后工作，一直从事对 DNA 的研究。20 世纪 70 年代末，他把注意力转移到 Dam 甲基化酶研究，发现 DNA 碱基错配修复是一个天然的过程，在 DNA 复制时，以未甲基化为标志来识别出错的 DNA 链，阐明了碱基错配修复机制。

　　Aziz Sancar（1946～）：出生于土耳其的萨武尔（Savur），是美国和土耳其国籍的生物化学家和分子生物学家，专门从事 DNA 修复、细胞周期检查点和生物钟方面的研究。他花费时间最长的研究是光解和光激活的机制，对这些机制的探索已有近 20 年时间，他直接观察到了光裂合酶修复胸腺嘧啶二聚体的过程，并阐明了核苷酸切除修复机制。

一、直接修复

　　直接修复（direct repair）是最简单的一种 DNA 损伤修复方式，直接作用于受损的 DNA，将之恢复为原来的结构。

　　1. 嘧啶二聚体的直接修复　1949 年，Albert Kelner 首先发现可见光可以保护微生物避免死于致死剂量的紫外线照射。1958 年，Claud S. Rupert 等称之为光复活修复（photo-reactivation repair），这种修复方式是通过生物体内的光裂合酶（photolyase）（曾被称为光复活酶或光解酶）来完成的。光裂合酶能够直接识别并结合在 DNA 链上的嘧啶二聚体部位，在波长 300～500nm 光的激发下，光裂合酶被激活。激活后的光裂合酶将嘧啶二聚体解聚为原来的单体核苷酸而使其得以修复（图 5-5）。光裂合酶见于细菌和低等真核生物，但未发现人类有此酶。在大肠埃希菌中，光裂合酶是由单基因（phr）所编码的含有 471 个氨基酸残基的蛋白质。

　　2. 烷基化碱基的直接修复　烷化剂可致 DNA 碱基发生烷基化损伤，烷基转移酶（alkyltransferase）能催化此类损伤的直接修复。此酶可将烷基从核苷酸转移到自身肽链上，修复 DNA 的同时酶自身即发生不可逆转的失活。例如，人类 O^6- 甲基鸟嘌呤 -DNA 甲基转移酶（O^6 methylguanine DNA methyltransferase，MGMT）能够将 O^6- 甲基鸟嘌呤上的甲基转移到酶自身的半胱氨酸残基的—SH 上，使甲基化的鸟嘌呤恢复正常结构（图 5-6）。

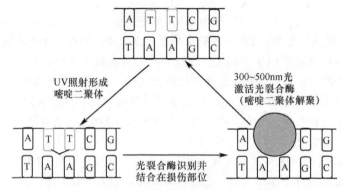

图 5-5　光裂合酶修复胸腺嘧啶二聚体

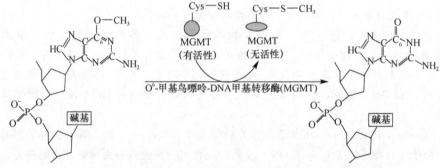

图 5-6　O^6- 甲基鸟嘌呤 -DNA 甲基转移酶（MGMT）修复烷基化碱基

　　3. 无嘌呤位点的直接修复　DNA 糖基化酶切除 DNA 链上受损的嘌呤碱基产生无嘌呤位点，DNA 嘌呤插入酶（insertase）能够识别并结合在此位点，并催化游离嘌呤插入生成糖苷键。此酶的催化作用具有高度专一性，插入的碱基与另一条链上的碱基严格配对，使 DNA 结构恢复正常。

　　4. 单链断裂的直接修复　多种损伤因素可致 DNA 单链或双链断裂，与 DNA 双链断裂相比，DNA 单链的断裂通常较易修复。DNA 连接酶能催化 DNA 一条链上切口处的 5′- 磷酸基团与相邻片段的 3′- 羟基之间形成磷酸二酯键，从而修复 DNA 单链的断裂。

二、切除修复

　　切除修复（excision repair）广泛见于原核生物和真核生物，也是人类 DNA 损伤修复的主要方式。但啮齿类动物（如小鼠、仓鼠）先天缺乏切除修复功能。切除修复机制是通过一种特殊的内切核酸酶将 DNA 分子中的损伤部位切除，同时以另一条完整的 DNA 链为模板，由 DNA 聚合酶催化填补切除的空隙，再由 DNA 连接酶封口，使 DNA 结构恢复正常。切除修复包括碱基切除修复（base excision repair，BER）和核苷酸切除修复（nucleotide excision repair，NER）两种方式。BER 只是在酶（如 DNA 糖基化酶）的作用下将受损碱基切去，不影响 DNA 的多核苷酸链骨架。NER 则涉及受损 DNA 片段的切除、新链的合成、连接等一系列反应。大肠埃希菌中存在一种 Uvr ABC 修复系统，有 6 种蛋白质和酶参与这一修复过程。人的核苷酸切除修复系统十分复杂，需要 30 多种基因产物、蛋白因子的参与。

　　1. 碱基切除修复　这种修复方式普遍存在于各种生物细胞中。这种修复过程依赖于一类特异的 DNA 糖基化酶。整个修复过程包括：① DNA 糖基化酶特异性识别 DNA 中受损的碱基并将其水解去除，产生一个 AP 位点；② AP 位点可在插入酶作用下插入一个正确的碱基，或由内切核酸酶在 AP 位点的 5′ 端将 DNA 链的磷酸二酯键切开，去除剩余的磷酸糖基部分（也可去除一小段核苷酸序列）；③ DNA 聚合酶以另一条链为模板，聚合正确的核苷酸填补空隙；④ DNA 连接酶将切口重新连接，使 DNA 恢复正常结构（图 5-7）。

DNA 糖基化酶特异识别受损的碱基，如 8- 氧鸟嘌呤核苷、甲酰胺基嘧啶（formamidopyrimidine）、烷基化碱基（特别是甲基化的碱基）、脱氨的碱基，以及错配的碱基。不同种类的 DNA 糖基化酶识别不同形式的损伤；每种碱基修饰又可被多种 DNA 糖基化酶识别，体现出此类修复系统的复杂性。根据作用机制不同，DNA 糖基化酶可分为单功能酶和双功能酶。单功能 DNA 糖基化酶仅具有断开糖苷键的功能，无碱基的核糖则需要其他酶来移除。尿嘧啶 N- 糖基化酶（uracil-N-glycosylase，UNG）属于单功能 DNA 糖基化酶，它对 DNA 复制中错配的尿嘧啶以及因胞嘧啶脱氨基产生的尿嘧啶有移除作用。自 DNA 链上移去尿嘧啶后产生的 AP 位点，由 AP 内切核酸酶识别并切断 DNA 单链。双功能的 DNA 糖基化酶则既可切开糖苷键，又可移除无碱基的核糖，8- 羟基鸟嘌呤 DNA 糖苷酶 -1（8-oxoguanine DNA glycosylase 1，OGG1）和 NEIL1 即属于此类酶。

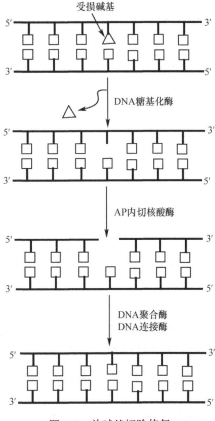

图 5-7　单碱基切除修复

无嘌呤 / 无嘧啶内切核酸酶 -1（apurinic/apyrimidinic endonucleases-1，APE-1）是 BER 途径中重要的多功能蛋白酶，它可识别 DNA 糖基化酶去除损伤碱基后形成的 AP 位点，并在此位点的 5′ 端水解 DNA 骨架的磷酸二酯键，形成 3′-OH 端和 5′- 脱氧核糖磷酸（deoxyribose phosphate，dRP）端。APE-1 可以和多种 BER 途径相关分子如 X 线修复交叉互补蛋白 1（X-ray repair cross complementing protein 1，XRCC1）、增殖细胞核抗原（proliferating cell nuclear antigen，PCNA）、翼状内切核酸酶 1（flap endonuclease 1，FEN1）发生相互作用，从而在 BER 过程中对这些分子进行招募和装配。APE-1 除了具有内切酶活性外，还有一定的 3′ 外切酶活性，并参与 ROS 引起的 DNA 单链断裂的修复。此外，由于和 DNA 聚合酶 β 存在相互作用，APE-1 还可能在聚合酶 β 掺入错误碱基时发挥校读作用。近来发现，在碱基切除修复途径中还存在 APE-1 非依赖的修复机制，由多聚核苷酸激酶（polynucleotide kinase，PNK）与 DNA 聚合酶 β、DNA 连接酶Ⅲ α 和 NEIL1 共同作用，进行碱基切除修复。X 线修复交叉互补基团 1（X-ray repair cross-complementing group 1，XRCC1）是参与碱基切除修复的另一种重要蛋白质，与 OGG1、DNA 聚合酶 β、DNA 连接酶Ⅲ相互作用，共同参与碱基切除修复。

2. 核苷酸切除修复（NER）　NER 系统是体内识别 DNA 损伤种类最多的修复系统。与碱基切除修复不同，NER 系统并不识别具体的损伤，而是识别损伤对 DNA 双螺旋结构造成的扭曲。核苷酸切除修复针对的常见损伤包括由紫外线照射导致的嘧啶二聚体和 6-4 嘧啶光产物等。NER 的修复过程与碱基切除修复相似，首先由一个酶系统识别 DNA 损伤部位，然后由内切核酸酶在损伤部位两侧切开 DNA 链，去除两个切口之间一段受损的寡核苷酸；或者由内切核酸酶在损伤部位的 5′ 端做一切口，再由 5′ → 3′ 外切核酸酶切除损伤部分，留下的缺损区在 DNA 聚合酶作用下以互补链为模板，合成一段新的 DNA 链而被填补，最后由 DNA 连接酶连接。

大肠埃希菌的 NER 主要由 UvrA、UvrB、UvrC、UvrD 这 4 种蛋白质组成，2 分子 UvrA 和 1

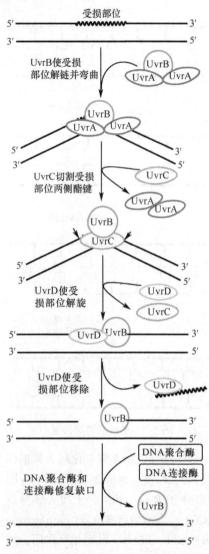

图 5-8　大肠埃希菌的核苷酸切除修复

分子 UvrB 分子组成复合物结合于 DNA，并沿着 DNA 运动，此过程需消耗 ATP。UvrA 能够发现损伤造成的 DNA 双螺旋变形；UvrB 则负责解链，在损伤部位形成单链区，并使之弯曲约 130°，接着 UvrB 招募内切核酸酶 UvrC；UvrC 在损伤部位的两侧切断 DNA 链，其中一个切点位于损伤部位 5′ 端 8 个核苷酸处，而另一个切点位于 3′ 端 4 或 5 个核苷酸处；DNA 解旋酶 UvrD 去除两切口之间的 DNA 片段，而后由 DNA 聚合酶和 DNA 连接酶共同修复（图 5-8）。

高等真核生物 NER 的作用机制与大肠埃希菌相似，但参与核苷酸切除修复的蛋白质多达 25 种以上，修复系统更为复杂。人着色性干皮病（XP）XPC 蛋白负责识别 DNA 双螺旋的变形，其功能相当于大肠埃希菌中的 UvrA；人 XPB 和 XPD 蛋白具有解旋酶活性，相当于大肠埃希菌中的 UvrB；核酸酶 ERCC1-XPF 切割损伤部位 5′ 端，XPG 切割 3′ 端，相当于大肠埃希菌中的 UvrC。高等生物 NER 切割单链 DNA 片段长度为 24 ～ 32 个核苷酸。这一片段被切除后，产生的缺口由 DNA 聚合酶和 DNA 连接酶填补。

NER 不仅能够修复整个基因组的损伤，即 GG-NER（global genome-NER），还能修复那些正在转录的基因模板链上的损伤，即转录偶联修复（transcription-coupled NER，TC-NER）。RNA 聚合酶在转录偶联修复中起损伤识别作用。转录偶联修复的意义在于，将修复酶集中于正在转录的 DNA，使该区域的损伤得以尽快修复。真核转录偶联修复的核心是转录因子 TF Ⅱ H，它在转录和 NER 过程中均起解旋作用。原核生物也存在转录偶联修复。

3. 碱基错配修复　错配修复（mismatch repair）可看作是碱基切除修复的一种特殊形式，它纠正复制和重组中的碱基配对错误和因碱基损伤所致的碱基配对错误、碱基缺失、碱基插入等损伤，是维持 DNA 结构完整稳定的重要方式。从低等生物到高等生物都具有这一修复系统。

大肠埃希菌中参与 DNA 复制产生的错配修复的蛋白包括 MutH、MutL、MutS、DNA 解旋酶、单链 DNA 结合蛋白、外切核酸酶 I 、DNA 聚合酶Ⅲ及 DNA 连接酶等，修复过程非常复杂。错配修复系统面临的主要问题是如何区分母链和子链。在细菌 DNA 中甲基化修饰是一个重要标志，母链是高度甲基化的，其腺嘌呤被甲基化修饰，而新合成的子链中腺嘌呤的甲基化尚未进行，这就提示修复应在此链上进行。具体过程是首先由 MutS 复合物蛋白识别错配碱基，随后由 MutL、MutH 等蛋白协同相应外切核酸酶将包含错配点在内的一小段 DNA 水解、切除，经修补、连接后恢复为正确的碱基配对。

以细菌错配修复系统的研究为基础，近年来对真核细胞错配修复机制的研究也取得了很大进展。现已发现多种与大肠埃希菌 MutS、MutL 高度同源的参与错配修复的蛋白，如与大肠埃希菌 MutS 高度同源的 hMSH2、hMSH6、hMSH3 等。hMSH2 和 hMSH6 可识别碱基错配、插入、缺失等损伤，而由 hMSH2 和 hMSH3 形成的复合物则主要识别碱基插入、缺失等损伤。真核细胞并不像原核生物那样以甲基化修饰来区分母链和子链，可能是依赖修复酶与复制复合体之间的联合作用来识别。

三、重组修复

重组修复（recombination repair）是指依靠重组酶系将另一段未受损伤的 DNA 链迁移到损伤部位，提供正确的模板，进行修复的过程。依据修复机制的不同，重组修复可分为同源重组修复和非同源末端连接重组修复途径。

1. 同源重组修复　同源重组（homologous recombination，HR）是指发生在同源 DNA 序列间的重组，主要是利用 DNA 序列间的同源性来识别。通常参加重组的两段双链 DNA 在相当长的范围内顺序相同（≥ 200bp），这样能保证重组后生成的新序列正确。HR 的分子机制最早是在 *E. coli* 和酿酒酵母（*S. cerevisiae*）中被阐明。从细菌到人类，HR 过程都是高度保守的，一般发生在细胞周期中的 S 期后期到 G_2 期。

（1）单链损伤同源重组修复：也可认为是跨跃损伤合成重组修复。当双链 DNA 中的一条链损伤时，由于该损伤的部位不能作为修复的模板，所以复制时会产生 DNA 链的缺口，此时同源链被重组蛋白迁移到缺口处，在内切核酸酶和 DNA 连接酶的共同作用下，完成缺口修复。通过这种修复产生的两个子代细胞中，一个细胞的 DNA 完全正常，另一个细胞的 DNA 仍然保留着损伤链。细胞增殖若干代以后，携带损伤 DNA 链的细胞越来越少。

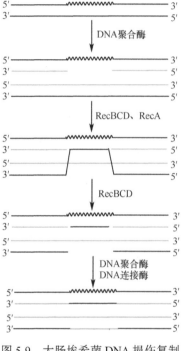

大肠埃希菌（*E. coli*）单链同源重组修复过程需要重组蛋白 RecBCD 和 RecA，以及 DNA 聚合酶和 DNA 连接酶共同来完成（图 5-9）。RecBCD（外切核酸酶Ⅴ）是 *E. coli* 启动 DNA 双链断裂同源重组修复的一种酶。RecBCD 由 β 链、γ 链和 α 链三个亚单位组成，即 RecB（β 链）、RecC（γ 链）和 RecD（α 链）。RecB 具有 3′→5′ 解旋酶和核酸酶活性（ATP 依赖性单链 DNA 内切酶活性，以及单链和双链 DNA 外切酶活性，并具有 5′→3′ 和 3′→5′ 双向性）。RecD 具有 3′→5′ 解旋酶活性。RecA 又称重组酶（recombinase），具有链迁移作用，以及结合和水解 ATP 的功能。在 SOS 修复应答过程中，RecA 对 LexA 阻遏蛋白和 λ 阻遏蛋白自身裂解还具有辅蛋白酶（co-protease）作用。RecA 的真核生物同源物是 RAD51。

图 5-9　大肠埃希菌 DNA 损伤复制后的同源重组修复

（2）双链断裂同源重组修复：DNA 双链断裂（double-strand break，DSB）是最为严重的损伤形式，如果不能得到及时而准确的修复，它可能会导致基因的突变、基因组的不稳定，染色体丢失和重组，或导致细胞的凋亡甚至癌变。DSB 同源重组修复需有一个与损伤区域 DNA 序列高度同源的完整的双链 DNA 作为模板。DSB 同源重组修复方式有双 Holliday 连接（double Holliday junction，DHJ）途径（图 5-10A）、合成依赖性链退火（synthesis-dependent strand annealing，SDSA）途径（图 5-10B）和单链退火（single-strand annealing，SSA）途径（图 5-10C）。

大肠埃希菌 DSB 修复的 DHJ 途径需要 RecBCD 和 RecA 参与。① RecBCD 发挥 5′→3′ 的外切核酸酶作用，产生 3′ 端突出的单链 DNA（single stranded DNA，ssDNA）；②单链 DNA 结合蛋白（SSB）与 ssDNA 结合，稳定和保护 ssDNA；③多个 RecA 分子在 ssDNA 上形成右手螺旋的核蛋白纤丝，取代 SSB；④第一条 RecA-ssDNA 核蛋白纤丝搜寻同源序列并与之退火；⑤ DNA 聚合酶进行修复合成；⑥ Holliday 联结的形成与解析。真核生物的 DHJ 同源重组过程更加复杂，需要多种蛋白质参与，包括 RAD51、RAD52、RAD54、BRCA1、BRCA2、XRCC2、

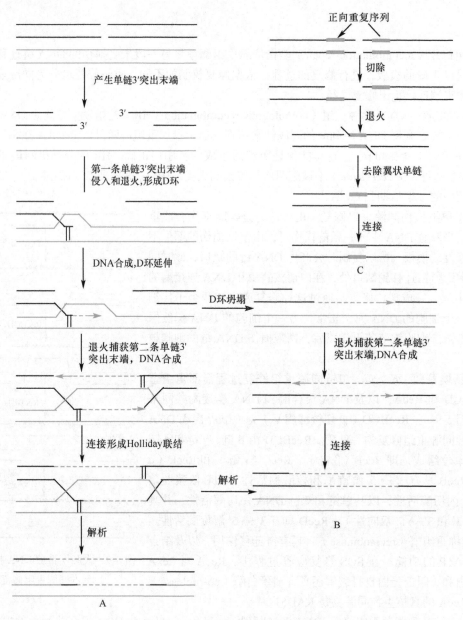

图 5-10　双链 DNA 断裂同源重组修复途径

A：DHJ 途径；B：SDSA 途径；C：SSA 途径

XRCC3、MRN 复合物等，以及 DNA 损伤感应分子，如共济失调 - 毛细血管扩张突变蛋白（ATM）、Rad-3 相关蛋白（ATR）等。其过程可简单描述为：①受损 DNA 的感受识别：ATM 感应 DNA 损伤，通过其自身磷酸化而活化。活化的 ATM 可磷酸化组蛋白 H2AX，后者可使染色体的部分结构改变，暴露出受损的 DSB 位点，ATM 与 DSB 位点结合，随之完成 MRE11-RAD50-NBS1（MRN）三元复合物装配到 DSB 位点。②启动修复：MRN 复合物中的 MRE11 对双链 DNA 断裂端（DSB）进行 $5' \rightarrow 3'$ 切割，暴露出 3'- 单链 DNA 末端，若干个复制蛋白 A（replication protein A，RPA）与之结合，稳定和保护 DNA 单链。③链的侵入和修复性合成：RAD52 募集和促进 RAD51 装载到涂被有 RPA 的 ssDNA 上。在 ATP 存在时，RAD51（E. coli 的真核生物同源物）取代 RPA 在 ssDNA 区域形成核蛋白纤丝，促进 ssDNA 的 3' 端侵入、同源序列（首选的是姐妹染色单体 DNA）搜寻、

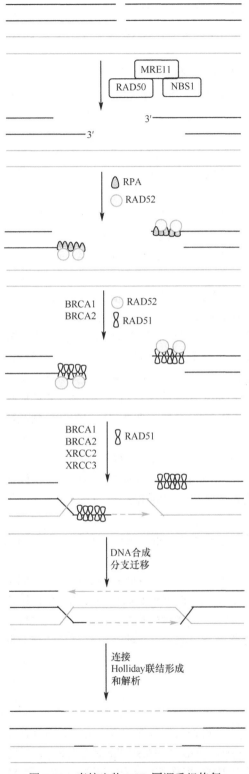

图 5-11　真核生物 DSB 同源重组修复

退火和链交换，并以被侵入的互补链为模板，通过分支迁移，进行 DNA 的修复合成。在这个过程中，BRCA1 与 BRCA2 形成的复合物直接与 RAD51 相互作用，加速 DSB 修复。XRCC2 和 XRCC3 与 BRCA2 共同促进 RAD51 介导的 ssDNA 的链交换反应。④ Holliday 联结的形成与解析：随着 ssDNA 的侵入和修复合成，产生 Holliday 联结，经解析 Holliday 联结完成修复（图 5-11）。

正在迁移的 D 环不稳定，当分支迁移速度超过了复制，就会导致 D 环坍塌，第一条延伸的 DNA 链就可能和与其互补的第二条单链 DNA 退火，接着就是两条链延伸、连接，完成修复，此途径即 DSB 同源重组修复的 SDSA 途径（图 5-10B）。酿酒酵母的 DSB 同源重组修复除需要 RPA、RAD52 和 RAD51 外，还需要 RAD54、RAD55、RAD57、RAD59、SGS1 和 SGS2。RAD54、RAD55-RAD57 复合物稳定突触前纤丝（presynaptic filament），RAD54 去除异源双链上由 RAD51 形成的突触后纤丝（postsynaptic filament），使得与复制有关的蛋白质接近侵入链的 3′ 端，启动 DNA 合成。RAD52 和 RAD59 促进和捕获第二条单链 DNA 及其与模板退火，继而复制、延伸和连接完成修复。

SSA 修复途径发生在两个正向序列重复（direct sequence repeat，DSR）之间的 DSB。首先切除每个 DSR 中的一个互补区（被切除的两个互补区是互补的），暴露出两条 DNA 上剩下的两个互补区，每条链上产生的 3′ 端翼状单链被水解，每条链余下的 DSR 单链退火及连接，产生丢失一个 DSR 和间隔序列的缺失产物（图 5-10C）。

2. 非同源末端连接重组修复　非同源末端连接（non-homologous end joining，NHEJ）重组修复是细胞对 DNA 同源性要求不高的情况下，将两个 DNA 断端彼此连接在一起的一种特殊的 DNA 双链断裂修复机制。因为这种修复不需要模板，只基于断裂末端的结构而易于产生错误，但对于具有庞大基因组的哺乳动物细胞来说，发生错误的位置可能并不在重要基因上，因此可以维持细胞的存活。NHEJ 可发生于整个细胞周期。

NHEJ 的基本过程：首先由 Ku 蛋白识别与结合断端 DNA，随后募集 DNA 依赖性蛋白激酶催化亚单位（DNA-dependent protein kinase catalytic subunit，DNA-PKcs）在空间上排列，稳定两个断端。DNA-PKcs 通过自身磷酸化和磷酸化下游蛋白传递修复信号。核酸酶 Artemis、DNA-pol μ 等将 DSB 端加工成适合于连接的结构，最后 DNA

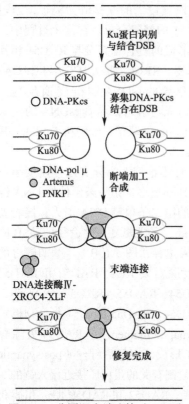

图 5-12　非同源末端连接（NHEJ）
重组修复

连接酶Ⅳ -XRCC4-XLF 复合物完成连接功能（图 5-12）。Ku 蛋白、DNA-PKcs、DNA 连接酶Ⅳ、XRCC4 和 XLF 是 NHEJ 的核心组分。

Ku 蛋白是由 Ku70 和 Ku80 自组装形成的环状异二聚体，以套环结构与 DSB 断端结合，并能向内滑动。与 DNA 结合后，Ku 蛋白能在空间上拉近和排列两个断裂的 DNA 末端，并保护末端免受不必要的加工，如阻止外切核酸酶 -1 与 DNA 末端结合。Ku 蛋白识别与结合断端 DNA 后，迅速募集 DNA-PKcs，一同组成 DNA-PK。DNA-PKcs 是一种核内的 Ser/Thr 蛋白激酶，属于磷脂酰肌醇 -3- 激酶样激酶(phosphatidylinositol 3-kinase-like kinase，PIKK ）家族，DNA-PKcs 既可以磷酸化下游蛋白，也可以自身磷酸化或被 ATM、ATR 磷酸化，由此可调控 NHEJ，如 DNA-PKcs 能结合并磷酸化 Artemis，促进 Artemis 的核酸酶活性，DNA-PKcs 的第 2609 位 Thr 及其附近位点 Ser/Thr 的磷酸化能促进其与 Ku 蛋白的分离，以及自 DSB 端释放。在 XRCC4 参与下，DNA 连接酶Ⅳ能连接含有 2bp 微同源序列或 1 个核苷酸缺失的末端，XRCC4- DNA 连接酶Ⅳ可在 DSB 的一条链不适合连接时，只连接另一条链。XLF 本身不具有酶的活性，它在 DSB 末端起到类似于支架的作用，稳定 XRCC4- DNA 连接酶Ⅳ。XLF 与 XRCC4 形成螺旋状的纤维结构，与 DNA 结合并排列断端。多聚核苷酸激酶/ 磷酸酶（polynucleotide kinase / phosphatase，PNKP）的激酶

结构域 DSB 的 5′ 端磷酸化，它的磷酸酶结构域切除 DSB 的 3′ 端磷酸基。核酸酶 Artemis 本身具有 5′ → 3′ 外切酶活性，与 DNA-PKcs 结合并被磷酸化后，Artemis 可获得内切核酸酶活性，倾向于将 5′ 突出末端切割成平末端，将 3′ 突出末端切割成 4 个核苷酸的突出末端。DNA-pol μ 以依赖或不依赖模板链的形式进行 DNA 合成。

非同源末端连接不仅是修复 DNA 损伤的方式，还是一种生理性重组策略，参与 B 淋巴细胞和 T 淋巴细胞受体基因、免疫球蛋白基因的构建与重排等。

真核生物中的重组修复具有非常重要的意义。同源重组和非同源末端连接互相协调，共同维持基因组的完整性。同源重组在减数分裂、有丝分裂 S/G$_2$ 期以及胚胎细胞修复中发挥重要作用，而非同源末端连接在有丝分裂细胞 G$_1$/G$_0$ 期起主要作用。另外，同源重组还参与端粒长度的维持。重组修复缺陷的细胞对电离辐射的敏感性明显增加，细胞癌变概率大，表明重组修复与肿瘤的发生密切相关。

四、跨损伤 DNA 合成

某种 DNA 损伤并非总是被除去，细胞 DNA 复制时可跨越损伤部位继续进行复制，这种修复过程通过跨损伤 DNA 合成来完成。跨损伤 DNA 合成（translesion DNA synthesis，TLS），又称损伤旁路（lesion bypass），是一种使得 DNA 复制能通过 DNA 损伤部位（如嘧啶二聚体、无 AP 位点）的 DNA 损伤耐受过程。DNA 在受到损伤后，复制性 DNA 聚合酶复合体会在损伤处停顿下来，由跨损伤聚合酶（translesion polymerase）置换受阻的复制性聚合酶，以发生损伤的 DNA 为模板掺入特定的碱基而使 DNA 复制跨过损伤继续合成。E. coli 的 DNA-pol Ⅳ和 DNA-pol Ⅴ参与跨损伤 DNA 合成，真核生物是 DNA-pol ζ、DNA-pol η、DNA-pol τ 和 DNA-pol κ。TLS 分

为无错旁路（error-free bypass）和易错旁路（error-prone bypass）两种方式。无错旁路途径主要是在损伤的模板对侧掺入正确的核苷酸，体外研究发现，部分跨损伤聚合酶对特定的损伤类型具有识别能力，并精确地掺入核苷酸而不引入突变，如 DNA-pol η 能正确跨越环丁烷嘧啶二聚体损伤。但多数情况下，跨损伤聚合酶介导易错旁路途径，即识别多种损伤类型，并在损伤的模板对侧掺入错误的核苷酸，这种方式可使细胞暂时耐受损伤而存活下来，但可能会引发基因突变。因此，易错损伤旁路途径是 DNA 损伤诱导细胞基因组突变的主要机制。

跨损伤 DNA 合成的生物学意义主要是增强细胞对内外源各种 DNA 损伤剂杀伤作用的抵抗力和促进突变的产生。前者对生命个体而言是有益的，而后者的发生需要区别对待。若突变发生在体细胞则可能出现各种疾病表型，而若突变发生在生殖细胞，则能够促进其进化和适应，尤其在遗传毒性应激条件下，这在医学上具有重要的意义。

由于基因组的不稳定性与肿瘤发生密切相关，而且跨损伤 DNA 合成能使细胞耐受 DNA 损伤，降低肿瘤细胞对化疗的敏感性，其后果往往导致产生肿瘤耐药性。研究跨损伤 DNA 合成的作用机制将对了解肿瘤发生、发展机制，开发抑癌新手段提供重要的理论基础。

五、SOS 修复

当 DNA 受到严重损伤时，细胞处于危险状态，正常修复机制均已被抑制，此时只能进行 SOS 修复。在原核细胞中 SOS 修复反应是由 RecA 蛋白和 LexA 阻遏物相互作用引起的，有近 30 个 "SOS" 基因参与反应。正常情况下 *RecA* 基因及其他 "SOS" 可诱导基因的上游有一段共同的操纵序列被 LexA 阻遏蛋白所阻遏抑制，只低水平转录和翻译，产生少量基因产物。当 DNA 严重损伤时，RecA 蛋白被激活而具有了促 LexA 水解的酶活性，当 LexA 阻遏蛋白因水解而从 "SOS" 基因的操纵序列上解离下来后，一系列原本受抑制的 "SOS" 基因得以表达，从而参与 SOS 修复活动。完成修复后，LexA 阻遏蛋白被重新合成，相关 "SOS" 可诱导基因又被关闭（图 5-13）。SOS 应答十分迅速，在 DNA 损伤发生后几分钟之内就可出现。SOS 反应诱导的产物可参与重组修复、切除修复、错配修复等各种途径的修复过程。这种修复机制的命名灵感来源于国际上曾经通用的海难紧急呼救信号 "SOS"（save our souls）。

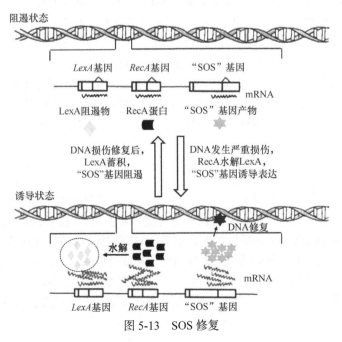

图 5-13　SOS 修复

第三节　线粒体 DNA 的损伤修复

除了细胞核 DNA 外，线粒体有其自身的闭环双链 DNA，即线粒体 DNA（mtDNA）。线粒体是细胞进行氧化还原反应的主要场所，细胞呼吸产生的内源性活性氧物质容易造成线粒体 DNA 的损伤。线粒体 DNA 的损伤与机体衰老及肿瘤等生理及病理过程有关，其修复机制尤其是碱基切除修复是保证线粒体 DNA 完整性的重要途径。

关于线粒体 DNA 的修复问题，以前人们的研究主要集中在紫外线诱导产生的修复机制方面，普遍认为线粒体缺乏有效的 DNA 修复机制，而且缺少组蛋白的保护，是导致线粒体 DNA 氧化损伤程度高的主要原因。然而，近些年的研究表明，线粒体 DNA 可以包装成蛋白质 -DNA 复合物成为类核，并与很多不同的蛋白质连在一起固定在线粒体内膜上，这些附属在膜上的结构可以起到抗氧化作用，进而保护线粒体 DNA 免受氧化应激损伤。

线粒体 DNA 具有一定的保护机制，在线粒体内还存在着多种 DNA 损伤修复机制，其中碱基切除修复是线粒体 DNA 损伤修复的首选方式，尤其是对烷基化作用、脱氨基作用或氧化作用所形成的轻度 DNA 损伤的修复。线粒体 DNA 的碱基切除修复与核 DNA 类似，在线粒体中可独立进行，主要包括 3 个步骤：①损伤碱基的识别和去除；②正确核苷酸的插入；③修复后链的连接。所有参与线粒体 DNA 碱基切除修复的蛋白均由细胞核内调控编码，在线粒体内表达。

与核 DNA 碱基切除修复类似，线粒体 DNA 的错误碱基由糖基化酶识别并断开 β-N- 糖苷键，形成 AP 位点，这类只具有切割活性的糖苷酶为单功能糖苷酶。还有一些糖苷酶除了可以促进 β-N-糖苷键的断裂，还具有裂解酶的活性，使 DNA 链骨架发生断裂，这类糖苷酶即为双功能糖苷酶。被氧化的碱基通常由双功能的 DNA 糖基化酶去除。细胞核中包含所有种类的糖苷酶，而线粒体中只含有其中的一部分。对于线粒体中不存在的糖苷酶，都由细胞核基因编码调控。

损伤 DNA 的碱基经糖基化酶切割后产生的 AP 位点，由 APE1 识别，并在此位点的 5′ 端水解 DNA 骨架的磷酸二酯键，形成 3′-OH 端和 5′- 脱氧核糖磷酸端。接着，DNA 聚合酶在形成的缺口处插入正确的核苷酸。目前，在哺乳动物的线粒体内只发现了一种 DNA 聚合酶，即聚合酶 γ，它参与线粒体 DNA 的复制和修复。

碱基缺口修补后就需要 DNA 连接酶将端口连接密封。细胞核内有两种 DNA 连接酶（Ⅰ 和 Ⅲ），而哺乳动物的线粒体内目前只发现有一种 DNA 连接酶，执行线粒体 DNA 复制和修复的功能。此酶由核基因编码，与核内 DNA 连接酶Ⅲ在酶学与免疫学方面均很相似。

对于受损的 DNA 分子，细胞除了启动上述各种修复系统修复损伤外，还可以通过其他途径将损伤的后果降至最低，如通过细胞周期检验点机制，延迟或阻断细胞周期进程，为损伤修复提供时间，使细胞能安全进入新一轮细胞周期。另外，还可以通过诱导修复基因的转录，加强损伤的修复，或激活细胞凋亡机制，诱导严重损伤的细胞发生凋亡，以维持生物体基因组的稳定。

第四节　DNA 损伤应答及修复缺陷与疾病

细胞中 DNA 损伤的生物学后果，取决于 DNA 损伤的程度和细胞的修复能力。DNA 碱基的损伤可导致遗传密码的变化，经转录和翻译产生功能异常的蛋白质，引起细胞功能的衰退、凋亡或发生恶性转化；双链 DNA 断裂虽然可通过重组修复方式加以修复，但非同源重组忠实性差，修复过程中可能插入或丢失核苷酸造成染色体畸形，导致严重的后果；DNA 交联影响染色体的高级结构，妨碍基因的正常表达和调控，对细胞功能产生多种影响。如果损伤 DNA 得不到正常修复，就可能导致细胞功能的异常。DNA 损伤修复缺陷与肿瘤、衰老、免疫缺陷等多种疾病的发生有着密切关联（表 5-1）。

表 5-1　DNA 损伤修复缺陷有关的人类疾病

疾病名称	临床表现或易患疾病	有缺陷的修复系统
共济失调 - 毛细血管扩张症	小脑退化、免疫缺陷、肿瘤易感	DNA 损伤应答
着色性干皮病	皮肤癌、黑色素瘤	核苷酸切除修复
遗传性非息肉病性结肠癌	结肠癌、卵巢癌、胃癌	错配修复、转录偶联修复
遗传性乳腺癌	乳腺癌、卵巢癌	同源重组修复
毛发低硫营养不良	毛发易断、生长迟缓	核苷酸切除修复
科凯恩综合征	侏儒、耳聋、早衰、视神经萎缩、精神发育迟缓	核苷酸切除修复、转录偶联修复
范科尼贫血	再生障碍性贫血、多发性先天畸形、白血病	跨损伤 DNA 合成
布卢姆综合征	白血病、淋巴瘤易感、面部运动失调、发育不良	跨损伤 DNA 合成

一、DNA 损伤应答缺陷与人类遗传病

为确保遗传信息的准确传递，细胞在长期的进化过程中逐渐形成了一整套细胞周期监督机制，称为细胞周期检验点（cell cycle checkpoint）。细胞周期检验点主要有 DNA 损伤检验点、DNA 复制检验点、纺锤体聚集检验点和胞质分裂检验点 4 类，其中 DNA 损伤检验点由许多检验点相关蛋白组成，可以及时识别损伤或结构异常的 DNA，经一系列复杂的信号转导途径引发蛋白激酶的级联反应，减慢或阻滞细胞周期进程，从而使细胞有足够的时间修复损伤的 DNA，进而保证细胞周期的有序运行。ATM 是 DNA 损伤检验点系统中的 DNA 损伤感应分子，ATM 基因缺陷在人类可引起共济失调 - 毛细血管扩张症（ataxia telangiectasia，AT），这是一种常染色体隐性遗传病，临床上表现为小脑退化、免疫缺陷、基因组不稳定、临床放射敏感和肿瘤易感性等特点。AT 的发生与在 DNA 损伤的信号转导网络中起关键作用的 ATM 分子的突变有关。

二、DNA 损伤修复缺陷与人类遗传病

着色性干皮病（xeroderma pigmentosum，XP）是一种常染色体隐性遗传病，是第一个被发现与 DNA 损伤修复缺陷相关的遗传病，可累及各种族人群，以日本人和中东人发病率最高。该病患者的皮肤对日光敏感，照射后出现红斑、水肿，继而出现色素沉着、干燥、角化过度，结果可导致黑色素瘤、基底细胞癌、鳞状上皮癌及棘状上皮瘤等肿瘤的发生。具有不同临床表现的该病患者存在明显的遗传异质性，表现为不同程度的内切核酸酶缺乏引起的切除修复功能障碍，所以患者的肺、胃肠道等器官在受到环境等因素刺激下，也有较高的肿瘤发生率。

此外，DNA 损伤修复功能的缺陷还可以导致毛发低硫营养不良（trichothiodystrophy，TTD）、科凯恩综合征（Cockayne syndrome，CS）、范科尼贫血（Fanconi anemia）等遗传病。

三、DNA 损伤修复缺陷与肿瘤

先天性 DNA 损伤修复缺陷患者容易发生各种恶性肿瘤，肿瘤发生是 DNA 损伤对机体的远后效应之一。DNA 损伤后，如果得不到正常修复，会导致基因突变，进而导致肿瘤的发生。DNA 损伤可导致原癌基因激活，也可使抑癌基因失活。癌基因与抑癌基因的失衡是细胞恶变的重要机制。参与 DNA 修复的多种基因具有抑癌基因的功能，目前已发现这些基因在多种肿瘤中发生突变而失活。例如，人类遗传性非息肉病性结直肠癌（hereditary non-polyposis colorectal cancer，HNPCC）细胞存在错配修复、转录偶联修复缺陷，造成细胞基因组的不稳定性，进而引起调控细胞生长的基因突变，发生细胞癌变。

　　BRCA 基因（breast cancer gene）参与 DNA 损伤修复的启动、细胞周期的调控。*BRCA* 的失活可增加细胞对辐射的敏感性，并导致双链断裂修复能力的下降。现已发现 *BRCA1* 基因在 70% 的家族遗传性乳腺癌和卵巢癌病例中发生突变而失活。

　　值得注意的是，DNA 修复功能缺陷虽可引起肿瘤的发生，但已癌变的细胞本身 DNA 修复功能往往并不低下，相反却显著升高，使得癌细胞能够充分修复化疗药物引起的 DNA 损伤，这也是肿瘤发生耐药的主要机制之一。所以，对 DNA 损伤修复机制的深入研究可为肿瘤化疗药物的开发提供有意义的线索。

四、DNA 损伤修复与衰老

　　从 DNA 损伤修复功能的比较研究中发现，寿命长的动物如象、牛等的 DNA 修复能力较强，而寿命短的动物如小鼠、仓鼠等的修复能力则较弱。人类的 DNA 修复能力也很强，但到一定年龄后逐渐减弱，发生 DNA 突变的细胞数和染色体畸变率同时也相应增加，如人类常染色体隐性遗传的早老症和韦尔纳氏综合征患者一般早年死于心血管疾病或恶性肿瘤，患者的体细胞极易衰老。

五、DNA 损伤修复缺陷与免疫

　　DNA 修复功能先天缺陷患者的免疫系统也常有缺陷，主要是 T 淋巴细胞功能的缺陷。随着年龄的增长，细胞中的 DNA 修复功能逐渐衰退，如果同时发生免疫监视机能的障碍，便不能及时清除癌化的突变细胞，从而导致发生肿瘤。因此，衰老、DNA 修复、免疫和肿瘤是紧密关联的。

思 考 题

1. DNA 损伤有哪些主要类型？造成 DNA 损伤的因素主要有哪些？其损伤机制各是什么？
2. 常见的 DNA 损伤修复方式有哪些？各种修复方式的具体机制是什么？
3. 细胞在何种情况下进行碱基切除修复？请叙述碱基切除修复的具体过程。
4. 什么是跨损伤 DNA 合成？其生物学意义是什么？
5. 请举例说明 DNA 损伤修复缺陷与人类疾病的关系。

（刘雪梅）

第六章 基因表达（Ⅰ）——转录

基因表达（gene expression）是指储存在基因中的遗传信息通过转录和（或）翻译产生具有生物学功能产物的过程。生物体以 DNA 为模板合成 RNA 的过程称为转录（transcription），即把 DNA 中的脱氧核糖核苷酸序列转抄成 RNA 分子中的核糖核苷酸序列，其中 mRNA 分子上的遗传密码被翻译成蛋白质分子中的氨基酸序列，这样 mRNA 分子就将 DNA 和蛋白质这两种生物大分子从功能上衔接了起来。经转录生成的各类 RNA 还需经过一系列加工和修饰才能成为具有生物学功能的成熟的 RNA 分子。

生物体内 RNA 合成的方式有两种：一种是以 DNA 为模板，由 RNA 聚合酶（RNA polymerase，RNA-pol）催化合成 RNA 的过程，即转录，是生物体内合成 RNA 的主要方式；另一种是以 RNA 为模板，由 RNA 依赖的 RNA 聚合酶（RNA-dependent RNA polymerase）催化合成 RNA，称为 RNA 复制（RNA replication），常见于逆转录病毒以外的 RNA 病毒（见第四章）。

第一节　RNA 聚合酶和转录模板

转录的本质是由 RNA 聚合酶催化核苷酸之间聚合的酶促反应，反应体系中需要 DNA 模板、RNA-pol、4 种 NTP、一些蛋白质因子及 Mg^{2+} 和 Mn^{2+} 的参与，遵从碱基配对规律，从 $5' \rightarrow 3'$ 方向合成，核苷酸的连接方式为 3′,5′- 磷酸二酯键。

一、RNA 聚 合 酶

RNA 聚合酶也称 DNA 依赖的 RNA 聚合酶（DNA-dependent RNA polymerase，DDRP）或 DNA 指导的 RNA 聚合酶（DNA-directed RNA polymerase，DDRP）。RNA-pol 能催化从头合成的反应，即能将两个游离的核苷三磷酸（NTP）聚合在一起，所以转录过程中新链的合成不需要引物，生成的产物是与 DNA 模板链互补的 RNA。催化的总反应式表示为

$$NTP + (NMP)_n \xrightarrow[\text{RNA聚合酶，Mg}^{2+}]{\text{DNA模板}} (NMP)_{n+1} + PP_i$$

其中，N 代表 A、G、C、U。

其中，RNA-pol 是转录过程中最关键的酶，与双链 DNA 结合时活性最高，但只以双链 DNA 中的一股链作为模板，其催化的聚合反应中 RNA 链的前一个核苷酸分子的 3′-OH 与下一个核苷三磷酸分子的 α- 磷酸基发生亲核反应，反应的结果是释放出 1 分子焦磷酸，形成 3′,5′- 磷酸二酯键，焦磷酸进一步水解产生 2 分子无机磷酸，水解产生的能量推动反应的进行。每个细胞中约有 7000 个 RNA-pol 分子，根据细胞的生长情况，任何时候都可能有 2000 ~ 5000 个 RNA 聚合酶在执行转录功能。

RNA-pol 广泛存在于原核生物与真核生物中，原核生物只有一种 RNA-pol，真核生物有三种 RNA-pol，分别催化转录不同种类的 RNA。

> **知识链接**　　　　　　　　　　**RNA 聚合酶的发现**
>
> 　　1955 年，西班牙裔美国生物化学家 Severo Ochoa de Albornoz（1905 ~ 1993）和法国生物化学家 Marianne G. Manago（1921 ~ 2013）在棕色固氮菌（*Azotobacter vinelandii*）中发现了能合成 RNA 的酶，

尽管随后的研究证实他们分离得到的酶是多聚核苷酸磷酸化酶（polynucleotide phosphorylase）（一种双功能酶，具有外切核糖核酸酶和 3′ 端寡核苷酸多聚酶两种活性）。但在此工作的基础上，1959 年，美国生物化学家 Jerard Hurwitz（1928～2019）等在大肠埃希菌的提取液中找到了真正的 RNA-pol。Hurwitz 等还发现，提纯的 RNA-pol 在体外能以 DNA 为模板，在加入 4 种 NTP 及 Mg^{2+} 以后，能合成与 DNA 模板完全互补的 RNA。与此同时，Samuel B. Weiss 等在大鼠的肝细胞核提取物中也发现了催化 RNA 合成的物质。Severo Ochoa de Albornoz 和 Arthur Kornherg 分别凭借对 RNA 和 DNA 合成机制的研究成果，共同获得了 1959 年的诺贝尔生理学或医学奖。

（一）原核生物 RNA 聚合酶

细菌细胞中只有一种 RNA-pol，几乎负责所有 mRNA、tRNA 和 rRNA 的合成。大多数原核生物 RNA-pol 具有很高的保守性，在组成、相对分子质量及功能上都很相似。目前研究得比较清楚的是大肠埃希菌（$E.coli$）的 RNA-pol。该酶的相对分子质量约为 480 000，主要由 α、β、β′、σ、ω 5 种亚基和 2 个 Zn 原子组成。$α_2ββ′ω$ 4 种亚基组成的结构称为核心酶（core enzyme），核心酶加上 σ（sigma）因子组成 $α_2ββ′ω$ σ 称为全酶（holoenzyme）。在不同种的细菌中，α、β 和 β′ 亚基的大小比较恒定；σ 亚基有较大变动。各亚基的性质和功能见表 6-1。

表 6-1　大肠埃希菌 RNA-pol 各亚基的性质和功能

亚基	基因	相对分子质量	亚基数目	功能
α	rpo A	36 512	2	决定哪些基因被转录，与核心酶亚基的正确聚合有关，控制转录的速率；能与启动子结合
β	rpo B	150 618	1	与转录全过程有关，催化聚合反应
β′	rpo C	155 613	1	结合 DNA 模板，双螺旋解链
$σ^{70}$	rpo D	70 263	1	辨认起始点，促进全酶与启动子结合
ω	rpo Z	11 000	1	募集 σ 因子，β′ 折叠和稳定性

核心酶参与整个转录过程，它的 α 亚基能结合相应的启动子，决定转录基因的种类，能与调控蛋白及 DNA 相互作用控制转录的速率。β 亚基是催化亚基，催化 NTP 的聚合。β′ 亚基是酶与 DNA 模板结合的主要成分，兼有解链功能。σ 亚基与核心酶的结合不紧密，容易脱落。体外转录实验证明，在含有模板、酶和底物 NTP 等的体系中，核心酶能够催化 NTP 按模板的指引合成 RNA，但合成的 RNA 没有固定的起始位点；若加入含有 σ 亚基的全酶，则合成能在特定的起始点开始转录。以上说明 σ 亚基是细菌基因的转录起始因子，其功能是辅助核心酶识别并结合启动子区域的特定寡聚核苷酸序列，形成转录起始复合物。此外，σ 亚基的辅助作用还能降低 RNA-pol 核心酶与一些非启动子区域 DNA 的亲和力，同时增强核心酶与启动子区域 DNA 的亲和力。已发现大肠埃希菌存在 $σ^{70}$、$σ^{54}$、$σ^{38}$、$σ^{32}$、$σ^{28}$、$σ^{24}$ 和 $σ^{18}$ 等多种 σ 亚基，转录不同的基因时，RNA-pol 可选择不同的 σ 亚基（见第八章）。最常见的 $σ^{70}$（相对分子质量 70 000）是辨认典型转录起始点的蛋白因子。基因转录的起始需要由全酶来启动，使得转录在特异的起始区开始。转录启动后，σ 因子便与核心酶相脱离，转录延长阶段仅需核心酶来催化。

其他原核生物的 RNA-pol 在结构、组成和功能上和大肠埃希菌的 RNA-pol 相似。抗结核菌药物利福霉素（rifamycin）及利福平（rifampicin）能抑制细菌 RNA-pol，其作用机制是该药物与

β 亚基结合，阻止 RNA 链的延伸（不影响起始，它使 RNA-pol 停留在启动子处），从而抑制转录的进行。β 亚基的基因 *rpoB* 的突变可使细菌对利福平产生抗性。

一个大肠埃希菌细胞约含有 7 000 个 RNA-pol 分子。RNA-pol 的转录速率在 37℃时约为 50 个核苷酸/秒，与多肽链的合成速率（15 个氨基酸/秒）大致相当，但远比 DNA 的复制速率（800bp/s）为慢。RNA-pol 缺乏 $3' \rightarrow 5'$ 外切酶活性，所以它没有校读功能。RNA 合成的错误率约为 10^{-6}，较 DNA 合成的错误率（$10^{-10} \sim 10^{-9}$）要高很多，但 RNA 可通过转录后加工校正错误。

（二）真核生物 RNA 聚合酶

真核生物的基因组远比原核生物庞大得多，其 RNA-pol 也更为复杂。迄今所研究的真核生物的 RNA-pol 有 RNA-pol I、RNA-pol II、RNA-pol III、RNA-pol IV 和 RNA-pol Mt。RNA-pol I 位于细胞核的核仁中，催化合成 45S rRNA 前体，经加工修饰形成 5.8S、18S 及 28S rRNA；RNA-pol II 是真核生物中最重要、最活跃的 RNA-pol，它存在于核质区，主要催化合成所有 mRNA 前体（hnRNA）和大多数核内小 RNA（snRNA）；RNA-pol III 位于核质区，催化合成 tRNA、5S rRNA、U6 snRNA 和不同的胞质小 RNA（scRNA）等小分子转录产物。在真核生物细胞线粒体中存在另一种 RNA-pol（Mt 型），它负责合成线粒体的 RNA。

真核生物 RNA-pol I、RNA-pol II、RNA-pol III 都由多亚基组成，其核心亚基与大肠埃希菌 RNA-pol 的核心酶的各亚基间有部分序列同源性，但真核生物 RNA-pol 中没有细菌 RNA-pol 中 σ 因子的对应物，因此真核生物的 RNA-pol 必须借助各种转录因子才能识别或选择启动部位，并结合到启动子上。真核生物 RNA-pol II 含有 12 个亚基，最大的两个亚基其相对分子质量分别约为 150 000 和 190 000，并且与原核生物 RNA-pol 的 β 和 β' 亚基具有同源性。与原核生物不同的是，真核生物最大亚基的羧基末端有一段共有序列为 Tyr-Ser-Pro-Thr-Ser-Pro-Ser 的片段，这是一段以含羟基氨基酸为主体组成的重复序列，称为羧基末端结构域（carboxyl-terminal domain，CTD）。所有真核生物的 RNA-pol II 都具有 CTD，只是不同生物种属的 7 个氨基酸共有序列的重复程度不同，如哺乳动物 RNA-pol II 的 CTD 有 52 个重复序列，其中 21 个与上述 7 个氨基酸共有序列完全一致。CTD 对于维持细胞的活性是必需的。CTD 上的 Tyr、Ser 和 Thr 可被蛋白激酶作用发生磷酸化。体内外实验显示，CTD 的磷酸化与去磷酸化在转录从起始过渡到延长阶段有重要作用。

α-鹅膏蕈碱（α-amanitine）是一种毒蕈（鬼笔鹅膏 *Amanita phalloides*）产生的八肽化合物，对细菌的 RNA-pol 只有微弱的抑制作用，但是对真核生物有较大毒性。真核生物的 RNA-pol I、RNA-pol II 和 RNA-pol III 不仅在理化性质和功能上不同，而且对 α-鹅膏蕈碱的敏感性也不同，因此可利用 α-鹅膏蕈碱的抑制作用将其区分开来。RNA-pol I 对 α-鹅膏蕈碱不敏感，RNA-pol II 可被低浓度 α-鹅膏蕈碱（$10^{-9} \sim 10^{-8}$mol/L）所抑制，RNA-pol III 只被高浓度 α-鹅膏蕈碱（$10^{-5} \sim 10^{-4}$mol/L）所抑制。真核生物 RNA-pol 的种类和性质见表 6-2。

表 6-2　真核生物 RNA-pol 的种类和性质

酶的种类	功能	对 α-鹅膏蕈碱敏感性
RNA-pol I	合成 45S rRNA 前体，经加工产生 5.8S、18S 和 28S rRNA	不敏感
RNA-pol II	合成所有 mRNA 前体（hnRNA） 大多数核内小 RNA（snRNA）	非常敏感
RNA-pol III	合成小 RNA，tRNA、5S rRNA、U6 snRNA、scRNA	中度敏感
RNA-pol IV	siRNA	不详
RNA-pol Mt	合成线粒体内的 RNA	对 α-鹅膏蕈碱不敏感对利福平敏感

二、转录的模板

（一）模板链和编码链

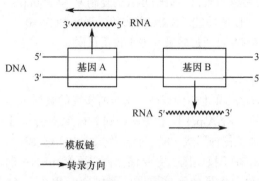

图 6-1　转录的模板链和编码链

RNA 的生物合成需要 DNA 作为模板，所合成的 RNA 分子中的核苷酸（或碱基）排列顺序与模板 DNA 的碱基排列顺序是互补关系（即 A-U、G—C、T-A、C-G）。基因转录时，作为 RNA 合成模板的那条 DNA 链称为模板链（template strand）或反义链（antisense strand），与模板链相对应的那条互补 DNA 链称为编码链（coding strand）或有义链（sense strand）（图 6-1）。不同基因的模板链并非总是同一 DNA 链。

过去认为编码链是不能被转录的，但一些研究表明，某些转录产生 mRNA 的特定基因的编码链可转录产生反义 RNA（antisense RNA），借此调控基因表达。例如，大肠埃希菌的分解代谢物基因激活蛋白（CAP）基因的编码链可转录产生转录抑制互补 RNA（transcription inhibitory complementary RNA，ticRNA），ticRNA 的 5′ 端一段正好和 CAP mRNA 的 5′ 端一段有不完全的互补，形成双链的 RNA 杂交体。而在 CAP mRNA 上紧随杂交区之后的是一段长约 11bp 的 A、U 丰富区。这样的结构十分类似于 ρ 不依赖性的转录终止子的结构，从而使 CAP mRNA 的转录在刚刚开始不久后即迅速终止。

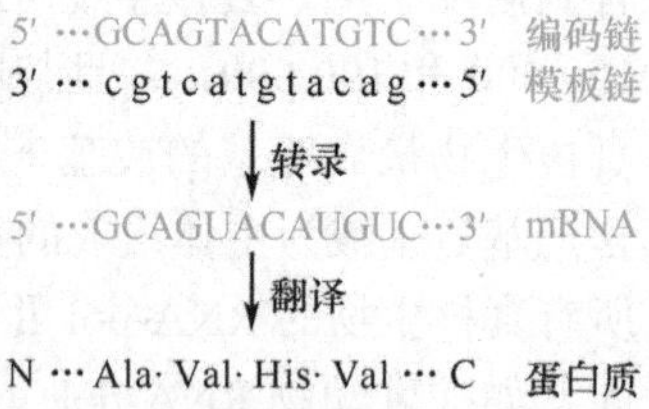

转录产生的 RNA 分子的碱基序列与编码链 DNA 的碱基序列只在于 U 替代了 T，真正的编码信息存在于编码链中。因此，为了方便起见及便于查对遗传密码，文献中刊出的各基因的碱基序列一般只写出编码链。若转录产物是 mRNA，则可用作蛋白质翻译的模板（图 6-2）。转录总是从 5′→3′ 方向进行，所以阅读模板链的方向总是从 3′→5′。

5′ ···GCAGTACATGTC···3′　编码链
3′ ···cgtcatgtacag···5′　模板链
↓ 转录
5′ ···GCAGUACAUGUC···3′　mRNA
↓ 翻译
N ···Ala· Val· His· Val ··· C　蛋白质

图 6-2　转录产生的 mRNA 作为蛋白质合成（翻译）的模板

（二）启动子

基因组的转录分区段进行，每一个区段形成一个转录单位，其结构包括基因的编码区和调控序列。在每个转录单位的调控序列中存在一段供 RNA-pol 识别、结合并启动转录的 DNA 序列，称为启动子（promoter）。转录时，RNA-pol 首先识别、结合 DNA 模板上的启动子，最终才能启动整个转录的过程。启动子是转录调控的关键部位。原核生物和真核生物 RNA-pol 的结构不同，各自的启动子也有所不同，因此转录过程及转录调控机制原核生物与真核生物有所差异。

1. 原核生物启动子　RNA-pol 保护法实验表明，由于 RNA-pol 结合于 DNA 结构基因上游一段跨度约为 40～60bp 的区域，而不受 DNA 外切酶的水解，这段 RNA-pol 辨认和结合的 DNA 区域即是转录起始部位，即启动子。原核生物启动子序列包含三个不同的功能部位。

（1）起始部位（start site）：是 DNA 分子上开始转录的作用位点，标以 +1。以此位点沿转录方向顺流而下（称为下游，downstream）的碱基数常以正数表示；逆流向上（称为上游，upstream）的碱基数以负数表示。从起始点转录出的第一个核苷酸通常为嘌呤核苷酸，即 A 或 G，G 更为多见。转录是从起始点开始向模板链的 3′→5′ 方向进行。

（2）识别部位（recognition site）：其中心位于上游 -35 bp 处，称 -35 区，该区具有高度的保守性和一致性，其共有序列（consensus sequence）为 5′-TTGACA-3′，是 RNA-pol 的 σ 亚基识

别 DNA 启动子的部位。

（3）结合部位（binding site）：即 RNA-pol 的核心酶与 DNA 启动子结合的部位，其长度约为 7bp，其中心位于上游 -10bp 处，称 -10 区。该区碱基序列也具有高度的保守性和一致性，其共有序列为 5'-TATAAT-3'，亦称 TATA 盒（TATA box），因该序列是 1975 年由 David Pribnow 等首次发现，所以又称为 Pribnow box。在 -10 区段 DNA 富含 A—T 碱基，缺少 G—C 碱基（图 6-3），故 T_m 值较低，双链比较容易解开，有利于 RNA-pol 的作用，促使转录的起始。

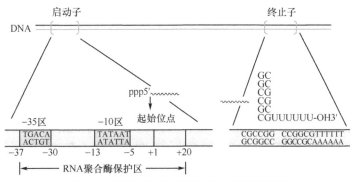

图 6-3　原核生物启动子与终止子序列特征

2. 真核生物启动子　真核生物基因启动子分为Ⅰ、Ⅱ和Ⅲ类启动子（见第二章），在此主要较为详细地介绍 RNA-pol Ⅱ 的启动子。与原核生物的启动子相似，真核生物 RNA-pol Ⅱ 的启动子也具有两个高度保守的共有序列。

（1）TATA 盒：在转录起始位点（+1）上游 -25bp 附近的一段 A—T 富集序列，其共有序列是 TATAA，也称 TATA 盒，是 1978 年由 David S. Hogness（1925 ～ ）发现，故又称 Hogness box。真核生物 TATA 盒是转录因子和 RNA-pol Ⅱ 的结合部位，通常被认为是启动子的核心序列，若 TATA 盒序列有突变，就会影响其与酶的结合能力，使转录效率下降。例如，兔珠蛋白基因 TATA 盒的 ATAAAA 人工突变为 ATGTAA 后，转录效率下降 80%。

（2）CAAT 盒：多数启动子的 -75 处有一碱基顺序为 GGCTCAATCT 的共有序列，称 CAAT 盒，在不同的启动子中，CAAT 盒的位置也不完全相同。CAAT 盒的突变敏感性提示它控制着转录的起始频率，而不影响转录的起始点。当这段顺序被改变后，mRNA 的合成量会明显减少。除以上两个区域外，有些启动子上游还含有 GC 盒，大约位于 -110 ～ -80bp 处，含有 GGGCGG 序列，能与转录因子 Sp1 结合，起到促进与增强转录起始效率的作用。

有少数基因缺乏 TATA 盒，而是由起始序列 / 起始子（initiator，Inr）或下游启动子元件（downstream promoter element，DPE）与 RNA-pol Ⅱ 直接作用启动转录。Inr 横跨转录起始位点（-3 到 +5），由通用保守序列 TCA^{+1}G/TTT/C（A^{+1} 为转录起始第 1 个碱基）构成。DPE 元件保守序列为 A/GGA/GCGTG，位于起始位点下游 -25bp 处。例如，鼠的脱氧核苷转移酶基因就没有 TATA 盒，但有 17bp 的起始元件。还有些基因的启动子既不含 TATA 盒，也没有 GC 富含区，可有一个或数个转录起始点，转录活性很低或无转录活性。

启动子决定了被转录基因的启动频率与精确性，同时启动子在 DNA 序列中的位置和方向是严格固定的。RNA-pol Ⅱ 所需的启动子序列多种多样，基本上由上述各种顺式作用元件组合而成，它们分散在转录起点上游大约 200bp 的范围内。图 6-4 显示了一个典型的真核生物启动子序列，包括 TATA 盒、CAAT 盒和 GC 盒，通常有一个转录起始点和具有较高的转录活性。最简单的启动子可由 TATA 盒加转录起始点所构成。

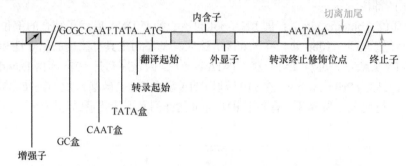

图 6-4　真核生物结构基因上游序列

（三）终止子

　　提供转录终止信号的 DNA 序列称为终止子（terminator）。原核生物 RNA 转录终止子有两类，即不依赖 ρ 因子的终止子和依赖 ρ 因子的终止子。两类终止子有共同的序列特征，在转录终止点前有一段回文序列。回文序列是一段方向相反、碱基互补的序列，每段回文序列长 7～20bp，两个重复部分之间由几个碱基隔开，回文序列的对称轴一般距转录终止点 16～24bp。

　　1. 不依赖 ρ 因子的终止子　不依赖 ρ 因子的终止子回文序列中富含 GC 碱基对，在回文序列的下游方向又常有 6～8 个 AT 碱基对。这种序列特征转录生成的 RNA 可形成茎 - 环（stem-loop）二级结构，即发夹结构（hairpin structure）（图 6-5），这样的二级结构可能与 RNA-pol 某种特定的空间结构相嵌合，阻碍 RNA-pol 进一步发挥作用。此外，RNA 发夹结构 3′ 端的几个 U 与 DNA 模板上的 A 碱基配对很不稳定，容易使新合成的 RNA 链解离下来，从而终止转录。

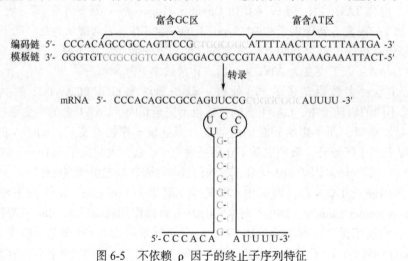

图 6-5　不依赖 ρ 因子的终止子序列特征

　　2. 依赖 ρ 因子的终止子　与不依赖 ρ 因子的终止子相比，依赖 ρ 因子的终止子中回文序列的 GC 对含量较少，在回文序列下游的序列没有固定特征，其 AT 对含量比前一种终止子低。ρ 因子也称为终止蛋白，是一种相对分子质量约为 46 000 的蛋白质，通常以六聚体形式存在，具有依赖 RNA 的 ATPase 活性和 RNA-DNA 解旋酶活性，能够使新生成的 RNA-DNA 复合体解离。由此推测，ρ 因子结合在新产生的 RNA 链上，借助水解 ATP 获得的能量推动其沿着 RNA 链移动，RNA-pol 遇到终止子序列时发生暂停，使 ρ 因子得以追上 RNA-pol，ρ 因子与酶相互作用，释放 RNA，并使 RNA-pol 与该因子一起从 DNA 上脱落下来，转录终止。

不同的终止子其作用也有强弱之分，有的终止子几乎能完全终止转录；有的则只是部分终止转录。一部分 RNA-pol 能越过这类终止序列继续沿 DNA 移动并转录。如果一串结构基因群中有这种弱终止子存在，则前后转录产物的量会有所不同，这也是终止子调节基因群中不同基因表达产物比例的一种方式。有一类蛋白因子能作用于终止序列，减弱或取消终止子的作用，称为抗终止作用（antitermination），这种蛋白因子就称为抗终止因子（antiterminator）。

第二节　原核生物的转录

转录过程可分为三个阶段：转录起始（包括模板的识别）、转录延长和转录终止。RNA-pol 能以较低的亲和力结合在 DNA 的许多区域，以 ≥ 10^3bp/s 的速率沿着 DNA 扫描，直至识别到特定的 DNA 启动子区域，即开始以高亲和力与之结合，催化 RNA 的合成。

一、转录的起始

在转录起始阶段，首先是 RNA-pol（全酶）的 σ 因子识别 DNA 启动子的识别部位，被辨认的 DNA 区域是 -35 区的 TTGACA 序列，在这一区段，酶与模板的结合松弛。随着 RNA-pol（全酶）移向 -10 区的 TATAAT 序列，并逐渐跨入转录起始点，形成闭合转录复合物（closed transcription complex），此时的 DNA 双链仍保持着完整的双螺旋结构。在 RNA-pol 沿模板链移动过程中，DNA 双链的局部区域发生构象改变，结构变得松散，特别是在与核心酶结合的 -10 区（Pribnow 盒），DNA 双螺旋解开，暂时打开约 17 个碱基对范围，使 DNA 模板链暴露，闭合转录复合物转变成开放转录复合物（open transcription complex）。当开放转录复合物形成后，即启动 RNA 链 5' 端的头两个核苷酸聚合，产生第一个 3',5'-磷酸二酯键，形成 RNA-pol（全酶）-DNA-pppG-pN-OH-3'，形成转录起始复合物（transcription initation complex），至此转录起始阶段完成。

与复制不同，RNA 的合成起始不需要引物。起始点处两个与模板配对的相邻核苷酸，在 RNA-pol 催化下以 3',5'-磷酸二酯键相连。这也是 DNA-pol 和 RNA-pol 分别对 dNTPs 和 NTPs 起聚合作用最明显的区别。RNA 合成起始的第一位核苷酸通常为嘌呤核苷酸，即新生 RNA 链的 5' 端总是 G 或 A，以 G 更为常见。当 5'-GTP（5'-pppG-OH -3'）与第二位（5'-pppN-OH-3'）聚合生成磷酸二酯键后，第一个嘌呤核苷酸仍保留其 5' 端的三个磷酸，生成 5'-pppGpN-OH-3'，即四磷酸二核苷酸，其 3' 端的游离羟基，可以继续加入 NTP，为 RNA 链的延长所必需。RNA 链上 5' 端的这种结构在转录延长中一直保留，直至转录完成后 RNA 脱落，因为它与转录后修饰有关。

二、转录的延长

在转录起始阶段，形成第一个磷酸二酯键后，RNA-pol 的 σ 因子脱离 DNA 模板，σ 因子可反复使用于起始过程。RNA-pol 的核心酶沿着 DNA 模板向下游移动，与模板链相互补的核苷酸逐一进入反应体系，在 RNA-pol 的催化下，核苷酸之间以 3',5'-磷酸二酯键相连进行延长反应，新生转录本 RNA 从 3'-OH 末端处，按模板的指引，逐个加入 NMP，沿 5'→3' 方向延伸。RNA-pol 具有内在的解旋酶活性，可以打开 DNA 双链。核心酶在 DNA 上覆盖的区段可达 40～60bp，产物 RNA 链与模板链形成长约 8～9bp 的 RNA/DNA 杂交双链。此时，核心酶-DNA-RNA 形成的复合物称为转录复合物（transcription complex），也称转录泡（transcription bubble）。随着 RNA-pol 沿 DNA 模板移动，在转录泡的前端解开 DNA 双链，并在转录泡后端重新形成 DNA 双链螺旋，转录复合物行进并贯穿延长过程的始终（图 6-6）。

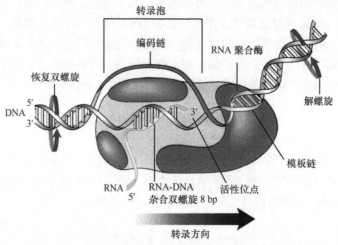

图 6-6　大肠埃希菌 RNA 转录过程中转录泡形成示意图

三、转录的终止

当核心酶（$\alpha_2\beta\beta'\omega$）滑行到终止部位时，就在 DNA 模板上停顿下来不再前进，转录产物 RNA 链从转录复合物上脱落，转录即终止。依据是否需要蛋白质因子的参与，原核生物转录终止分为依赖 ρ 因子的转录终止与非依赖 ρ 因子的转录终止两种机制。

（一）依赖 ρ 因子的转录终止

转录研究实验发现：①体外转录产物比细胞内的转录产物长，说明转录终止点可以被跨越而继续转录，还说明细胞内存在某种因素具有执行转录终止的功能；②在被 T4 噬菌体感染的 *E. coli* 中存在能控制转录终止的蛋白质，称为 ρ 因子，若向体外转录实验的试管内加入 ρ 因子，转录产物长于细胞内的现象不复存在；③ ρ 因子能结合 RNA，并且对 poly C 的结合力最强，但 ρ 因子对 poly dC/dG 组成的 DNA 的结合能力就低得多；④在依赖 ρ 因子终止的转录中，产物 RNA 3′端有较丰富的 C，或有规律地出现 C 碱基；⑤ ρ 因子具有 ATP 酶活性和解旋酶活性。

目前认为，ρ 因子终止转录的作用机制是 ρ 因子与 RNA 转录产物结合，结合后 ρ 因子和 RNA-pol 都可能发生构象变化，从而使 RNA-pol 停止移动，ρ 因子的 ATP 酶活性和解旋酶活性使 DNA-RNA 杂化双链解离，转录产物 RNA 从转录复合物中释放，转录终止（图 6-7）。

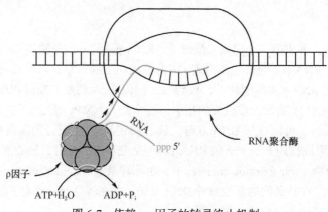

图 6-7　依赖 ρ 因子的转录终止机制

（二）不依赖 ρ 因子的转录终止

原核生物 DNA 模板靠近转录终止处存在一些特殊的碱基序列，即终止信号序列。当 RNA-pol 行进到这个特定部位时，由于终止信号中存在由 GC 丰富区组成的具有回文特征的反向重复序列，转录生成的 RNA 能形成茎 - 环样二级结构，即发夹结构。此发夹结构可阻碍 RNA-pol 的行进，从而停止 RNA-pol 的聚合作用；还由于终止信号中有 AT 丰富区，其转录生成的 RNA 的 3′ 端有 poly U，在碱基配对中 U：A 配对最不稳定，导致新合成的 DNA-RNA 的杂化链易于解聚，促使转录终止（图 6-8）。

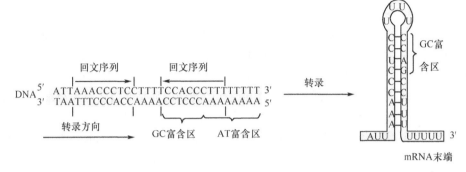

图 6-8　不依赖 ρ 因子的转录终止机制

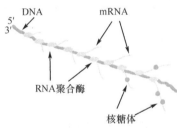

图 6-9　电子显微镜下原核生物转录的羽毛状现象

在电子显微镜下观察原核生物的转录，可看到羽毛状的结构，小黑点是多聚核糖体（图 6-9）。在新合成的 RNA 链上可观察到一条 mRNA 链上多个核糖体正在进行下一步的蛋白质翻译过程。这一现象说明，在同一 DNA 模板链上，有多个 RNA-pol 在进行转录。可见，在没有细胞核的原核生物细胞中，转录尚未完成，翻译已经开始。真核生物没有这种现象，因为真核生物转录是在细胞核内，而翻译是在细胞核外的胞质中进行。

第三节　真核生物的转录

真核生物与原核生物转录的过程和机制大致相同，但更为复杂，主要区别是：①真核生物的 RNA-pol 有三种：RNA-pol Ⅰ、RNA-pol Ⅱ 和 RNA-pol Ⅲ，分别催化合成 rRNA 前体、mRNA 前体和包括 tRNA 在内的一些小分子 RNA。②真核生物的转录起始与原核生物的转录起始有着本质的区别。真核生物的 RNA-pol 不直接结合于模板，而是由众多转录因子参与识别启动序列。③转录起始上游区段比原核生物多样化（包括 TATA 盒、CAAT 盒、GC 盒及增强子等顺式作用元件）。④转录终止与转录后修饰密切相关。

一、转录因子

转录因子（transcription factor，TF）又称转录调节蛋白或转录调节因子，是一类具有特殊结构、能与顺式作用元件结合、行使调控基因表达功能的蛋白质分子。根据作用方式可将转录因子分为顺式作用蛋白和反式作用因子两大类。一个基因表达的蛋白质辨认与结合自身基因的顺式作用元件，从而调节自身基因表达活性的转录因子称为顺式作用蛋白；一个基因表达的蛋白质能直接或间接辨认与结合非己基因的顺式作用元件,从而调节非己基因表达活性的转录因子称为反式作用因子。大多数的转录因子是反式作用因子,通过识别转录上游 DNA 序列中的顺式作用元件,直接或间接辨认和结合转录上游区段 DNA 而调节转录启动。真核生物启动子由转录因子而不是 RNA-pol 所识别,多种转录因子与 RNA-pol 在起始点上形成转录前起始复合物(pre-initiation complex,PIC)从而启动和促进转录。

转录因子种类很多,真核生物的 3 种 RNA-pol 需要不同的转录因子,相应于 RNA-pol Ⅰ、RNA-pol Ⅱ和 RNA-pol Ⅲ的转录因子分别称为 TF Ⅰ、TF Ⅱ和 TF Ⅲ。RNA-pol Ⅱ负责 mRNA 的前体 hnRNA 的合成,TF Ⅱ是最为重要的一类转录因子,参与 RNA-pol Ⅱ转录起始的转录因子包括 TF Ⅱ A、TF Ⅱ B、TF Ⅱ D、TF Ⅱ E、TF Ⅱ F、和 TF Ⅱ H 等(表 6-3)。这些转录因子在生物进化中高度保守,能直接或间接与 DNA 模板或 RNA-pol 结合,为所有启动子转录起始所必需,故又称为通用因子(general transcription factor)或基本转录因子(basic transcription factor)。

TF Ⅱ D 不是一种单一蛋白质,它是由 TATA 结合蛋白(TATA-binding protein,TBP)和多个 TBP 相关因子(TBP-associated factor,TAF)共同组成的复合物。TBP 支持基础转录,但不支持诱导等所致的转录增强,而 TAF 对诱导引起的转录增强是必要的。人类细胞中至少有 12 种 TAF,在不同基因或不同状态转录时,TBP 可与不同的 TAF 产生不同搭配,作用于不同的启动子,由此可以解释这些因子在各种启动子中的选择性活化作用以及对特定启动子存在不同的亲和力。

表 6-3　真核生物转录因子Ⅱ(TF Ⅱ)的种类及其功能

转录因子	亚基组成及相对分子质量	功能
TF Ⅱ A	12 000,19 000,35 000	协助 TBP 与 TATA 盒的结合,稳定 TBP-TF Ⅱ B- 启动子复合物
TF Ⅱ B	33 000	与 TBP 结合,并与 RNA-pol Ⅱ -TF Ⅱ复合体结合
TF Ⅱ D	TBP*20 000 ～ 40 000	结合 TATA 盒
	TAF**	辅助 TBP 与 DNA 结合
TF Ⅱ E	57 000(α),34 000(β)	具有 ATPase 活性,结合并刺激 TF Ⅱ H 对 RNA-pol Ⅱ CDT 的磷酸化
TF Ⅱ F	30 000,74 000	与 RNA-pol Ⅱ形成复合体,再与 TF Ⅱ B 结合,并阻遏 RNA pol Ⅱ与非特异的 DNA 序列结合
TF Ⅱ H	62 000,89 000	具有解旋酶和蛋白激酶活性,后者使 RNA-pol Ⅱ的 CDT 磷酸化

TBP*:TATA 结合蛋白(TATA binding protein);TAF**:TBP 相关因子(TBP associated factor)

除上述转录因子外,还有一些蛋白因子参与基因转录:①上游因子(upstream factor),识别位于转录起点上游特异的共有序列(如 GC 盒、CAAT 盒等顺式作用元件),它们调节通用因子与 TATA 盒的结合、RNA-pol 与启动子的结合以及起始复合物的形成,从而协助调节基因转录的效率;②可诱导因子(inducible factor),与 DNA 远端调控顺式作用元件(如增强子等)作用,只在特殊生理或病理情况下才被诱导产生,如 HIF-1 在缺氧时高表达,MyoD 在肌肉细胞中高表达等,可诱导因子在功能上类似上游因子,但具有可调节性,即可诱导因子只在特定的时间和组织中表达而影响转录;③辅激活因子(co-activators),在可诱导因子和上游因子与基本转录因子、RNA-pol 结合中起联结和中介作用。

参与基因转录的众多蛋白因子以各种可能的方式组合,与 RNA-pol、启动子协同作用,从而在某一范围内对某一给定基因的转录活性进行调控。应该指出的是,上游因子和可诱导因子等在广义上也可称为转录因子,但一般不冠以 TF 的词头,而是有自己特殊的名称。

二、转录过程

（一）mRNA 的合成

1. 转录的起始　真核生物 RNA-pol 需依靠众多的转录因子而与 DNA 分子结合。转录因子之间需互相辨认、结合，以准确地控制基因是否转录，何时转录。真核生物转录起始也形成 RNA-pol-DNA 开链模板的复合物，但在开链之前，必须先依靠各种 TF 之间、TF 与其他反式作用因子之间的相互识别、结合，然后与模板、RNA-pol II 形成转录前起始复合物（PIC）。

首先是 TF II D 与 DNA 结合，覆盖约 35bp 或者更长的 DNA 区域，其 TBP 亚基结合约 10bp 长度的 DNA 片段，刚好覆盖基因的 TATA 盒。然后 TF II B 在 TF II A 的促进和配合下，形成 TF II D- II A- II B-DNA 复合体。TF II B 作为桥梁并提供结合表面，促使已与 TF II F 结合的 RNA-pol II 进入启动子的核心区 TATA 盒。RNA-pol II 进入 TATA 盒后，接着是 TF II E 和 TF II H 的进入，完成 PIC 的装配（图 6-10），PIC 覆盖 DNA 模板约 70bp。TF II H 的解旋酶活性使转录起始位点附近的 DNA 双螺旋解开，TF II E 的 ATPase 活性对 TF II H 有协同解链作用，此时闭合的转录前起始复合物转变为开放的转录前起始复合物。TF II H 有蛋白激酶活性，可使 RNA-pol II 的最大亚基的 CTD 磷酸化，启动转录。CTD 磷酸化的 RNA-pol 才能离开启动子区域向下游移动，进入转录的延长阶段。此后，大多数的 TF 脱离转录前起始复合物。

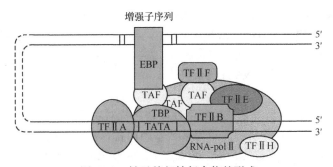

图 6-10　转录前起始复合物的形成

转录因子 II 各成员作用的顺序：TF II D（TBP）→ TF II A → TF II B → RNA pol II → TF II F → TF II E → TF II H；EBP：增强子结合蛋白

> **知识链接**
>
> ### 拼板理论
>
> 真核生物转录过程离不开转录因子的作用，如果每一个转录因子只能对特定的基因进行作用，那么基因组中大部分的基因都将编码转录因子。而实际上，在基因组中转录因子的数量非常有限。细胞中数量有限的转录因子如何实现对整个基因组中各个基因的表达进行精确地调控呢？"拼板理论"认为：一个真核生物基因的转录只需要 3 ～ 5 个转录因子，它们互相结合，生成种类繁多、有活性、有专一性的复合物，然后再与 RNA-pol 搭配且针对性地结合以转录相应的基因。转录因子间的相互辨认与结合，就如同儿童玩具七巧板，通过不同的组合方式形成不同的图案，以满足基因组中不同基因转录的需要。目前，很多实验支持这一理论，并且这一理论得到了大多数学者的认可。此外，上游因子、可诱导因子及它们相应的反式作用因子也有类似的作用规律。

2. 转录的延长　真核生物转录的延长与原核生物相似，但因有核膜相隔，没有转录与翻译同步进行的现象。进入延长阶段以后，RNA-pol II 在起始过程中结合的大部分蛋白因子脱落，取而代之的是一些延长因子，如 TF Ⅱ S 和 hSPT5 等。在转录过程中 RNA-pol Ⅱ 与其他辅助蛋白因子一起结合在 DNA 模板链上，形成的转录泡覆盖大约 20bp。基因组 DNA 在双螺旋结构的基础上与多种组蛋白形成核小体高级结构，RNA-pol 在前移过程中处处遇到核小体，所以真核生物转录延长过程可以观察到核小体移位和解聚现象。组蛋白乙酰化与去乙酰化参与了基因转录过程的调控。组蛋白乙酰化是可逆的动态过程，组蛋白乙酰基转移酶将乙酰辅酶 A 的乙酰基部分转移到核心组蛋白氨基末端特定赖氨酸残基的 ε-氨基上，氨基上的正电荷被消除，这时 DNA 分子本身所带的负电荷有利于 DNA 构象的展开，核小体的结构变得松弛，这种松弛的结构促进了转录因子和协同转录因子与 DNA 分子的接触。因此，组蛋白乙酰化可以激活特定基因的转录过程。组蛋白去乙酰化酶则移去组蛋白赖氨酸残基上的乙酰基，恢复组蛋白的正电性，带正电荷的赖氨酸残基与 DNA 分子的电性相反，增加了 DNA 与组蛋白之间的吸引力，使启动子不易接近转录调控元件，从而抑制转录。

3. 转录的终止　真核生物转录终止与转录后修饰密切相关。当 RNA-pol Ⅱ 转录产生 hnRNA 的过程中出现多聚腺苷酸信号时，该信号序列常为 AATAAA 及其再下游的 YGTGTYY（Y 表示嘧啶核苷酸），这些序列称为转录终止的修饰点序列。RNA-pol Ⅱ 一般在该位点下游停止转录，即 RNA-pol Ⅱ 越过转录终止修饰点后继续转录，生成的 mRNA 前体的 3′ 端出现 AAUAAA……XGUGUXX（X 表示嘌呤核苷酸）剪切信号序列。内切核酸酶 RNase Ⅲ 识别此信号序列并进行剪切，剪接点位于 AAUAAA 下游 10 ～ 30 个核苷酸处，距 GU 序列 20 ～ 40 个核苷酸（图 6-11），随即 poly（A）聚合酶催化在 3′ 端加入多聚腺苷酸，修饰点序列下游产生的多余 RNA 片段很快被降解。

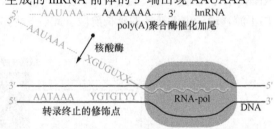

图 6-11　真核生物 hnRNA 的转录终止及加尾修饰

因为 RNA-pol 没有 $3' \rightarrow 5'$ 外切核酸酶活性而缺乏校对功能，所以转录发生的错误率比复制发生的错误率高，大约是 $10^{-6} \sim 10^{-5}$。对大多数基因而言，一个基因可以转录产生许多 RNA 拷贝，而且 RNA 最终将被降解或替代，所以转录产生的错误 RNA 对细胞的影响远比复制产生错误 DNA 对细胞的影响小。

（二）tRNA 的合成

RNA-pol Ⅲ 催化 tRNA 的合成，与 mRNA 和 rRNA 基因的启动子不同，5S rRNA 和 tRNA 基因的启动子完全位于被转录的序列之中，称为内启动子（internal promoter），为Ⅲ类启动子。所有的 tRNA 基因都有两个内启动子元件，称为 A 盒和 B 盒。tRNA 基因转录起始时，TF Ⅲ C 首先与Ⅲ类启动子的 A 盒和 B 盒结合，并促进 TF Ⅲ B 结合于转录起始点上游约 30bp 处，后者再促进 RNA-pol Ⅲ 结合在转录起始点处，形成转录前起始复合物而启动转录（图 6-12）。

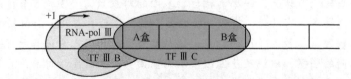

图 6-12　tRNA 基因的内启动子元件及转录起始复合物的形成

（三）rRNA 的合成

RNA-pol Ⅰ 催化 rRNA 的合成。rRNA 基因是一些中度重复基因。真核生物细胞约有

50～1000 个相同的串联排列在染色体上的 rRNA 基因拷贝，每个重复序列作为一个转录单位，转录单位之间被间隔顺序隔开，间隔顺序含有 RNA-pol Ⅰ 特殊结合的序列以及 TF Ⅰ 结合的序列。在不同种属，或同一种属的不同个体，甚至同一个体细胞内，不同 rRNA 转录单位之间的间隔顺序的长度往往差别很大。

rRNA 合成时形成的转录前起始复合物比较简单。首先是上游结合因子（upstream binding factor，UBF）结合在 Ⅰ 类启动子的上游控制元件（upstream control element，UCE）和核心元件的上游部分，导致模板 DNA 发生弯曲，使相距上百个核苷酸的 UCE 和核心元件靠拢，接着选择因子 1（selective factor 1，SL1）募集 RNA-pol Ⅰ 并相继结合到 UBF–DNA 复合物上，完成起始前复合物的装配而启动转录（图 6-13）。核糖体的合成是细胞生长的限速因素。例如，在胚胎生长及肝的再生过程中，rRNA 的转录可以非常迅速，RNA-pol Ⅰ 的磷酸化可以特别激活 rRNA 的迅速转录。当细胞生长不太迅速时，仅有一些 rDNA 重复序列被用于转录，核糖体的合成则减少。

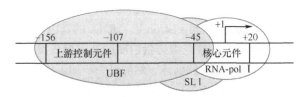

图 6-13 rRNA 基因转录前起始复合物的形成

第四节 初级转录产物的加工和修饰

在细胞内，由 RNA-pol 合成的初级转录本（primary transcript）不具有生物活性，需要经过一系列的加工、修饰才能成熟，表现其生物学功能。原核生物转录后加工相对简单而真核生物较复杂。加工修饰包括 RNA 链的裂解、5′ 端与 3′ 端的切除和特殊结构的形成、核苷的修饰和糖苷键的改变以及拼接和编辑等过程。此过程总称为转录后加工（post-transcriptional processing），或称为 RNA 的成熟。

一、原核生物初级转录本的加工和修饰

（一）mRNA 前体的加工

原核生物 mRNA 的转录和翻译过程是偶联进行的，绝大多数 mRNA 不需加工即能直接作为翻译的模板。但也有少数多顺反子 mRNA（polycistron mRNA）须经内切酶裂解后进行翻译。例如，RNA-pol 的 β 亚基与核糖体大亚基蛋白基因组成混合操纵子，转录后需由 RNase Ⅲ 切开进行翻译。

（二）tRNA 前体的加工

原核或真核生物中的 tRNA 基因往往成簇存在。E. coli 中某些 tRNA 基因聚集形成操纵子，由一个启动子转录成一条长的前体 tRNA 链。tRNA 前体的加工包括：① 由内切核酸酶 RNaseP（tRNA 5′ 成熟酶）特异剪切（cutting）tRNA 前体 5′ 端多余的核苷酸序列；② 由外切核酸酶 RNaseD（tRNA 3′ 成熟酶）从 3′ 端逐个切去附加序列，即修剪（trimming）；③ 在 tRNA 核苷酸转移酶催化下，tRNA 3′ 端除去个别碱基后加上—CCA-OH，完成 tRNA 分子中的氨基酸臂结构，这是 tRNA 前体加工过程的特有反应；④ 成熟 tRNA 分子中的稀有碱基通过异构化修饰形成，包括甲基化、脱氨基、转位及还原反应，如嘌呤生成甲基嘌呤、尿嘧啶还原为双氢尿嘧啶、尿嘧啶核苷转变为假尿嘧啶核苷、腺苷酸脱氨基成为次黄嘌呤核苷酸等。细菌 tRNA 前体的加工如图 6-14 所示。

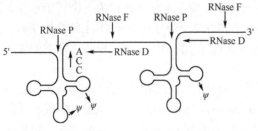

图 6-14 细菌 tRNA 前体分子的加工

↓表示内切核酸酶的作用；←表示外切核酸酶的作用

↑表示 tRNA 核苷酸转移酶的作用；↘表示异构化酶的作用

原核生物中存在两种 3′ 端不同的 tRNA 前体。Ⅰ型 3′ 端自身具有—CCA-OH，位于成熟 tRNA 序列与 3′ 端附加序列之间，当附加序列被切除后即显露出该末端结构。Ⅱ型 3′ 端自身并无—CCA-OH 序列，当切除前体 3′ 端附加序列后，必须另外加入—CCA-OH 序列。真核生物中可能所有的 tRNA 前体都属于Ⅱ型，在成熟时都需要通过酶的作用，在其 3′ 端加上 CCA-OH 序列。

成熟的 tRNA 分子中存在众多的修饰成分，tRNA 修饰酶具有高度特异性；每一种被修饰的核苷都有催化其生成的修饰酶。例如，tRNA 假尿嘧啶核苷合酶催化尿苷的糖苷键发生移位反应，由尿嘧啶的 N-1 位转变为 C-5 位。

（三）rRNA 前体的加工

原核生物的基因特点是多顺反子（polycistron）。rRNA 的基因与某些 tRNA 的基因组成混合操纵子，其余 tRNA 基因也成簇存在，并与编码蛋白质的基因组成操纵子。它们在形成多顺反子转录产物后，经断链成为 rRNA 和 tRNA 的前体，然后进一步加工成熟。

大肠埃希菌基因组共有 7 个编码 rRNA 的操纵子，它们分散在基因组中。这些操纵子的组成基本相同，均含有 16S、23S 及 5S 三种 rRNA 分子及一个或几个 tRNA 的基因。每个操纵子都可转录生成初级转录产物 30S 的 rRNA 前体，经切割加工成为成熟的 rRNA 分子。原核生物的 rRNA 基因和某些 tRNA 的基因组成混合操纵子，转录后形成多顺反子转录产物（约 6500nt），然后通过切割成为 rRNA 和 tRNA 前体，再进一步加工成熟。不同细菌 rRNA 前体的加工过程并不完全相同，但基本过程类似（图 6-15）：① rRNA 在修饰酶催化下进行碱基的甲基化修饰；② rRNA 前体被 RNase Ⅲ、RNase E、RNase P、RNase F 等剪切成一定链长的成熟的 rRNA 分子；③ rRNA 与蛋白质结合形成核糖体的大、小亚基。

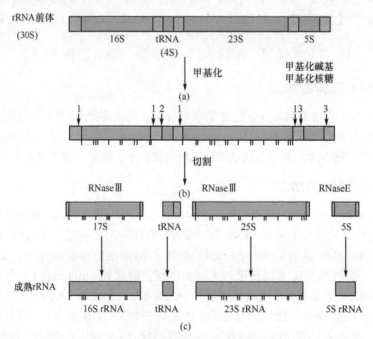

图 6-15　大肠埃希菌 rRNA 前体的加工

↓表示内切核酸酶的作用部位

原核生物 rRNA 含有多个甲基化修饰成分，包括甲基化碱基和甲基化核糖，尤其常见的是核糖 2′-OH 甲基化。16S rRNA 含有约 10 个甲基，23S rRNA 含有约 20 个甲基，5S rRNA 中无修饰成分，一般不进行甲基化反应。

二、真核生物初级转录本的加工和修饰

真核生物 rRNA 和 tRNA 前体的加工过程与原核生物有些相似，但 mRNA 前体则需经过复杂的加工过程，才能成为有活性的成熟 mRNA，这与原核生物大不相同。

（一）mRNA 前体的加工

真核生物编码蛋白质的基因以单个基因作为转录单位，其转录产物为单顺反子 mRNA（monocistron mRNA）。真核生物 mRNA 前体，由于在核内加工过程中形成分子大小不等的中间物，被称为核内不均一 RNA（heterogeneous nuclear RNA，hnRNA）。

hnRNA 需要经过较复杂的加工过程生成成熟的 mRNA，其加工过程包括：① 5′ 端形成特殊的帽子结构（m^{7}GpppmNp—），即加帽（capping）；② 3′ 端加多聚腺苷酸 [poly（A）] 尾；③ 剪接去除内含子序列并连接外显子；④ 链内部核苷酸甲基化修饰；⑤ RNA 编辑；⑥ 选择性剪接。加工过程涉及许多精确的反应，尤其在切除初始转录产物中的内含子时更是如此。由于人类某些重要的基因中约 90% 都含内含子序列，细胞内剪切内含子的功能非常关键，这一复杂过程在细胞核内由多组分的 RNP 酶系统催化完成。影响内含子剪切的一些突变往往是某些人类遗传疾病的主要病因，如 β 地中海贫血等。

1. 5′ 端加帽 当 RNA-pol Ⅱ 催化合成的 hnRNA 的长度达 25 ～ 30nt 时，其 5′ 端的加工就开始了。5′ 端加帽过程由加帽酶（capping enzyme）和甲基转移酶（methyltransferase）催化完成。根据生物的不同，加帽酶要么是单功能的酶，要么是双功能的酶。哺乳动物（包括人类）的加帽酶属于双功能酶，N 端具有三磷酸酶（triphosphatase）活性，C 端具有鸟苷酰转移酶（guanylyltransferase）活性。加帽过程中，加帽酶与 RNA-pol Ⅱ 的 CTD 结合，去除新生 RNA 5′ 端核苷酸上的 γ- 磷酸基，产生 5′-ppG，同时将一分子 GTP 中的 GMP 部分转移到 5′-ppG 上，通过 5′，5′- 三磷酸连接形成 GpppGp；然后在鸟嘌呤 -7- 甲基转移酶催化下，将 S- 腺苷甲硫氨酸（S-adenosyl methionine，SAM）提供的甲基转移到新加入的 GMP 的 N^7 位，形成所谓的帽子结构（图 6-16）。

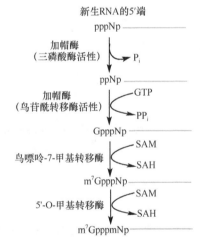

图 6-16　mRNA 的 5′ 端Ⅰ型帽子结构形成过程

SAM：S- 腺苷甲硫氨酸；SAH：S- 腺苷同型半胱氨酸

不同生物体内，由于甲基化程度的不同，可以形成几种不同形式的帽子结构。有些帽子结构仅形成 7- 甲基鸟苷三磷酸，即 m^{7}GpppNp，称为 "0 型帽"，存在于单细胞生物；若在 2′-O- 甲基转移酶催化下，原新生 RNA 5′ 端第 1 个核苷酸的核糖 2′-OH 也甲基化，形成 m^{7}GpppNp，称为 "Ⅰ型帽"，此结构普遍存在；若 RNA 的第 1 和第 2 位核苷酸的 2′-OH 均甲基化（第 2 位须为 A），形成 m^{7}GpppN^{m}pN^{m}p—，称为 "Ⅱ型帽"，此结构较少见。真核生物帽子结构的复杂程度与生物进化程度密切相关。

5′ 帽子结构出现于核内 hnRNA，说明 5′ 帽子结构是在核内修饰完成，而且先于 mRNA 的剪

接过程。mRNA 5′ 帽子结构的功能与翻译起始有关，它能在翻译起始过程中为核糖体识别 mRNA 提供信号，并协助核糖体与 mRNA 结合，使翻译从 AUG 开始。帽子结构可增加 mRNA 的稳定性，保护 mRNA 不被外切核酸酶水解。

2. 3′ 端加 poly（A）尾 除了组蛋白 mRNA 外，真核生物 mRNA 在 3′ 端通常都有 80～250 个多聚腺苷酸 [poly（A）] 的尾部结构。核内 hnRNA 分子中 3′ 端就有多聚腺苷酸，推测这一过程也应在核内完成，而且先于 mRNA 中段的剪接。但是在胞质中也有该反应的酶体系，说明在胞质中 poly（A）加尾还可以继续进行。

mRNA 前体上的转录终止修饰点（断裂点）是多聚腺苷酸化的起始点，断裂点上游 10～30nt 处有 AAUAAA 加 poly（A）尾巴的信号序列。断裂点下游 20～40nt 处有富含 G 和 U 的序列。AAUAAA 信号序列是特异序列，断裂点下游序列是非特异序列。mRNA 前体分子的断裂和 poly（A）尾的形成至少有 4 种蛋白因子参与，是多步骤反应过程。①各种 3′ 端加工成分组装成复合体：断裂与腺苷酸化特异性因子（cleavage and polyadenylation specificity factor，CPSF）先与 hnRNA 的 AAUAAA 信号序列结合形成不稳定的复合体，然后与断裂激动因子（cleavage stimulatory factor，CStF）、断裂因子Ⅰ（cleavage factor Ⅰ，CFⅠ）、断裂因子Ⅱ和 poly（A）聚合酶 [poly（A）polymerase，PAP] 结合。CStF 与断裂点下游富含 G 和 U 的序列相互作用所形成的多蛋白复合体较稳定。② CFⅠ和 CFⅡ在 AAUAAA 剪切信号的下游断裂点切断 mRNA 前体 3′ 尾部。③ mRNA 前体在断裂点断裂后，PAP 在 CPSF 指导下，立即在断裂产生的游离 3′-OH 端催化加入大约 12 个腺苷酸；此反应过程依赖于 AAUAAA 序列，速度较慢。④在 poly（A）结合蛋白Ⅱ [poly（A）-binding protein Ⅱ，PABPⅡ] 参与下，多（聚）腺苷酸化进入快速合成期，此时不需要 AAUAAA 序列，PBP 与慢速期合成的多（聚）A 结合，促进 PAP 催化多聚 A 合成的速率（图 6-17）。反应结束，复合体解离。

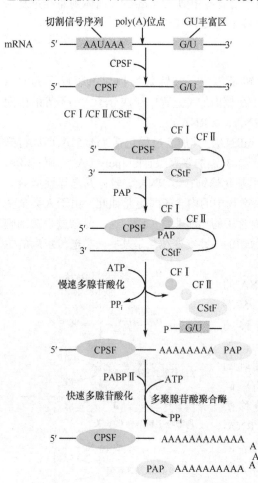

图 6-17 真核细胞 mRNA 前体 3′ 端 poly（A）尾形成过程

CPSF：腺苷酸化特异性因子；CFⅠ：断裂因子Ⅰ；CFⅡ：断裂因子Ⅱ；CStF：断裂激动因子；PAP：poly（A）聚合酶；PABPⅡ：poly（A）结合蛋白Ⅱ

PABPⅡ被认为可能通过某种未知机制控制多聚 A 的最大长度。poly（A）尾的长度很难确定，因其长度随 mRNA 的寿命而缩短。随着 poly（A）缩短，翻译的活性下降。因此，推测 poly（A）的长短和有无，是维持 mRNA 作为模板的活性，以及增加 mRNA 本身稳定性的重要因素。

Poly（A）尾的功能：①对于防止外切核酸酶对 mRNA 信息序列的降解起缓冲作用；②可能与 mRNA 从细胞核转送到细胞质有关，但一些没有 poly（A）尾的 mRNA，如组蛋白 mRNA，也能通过核膜进入细胞质；③ poly（A）尾可能对真核 mRNA 的翻译效率具有某种作用，使 mRNA 较容易被核糖体辨认。

3′- 脱氧腺苷（冬虫夏草素）是多聚腺苷酸化的特异抑制剂，但它不抑制 hnRNA 的转录，它的存在可阻止细胞中出现新的 mRNA，表明多聚腺苷酸化对 mRNA 的成熟是必要的。

3. mRNA 前体（hnRNA）的剪接 绝大多数真核生物核内 hnRNA 的相对分子质量往往比在胞质内出现的成熟 mRNA 大几倍，甚至数十倍。这是由于真核生物绝大部分基因是断裂基因（见第二章），虽然转录过程中内含子与外显子一并被转录而出现在 hnRNA 分子中，但在 hnRNA 加工过程中内含子被切除，外显子被连接起来，因此成熟 mRNA 远短于其前体 hnRNA。例如，

胰岛素基因是单一拷贝型的基因，位于 11p15。胰岛素基因有 3 个外显子和 2 个内含子。外显子 1 编码信号肽序列；外显子 2 编码先导序列、B 链和 C 肽的部分序列；外显子 3 编码 C 肽的另一部分序列和 A 链。第 1 个内含子位于外显子 1 和外显子 2 之间，第 2 个内含子位于 C 肽内部。在成熟的胰岛素 mRNA 中已切除这两个内含子，翻译后切除信号肽部分产生胰岛素原，胰岛素原再经加工切除前导氨基酸序列和 C 肽，产生胰岛素（图 6-18）。

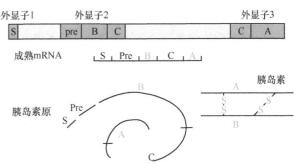

图 6-18 胰岛素基因结构及转录和翻译加工
S：信号肽；Pre：先导序列；C：C 肽；A、B：胰岛素的 A 链和 B 链

剪接体（spliceosome）是 mRNA 前体剪接加工的场所，它是由核小核糖核蛋白（small nuclear ribonucleoprotein，snRNP）和 hnRNA 组成的超大分子的复合体。

（1）核小 RNA（small nuclear RNA，snRNA）：snRNA 是一类核内小分子 RNA。因 snRNA 分子中富含尿嘧啶碱基，故以 U 作为命名。snRNA 有 5 种：U1、U2、U4、U5、U6（U3-snRNA 与 rRNA 前体加工有关），snRNA 分子长度在 100 ~ 300nt。这些 U 系列 RNA 与核内蛋白质组成核小核糖核蛋白颗粒（small nuclear ribonucleoprotein particle，snRNP），snRNP 与 hnRNA 的内含子结合，使内含子形成套索，并拉近上下游外显子距离。

（2）剪接位点的结构：剪接位点是指外显子与内含子交界处的特殊序列。在内含子左侧的连接点称为供体（donor），在内含子右侧的称为受体（acceptor）。通过对 100 多种真核细胞基因的分析，发现大多数内含子的剪接都是以 5′-GU 开始，以 AG-OH-3′ 告终（表 6-4）。

表 6-4 转录产物中内含子与外显子交界处的碱基序列

基因区域	外显子 1	内含子	外显子 2
卵清蛋白内含子 2	UAAG	GUGA ~ ACAG	GUUG
卵清蛋白内含子 3	UCAG	GUAC ~ UCAG	UCUG
β- 珠蛋白内含子 1	GCAG	GUUG ~ UCAG	GCUG
β- 珠蛋白内含子 2	CAGG	GUGA ~ ACAG	UCUC
Igλ 内含子 1	UCAG	GUCA ~ GCAG	GGGC
SV40 病毒早期 T 抗原	UAAG	GUAA ~ UUAG	AUUC

5′-GU……AG-OH-3′ 称为剪接接口或称边界序列，此为 GU-AG 规则。此规则不适合于线粒体和叶绿体的内含子，也不适合于 tRNA 和某些 rRNA 的结构基因。同时内含子还有一个重要的内部位点——分支点，距内含子 3′- 剪接点 20 ~ 50bp 处（图 6-19）。

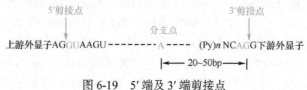

图 6-19　5′ 端及 3′ 端剪接点

Py 代表嘧啶核苷酸（U 或 C）；N 代表任意一种核苷酸；$n \approx 15$

　　mRNA 前体内含子末端的序列剪接位点突变引起剪切错误。例如，地中海贫血症（thalassemia）起因于血红蛋白合成缺陷，此类贫血症中有一类是剪接位点突变导致异常剪接而引起。β- 珠蛋白的第一内含子发生突变，突变位点发生在正常 3′ 剪接位点上游 20nt 处，正常人是 G，患者是 A，即 G→A，导致产生了一个新的 3′ 剪接位点（原位点上游）。在新剪接位点剪切，使 mRNA 中的密码子发生变化，在新剪接位点后提前出现蛋白质合成的终止密码子，结果合成了异常的血红蛋白 β- 亚基，导致贫血症（图 6-20）。

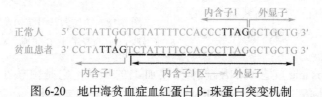

图 6-20　地中海贫血症血红蛋白 β- 珠蛋白突变机制

　　（3）剪接作用机制：hnRNA 中的内含子通过两次转酯反应被剪除，并将两个外显子连接起来。剪接机制如下：① U1snRNA 的 5′ 端序列与内含子 5′ 端保守序列互补结合，U2 snRNA 与内含子中的分支点区互补结合；② U1snRNP、U2 snRNP 与 hnRNA 分子结合后，U4、U5、U6 snRNP 加入，组装成无活性的剪接体，此时内含子弯曲成套索状，外显子 E_1 和外显子 E_2 被拉近；③通过结构重排，U1snRNP 和 U4 snRNP 被排出剪接体，U6 snRNP 与内含子 5′ 剪接位及 U2 snRNP 结合，形成有活性的剪接体，通过两次转酯反应切除内含子，连接外显子（图 6-21）。

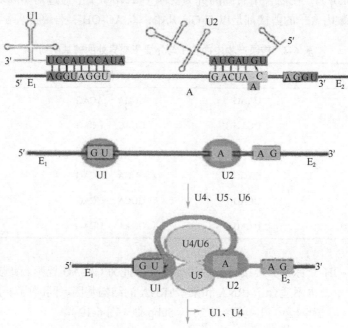

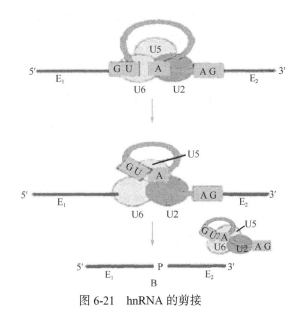

图 6-21　hnRNA 的剪接

两次转酯反应机制：第一次转酯反应是由内含子 3′ 端分支位点 A 的 2′-OH，亲核攻击内含子 5′ 端剪切位点 G，分支位点 A 与 G 以 2′，5′-磷酸二酯键相连，使内含子呈套索状结构，游离出 E₁ 的 3′-OH；第二次转酯反应由外显子 1 的 3′-OH 亲核攻击内含子的 3′ 端与外显子 2 之间的磷酸二酯键，并释放套索状结构的内含子，两个外显子连接。反应过程不消耗能量（图 6-22）。

4. mRNA 前体的选择性剪接（alternative splicing）　对人类基因组大规模测序发现，人类基因组所含有的基因数目远少于原来的估

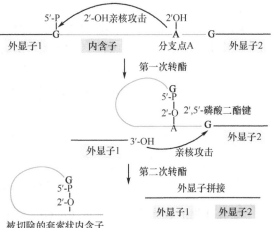

图 6-22　剪接过程的两次转酯反应

计，也远少于细胞中蛋白质的数目，这说明基因表达的复杂性远超过人们的想象。目前已知增加蛋白质种类和数目的方式有 mRNA 选择性剪接、RNA 编辑和 DNA 重组等。mRNA 选择性（可变）剪接是产生众多蛋白质的主要机制。

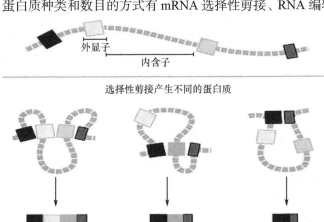

图 6-23　mRNA 前体的选择性剪接

　　mRNA 的选择性剪接形式有多种，几乎包括了所有可能的形式：①通过选择外显子上不同的 5′ 或 3′ 剪接点进行选择性剪接；②针对 5′ 端和 3′ 端的选择性剪接；③内部外显子可被选择保留或切除；④多个外显子可进行不同组合的可变拼接；⑤内含子可选择保留在 mRNA 中等。这些不同的剪接形式形成了不同的剪接组合，产生了不同的剪接产物（图 6-23）。有时候这种剪接组合产生的产物数目极其惊人。例如，

果蝇的 *Dscam* 基因经选择性剪接产生的产物达 38 000 余种，超过果蝇整个基因组数目的 2 倍。

选择性剪接是真核细胞中一种重要的基因功能调控机制，也被认为是哺乳动物表型多样性的一个重要原因，可能在物种的进化和分化中起到重要作用。选择性剪接在人类基因组中广泛存在，不仅调控着细胞、组织的发育和分化，还与许多人类疾病密切相关。

5. 核苷的甲基化 原核生物 mRNA 分子中不含稀有碱基，但真核生物的 mRNA 中含有甲基化核苷酸。除了 hnRNA 5′- 帽子中含有的甲基化碱基外，在分子内部还有 1 ~ 2 个 m^6A 存在于非编码区。m^6A 的生成是在 hnRNA 剪接作用之前发生。这种甲基化修饰对翻译没有必要，但可能在 mRNA 前体加工中起识别作用。

6. RNA 编辑（RNA editing） 通过 RNA 的选择性剪接，可以从一个基因产生不同的蛋白质产物，但选择性剪接并没有改变基因的直接产物 RNA 的序列。而 RNA 编辑是在生成 mRNA 分子后，通过在选择的转录本区域内添加、去除或置换核苷酸，从而改变来自 DNA 模板的遗传信息，翻译生成不同于模板 DNA 所编码的氨基酸序列。RNA 编辑同基因的选择性剪接一样，使得一个基因序列有可能产生几种不同的蛋白质。首次报道这种重要的真核基因转录后加工的特殊方式的是荷兰学者 Rob Benne 等，他们发现原生动物锥虫的线粒体细胞色素 c 氧化酶的亚基 II 基因（*cox II*）的成熟 mRNA 中有 4 个 U，但其 DNA 编码序列中没有相应的 T，它们显然是在转录后插入的核苷酸，使原来的读码框发生移动。在这些原生细胞线粒体中发现一种特异的被称为指导 RNA（guide RNA，gRNA）的 RNA 分子，它具有与需要 RNA 编辑的 mRNA 互补的序列。指导 RNA 分子的作用可能是在 RNA 编辑中起模板作用（图 6-24）。

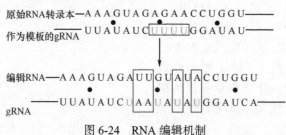

图 6-24 RNA 编辑机制

哺乳动物的载脂蛋白 B 基因（*apoB*）转录后发生 RNA 编辑。载脂蛋白 B 有两种形式，一种是在肝脏细胞合成的 ApoB100，相对分子质量为 513 000，另一种是 ApoB48，在小肠黏膜细胞中合成，相对分子质量为 250 000。两种 ApoB 都是由基因 *apoB100* 产生的 mRNA 编码。有一种胞嘧啶核苷脱氨酶（cytosine deaminase），只在肠黏膜细胞中发现，该酶能与 *apoB100* 基因产物 mRNA 上第 2153 位氨基酸的密码子（CAA，编码 Gln）结合，使 $C \rightarrow U$ 转变。原来的密码子 CAA 转变为终止密码子 UAA，使翻译提前终止。因此，ApoB48 实际上是 ApoB100 的 N 端部分的肽链（图 6-25）。RNA 编辑广泛存在于多种生物基因的转录后加工过程中，RNA 编辑的方式除了碱基插入，还有缺失和取代等，其中以插入最为普遍。RNA 编辑的加工方式大大增加了 mRNA 的遗传信息容量，RNA 编辑是基因调控的重要方式之一。

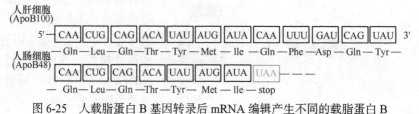

图 6-25 人载脂蛋白 B 基因转录后 mRNA 编辑产生不同的载脂蛋白 B

（二）tRNA 前体的加工

真核生物 tRNA 基因数目比原核生物的要大得多。例如，大肠埃希菌基因组有 60 多个 tRNA 基因，果蝇 850 个，爪蟾 1150 个，人 1300 个。真核生物 tRNA 基因也成簇排列，被间隔区分开，tRNA 基因由 RNA-pol Ⅲ 催化转录，转录产物为 4.5S 或稍大的 tRNA 前体，相当于 100 个左右的核苷酸。成熟的 tRNA 分子为 4S，70～80 个核苷酸。

真核生物 tRNA 前体的加工基本与原核生物类似。以酵母 tRNA^{tyr} 前体的加工为例：① RNase P（一种核糖核蛋白，其组分 RNA 具有催化功能）切除 5′ 端 16 个核苷酸的前导序列；②内切核酸 RNase Z 或外切核酸酶 RNase D 切除 3′ 端 UU，随之由 tRNA 核苷酸转移酶催化添加 CCA-OH；③内切核酸酶切除中部为 14 个核苷酸的插入序列，并由 tRNA 连接酶连接（图 6-26）。

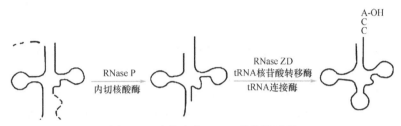

图 6-26　真核生物 tRNA 的剪接过程

真核生物 tRNA 的转录后加工还包括各种稀有碱基的生成。①甲基化：tRNA 甲基转移酶催化某些嘌呤生成甲基嘌呤，如 A → mA，G → mG。②还原反应：某些尿嘧啶被还原为二氢尿嘧啶（DHU）。③核苷内转位反应：如 U → ψ。④脱氨反应：如 A 脱氨成为 I。

（三）rRNA 前体的加工

真核生物 rRNA 基因有几十至几千个拷贝，这些拷贝串联重复。其中 18S rRNA、28S rRNA 和 5.8S rRNA 基因成簇排列组成一个转录单位，彼此被间隔区分开（注意该间隔不是内含子），由 RNA-pol Ⅰ 转录成一个 rRNA 前体。不同生物的 rRNA 前体大小不同。哺乳类动物转录产生 45S rRNA 前体，果蝇转录产物为 38S rRNA 前体，酵母转录产物为 37S 的 rRNA 前体，加工后都产生 18S、28S 和 5.8S rRNA。5S rRNA 基因也成簇排列，独立成体系，存在于另一个转录单位中，间隔区不被转录，由 RNA-pol Ⅲ 转录（为内部启动子），在成熟过程中加工甚少，不进行修饰和剪切。

真核生物 rRNA 的加工类似于原核细胞。真核生物细胞的核仁是 rRNA 合成、加工和装配成核糖体的场所，rRNA 的加工和修饰需要一组核仁小 RNA（small nucleolar RNA，snoRNA）的参与。snoRNA 的与 rRNA 靶序列配对，产生修饰酶作用的靶位点。剪接反应，可能还要涉及 snRNA 等的作用。rRNA 的成熟需经过多步骤的加工过程。用同位素 ^{3}H- 或 ^{14}C- 尿苷标记 HeLa 细胞的 RNA，可分离得到 45S rRNA 前体及 41S、32S、20S 等加工产物（图 6-27）。

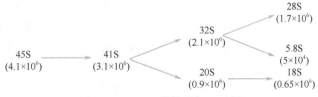

图 6-27　rRNA 前体的加工过程

图中括号内为相对分子质量

与原核生物类似，真核生物 rRNA 前体也是先甲基化，甲基供体是 S-腺苷甲硫氨酸。在转录过程中或刚转录完成时，rRNA 中约有 1%～2% 的核糖单位的 2'-OH 被甲基化。在被加工成熟的 rRNA 中，这些甲基全部被保存。在成熟的 18S rRNA 上约有 39 个甲基，只有 4 个是在细胞质中加上的。在 28S rRNA 中约有 74 个甲基，全部是原来的。甲基的存在是初级转录物转变为成熟 rRNA 的标志。

45S rRNA 前体分子合成后很快与核糖体蛋白和核仁蛋白结合，形成 80S 前核糖核蛋白颗粒（pre-ribonucleoprotein particle，pre-rRNP），在细胞核内加工形成一些中间核糖核蛋白颗粒。在 rRNA 与蛋白质结合形成核糖体的大亚基和小亚基后，通过核孔转移到胞质中参与核糖体循环。生长中的细胞，rRNA 较稳定，静止状态的细胞，rRNA 寿命较短。

三、内含子的剪接机制

1980 年，美国科学家将四膜虫 rRNA 基因克隆到质粒中，并与 *E. coli* 的 RNA-pol 一起保温，发现转录产物除了有约 400nt 的 rRNA 内含子外，还有一些小片段。从凝胶中回收 rRNA 前体，在无蛋白质的条件下保温培养，单一的 rRNA 前体依然可形成片段更小的电泳条带，其中移动最快的是 39nt 的条带。测序发现，它相当于 413nt 的 rRNA 内含子中的片段。将四膜虫 26S rRNA 基因的一部分（第 1 个外显子 303bp + 完整的内含子 413bp + 第 2 个外显子 624bp）克隆到含噬菌体 SP6 启动子的载体内，再转录该重组质粒，将获得的产物与 GTP 一起保温，可以得到剪接产物。但缺乏 GTP 时无剪接反应，证明 rRNA 前体可以进行有 GTP 参与的自我剪接。

（一）Ⅰ类内含子的剪接机制

Ⅰ类内含子具有自我剪接作用，剪接的边界序列为 5'-U—G-3'。剪接反应包括两步磷酸酯键的转移。第一次转酯反应是由一个游离的鸟苷或鸟苷酸（GMP、GDP 或 GTP）的 3'-OH 亲核攻击内含子 5' 端剪接位点的磷酸二酯键，游离 G 与内含子 5' 端的第一个核苷酸形成 3',5'- 磷酸二酯键，并释放出 5' 外显子；在第二次转酯反应中，游离 5' 外显子的 3'-OH 亲核攻击内含子 3' 端剪位接位点的磷酸二酯键，将 5' 外显子与 3' 外显子连接，并释放线性内含子（图 6-28）。两次转酯是连续的，即外显子连接和线性内含子的释放同时进行。因此，体外实验不能得到游离的上游外显子和下游外显子。Ⅰ型内含子自我剪接只需要外源鸟苷和 Mg^{2+} 即能自发进行，无须其他酶和能量。在剪接反应完成之后，许多内含子还会经过一次转酯反应，催化自身的环化反应，环化是由内含子 3'-OH 攻击其 5' 端附近第 15 和 16 位核苷酸的磷酸二酯键，从 5' 端切除 15nt 的片段，并形成 399nt 的环状 RNA。环状 RNA 随即被切割生成线状 RNA，由于切割位置与环化位置相同，生成的线状 RNA 依然为 399nt。接着，再从 5' 端切去 4 个核苷酸，最终产物是 395nt 的线状 RNA，由于这一产物比最初释放的内含子少 19 个核苷酸，因而被称为 L19，L19 具有聚合酶的活性。

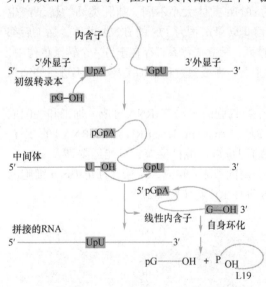

图 6-28　Ⅰ类内含子的剪接机制

（二）Ⅱ类内含子的剪接机制

Ⅱ类内含子也具有自我剪接功能，它的 5′ 端和 3′ 端剪接位点序列为 5′ ↓ GUGCG……Y*n*AG ↓ 3′，符合 GU-AG 规则。Ⅱ类内含子的空间结构保守而复杂，其自我剪接的活性有赖于其二级结构和进一步折叠的构象。在Ⅱ类内含子特有的二级结构中，有 6 个茎 - 环结构形成的结构域（d1～d6），d5 和 d6 在空间上靠近，构成催化作用的活性中心（图 6-29）。

在Ⅱ类内含子剪接过程中，首先由内含子靠近 3′ 端 d6 结构中的分支点保守序列上 A 的 2′-OH 向 5′ 端剪接位点的磷酸二酯键发动亲核攻击，形成 5′ 外显子的 3′-OH，内含子 5′ 端的磷酸基与分支点 A 的 2′-OH

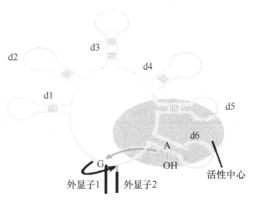

图 6-29　Ⅱ类内含子的二级结构

基形成 2′,5′- 磷酸二酯键，产生套索结构，完成第一次转酯反应。接着 5′ 外显子的 3′-OH 亲核攻击内含子 3′ 端剪接位点，切断 3′ 端剪接位点的磷酸二酯键，并形成 5′ 外显子与 3′ 外显子之间的 3′,5′-磷酸二酯键，完成第二次转酯反应。经过两次转酯反应，两个外显子被连接在一起，并释放含有套索结构的内含子。某些真菌线粒体中的内含子有很不寻常的结构，其Ⅱ类内含子中常含有能翻译成蛋白质的开放阅读框，主要编码成熟酶、内切核酸酶、逆转录酶等，三者参与这类内含子的逆转录酶剪接，此为逆转录剪接。Ⅱ类内含子的逆转录酶剪接是内含子自我剪接的逆过程，这使它们成为可移动元件（mobile element）。

（三）Ⅲ类内含子的剪接机制

Ⅲ类内含子即 hnRNA 内含子，这类内含子的结构特点前面已经讲述，即边界序列遵循 GU-AG 规则，分支点序列保守，分支点 A 百分百地保守，内含子 5′ 端有一保守序列可以和 U1 snRNA 的 5′ 端的保守顺序互补。mRNA 前体中内含子的剪切过程是在剪接体中进行的，因此这类内含子又称为剪接体内含子。剪接体由核小核糖核蛋白颗粒（small nuclear ribonucleoprotein particle，snRNP）组成。内含子以 "套索"（lariat）结构的形式被切除，剪接过程类似于Ⅱ类内含子，详细过程见 mRNA 前体加工。

（四）Ⅳ类内含子剪接机制

Ⅳ类内含子存在于核 tRNA 前体中。核 tRNA 前体内含子位于反密码子环的下游，不同 tRNA 的内含子长度和序列各异。在核 tRNA 前体内含子中，外显子和内含子交界处无保守序列，也没有内部引导序列，内含子中的部分序列和反密码子部分碱基配对形成茎 - 环结构。剪接反应的信号是二级结构，而不是一级结构。内含子的剪接依赖于 RNase 的催化，而不是核酶或 snRNP。

上述几类内含子的剪接反应依赖于一些短的保守序列，转酯反应与连接反应同时进行。核 tRNA 前体的剪接过程中，采用了不同的机制，链的断裂与连接是两个独立的反应。例如，酵母 tRNA 前体内含子的 5′ 端和 3′ 端的切割是由内切核酸酶的不同亚基催化。其中一个亚基可通过测量成熟 tRNA 结构中某个点的距离，以此为参数决定切割位点的位置。各类内含子剪接反应的比较见表 6-5。

表 6-5　各类内含子剪接反应的比较

	Ⅰ类内含子	Ⅱ类内含子	Ⅲ类内含子	Ⅳ类内含子（酵母 tRNA 内含子）
边界序列	5′U↓-G↓3′	5′GU↓-AG↓3′	5′GU↓-GG↓3′	无
特殊序列	内部引导序列	分支点序列	分支点序列	C-茎，G-环
二级结构	核心结构	b5b6 功能区	顺序连接体	茎-环构象
基因外成分	GTP，Mg^{2+}	GTP，Mg^{2+}	U1，U2，U4，U5，U6	内切酶，连接酶
能量需要	—	—	ATP	ATP
中间分子	环 L19	套索	套索	半分子 tRNA

内含子比外显子积累有更多的突变，某些遗传性疾病的基因变异发生在内含子而不在外显子。例如，在多发性内分泌腺瘤Ⅰ型中检测到 *MEN1* 基因第 9 号内含子在起始处杂合缺失突变。

思 考 题

1.真核生物与原核生物的转录有何差异？转录后加工有何不同？
2.真核生物 3 种 RNA 聚合酶的组成及其作用有何异同？
3.启动子有何作用？原核生物与真核生物中的启动子结构特点是什么？
4.DNA 聚合酶、RNA 聚合酶的合成作用有哪些共性？
5.真核生物 mRNA 转录后加工过程主要包括哪些内容？
6.简述选择性剪接的含义及意义。选择性剪接与 RNA 编辑有何区别？

（孔丽君）

第七章 基因表达（Ⅱ）——翻译

编码蛋白质基因的表达包括转录与翻译两个环节。翻译（translation）是以 mRNA 为模板指导多肽链合成的过程，该过程的本质是将 mRNA 分子中 A、G、C、U 四种核苷酸序列编码的信息语言翻译成蛋白质一级结构中 20 种氨基酸的排列顺序。翻译的过程极其复杂，参与的因素繁多，本章重点讨论与翻译有关的四个问题：①翻译的体系；②翻译的过程；③翻译后产物的加工、修饰及靶向输送；④蛋白质构象和定位异常与疾病的关系。

第一节 翻译的体系

蛋白质的生物合成体系极其复杂：合成原料是 20 种氨基酸；mRNA 是指导多肽链合成的直接模板；tRNA 是氨基酸的运载工具和适配器；rRNA 和多种蛋白质构成的核糖体是合成多肽链的场所。此外，还包括参与氨基酸活化及肽链合成起始、延长和终止阶段的多种蛋白质因子、酶类及其他蛋白质，还需 ATP、GTP 等供能物质与必要的无机离子等。

一、mRNA 是翻译的直接模板

mRNA 分子含有从 DNA 转录出来的遗传信息，是蛋白质合成的直接模板。

mRNA 分子包括 5′ 非翻译区（5′-untranslated region，5′-UTR）、开放阅读框区（open reading frame，ORF）和 3′ 非翻译区（3′-untranslated region，3′-UTR）。在 mRNA 阅读框内，从 5′ 端计数，每相邻的 3 个核苷酸组成一个三联体的遗传密码（genetic code），编码氨基酸或某种信息。由于 mRNA 分子中有 A、G、C、U 四种核苷酸，密码子含有 3 个核苷酸，所以这 4 种核苷酸可组合成 64（4^3）个三联体的遗传密码（表 7-1）。在 64 个遗传密码中，位于 ORF 的第一个遗传密码 AUG 既作为肽链合成的起始信号，又编码甲硫氨酸，称为起始密码子（initiation codon）。另有 3 个遗传密码（UAA、UAG、UGA）不编码任何氨基酸，只作为肽链合成的终止信号，称为终止密码子（termination coden），又称无义密码子（nonsense codon）。除起始密码子和终止密码子外，余下的 60 个密码子就只编码相应的氨基酸信息。

表 7-1 通用遗传密码表

第一碱基（5′）	第二碱基				第三碱基（3′）
	U	C	A	G	
U	苯丙氨酸 UUU	丝氨酸 UCU	酪氨酸 UAU	半胱氨酸 UGU	U
	苯丙氨酸 UUC	丝氨酸 UCC	酪氨酸 UAC	半胱氨酸 UGC	C
	亮氨酸 UUA	丝氨酸 UCA	终止密码子 UAA	终止密码子 UGA	A
	亮氨酸 UUG	丝氨酸 UCG	终止密码子 UAG	色氨酸 UGG	G
C	亮氨酸 CUU	脯氨酸 CCU	组氨酸 CAU	精氨酸 CGU	U
	亮氨酸 CUC	脯氨酸 CCC	组氨酸 CAC	精氨酸 CGC	C
	亮氨酸 CUA	脯氨酸 CCA	谷氨酰胺 CAA	精氨酸 CGA	A
	亮氨酸 CUG	脯氨酸 CCG	谷氨酰胺 CAG	精氨酸 CGG	G

第一碱基（5′）	第二碱基				第三碱基（3′）
	U	C	A	G	
A	异亮氨酸 AUU	苏氨酸 ACU	天冬酰胺 AAU	丝氨酸 AGU	U
	异亮氨酸 AUC	苏氨酸 ACC	天冬酰胺 AAC	丝氨酸 AGC	C
	异亮氨酸 AUA	苏氨酸 ACA	赖氨酸 AAA	精氨酸 AGA	A
	甲硫氨酸 AUG	苏氨酸 ACG	赖氨酸 AAG	精氨酸 AGG	G
G	缬氨酸 GUU	丙氨酸 GCU	天冬氨酸 GAU	甘氨酸 GGU	U
	缬氨酸 GUC	丙氨酸 GCC	天冬氨酸 GAC	甘氨酸 GGC	C
	缬氨酸 GUA	丙氨酸 GCA	谷氨酸 GAA	甘氨酸 GGA	A
	缬氨酸 GUG	丙氨酸 GCG	谷氨酸 GAG	甘氨酸 GGG	G

遗传密码具有如下特点：

（一）方向性

遗传密码的方向性（directionality）是指 mRNA 分子中遗传密码的阅读方向是从 5′ 端→3′ 端，也就是说起始密码子 AUG 总是位于 ORF 的 5′ 端，而终止密码子位于 ORF 的 3′ 端。遗传信息在 mRNA 分子中的这种方向性排列决定了多肽链合成的方向是从 N 端→C 端。

（二）连续性

遗传密码的连续性（commalessness）是指 mRNA 分子中的各个三联体密码是连续排列的，密码子间无标点符号，没有间隔。翻译时从 5′ 端 AUG 起始密码子开始，每 3 个碱基为一组向 3′ 端方向连续阅读。如果 mRNA 阅读框内插入或缺失一个或两个碱基，则可引起框移突变（frameshift mutation），使下游翻译出的氨基酸序列完全改变。

（三）简并性

20 种氨基酸有 61 个密码子为之编码，显然两者不是一对一的关系。除甲硫氨酸和色氨酸只对应 1 个密码子外，其他氨基酸或有 2、3、4 或 6 个密码子为之编码。同一种氨基酸有两个或更多密码子的现象称为遗传密码的简并性（degeneracy）。简并性有两种类型，一种类型是指简并密码子的第 1 位和第 2 位碱基不同或仅第 1 位碱基不同仍可编码相同的氨基酸。例如，丝氨酸密码子 UCC 与 AGC，UCU 与 AGU；精氨酸密码子 CGA 与 AGA，CGG 与 AGG。另一种类型是指简并密码子的第 1 位和第 2 位碱基相同而第 3 位碱基不同仍可编码相同的氨基酸，绝大多数的简并性是指第二种类型。编码相同氨基酸的密码子称为密码子家族，其成员互称为同义密码子（synonymous codon），也称为简并密码子（degenerate codon）。第二种类型同义密码子第 3 位碱基的突变并不影响所翻译氨基酸的种类，这种突变称为同义突变（synonymous mutation）。因此，遗传密码的简并性具有重要的生物学意义，它可以减少有害突变。

> **知识链接** 　　　　　　　　　　**遗传密码的偏爱性**
>
> 　　多数氨基酸具有 2 个或 2 个以上的简并密码子，但不同生物对简并密码子的使用频率各不相同，表现出某些密码子优先选择使用的特性，称为遗传密码的偏爱性（codon usage bias）。原核生物和真核生物有各自的密码子偏爱性。例如，大肠埃希菌（*E. coli*）中编码脯氨酸的密码子大多数使用 CCG，几乎不使用 CCC；相反，哺乳动物编码脯氨酸却偏爱 CCC，少用 CCG。某一种密码子的使用频率与细胞内相应的 tRNA 丰度是一致的。某种密码子使用频率高意味着需要较多的相应的 tRNA，两者之间相互协调有利于细胞内某一氨基酸含量高的蛋白质顺畅表达。同样，当人们期望人工合成的基因片段能在细胞内高效表达时，也要选择该细胞偏爱的密码子作为基因的密码子，这样可以充分利用细胞内丰度高的 tRNA，有利于基因的高效表达。

（四）摆动性

　　翻译过程中，氨基酸的正确加入依赖于 mRNA 的密码子与 tRNA 的反密码子之间的相互辨认结合。密码子与反密码子的碱基配对是反向的，即密码子的第 1、2 和 3 位碱基分别与反密码子的第 3、2 和 1 位碱基配对。密码子第 3 位碱基与反密码子第 1 位碱基配对时，有时会出现不严格遵从常见的碱基配对规律的情况，这种现象称为遗传密码的摆动性（wobble）。密码子第 3 位碱基与反密码子第 1 位碱基配对虽不严格互补，但也能相互辨认。遗传密码的摆动性使得某些 tRNA 能识别一个以上的简并密码子。例如，tRNA 反密码子的第 1 位常出现次黄嘌呤核苷（inosine，I），可分别与密码子的第 3 位碱基 U、C、A 配对（表 7-2）。

表 7-2　密码子与反密码子的摆动配对

tRNA 反密码子第 1 位碱基	I	U	G	A	C
mRNA 密码子第 3 位碱基	U、C、A	A、G	U、C	U	G

（五）通用性

　　蛋白质生物合成的整套遗传密码，从原核生物、真核生物到人类都通用，即遗传密码无种属特异性，称为遗传密码的通用性（universality）。但近年研究发现，动物的线粒体和植物的叶绿体中有自己独立的密码系统，与通用密码子有一定差别。例如，在线粒体内，起始密码子可以是 AUG，也可以是 AUA 和 AUU，其中 AUA 还可破译为甲硫氨酸（在通用密码中为 Ile）；而 UGA 编码色氨酸，AGA、AGG 则为终止密码子（在通用密码中为 Arg）。

二、tRNA 是氨基酸的运载工具和适配器

　　核苷酸的碱基与氨基酸之间不具有特异的化学识别作用，那么在蛋白质合成过程中氨基酸是怎样来识别 mRNA 模板上的遗传密码，进而排列连接成特异的多肽链序列呢？研究证明，氨基酸与遗传密码之间的相互识别作用是通过另一类核酸分子——tRNA 来实现的，tRNA 是蛋白质合成过程中的适配器（adaptor）分子。tRNA 分子与蛋白质合成有关的位点至少有 4 个：①3′ 端的 CCA 氨基酸结合位点；②氨酰 -tRNA 合成酶识别位点；③核糖体识别位点；④密码子识别部位（即反密码子位点）。其中的两个关键部位是氨基酸的结合位点和密码子的结合位点，这两位点表明 tRNA 既有携带特异的氨基酸，又有特异地识别 mRNA 遗传密码的双重功能。这样，通过 tRNA

的接合作用使氨基酸能够按 mRNA 信息的指导"对号入座"，保证核酸到蛋白质遗传信息传递的准确性。tRNA 与氨基酸的结合由氨酰 -tRNA 合成酶（aminoacyl-tRNA synthetase）催化，此过程称为氨基酸的活化。

（一）氨基酸活化与氨酰 -tRNA 合成酶

1. 氨基酸活化　即指氨基酸的 α- 羧基与特异 tRNA 的 3′ 端 CCA—OH 结合形成氨酰 -tRNA 的过程，这一反应由氨酰 -tRNA 合成酶催化完成，并分两步进行。

氨基酸 + ATP-E ⟶ 氨酰 -AMP-E + PP$_i$

氨酰 -AMP-E + tRNA ⟶ 氨酰 -tRNA + AMP + E

总反应式为

氨基酸 + tRNA+ATP $\xrightarrow{\text{氨酰-tRNA合成酶}}$ 氨酰 -tRNA + AMP + PP$_i$

反应中氨基酸的 α- 羧基与 tRNA 的 3′ 端 CCA—OH 以酯键连接，形成氨酰 -tRNA，焦磷酸酶不断分解反应生成的 PP$_i$，促进反应持续向右进行，每活化 1 分子氨基酸需要消耗 2 个高能磷酸键（图 7-1）。

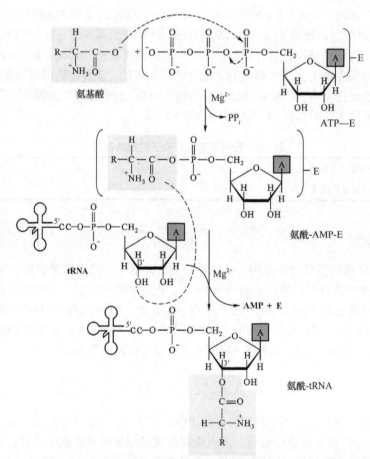

图 7-1　氨酰 -tRNA 的合成过程

2. 氨酰 -tRNA 合成酶　氨基酸与 tRNA 分子的正确结合，是决定翻译准确性的关键步骤之一，氨酰 -tRNA 合成酶在其中起着主要作用。氨酰 -tRNA 合成酶存在于细胞质的无结构部分，对底物氨基酸和 tRNA 都有高度特异性。该酶通过分子中相分隔的活性部位既能识别特异的氨基酸，又能辨认携带该种氨基酸的特异 tRNA 分子，亦即在体内，每种氨酰 -tRNA 合成酶都能从 20 种氨基酸中识别出与其对应的一种，同时识别出与此氨基酸相对应的特异 tRNA，从而催化两者的相互结合。原核细胞中约有 30～40 种不同的 tRNA 分子，而真核生物中有 50 种甚至更多，因此一种氨基酸可以和 2～6 种 tRNA 特异地结合，这些 tRNA 均带有相同的反密码子，它们在功能上可以相互替换。另外，细胞内还存在一类称之为"同工 tRNA"的分子，它们携带不同的反密码子，但识别相同的密码子，它们的相对丰度决定了密码子的选择性利用率。"同工 tRNA"的出现是遗传密码子第 1 位和第 2 位碱基的简并性引起的。与同一氨基酸结合的所有 tRNA 均被相同的氨酰 -tRNA 合成酶所催化，因此只需 20 种氨酰 -tRNA 合成酶就能催化氨基酸以酯键连接到各自特异的 tRNA 分子上，可见该酶对 tRNA 的选择性较对氨基酸的选择性稍低。

此外，氨酰 -tRNA 合成酶还具有校读活性（proofreading activity），也称编辑活性（editing activity），即酯酶的活性。它能把错配的氨基酸水解下来，再换上与反密码子相对应的氨基酸。综上原因，tRNA 与氨基酸装载反应的误差小于 10^{-4}。氨酰 -tRNA 合成酶不耐热，其活性中心含有巯基，对破坏巯基的试剂甚为敏感，其作用需要 Mg^{2+}、Mn^{2+}。不同的氨酰 -tRNA 合成酶其相对分子质量不完全相等，一般以 100 000 左右为多。真核生物中的氨酰 -tRNA 合成酶常以多聚体形式存在。

（二）氨酰 -tRNA 的表示方法

各种氨基酸和对应的 tRNA 结合形成的氨酰 -tRNA 可以如下方法表示，如 Asp-tRNA^{Asp}、Ser-tRNA^{Ser}、Gly-tRNA^{Gly} 等。

在真核生物中与甲硫氨酸（Met）结合的 tRNA 至少有两种：在起始位点携带甲硫氨酸的 tRNA 称为起始 tRNA（initiator-tRNA），简写为 tRNA$_i^{Met}$；在肽链延长中携带甲硫氨酸的 tRNA 称为延长 tRNA（elongation tRNA），简写为 tRNAe^{Met}。Met-tRNA$_i^{Met}$ 和 Met-tRNAe^{Met} 可分别被起始或延长过程起催化作用的酶和因子所辨认。

原核生物的起始密码只能辨认甲酰化的甲硫氨酸，即 N- 甲酰甲硫氨酸（N-formyl methionine，fMet），因此起始位点的甲酰甲硫氨酰 -tRNA 表示为 fMet-tRNA$_i^{fMet}$。N- 甲酰甲硫氨酸中的甲酰基从 N^{10}- 甲酰四氢叶酸转移到甲硫氨酸的 α- 氨基上，由转甲酰基酶催化。

三、核糖体是翻译的场所

核糖体（ribosome）旧称核蛋白体。在原核细胞中，它可以游离形式存在，也可以与 mRNA 结合形成串珠状的多聚核糖体。真核细胞中的核糖体可游离存在，也可以与细胞内质网相结合形成粗面内质网。核糖体由大、小两个亚基组成，每个亚基都由多种核糖体蛋白（ribosomal protein，rp）和 rRNA 组成（表 7-3）。

表 7-3　原核生物和真核生物核糖体组成

核糖体	原核生物（以大肠埃希菌为例）	真核生物（以小鼠肝为例）
小亚基	30S	40S
rRNA	16S（1542 个核苷酸）	18S（1874 个核苷酸）
蛋白质	21 种（占总重量的 40%）	33 种（占总重量的 50%）
大亚基	50S	60S
rRNA	23S（2940 个核苷酸）	28S（4718 个核苷酸）
	5S（120 个核苷酸）	5.8S（160 个核苷酸）
		5S（120 个核苷酸）
蛋白质	31 种（占总重量的 30%）	49 种（占总重量的 35%）

（一）核糖体蛋白

核糖体大、小亚基所含的蛋白质分别称为大亚基核糖体蛋白（ribosomal proteins in large subunit，rpL）和小亚基核糖体蛋白（ribosomal proteins in small subunit，rpS），它们多是参与蛋白质生物合成过程的酶和蛋白质因子。目前已知在核糖体上存在着若干功能活性部位：①容纳 mRNA 的部位；②结合氨酰 -tRNA 的氨酰位（aminoacyl site，A 位）；③结合肽酰 -tRNA 的肽酰位（peptidyl site，P 位）；④tRNA 排出位（exit site，E 位）；⑤肽酰转移酶所在的部位；⑥转位酶作用位点。真核生物核糖体结构与原核生物相似，但组分更复杂。英国结构生物学家 Venkatraman Ramakrishnan（1952 ～）、美国生物化学家 Thomas A. Steitz（1940 ～ 2018）及以色列晶体学家 Ada E.Yonath（1939 ～）分别采用 X 射线蛋白质晶体学技术，标识出了构成核糖体成千上万个原子所在的位置，并在原子层面上揭示了核糖体功能的机制。他们因对核糖体结构和功能研究的巨大贡献分享了 2009 年的诺贝尔化学奖。

（二）核糖体 RNA

原核生物和真核生物核糖体的大、小亚基都含有几种不同的 rRNA。核糖体不能简单地被认为是一个具有各种催化活性的蛋白质混合体，实际上这些蛋白质是通过蛋白质 - 蛋白质或 rRNA-蛋白质之间的相互作用而结合在一起，特别是其中的 rRNA 有可能发挥着重要的功能。有研究表明，rRNA 分子含有很多局部双螺旋结构区，可折叠生成复杂的三维构象作为亚基结构骨架，使各种 rp 附着结合，装配成完整亚基。如果把 rRNA 从核糖体上除掉，核糖体的结构就会发生塌陷。此外，核糖体大亚基 5S rRNA 的 3′ 端一段序列（3′-CAAGC-5′）可与 tRNA 的 5′-GTψCG-3′ 互补结合。原核生物核糖体小亚基 16S rRNA 的 3′ 端一段序列（3′-UCCUCC-5′）与 mRNA 起始密码子 AUG 上游的 5′-AGGAGG-3′ 互补结合。原核生物核糖体的 23S rRNA 和真核生物核糖体的 28S rRNA 具有催化肽键生成的作用。

> **知识链接**　　　　　　　　　　**非核糖体多肽的合成**
>
> 　　在细菌、放线菌和真菌中，绕开核糖体，利用氨基酸及其他化合物（如水杨酸、吡啶羧酸等）为原料，但不以 mRNA 为模板，也不需要 tRNA 为氨基酸携带工具，可直接合成多肽类生物活性物质，故统称为非核糖体多肽（nonribosomal peptide，NRP）。
>
> 　　在 NRP 的合成过程中，发挥关键作用的是非核糖体多肽合成酶（nonribosomal peptide synthetase，NRPS）。NRPS 是一类多功能蛋白质复合体，通常由一系列组件顺序排列组成，能识别、激活、转运特定的氨基酸底物并按特定顺序直接合成多肽链。NRPS 底物大部分是稀有氨基酸，现已经鉴定出 300 多种。目前研究显示，经非核糖体途径合成的多肽类生物活性物质种类繁多、结构复杂，如青霉素、万古霉素、放线菌素、杆菌肽和环孢素等，科学家们正进行更深入细致的研究，以促进非核糖体多肽类新药的开发和临床应用。

四、参与翻译的酶类和蛋白质因子

肽链的合成除需要 mRNA、tRNA、rRNA 外，还包括参与氨基酸活化及肽链合成起始、延长和终止阶段的多种酶类和蛋白质因子，以及 ATP、GTP 等供能物质与必要的无机离子等。

（一）参与肽链合成的酶类

除了上述参与氨基酸活化的氨酰 -tRNA 合成酶外，参与多肽链合成的酶还有①肽酰转移酶

（peptidyl transferase）：旧称转肽酶，催化肽键的生成。曾经认为肽酰转移酶是核糖体大亚基的蛋白组分。1992 年，美国加利福尼亚大学的 Harry F. Noller（1939 ～）等证明大肠埃希菌核糖体 23S rRNA 能够催化肽键的形成。真核生物核糖体 28S rRNA 具有催化肽键形成的作用。因此肽酰转移酶的本质是核酶。②转位酶（translocase）：催化核糖体沿 mRNA 的 5′→3′ 移动。原核生物的转位酶是延长因子 G（EF-G），真核生物为延长因子 2（eEF2）。

（二）参与肽链合成的蛋白质因子

肽链合成过程需要多种蛋白质因子的参与，其中参与肽链合成起始阶段的蛋白质因子称为起始因子（initiation factor，IF），参与肽链合成延长阶段的蛋白质因子称为延长因子（elongation factor，EF），参与肽链合成终止阶段的蛋白质因子称为终止因子（termination factor）。

1. 起始因子（IF） 原核生物有 3 种 IF，即 IF1、IF2 和 IF3。真核生物比原核生物拥有更多的起始因子，目前已发现 12 种直接或间接为起始所需的因子，其中有一些因子含有多达 11 种不同的亚基。真核生物起始因子用 eIF（eukaryotic initiation factor）表示。

2. 延长因子（EF） 原核生物有 3 种 EF，即 EF-Tu、EF-Ts（属于延长因子 T 的两个亚基）和 EF-G。真核生物的延长因子有 eEF1α、eEF1βγ 和 eEF2。

3. 终止因子 又称释放因子（release factor，RF），原核生物有 3 种 RF，即 RF1、RF2 和 RF3。真核生物只有一种释放因子 eRF。

原核生物和真核生物参与肽链合成的各种蛋白质因子及其生物学功能分别见表 7-4 和表 7-5。

表 7-4 原核生物肽链合成所需的蛋白质因子及其功能

类别	名称	生物学功能
起始因子	IF1	占据核糖体 A 位，防止氨酰 -tRNA 过早进入 A 位；促进 IF2 和 IF3 的活性
	IF2	促进 fMet-tRNA$_i^{fMet}$ 与核糖体 30S 小亚基结合；IF2 在小亚基存在时有很强的 GTPase 活性
	IF3	防止核糖体大、小亚基过早结合；促进 mRNA 与小亚基结合；增强 P 位与 fMet-tRNA$_i^{fMet}$ 结合的特异性
延长因子	EF-Tu	携带氨酰 -tRNA 进入 A 位；具有 GTPase 活性，结合并分解 GTP
	EF-Ts	EF-T 的调节亚基，是 GTP 交换蛋白，使 EF-Tu 上的 GDP 交换成 GTP
	EF-G	单体 G 蛋白，具有 GTPase 活性和转位酶活性，水解 GTP，促进 mRNA- 肽酰 -tRNA 由 A 位移至 P 位；促进 tRNA 卸载与释放
释放因子	RF1	特异识别终止密码子 UAA、UAG；诱导肽酰转移酶转变为酯酶
	RF2	特异识别终止密码子 UAA、UGA；诱导肽酰转移酶转变为酯酶
	RF3	具有 GTPase 活性；当新生肽链从核糖体上释放后，促进 RF1 或 RF2 与核糖体分离

表 7-5 真核生物肽链合成所需的蛋白质因子及其功能

类别	名称	生物学功能
起始因子	eIF1	结合小亚基的 E 位，促进 GTP- eIF2-tRNA 复合物与核糖体小亚基相互作用
	eIF1A	原核 IF1 的同源物，防止氨酰 -tRNA 过早进入 A 位
	eIF2	具有 GTPase 活性，促进 Met-tRNA$_i^{Met}$ 与核糖体小亚基结合
	eIF2B	结合小亚基，促进大、小亚基分离
	eIF3	结合小亚基，促进大、小亚基分离；介导 eIF4F 复合物 -RNA 与核糖体小亚基结合

续表

类别	名称	生物学功能
起始因子	eIF4A	eIF-4F 复合物组分；具有 RNA 解旋酶活性，解开 mRNA 5′ 端的发夹结构，使其与小亚基结合
	eIF4B	结合 mRNA，促进 mRNA 扫描定位起始密码子 AUG
	eIF4E	eIF4F 复合物组分，结合 mRNA 的 5′ 帽子结构
	eIF4F	为 eIF4A、eIF4E、eIF4G 的复合物
	eIF4G	eIF4F 复合物组分，结合 eIF4E、eIF3 和 poly（A）结合蛋白
	eIF5	促进各种起始因子与小亚基解离，进而使大、小亚基结合
	eIF5B	具有 GTPase 活性，促进各种起始因子与小亚基解离，进而使大、小亚基结合
	eIF6	促进核糖体大、小亚基分离
延长因子	eEF1α	与原核生物 EF-Tu 功能相似
	eEF1βγ	与原核生物 EF-Ts 功能相似
	eEF2	与原核生物 EF-G 功能相似
释放因子	eRF	识别所有终止密码子，具有原核生物各类 RF 的功能

第二节　原核生物的翻译

在翻译过程中，核糖体从开放阅读框的 5′-AUG 开始向 3′ 端阅读 mRNA 上的三联体遗传密码，直至终止密码子出现。此阅读方向决定了多肽链的合成方向是从 N 端→C 端。蛋白质生物合成是最复杂的生物化学过程之一，为了便于叙述，人们常将整个翻译过程分为起始（initiation）、延长（elongation）和终止（termination）三个阶段。

一、翻译的起始

翻译的起始阶段是指 mRNA、起始 $fMet\text{-}tRNA_i^{fMet}$ 分别与核糖体结合而形成 70S 翻译起始复合物（translational initiation complex）的过程。起始阶段需要起始因子 IF1、IF2 和 IF3 的参与，它们的功能见表 7-4。此外，起始还需 GTP 和 Mg^{2+} 的参与。

原核生物翻译的起始阶段包括 4 个小的步骤：①核糖体大、小亚基的分离；② mRNA 与核糖体小亚基定位结合；③起始 $fMet\text{-}tRNA_i^{fMet}$ 与核糖体小亚基结合；④核糖体大亚基与已经形成复合物的小亚基、起始 $fMet\text{-}tRNA_i^{fMet}$ 及 mRNA 结合。

（一）核糖体大、小亚基的分离

蛋白质肽链合成连续进行，在肽链延长过程中，核糖体的大小亚基是聚合的，一条肽链合成终止实际上是下一轮翻译的起始。此时在 IF3 和 IF1 的作用下，IF3、IF1 与小亚基结合，促进大、小亚基分离。

（二）mRNA 与核糖体小亚基定位结合

在原核细胞中，一个多顺反子 mRNA 可以有多个 AUG 翻译起始位点，为多个蛋白质编码。研究表明，在细菌的 mRNA 起始密码子 AUG 上游约 10 个碱基的位置，通常含有一段富含嘌呤碱基的六聚体序列（5′-AGGAGG-3′），该序列是由澳大利亚科学家 John Shine（1946～）和 Lynn Dalgarno 发现，故称为 Shine-Dalgarno 序列（S-D 序列），它与原核生物核糖体小亚基 16S rRNA 3′ 端富含嘧啶的短序列（3′-UCCUCC-5′）互补，从而使 mRNA 与小亚基结合。因此，mRNA 的

S-D 序列又称为核糖体结合位点（ribosomal binding site，RBS）。此外，mRNA 上紧接 S-D 序列之后的一小段核苷酸序列，又可被核糖体小亚基蛋白 rpS1 辨认结合（图 7-2）。原核生物就是通过上述核酸 - 核酸、核酸 - 蛋白质的相互作用把 mRNA 结合到核糖体的小亚基上，并在起始密码子 AUG 处精确定位，形成复合体。此过程需要 IF3 的帮助。

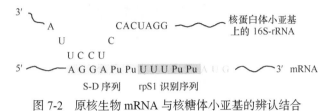

图 7-2 原核生物 mRNA 与核糖体小亚基的辨认结合

（三）起始 fMet-tRNA$_i^{fMet}$ 与核糖体小亚基的结合

fMet-tRNA$_i^{fMet}$ 与核糖体的结合受 IF2 的控制。原核生物核糖体上有 3 个 tRNA 结合位点，氨酰 -tRNA 进入 A 位，肽酰 -tRNA 进入 P 位，脱去氨基酰的 tRNA 通过 E 位排出。A 位和 P 位横跨核糖体的两个亚基，E 位主要是大亚基成分。IF2 首先与 GTP 结合，再结合起始 fMet-tRNA$_i^{fMet}$。在 IF2 的帮助下，fMet-tRNA$_i^{fMet}$ 识别对应核糖体 P 位的 mRNA 起始密码子 AUG，并与之结合，这也促进了 mRNA 的准确就位。起始时 IF1 结合在 A 位，阻止氨酰 -tRNA 过早进入，还可能阻止 30S 小亚基与 50S 大亚基的结合。

（四）70S 起始复合物的形成

IF2 有完整的核糖体依赖的 GTP 酶活性。当上述结合了 mRNA、fMet-tRNA$_i^{fMet}$ 的小亚基再与 50S 大亚基结合形成完整核糖体时，IF2 结合的 GTP 就被水解释能，促使 3 种 IF 释放，形成由完整核糖体、mRNA、起始 fMet-tRNA$_i^{fMet}$ 组成的 70S 翻译起始复合物（图 7-3）。此时，与起始密

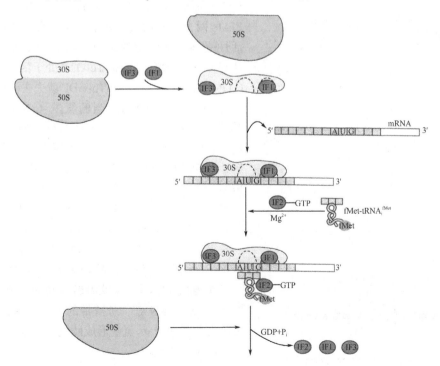

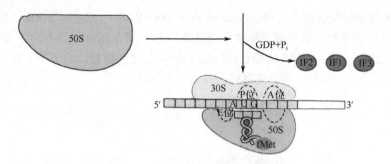

图 7-3　原核生物的翻译起始过程

码子 AUG 结合的 fMet-tRNA$_i^{fMet}$ 占据 P 位，而留空 A 位，并对应 mRNA 上起始密码子 AUG 后的第 2 个三联体密码子，为肽链延长做好了准备。

二、翻译的延长

翻译的延长是指在 mRNA 密码序列的指导下，由特异 tRNA 携带相应氨基酸运至核糖体的受位，使肽链依次从 N 端→C 端逐渐延伸的过程。原核生物翻译延长需要延长因子 EF-T（ET-Tu 和 ET-Ts）和 EF-G，其功能见表 7-5。此外，翻译的延长还需要 GTP 的参与。

由于翻译延长过程是在核糖体上连续循环进行的，故称为核糖体循环（ribosomal cycle）。每次循环分为 3 个步骤：进位（entrance）、成肽（peptide bond formation）和转位（translocation）。循环一次，肽链增加一个氨基酸残基，直至肽链合成终止。

1. 进位　又称注册（registration）。肽链合成起始后，核糖体的 P 位已被起始 fMet-tRNA$_i^{fMet}$ 占据，但 A 位是空的，并对应 AUG 后的第 2 个三联体密码子。进位就是与 mRNA 第 2 个密码子所对应的氨酰 -tRNA 进入核糖体的 A 位，这一过程在原核细胞需要延长因子 EF-T 的参与。EF-T 由 EF-Tu 和 EF-Ts 两个亚基构成，其中 EF-Tu 为单体 G 蛋白，其活性受鸟苷酸状态的调节。当 EF-Tu 结合 GTP 时，便与 EF-Ts 分离，使 EF-Tu-GTP 处于活性状态；而当 GTP 水解为 GDP 时，EF-Tu-GDP 就失去活性。进位时，活性的 EF-Tu-GTP 与适当的氨酰 -tRNA 结合，并将其带入核糖体 A 位，使密码子与反密码子配对结合。同时，EF-Tu 的 GTPase 活性发挥作用，促使 GTP 水解，驱动 EF-Tu-GDP 从核糖体释出，继而 EF-Ts 与 EF-Tu 结合将 GDP 置换出去，并重新形成 EF-Tu-Ts 二聚体。由此可见，EF-Ts 实际上是 GTP 交换蛋白，可将 EF-Tu 上的 GDP 交换成 GTP，使 EF-Tu 进入新一轮循环，继续催化下一个氨酰 -tRNA 进位（图 7-4）。

2. 成肽　进位后，核糖体的 A 位和 P 位各结合了一个氨酰 -tRNA，在肽酰转移酶的催化下，P 位上的起始 fMet-tRNA$_i^{fMet}$ 所携带的甲硫氨酸的 α- 羧基与 A 位上氨基酸的 α- 氨基形成肽键，此成肽过程无须能量供应（图 7-5）。

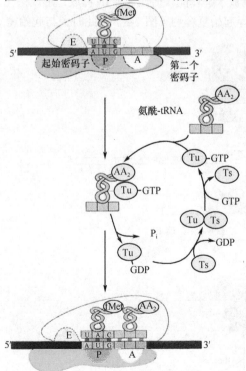

图 7-4　原核生物翻译延长的进位过程

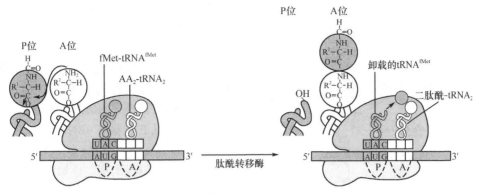

图 7-5 原核生物翻译延长的肽键形成过程

3. 转位 第一个肽键形成以后，二肽酰 -tRNA₂ 占据核糖体 A 位，而卸载的 tRNAᵢ 仍在 P 位。转位即指核糖体向 mRNA 的 3′ 端移动一个密码子的距离，A 位上的二肽酰 -tRNA₂ 移至 P 位，A 位空出并对应下一个三联体密码。与此同时，P 位的卸载 tRNAᵢ 进入 E 位，并由此排出。在原核生物，转位依赖于延长因子 EF-G 和 GTP。EF-G 有转位酶活性，可结合并水解 1 分子 GTP，促进核糖体向 mRNA 的 3′ 端移动（图 7-6）。

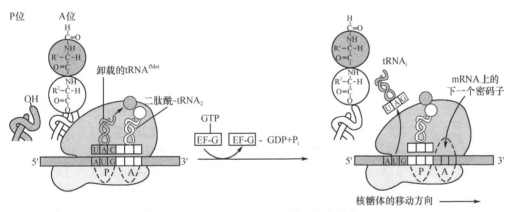

图 7-6 原核生物翻译延长的转位过程

转位后，mRNA 分子上的第 3 个密码子进入 A 位，为下一个氨酰 -tRNA 进位做好准备。再进行第二轮循环，进位 - 成肽 - 转位，P 位将出现三肽酰 -tRNA。A 位又空出，再进行第三轮循环，这样每循环一次，肽链将增加一个氨基酸残基。如此重复进位 - 成肽 - 转位的循环过程，核糖体依次沿 5′→3′ 方向阅读 mRNA 的遗传密码，肽链不断从 N 端→C 端延长。

在肽链延长连续循环时，核糖体空间构象也发生着周期性改变，转位时卸载的 tRNA 进入 E 位，可诱导核糖体构象变化，有利于下一个氨酰 -tRNA 进入 A 位；而氨酰 -tRNA 的进位又诱导核糖体变构，促使卸载 tRNA 从 E 位排出。

三、翻译的终止

翻译的终止涉及两个步骤：首先，终止反应本身需要识别终止密码子，并从最后一个肽酰 -tRNA 中释放肽链；其次，终止后反应需要释放 tRNA 和 mRNA，核糖体大、小亚基解离。因此，翻译终止的关键因素是终止密码子和识别终止密码子的组分。原核生物翻译终止过程需要释放因子 RF1、RF2 和 RF3，RF1 能特异识别终止密码子 UAA、UAG；RF2 可识别 UAA、UGA。

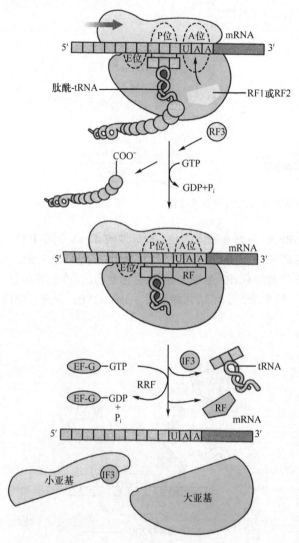

图 7-7　原核生物肽链合成的终止

原核生物翻译终止过程如下：肽链延长至 mRNA 的终止密码子进入核糖体 A 位时，释放因子 RF1 或 RF2 识别结合终止密码子并占据 A 位。RF1 或 RF2 和终止密码子结合后可触发核糖体构象改变，将肽酰转移酶转变为酯酶活性，水解肽酰 -tRNA 的酯键，把多肽链从 P 位肽酰 -tRNA 上释放出来。最终 mRNA、tRNA 及 RF 从核糖体卸载，核糖体大、小亚基解离，开始新一轮核糖体循环（图 7-7）。此过程需借助于核糖体再循环因子（ribosome recycling factor，RRF）、IF3 和 EF-G 介导的 GTP 水解释能来完成。

第三节　真核生物的翻译

真核生物的翻译过程在每个阶段与原核生物都有相似之处，但又有区别，特别是反应体系和参与因素。

一、翻译的起始

真核生物的翻译起始过程与原核生物相似，但反应顺序不完全相同，且所需的起始因子（eIF）种类更多（表 7-5），其装配过程更加复杂。起始甲硫氨酸也不需甲酰化。在真核生物中，成熟的 mRNA 分子内部没有核糖体结合位点，但 5′ 端有帽子结构，3′ 端有 poly（A）尾结构。小亚基首先识别结合 mRNA 的 5′ 端帽子，再移向起始点，并在那里与大亚基结合。具体过程如下：

（一）核糖体大、小亚基的分离

与原核生物相同，在前一轮翻译终止时，真核起始因子 eIF2B、eIF3 与核糖体小亚基结合，并在 eIF6 的参与下，促进无活性的 80S 核糖体解聚生成 40S 小亚基和 60S 大亚基。eIF3 是一个很大的因子，由 8 ~ 10 个亚基组成，它是使 40S 小亚基保持游离状态所必需的。

（二）起始 Met-tRNA$_i^{Met}$ 与核糖体小亚基的结合

与原核生物不同，真核细胞小亚基先与起始 Met-tRNA$_i^{Met}$ 结合，再与 mRNA 结合。首先 Met-tRNA$_i^{Met}$ 与 eIF2-GTP 结合成为三元复合物，然后与核糖体小亚基 P 位结合，形成 43S 的前起始复合物。此过程需要起始因子 eIF1、eIF1A 和 eIF3 的参与。eIF1 结合在 E 位，eIF1A 结合在 A 位。eIF1A 和 eIF3 是细菌 IF1 和 IF2 的功能同源物，其功能是阻止氨酰 -tRNA 过早进入 A 位，以及核糖体大、小亚基过早结合。此过程还需 eIF5 和 eIF5B 的参与。

（三）mRNA 与核糖体小亚基的结合

真核生物 mRNA 没有 S-D 序列，mRNA 首先与 eIF4F 复合物结合，后者再介导 mRNA 与上述 43S 前起始复合物结合，形成 48S 复合物。eIF4F 复合物（帽子结合复合物）由 eIF4A、eIF4E 和 eIF4G 构成，其中 eIF4A 具有 ATPase 和 RNA 解旋酶活性；eIF4E 结合到 mRNA 的 5′ 帽子结构上，故 eIF4E 又称为帽结合蛋白（cap binding protein，CBP）；eIF4G（一种连接蛋白，a linker protein）结合 eIF3 和 eIF4E，再与 mRNA poly（A）上的 poly（A）结合蛋白 [poly（A）binding protein，PABP] 结合，使 mRNA 环化。48S 复合物的形成需水解 ATP 提供能量。

（四）48S 复合物沿 mRNA 扫描查找起始密码子 AUG

在大多数真核 mRNA 中，5′ 端帽子与起始 AUG 距离较远，最多可达 1000 个碱基左右。因此，48S 复合物沿 mRNA 5′ 帽子结构向 3′ 端扫描，直到查找到起始密码子 AUG，这个扫描过程可能由 eIF4A 和 eIF4B 所促进。当 48S 复合物扫描遇到起始 AUG 时，Met-tRNA$_i^{Met}$ 的反密码子与之互补结合，最终小亚基与 mRNA 准确定位结合。这个准确定位过程仅凭三联体密码 AUG 本身并不足以使核糖体移动停止，只有当其上下游具有合适的序列时，AUG 才能作为起始密码子被正确识别。1986 年，Marilyn S.Kozak 通过点突变确定了真核起始密码子 AUG 的侧翼最适序列为 GCC(A/G) CCAUGG，并称为 Kozak 序列。该序列 AUG 上游的第 3 个嘌呤核苷酸（A 或 G）和紧跟其后的 G 是最为重要的。

（五）80S 起始复合物的形成

一旦 48S 复合物定位于起始密码子 AUG，随后 60S 大亚基加入，伴随着多种起始因子的释放，大亚基与 40S 小亚基结合，最终形成 80S 翻译起始复合物。这个过程需要 eIF5 和 eIF5B 的作用。eIF5 促进 eIF2 的 GTPase 活性并水解其结合的 GTP，eIF5B（细菌 IF2 的同源物）水解自身结合的 GTP 并触发 eIF2-GDP 和其他起始因子的释放。

真核生物 80S 翻译的起始过程见图 7-8。

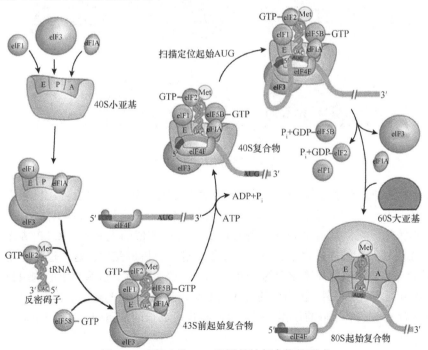

图 7-8　真核生物 80S 翻译起始复合物的形成

二、翻译的延长

真核生物的翻译延长过程和原核生物基本相似，只是反应体系和延长因子组成不同。真核生物的延长因子包括 eEF1α、eEF1βγ 和 eEF2。其中 eEF1α 可结合 GTP，携带氨酰 -tRNA 进入 A 位，eEF1βγ 是 GTP 交换蛋白，eEF2 具有 GTPase 活性，可水解 GTP，发挥转位酶作用（表 7-5）。

三、翻译的终止

真核生物的翻译终止过程与原核生物相似，但释放因子 eRF 只有 1 种，可识别所有终止密码子，完成原核生物各类 RF 的功能。

无论在原核细胞还是真核细胞内，当用电镜观察正在被翻译的 mRNA 时，会发现沿着一条 mRNA 分子附着有许多核糖体，呈串珠状排列。这种多个核糖体与 mRNA 的聚合物称为多聚核糖体（polysome）。由于在一条 mRNA 分子上常结合多个核糖体，同时进行着同一种多条肽链的合成，大大增加了细胞内蛋白质的合成速率。原核生物 mRNA 转录后不需加工即可作为模板，转录和翻译偶联进行。因此在电子显微镜下看到，原核细胞 DNA 分子上连接着长短不一正在转录的 mRNA 分子，每条 mRNA 上依次附着多个核糖体进行翻译，镜下呈羽毛状。与原核细胞不同，真核细胞的转录发生在核内，翻译发生在细胞质，因此只能观察到一条 mRNA 分子上附着有多个核糖体，为单一多聚核糖体（图 7-9）。

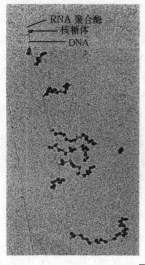
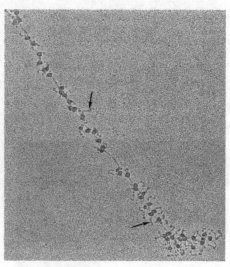

RNA 聚合酶
核糖体
DNA

图 7-9　多聚核糖体

左图为原核生物，右图为真核生物

蛋白质生物合成是耗能过程。GTP 的水解在翻译的全过程中（起始、延长和终止）具有重要的作用。实际上与 GTP 发生作用的翻译因子都属于 G 蛋白家族，包括 IF2、EF-Tu、EF-G、RF3 及真核同源物。它们都能结合并水解 GTP，且遵从类似的机制：与 GTP 结合有活性，与 GDP 结合则无活性。在翻译过程中，核糖体重复地进行着机械变化，这一过程正是由翻译因子与 GTP 的结合与水解释放能量来驱动的。随着 GTP 水解为 GDP，这些因子的构象将发生变化，继而与核糖体分离。除 GTP 外，蛋白质的合成还需要 ATP，包括氨基酸的活化及 mRNA 的解旋等，所以蛋白质的合成是一个昂贵的过程。据估计，在快速成长的细菌中，多至 90% 的 ATP 用来合成蛋白质。

第四节　翻译后产物的加工、修饰及靶向输送

从核糖体释放出的新生多肽链一般不具备蛋白质生物活性，必须经过折叠及不同的加工修饰过程才转变为具有天然功能构象的成熟蛋白质，该过程称为翻译后加工（post-translation processing），主要包括多肽链折叠为天然的三维构象、肽链一级结构的修饰、肽链空间结构的修饰等。另外，在核糖体上合成的蛋白质还需要靶向输送到特定细胞部位，如线粒体、溶酶体、细胞核等细胞器，有的分泌到细胞外，并在靶位点发挥各自的生物学功能。

一、新生肽链的正确折叠

蛋白质分子刚合成时是以一条具有特定氨基酸序列的多肽链形式出现的，而细胞内具有生物活性的蛋白质毫无例外都具有特定的三维空间结构，或称天然构象（native conformation）。也就是说，核糖体上新合成的多肽链需要经历一个折叠（folding）过程才能成为具有天然空间构象的蛋白质。这种折叠过程的意义有两点：①如果肽链折叠错误，就无法形成具有特定生物学活性的蛋白质分子；②至少在人体中，很多疾病如退行性神经系统疾病（阿尔茨海默病、人纹状体脊髓变性病等）都被发现与蛋白质分子的不正确折叠而导致的蛋白质聚集有关。

1961 年，美国科学家 Christian B. Anfnsen（1916～1995）利用纯化的核糖核酸酶进行体外变性 / 复性或去折叠 / 重折叠（unfolding/refolding）实验证明，蛋白质折叠的信息全部储存于肽链自身的氨基酸序列中，即蛋白质的空间构象由一级结构所决定。Anfnsen 因核糖核酸酶的研究，尤其是有关氨基酸序列和蛋白质空间构象关系方面的工作，与另两位科学家分享了 1972 年的诺贝尔化学奖。从热力学角度来看，蛋白质多肽链折叠成天然空间构象是一种释放自由能的自发过程。目前已经清楚，蛋白质分子的折叠过程实际就是大量非共价键形成的过程，对于核糖核酸酶来讲，其折叠过程可在初始状态甚或变性之后都能自动完成，这种能力称为自我组装（self-assembly）。然而，细胞中大多数天然蛋白质折叠都不是自动完成的，而是需要其他酶和蛋白质的协助，主要包括如下几种大分子。

（一）分子伴侣

分子伴侣（molecular chaperone）是细胞中一类保守蛋白质，可识别肽链的非天然构象，促进各种功能域和整体肽链的正确折叠。分子伴侣的作用体现在两方面：①刚合成的肽链以未折叠的形式存在，其中的疏水性片段很容易相互作用而自发折叠，分子伴侣能有效地封闭肽链的疏水表面，防止错误折叠的发生。②对已经发生错误折叠的肽链，分子伴侣可以识别并帮助其恢复正确的折叠。分子伴侣的这一作用还表现在它能识别变性的蛋白质，避免或消除蛋白质变性后因疏水基团暴露而发生的不可逆聚集，并且帮助其复性，或介导其降解。

细胞内的分子伴侣可分为两大类：一类为核糖体结合性分子伴侣，如触发因子（trigger factor，TF）和新生链相关复合物（nascent chain-associate complex，NAC）；另一类为非核糖体结合性分子伴侣，至少包括两大家族，即热休克蛋白 70（heat shock protein 70，HSP70）家族和热休克蛋白 60（heat shock protein 60，HSP60）家族。

1. 热休克蛋白 70 家族　热休克蛋白（heat shock protein，HSP）是通过热激作用诱导而发现的，故又称热激蛋白。在高温条件下，HSP 被诱导而表达增加，以尽量减少热变性对蛋白质的损害。HSP70 家族包括 HSP70、HSP40 和 GrpE，广泛存在于各种生物。在大肠埃希菌中，HSP70 是由基因 *danK* 编码的，故称 DnaK；HSP40 是由基因 *danJ* 编码的，故称 DnaJ。人的 HSP70 家族可存在于细胞质、内质网、线粒体、细胞核等部位，涉及多种细胞保护功能。

典型的 HSP70 具有两个结构域：N 端的结构域具有 ATPase 活性，C 端结构域可与底物多肽结合。热激蛋白的作用是结合并保护待折叠多肽片段，再释放该片段进行折叠，形成 HSP70 和多肽片段依次结合、解离的循环。HSP70 等协同作用可与待折叠多肽片段的 7 ～ 8 个疏水残基结合，保持肽链成伸展状态，避免肽链内、肽链间疏水基团相互作用引起的错误折叠和聚集，再通过水解 ATP 释放此肽段，以利于肽链进行正确折叠。在大肠埃希菌中，HSP70（DnaK）的这种作用与另外两种蛋白质（DnaJ 和 GrpE）的调节有关。具体机制如下：DnaJ 结合待折叠多肽片段，并将多肽导向 DnaK-ATP 复合物，产生 DnaJ-DnaK-ATP- 多肽复合物。DnaK 与 DnaJ 的相互作用立即激活了 DnaK 的 ATPase 活性，使 ATP 水解释放能量，产生稳定的 DnaJ-DnaK-ADP- 多肽复合物。GrpE 是核苷酸交换因子，与 DnaJ 作用后将 ADP 取代，使复合物变得不稳定而迅速解离，释出 DnaJ、DnaK 和被完全折叠或部分折叠的蛋白质。接着 ATP 与 DnaK 再结合，继续进行下一轮循环，所以蛋白质的折叠是经过多次结合与解离的循环过程完成的（图 7-10）。

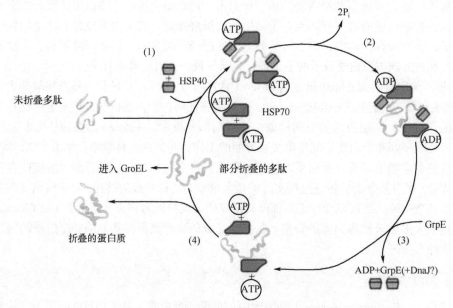

图 7-10　大肠埃希菌中的 HSP70 反应循环

2. 热休克蛋白 60 家族　许多蛋白质分子仅在 HSP70 存在时不能完成其折叠过程，还需要 HSP60 家族的辅助。HSP60 并非都是热激蛋白，故称伴侣素或分子伴素（chaperonin）。HSP60 家族主要包括 HSP60 和 HSP10 两种蛋白，其在大肠埃希菌的同源物分别为 GroEL 和 GroES。HSP60 家族的主要作用是为非自发性折叠蛋白质提供能折叠形成天然空间构象的微环境，据估计大肠埃希菌中 10% ～ 20% 蛋白质折叠需要这一家族辅助。

在大肠埃希菌内，GroEL 是由 14 个相同亚基组成的反向堆积在一起的两个七聚体环构成，每环中间形成桶状空腔，每个空腔能结合 1 分子底物蛋白。每个亚基都含有一个 ATP 或 ADP 的结合位点，实际上组成环的亚基就是 ATP 酶。GroES 为同亚基 7 聚体，可作为"盖子"瞬时封闭 GroEL 复合物的一端。封闭复合物空腔提供了能完成该肽链折叠的微环境。伴随 ATP 水解释能，GroEL 复合物构象周期性改变，引起 GroES"盖子"解离和折叠后肽链释放。重复以上过程，直到蛋白质全部折叠形成天然空间构象（图 7-11）

必须注意，分子伴侣并未加快折叠反应速度，与其说是促进蛋白质正确折叠，不如说是防止蛋白质错误折叠或是消除不正确折叠，增加功能性蛋白质折叠产率。

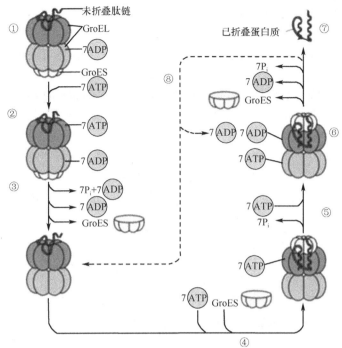

图 7-11　GroEL/GroES 系统的工作原理

（二）蛋白质二硫键异构酶

多肽链内或肽链之间二硫键的正确形成对稳定分泌蛋白、膜蛋白等的天然构象十分重要，这一过程主要在细胞内质网进行。多肽链的几个半胱氨酸残基之间可能出现错配二硫键，影响蛋白质的正确折叠。蛋白质二硫键异构酶（protein disulfide isomerase，PDI）在内质网腔活性很高，可在较大区段肽链中催化错配二硫键断裂并形成正确的二硫键连接，最终使蛋白质形成热力学最稳定的天然构象。

（三）肽 - 脯氨酰顺反异构酶

脯氨酸为亚氨基酸，多肽链中肽酰 - 脯氨酸间形成的肽键有顺反异构体，空间构象明显差别。天然蛋白质多肽链中肽酰 - 脯氨酸间肽键绝大部分是反式构型，仅 6% 为顺式构型。肽基脯氨酰基顺反异构酶（peptide prolyl cis-trans isomerase，PPI）可促进上述顺反两种异构体之间的转换，在肽链合成需形成顺式构型时，使多肽链在各脯氨酸弯折处形成准确折叠。肽基脯氨酰基顺反异构酶也是蛋白质三维空间构象形成的限速酶。

二、新生肽链的加工与修饰

新生肽链的翻译后加工过程主要包括肽链一级结构的加工与修饰、肽链空间结构的加工与修饰和前体蛋白的加工等。

（一）一级结构的加工与修饰

1. 肽链的剪接　如除去新生肽的第 1 个氨基酸残基、信号肽和肽链中非功能片段的切除、多蛋白加工、内含肽的切除和外显肽的连接。

（1）肽链 N 端 Met 或 fMet 的切除：在蛋白质合成过程中，真核生物 N 端第一个氨基酸总是甲硫氨酸，原核生物则是 α- 氨基甲酰化的甲硫氨酸。但人们发现天然蛋白质并不是以甲硫氨酸为 N 端的第 1 位氨基酸。细胞内有脱甲酰基酶或氨基肽酶可以除去 N- 甲酰基、N 端甲硫氨酸或 N 端一段序列。C 端的氨基酸残基有时也出现被修饰的现象。这一过程可在肽链合成中进行，不一定等肽链合成后发生。

（2）信号序列的切除：分泌性蛋白质及需要靶向运输到各细胞器的蛋白质 N 端一般都有一段信号序列，用于指导蛋白质的定向运输，这一信号序列会在完成任务后被相应的蛋白水解酶切除，但核定位序列除外。

（3）切除新生肽链中的非功能片段：细胞内许多蛋白质都是以前体蛋白的方式合成，然后加工转化为成熟蛋白。例如，新合成的胰岛素前体是前胰岛素原，其加工过程需经过两次肽链剪切，首先切去信号肽变成胰岛素原，再切去 C 肽，才变成有活性的胰岛素（图 7-12）。

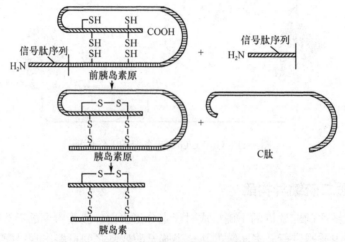

图 7-12　前胰岛素原加工成活性胰岛素的过程

此外，血纤维蛋白原转变为血纤维蛋白，一些无活性的酶原（胰凝乳蛋白酶原、胃蛋白酶原、胰蛋白酶原）转变为有活性的酶（胰凝乳蛋白酶、胃蛋白酶、胰蛋白酶），某些肽类激素、神经肽类及生长激素等由无活性的前体变为有活性的形式，都是合成后在不同的细胞场所或特定条件下被特异的蛋白水解酶切除修饰的结果。

（4）多蛋白的加工：真核生物 mRNA 的翻译产物为单一多肽链，有时这一肽链经不同的切割加工，可产生一个以上功能不同的蛋白质或多肽，此类原始肽链称为多蛋白（polyprotein）。例如，垂体前叶所合成的促黑素与促肾上腺皮质激素（ACTH）的共同前身物——鸦片促黑皮质素原（pro-opio-melano-cortin，POMC）是由 265 个氨基酸残基构成的多肽，经不同的水解加工，可生成至少 10 种不同的肽类激素。

（5）蛋白质的剪接：蛋白质剪接（protein splicing）是由内含肽（intein）介导的。在前体蛋白转变为成熟蛋白的过程中，内含肽靠自我剪切的方式从前体蛋白中释放出来，同时两端的肽链以肽键相连，该过程即为蛋白质剪接，这一过程不需要特定的细胞环境及任何辅助因子的参与，甚至可以体外进行。

内含肽是位于宿主蛋白质中的一段插入序列，前缀 in- 取自 inventing，后缀 tein- 取自 protein。与内含肽相对应的另一专用术语是外显肽（extein），即内含肽两侧的氨基酸序列。位于内含肽 N 端的序列称为 N- 外显肽，位于内含肽 C 端的序列称为 C- 外显肽。N- 外显肽、C- 外显肽在内含肽的作用下通过肽键连接成完整成熟蛋白。内含肽有蛋白质和核酸 2 种水平上的含义，既指宿主蛋白质中的插入序列又指与此多肽序列相对应的核苷酸序列。

目前被公认的标准内含肽结构模型为：N 端剪接区域 + 中部归巢内切核酸酶区域或连接结构域 +C 端剪接区域。内含肽的存在有 2 种状态：剪接反应前称为融合内含肽（fused intein），剪接反应后称为游离内含肽（free intein）。两者的一级结构相同但功能却不同，前者可自我催化蛋白质前体的剪接反应，后者可作为归巢内切核酸酶（homing endonuclease）参与内含肽归巢。

内含肽的剪接机制：内含肽剪接是一个快速、高效的反应过程，前体蛋白在细胞中几乎分离不到。反应亦不需要任何辅助因子、酶和 ATP 能量，其催化结果是将内含肽两侧的外显肽通过肽键连接为成熟的天然肽。基于剪接位点氨基酸残基的化学性质以及带分支的剪接中间产物分子的发现，人们提出了多种假说来描述这一反应过程。目前被普遍接受的剪接机制分为以下四步：① N—O 或 N—S 酯酰基的重组，即蛋白质内含肽 N 端剪切点的 Ser/Cys 残基侧链的 N—O 或 N—S 发生转酯酰基反应，形成了一个线性中间产物——酯类；②转酯作用，蛋白质内含肽 C 端剪切点的 Ser/Thr/Cys 残基亲核攻击内含肽 N 端的（硫）酯键，使其断裂，进而上游外显肽从内含肽 N 端分离，并从内含肽的 N 端转至 C 端外显肽起始氨基酸 Ser/Thr/Cys 侧链上，形成分支酯类中间体；③ Asn/Gln 残基的环化，Asn 侧链的氨基 N 原子对其自身的羰基发动亲核攻击，使 Asn 形成氨基琥珀酸五元环结构，同时内含肽与 C 端外显肽之间的肽键断裂，内含肽被释放出来；④外显肽的连接，连接两个外显肽的（硫）酯键自发进行转酰基反应，以更稳定的肽键取代（硫）酯键，将 N 端和 C 端外显肽用天然肽键连接起来（图 7-13）。值得一提的是，前 3 步反应必须在内含肽的催化作用下发生，是非自发性的，第 4 步反应则是瞬时的、自发的。从这个意义上讲，蛋白质内含肽是一种狭义上的"酶"，其作用底物是内含肽两侧剪接处的保守氨基酸残基。

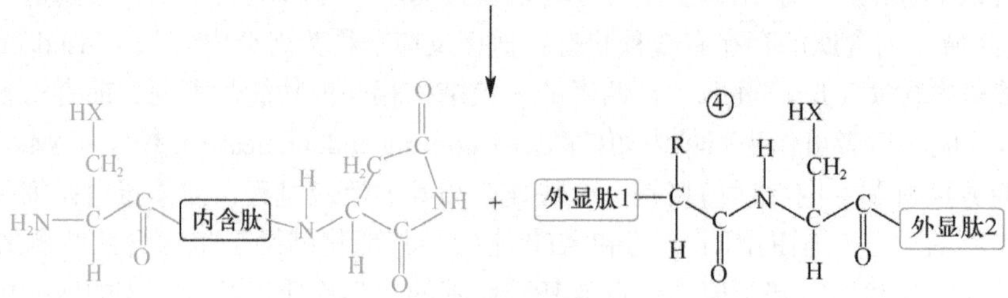

图 7-13　内含肽的剪接机制

图中 X 代表 S 或 O

蛋白质内含肽的发现，不仅丰富了遗传信息翻译后加工的理论，在实践中也有广泛的应用前景。例如，将靶蛋白与内含肽进行融合能实现靶蛋白的一步纯化。通过改变裂解条件以及对内含肽进行适当修饰，可以生物合成 C 端带有硫酯键或 N 端带有半胱氨酸的蛋白质分子，两种蛋白质混合以后即可实现内含肽介导的蛋白连接。另外，利用内含肽剪接调控可作为药物靶标。目前研究已经表明，内含肽可作为抗结核分枝杆菌的药物靶标，还可作为治疗线粒体疾病的药物靶标。

2. 特定氨基酸的共价修饰　某些蛋白质肽链中存在共价修饰的氨基酸残基，是肽链合成后特异加工产生的，主要包括磷酸化、乙酰化、甲基化、羟基化、糖基化、羧基化、亲脂性修饰等，这些修饰对于维持蛋白质的正常生物学功能是必需的。如某些受损蛋白质分子中的天冬氨酸可被甲基化，从而促进蛋白质的修复或降解；胶原蛋白前体的赖氨酸、脯氨酸残基发生羟基化，对成熟胶原形成链间共价交联结构是必需的；某些凝血因子中谷氨酸残基的 γ- 羧基化，使凝血因子侧链产生负电基团结合 Ca^{2+}；某些长链脂酸可与蛋白质共价连接，如蛋白质从内质网向高尔基体移行过程中，酰基转移酶可催化脂酸与肽链中 Ser 或 Thr 的羟基以酯键连接，而使新生蛋白质棕榈酰化，有趣的是被棕榈酰基修饰过的蛋白质分子大多定位到细胞质膜上。除长链脂酸外，异戊二烯亦可与蛋白质共价结合，以增强蛋白质的疏水性。

3. 组蛋白修饰　组蛋白在翻译后的修饰中会发生改变，从而提供一种识别的标志，为其他蛋白质与 DNA 的结合产生协同或拮抗效应，它是一种动态转录调控成分，称为组蛋白密码（histone code）。

（1）组蛋白的修饰形式：在哺乳动物基因组中，组成核小体八聚体核心的组蛋白游离在外的 N 端则可以受到各种各样的修饰，包括乙酰化、甲基化、磷酸化、泛素化、ADP 核糖基化等，它们都是组蛋白密码的基本元素，这些修饰都会影响基因的转录活性。与 DNA 密码不同的是，组蛋白密码和它的解码机制在动物、植物及真菌类中是不同的。

（2）组蛋白修饰的作用：组蛋白修饰表现为多方面的作用。①基因表达调控：组蛋白修饰可通过影响组蛋白与 DNA 双链的亲和性，从而改变染色质结构的疏松或凝集状态，或通过影响其他转录因子与结构基因启动子的亲和性来发挥基因表达调控作用（见第八章）。②参与有丝分裂：在有丝分裂过程中，有数个组蛋白磷酸化反应，其中大多数由极光激酶 B（Aurora B）催化。特异性组蛋白修饰可在有丝分裂的不同阶段检测到，在细胞核分裂中发挥多种功能（表 7-6）。③参与 DNA 损伤和凋亡：在凋亡的级联反应中，蛋白激酶包括细胞周期监测点激酶 1（checkpoint kinase 1，Chk1）和监测点激酶 2（Chk2）的主要底物之一是 H2A 组蛋白家族成员 X（H2A histone family member X，H2AX）。H2AX 的磷酸化是凋亡早期最早的标志之一。在凋亡后期，胱天蛋白酶（caspase）激活蛋白激酶 Mst1，Mst1 使组蛋白 H2B 的 Ser14 磷酸化，这一修饰在染色质浓缩步骤中可检测到，是凋亡途径良好的标志物。还有研究发现，在凋亡过程中组蛋白 H2B 的 Ser32 发生磷酸化。

表 7-6　组蛋白修饰与有丝分裂

修饰形式	分裂间期	G_2/M	分裂早期	分裂晚期
H3-S10 Phos	+/-	+	+++	++++
H3-S28 Phos	-	-	++	+++
CENP-A S7 Phos	-	-	+++	+
H4-K20 Me	+	++	+++	+++

随着组蛋白密码学说的进一步完善，人们可深入探讨遗传调控和表观遗传调控相互作用的网络与不同生物学表型之间的关系；在控制真核基因选择性表达的网络体系内进一步深入理解染色质结构、基因调控序列以及调控蛋白之间交互作用的内在机制；建立基因表达调控的网络数据库及其分析系统；开发新药，如组蛋白去乙酰化酶抑制剂已应用于临床治疗多种肿瘤，多种组蛋白修饰酶已成为相关疾病治疗的靶标。

4. 二硫键的形成　mRNA 中没有胱氨酸的密码子，但许多蛋白质都含有二硫键，这是多肽链合成后通过两个半胱氨酸的氧化作用生成的，二硫键对于维系蛋白质的空间构象很重要。例如，核糖核酸酶合成后，肽链中 8 个半胱氨酸残基构成了 4 对二硫键，此 4 对二硫键对该酶活性是必需的。二硫键也可以在链间形成，使蛋白质分子的亚单位聚合。

（二）空间结构的加工与修饰

多肽链合成后，除了正确折叠成天然空间构象之外，还需要经过某些其他空间结构的加工与修饰，才能成为有完整天然构象和全部生物功能的蛋白质。

1. 亚基聚合　具有四级结构的蛋白质由两条以上的肽链通过非共价聚合，形成寡聚体（oligomer）。蛋白质各个亚基相互聚合所需的信息仍储存在肽链的氨基酸序列之中，而且这种聚合过程往往有一定顺序，前一步骤常可促进后一步骤的进行，如血红蛋白分子 $\alpha_2\beta_2$ 亚基的聚合。质膜镶嵌蛋白、跨膜蛋白也多为寡聚体，虽然各亚基自有独立功能，但必须互相依存，才能够发挥作用。

2. 辅基连接　对于结合蛋白来讲，如糖蛋白、脂蛋白、色蛋白、金属蛋白，以及各种带辅基的酶类，其非蛋白部分（辅基）都是合成后连接上去的，这类蛋白只有结合了相应辅基，才能成为天然有活性的蛋白质。辅基（辅酶）与肽链的结合过程十分复杂，很多细节尚在研究中。例如，蛋白质添加糖链又称为糖基化（glycosylation），是一种复杂的化学修饰过程。这类修饰主要发生在真核细胞的质膜蛋白或分泌蛋白上，由多种糖基转移酶催化，在细胞内质网及高尔基体中完成。对糖蛋白来说，用基因工程方法表达出肽链后，它还不具备活性，因此如何使该蛋白实现糖基化是目前尚待解决的关键问题之一。

三、蛋白质的靶向输送

蛋白质合成后经过复杂机制，定向输送到最终发挥其生物功能的目标地点，称为蛋白质的靶向输送（protein targeting）。真核生物蛋白质在胞质核糖体上合成后，有三种去向：保留在胞液；进入细胞核、线粒体或其他细胞器；分泌到体液。后两种情况，蛋白质都必须先穿过膜性结构才能到达。那么蛋白质究竟是如何跨膜运输的？跨膜之后又是依靠什么信息到达各自"岗位"的？这些有趣的问题正是生物膜研究中非常活跃的领域。

　　研究表明，细胞内蛋白质的合成有两个不同的位点：细胞质游离核糖体与内质网膜结合核糖体。两类核糖体的化学组成并无差异，但在合成蛋白质的种类方面却有分工。游离核糖体上合成的蛋白质一般属于胞质蛋白质，还有一部分经过分选后再运输到各自最终定位的地方，包括核蛋白及参入到其他细胞器（线粒体、过氧化物酶体、叶绿体）的蛋白；膜结合核糖体合成的蛋白质主要指膜蛋白、分泌型蛋白以及滞留在内膜系统的可溶性蛋白。蛋白质合成的位点不同，也就决定了蛋白质的去向和转运机制不同。

　　真核生物主要有两种类型的蛋白质运输机制：一种是信号肽（signal peptide）引导的经内质网膜的运输途径，是指在内质网膜结合核糖体上合成的蛋白质，其翻译与转运同时发生，故称"翻译中转运"；另一种是前导肽（leading peptide）引导的通过线粒体、叶绿体、过氧化物酶体、乙醛酸循环体的膜运输途径，是指在细胞质游离核糖体上合成的蛋白质，其从核糖体释放后才发生转运，故称"翻译后转运"。

（一）翻译中转运

　　翻译中转运的蛋白质包括分泌型蛋白、膜整合蛋白，以及滞留在内质网、高尔基复合体、溶酶体、内体和小泡等的可溶性蛋白，它们均是由信号肽引导而运输的。

　　1. 信号肽　20世纪70年代德裔美国科学家Günter Blobel发现当很多分泌性蛋白跨过有关细胞膜性结构时，需切除N端的短肽，由此提出著名的"信号假说"——蛋白质分子被运送到细胞不同部位的"信号"存在于它的一级结构中，因此Blobel荣获了1999年的诺贝尔生理学或医学奖。

　　所有靶向输送的蛋白质结构中均存在分选信号，主要为N端特异氨基酸序列，可引导蛋白质转移到细胞的适当靶部位，这类序列称为信号序列（signal sequence），是决定蛋白靶向输送特性的最重要元件。靶向不同的蛋白质各有特异的信号序列或成分（表7-7）。

表 7-7　靶向输送蛋白的信号序列或成分

靶向输送蛋白	信号序列或成分
分泌蛋白，输入 ER	N 端信号肽，13～36 个氨基酸残基
内质网腔驻留蛋白	N 端信号肽，C 端 -Lys-Asp-Glu-Leu-COO⁻（KDEL 序列）
内质网膜蛋白	N 端信号肽，C 端 KKXX 序列（X 为任意氨基酸）
线粒体蛋白	N 端信号序列，两性螺旋，12～30 个残基，富含 Arg、Lys
核蛋白	核定位序列（-Pro-Pro-Lys-Lys-Lys-Arg-Lys-Val-，SV40T 抗原）
过氧化物酶体蛋白	C 端 -Ser-Lys-Leu-（SKL 序列）
溶酶体蛋白	Man-6-P（甘露糖 -6- 磷酸）

　　各种新生分泌蛋白的N端都有保守的氨基酸序列称为信号肽，长度一般在13～36个氨基酸残基之间。有3个特点：①N端常有1个或几个带正电荷的碱性氨基酸残基，如赖氨酸、精氨酸；②中间为10～15个残基构成的疏水核心区，主要含疏水中性氨基酸，如亮氨酸、异亮氨酸等；③C端多以侧链较短的甘氨酸、丙氨酸结尾，紧接着是被信号肽酶（signal peptidase）裂解的位点。

　　2. 分泌型蛋白的运输机制　分泌型蛋白靶向进入内质网，需要多种蛋白成分的协同作用。

　　（1）信号肽识别颗粒：信号肽识别颗粒（signal recognition particles，SRP）是6个多肽亚基和1个7S-RNA组成的11S复合体。SRP至少有三个结构域：信号肽结合域、SRP受体结合域和翻译停止域。当核糖体上刚露出肽链N端信号肽段时，SRP便与之结合并暂时终止翻译，从而保证翻译起始复合物有足够的时间找到内质网膜。SRP还可结合GTP，有GTP酶活性。

　　（2）SRP受体：内质网膜上存在着一种能识别SRP的受体蛋白，称SRP受体，又称SRP锚定蛋白（docking protein，DP）。DP 由 α（相对分子质量 69 000）和 β（相对分子质量 30 000）两个亚基构成，其中 α 亚基可结合 GTP，具有 GTPase 活性。当 SRP 受体与 SRP 结合后，即可解除 SRP 对翻译的抑制作用，使翻译同步分泌得以继续进行。

（3）核糖体受体：该受体也是内质网膜蛋白，可结合核糖体大亚基使其与内质网膜稳定结合。

（4）肽转位复合物：肽转位复合物（peptide translocation complex）为多亚基跨内质网膜蛋白，可形成新生肽链跨内质网膜的蛋白通道。

　　分泌型蛋白翻译同步运转的主要过程（图 7-14）：①胞质游离核糖体组装，翻译起始，合成出 N 端包括信号肽在内的约 70 个氨基酸残基；② SRP 与信号肽、GTP 及核糖体结合，暂时终止肽链延伸；③ SRP 引导核糖体 - 多肽 -SRP 复合物，识别结合内质网膜上的 SRP 受体，并通过水解 GTP 使 SRP 解离再循环利用，多肽链开始继续延长；④与此同时，核糖体大亚基与核糖体受体结合，锚定在内质网膜上，水解 GTP 供能，诱导肽转位复合物开放形成跨内质网膜通道，新生肽链 N 端信号肽即插入此孔道，肽链边合成边进入内质网腔；⑤内质网膜的内侧面存在信号肽酶，通常在多肽链合成约 80% 以上时，将信号肽段切下，肽链本身继续增长，直至合成终止；⑥多肽链合成完毕，全部进入内质网腔中。内质网腔 HSP70 消耗 ATP，促进肽链折叠成功能构象，然后输送到高尔基体，并在此继续加工后贮于分泌小泡，最后将分泌蛋白排出胞外；⑦蛋白质合成结束，核糖体等各种成分解聚并恢复到翻译起始前的状态，以待再次循环利用。

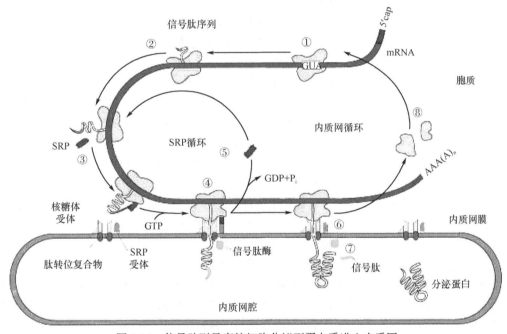

图 7-14　信号肽引导真核细胞分泌型蛋白质进入内质网

　　3. 溶酶体蛋白的定位　溶酶体酶和溶酶体膜蛋白在粗面内质网合成，然后转运至高尔基体的顺面（*cis* 面），在那里进行糖基化修饰，加上甘露糖 -6- 磷酸。甘露糖 -6- 磷酸是一个能将溶酶体蛋白靶向其目的地的信号。它能被定位于高尔基体反面（*trans* 面）的甘露糖 -6- 磷酸受体所识别和结合，并将溶酶体蛋白包裹，形成运输小泡，以出芽方式与高尔基体脱离。运输小泡再与含有酸性内容物的分选小泡融合，分选小泡中较低的 pH 使溶酶体蛋白与受体解离，随后被磷酸酯酶水解为甘露糖和磷酸，以阻止甘露糖 -6- 磷酸再与其受体结合。余下的含有受体的膜片层，再通过出芽方式脱离分选小泡并返回高尔基体进行再循环利用；而溶酶体蛋白即通过小泡之间的融合最终释放至溶酶体（图 7-15）。

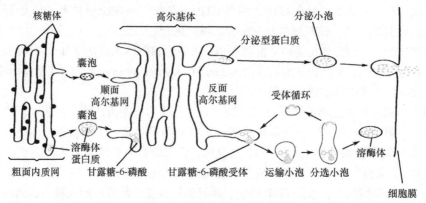

图 7-15　真核细胞溶酶体蛋白的合成与定位过程

4. 内质网膜及高尔基体蛋白的定位　内质网本身也含有许多蛋白质，它们能协助新合成的蛋白质正确地折叠成为天然构象，起到"分子伴侣"的作用。与分泌蛋白一样，内质网膜自身的整合蛋白也在粗面内质网上合成，再进入内质网腔，然后以运输小泡的形式转运至高尔基体。但是这些蛋白质的 C 端含有"滞留信号"-KDEL- 序列，一旦小泡达到高尔基体，高尔基体膜上的受体便与 -KDEL- 序列结合，经由小泡再将这些蛋白质送回到内质网膜上定位。

新合成的蛋白质进入内质网并可能通过内质网 - 高尔基体系统运输，这个运输过程是由转换囊泡完成的，最后那些被转运的蛋白质借助一些特殊的信号序列停留在内质网或高尔基体，或者被运往其他细胞器如内体（endosome），也可能运往细胞质膜。一般将内质网 - 高尔基体系统中，运载蛋白的小泡连续不断地从内质网向高尔基体的移动方向称为蛋白质的正向运输（forward transport）。一个典型的蛋白质在约 20 分钟内就能完成正向运输，最终达到质膜。蛋白质的逆向运输（retrograde transport）则是指某些在内质网中滞留的蛋白质进入高尔基体后通过特殊的信号，如其 C 端的 KDEL 序列，从高尔基体再返回内质网的小泡运输过程。逆向运输对保持内质网膜体系的稳定十分重要。

5. 细胞质膜蛋白的插入和定位　细胞质膜整合蛋白一般可分为 5 型：Ⅰ 型与 Ⅱ 型膜蛋白其多肽链在膜上穿过一次，只是 Ⅰ 型膜蛋白 N 端在胞外，Ⅱ 型膜蛋白 C 端在胞外；Ⅲ 型膜蛋白其多肽链多次穿膜，如 G 蛋白偶联受体跨膜 7 次；Ⅳ 型膜蛋白多个一次穿膜的亚基组成一个跨膜通道；Ⅴ 型是脂蛋白或糖脂蛋白，靠其脂化的脂肪酸链插入膜。

细胞质膜整合蛋白是在粗面内质网（RER）表面的核糖体上合成的，但是合成后立即插入RER 膜片层中。这些新合成的质膜蛋白在转运至高尔基体及细胞膜表面之前，就一直停泊在膜中而不进入管腔，直到最后形成的小泡与质膜融合而成为细胞质膜的新组成成分（图 7-16）。

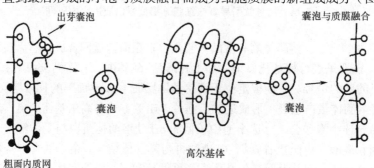

图 7-16　细胞质膜蛋白的合成与定位过程

　　不同类型的质膜蛋白可以通过不同的方式完成其膜上的定位和取向。有些质膜整合蛋白仅跨膜一次，而有些却反复跨膜多次。质膜蛋白的不同定向及跨膜次数完全取决于多肽链中一段由疏水氨基酸组成的特殊拓扑异构序列。该序列可分为三种类型：N端信号序列、内部信号序列及停止转移序列。

（二）翻译后转运

　　1. 导肽　除了分泌蛋白外，生物体内还存在一类跨膜蛋白质，如线粒体、叶绿体、过氧化物酶体、乙醛酸循环体等的膜蛋白质，它们的运输不能用信号肽理论来解释，因而提出了"导肽"牵引和定位学说。与边翻译边运输的分泌蛋白不同的是，由导肽牵引的蛋白质是合成后再分选和运输的。导肽位于蛋白质前体的N端，含20～80个氨基酸残基，导肽所引导的"前体"蛋白在通过细胞膜时，被1～2种多肽酶水解后转化为成熟蛋白质。导肽的特征：①带正电荷的碱性氨基酸（Arg和Lys）残基含量较丰富，它们分散于不带电荷的氨基酸残基之间；②缺失带负电荷的酸性氨基酸残基；③羟基氨基酸（Ser和Thr）含量较高；④有形成两性（亲水和疏水）α螺旋结构的能力。

　　2. 线粒体蛋白的跨膜转运　90%以上的线粒体蛋白前体在胞质游离核糖体合成后输入线粒体，其中大部分定位于基质，其他定位于内、外膜或膜间隙。线粒体蛋白N端都存在由12～30个氨基酸残基构成的信号序列，称为导肽。

　　线粒体基质蛋白翻译后的定位过程：①前体蛋白在胞质游离核糖体上合成，并释放到细胞液中；②细胞液中的分子伴侣HSP70或线粒体输入刺激因子（mitochondrial import stimulating factor，MSF）与前体蛋白结合，以维持这种非天然构象，并阻止它们之间的聚集；③前体蛋白通过信号序列识别、结合线粒体外膜的受体复合物；④再转运、穿过由线粒体外膜转运体（Tom）和内膜转运体（Tim）共同组成的跨内、外膜蛋白通道，以未折叠形式进入线粒体基质；⑤前体蛋白的信号序列被线粒体基质中的特异蛋白水解酶切除，然后蛋白质分子自发地或在上述分子伴侣帮助下折叠形成有天然构象的功能蛋白（图7-17）。

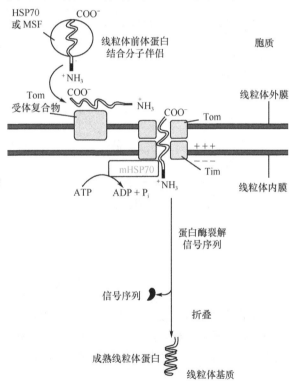

图7-17　真核细胞线粒体蛋白的定位过程

　　蛋白质进入线粒体内膜和线粒体间隙需要两种信号。首先，蛋白质按照上述过程进入线粒体基质，然后由第二个信号序列将蛋白质引回线粒体内膜或穿过内膜进入线粒体间隙。蛋白质进入叶绿体的机制与上述进入线粒体的机制相同，但是所使用的信号序列必须区分开来，因为在某些植物中线粒体和叶绿体是靠在一起的，必须精确定位。

　　3. 过氧化物酶体蛋白的跨膜转运　与进入线粒体的蛋白质类似，进入过氧化物酶体中的蛋白质也是在游离核糖体上合成的，其从核糖体释放后进行"翻译后转运"。但与进入线粒体蛋白不同的是，进入过氧化物酶体中的蛋白质似乎都是在折叠好之后再进行转运的。

　　目前对进入过氧化物酶体基质的蛋白质分子已经鉴定出两类较为普遍存在的信号肽段。过氧化氢酶、脂肪酰辅酶 A 氧化酶等蛋白的 C 端都存在一个保守的 -Ser-Lys-Leu- 序列。研究表明，由这 3 个氨基酸残基组成的序列对于蛋白质转运进入过氧化物酶体是必需和充分的，但必须位于 C 端，而且在蛋白定位后也不会被切除。另一类是信号序列位于 N 端，如过氧化物酶体蛋白、硫解酶，但这类信号肽在蛋白质定位后将被切除掉。

4. 细胞核蛋白的定位 所有细胞核中的蛋白质，包括组蛋白及复制、转录、基因表达调控相关的酶和蛋白因子等都是在胞质游离核糖体上合成之后转运到细胞核的，而且都是通过体积巨大的核孔复合体进入细胞核的。因此，细胞核蛋白的输送也属于翻译后运转，但不是由导肽引导的。

研究表明，所有被输送到细胞核的蛋白质多肽链都含有一个核定位序列（nuclear localization sequence，NLS）。与其他信号序列不同，NLS 可位于核蛋白的任何部位，不一定在 N 端，而且 NLS 在蛋白质进核后不被切除。因此，在真核细胞有丝分裂结束核膜重建时，细胞质中具有 NLS 的细胞核蛋白可被重新导入核内。最初的 NLS 是在猿猴空泡病毒 40（SV40）的 T 抗原上发现的，

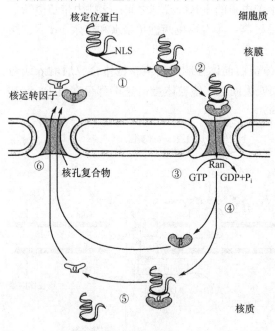

图 7-18　细胞核蛋白的定位过程

为 4～8 个氨基酸残基的短序列，富含带正电荷的赖氨酸、精氨酸及脯氨酸。不同 NLS 间未发现共有序列。

蛋白质向核内的输送过程需要几种循环于核质和胞质的蛋白质因子，包括 α、β 核输入因子（nuclear importin）和一种相对分子质量较小的 GTPase（Ran 蛋白）。3 种蛋白质组成的复合物停靠在核孔处，α、β 核输入因子组成的异二聚体可作为细胞核蛋白受体，与 NLS 结合的是 α 亚基。核蛋白的定位过程：①核蛋白在胞质游离核糖体上合成，并释放到细胞质中；②蛋白质通过 NLS 识别结合 α、β 核输入因子二聚体形成复合物，并被导向核孔复合体；③依靠 Ran GTPase 水解 GTP 释能，将核蛋白 - 输入因子复合物跨核孔转运入核质；④转位中，β 核输入因子和 α 核输入因子先后从复合物中解离，细胞核蛋白定位于细胞核内。α、β 核输入因子移出核孔再循环利用（图 7-18）。

第五节　蛋白质构象及定位异常与疾病

蛋白质的功能不仅与一级结构有关，更重要的是依赖于蛋白质的空间构象。没有正确的空间构象，蛋白质就不能发挥它的生物学功能；另外，许多蛋白质功能的发挥还必须依赖于正确的细胞内定位。所以，一旦蛋白质构象和定位异常，就会导致某些疾病的发生。

一、蛋白质构象异常与疾病

（一）蛋白质构象病概况

蛋白质的合成、加工、成熟是一个非常复杂的过程，其中多肽链的正确折叠对其天然构象的形成和功能发挥至关重要。若多肽链折叠发生错误，尽管其一级结构不变，但蛋白质的空间构象发生改变，仍可影响其功能，严重时可导致疾病的发生。这种因多肽链折叠错误导致蛋白质构象异常而引起的疾病，称为蛋白质构象病（protein conformational disease），又称蛋白质

错折叠疾病。

蛋白质错折叠疾病根据其分子机制可分为 3 种类型：

1. 无法折叠为正常功能产物 仅折叠错误，并不影响其合成，转运和定位也基本正常，但蛋白质失去正常功能，从而引发疾病，如维生素 C 缺乏症、肌萎缩性脊髓侧索硬化症、囊性纤维化等。

2. 错折叠引起错误定位 有些蛋白质折叠发生错误后，主要影响其正常的转运，发生错误定位，从而导致疾病的发生，如 α1- 抗胰蛋白酶缺乏症。

3. 毒性折叠产物 有些蛋白质错折叠后相互聚集，形成抗蛋白水解酶的淀粉样纤维沉淀，产生毒性而致病，如朊病毒病、白内障等。其中朊病毒病是蛋白质构象病的典型代表。

（二）朊病毒病

1. 朊病毒病的发现与病理特征 1985 年 4 月，医学家们在英国首先发现了一种牛得的新病，初期病牛表现为行为反常，烦躁不安，步态不稳，经常乱踢以至摔倒、抽搐等中枢神经系统错乱的变化。后期出现强直性痉挛，两耳对称性活动困难，体重下降，极度消瘦，痴呆，不久牛即死亡。之后，专家们对这一世界始发病例进行组织病理学检查，发现病牛中枢神经系统的脑灰质部分形成了海绵状空泡，脑干灰质两侧呈对称性病变，神经纤维网有中等数量的不连续的卵形和球形空洞，神经细胞肿胀成气球状。另外，还有明显的神经细胞变性、坏死及淀粉样沉积物。1986 年 11 月，科学家们将该病定名为牛海绵状脑病（bovine spongiform encephalopathy，BSE），又称"疯牛病"（mad cow disease），并首次在英国报刊上报道。这种病迅速蔓延，不仅在英国，世界上许多国家如法国、爱尔兰、加拿大、丹麦、葡萄牙、瑞士、德国和美国等先后都发现了 BSE 病例。对病牛进行免疫组织化学及免疫印迹法检查 PrP^{sc} 均为阳性。

BSE 是由朊病毒蛋白（prion protein，PrP）引起的一种牛神经系统的退行性病变。该病的主要特征是牛脑发生海绵状病变，并伴随大脑功能退化，临床主要表现为神经错乱、运动失调、痴呆和死亡。

PrP 可引起一系列致死性神经变性疾病，统称为朊病毒病。人类的朊病毒病主要有库鲁病、脑软化病、纹状体脊髓变性病或克 - 雅脑病、新变异型克 - 雅脑病和致死性家族性失眠症等。由于朊病毒病均与朊病毒蛋白构象异常有关，故又称蛋白质构象病。这充分说明，蛋白质的空间构象对蛋白质功能的正确发挥是极其重要的。

2. PrP 的结构与性质 PrP 是一组引起人和动物神经退行性病变的病原体，其在动物间的传播是由传染性颗粒——朊病毒（prion）完成的。该颗粒不含有核酸成分，仅由修饰后的 PrP 同一蛋白 PrP^{sc} 组成。因此，PrP 引起的疾病也称蛋白粒子病。

PrP 是一类高度保守的糖蛋白，具有保护神经系统免受氧化损伤、调节神经细胞 Ca^{2+} 浓度、参与信号转导及参与核酸代谢等作用。正常动物和人的 PrP 相对分子质量为 33 000 ～ 35 000，仓鼠和小鼠 PrP 蛋白合成时为 254 个氨基酸残基，人的 PrP 为 253 个氨基酸残基。PrP 有两种构象：正常型（PrP^c）和致病型（PrP^{sc}）。正常型朊蛋白（PrP^c）由染色体基因编码，对蛋白酶敏感，广泛表达于脊椎动物细胞表面。PrP^c 分子中含有 42% 的 α 螺旋、3% 的 β 折叠和 19% 的 β 转角，而 PrP^{sc} 含有 30% 的 α 螺旋、43% 的 β 折叠（图 7-19）。PrP^{sc} 与 PrP^c 在理化性质上有很大的不同（表 7-8），如表现为对蛋白酶有抵抗力，对热稳定，并且 PrP^{sc} 为侵染力强的致病因子，在试管内可形成原纤维，对培养的神经元有毒性。

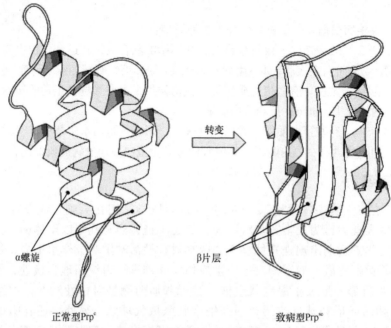

图 7-19 Prp 两种构象

表 7-8 PrP^c 与 PrP^{sc} 结构与性质的比较

PrP 类型	相对分子质量	三维结构特点	蛋白酶水解	热稳定性	侵染能力
PrP^c 成熟	33 000～35 000	α 螺旋为主	敏感	不稳定	无
PrP^{sc} 成熟	27 000～30 000	β 折叠为主	不敏感	稳定	强

3. PrP^{sc} 的致病机制 PrP^{sc} 导致蛋白粒子病的详细机制并不完全清楚。朊病毒本身不能繁殖，目前普遍认为它是通过胁迫 PrP^c 改变空间结构而达到自我复制的目的，并产生病理效应。基因突变可导致细胞型 PrP^c 中的 α 螺旋结构不稳定，至一定量时产生自发性转化，β 片层增加，最终变为 PrP^{sc} 型；继而 1 分子 PrP^{sc} 胁迫 1 分子 PrP^c 形成 PrP^{sc} 二聚体，随后 2 分子 PrP^{sc} 又胁迫 2 分子 PrP^c 形成 PrP^{sc} 四聚体（图 7-20），如此倍增累积 PrP^{sc}，导致神经元损伤，使脑组织发生退行性变。

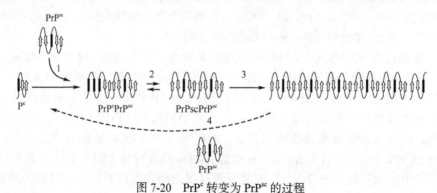

图 7-20 PrP^c 转变为 PrP^{sc} 的过程

二、蛋白质定位异常与疾病

蛋白质合成后不仅需折叠成正确的空间构象，有些蛋白还需转运到特定的场所发挥功能。研究表明，蛋白质定位异常也与某些疾病的发生有关。

1. 家族性高胆固醇血症　又称家族性高β脂蛋白血症。发病的分子机制是低密度脂蛋白（LDL）受体基因突变，导致 LDL 受体蛋白发生错误折叠，不能正确定位于细胞膜表面，使细胞膜表面的 LDL 受体缺如或结构异常而失去识别和结合 LDL 的功能，使血浆 LDL 的水平明显升高。本病为常染色体显性遗传，临床特点是高胆固醇血症、特征性黄色瘤、早发心血管疾病和阳性家族史。家族性高胆固醇血症是儿童期最常见的遗传性高脂血症，也是脂质代谢疾病中最严重的一种，可导致各种危及生命的心血管疾病并发症出现，是冠脉疾病的一种重要危险因素。

2. α1- 抗胰蛋白酶缺乏症　该病通过常染色体遗传。发病的分子机制是基因突变导致α1- 抗胰蛋白酶定位错误。α1- 抗胰蛋白酶是一种糖蛋白，含糖 10%～20%，主要由肝脏合成。正常情况下α1- 抗胰蛋白酶分泌到肝细胞外，是血浆中最主要的蛋白酶抑制剂，大约占血浆中抑制蛋白酶活力的 90%。基因突变时α1- 抗胰蛋白酶不能正确折叠，形成多聚体滞留在肝细胞内质网中，致使血浆中α1- 抗胰蛋白酶含量减少，对去甲肾上腺素活性的调节功能下降，导致肺气肿；同时由于多聚体在内质网的形成和堆积，诱发肝细胞的损伤和坏死，临床上常导致新生儿肝炎，婴幼儿和成人的肝硬化、肝癌等。

3. 视网膜炎　发病的分子机制是视紫红质基因突变导致蛋白定位错误。视网膜炎以视网膜组织水肿、渗出和出血为主，引起不同程度的视力减退；一般继发于脉络膜炎，导致脉络膜视网膜炎症。眼观症状不明显，临床主要表现为视力减退，甚至失明。

4. 矮妖精貌综合征　1948 年由 William L. Donohue 首先报道，又称为 Donohue 综合征。发病的分子机制是基因突变导致胰岛素受体不能正确定位于细胞膜，使细胞膜极度缺乏胰岛素受体或结构功能异常，而产生严重的胰岛素抵抗综合征。该病是一种罕见的常染色体隐性遗传病，临床特点是：①显著的高胰岛素血症，有极度胰岛素抵抗，胰岛素可高达正常水平的 100 倍；②糖耐量可正常，有时出现空腹低血糖；③可有其他多种异常，如宫内发育停滞、面貌怪异、皮下脂肪菲薄和黑棘皮病等。新生女婴可有多毛、阴蒂肥大和多囊卵巢，男婴阴茎短小，多早年夭折。患儿主要特征是身材矮小、容貌似妖精、下颌突出及脑积水样头颅等。

思　考　题

1. 用连续的（CCA）$_n$核苷酸序列合成一段 mRNA，放在试管内加入胞质提取液（含翻译所需的所有组分）及 20 种氨基酸。反应结果得到由组氨酸、脯氨酸、苏氨酸组成的肽。已知组氨酸和苏氨酸的遗传密码是 CAC、ACC，你能判断出脯氨酸的遗传密码吗？

2. 以下列 DNA 单链片段为模板，写出合成肽链的氨基酸顺序，并指出 N 端和 C 端。

5'……CTACTGACCATGGTGCGTAAGCAT……3'

3. 从合成原料、合成部位、合成模板、主要酶、合成产物、产物生成方向、配对关系七个方面比较复制、转录、翻译过程。

4. 试述原核生物与真核生物的翻译过程有何不同。

5. 何谓 PrP？何谓蛋白质构象病？比较 PrP^c 与 PrP^{sc} 的三维结构和性质。PrP^{sc} 致病的分子机制如何？

（肖建英）

第八章　基因表达调控

基因表达是储存在 DNA 序列中的遗传信息经过转录和翻译产生具有生物学功能的 RNA 或蛋白质的过程。但并非所有基因都处于相同的表达状态或表达水平。在某一特定时期或特定组织，只有一部分基因处于高表达状态，大部分基因处于低表达或不表达状态。例如，大肠埃希菌（*E. coli*）约有 5% 的基因处于高水平表达状态，其余大多数基因以极低的速率进行表达，或处于不表达的静息状态。哪些基因表达，哪些基因低表达或不表达，这是由细胞的基因表达调控过程来控制的。生物体为适应内外环境变化和维持自身生长、发育和繁殖的需要，通过特定的 DNA- 蛋白质以及蛋白质 - 蛋白质之间的相互作用来控制基因是否表达或表达程度的过程，即为基因表达调控（regulation of gene expression）。

生物体内存在对基因表达的精细调控，使得有些基因得以表达，而有些基因保持沉默。一般而言，越高等的物种，其基因表达调控的过程也就越复杂和越精细。在对基因表达的精细调控下，生物体的基因呈现有规律地、选择性地、程序性地适度表达。基因表达调控过程发生异常往往会导致某些疾病的发生，如肿瘤。因此，基因表达调控的分子机制研究是认识生命本质以及疾病病理生理机制的重要内容。

第一节　概　述

生物体可通过调控基因表达，改变体内代谢过程或生物体功能状态。基因表达过程是遗传信息传递的过程，影响遗传信息传递过程的任何因素都会导致基因表达的变化，从基因活化到翻译后加工以及蛋白质降解的任何环节都会影响基因表达。随着环境和机体生物功能需要的变化，基因能够有规律性地、适时地、选择性地、程序性地表达，是因为基因表达调控有其自身的基本规律与基本方式，并且依赖于生物大分子的相互作用。本节将讨论基因表达调控的基本规律、基本方式及其分子要件。

一、基因表达调控的基本规律

任何生物体内的基因表达都具有严格的规律性，从低等生物到高等生物，物种越高级，基因表达调控越复杂，调控机制越精细，这是生物进化的结果，是生物体适应环境和增强功能的需要。

（一）基因表达具有多级调控层次

基因表达是一个十分复杂的过程，其每一个步骤都受到精确的调控，包括染色质水平、转录水平和翻译水平的调控。染色质水平的调控如 DNA 扩增、DNA 重排、DNA 甲基化和组蛋白修饰，以及组蛋白和 DNA 相互作用对染色质活化的影响。活化状态的基因表现为染色质结构松散、对 DNA 酶作用敏感、非组蛋白及修饰的组蛋白与 DNA 结合并呈现低甲基化状态。转录水平的调控存在于转录的起始、延长、终止，以及 RNA 的加工修饰、RNA 的核外运输和 mRNA 降解的全过程。转录起始是基因表达调控的最主要环节，主要通过调控蛋白与 DNA 调控序列相互作用来调控基因转录。翻译水平的调控主要包括对模板 mRNA 的识别、多肽链的延长与终止，以及对翻译后蛋白质的加工修饰和降解等过程的调控。可见，基因表达过程受到多层次、复杂的、协调的精密调控。

（二）基因表达调控具有时间和空间特异性

基因表达的时间特异性（temporal specificity）是指基因表达过程严格按照时间顺序进行。在多细胞生物个体发育的各个阶段，基因表达严格按细胞分化、个体发育的顺序开启或关闭，基因表达与分化、发育具有一致的时间性，因此多细胞生物基因表达的时间特异性又称阶段特异性。例如，成人红细胞中的血红蛋白（Hb）约97%为HbA_1（$\alpha_2\beta_2$），而胎儿期（3～9个月）红细胞中的Hb约90%为HbF（$\alpha_2\gamma_2$），这是因为在人体发育的不同阶段β-珠蛋白基因簇中β基因和γ基因表达的差异。

基因表达的空间特异性（spatial specificity）是指个体生长发育过程中，基因表达在不同组织细胞中按空间顺序出现。基因表达的这种空间分布差异，实际上是由细胞在器官的分布决定的，因此基因表达的空间特异性又称细胞特异性或组织特异性。例如，血红蛋白的α-珠蛋白和β-珠蛋白基因主要在红细胞中表达，苯丙氨酸羟化酶基因特异地在肝细胞中表达，乳酸脱氢酶同工酶不同亚基（H亚基、M亚基）的编码基因在心肌和骨骼肌中的表达不同（心肌主要表达H亚基、骨骼肌主要表达M亚基），使得相应组织的同工酶谱也不相同。

在多细胞生物，同一组织器官在不同的生长发育阶段，基因的表达是不同的；而在同一生长发育阶段，在不同的组织器官，基因的表达也不相同。

（三）基因表达调控具有正调控和负调控

基因表达的正调控是指调控因子促进基因的表达；基因表达的负调控则是指调控因子抑制基因的表达。在原核生物，正调控和负调控共同存在于调控机制中，从不同方面发挥着调控作用。例如，分解代谢物基因激活蛋白促进 *E.coli* 乳糖操纵子基因转录，而阻遏蛋白则阻遏乳糖操纵子基因转录。原核生物在转录水平上的调控以负调控方式为主。在真核生物的转录水平，RNA聚合酶需要调控蛋白参与才能催化转录的起始，调控蛋白结合于启动子附近，与RNA聚合酶形成转录起始复合物，才能起始转录，因此正调控方式是真核生物基因表达的主要方式。

二、基因表达调控的基本方式

基因表达可有三种基本方式。

（一）组成型表达

某些基因几乎在所有细胞中都以适当恒定的速率持续表达，这些基因的表达产物对生命的全过程都是必不可少的，这种表达方式称为基因的组成型表达（constitutive expression）。采取组成型表达的基因被称为管家（或持家）基因（housekeeping gene）。管家基因的表达较少受环境因素的影响，一般只受启动子与RNA聚合酶相互作用的影响。例如，糖酵解、三羧酸循环代谢途径所需的酶编码基因，以及核糖体蛋白、微管蛋白编码基因等都属于管家基因，其基因表达方式为组成型表达。但组成型表达并非一成不变，其表达也是在一定机制控制下进行，根据基因功能不同，不同的管家基因其表达水平有高有低。

（二）适应性表达

大多数基因的表达，都受到内外环境变化的影响。内、外环境信号的变化，可通过调控蛋白活性改变，使得生物体内某些基因的表达水平增高（诱导）或降低（阻遏），以便与内、外环境的变化相适应。诱导表达和阻遏表达是基因表达适应内外环境变化的两种表达形式，普遍存在于生物界。诱导表达（induction expression）是指某些基因在通常情况下不表达或表达水平很低，但在特定环境因素刺激下，激活蛋白基因被激活，使某些基因的表达被启动或增强。可被诱导表达的基因称为可诱导基因（inducible gene）。例如，当体内 DNA 严重损伤时，参与 DNA 修复的蛋白因子（UvrA、UvrB、UvrC 等）基因被诱导，其表达反应性地增加。阻遏表达（repression expression）是指在特定环境因素刺激下，阻遏蛋白基因被激活，使某些基因的表达水平降低。可被阻遏表达的基因称为可阻遏基因（repressible gene）。例如，当 *E. coli* 的培养基中色氨酸供给充分时，细菌直接利用环境中的色氨酸，使得与色氨酸合成有关的酶基因表达水平降低。

（三）协调表达

在生物体内，物质代谢过程进行和生物学功能发挥都需要多基因产物的共同作用。因此，在功能上相关的一些基因的表达调控须协调一致，相互配合，共同表达，这种多基因的共同表达即为协调表达（coordinate expression）。协调表达产生的协调调节作用称为协调调节（coordinate regulation）。协调调节对生物体的整体代谢和功能具有重要意义。

如果调控蛋白特异识别并结合自身基因的 DNA 调控序列，调节自身基因的开启和关闭，这种分子内的协调调节方式称为顺式调节（*cis* regulation）；如果调控蛋白特异识别并结合另一基因的 DNA 调控序列，调节另一基因的开启和关闭，这种分子间的协调调节方式称为反式调节（*trans* regulation）（图 8-1）。绝大多数真核转录调控蛋白都起反式调节作用，所以又称为反式作用因子。

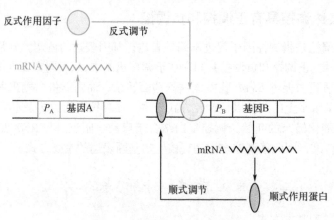

图 8-1　顺式调节与反式调节

三、基因表达调控的分子要件

DNA 调控序列、调控蛋白和小分子 RNA 是参与基因表达调控的主要分子。DNA 调控序列与调控蛋白相互作用是多级调控过程的重要分子基础，主要参与基因转录起始的调控，而小分子 RNA 在转录后调控中发挥重要作用。

（一）DNA 调控序列

DNA 调控序列是 DNA 分子中能与转录调控蛋白或 RNA 聚合酶相互作用，进而控制基因转录的一些特异 DNA 片段。

1. 原核生物的 DNA 调控序列　原核生物的 DNA 调控序列包括位于结构基因上游的启动子、阻遏蛋白结合序列和激活蛋白结合序列等。一组功能相关的酶或蛋白编码基因与其上游的启动子、操纵序列以及其他调节序列串联排列构成一个操纵子（operon），是原核生物基因转录调控的基本单位（图 8-2）。

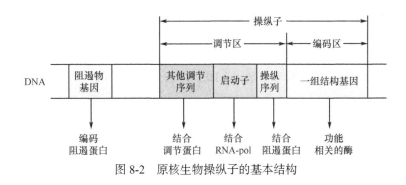

图 8-2　原核生物操纵子的基本结构

（1）启动子（promoter）：启动子是 RNA 聚合酶特异识别与结合的位点，通常位于转录起始点的上游，具有严格的方向性，是控制转录的关键序列。

　　原核生物 RNA 聚合酶的 σ 亚基（又称 σ 因子）识别启动子 -35 区的 TTGACA 共有序列，进而 RNA 聚合酶结合启动子 -10 区的 TATAAT 共有序列，使双链 DNA 易于解链形成单链。启动子启动基因转录的强度主要与 -35 区序列有关，也与 -35 区到 -10 区的距离以及它们与转录起始点的距离相关；而启动子结合 RNA 聚合酶以及启动转录的效率很大程度上取决于这些共有序列。启动子碱基突变或变异将影响 RNA 聚合酶的结合和转录活性。此外，某些高表达基因在 -60 ～ -40 区域还存在富含 AT 的共有序列，称为上游启动子元件（upstream promoter element，UPE）。

（2）操纵序列（operator）：操纵序列是阻遏蛋白的结合位点，它位于转录起始点与启动子之间，是结构基因转录的开关，在序列上常与启动子有重叠。当阻遏蛋白与操纵序列结合后，可阻碍 RNA 聚合酶与启动子结合，或阻碍已与启动子结合的 RNA 聚合酶向下游的结构基因移动，抑制转录的启动。因此，操纵序列是原核基因转录的负性调节元件。

（3）激活蛋白结合序列：激活蛋白结合序列是激活蛋白的结合位点，通常位于启动子上游。例如，*E. coli* 乳糖操纵子的分解代谢物基因激活蛋白（catabolite gene activator protein，CAP）结合位点。CAP 首先与 cAMP 结合成 CAP-cAMP 复合物，然后该复合物再与 CAP 结合位点结合，从而增强 RNA 聚合酶的转录活性。因此，激活蛋白结合序列是原核基因转录的正性调节元件。

2. 真核生物的 DNA 调控序列　真核生物基因组庞大而结构复杂，因此参与基因转录调控的 DNA 序列远比原核生物的复杂和多样。真核生物基因的 DNA 调控序列主要有启动子、增强子、沉默子、反应元件及绝缘子等，它们统称为顺式作用元件（*cis*-acting element）。这些调控序列可以位于基因上游或下游，甚或基因内部（图 8-3）。

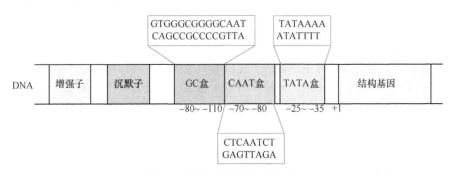

图 8-3　真核生物的顺式作用元件

（1）启动子：真核生物启动子分为Ⅰ类、Ⅱ类和Ⅲ类启动子，它们分别启动 rRNA 基因、mRNA 基因和 tRNA 基因的转录。启动子序列包括 -35 ～ -25 的核心序列（如 TATA 盒）和上游调控序列（如 CAAT 盒、GC 盒、上游启动子元件）等（见第六章）。

（2）增强子（enhancer）：增强子是一类虽然远离转录起始位点（1～30kb），但仍可通过启动子来提高转录效率的调控序列。增强子最初发现于 SV40 和其他一些病毒中，后来发现一些真核基因（如免疫球蛋白基因、胰岛素基因、HSP70 基因及 rRNA 基因）也具有功能类似于病毒增强子的 DNA 调控成分。

增强子的序列长度一般为 100～200bp，可使旁侧的基因转录效率提高约 100 倍。增强子多以单拷贝或多拷贝的形式存在，由若干组件构成，其基本的核心组件常由 8～12bp 组成，可以有完整或部分的回文结构。增强子普遍存在于真核生物及病毒基因组中，它决定着基因表达的时空特异性。增强子具有以下特点：①增强子通过启动子发挥作用，没有启动子存在，增强子则没有活性；没有增强子存在，启动子也不能发挥作用；②增强子对启动子没有严格的专一性，同一增强子可以增强不同类型启动子的转录活性；③增强子的效应与其位置无关，它可以在基因的上游或下游，甚或在基因内部发挥作用；④增强子的作用与序列的方向无关，因为将增强子的方向倒置后依然能起作用；⑤增强子具有组织或细胞特异性，许多增强子只在某些细胞或组织中表现活性，这是由这些细胞或组织中的特异性蛋白因子所决定的。

（3）沉默子（silencer）：沉默子是可抑制基因转录的特异 DNA 序列，为基因转录的负性调节元件，通过结合某些特异的反式作用因子，对基因的转录起阻遏作用，使基因沉默。沉默子是在研究 T 淋巴细胞的 T 抗原受体基因表达调控时发现的。沉默子在组织细胞特异性或发育阶段特异性的基因转录调控中起重要作用。已有的例子显示，沉默子的作用可不受序列方向的影响，也能远距离发挥作用，并可对异源基因的表达起作用。

（4）终止子和 poly（A）加尾信号：在 mRNA 转录的 3' 端终止密码子的下游有一段核苷酸顺序为 AATAAA，这一序列可能对 mRNA 的加尾（mRNA 尾部添加多聚 A）有重要作用。这个序列的下游是一个反向重复顺序，经转录后可形成一个发夹结构。发夹结构阻碍了 RNA 聚合酶的移动，其末尾的一串 U 与模板中的 A 结合不稳定，从而使 mRNA 从模板上脱落，转录终止。AATAAA 序列和它下游的反向重复序列统称为终止子（terminator），是转录的终止信号。

（5）反应元件（response element）：反应元件是启动子或增强子的上游元件，它们含有短的保守序列，如激素反应元件（hormone response element，HRE）、铁反应元件（iron response element，IRE）等。在不同基因中反应元件的序列相似，但并不一定相同，离起始点的距离也不固定，通常起始点位于上游 200bp 以内，甚或位于启动子或增强子序列中。反应元件通过结合其反式作用因子来调节相关基因的表达。例如，铁反应元件与铁反应元件结合蛋白结合，抑制铁蛋白基因的转录。

（6）绝缘子（insulator）：绝缘子是长 500bp～3kb 的 DNA 调控序列，通常位于启动子与邻近基因的正调控元件（增强子）或负调控元件（沉默子）之间，具有位置依赖性和方向不依赖性。绝缘子本身对基因的表达既没有正性效应，也没有负性效应，其作用只是不让其他调控元件对基因的活化效应或失活效应发生作用。绝缘子可以与转录因子及其共作用因子、基质蛋白或染色质修饰蛋白等形成复合物，从而调控基因表达的时间和空间特异性。绝缘子的功能主要包括增强子阻断和异染色质屏障，前者指绝缘子能阻止增强子增强基因转录的活性，后者指绝缘子能阻碍异染色质结构的蔓延，但很少有绝缘子同时具有上述两种功能。

（二）调控蛋白

转录调节蛋白多为 DNA 结合蛋白，能够与 DNA 调控序列结合，增强或阻遏 RNA 聚合酶活性。

1. 原核生物转录调控蛋白　原核基因转录调控蛋白包括特异的 σ 因子、阻遏蛋白和激活蛋白。σ 因子是原核 RNA 聚合酶的亚基之一，不同的 σ 因子识别不同基因的启动子，调控不同基因的转录（表 8-1）。

表 8-1 E. coli 的 σ 因子种类及其识别的启动子

σ 因子	相对分子质量	识别的启动子
σ^{70}	70 000	大多数基因的启动子
σ^{54}	54 000	与氮代谢相关基因的启动子
σ^{38}	38 000	静止期基因启动子
σ^{32}	32 000	热休克蛋白基因的启动子
σ^{28}	28 000	与细胞移动和化学趋化相关基因的启动子
σ^{24}	24 000	胞质外功能（蛋白）基因、某些热休克（蛋白）基因的启动子
σ^{18}	18 000	胞质外功能（蛋白）（如柠檬酸铁转运蛋白）基因的启动子

起抑制转录作用的调控蛋白称为阻遏蛋白（repressor）。阻遏蛋白与操纵子的操纵序列结合，阻遏转录起始复合物的形成，介导基因转录的负性调控，是原核基因转录调控的主要方式。起增强转录作用的调控蛋白称为激活蛋白（activator）。激活蛋白与 cAMP 形成复合物后结合于激活蛋白结合位点，增强 RNA 聚合酶的转录活性，介导基因转录的正性调控。例如，分解代谢物基因激活蛋白（CAP）对乳糖操纵子的作用。

2. 真核生物转录调控蛋白 真核基因转录调控蛋白又称为转录因子（transcription factors，TF）。根据作用方式的不同，可将转录因子分为顺式作用蛋白（cis-acting protein）和反式作用因子（trans-acting factor）两大类。顺式作用蛋白起顺式调节作用，反式作用因子起反式调节作用（图 8-1）。大多数的转录因子是反式作用因子。

根据转录因子在转录调控中的作用方式，将真核生物转录因子分为通用转录因子（general transcription factors）和特异转录因子（special transcription factors）。通用转录因子是 RNA 聚合酶结合启动子所必需，特异转录因子通过与相应的顺式作用元件结合，起到激活或抑制基因转录的作用，决定基因表达的时空特异性。特异转录因子包括转录激活因子和转录抑制因子，前者起转录激活作用，如增强子结合蛋白（enhancer binding protein，EBP），后者起抑制转录作用，如沉默子结合蛋白（silencer binding protein，SBP）。

转录因子的结构至少包括 DNA 结合结构域和转录激活结构域。激活蛋白经 DNA 结合结构域与 DNA 调控序列结合，通过转录激活结构域与 RNA 聚合酶或其他蛋白结合，产生募集（recruitment）作用，引导 RNA 聚合酶结合启动子，增强 RNA 聚合酶的转录活性；或通过变构效应改变其他蛋白的活性，介导基因转录的正性调控。阻遏蛋白与调控 DNA 序列结合，阻碍 RNA 聚合酶结合启动子，或使 RNA 聚合酶不能沿着 DNA 的转录方向移动，介导基因转录负性调控。此外，大多数转录因子还有介导蛋白质与蛋白质相互作用的结构域（最常见的为二聚化结构域）。这些转录因子首先通过蛋白质 - 蛋白质相互作用形成二聚体或多聚体，后者再结合 DNA 调控序列。二聚化或多聚化后的转录因子，其 DNA 结合能力可能增强或者降低。此外，某些转录因子不能直接结合 DNA，而是通过蛋白质 - 蛋白质相互作用间接结合 DNA，协调基因转录的调控。

DNA 结合结构域的主要模体形式有锌指模体、亮氨酸拉链模体、碱性螺旋 - 环 - 螺旋模体及螺旋 - 转角 - 螺旋模体等。

（1）锌指（zinc finger）模体：锌指模体最初发现于转录因子Ⅲ中，它由 N 端的 2 个反向平行的 β- 折叠和 C 端的 1 个 α 螺旋组成。有两种类型的锌指模体：Cys2/His2 锌指模体（其保守序列为 Cys-X$_{2-4}$-Cys-Phe-X$_5$-Leu-X$_2$-His-X$_3$-His）和 Cys2/Cys2 锌指模体（其保守序列为 Cys-X$_2$-Cys-X$_{13}$-Cys-X$_2$-Cys）。由于此种模体保守序列中的 2Cys/2His 或 2Cys/2Cys 与 Zn^{2+} 形成配位键而连接

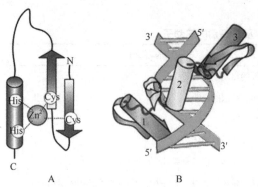

图 8-4　Zinc finger 模体及其与 DNA 的结合

A. Zinc finger 模体的结构；B. 3 个 Zinc finger 与 DNA 的结合

成手指状结构，故称为锌指模体。含有锌指模体的转录因子通常含有 2～9 个相同的锌指结构串联在一起，它们之间一般相距 7～8 个氨基酸残基。锌指模体的 α 螺旋上的碱性氨基酸残基结合于 DNA 的大沟中，这些 α 螺旋几乎连成一线，使得含锌指模体的转录因子与 DNA 结合得非常牢固（图 8-4）。含锌指模体的转录因子有 Sp1、类固醇激素受体家族、抑癌蛋白 WT1 等。

（2）碱性亮氨酸拉链（basic leucine zipper，bZIP）模体：该模体的 C 端是富含亮氨酸残基的区域，N 端是富含碱性氨基酸残基的区域，前者通过 2 个富含亮氨酸的 α 螺旋之间的疏水性相互作用形成蛋白质二聚体，后者与 DNA 骨架相互作用。

bZIP 模体的 C 端的氨基酸序列中，每间隔 6/7 个氨基酸残基是一个疏水性的亮氨酸残基，当 C 端形成 α 螺旋结构时，肽链每旋转两周就出现一个亮氨酸残基，并且都位于 α 螺旋的同一侧。这样的两条肽链能以疏水作用形成二聚体，形同拉链，故因此得名（图 8-5）。亮氨酸拉链可形成结合 DNA 的二聚体结构域。若蛋白质不形成二聚体，则碱性区对 DNA 的亲和力明显降低。具有亮氨酸拉链模体的转录因子包括原癌基因 *C-Jun/C-fos* 等。

（3）碱性螺旋 - 环 - 螺旋（basic helix-loop-helix，bHLH）模体：该模体大约由 60 个氨基酸残基所构成，含有 2 个两性的 α 螺旋，两螺旋间

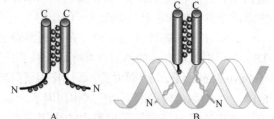

图 8-5　bZIP 模体及其与 DNA 的结合

A. bZIP 模体的结构；B. bZIP 模体与 DNA 的结合

由一个短肽段形成的环连接，此环的长度在不同的 bHLH 蛋白中有所不同，通常可结合 Ca^{2+}。第一个 α 螺旋的 N 端富含碱性氨基酸残基，它与 DNA 双螺旋的大沟结合。bHLH 模体通常以二聚体形式存在，它们的 α 螺旋的碱性区之间的距离大约与 DNA 双螺旋的一个螺距相近，使两个 α 螺旋的碱性区刚好分别嵌入 DNA 双螺旋的大沟中（图 8-6）。含有 bHLH 模体的转录因子有免疫球蛋白基因的增强子结合蛋白 E12 和 E47 等。

（4）螺旋 - 转角 - 螺旋（helix-turn-helix，HTH）模体：该模体最初发现于 λ 噬菌体的阻遏蛋白中，现发现很多原核和真核生物的 DNA 结合蛋白中含有 HTH 模体。HTH 模体的两个 α 螺旋（7～9 个氨基酸残基）之间通过一个 β 转角相连，其 C 端的 α 螺旋为识别螺旋（recognition helix），能识别并结合 DNA 大沟的特异碱基序列；N 端的 α 螺旋是辅助螺旋，在识别螺旋与 DNA 结合的准确定位过程中发挥辅助作用（图 8-7）。同源异型结构域（homeodomain，HD）（又称同源异型盒，homeobox）与 HTH 模体相似，它含有 3 个 α 螺旋，第 2 个和第 3 个 α 螺旋形成 HTH 结构，第 3 个 α 螺旋具有识别螺旋的作用，与 DNA 的大沟紧密

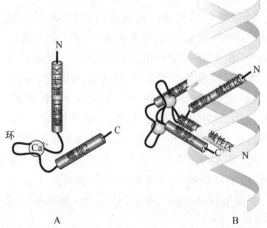

图 8-6　bHLH 模体及其与 DNA 的结合

A. bHLH 模体的结构；B. bHLH 模体与 DNA 的结合

接触。

　　不同的转录因子具有不同的转录激活结构域。根据氨基酸的组成特点，转录激活结构域可分为三类：

　　（1）酸性激活结构域：一般是由 20 ～ 100 个酸性氨基酸残基组成的保守序列，多呈带负电荷的亲脂性 α 螺旋，通过非特异性的相互作用与转录起始复合物上的 TFⅡD 等因子结合生成稳定的转录复合物而促进转录。含有此种结构域的转录因子有 GAL4、GCN4、糖皮质激素受体和 AP1/Jun 等。

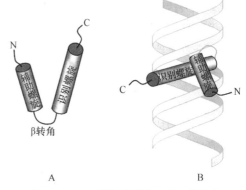

图 8-7　HTH 模体及其与 DNA 的结合

A. HTH 模体的结构；B. HTH 模体与 DNA 的结合

　　（2）富含谷氨酰胺的结构域：某些转录因子的转录激活结构域中富含谷氨酰胺。例如，转录因子 Sp1 有 4 个参与转录激活的结构域，其 N 端含有 2 个主要的转录激活区，氨基酸组成中有 25% 的谷氨酰胺，很少有带电荷的氨基酸残基。酵母的转录因子 HAP1、HAP2 和 GAL2 及哺乳动物的转录因子 OCT-1、OCT-2、Jun、AP2 和 SRF 也含有这种结构域。

　　（3）富含脯氨酸的结构域：某些转录因子的转录激活结构域中脯氨酸的含量可高达 20% ～ 30%，因此该结构域很难形成 α 螺旋。例如，CTF 蛋白家族（包括 CTF-1、CTF-2、CTF-3）的 C 端就含有富含脯氨酸残基的结构域。

　　在基因转录调控过程中，转录因子需要被激活；有活性的转录因子才能进入细胞核调控靶基因的转录。转录因子激活的分子机制：①利用共价修饰来调节转录因子的活性，磷酸化与去磷酸化是最为常见的活化调节方式，糖基化也是激活转录因子的方式之一；②与配体结合可以激活转录因子，许多自然状态下的胞内激素受体是无活性的转录因子，它们只有与激素结合后，才能与 DNA 结合并对其实施调控；③许多转录因子在与其他蛋白质形成复合物后，才具有活性。

第二节　原核生物基因表达调控

　　原核生物的基因表达调控主要发生在转录起始阶段，以操纵子为转录调控单位。一个操纵子含一个启动子，但具有数个可转录的编码基因，在同一启动序列控制下，可转录出多顺反子 mRNA（polycistronic mRNA）。原核基因通过单启动调控的方式，完成多基因产物的表达，这种操纵子调控机制在原核基因调控中具有普遍性。在原核生物操纵子中，特异的阻遏蛋白是控制原核生物启动序列活性的重要因子，阻遏蛋白与操纵子中的操纵序列结合或解聚，使特异基因关闭或开放，因而无论是编码阻遏蛋白的基因发生突变，还是操纵序列发生突变，都会导致阻遏蛋白无法与操纵基因结合，而使原核基因表达失控。因此，原核生物的基因表达调控以负性调控为主要特征。

一、细菌转录水平的调控

　　1961 年，法国著名科学家 François Jacob（1920 ～ 2013）和 Jacques L. Monod(1910 ～ 1976) 首次阐明了细菌基因表达的操纵子调控机制。他们发现细菌可根据培养基中的营养成分调控基因表达，当培养基中富含葡萄糖时，E. coli 可利用葡萄糖作为代谢能源；当培养基中富含乳糖（lactose，lac）时，E. coli 可利用乳糖作为能量来源；当葡萄糖和乳糖都存在时，E. coli 优先利用葡萄糖，葡萄糖利用完毕后，才利用乳糖。雅各布和莫诺通过实验研究证实，乳糖（真正的诱导剂是别乳糖）可诱导分解代谢乳糖的酶基因表达，从而建立了"乳糖操纵子学说"，解释了分解代谢乳糖的酶基因表达调控机制，成为原核生物基因调控的主要学说之一。Jacob 和 Monod，以及 André M. Lwoff(1902 ～ 1994，发现了某些病毒在感染细菌时的基因表达调控机制）共同分享了 1965 年的诺贝尔生理学或医学奖。

（一）乳糖操纵子

Jacob 和 Monod 在实验中首先获得两株 *E. coli* 突变体，这两株突变体不管培养基中是否存在乳糖，都能组成性表达代谢乳糖的 β- 半乳糖苷酶。两株突变体中，其一是表达阻遏蛋白的基因发生失活突变（*lac I* 缺陷突变体）；其二是在 *lac* 操纵子结构基因上游的 DNA 序列发生缺陷突变（*lac O* 缺陷突变体）。雅各布和莫诺用带有野生型 *lac* 操纵子和 *lac I* 基因 DNA 片段的质粒（野生型质粒），分别共转染上述两株突变体。结果显示，野生型质粒与 *lac I* 缺陷突变体共转染，无 β- 半乳糖苷酶的组成性表达（图 8-8A）；野生型质粒与 *lac O* 缺陷突变体共转染，仍然组成性表达 β- 半乳糖苷酶（图 8-8B）。这一实验结果表明，*lac I* 基因产物阻遏蛋白（repressor）负调控 *lac* 的基因表达，野生型 *lac I* 基因产物阻遏蛋白，能替代 *lac I* 缺陷突变体缺失的 *lac I* 基因产物蛋白，起阻遏 β- 半乳糖苷酶表达的作用；但野生型 *lac* 阻遏蛋白不能阻遏 *lac O* 缺陷突变体的基因表达。经过进一步的实验研究，Jacob 和 Monod 提出了乳糖操纵子（*lac* operon）的结构及其调控机制。

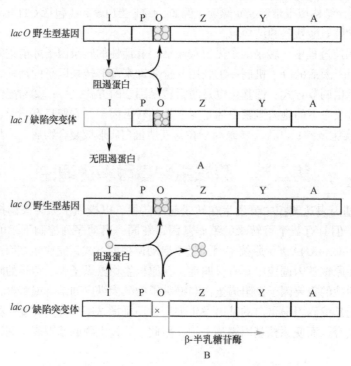

图 8-8　*lac I* 缺陷（A）和 *lac O* 缺陷（B）对基因表达的影响

1. *lac* 操纵子的结构　*lac* 操纵子是原核生物基因调控的经典模式，*E. coli* 乳糖操纵子的基本结构如图 8-9 所示。乳糖操纵子的结构基因 *lac Z*、*lac Y* 和 *lac A* 分别编码 β- 半乳糖苷酶（β-galactosidase，催化乳糖产生葡萄糖和半乳糖）、通透酶（permease，催化乳糖进入细胞）和 β- 半乳糖苷乙酰转移酶（galactoside acetyltransferase，催化半乳糖与乙酰 CoA 反应生成乙酰半乳糖），它们是乳糖分解代谢所必需的酶。*E. coli* 乳糖操纵子的调控序列有启动子（P）、操纵序列（O）、分解代谢物基因激活蛋白（CAP）结合位点。编码阻遏蛋白的 *lac I* 基因位于乳糖操纵子的上游。

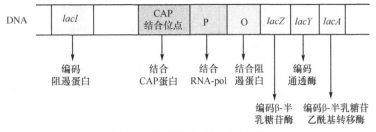

图 8-9　乳糖操纵子的基本结构

2. lac 操纵子的调控机制　　lac 基因表达受负性和正性双重调控，两种调控由外部信号控制，即根据培养基的性质、组分及其含量，通过两种调控蛋白介导两种能源信号。其一是 lac 阻遏蛋白（lac repressor，Lac R），起负调控作用，介导乳糖信号。Lac R 由 lac I 基因编码，有自身独立的启动转录机制；其二是 CAP 蛋白，起正调控作用，CAP 蛋白介导葡萄糖信号。两种调控蛋白通过蛋白质 -DNA 相互作用，结合于 lac 操纵子调控区，调控 lac 基因的表达。

（1）lac 操纵子的负调控：当培养基缺乏乳糖时，Lac R 与 O 序列结合，lac 操纵子的 P 序列与 O 序列有重叠区，Lac R 阻止了 RNA 聚合酶与 P 序列的结合或阻止了 RNA 聚合酶向下游移动，阻遏 lac 基因的表达。

当乳糖成为培养基的主要碳源时，乳糖在基础表达量的通透酶（5 ～ 6 个通透酶分子 /E. coli 细胞）的作用下进入细胞内，并在 β- 半乳糖苷酶的作用下生成葡萄糖和半乳糖，该酶进一步催化葡萄糖和半乳糖生成别乳糖（allolactose）。别乳糖与 Lac R 结合，使 Lac R 的构象发生改变，而不能结合于操纵序列，失去阻遏作用。结果，RNA 聚合酶可以有效地启动转录，细胞利用乳糖所需要的三种酶得以表达，使得细菌可以大量地利用乳糖（图 8-10）。

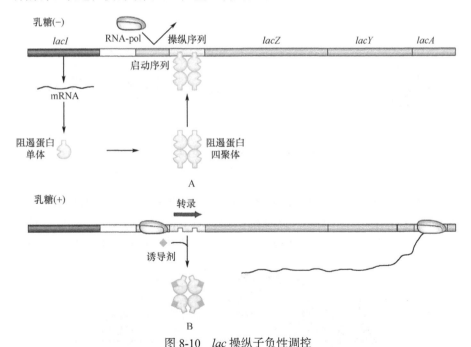

图 8-10　lac 操纵子负性调控

A. 乳糖缺乏时，阻遏蛋白的阻遏作用；B. 乳糖存在时的去阻遏作用

因此，别乳糖被称为诱导剂（inducer），诱导利用乳糖代谢酶基因的表达。分子生物

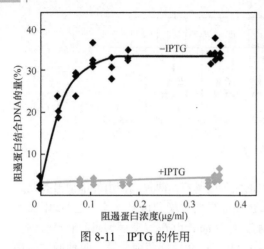

图 8-11　IPTG 的作用

学实验中常使用的诱导剂异丙基硫代半乳糖苷（isopropylthiogalactoside，IPTG）的作用机制与别乳糖相似，它不被 β- 半乳糖苷酶分解，而与阻遏蛋白结合，使其不能发挥作用（图 8-11）。

（2）*lac* 操纵子的正调控：乳糖操纵子启动子序列为 TTTACA/TATGTT，与共有的 TTGACA/TATAAT 序列相比，是一个弱启动子，使得 RNA 聚合酶不能与启动子紧密地结合。因此，需要一个正性调控机制促使转录启动。

lac 操纵子由 CAP 蛋白与 CAP 位点结合起正调控作用。CAP 蛋白为同源二聚体，每个单体都有 cAMP 结合结构域，CAP 蛋白与 cAMP 结合形成复合物后，才能结合于 CAP 位点。CAP-cAMP 复合物结合 DNA 后，能与 RNA 聚合酶相互作用，促进 RNA 聚合酶与启动子序列的结合，起促进转录的作用。当葡萄糖浓度高时，葡萄糖分解代谢产物降低腺苷酸环化酶（adenylate cyclase，AC）活性，使 cAMP 水平降低，CAP 蛋白处于非活化状态，不能起正调控作用，*lac* 基因低表达；当缺乏葡萄糖时，腺苷酸环化酶活性增强，cAMP 水平升高，cAMP 与 CAP 蛋白结合而活化，然后结合于 CAP 结合位点，起正调控作用，*lac* 基因高表达（图 8-12）。

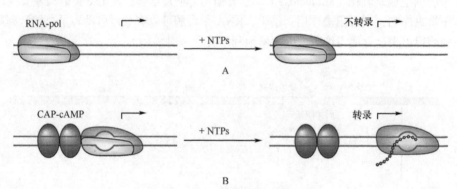

图 8-12　CAP-cAMP 的正性调控

A. 无 CAP-cAMP 时，不转录；B. 有 CAP-cAMP 时，转录发生

为什么 CAP-cAMP 复合物能推动 RNA 聚合酶沿转录方向移动呢？ RNA 聚合酶突变实验结果表明，RNA 聚合酶 α 亚基 C 端结构域（α-carboxy terminal domain，α-CTD）缺失时，CAP-cAMP 的激活作用丧失，这提示 CAP-cAMP 复合物通过与 RNA 聚合酶 α 亚基 α-CTD 结合发挥作用（图 8-13）。

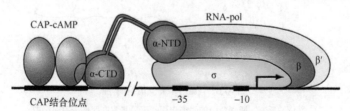

图 8-13　CAP-cAMP 与 RNA 聚合酶 α-CTD 结构域结合模式

α-NTD：α-amino terminal domain，即 α 亚基 N 端结构域

（3）阻遏蛋白和 CAP 共同参与协同调控：阻遏蛋白介导的负调控和 CAP 介导的正调控共同担负着原核细胞内碳源的协调利用。当 *E. coli* 处在富含葡萄糖的环境中时，细胞内 CAP-cAMP 复合物的浓度不足以激活 RNA 聚合酶，从而不能启动乳糖操纵子的转录。当环境中既没有葡萄糖又没有乳糖时，阻遏蛋白介导的负性调控作用关闭乳糖操纵子。只有当 *E. coli* 所处的环境中，葡萄糖被完全消耗而仅有乳糖存在时，进入细胞的极少量乳糖转变为别乳糖使操纵序列开放，同时细胞内 cAMP 浓度增高，CAP-cAMP 复合物与 CAP 结合部位的结合使转录增强，细胞才能利用乳糖。这种协调作用的调控方式保证了葡萄糖是原核生物优先利用的碳源，并只有在葡萄糖完全耗尽后，原核生物才利用乳糖作为碳源（图 8-14）。

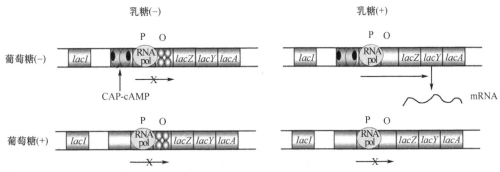

图 8-14　阻遏蛋白和 CAP 对乳糖操纵子的协同调控

如上所述，阻遏蛋白和 CAP 蛋白都是通过与 DNA 结合才能发挥作用，那么它们之间结合的分子结构基础是什么呢？ X 射线晶体分析结果显示，细菌 DNA 调控序列，其碱基序列多呈双重对称。*lac* 操纵子 O 序列，由反向对称的 21 个碱基对组成 *lac* 阻遏蛋白的结合位点，10 个碱基对构成一个"半位点"与一个蛋白亚基识别结

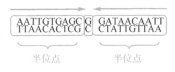

图 8-15　*lac* 操纵序列（O）对
称的半位点

合（图 8-15）。细菌调控蛋白多以同源二聚体的形式结合到反向重复序列的 DNA 结合位点上，每一个单体结合一个"半位点"。*lac* 阻遏蛋白由四聚体组成，以二聚体与 DNA 结合，一个亚基结合一个"半位点"；四聚体的另外二聚体可以结合另外的 DNA 结合位点，这样位于两个结合位点之间的 DNA 将形成环化的状态。CAP 蛋白由二聚体组成，一个单体结合一个"半位点"。Lac 阻遏蛋白和 CAP 蛋白虽然对基因表达起正负不同的调控作用，但它们与 DNA 调控序列结合的模式是相似的。

（二）色氨酸操纵子

色氨酸是构成蛋白质的氨基酸之一，细菌培养基一般难以提供足够的色氨酸，细菌生长时可利用其糖代谢过程中产生的分支酸来合成色氨酸，但如果环境能够提供色氨酸，细菌就会利用环境的色氨酸，减少或停止自身合成色氨酸。

细菌通过色氨酸操纵子（*trp* operon）调控合成色氨酸的酶的表达。*trp* 操纵子与 *lac* 操纵子作用机制不同，*trp* 操纵子不仅存在转录起始调控，还存在转录终止调控机制。

1. *trp* 操纵子的结构　*trp* 操纵子信息区有 5 个结构基因（*trp* 基因），按 *trp E*、*trp D*、*trp C*、*trp B*、*trp A* 顺序排列，其表达产物为细菌合成色氨酸所必需的 5 种酶。其中 *trp E* 和 *trp D* 分别编码邻氨基苯甲酸合酶的两个组分（Ⅰ和Ⅱ），*trp C* 编码吲哚 -3- 甘油磷酸合酶，*trp B* 和 *trp A* 分别编码色氨酸合酶的 α 亚基和 β 亚基。*trp* 操纵子调控区含有启动序列（P）和操纵序列（O）。在 *trpE* 上游与 O 序列之间还含有一段序列，称为前导序列（leading sequence，L），能编码一

段约 162 bp 的 mRNA，参与 *trp* 操纵子的基因表达调控（图 8-16）。*trp R* 为编码阻遏蛋白基因。

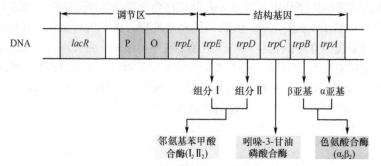

图 8-16 色氨酸操纵子的结构

2. *trp* 操纵子的调节机制 色氨酸操纵子有两种转录的调控机制，即转录阻遏与转录衰减。转录阻遏是阻遏蛋白与操纵序列的结合先于 RNA-pol 与启动子结合，阻止 RNA-pol 向前移动，表现为转录起始的阻遏作用。如果 RNA-pol 与启动子结合，并越过操纵序列而启动转录时，则表现转录过程的衰减作用（attenuation）。转录阻遏是 *trp* 操纵子的粗调开关，转录衰减是 *trp* 操纵子的精细调节。

（1）转录阻遏调节：*trp* 操纵子的转录阻遏由 *trp* 阻遏蛋白基因（*trp* repressor gene，*trp R*）编码的 trp 阻遏蛋白调控，*trp R* 基因远离 *trp* 结构基因，在自身启动子作用下，以组成性方式低水平表达 trp 阻遏蛋白。当存在色氨酸时，色氨酸与 trp 阻遏蛋白结合，色氨酸作为辅阻遏物（corepressor）与 trp 阻遏蛋白共同结合于 *trp* 操纵子的 O 序列，起关闭转录的作用；当缺乏色氨酸时，trp 阻遏蛋白失去阻遏作用。细菌中不少生物合成系统的操纵子都属于这种类型，其调控可使细菌处在生存繁殖最经济最节省的状态（图 8-17）。

（2）转录衰减调节：转录衰减调节是转录与翻译相偶联的转录调控机制。实验发现，当色氨酸达到一定浓度但还未高到能够使阻遏蛋白起阻遏作用时，*trp* 合成酶类的量已经逐渐降低，并且酶表达量随色氨酸溶度升高而减少，这种调控机制称为转录衰减作用。

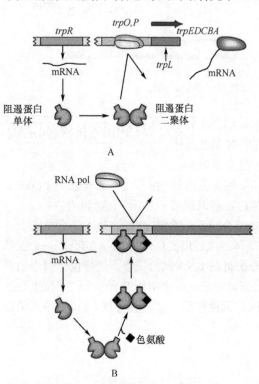

图 8-17 色氨酸操纵子的转录阻遏
A. 为 *trp* 含量低时，转录发生；B. 为 *trp* 含量高时，转录阻遏发生

转录衰减作用是细菌内辅阻遏作用的一种精细调节过程，与色氨酸操纵子中前导序列（*trp L*）有关。当环境中色氨酸供给充足时，绝大多数 RNA 聚合酶的转录在 *trp L* 终止，转录产物仅有前导序列 140 个核苷酸的 mRNA，没有 *trp* 结构基因的表达；如果环境中色氨酸水平很低，则几乎所有的 RNA 聚合酶都能完整地表达色氨酸操纵子中的 5 个结构基因。

前导序列 140 个核苷酸的 mRNA 有 4 个关键区。*trp L* 的 1 区有一个开放阅读框，可编码一段 14 个氨基酸的短肽，称为前导肽（leader peptide），前导肽第 10、11 位是两个连续的色氨酸密码子。2 区与 1 区（或 3 区）、3 区与 2 区（或 4 区）各有一段互补序列，可分别形成发夹结构；这些茎 - 环结构的稳定性依次是 1-2 > 2-3 > 3-4。当 3 区与 4 区配对形成发夹结构时，茎部富含

G—C，其 3′ 端有 7 个连续的 U，这是一个不依赖 ρ 因子的转录终止结构，因此这段序列称为衰减子（attenuator）；当 3 区与 2 区配对时，就不能形成 3 区与 4 区的配对，则不能终止转录，因此 3 区与 2 区配对结构称为抗转录终止子结构（图 8-18）。

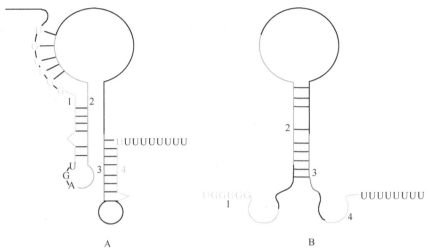

图 8-18　色氨酸操纵子的前导序列转录产物

A. 较为稳定的发夹结构；B. 较不稳定的发夹结构

　　当 RNA-pol 转录前导序列 DNA 时，核糖体在前导序列 mRNA 的 5′ 端起始密码同步开始翻译。当色氨酸缺乏时，前导肽翻译至 1 区的色氨酸密码子（UGG），由于缺乏色氨酸，使翻译停止，核糖体不再移动，占据 1 区位置，2 区可以与 3 区配对形成发夹结构，阻止 3 区与 4 区配对形成衰减子，因此 RNA 聚合酶可以继续移动，转录结构基因，表达合成色氨酸所必需的 5 种酶。当有色氨酸供给时，核糖体沿前导序列 mRNA 移动，合成前导肽，终止密码 UGA 位于 1 区和 2 区之间，翻译终止在 1 区与 2 区之间的终止密码 UGA，但核糖体结构覆盖 2 区 RNA，使 2 区与 3 区不能形成发夹结构，而 3 区与 4 区形成发夹结构，形成不依赖于 ρ 因子的终止子结构（衰减子），RNA 聚合酶转录终止，只产生 140 个核苷酸的 RNA 前导序列（图 8-19）。

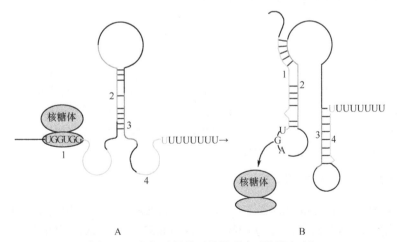

图 8-19　色氨酸操纵子的转录衰减调控机制

A. 色氨酸缺乏时，转录继续；B. 色氨酸充足时，3 区与 4 区形成茎 - 环结构，转录终止

　　转录衰减实质上是转录与一个前导肽翻译过程的偶联，是原核细胞特有的一种基因调控机制。

在色氨酸操纵子中，阻遏蛋白的负调控起粗调的作用，而衰减子起精细调节的作用。细菌其他氨基酸合成系统的许多操纵子（如组氨酸、苏氨酸、亮氨酸、异亮氨酸、苯丙氨酸等操纵子）也有类似的衰减子存在。

基因表达调控一般都有调控蛋白的参与，衰减作用的结果表明转录调控可以不需要调控蛋白的参与，仅需要控制色氨酸浓度的变化，就能够控制前导肽 mRNA 的翻译，达到调控转录的作用。

（三）阿拉伯糖操纵子

阿拉伯糖操纵子（*ara* operon）是一种正调控转录机制的例子。*ara* 操纵子编码 3 个与阿拉伯糖代谢有关的酶，这 3 个结构基因按照 *ara B*、*ara A*、*ara D* 的顺序排列，它们形成一个基因簇，简写为 *araBAD*。*ara* 操纵子的调控区含有启动序列（*ara P*）、CAP 位点和起始区（*ara I*），*ara I* 位于 CPA 位点和 P 序列之间。参与 *ara* 操纵子的调控蛋白是 ara C 蛋白和 CAP 蛋白，ara C 蛋白由 *ara C* 基因编码（图 8-20）。

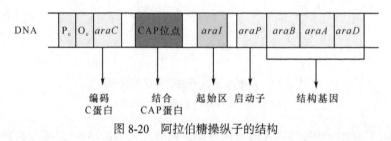

图 8-20　阿拉伯糖操纵子的结构

当无阿拉伯糖时，ara C 蛋白作为阻遏蛋白与 *ara I* 和 *ara C* 基因的 O_C 序列结合，结合后的 ara C 蛋白相互作用形成二聚体，导致 *ara I* 和 *ara C* 基因的 O 序列之间的 DNA 片段形成环，从而阻止 RNA 聚合酶与 *ara P* 结合，抑制 *ara BAD* 基因的转录，同时也抑制 ara C 蛋白基因的转录。当有阿拉伯糖时，阿拉伯糖能与 ara C 蛋白结合，引起 ara C 蛋白变构，变构的 ara C 蛋白与 *ara I* 结合，不与 ara C 蛋白的 O_C 序列结合，导致 *ara I* 和 *ara C* 蛋白的 O 序列之间的 DNA 环消失，使 ara C 蛋白不起阻遏作用。如果此时也无葡萄糖，与 *lac* 操纵子一样，CAP 蛋白结合到 CAP 位点，起正调控作用，即促进 ara BAD 蛋白表达的作用。

二、细菌翻译水平的调控

原核生物基因表达调控虽然以转录水平的调控为主，但翻译水平的调控作为多级调控的一个重要层次也发挥着作用。翻译水平的调控可以通过 mRNA 稳定性、核糖体与 mRNA 的特异识别结合以及翻译起始进行调控。蛋白质生物合成的产物蛋白在翻译水平上可以进行自我调节，以阻遏蛋白结合在 mRNA 模板分子的特定位点，阻止核糖体识别结合翻译起始区，就像在转录水平上阻遏蛋白结合在 DNA 上阻止 RNA 聚合酶识别结合启动子一样。

（一）mRNA 稳定性的调控

蛋白质生物合成的模板 mRNA 是参与蛋白质合成的原料中最不稳定的，半衰期从几分钟到若干小时不等。mRNA 的稳定性与 RNase 活性和 mRNA 的二级结构相关。细菌内有 12 种 RNase 参与 mRNA 的降解，其中 RNase E 是一种内切核酸酶，参与 mRNA 的起始切割作用。如果 mRNA 的 5′ 端和 3′ 端具有互补碱基，能形成发夹结构，就能保护 mRNA 不被外切酶水解，维持 mRNA 稳定性。RNase Ⅲ 能识别一种特殊的发夹结构，将其切割，然后使 mRNA 降解。原核生物细胞内的 mRNA 多数是不稳定的，因此细胞通过提高 mRNA 稳定性调控基因表达是较少见的。

（二）翻译起始的调控

模板 mRNA 与核糖体 16S rRNA 的特异结合是翻译起始的关键。在 mRNA 起始密码 AUG 上游含有 SD 序列，SD 序列一般有 5～6 个核苷酸，富含 G 和 A，常见为 AGGAGG。核糖体 16S rRNA 的 3′ 端序列常见为 CCUCCU，能够与 S-D 序列形成碱基互补，形成配对的碱基越多，两者形成特异结合的概率越大，翻译的起始频率越高。mRNA 的空间结构也会影响 mRNA 与核糖体的结合，mRNA 的 5′ 端二级结构的不同，使 mRNA 与核糖体结合的自由能变化不同，从而影响翻译的起始效率。SD 序列与起始密码 AUG 的距离长短也影响 mRNA 与核糖体的结合能力，一般以距离 4～10 个核苷酸为佳，距离 9 个核苷酸结合能力最强。

（三）核糖体蛋白合成的调控

原核生物如 *E. coli* 有 21 种核糖体蛋白（ribosomal protein，r- 蛋白）与 16S rRNA 结合组成核糖体的小亚基；r- 蛋白与 5S、23S rRNA 组成核糖体的大亚基。大、小亚基在翻译起始组合为 70S 核糖体。细胞内 r- 蛋白的合成和 rRNA 的转录非常活跃，在每个细胞中都有数以百计的拷贝。细胞需要通过严格的基因表达调控，保持 r- 蛋白和 rRNA 的合理比例，才能保证细菌生存所需蛋白质合成的顺利进行，又避免不必要的营养物的浪费。r- 蛋白的合成可以通过负反馈调控（negative feedback regulation），即一个基因表达产物（蛋白）的积累，能够抑制本身基因的进一步表达。r- 蛋白与 rRNA 边合成边相互识别和装配。细胞内存在游离的 rRNA 时，新合成的 r- 蛋白就与之结合并装配成核糖体，一旦 rRNA 的合成变慢或停止，多余的 r- 蛋白就开始积累，多余的 r- 蛋白作为阻遏蛋白结合到自己的 mRNA 模板分子上，以自我调节（autogenous control）的方式抑制自身翻译过程，避免更多的 r- 蛋白的合成（图 8-21）。这种翻译水平上的自我调节机制确保了 r- 蛋白的合成与 rRNA 水平的平衡，一旦 r- 蛋白相对过量，r- 蛋白的合成就被抑制。

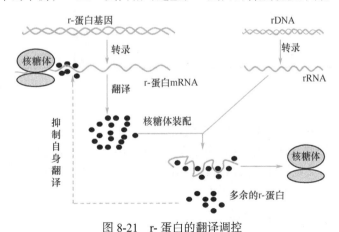

图 8-21　r- 蛋白的翻译调控

（四）反义 RNA 的调控

反义 RNA（antisense RNA，asRNA）是一类能与特异 mRNA 互补，而调控蛋白质合成的单链 RNA 分子。反义 RNA 调控翻译的过程可能有三种作用机制：①反义 RNA 直接作用于靶 mRNA 的 SD 序列和（或）编码区，引起翻译的直接抑制，或反义 RNA 与靶 mRNA 结合后引起该双链 RNA 分子对 RNA 酶Ⅲ的敏感性增加，容易被酶水解，导致 mRNA 不稳定；②反义 RNA 与 mRNA 的 SD 序列的上游非编码区结合，使 mRNA 的核糖体结合位点区域的二级结构发生变化，阻止 mRNA 与核糖体的结合，从而抑制靶 mRNA 的翻译功能；③反义 RNA 可直接抑制靶 mRNA 的转录，后来发现反义 RNA 还能结合 DNA，影响复制和转录。反义 RNA 能干扰基因表达各过程，将人工设计合成的针对某种特异靶位点的反义核酸输入靶细胞，可阻止特异的靶基因的表达，应用于实验性的基因治疗，该技术即为反义技术。反义技术现已应用于抗肿瘤、抗病毒的治疗研究以及对遗传性疾病和某些寄生虫病的治疗研究。

第三节　真核生物基因表达调控

真核基因组的组成与结构远比原核基因组复杂（表 8-2），其表达调控需要比原核基因表达调控更为复杂、精细的机制，以保证特异性的调控作用。真核细胞基因组在不同细胞类型、不同分化细胞，其基因表达不同，如肝细胞和胰腺细胞的基因表达存在相当大的差别。真核细胞转录的激活与转录区域染色质结构密切相关，每一个真核基因都需要转录激活因子保持基础转录状态。真核基因转录和翻译的分开，使调控机制从 DNA 到蛋白质可在不同层次、不同时相上进行，涉及染色质基因激活、转录和转录后加工、翻译和翻译后加工等多个步骤。虽然真核细胞存在负调节和正调节元件，但以正调节机制为主。

表 8-2　真核基因组与原核基因组的区别

	真核基因组	原核基因组
大小	3×10^9 bp，约 2 万个蛋白编码基因（人）	4.64×10^6 bp，4288 个基因（*E. coli*）
非编码序列	> 95%	< 1%
基因排列	断裂基因	连续
转录产物	单顺反子	多顺反子
重复序列	多	基本没有
存在形式	核小体	双链环状 DNA
信息储存	核 DNA、线粒体 DNA	DNA
转录与翻译	时空的差异	同一空间完成，时间差异小

一、染色质水平的基因表达调控

真核细胞基因组 DNA 与组蛋白结合形成核小体（nucleosome），核小体进一步组装形成染色质（chromatin），因此真核细胞 DNA 分子与组蛋白组装形成的染色质结构遮挡了基因，使基因处于"关闭状态"，要通过激活蛋白进行正调控，才能开放基因，进行遗传信息的传递。染色质结构的变化在基因表达调控中起重要作用。

（一）染色质结构与基因活性

根据染色质的结构，可将其分为两类。结构松弛分散分布在核内的染色质，称为常染色质（euchromatin）；结构高度致密处于凝聚状态的染色质，称为异染色质（heterochromatin）。染色质结构不同，其核小体相互凝聚状态不同，染色质的基因表达活性状态不同，可以有阻遏状态、活性状态和激活状态。染色质局部结构致密度不同，对核酸酶介导的降解敏感度不同，可以反映 DNA 局部序列与组蛋白的结合状态。

常染色质结构松弛、伸展充分、染色淡，位于染色体的大部分区域（含基因），DNA 局部序列暴露，对 DNase I 水解十分敏感，DNA 可降解产生约 200bp 或其倍数的片段，染色质处于激活状态，基因复制早、可转录。异染色质结构致密、染色深，位于着丝粒附近（不含基因），DNA 与组蛋白结合紧密，对 DNase Ⅰ 不敏感，基因表达活性低弱，染色质处于阻遏状态。大多数基因组染色质对 DNase Ⅰ 呈对抗性，表明基因组多数基因处于阻遏状态。在所有细胞，整个细胞周期都存在的异染色质，称为组成性异染色质。组成性异染色质的 DNA 通常保持凝聚状态。在细胞生长发育的特定阶段，由常染色质凝聚转变成的异染色质，称为兼性异染色质（facultative heterochromatin）。

（二）染色质重塑

染色质重塑（chromatin remodeling）是指与转录相关的染色质局部结构的改变而对基因表达产生影响的过程，是表观遗传学（epigenetics）的重要内容。染色质重塑是染色质功能状态改变的结构基础，染色质重塑引起染色质功能状态的改变，使阻遏状态的异染色质转变为活性状态的常染色质。引起染色质重塑的原因主要有核小体重塑（nucleosome remodeling）、DNA 甲基化、组蛋白共价修饰等。

1. 核小体重塑 核小体重塑是指核小体位置和结构的变化，引起染色质变化。活跃进行基因转录的染色质区的组蛋白被乙酰化和泛素化等修饰，导致了核小体的替换、去组装改变，以及核小体的移位（图 8-22）。核小体重塑需要 ATP 依赖性酶的参与。转录因子结合到基因的调控区，通过蛋白与 DNA 的相互作用，在 ATP 依赖性酶蛋白复合物的参与下，使核小体从启动子位置上移位或去组装，暴露启动子，启动转录过程。

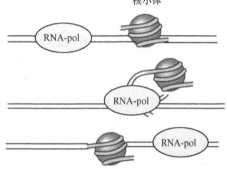

图 8-22 基因活化区的核小体移位

在核小体重塑过程中，重塑因子（remodeling factor）复合物的作用非常重要。重塑因子复合物都具有 ATP 酶活性。酵母 ySWI/SNF 是第一个被确认的 ATP 依赖性的重塑因子复合物。Snf2p 是 ySWI/SNF 的最大亚基，具有 ATP 酶活性。根据复合体中起催化作用的 ATP 酶亚基的不同特性，可以把这些复合物分成 3 大类，即 SWI/SNF 类、ISWI 类和 Mi-2 类。人的 hSWI/SNF 复合物是一个多分子的聚合物，包含 hBRG1 或 hBMR 和肿瘤抑制蛋白 Hsnf5/VI21，它主要激活基因转录，还与免疫球蛋白、T 细胞受体（T cell receptor，TCR）基因重组有关。ISWI 复合物家族成员包括重塑与间隔因子（remodeling and spacing factor，RSF）、HuCHRAC、染色质装配因子复合物 1（chromatin assembly factor complex 1，CAF1）。RSF 是一个异二聚体，其组分包括 Hsnfh 和 CAF1。Hsnfh 主要参与转录起始；HuCHRAC 含有 Hsnf2h 和染色质组装因子 Hacf1，与异染色质的复制状态维持有关；CAF1 参与染色质组装，改变染色质的状态，使其与 DNA 功能相关。

关于重塑因子调节基因表达机制的假设有两种：①一个转录因子独立地与核小体 DNA 结合（DNA 可以是核小体或核小体之间的连接区），然后，这个转录因子再结合一个重塑因子，导致附近核小体结构发生稳定性的变化，又导致其他转录因子的结合，这是一个串联反应的过程；②由重塑因子首先独立地与核小体结合，不改变其结构，但使其松动并发生滑动，这将导致转录因子的结合，从而使新形成的无核小体的区域保持稳定。

2. DNA 甲基化 DNA 的甲基化修饰是影响染色质结构的重要因素，在真核生物基因表达调控中起重要作用。DNA 甲基化能引起染色质结构、DNA 构象、DNA 稳定性及 DNA 与蛋白质相互作用方式的改变，从而控制基因表达。同时也可通过影响 DNA 与转录因子的结合，阻止转录复合物的形成，调控基因转录过程。

（1）DNA 甲基化位点：真核生物 DNA 的甲基化，发生在 DNA 5'-CpG-3' 序列胞嘧啶第 5 位碳上，该胞嘧啶第 5 位碳称为 DNA 甲基化位点。在动物细胞 DNA 中，2% ～ 7% 的胞嘧啶被甲基化。真核基因绝大多数 DNA 甲基化位点的甲基化状态是恒定的，少数甲基化位点的甲基化状态是可变的。有些甲基化位点在所有组织细胞中都被甲基化，有些甲基化位点都为非甲基化，因此低甲基化与基因高表达活性相关。

在 DNA 中，有些 CpG 序列呈局部聚集分布，形成 GC 含量较高、CpG 双核苷酸相对集中的区域，这一区域称为 CpG 岛（CpG island），其大小平均约为 1000bp，约 56% 的编码基因含 CpG 岛。根据分布部位 CpG 岛分为两类：①基因转录起始点附近的 CpG 岛（CpG islands proximal to the transcription start site of gene，TSS–CGIs）。正常组织中的 TSS–CGIs 甲基化位点多呈非甲基化的状态，而肿瘤组织中的 TSS–CGIs 甲基化位点多呈甲基化状态。TSS–CGIs 甲基化位点的甲基化状态反映基因的活性状态，肿瘤细胞的 TSS–CGIs 发生甲基化，基因转录被抑制。因此测定细胞的 TSS–CGIs 甲基化状态可以作为判断肿瘤的指标。②非转录起始点附近的 CpG 岛（non-TSS CGIs），non-TSS–CGIs 多数位于 DNA 高度重复序列的附近。正常组织中的 non-TSS–CGIs 甲基化位点通常呈高度的甲基化状态，而肿瘤组织中的 non-TSS–CGIs 甲基化位点的甲基化水平降低，导致 DNA 稳定性降低，DNA 易发生断裂，甲基化水平降低程度与癌症的恶性程度相关。

（2）DNA 甲基转移酶：染色质 DNA 的甲基化是在 DNA 甲基转移酶（DNA methyltransferase，DNMT）的催化下进行的。在哺乳动物中，DNMT 可根据结构和功能的差异分为两大类：① DNMT1：能催化子链 DNA 半甲基化位点的甲基化，维持复制过程中甲基化位点的遗传稳定性；② DNMT3a 和 DNMT3b：可催化 DNA 的从头甲基化，以非甲基化的 DNA 为模板，催化新的甲基化位点形成。

（3）DNA 甲基化的甲基来源：DNA 甲基化的甲基由 S- 腺苷甲硫氨酸（SAM）提供，SAM 是甲基转移酶的辅酶，SAM 的生成代谢需要一碳单位参与，一碳单位代谢需要叶酸和维生素 B_{12} 的参与。因此，饮食中甲硫氨酸和叶酸等的摄入以及能影响体内甲基代谢的因素都能影响 DNA 甲基化。叶酸摄入不足时可导致 DNA 低甲基化。研究表明，叶酸摄入过低可导致甲基化状态紊乱，导致胎儿的神经管畸形、成人的肿瘤发生和动脉硬化。

（4）DNA 甲基化对基因表达的影响及其生物学作用：启动子区 CpG 序列的甲基化，将影响转录激活因子与启动子的识别结合，能直接抑制基因的表达，从而影响生物学功能。非启动子区 CpG 序列的甲基化，使甲基 CpG 结合域蛋白（methyl-CpG-binding domain protein，MBD）识别结合，影响组蛋白的修饰，能间接抑制基因表达。DNA 甲基化对基因表达的调控，在胚胎发育、细胞生长分化以及衰老、肿瘤等发生发展过程中发挥重要作用。因此，DNA 的甲基化能反映有关基因功能状态及其相关的多种疾病信息，甲基化又具有简单的"二元化"性质，即令甲基化为"0"，非甲基化为"1"，就可以进行数字化处理，便于开展大规模的自动化监测分析。DNA 分子稳定，比 RNA 和蛋白质更便于保存运输，可对经石蜡、甲醛或乙醇预处理的样本进行分析。

知识链接

DNA 羟甲基化修饰

5- 甲基胞嘧啶（5′methylated cytosine，m^5C）和 5- 羟甲基胞嘧啶（5′hydroxymethyl cytosine，hm^5C）是重要的表观遗传修饰，参与了基因表达的调控。1952 年，hm^5C 在噬菌体 DNA 中被发现。在 DNA 甲基转移酶（DNA methyltransferase，DNMT）作用下，胞嘧啶可被修饰为 m^5C，m^5C 可被 10-11 易位（ten-eleven translocation，TET）家族蛋白氧化为 hm^5C。

m^5C 总含量在不同组织中差异不大，而 hm^5C 总含量在不同组织中有显著差异。hm^5C 含量在脑组织最高，在肝、肾等组织含量较高，而在肺、心等组织较低，这提示 hm^5C 广泛参与了组织器官功能的发挥。全基因组谱表明 hm^5C 高度集中于外显子和非编码区，而在内含子及基因间区域含量较少。此外，hm^{5}C 在胸腺嘧啶 DNA 糖基化酶（thymine DNA glycosylase，TDG）和去甲基酶（demethylase）的共同作用下，可进一步通过碱基切除修复继而逆转 m^{5}C 修饰，从而参与了 DNA 去甲基化修饰过程。

$$胞嘧啶 \xrightleftharpoons[去甲基酶]{DNA甲基转移酶} 5\text{-}甲基胞嘧啶 \xrightarrow[胸嘧啶DNA糖基化酶]{10\text{-}11易位家族蛋白} 5\text{-}羟甲基胞嘧啶$$

研究提示，hm^{5}C 与多种疾病（包括肿瘤、精神性疾病及自身免疫性疾病）密切相关，但其发挥作用的分子机制以及与 m^{5}C 之间的相互作用尚未明确，这些已成为表观遗传学研究的新热点。

3. 组蛋白共价修饰 染色质组蛋白不仅是一种包装蛋白，还在 DNA 和细胞其他组分之间构筑了一个动态的功能界面。组蛋白含碱性氨基酸带正电荷，DNA 含磷酸带负电荷，组蛋白与 DNA 通过静电作用相结合。组蛋白的共价修饰改变了碱性氨基酸的正电荷，使组蛋白与 DNA 双链的亲和力改变，进而改变染色质的局部结构，影响基因的表达。组蛋白共价修饰有乙酰化、甲基化、磷酸化和泛素化等，最常见的有乙酰化和甲基化。

（1）组蛋白的乙酰化与去乙酰化：组蛋白的乙酰化与去乙酰化是最早发现的与转录有关的组蛋白修饰方式，对染色质结构改变起重要作用，组蛋白乙酰化也是染色质是否具有基因表达活性的标志。组蛋白的乙酰化与去乙酰化是一个动态过程，乙酰化与去乙酰化位点位于核小体核心组蛋白外周结构域氨基末端的 Lys 残基。催化组蛋白乙酰化的是一组组蛋白乙酰转移酶（histone acetyltransferase，HAT），也称组蛋白乙酰化酶（histone acetylase）。核小体核心组蛋白乙酰化后形成酰胺键，使正电荷减弱，组蛋白与 DNA 的亲和力降低，染色质结构松弛，核小体结构不稳定和解离，促进转录因子、RNA 聚合酶与 DNA 结合，基因处于活性状态，染色质转录加强。在具有活性的染色质区域，乙酰化程度明显增加，H3、H4 的乙酰化程度变化尤为明显。催化组蛋白去乙酰化的是另一组酶，称为组蛋白去乙酰化酶（histone deacetylase，HDAC），该酶能减少核小体的乙酰化程度，使染色质恢复非活性状态。

（2）组蛋白的甲基化：组蛋白甲基化位点主要位于核小体核心组蛋白 H3 和 H4 外周结构域氨基末端的 Lys 和 Arg 残基，Lys 残基的氨基可以被单次甲基化，也可两次或三次甲基化，Arg 残基的氨基只能被单次或两次甲基化，组蛋白的甲基化次数与基因活性相关。催化组蛋白甲基化的组蛋白甲基转移酶（histone methyltransferase，HMT）有如下几种：①含有 SET 结构域的 Lys 特异 HMT，该酶催化 H3 第 4、9、27、36 位 Lys 残基和 H4 第 20 位 Lys 残基氨基甲基化；②不含有 SET 结构域的 Lys 特异 HMT，该酶催化 H3 第 79 位 Lys 残基；③ Arg 特异 HMT，该酶催化 H3 第 2、17、26 位 Arg 残基和 H4 第 3 位 Arg 残基氨基甲基化。组蛋白的甲基化修饰，可使染色质结构处于凝聚状态，起阻遏基因表达的作用。最初在果蝇的 3 个调节因子即 Su（Var）、Enhancer of zeste[E（z）] 和 Trithorax 的羧基末端均发现一个由 130 个左右氨基酸残基组成的高度保守序列，故取其首字母将该序列命名为 SET 结构域。大部分 SET 基因家族成员都具有组蛋白甲基转移酶的作用，参与染色质基因表达调控。

（三）DNA 的扩增和重排

DNA 扩增（DNA amplification）是指通过增加基因的拷贝数，增加基因表达产物，调控基因表达。DNA 扩增是基因表达调控的一种有效方式，这种调控方式通常是细胞在较短的时间内（如细胞的发育分化阶段），对某种基因产物的需要量剧增，而其他调控方式已不能满足需要，只有通过增加基因的拷贝数增加表达产物量。例如，非洲爪蟾卵母细胞为储备大量核糖体以供卵细胞受精后发育的需要，通常需要专一性增加 rDNA。卵母细胞的前体同其他体细胞一样，含有约 600 个 rDNA 分子，并以串联方式排列。而在基因扩增的 3 周时间里，rDNA 不再是一个单一连续 DNA 片段，而是形成大量小环及复制滚环，以增加基因的拷贝数。扩增后的 rDNA 拷贝数高达 2×10^6，可使供卵母细胞形成 10^{12} 个核糖体，以满足胚胎发育早期蛋白质合成的需要。卵母细胞成熟后，多余的 rDNA 被水解。

　　此外，基因扩增也可导致某些疾病的发生，肿瘤细胞的原癌基因拷贝数异常增加，可致基因产物增加，使细胞发生癌变。氨甲蝶呤是哺乳动物细胞二氢叶酸还原酶（dihydrofolate reductase，DHFR）的抑制剂，有的哺乳动物细胞的二氢叶酸还原酶基因的 DNA 区段发生扩增，使 DHFR 表达增加，提高氨甲蝶呤的抗药性。

　　基因重排（gene rearrangement）是指基因的排列顺序发生改变而进行重新组合，重排成为一个完整的转录单位。基因重排是 DNA 水平调控的重要方式之一。一个人大约可产生 10^9 种特异性抗体，但人的编码蛋白基因约 2 万个，有限的基因数如何编码如此多的抗体呢？研究表明，大量特异性抗体产生的分子机制是抗体基因的重排，抗体基因在 B 淋巴细胞分化和浆细胞生成过程中发生重排，编码抗体分子的许多基因片段进行重排和原始转录物的拼接加工，是抗体多样性的基础。例如，人免疫球蛋白（Ig）是由 3 个不连锁的基因簇编码，即 Igκ、Igr 和 IgH，它们分别定位于 2p11、22q11 和 14q32.3。Ig 由 2 条重链（H 链）和 2 条轻链（L 链）组成，包括可变区（V 区）、恒定区（C 区）以及两者之间的连接区（J 区）。H 链基因包括 4 个不连续的基因片段，从着丝点 5′ 端依次是可变区基因（V_H）、多样性基因（D_H）、结合区基因（J_H）和恒定区基因（C_H）。胚系状态的 H 链、L 链基因，都不能独立表达，V、C 和 J 基因片段在胚胎细胞中相隔较远，只有经过基因重排后才能表达。在重组酶（recombinase）作用下，V_H、D_H、J_H 和 C_H 四个片段经重组酶的识别、切割和连接，重组后才能形成有表达活性的 H 链基因。

二、转录水平的基因表达调控

　　转录水平的基因表达调控是真核生物基因表达调控的重要环节，真核生物转录的每一过程都能影响基因的表达，从转录的起始到转录后加工、运输都影响转录产物的作用。

（一）转录起始的调控

　　1. RNA 聚合酶　真核生物的 RNA-pol 分为 RNA-pol Ⅰ、RNA-pol Ⅱ 和 RNA-pol Ⅲ，它们分别识别 Ⅰ、Ⅱ 和 Ⅲ 类启动子，并分别与 Ⅰ、Ⅱ 和 Ⅲ 类转录因子相互作用，启动不同种类 RNA 基因的转录（见第六章）。

　　2. 顺式作用元件　前已述及，真核生物基因的 DNA 调控序列是顺式作用元件，包括启动子、增强子、沉默子以及各种反应元件（如激素反应元件、铁反应元件等）。启动子是启动转录的 DNA 序列，是控制转录的关键结构。启动子具有方向性，它决定着转录的方向。增强子是增强基因转录效率的 DNA 序列，是正调控元件，它需要与增强子结合蛋白结合来发挥增强作用。沉默子是抑制转录的 DNA 序列，通过结合沉默子结合蛋白，可使其附近的启动子失活，抑制基因转录，为负调控元件。激素反应元件是能与激素 - 受体复合物结合，调节临近基因表达的 DNA 序列，如糖皮质激素的反应元件为 5′-AGAACANNNTGTTCT-3′，雌激素的反应元件为 5′-AGGTCANNNTGACCT-3′。

　　3. 反式作用因子　反式作用因子能够直接或间接地识别或结合在顺式作用元件上，参与调控靶基因的表达，它们是转录过程中所必需的蛋白因子。转录因子都属于反式作用因子。反式作用因子通过依次与 DNA 的顺式作用元件结合，并借助于它们之间以及它们与 RNA-pol 的相互作用，形成前起始复合物和起始复合物后，转录才得以启动（见第六章）。

4. 转录调控蛋白与转录调控区 DNA 的相互作用　如前所述，真核生物转录因子分为基本转录因子、特异转录因子和共激活蛋白。

（1）通用转录因子：也称基本转录因子（basal transcription factor），是 RNA 聚合酶结合启动子所必需，参与真核生物的转录起始。参与 RNA-pol Ⅱ 转录的是通用转录因子Ⅱ（TF Ⅱ），TF Ⅱ可分为 TF Ⅱ A、TF Ⅱ B、TF Ⅱ D、TF Ⅱ E、TF Ⅱ F、TF Ⅱ H 等。各种 TF Ⅱ与启动子 TATA 盒或 RNA 聚合酶Ⅱ结合，形成转录起始复合物，转录的起始必须有转录起始复合物的形成。

（2）特异转录因子：特异转录因子能特异结合增强子和上游启动子元件，起增强转录的作用。特异转录因子与增强子结合激活基因的转录。特异转录因子很少与 RNA 聚合酶直接发生相互作用，而是通过以下两种方式激活其他蛋白或酶，促进转录的进行。一种方式是特异转录因子募集转录起始所需的其他蛋白和酶，如基础转录因子和共激活蛋白；另一种方式是募集染色质重塑所需的蛋白和酶，使组蛋白发生共价修饰，核小体发生重塑，有利于转录复合物的形成。

由于增强子可以分布在远离启动子的位置，特异转录因子结合增强子后要在远距离发挥作用。目前的研究认为，特异转录因子与增强子结合后，诱导 DNA 链结构发生变化，使远距离的各种蛋白质能够发生直接的相互作用，其中染色质中的某些非组蛋白能与 DNA 发生非特异性结合，使 DNA 链发生扭曲或成环，这种非组蛋白在电泳时有很高的迁移率，被称为高迁移率族蛋白（high mobility group protein，HMGP），HMGP 在染色质重构和转录激活中发挥重要作用。

特异转录因子通过与远距离增强子结合能够远距离促进转录，但是当激活一个基因转录时，可能还有几个基因也在特异转录因子的作用范围内。但一个增强子只特异调节一个基因，通过增强子与其他启动子之间存在的绝缘子序列，可抑制增强子对其他基因的转录作用（图 8-23）。

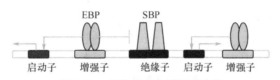

图 8-23　绝缘子阻止增强子活性

EBP：增强子结合蛋白（enhancer binding protein，EBP）；SBP：沉默子结合蛋白（silencer binding protein，SBP）

不同的增强子要求有不同的特异转录因子，目前研究已知有几百种的增强子，但只发现有很少的特异转录因子。许多信号转导分子能与特异转录因子相结合，为信号转导分子调控转录适应细胞内外环境变化提供作用途径。

（3）共激活蛋白：共激活蛋白（coactivation protein）是不直接作用于 DNA 调控序列，而在特异转录因子与转录起始复合物之间发挥作用的转录因子。多数转录起始需要共激活蛋白参与，在 RNA 聚合酶与特异转录因子之间起中介作用（图 8-24）。在真核细胞，转录因子 TF Ⅱ D 具有共激活蛋白的特征，TF Ⅱ D 能与 RNA 聚合酶结合，又能与特异转录因子结合，发挥调控转录的作用。在酵母菌中，也发现具有共激活作用的蛋白，即中介子（mediator）。中介子是由 20 条多肽链组成的蛋白复合物，它能紧密地结合于 RNA 聚合酶大亚基羧基末端结构域（carboxyl-terminal domain，CTD）。某些中介子的同源蛋白已在从酵母到人的真核细胞中发现，并发现某些特异转录因子能与中介子复合物的一个或多个成分相互作用，发挥类似 TF Ⅱ D 的作用。

在真核细胞，有些调控蛋白既具有激活蛋白的作用，又具有阻遏蛋白的作用。某些具有阻遏蛋白作用的转录调控蛋白，能与 RNA 聚合酶Ⅱ结合，抑制转录起始复合物的形成。例如，存在于核内的类固醇激素受体，当存在激素作用信号时，起激活蛋白作用，促进转录；当激素缺乏时，受体起阻遏蛋白作用，抑制转录起始复合物的形成。某些激素受体的阻遏作用与组蛋白的去乙酰化、染色质重塑的恢复有关。

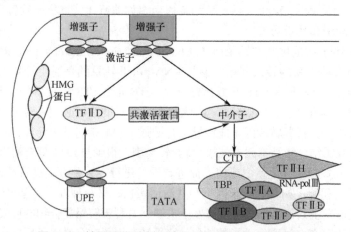

图 8-24　转录调节蛋白与转录调控区 DNA 的相互作用

UPE：上游启动子元件（upstream promoter element）；CTD：羧基末端结构域（carboxyl-terminal domain）；HMG 蛋白：高迁移率族蛋白（high mobility group protein）

真核细胞转录后，需要对转录初产物进行加工，并转运到核外，才能发挥作用。因此，加工运输的每一个过程也都会影响基因表达，转录后基因表达调控包括 hnRNA 加工修饰、mRNA 核外转运、细胞质定位及 RNA 干涉。

1. mRNA 的剪接加工调控　mRNA 转录后剪接加工主要通过顺式剪接（*cis*-splicing），即切除 RNA 初产物的内含子，连接相邻的外显子。少数生物可发生反式剪接（*trans*-splicing），即切除 RNA 初产物的内含子后，连接不同基因的外显子。多数真核 mRNA 初产物经过上述剪接加工仅能生成一种成熟 mRNA，但有些真核 mRNA 可通过可变剪接方式，生成多种不同的成熟 mRNA，翻译产生不同的蛋白质，可变剪接是转录后基因表达调控的重要方式。

可变剪接（alternative splicing）是指 mRNA 初产物经过剪接加工，选择性地去除 mRNA 初产物中的某些序列，同时保留某些序列，而生成几种不同的成熟 mRNA 的过程，可变剪接也称为选择性剪接。可变剪接可以是组成性的，即可变剪接在所有的组织细胞是一样的。可变剪接也可以是可调控的，在不同的组织细胞、不同发育阶段可采取不同的剪接，产生不同的 mRNA，生成不同的蛋白质或蛋白质异构体。真核生物 mRNA 初产物中含有可变剪接的加工信号，引导不同的剪接方式：①外显子缺失：剪接中将外显子切除，使成熟 mRNA 缺失相应的外显子；②内含子保留：未将内含子剪接，成熟 mRNA 中出现相应的内含子；③多位点剪接：剪接没有固定的位点，出现不同位点剪接，在外显子中存在 5′ 或 3′ 剪接点，使外显子部分缺失，内含子中存在 5′ 或 3′ 剪接点，使内含子部分保留。可变剪接改变了编码序列，产生不同的成熟 mRNA。如大鼠 α 原肌球蛋白基因通过可变剪接，变换剪接位点可得到 10 种不同的蛋白质。

近年发现可变剪接过程还需要 RNA 结合蛋白参与，这种 RNA 结合蛋白也称为选择性剪接特异性加工因子。目前已发现大量的 RNA 结合蛋白，约 1/3 以上的基因存在可选择性剪接加工，大量的 RNA 结合蛋白的发现表明可变剪接是真核表达调控的重要环节，也说明数量有限的基因可通过转录后加工产生数量繁多的蛋白质产物。

2. RNA 编辑加工调控　RNA 编辑同可变剪接一样，能使一个基因序列产生几种不同的蛋白质。真核生物中的编辑加工，主要通过插入或缺失核苷酸，改变成熟 mRNA 编码区的长度，或使编码区内的碱基发生转换或颠换，改变遗传信息，引起蛋白质结构和功能的变化。核苷酸的插入或缺失需要指导 RNA（guide RNA，gRNA）为模板，以及多种蛋白和酶的参与。碱基转换或颠换主要发生在 C → U、A → I，这一过程需要核苷酸脱氨酶的催化。在研究线粒体转录时发现，线粒体转录产生一种 RNA，长度为 40 ~ 80nt，3′ 端含有 polyU，5′ 端含有一段特异序列，能与被编辑 mRNA 的部分序列碱基互补，引导 mRNA 编辑，因此该 RNA 被称为指导 RNA（gRNA）。gRNA 可特异结合 mRNA，并作为模板，将自身 3′ 端的 U 转移到被编辑 mRNA 的特定序列上，改变 mRNA 的编码序列。

mRNA 通过编辑改变了遗传信息，这似乎违背了遗传信息传递的中心法则，但引起编辑的信息最终也是来源于 DNA 的遗传信息。gRNA 指导的核苷酸插入或缺失的编辑，其 gRNA 是由 DNA 编码的。碱基转换或颠换编辑需要的转氨酶也是由 DNA 编码的。

3. mRNA 的稳定性调控　真核细胞 mRNA 的稳定性差别很大，其半衰期可能只有几秒、几分钟，也可能是几十分钟，甚至几小时，适时地延长和终止基因表达是基因表达调控的重要机制。mRNA 半衰期的长短与 mRNA 合成和降解的速度有关。5′ 帽子结构和 3′poly（A）尾结构是保持 mRNA 活性的重要稳定因素，当 mRNA 进入细胞质后，外切核酸酶能逐步切除 3′poly（A），当剩下约 30 个 A 时，5′ 端发生脱帽反应，使 mRNA 降解，失去转录活性。在 mRNA 的 3′ 非翻译区（3′-untranslated region，3′-UTR）中存在特殊保守序列，能与特异蛋白结合，影响 mRNA 在细胞质的降解。在 3′-UTR 内一段约 50nt 的富含 AU 的元件（AU-rich element，ARE），能加快几种致癌基因蛋白和淋巴因子 mRNA 的降解。但在 mRNA 的 3′-UTR 中也存在能够降低 mRNA 降解速度、稳定 mRNA 的序列，在许多种真核生物弹性蛋白中，发现 mRNA 的 3′-UTR 存在一个富含 AG 的元件（UGGGGGGAGGGAGGGAGGGA），能与特异蛋白结合而降低 mRNA 的降解速度。

4. RNA 核外转运和定位　转录后加工成熟的 mRNA 不是全部都能转运到细胞质，大约 20% 的成熟 mRNA 能被输送到细胞质，参与蛋白质合成，其余的在核内迅速降解。细胞核膜存在核输出受体（nuclear export receptor）参与 mRNA 的主动运输。细胞质 mRNA 有其特定的定位，不同蛋白质的 mRNA 定位不同，使蛋白质呈区域性表达，如成肌细胞的 β- 肌动蛋白定位于细胞膜周胞质，而 γ- 肌动蛋白定位于细胞核周胞质。成熟 mRNA 存在定位导向信号序列，这些信号序列位于 mRNA 的 3′-UTR。在成纤维细胞，*c-myc* 基因转染后，3′-UTR 能将报道基因序列定位于细胞核周胞质，3′-UTR 缺失突变显示 194 ~ 280nt 序列在定位过程中起关键作用。

5. 小分子 RNA 介导的转录后基因沉默　转录后基因沉默（post-transcription gene silencing，PTGS）是指通过序列特异性抑制 mRNA 作用或降解 mRNA 而抑制基因表达。目前发现有两种小分子 RNA 参与介导 PTGS：干扰小 RNA（small interfering RNA，siRNA）和微小 RNA（microRNA，miRNA）。siRNA 是由外源性基因诱导产生的双链 RNA（double stranded RNA，dsRNA）加工而生成的，长度为 21 ~ 25nt 的 dsRNA，能与 mRNA 高度特异性结合，诱导 mRNA 降解。miRNA 是指由内源性基因编码产生的，长度为 21 ~ 25nt 的单链 RNA，能与 mRNA 特异结合，诱导 mRNA 降解或阻止翻译。siRNA 和 miRNA 通过转录后基因沉默调控基因表达，对细胞生物学功能产生影响，是近十几年来生命科学研究的热点。

（1）siRNA 介导的转录后基因沉默：1990 年，Richard A. Jorgensen（1951 ~ ）等在转导色素基因到牵牛花细胞时发现，转录的基因未表达，自身的色素基因表达却减弱了，呈现转染的外源基因与同源的内源基因共同被抑制的现象，称为共抑制（cosuppression）。1998 年，Andrew Z. Fire（1959 ~ ）和 Craig C. Mello（1960 ~ ）等在研究秀丽隐杆线虫基因沉默时发现 dsRNA 比反义 RNA、正义 RNA 有更强的特异抑制基因表达的能力，这种 dsRNA 对基因表达的抑制作用，被称为 RNA 干扰（RNA interference，RNAi）。1999 年，Andrew J. Hamilton 等在植物基因沉默研究中发现 21 ~ 25nt 的短链 dsRNA 能够诱导细胞的 RNAi，对基因表达产生特异的抑制作用，因此称此短链 dsRNA 为干扰小 RNA（siRNA）。

由于外源性基因侵入或转座子等原因，细胞反应性特异表达长 dsRNA，该 dsRNA 在细胞内经 RNase Ⅲ 内切核酸酶（如 Dicer）作用，切割生成 21～25 nt 的短链 siRNA。siRNA 与细胞内一系列蛋白和酶结合组成复合物，即 RNA 诱导的沉默复合物（RNA induced silencing complex，RISC）。RISC 中的解旋酶以 ATP 依赖性的方式解开 siRNA 双链，单链 siRNA 激活 RISC 的活性，引导靶 mRNA 与正义 siRNA 进行交换，而与碱基完全互补的反义 siRNA 单链特异识别结合。RISC 中的内切核酸酶特异降解靶序列中的 mRNA，使外源基因沉默（图 8-24）。

2001 年，Sayda M. Elbashir 等首先报道，用体外合成的 21nt 的 siRNA 转染哺乳动物细胞，可以阻断特异性基因的表达。进一步实验表明，体外合成的 siRNA 与源于长 dsRNA 降解生成的 siRNA 对 RNAi 有相当的效应，而且特异性更好，所需有效浓度更低。目前，体外合成的 siRNA 已成为研究基因沉默的重要工具，广泛应用于基因功能的分析。

（2）miRNA 介导的转录后基因沉默：miRNA 最早在线虫中被发现，1993 年，Rosalind C. Lee 等在线虫发育停滞突变体中克隆到 *lin-4* 基因，该基因不编码蛋白质，而编码具有发夹结构的 RNA，然后转变为含有 22nt 的小分子 RNA，该基因突变使线虫不能发育为成虫。随后在线虫中，又发现了类似的基因 *let-7*，该基因编码的 RNA 也能被加工生成 21 nt 的 RNA，与 *lin-4* 基因产物一样，能够和靶 mRNA 结合而起负性基因表达调控作用，影响线虫的正常发育。这些发现引起广大科学家的关注和研究，目前在植物和动物细胞内又发现了数千种这类小分子 RNA，因此将其称为微小 RNA。

miRNA 是一种长度约为 21～25nt 的单链 RNA。细胞核基因组存在编码 miRNA 的基因，属非蛋白质编码基因，miRNA 基因转录的初级产物是具有发夹结构的 RNA，称为 pri-miRNA。核内的 RNase Ⅲ 内切核酸酶（如 Drosha）能够识别各种 pri-miRNA 的序列结构，将其剪切成为 70～90nt 大小，并具有不完全配对茎-环结构的 miRNA 前体（pre-miRNA）。pre-miRNA 通过核浆转运子 Exportin5（Exp5）从核内转运至胞质。在胞质中，另一种 RNase Ⅲ（Dicer）进行第二次剪切加工，将 pre-miRNA 剪切成为 20～25nt 大小、不完全配对的双链 miRNA（miRNA：miRNA）。随后双链解开，其中一条单链 miRNA 结合到 RISC，成为成熟的 miRNA，该复合物通过成熟的 miRNA 识别结合靶 mRNA，从而阻断该基因的翻译过程，或也诱导 RISC 中的内切核酸酶降解结合的靶 mRNA，使外源基因沉默。而另一条 miRNA 立即被降解。

miRNA 是诱导 mRNA 降解，还是抑制基因的翻译过程，取决于 miRNA 与 mRNA 之间的互补程度，如果完全互补，则诱导 mRNA 降解，如果互补不是很好，则抑制基因翻译过程（图 8-25）。

miRNA 作为体内正常基因表达的产物，在基因表达调控中起重要作用，对生命的生长发育和行为具有十分深远和复杂的影响，与人类疾病的发生发展可能密切相关。近年来对 miRNA 的研究虽然已取得突破性进展，以 miRNA 为靶点或者以 miRNA 为诊断和治疗手段的设想，已成为研究的热点。

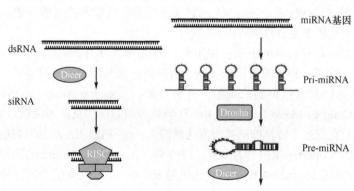

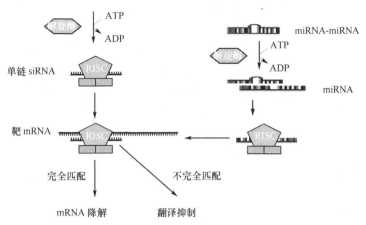

图 8-25 siRNA、miRNA 的产生和转录后基因沉默可能机制

Dicer：RNase Ⅲ成员；Drosha：RNase Ⅲ内切核酸酶成员；

RISC：RNA 诱导的沉默复合物（RNA-induced silencing complex）

知识链接

piRNA：非编码 RNA 研究热点

piRNA（piwi-interacting RNA）是一种能与 Argonaute 家族的 Piwi 亚家族蛋白相互结合，长 26～31nt 的特异性表达的内源性小分子 RNA。piRNA 于 2006 年在哺乳动物睾丸组织中发现，它与生殖细胞发育密切相关，这开辟了非编码小分子 RNA 研究的新领域，被 *Science* 评为 2006 年十大科技进展之一。

piRNA 基因于整个基因组呈不连续分布，间隔范围 50～100kb，90% 的 piRNA 分布于基因间序列，9.3% 分布于内含子，仅有 1.3% 分布于外显子。piRNA 的编码序列在染色体间呈高度不均匀分布，例如，小鼠 17 号染色体序列仅占全基因组的 3.1%，却编码了 17.16% 的 piRNA，X 染色体序列占全基因组的 5.5%，却只含有 2 个 piRNA 序列（0.4%）。piRNA 是由内切核酸酶从长单链 RNA 前体（pre-piRNA）加工生成。piRNA 主要对应于单链基因组位点，其 5′ 端具有尿嘧啶富集倾向性（约 86%），piRNA 的表达具有组织特异性。研究发现，piRNA 不仅调控着生殖细胞和干细胞的生长发育，通过与 Piwi 亚家族蛋白结合形成 piRNA 复合物（piRNA complex，piRC）来调控基因沉默，它还通过与特定蛋白的相互作用形成分子防御系统，从而维持基因组的稳定性，故称为基因组卫士、基因组的免疫系统。

然而，Piwi 蛋白、piRNA 途径和 piRC 对生物遗传和生殖发育调控的分子机制，以及其他的功能还有待进一步阐明。

三、翻译水平的基因表达调控

翻译水平的调控在真核生物基因表达调控中的作用要比在原核生物中的作用大得多。由于真核生物转录和翻译过程在不同的区域进行，mRNA 在核内转录生成后经过加工、运输到核外，才能进入翻译过程，这使得翻译过程相对转录有一段延迟时间，因此在真核生物需要对转录和翻译过程同时进行调控。

（一）翻译起始因子磷酸化的调控

翻译起始的调控受细胞内各种因素影响，这些因素通过激活蛋白激酶使起始因子磷酸化，磷酸化的起始因子的功能发生改变，如 eIF2 磷酸化具有抑制翻译起始的作用，eIF4E 磷酸化具有促进翻译的作用。

eIF2 的作用是诱导甲硫氨酰 - 起始 tRNA（Met-tRNA$_i^{Met}$）结合于核糖体 P 位的 mRNA 起始密码，起始翻译过程。eIF2 先与 GTP 结合形成 eIF2-GTP，进而与 Met-tRNA$_i^{Met}$ 形成 eIF2-GTP-Met-tRNA$_i^{Met}$ 三元复合物。此三元复合物结合到核糖体上的 mRNA 后，GTP 酶激活因子（eIF5）激活 eIF2 的 GTP 酶的活性，使 eIF2-GTP 水解为 eIF2-GDP，eIF2-GDP 从核糖体上脱落，核糖体进入翻译过程。eIF2-GDP 在鸟苷酸交换因子（eIF2B）作用下结合新的 GTP 形成 eIF2-GTP，再参与翻译起始，形成循环。如果 eIF2 被磷酸化，就不能结合 GTP 形成复合物，而抑制翻译的起始（图 8-26）。在哺乳动物，红细胞血红素对珠蛋白合成的调节就是通过 eIF2 的磷酸化。当红细胞血红素降低时，细胞内的蛋白激酶 A（PKA）被激活，使 eIF2 激酶磷酸化，再催化 eIF2 磷酸化，导致珠蛋白翻译抑制。

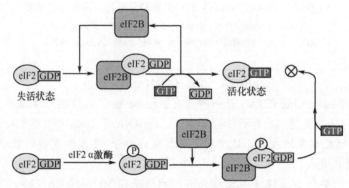

图 8-26   真核生物 eIF2 对翻译起始的调控

eIF4E 是识别结合 mRNA 5′-m^{7}G pppmNp- 帽子结构的翻译起始因子，eIF4E 由 3 个亚基 α、β、γ 组成，α 亚基和 γ 亚基的磷酸化有利于 3 个亚基形成复合物，或促进 eIF4A、eIF4B 和 eIF3 组装成更高级的复合物，增强翻译的起始过程。热休克或生长因子通过信号转导激活蛋白激酶，催化 eIF4E 的磷酸化，促进翻译的起始。

（二）mRNA 非翻译区的调控

mRNA 的非翻译区（UTR）包括 5′-UTR 和 3′-UTR，对翻译起始和终止具有调控作用。

5′-UTR 包括帽子结构、起始密码（AUG）和两者之间的序列。翻译是从 mRNA 分子 AUG 密码子开始的，核小体小亚基先结合于 5′ 端的帽子结构下游，然后向 mRNA 下游扫描到 AUG，起始翻译。近 90% 的核糖体，翻译的起始开始于第一个 AUG 密码，但有的 mRNA 的 5′UTR 存在不止一个 AUG，表明翻译也可从第二个 AUG 起始。当不利于识别时，扫描的核糖体小亚基有时可以无视第一个 AUG 而滑向第二个，甚至第三个 AUG，这种现象被称为遗漏扫描（leaky scanning），从而使一个 mRNA 分子产生一个或多个氨基酸末端不同的相关蛋白质分子。在某些情况下，细胞可以通过遗漏扫描调控这些不同长度蛋白质的相对丰度。此外，在某些 mRNA 分子中，起始密码子 AUG 的上游还有一个或几个 AUG，称为上游开放阅读框（upstream open reading frame，uORF），翻译后很快会遇到终止密码，而产生无功能的多肽链。uORF 可与正常的 AUG 竞争扫描核糖体起始复合物，生成无功能多肽而使正常翻译维持在较低水平。

目前研究认为，起始 AUG 的选择与 AUG 旁侧序列关系密切。有研究发现，起始 AUG 之前的 3 位核苷酸多数为 A。这一 AUG 旁侧序列有利于起始密码被识别结合。5′-UTR 的长度，即帽子结构与第一个 AUG 之间的距离，也是影响翻译起始效率和准确度的因素。5′-UTR 长度太短，不易被核糖体识别结合，5′-UTR 长度在 17 ～ 18nt 时，其长度与翻译效率成正比。5′-UTR 二级结构也影响翻译过程，5′-UTR 若存在碱基配对形成发夹二级结构，可阻止核糖体亚基移位，抑制翻译过程。碱基配对越多，发夹结构越稳定，抑制作用越强。

3′-UTR 包括终止密码、poly（A）和两者之间的非编码序列，它们在翻译终止中具有重要作用。终止密码有 3 个，其中 UAA 是真核生物中最主要的终止密码。终止密码的旁侧序列影响终止密码的作用，终止密码旁侧序列富含 GC 序列，该序列有助于翻译的终止。紧邻终止密码 3′ 端的核苷酸，以 A 的含量较高，可达 60% ～ 70%，而 C 的含量小于 17%，在原核生物以 U 含量最高，因此推测，紧邻终止密码 3′ 端的核苷酸与终止作用调控有关。研究发现，编码生长因子或癌基因 mRNA 的 3′-UTR 具有富含 UA 的保守序列，切除这段保守序列，能够提高 mRNA 的稳定性，提高翻译的效率。因此推测，UA 保守序列具有抑制翻译的作用，其机制可能是 UA 保守序列抑制核糖体复合物的形成过程。

（三）mRNA 抑制蛋白的调控

在真核细胞质内，不是所有的 mRNA 都可以与核糖体结合进行翻译。有一些特异的翻译抑制蛋白可以结合到 mRNA 5′ 端，抑制翻译起始。还有一些翻译抑制蛋白可以识别结合到 mRNA 3′ 端特异位点，干扰 3′ 端 poly（A）与 5′ 端帽子结构的联系，抑制翻译起始。细胞内铁蛋白的翻译受到特异翻译抑制蛋白的调控。铁蛋白是机体内一种储存 Fe^{3+} 的可溶性蛋白，铁蛋白合成的调节与游离 Fe^{3+} 浓度、铁反应元件结合蛋白、铁反应元件等有关。当细胞质中 Fe^{3+} 水平低时，细胞中的铁反应元件结合蛋白（iron-responsive element-binding protein，IRE-BP）与铁蛋白 mRNA 的 5′ 端铁反应元件（iron-response element，IRE）结合，抑制铁蛋白翻译。当细胞质中 Fe^{3+} 水平上升超过一定值时，Fe^{3+} 与已结合在 mRNA 上的铁调节蛋白相结合，使铁调节蛋白丧失与铁反应元件的结合能力而从 IRE 上脱落，解除对翻译的抑制作用，启动铁蛋白的翻译（图 8-27）。

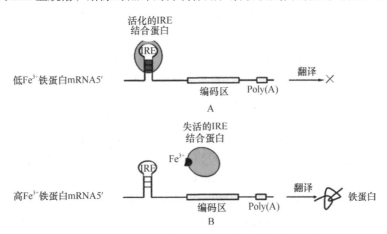

图 8-27　铁反应元件结合蛋白对铁蛋白合成的调控
A. 低铁状态抑制翻译；B. 高铁状态启动翻译

（四）mRNA 核外输出的调控

据估计约有 1/5 的核内成熟 mRNA 能进入细胞质，留在核内的 mRNA 约在 1 小时内降解。mRNA 通过核膜的过程是一个主动运输过程，需要在核输出受体的帮助下才能通过 9nm 的核孔通道。RNA 从核运输到细胞质的调控机制尚未阐明。在基因转录过程中,直接与 RNA-pol Ⅱ 延长复合物结合的酶将初级转录产物 hnRNA 加工为 mRNA,同时使其包装成 mRNA- 蛋白质复合物(mRNA-protein complex,mRNP)。随着生物大分子荧光标记成像等技术的进步,在研究细胞核中基因转录后如何输出到细胞质,并参与蛋白质合成方面取得了巨大进展。

目前普遍认为,在转录中进行的细胞核 mRNA 包装和加工直接与其通过核孔复合物(nuclear pore complex,NPC)输出相偶联,以便从细胞核转运到细胞质中。由于 NPC 不仅负责 mRNP 的输出,而且参与多种蛋白质(包括完全组装的核糖体)的输入和输出,与 NPC 的接触很可能是基因表达中的限速步骤。在芽生酿酒酵母中,mRNA 包装复合物 THO 和 RNA 解旋酶 Sub2 与 mRNA 输出因子结合,形成转录输出(transcription/export,TREX)复合物,使 mRNA 定位到 NPC 上,提示 THO/Sub2 在协调 mRNA 输出的过程中发挥重要作用。

(五)mRNA 降解的调控

mRNA 降解可以保证 mRNA 不在细胞中累积,以避免合成过多的蛋白质。不同真核基因的 mRNA 降解速率大不相同。短时需要的基因产物,其半衰期可能仅几分钟,甚至几秒钟;经常需要的基因产物,其 mRNA 可在多代细胞中稳定存在。根据靶 mRNA 的性质,可以将真核细胞的 mRNA 降解途径分为两类:正常转录物的降解和异常转录物的降解。

正常转录物是指细胞产生的有正常功能的 mRNA,其降解主要有 3 种方式:①依赖于脱腺苷酸化的 mRNA 降解:mRNA 分子一旦进入细胞质,外切核酸酶使 poly(A)末端逐渐缩短,当剩下约 30 个 A 时,5' 端发生脱帽,mRNA 分子被迅速降解。某些 mRNA 分子 3'-UTR 的特殊序列可通过结合特殊的蛋白质,调控 poly(A)缩短的速度。②不依赖于脱腺苷酸化的 mRNA 降解:有少部分 mRNA 可以不经过脱腺苷酸化反应而直接进行脱帽,如酿酒酵母中的自动调节蛋白 RPS28B 直接结合到自身 mRNA 分子 3'-UTR 上的茎 - 环结构,招募相关蛋白质启动对 RPS28B mRNA 的降解。③内切核酸酶介导的 mRNA 降解:内切核酸酶直接水解切割 mRNA 分子,这与 mRNA 的 3'-UTR 特殊序列可被内切核酸酶识别有关。目前,已鉴定的内切核酸酶有 PMR1、IRE1 和 RNase MRP 等。

异常转录物是细胞在功能紊乱的情况下产生的一些非正常转录物,其降解是细胞保持其正常的生理状态所必需的。在本质上说,异常转录物降解属于 mRNA 监督范畴,细胞内的少部分 mRNA 通过该途径降解。异常转录物的降解也通过 3 种方式。①无义介导的 mRNA 降解(nonsense-mediated mRNA decay,NMD):当同一 ORF 内的终止密码子同时出现在最后两个外显子交界处上游约 50nt 处时,mRNA 会被迅速降解。这些错位终止密码子称为成熟前终止密码子(premature termination coden,PTC),可以来自突变、重组、不完全或错误剪接。② NSD 降解(non-stop decay):NSD 降解的靶 mRNA 是缺乏终止子的 mRNA,当细胞中转录物发生断裂或框内缺乏终止密码子时,翻译将沿着 poly(A)一直进行,NSD 降解能防止细胞产生这类异常蛋白。③ NGD 降解(no-go decay):NGD 降解是新近发现的一种新的 mRNA 监督机制,仅存在于酿酒酵母。NGD 降解首先检测 mRNA 上停滞的核糖体,然后在内切核酸酶的作用下切割位于停滞点附近的 mRNA,从而释放出停滞的核糖体和 mRNA 片段,随后 mRNA 片段被外切酶体降解。

真核细胞中的 mRNA 降解是调节基因表达的重要步骤之一,主要在细胞质处理小体(processing bodies,P-bodies)中完成。细胞质处理小体作为 mRNA 的储存体,它上面的转录物或者被降解,或者被翻译,这可能取决于细胞质处理小体里多聚核糖体和 mRNP 的量,它们的动态平衡决定转录物的命运。此外,细胞质处理小体还可以被 miRNA 和 RISC 招募到 mRNA 上,抑制 mRNA 的翻译,促进 mRNA 降解。

第四节　λ 噬菌体基因表达调控

　　λ 噬菌体是一类寄生于细菌的病毒，需在宿主细菌体内才能生长繁殖，λ 噬菌体结构比较简单，由遗传物质（DNA）和包裹在外的蛋白质外壳构成。

　　λ 噬菌体在细菌中的生长有两种方式：溶菌生长方式（lytic pathway），λ 噬菌体进入细菌，在细菌内进行独立的复制繁殖，繁殖的大量噬菌体使细菌裂解，细菌裂解释放出噬菌体，又重新感染细菌；溶原生长方式（lysogenic pathway），λ 噬菌体感染细菌后，其基因组 DNA 整合到细菌基因组 DNA 中，当细菌分裂时，噬菌体基因 DNA 与细菌基因 DNA 一起复制，并传递至子代细菌。DNA 整合到细菌基因组中的噬菌体称为前噬菌体（prophage）。染色体上带有前噬菌体的细菌称为溶原性细菌（lysogenic bacteria）（图 8-28）。

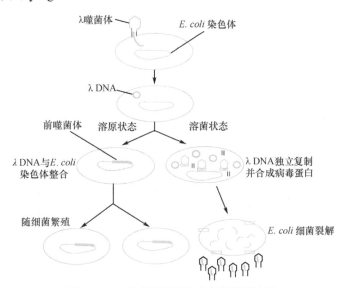

图 8-28　λ 噬菌体的溶菌生长和溶原生长

一、λ 噬菌体的基因结构

　　λ 噬菌体基因组为双链 DNA，全长 48 531bp，含 70 多个基因，双链 DNA 的两末端各有一段单链 DNA，由 12 个碱基组成，两单链的碱基互补，构成黏性末端，称为 cos 位点，当 λ 噬菌体基因 DNA 进入宿主细胞时，两黏性末端互补黏结形成环形 DNA。

　　λ 噬菌体基因按功能可分为 4 个区域：即结构区，共 19 个基因，从 A 到 U 是头部外壳蛋白编码基因，从 V 到 J 是尾丝蛋白编码基因；重组区，含有 att（attachment）、int（integration）和 xis（exision）等基因，表达产物的作用是使 λ 噬菌体 DNA 整合入宿主细菌基因组；裂解区，O 到 R 基因，表达产物的作用与溶菌生长有关；调控区，由 DNA 调控序列和调控蛋白基因组成。

　　DNA 调控序列含 3 个启动子：P_L 是左向启动子、P_R 是右向启动子、P_{RM}（promoter of repressor maintenance）是 c I 基因启动子；6 个操纵基因：3 个右向操纵基因 O_{R1}、O_{R2}、O_{R3}，3 个左向操纵基因 O_{L1}、O_{L2}、O_{L3}；2 个终止子：t_R、t_L。P_R 和 P_L 是强启动子，P_R 与 O_{R1}、O_{R2}，P_L 与 O_{L1}、O_{L2} 有重叠位点，不需激活蛋白的协助而能有效转录；P_{RM} 是弱启动子，与 O_{R3} 有重叠位点，需要上游激活蛋白结合才能有效转录（图 8-29）。

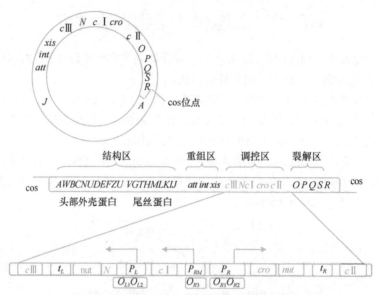

图 8-29　λ 噬菌体的基因组结构和调控区域

调控蛋白基因含 cI、cII、$cIII$、N、cro 基因，cI 和 cro 基因产物为阻遏蛋白，在调控基因表达中的作用最为重要。CI 和 Cro 阻遏蛋白可结合上述 6 个操纵基因，但结合亲和力不同。以结合右向操纵子为例，CI 阻遏蛋白与 O_{R1} 结合亲和力较强，而与 O_{R2}、O_{R3} 亲和力较弱；Cro 阻遏蛋白则相反，与 O_{R3} 亲和力较强，而与 O_{R1}、O_{R2} 亲和力较弱。cII 表达产物 CII 是转录激活蛋白，能结合于 P_{RM} 的上游，促进 cI 的转录；$cIII$ 表达产物 CIII 有维持 CII 活性的作用；N 基因表达产物 N 蛋白是抗终止蛋白，作用于 nut（N-utilization）位点，抑制左、右终止子的作用，使转录不在终止点停止。

二、λ 噬菌体转录周期

λ 噬菌体转录按顺序分为三期：即刻早期（immediate early）、晚早期（delay early）和晚期（late）。即刻早期主要表达 N 基因和 cro 基因；晚早期表达 cI、cII 和 $cIII$ 基因、裂解基因和重组基因；晚期表达转录结构区基因、头部外壳蛋白编码基因和尾丝蛋白编码基因。即刻早期、晚早期转录为双向转录，分别从 P_R 和 P_L 开始转录。晚期转录则是单向转录，从环状基因组 A 基因开始，从 A～J 到达重组区，与晚早期转录汇合，完成一个转录周期。转录可因有终止结构（t_R、t_L 等）和调控区基因的作用，而在相应位点停止，使细菌进入不同的生长状态。

当 λ 噬菌体侵入新的宿主细菌时，溶菌生长和溶原生长以同样的方式开始，二者都需要即刻早期和晚早期基因的表达。如果噬菌体只进行即刻早期和晚早期基因表达，则合成重组区基因产物，细菌进入溶原状态。如果噬菌体进行所有三期的基因表达，则合成裂解区和结构区基因产物，装配感染型噬菌体，使细菌溶解，进入溶菌状态。因此，λ 噬菌体的溶菌生长或溶原生长的调控，关键在于调控区调控蛋白与调控 DNA 序列的相互作用，并受宿主内外生活环境的影响。

三、λ 噬菌体生长方式的调控

λ 噬菌体 DNA 感染宿主细菌后，宿主转录系统立即参与 λ 噬菌体的转录，宿主 RNA-pol 结合于 λ 噬菌体 DNA 调控序列的启动子 P_L 和 P_R，催化即刻早期转录，向左转录 N 基因，合成抗终止蛋白 N；向右转录 cro 基因，合成 Cro 阻遏蛋白。Cro 阻遏蛋白与 O_{R1}、O_{R2} 结合亲和力弱，与 O_{R3} 亲和力强。Cro 阻遏蛋白以高亲和力结合于 O_{R3}，O_{R3} 与 P_{RM} 位点存在重叠，因此阻遏 P_{RM} 启动子的作用，抑制 c Ⅰ 基因的表达和 C Ⅰ 阻遏蛋白的生成。Cro 阻遏蛋白与 O_{R1}、O_{R2} 结合弱，对 P_R 不起阻遏作用，RNA-pol 能结合 P_R 保持转录状态。抗终止蛋白 N 抑制左、右终止子 t_R 和 t_L 的作用，使转录进入晚早期和晚期，向左转录 c Ⅲ 和重组基因，向右转录 c Ⅱ、裂解基因和结构基因；结构基因编码头部外壳蛋白和尾丝蛋白，装配成感染型噬菌体，裂解基因产物溶解细菌，进入溶菌生长状态。

　　λ 噬菌体溶原状态的建立，依赖于 c Ⅰ 编码的阻遏蛋白的作用。λ 噬菌体 DNA 感染宿主细菌后，宿主细菌 RNA-pol 结合 c Ⅰ 两侧启动子启动即刻早期转录，向右转录 c Ⅱ 基因，C Ⅱ 蛋白结合于 P_{RM} 的上游，促进 c Ⅰ 基因的转录，合成 C Ⅰ 阻遏蛋白，C Ⅰ 阻遏蛋白的合成和发挥作用是溶原生长方式的关键。C Ⅰ 阻遏蛋白与右向操纵子 O_{R1}、O_{R2} 结合，抑制 P_R 的作用，阻止 RNA 聚合酶向右转录，使之不能完成右向晚早期和晚期表达，不能进入溶菌状态；但由于 P_L 的启动子活性比 P_R 强，C Ⅰ 阻遏蛋白不能阻止 RNA-pol 向左转录，左向重组区基因表达产物分别有附着（attachment）、整合（integration）和切割（excision）作用，能识别宿主相应的附着点，催化切断及连接，使 λDNA 插入细菌染色体中，形成溶原菌，建立溶原生长方式。

　　综上，λ 噬菌体溶原或溶菌生长状态的协调依赖 C Ⅰ 阻遏蛋白的作用，如果 C Ⅰ 阻遏蛋白合成被抑制，进入溶菌生长状态，C Ⅰ 阻遏蛋白合成增强，进入溶原生长状态。因此，λ 噬菌体的生长状态是内外环境多种因素作用的结果。

思　考　题

1. 结合基因表达的时空特异性，说明基因表达的复杂性。
2. 简述大肠埃希菌乳糖操纵子和色氨酸操纵子的调控机制。
3. 真核生物在染色质水平如何调控基因表达，举例说明。
4. 结合你的研究或新近文献，试述真核生物转录水平和翻译水平的基因表达调控。

（朱月春）

第三篇 常用分子生物学技术及其原理

分子生物学理论研究的种种突破都与分子生物学技术的建立、发展和完善息息相关，两者相互促进和相互发展，同时也催生着新型仪器的不断涌现。分子生物学技术融入了生物化学、免疫学、微生物学、物理学、化学等知识与技术，更是融入了计算机科学与技术。这些技术在加快分子生物学领域发展的同时，也极大地带动和促进了其他学科的发展，分子生物学技术已成为生命科学研究的"通用技术"。

以重组 DNA 技术为中心内容的基因操作技术已进入在全世界的普及阶段，而且不断有新的进展，其技术手段日新月异，特别是 PCR 等技术的成熟和普及，使分子生物学技术成为当今最具生命科学研究价值的前沿技术，深刻地影响着生命科学领域研究的进展。

为此，本篇重点介绍研究核酸和蛋白质结构与功能的方法学，较详细地介绍这些技术方法的原理与应用，以及这些技术方法的优缺点比较。这些技术包括样品中核酸和蛋白质的提取及含量测定、各种分离技术（如电泳技术和色谱技术）、印迹与杂交技术、生物芯片技术、PCR 及其衍生技术、RNA 干扰技术、基因敲除技术、基因编辑技术、基因工程原理、DNA 序列测定技术，以及基因结构与功能的分析方法、酵母双杂交系统、免疫共沉淀技术、GST pull-down 技术、表面等离子共振技术、噬菌体展示技术等。鉴于组学和生物信息学也是研究核酸和蛋白质结构与功能的重要手段，故在本篇中一并介绍。

通过本篇的学习，使学生为以后从事生命科学领域研究打下坚实的技术方法基础。在实际的实验操作过程中，做到心中有数、有的放矢，合理选择相关的技术与方法，减少对技术选择的盲目性。

第九章　核酸的研究方法及其原理

核酸的结构与功能研究是分子生物学最基本、最核心的内容之一。因此，运用各种方法与技术揭示核酸的结构与功能是探求生命奥秘的必经之路。常用的核酸研究方法包括核酸的制备、分析、扩增、基因克隆、基因编辑等过程。核酸的制备指的是 DNA 及 RNA 的提纯、定量及质量鉴定，核酸的分析包括核酸的电泳分离、分子杂交、测序等过程，DNA 扩增则是利用聚合酶链反应大量富集核酸样品中的 DNA 的一种技术。基因克隆是指在体外将不同来源的 DNA 片段插入载体，并将重组载体导入受体细胞，以获取大量同一 DNA 分子的过程。基因编辑是指所有的对基因组上的基因进行修饰改造的技术，是最近几年最热门也是进展最快的一项技术。本章将重点介绍核酸研究的各种技术及其基本原理，以及这些技术的应用等，其中基因克隆技术将在第十一章重点介绍。

第一节　核酸的制备及质量鉴定

研究基因或基因组的功能特性，首先必须获得高纯度、高质量的核酸分子。核酸提取纯化一般是利用 DNA 及 RNA 比蛋白质、多糖、脂类等生物高分子具更强的亲水性，但却不溶于有机溶剂这一性质来进行。提取之前，一般先要根据实验目的，选择合适的材料及相应的细胞破碎方案。纯化的核酸样品可利用紫外分光光度法、荧光光度法、电泳等技术对其浓度、纯度及完整性等方面进行质量鉴定。

一、材料的选择与细胞破碎

（一）材料的选择与准备

核酸提取的原材料根据实验目的确定，细菌、酵母、血液、培养中的动植物细胞、动植物组织等均可作为提取材料。提取时最好使用新鲜材料，如新采集的组织样本或培养时间不长、正处于对数生长期的细胞等，或取材后迅速将样品密封，置于 -20℃ 或 -80℃ 保存。要避免样品多次冻融，否则会导致基因组 DNA 降解，提取质量下降。液体材料中的病毒 DNA 一般含量较低，提取前应先富集。RNA 提取时，除了要新鲜，还要选择目标 RNA 含量丰富的组织样品或细胞作为备选材料。植物性样品中 RNA 的含量还与季节有密切的关系，选材时应格外注意。

提取质粒 DNA 时要选择处于对数生长期的新鲜菌体，以降低开环或线性化质粒的比例。此外，要避免菌株多次转接，并在培养时加入筛选压力，以避免质粒丢失。

（二）细胞破碎方案的选择

将实验材料收集后，需要进一步选取合适的方案以裂解破碎细胞，释放细胞内的核酸分子。常用的破碎细胞的方法有机械法、物理法、化学法等。机械法主要有匀浆、液氮冷冻及玻璃珠研磨等。物理法有低渗破膜、超声振荡、反复冻融等，不过后二者不适于基因组 DNA 的提取。化学法是指用表面活性剂、生物酶等处理细胞，使细胞破裂。常用的表面活性剂有十二烷基硫酸钠（SDS）、乙基苯基聚乙二醇（Nonidet P 40，NP-40）、Triton X-100（聚乙二醇辛基苯基醚）等，而常用的酶有溶菌酶、蛋白酶、甘露糖聚酶、葡聚糖酶、α- 淀粉酶、蜗牛酶、脂酶等。一般需要多种方法联合应用，才能很好地达到裂解细胞、释放核酸的目的。

不同的个体，或同一个体的不同组织，其组织细胞的脆性和韧性不尽相同，细胞破碎的难易程度亦各有异。如肝、脾、脑组织等一般脆而柔软，直接研磨匀浆即可；肌肉、皮肤组织比较坚韧，需先剪碎再匀浆；植物细胞及许多微生物都有坚固的细胞壁，需用超声波、加砂研磨、加压并辅以表面活性剂处理等方法才能有效地破碎细胞。不同组织细胞的常用破碎方法见表 9-1。

表 9-1　各种组织细胞常用破碎方法

样品来源	破碎细胞方法		
	DNA 提取	RNA 提取	质粒提取
动物组织	坚韧的组织块铰碎后再匀浆[①]，柔软组织可用手动匀浆，培养细胞可利用低渗、表面活性剂等方法处理	组织块加液氮研磨匀浆，再加 TRIzol[②] 裂解；培养细胞直接加 TRIzol	
植物组织	液氮研磨	同上	
酵母	溶菌酶或蜗牛酶酶解，或用玻璃珠研磨、加入表面活性剂等方法处理	TRIzol 直接裂解。细胞壁厚的样品先用酶或研磨方法破壁再用 TRIzol 裂解	酶解法或机械研磨破坏细胞壁，再利用反复冻融、表面活性剂等进行处理
细菌	溶菌酶酶解或表面活性剂处理	同上	碱裂解[③]，革兰氏阳性菌需先酶解破壁

注：①匀浆缓冲液含有表面活性剂、蛋白酶 K 等；② TRIzol 是商品化的常用 RNA 提取试剂（见后文）；③裂解液为碱性，含有 NaOH 与 SDS 等

二、核酸的提取与纯化

核酸提纯的总原则是一方面尽量保证核酸一级结构的完整性，另一方面排除其他分子的污染。

（一）基因组 DNA 的提取纯化

基因组 DNA 是线性长链分子，而且与蛋白质紧密结合在一起，在破碎细胞及提取纯化时首先要避免机械切割作用对 DNA 的破坏，同时尽量去除蛋白质等杂质的污染。

1. 十二烷基硫酸钠（sodium dodecyl sulfate，SDS）/蛋白酶法　主要用于提取动物组织细胞的基因组 DNA。提取时，首先以含有 SDS、蛋白酶 K 等成分的 DNA 抽提缓冲液处理组织匀浆。SDS 可使组织细胞充分裂解，而蛋白酶 K 则可使组蛋白等蛋白质变性、降解，并进一步破坏染色体结构，促进 DNA 的释放。处理后的匀浆再以酚、氯仿等有机溶剂依次抽提，除去蛋白质、酚等杂质，最后再用乙醇或异丙醇沉淀水相，即可得到较纯的基因组 DNA。细胞器 DNA（线粒体或叶绿体 DNA）以及细菌基因组 DNA 也可用此法提取。由于细菌胞壁结构复杂，含有较多多糖，因此在提取其基因组 DNA 时需要同时加入 CTAB。

2. 十六烷基三甲基溴化铵（hexadecyltrimethylammonium bromide，CTAB）法　是提取植物组织基因组 DNA 的经典方法，提取过程与 SDS/蛋白酶法相似，不过二者的作用原理有一定区别。本法提取基因组 DNA 时，先利用液氮研磨破碎细胞，然后再加入抽提缓冲液。抽提缓冲液的成分有 CTAB、乙二胺四乙酸（EDTA）、无机盐等，主要成分 CTAB 是一种阳离子去污剂，可溶解细胞膜，并与核酸形成复合物。在低盐溶液中，CTAB 可与核酸和酸性多聚糖结合，变成不溶性复合物而使其沉淀；而在高盐（> 0.7mol/L NaCl）溶液中，该复合物又能够溶解，溶解之后再以酚、氯仿、乙醇或异戊醇等有机溶剂处理，即可使基因组 DNA 分离纯化出来。

3. 离心吸附柱法　裂解后的组织匀浆液，除可利用有机溶剂继续纯化外，也可以利用离心吸附柱法进一步纯化基因组 DNA。离心吸附柱法主要是利用硅质材料、离子交换树脂、磁珠等吸附性强的材料纯化 DNA，其操作简便、对环境污染小、产物纯度较高，可直接用于体外扩增、酶切等实验。商品化的各种不同类型的 DNA 提取试剂盒基本上都是利用这一方案提取纯化 DNA。

（二）质粒 DNA 的提取纯化

质粒独立存在于细菌染色体基因组之外，为双链闭合环状的 DNA，其相对分子质量远远小于细菌基因组 DNA。提取时，一方面要注意选择合适的方案裂解细胞，释放质粒 DNA，另一方面还要注意将质粒 DNA 和基因组 DNA 分开，并去除 RNA、蛋白质及其他杂质的污染。常用的提取方法有碱裂解法、煮沸法等。

1. 碱裂解法 是最常用的质粒提取方法，既可用于质粒小提（小量质粒的提取），也可用于大提。其基本原理：首先利用强碱性条件及 SDS 裂解细胞，使质粒 DNA 和基因组 DNA 均被释放，并发生变性；接着将溶液环境调整至中性 pH、高盐条件，此时质粒 DNA 会迅速复性，并且仍为可溶性状态，而基因组 DNA 则相互交联形成不溶性的网状结构；同时，由于溶液中 SDS 的作用，细菌基因组 DNA 会进一步与变性蛋白质以及细胞碎片结合在一起形成絮状沉淀。沉淀可以通过离心除去，上清液中的质粒经过酚、氯仿抽提，再经异丙醇（或乙醇）沉淀即可被纯化出来。上清液中的质粒也可利用离心吸附柱法进一步纯化。

2. 煮沸法 当加热处理菌体时，细菌染色体 DNA 及质粒 DNA 都会发生变性，前者由于与变性蛋白质和细胞碎片结合在一起形成不溶性复合物而沉淀，而质粒 DNA 却可逐渐恢复到溶于水的超螺旋状态，因此通过离心即可将染色体 DNA 及质粒 DNA 分开。煮沸法主要用于小量质粒 DNA 或者单菌落质粒 DNA 的制备。

（三）细胞 RNA 的提取纯化

提取 RNA 的首要原则是防止 RNase 对 RNA 的降解。RNase 在细胞内及周围环境中无处不在，其活性强且不易失活，因此需要采取多种措施以减少 RNA 的降解，如使用无 RNase 的专用塑料或玻璃制品，提取过程中用到的有机溶剂需要新开封并标明专用，使用 RNase 抑制剂，低温操作并戴好手套口罩等。此外，尽量选取新鲜的样品，及时使用或补充液氮也是减少 RNA 降解的有效措施。

1. 总 RNA 的提取 对于培养的细胞，常用的提取方案一般是先以 TRIzol 裂解细胞，释放 RNA，然后以苯酚、氯仿等依次抽提去除 DNA、蛋白质等杂质，最后再以异丙醇沉淀（或硅质材料吸附）上清液中的 RNA，即可得到纯化的样品。如果是组织块，可以先加入液氮在研钵中将其研成粉末，再加入 TRIzol 裂解。TRIzol 是一种商品化的 RNA 提取试剂，含有苯酚、异硫氰酸胍等物质，能在迅速破碎细胞并抑制细胞内 RNase 的同时，使核蛋白复合物变性沉淀，释放出游离的 RNA。在处理过程中，要注意样品的体积不能超过 TRIzol 体积的 1/10。纯化的 RNA 需要以无 RNase 的无菌水溶解并置于 -70°C 低温保存。

2. mRNA 的提取 真核生物 mRNA 的 3' 端大多含有多聚腺苷酸尾 poly（A）$^+$，可以利用多聚腺苷酸与寡聚胸苷酸 [oligo（dT）] 之间的互补配对作用，从全细胞裂解液或总 RNA 中分离纯化 poly（A）$^+$ mRNA。这一分离方式从原理上来看属于亲和层析。过去人们利用不同的 oligo（dT）-纤维素亲和层析柱纯化 poly（A）$^+$ mRNA，而现在的研究人员基本采用以下几种简便节省的方法进行纯化：①直接在微量离心管中将 oligo（dT）-纤维素微粒和总 RNA 混合，无须装柱，杂交后离心除去上清液；②使用与 oligo（dT）共价结合的磁珠，与样品溶液杂交后，再用磁铁将磁珠吸出；③用生物素标记 oligo（dT），与样品液中的 poly（A）$^+$ mRNA 杂交后，再利用与生物素有高亲和力的链霉亲和素（streptavidin）使杂交复合物沉淀，或是使用与链霉亲和素共价交联的磁珠回收 poly（A）$^+$ mRNA。

poly（A）$^+$ mRNA 与 oligo（dT）的杂交和洗脱分别在高盐和低盐环境中进行。在高盐溶液中，两条带负电荷的磷酸核糖骨架之间的静电斥力能够被溶液中的阳离子抵消，因而 oligo（dT）能够与细胞裂解液或总 RNA 中的 poly（A）$^+$ mRNA 互补配对形成氢键；而在低盐缓冲液中，静电斥力的存在完全可阻止碱基之间的配对结合，促进双链的解链。因而，提纯 poly（A）$^+$ mRNA（以及其他类型的核酸分子）时一般用高盐结合，低盐洗脱。需要注意的是，高盐浓度虽然能够促进 oligo（dT）与 poly（A）$^+$ mRNA 的结合，但同时也增强了核酸链之间的非特异性杂交。为去除非特异性结合的杂质，可在结合后先用浓度不太高的盐溶液洗涤 2～3 次，再用低盐缓冲液洗脱。洗脱后的 mRNA 可以用乙醇或异丙醇沉淀，再溶于无 RNase 的无菌水或 70% 乙醇中，置于 -70℃ 低温保存。

三、核酸的含量测定及其质量鉴定

（一）核酸含量测定

核酸含量的测定方法包括紫外分光光度法、荧光染料定量法、定磷法、二苯胺法等，目前比较常用的是前两种方法。

1. 紫外分光光度法 核酸分子中的碱基在 260nm 波长处对紫外有特异性的光吸收，测定核酸样品在此波长下的吸光度值（A_{260}），再利用公式进行计算即可得到其浓度。当 A_{260}=1.0 时，分别相当于 50μg/ml 的双链 DNA，37μg/ml 的单链 DNA，40μg/ml 的 RNA，33μg/ml 的寡聚核苷酸。紫外分光光度法最佳测量范围为 A_{260}=0.1～1.0，高于或低于此范围都会使测定结果有所偏差，因此在测定时要注意进行适当稀释。

2. 荧光染料定量法 荧光染料溴化乙锭（ethidium bromide，EB）是一种扁平的小分子化合物，可嵌入核酸双链的碱基对之间，使核酸在紫外激发下发出橙红色的荧光，且荧光强度积分与核酸含量成正比，利用这一特性可对核酸进行定量。荧光染料法需要与琼脂糖凝胶电泳结合使用，在电泳过程中使 EB 与样品结合，然后利用凝胶扫描仪扫描分析，通过与标准品比较即可得到准确的核酸含量。荧光染料法灵敏度很高，可达到 1～5ng 水平，适合低浓度核酸溶液的定量测定。

在样品量非常少的情况下，研究人员可以选用更加灵敏的新型荧光染料如 SYBR 系列、PicoGreen 等，这些染料的灵敏度可低至数十至数百皮克（如 SYBR Gold 可检测低于 20pg 的双链 DNA）。另外，也有专门用于单链 DNA 和 RNA 定量检测的超灵敏荧光染料供实验者选用。

（二）核酸纯度鉴定

1. 紫外分光光度法 核酸提取过程中最易混入的杂质是蛋白质。蛋白质亦有紫外吸收性质，其吸收峰在 280nm。在鉴定核酸纯度时，一般首先通过测定 A_{260} 与 A_{280} 的比值来进行判断。在 TE 缓冲液（含有 Tris 及 EDTA）中，纯 DNA 的 A_{260}/A_{280}=1.8，而纯 RNA 的 A_{260}/A_{280}=2.0，比值升高或降低均表示样品不纯。除了测定 A_{260}/A_{280}，有时还需要测定 A_{260}/A_{230} 的值。230nm 是碳水化合物、胍盐、某些有机溶剂的紫外吸收峰所对应的波长。A_{260}/A_{230} 的值可帮助判断核酸溶液是否混有上述杂质：对于纯 DNA 和 RNA，A_{260}/A_{230}=2.5；若 < 2.0 表明样品被污染。吸光度比值与杂质污染的关系见表 9-2。

表 9-2 核酸溶液吸光度（A）比值与杂质污染的关系

DNA 溶液中的吸光度比值	污染情况判断	RNA 溶液中的吸光度比值	污染情况判断
A_{260}/A_{280}=1.8		A_{260}/A_{280}	
	①纯净的 DNA	=1.8～2.1	较纯净的 RNA
	②蛋白质、酚与 RNA 的混合	< 1.8	蛋白质、酚污染
	污染	> 2.1	RNA 降解严重

续表

DNA 溶液中的吸光度比值	污染情况判断	RNA 溶液中的吸光度比值	污染情况判断
< 1.7	蛋白质、酚污染		
> 2.0	① RNA 污染 ② DNA 变性 / 降解		
A_{260}/A_{230}		A_{260}/A_{230}	
=2.5	纯净的 DNA	=2.5	纯净的 RNA
< 2.0	碳水化合物（糖类）、盐类或酚等有机溶剂污染	< 2.0	碳水化合物（糖类）、胍盐或酚等有机溶剂污染

如果提纯的核酸样品既存在降解又混有杂质，就有可能使得样品的吸光度比值在正常范围；此外，实验室利用超微量紫外分光光度计分析样品时，由于取样量极少，也会造成测定误差偏大，结果不准。因此，紫外分光光度法的结果常常需要与琼脂糖凝胶电泳（agarose gel electrophoresis，AGE）的结果结合起来综合分析，才能对核酸纯度做出准确的判定。

2. 琼脂糖凝胶电泳（AGE）法　基因组 DNA 的分子量远远大于 RNA，二者之间电泳迁移率存在很大差别。用荧光染料 EB 为示踪剂的 AGE，既可观察到 DNA 分子中是否混有 RNA，也可观察到 RNA 分子中是否混有 DNA。基因组 DNA 的电泳条带致密而明亮，如果条带滞留在加样孔附近，迁移缓慢，说明 DNA 有严重的杂质污染。

（三）核酸完整性鉴定

核酸完整性主要通过 AGE 观察判断。基因组 DNA 分子量很大，正常情况下在电泳场中迁移速度慢，紫外灯下观察时显示为一条非常明亮的边缘不齐整的条带；如果出现广泛的弥散现象或者大小不一的多条带，说明 DNA 降解严重。

对 RNA 的完整性检测常规使用变性凝胶电泳进行。电泳前使 RNA 变性（60℃温育 5～10min），可以消除 RNA 二级结构对电泳迁移率的影响。完整的总 RNA 在变性凝胶电泳时可以看到三条带：28S 和 18S rRNA 构成的清晰条带（如果是原核生物，则为 23S 和 16S rRNA 条带），以及一条由 5S、5.8S rRNA 和 tRNA 等小 RNA 构成的弥散条带。完整性好的 RNA 其 28S 与 18S rRNA 含量之比（或 23S 与 16S rRNA 含量比值）约为 2：1，比值若高于 2.5 则完整性更佳。比值降低提示 RNA 代表性差，条带模糊或显著弥散说明有 RNase 污染，RNA 降解严重。需要注意一点，如果 RNA 或 DNA 溶解不充分，也会出现迁移缓慢、弥散或拖尾现象，此时可以通过加热或稀释等方法促进样品溶解，再进行电泳以便对样品的纯度、完整性等方面做出准确判断。

mRNA 的弥散范围大概在 0.5～8.0kb，且主要集中在 2.0kb，弥散范围过大说明有明显降解。

第二节　核酸电泳分离技术

核酸电泳是分子克隆核心技术之一，适用于核酸的分离、鉴定、纯化、回收等目的。核酸是两性电解质，在中性或偏碱性的 pH 溶液中均带负电，在电场中向正极泳动。不同的核酸在分子量、分子形状等方面各有不同，在凝胶的孔隙中泳动时电泳迁移率也各不相同，因此借助电泳即可使其得到分离。

一、基本原理

核酸电泳有多种类型，根据所用支持介质的不同可分为琼脂糖凝胶电泳（AGE）、聚丙烯酰胺凝胶电泳（polyacrylamide gel electrophoresis，PAGE）和毛细管电泳（capillary electrophoresis，CE）。根据电场强度是否恒定，又可分为恒定场电泳和脉冲场电泳。恒定场电泳的场强和方向恒定不变，AGE、PAGE 及 CE 均属于此类，而脉冲场电泳的场强和方向均发生周期性变化。

1. 琼脂糖凝胶电泳（AGE）　　琼脂糖是一种线性糖类多聚物，基本结构是 1→3 连接的 β-*D*-半乳呋喃糖和 1→4 连接的 3,6- 脱水 α-*L*- 半乳呋喃糖。琼脂糖加热煮沸后，再缓慢降温，即可形成内部有孔隙的半固体状凝胶，可用于分离不同的核酸样品。AGE 对核酸的分离范围较广（0.1～30kb），通常采用水平电泳装置。

2. 聚丙烯酰胺凝胶电泳（PAGE）　　聚丙烯酰胺是丙烯酰胺单体与甲叉双丙烯酰胺按照一定比例在催化剂的作用下形成的高分子网状聚合物，主要用于分离纯化小片段 DNA（5～500bp）及 RNA，分辨率高。非变性聚丙烯酰胺凝胶电泳主要用于分离纯化小片段的双链 DNA，而变性聚丙烯酰胺凝胶电泳则主要用于分离纯化单链 DNA 及 RNA。PAGE 一般采用垂直电泳装置。

3. 毛细管电泳（CE）　　CE 或高效毛细管电泳（HPCE）是以高压（10～30kV）直流电场为驱动力，在细内径（25～100μm）的弹性石英毛细管内使荷电粒子按离子淌度或分配系数进行分离的一种电泳技术。它能够分离各种分子量的物质，包括核酸、蛋白质等大分子物质。分离时，先将毛细管末端浸入样品瓶，使样品在外加气压力、真空或电压作用下进入管内；接着，在高电场作用下，样品中的各组分根据其电荷量、分子量大小和疏水性的不同而被分开。组分的迁移时间相当于色谱中的保留时间，结果以峰值形式表现（图 9-1）。

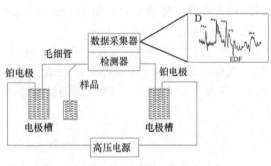

图 9-1　毛细管电泳模式图

CE 主要用于分析痕量的单链或双链 DNA，分离介质包括交联聚丙烯酰胺凝胶、非交联聚丙烯酰胺凝胶或流动性聚合体等。交联聚丙烯酰胺凝胶最适合于分离寡核苷酸，流动性聚合体用于寡核苷酸的分析和自动化分离。对于双链 DNA 片段，常规只使用流动性聚合体。CE 不但分辨率极高，能使几百碱基对的 DNA 片段达到单个碱基的分离度，而且灵敏度也极高（检测极限可达 pg/ml）。同时，CE 还具有分离时间短、无 EB 和放射性同位素污染、重复性好、易定量、可监控、全自动化分析及分离效能高等优点，因此在 DNA 的痕量分析领域备受青睐。

4. 脉冲场凝胶电泳　　恒定场电泳比较适合于分离小片段的 DNA（＜10kb），而对于大片段 DNA，则需要采用脉冲场电泳才能获得良好的分离效果。在脉冲场电泳中，场强和方向均发生周期性变化。由于场强和方向以及时间的交替变化，使得 DNA 分子不断改变其泳动方向，以适应凝胶孔隙的不规则变化：相对较小的 DNA 分子在电场方向转换后能较快地改变移动方向，泳动速率较快，而相对较大的 DNA 分子，这种重新定向需要的时间就比较长。当 DNA 分子改变方向的时间小于脉冲时间时，DNA 就可以按照其分子量大小分开，经染色后在凝胶上出现按 DNA 大小排列的电泳带型，即使是大片段 DNA 也能得到清晰的分离效果（图 9-2）。脉

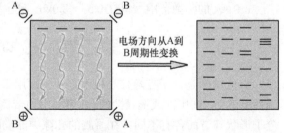

电场方向从A到B周期性变换

图 9-2　脉冲场凝胶电泳分离大片段 DNA

冲场凝胶电泳可以用来分离 10kb～100Mb 的 DNA 分子。

二、影响 DNA 电泳迁移率的因素

核酸样品的电泳迁移率受到多种因素的影响，包括分子大小、构象、凝胶浓度、场强与电压、嵌入染料的存在、缓冲液的离子强度等。

1. 核酸分子大小 核酸的相对分子质量越大，在凝胶中移动时受到的阻力就越大，迁移速率就越慢；反之则迁移速率越快。线性 DNA 分子在凝胶中的迁移率（mobility）与其相对分子质量的对数成反比。利用这一关系，通过与已知 DNA 的相对分子质量相比较就可以知道 DNA 样品的相对分子质量。

2. DNA 分子的构象 相对分子质量相同但构象不同的 DNA 分子在凝胶中受到的阻力不同，其电泳迁移速率也各不相同。闭环超螺旋 DNA 分子的迁移速率>线性双链 DNA >带切口的开环 DNA（缺刻 DNA）。

3. 琼脂糖凝胶的浓度 同一 DNA 分子在不同浓度的琼脂糖凝胶中，迁移率存在明显差别，在操作中应根据 DNA 片段大小选用合适的凝胶浓度。

4. 场强与电压 电压越高，核酸的电泳迁移率越快；反之则越慢。线性 DNA 分子的迁移率与所加电压成正比，但随着电压增加，不同大小的 DNA 片段的迁移率增长幅度却迥然不同，导致琼脂糖凝胶的分离效果明显下降。因此，电泳时应该选择合适的场强和电压。

5. 嵌入染料的存在 核酸荧光染料 EB 嵌入到核酸的双链之间，可使核酸分子的韧性增加，降低核酸电泳迁移率。由于 EB 有很强的致癌性，最近几年已有新型更安全、更灵敏的核酸染料出现，如 SYBR 系列染料等。

6. 离子强度 电泳缓冲液的离子强度应控制在合适的范围内，一般为 0.02 ~ 0.2。

第三节 印迹与核酸分子杂交技术

印迹与核酸分子杂交技术是利用核酸的变性和复性原理建立起来的经典的核酸检测技术，它不仅是世界各个生物医学实验室的常规技术，也是当代核酸高通量检测技术的基础。

一、印迹技术

印迹（blotting）或称转膜技术是指将电泳分离后存在于凝胶中的 DNA、RNA 或蛋白质，在一定条件下转移到固相支持物上的过程。以往利用虹吸现象进行转膜，现多采用电转移。根据检测对象的不同，印迹技术可分为三种类型。

（一）Southern 印迹

Southern 印迹（Southern blotting）又称 DNA 印迹，是将电泳分离的待测 DNA 片段转移并结合到一定的固相支持物上，通过与 DNA 探针的杂交对其进行检测的一种技术。Southern 印迹是 1975 年由英国爱丁堡大学的 Edwin M. Southern（1938 ~）建立，用于检测样品中的 DNA。

Southern 印迹杂交是一种复杂、耗时而且难度较大的操作，其基本流程如下：①制备基因组 DNA；②用适当的限制性内切酶消化 DNA。基因组 DNA 的用量根据待测基因的特性、研究目的及探针的比活性不同而有较大差异（数微克~数十微克），有时为了获得较好的结果，需要通过预实验来确定；③进行琼脂糖凝胶电泳分离酶切的 DNA 片段；④凝胶以碱溶液处理，使 DNA 变性，再以酸中和；⑤用适当的方法将凝胶上的 DNA 转移到尼龙膜或硝酸纤维素膜等固相支持物上，此过程称为印迹转移。转移方法有毛细管转移法、真空转移法及电转移法等；

⑥将标记好的探针与固定在固相支持物上的 DNA 单链进行杂交；⑦检测与探针杂交的目的基因的位置（图 9-3）。

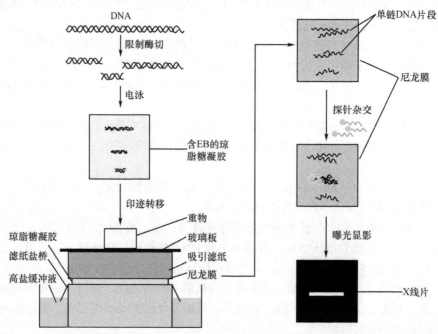

图 9-3　Southern 印迹杂交的基本过程

Southern 印迹杂交应用广泛，可用于：①基因的定性定量分析；②重组质粒的酶切图谱鉴定；③限制性酶切片段长度多态性分析；④检测基因突变（包括点突变、插入和缺失、重排）；⑤基因功能研究；⑥临床单基因遗传病的诊断。

（二）Northern 印迹

Northern 印迹（Northern blotting）是 1979 年由斯坦福大学 James Alwine、David Kemp 和 George Stark 建立的用于检测样品中 RNA 的一种印迹方法。Northern 印迹杂交的检测过程及原理与 Southern 印迹杂交基本相同，不过在操作上有一些特殊要求：首先，RNA 分子量较小，在电泳前不需要酶切；其次，电泳前需要用甲醛或乙二醛等使 RNA 变性，并且胶中不能含有 EB，以促进 RNA 与硝酸纤维素薄膜的结合；最后也是最重要的，就是要全程避免 RNase 的污染，防止 RNA 的降解。

Northern 印迹主要用于定量分析某一组织细胞中特定 mRNA 的表达水平，也可以用于确定特定基因在 mRNA 水平的组织特异性表达。

（三）Western 印迹

Western 印迹（Western blotting）即蛋白质印迹，又称为免疫印迹，是 1979 年由 Harry Towbin 建立。Western 印迹是将蛋白质经过聚丙烯酰胺凝胶电泳分离后转移到硝酸纤维素膜（NC 膜）或聚偏二氟乙烯膜（PVDF 膜）上，再利用标记的抗体对相应的蛋白进行检测的一种技术。Western 印迹的基本流程与 Southern 印迹相似，可用于对目标蛋白进行定性定量分析。

二、核酸分子杂交技术

（一）基本原理

核酸分子杂交的基础是核酸的变性与复性（见第一章）。核酸分子杂交（nucleic acid hybridization）是指来源不同但具有一定同源性的核酸分子变性后，在一定条件下复性时，单链之间相互配对形成杂化双链的过程。核酸分子杂交不仅可以发生在 DNA 与 DNA 之间，也可以在 DNA 与 RNA、RNA 与 RNA 之间进行。无论哪一种杂交，其基本原理都是一样的。在实际操作中，为了便于检测，常使用标记过的已知序列的特异核苷酸片段（即核酸探针）与待测样品进行杂交，以确定特定核酸序列是否存在（图 9-4）。

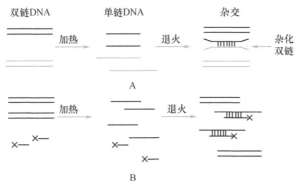

图 9-4　核酸分子杂交原理

A. 不同来源的双链 DNA（黑色和红色）在热变性后的退火过程中形成杂化双链；B. 同位素或非同位素标记的核酸探针（×—）与待测样品 DNA 的杂交

核酸分子杂交技术具有灵敏度高、特异性强等优点，现已广泛用于生命科学的各个领域，在分子克隆、基因诊断、法医学鉴定、基因表达分析、核酸序列分析等方面都有着极其重要的作用。

（二）杂交探针的种类和标记方法

核酸探针（probe）是指能与靶序列特异性杂交，并且带有一定标记的已知顺序的核酸片段，是检测特异性的 DNA 或 RNA 分子的常用工具。

1.探针的种类　包括基因组 DNA 探针、cDNA 探针、人工合成的寡核苷酸探针和 RNA 探针。

（1）基因组 DNA 探针：基因组 DNA 的编码区和非编码区序列均可以作为探针制备的模板，但由于编码区比较保守且特异，所以一般选用编码区的全部或部分序列作为候选序列。选定某段序列后，接下来可以设计合成相应的引物，通过 PCR 方法直接从基因组 DNA 中扩增出这段序列，并利用基因工程技术将其克隆化，这样就能反复利用。基因组 DNA 探针由于具有制备方法简单、可以无限繁殖、标记方法成熟、不易降解等优点，现已成为最常用的核酸探针。

（2）cDNA 探针：cDNA 指的是以 mRNA 为模板，在逆转录酶的催化下合成的 DNA 分子。cDNA 探针可以通过逆转录 PCR 获得，也可克隆化。cDNA 探针均为编码序列，不存在内含子和高度重复序列，在探查某些基因的差异性表达方面应用较多。

（3）人工合成的寡核苷酸探针：如果只知蛋白质的氨基酸排列顺序，而不知其编码基因的碱基顺序，可以利用人工合成的寡核苷酸探针来探查未知基因的序列。寡核苷酸探针可根据需要任意合成，序列结构一般比较简单，容易与靶点完全杂交，而且质优价廉，可以大量合成。设计寡核苷酸探针时应注意以下几个问题：①长度最好保持在 18 ～ 50nt；②序列中 G+C 含量控制在 40% ～ 60% 为宜，否则会使非特异性杂交增加；③连续的单碱基重复个数＜ 4 个；④分子内部不能存在互补区域，否则会干扰探针与靶序列的杂交。

（4）RNA探针：是一段标记过的RNA分子，用于探测与之互补的DNA或mRNA链。早期的RNA探针是在细胞基因转录或病毒复制过程中得到的细胞mRNA探针或病毒RNA探针。由于标记效率不高，制备过程复杂，应用受到限制。单向和双向体外转录系统的建立，使RNA探针的应用得到了很大程度的改观。双向转录系统利用新型载体pSP和pGEM作为克隆载体，在多克隆位点两侧分别带有SP6启动子和T7启动子，可以进行双向转录。双向转录不仅可以使合成的RNA得到高效标记，而且可以控制RNA的转录方向，使实验者既能得到同义RNA（与mRNA同序列）探针，也能得到反义RNA（与mRNA互补，又称cRNA）探针。因此，RNA探针在杂交效率、观察基因的正反向转录状况、反义核酸研究等方面有着明显优势。

2. 核酸探针的标记方法　特定的核酸片段必须经过标记才有利于对待测样品的追踪和检测。核酸探针的标记物可分为放射性同位素和非放射性标记物两大类。放射性同位素是最常用也最灵敏度的标记物（检测极限 $10^{-18} \sim 10^{-4}$ g），常用的放射性同位素有 ^{32}P、^{3}H、^{35}S、^{131}I、^{14}C 等，对环境和个人有较大的污染和危害。非放射性标记物常用的有地高辛、生物素、荧光素、化学发光物质等，这些物质不易衰变，安全性高，不污染环境，给应用带来了极大的方便，缺点是不如放射性同位素灵敏，而且背景较高，重复性不够好。

核酸探针的标记方法中常用的有切口平移法（nick translation）、随机引物法（random priming）、末端标记法、Klenow片段快速标记法、PCR标记法等。

（1）切口平移法：是最常用的标记方法。首先用大肠埃希菌的DNase将DNA分子的任一条链随机切开若干切口，切口处形成 3′-OH 端；然后利用 DNA 聚合酶 I（DNA-pol I）的 5′→3′ 外切核酸酶活性在缺口的 5′ 侧逐个切除核苷酸，再利用其 5′→3′ 聚合酶活性在缺口的 3′ 端依次添加新的核苷酸，从而使缺口沿着 DNA 的 3′ 端移动，使新链延长。被添加的核苷酸如果事先经过标记（可以仅标记某一种 dNTP，也可以四种都标记），即可得到特异性的探针（图9-4）。切口平移法标记的探针平均长度约为 600 个核苷酸。

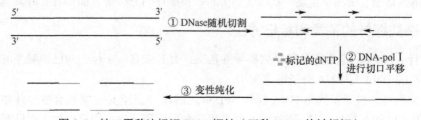

图9-5　缺口平移法标记DNA探针（四种dNTP均被标记）

（2）随机引物法：随机引物是人工合成的一段 $6 \sim 8$nt 的寡核苷酸片段混合物，这些混合物中包含所有可能的序列组合（如6个核苷酸的随机引物有 $4^6 = 4096$ 种组合）。混合的寡核苷酸片段可作为引物，与变性的 DNA 或 RNA 单链随机结合，在大肠埃希菌 Klenow 片段的作用下，以标记的 dNTP 为原料，互补合成单链 DNA 探针。随机引物法标记的探针一般比活性较高，杂交结果也比较稳定，也是目前常用的标记方法之一。

（3）末端标记法：是对核酸链的 5′ 或 3′ 端进行标记。5′ 端标记时，需要先用碱性磷酸酶切除核酸分子 5′ 端的磷酸基团，使其成为 5′-OH，然后在 T4 多核苷酸激酶（T4 polynucleotide kinase）的催化下，将 ATP 分子 γ 位上的 ^{32}P 转移到 DNA 或 RNA 的 5′-OH 末端。5′ 末端标记法也称 T4 多核苷酸激酶标记法，主要用于寡核苷酸或短序列 DNA/RNA 的标记。

3′ 末端标记是在小牛胸腺末端转移酶作用下，在核酸链的 3′-OH 末端连接一个 [α-^{32}P]dATP，此法一般很少用于核酸杂交，常用于 DNA 测序。

（4）Klenow 片段快速标记法：有些限制酶切割双链 DNA 时，会产生 5' 黏端切口，此时可以直接利 T4 DNA 聚合酶或 Klenow 片段的 5'→3' 聚合酶活性，加入标记的 dNTP 底物对 DNA 片段进行标记。

（5）PCR 标记法：在 PCR 反应过程中，加入标记的 dNTP 作为底物，这样新合成的 DNA 分子中就含有标记信号，变性后即可作为探针使用。PCR 标记法适合于合成短链探针。

（三）核酸分子杂交的类型

1. 组织原位杂交　是将组织切片或培养的组织细胞进行一定处理，固定细胞并增加胞膜通透性，然后用标记好的探针在细胞内与变性的待测核酸进行杂交，将其在细胞内的位置显示出来的一种杂交方法。

（1）荧光原位杂交（fluorescence *in situ* hybridization，FISH）：FISH 是 20 世纪 80 年代发展起来的一种非放射性原位杂交方法。FISH 用特殊的荧光素标记探针，既可对待测基因在染色体上的分布进行精确定位（图 9-6），也可对特定 RNA 在组织或细胞中的空间分布及表达水平进行测定。由于多色荧光技术的发展，目前可用不同荧光染料同时进行多重荧光原位杂交，分辨率高达 100 ~ 200kb。

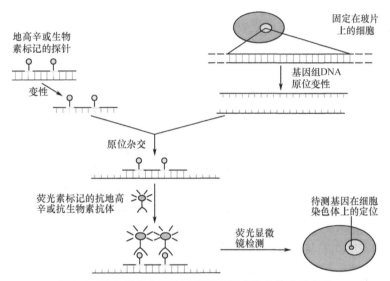

图 9-6　荧光原位杂交检测待测基因在染色体中的定位

（2）基因组原位杂交（genome *in situ* hybridization，GISH）：主要用于比较基因组学研究。GISH 利用物种之间基因组 DNA 同源性的差异，以一个物种的基因组 DNA 作为探针，与另一物种的染色体进行原位杂交，通过分析杂交信号在染色体上的分布及强弱程度，比较及鉴别不同物种基因组之间的亲缘关系，探讨基因组的进化机制和速率。

（3）整体原位杂交（whole mount *in situ* hybridization，WISH）：建立于 FISH 基础上的 WISH 由于可准确检测早期胚胎或微小组织器官中基因表达的主要部位及时间顺序，现广泛用于胚胎发育过程中基因表达模式的研究。

2. 菌落原位杂交　是用固相膜拓印培养的菌落或噬菌斑，然后用碱液处理让菌落或噬菌斑原位裂解，并使 DNA 释放出来，再进行探针杂交的一项技术。菌落原位杂交主要用于鉴别、鉴定阳性重组克隆。

3. 斑点杂交和狭缝印迹杂交　是将 DNA 或 RNA 变性后直接点样于固相支持膜上，经紫外交联或烘烤固定后，与核酸探针进行杂交的一种检测方法，整个过程不需要电泳。与前几种杂交方法相比，斑点杂交和狭缝印迹杂交法的优点是操作简单迅速，在一张膜上可以一次检测多个样品，而且对核酸样品的纯度要求不高。缺点是不能确定所测核酸样品的分子质量大小，并存在一定比例的假阳性。斑点杂交和狭缝印迹杂交主要应用于：①分析细胞基因拷贝数的变化和基因转录水平的变化，对大量样品进行筛选；②确定探针最佳工作浓度；③鉴定阳性重组克隆；④检测病原微生物和生物制品中的核酸污染状况。

三、基因芯片

基因芯片（gene chip）包括 DNA 芯片（DNA chip）或 DNA 微阵列（DNA microarray）和 cDNA 芯片，是以斑点杂交为基础建立的高通量检测基因表达的一种方法，它是通过某些特殊的微加工技术将大量已知序列的寡核苷酸或 cDNA 探针有序地固定于固相支持物表面作为探针，然后与标记的待测核酸样品进行杂交，通过对杂交信号的检测分析，获得待测核酸的各种序列及表达信息。

用于制作基因芯片的支持物有实性材料和膜性材料。实性材料有硅芯片、玻璃片及瓷片等，均需进行预处理，使其表面衍生出羟基、氨基等活性基团。膜性材料有聚丙烯膜、尼龙膜及硝酸纤维膜，通常包被氨基硅烷或多聚赖氨酸。

基因芯片的操作流程主要包括四部分：芯片的制备、样品的标记及杂交、杂交信号的检测（扫描）和数据处理。

1. 芯片的制备   芯片的制备方法基本上可以分成两类，一类是原位合成法，一类是微量点样法。无论哪种方法，探针的特异性是设计芯片时首先要考虑的因素，其次还应综合考虑微阵列的密度、重复性、操作的简便性及成本等。

2. 核酸样品的标记及杂交   核酸样品的标记主要利用荧光标记法，常用的荧光标记物是 Cy3-dCTP 和 Cy5-dCTP。标记完成后，经过简单的纯化及变性处理即可进行杂交。杂交时，寡核苷酸探针的密度和浓度、杂交分子的组成、待测核酸分子的二级结构、杂交时间等均可影响杂交的效果。需要根据芯片的材质、探针及样品的特性等因素综合确定最佳杂交条件。

3. 杂交信号的检测   一般利用激光共聚焦荧光显微扫描仪或 CCD 荧光显微摄像仪对芯片进行扫描，根据结果即可知待测 DNA 的碱基序列及表达信息。

4. 信号分析与解读   基因芯片杂交图谱的分析与存储都由专门设计的软件完成。完整的基因芯片配套软件应包括基因芯片扫描设备的控制软件、基因芯片的图像处理软件以及数据提取或统计分析软件，同时要建立数据库以便研究人员进行网上检索。

cDNA 芯片操作的基本流程如图 9-7 所示。将待测样品中的 mRNA 提取后，通过逆转录反应过程获得荧光标记的 cDNA，与包含上千个基因的 cDNA 微阵列进行杂交反应 16 小时后，将芯片上未互补结合的片段洗去，再对芯片进行激光共聚焦扫描，测定微阵列上各点的荧光强度，推算出待测样品中各种基因的表达水平。

基因芯片的特点是高通量、大规模、高度平行、高效快速、高灵敏度和高度自动化。该技术可根据需要在芯片上固定数以千计甚至万计的基因探针（通常每平方厘米点阵密度高于 400），以此形成一个密集的基因方阵，实现对数千乃至上万个基因的同步检测，从而克服了传统核酸印记杂交技术操作繁杂、自动化程度低及检测效率低等缺点。基因芯片在生物医学领域有着广泛的应用，不仅可以进行基因表达谱分析、基因组比较研究、新基因筛查、DNA 序列分析、基因诊断等，而且在药物筛选、新药发现、合理用药、中草药鉴定等方面也有着巨大的技术优势。

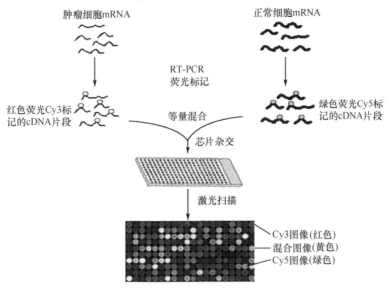

图 9-7　基因芯片操作流程示意图

第四节　聚合酶链反应技术

聚合酶链反应（polymerase chain reaction，PCR）是一种由引物（primer）介导，利用 DNA 聚合酶在体外扩增目的基因的方法，也称基因扩增技术。PCR 可对目的 DNA 片段进行大量的扩增，具有灵敏度高、特异性强、可重复、费用低、操作简便、对待检材质要求低等特点，是分子生物学研究中应用最为广泛的一项技术。PCR 技术最早由美国 Cetus 公司人类遗传研究室 Kary B. Mullis（1944~）及同事于 1985 年创立，这一技术的出现开创了基因结构及功能研究的新时代，堪称方法学上的里程碑。由此 Mullis 和加拿大科学家 Michael Smith（1932～2000）发明寡聚核苷酸定点诱变技术）共同分享了 1993 年的诺贝尔化学奖。

一、PCR 的基本原理

PCR 是基于细胞内的 DNA 复制过程而设计的 DNA 体外扩增技术，其基本原理是以待扩增的 DNA 分子为模板，以一对人工合成的、分别与模板的 5′ 端及 3′ 端互补的单链寡核苷酸作为引物，在耐热 DNA 聚合酶的催化下，按照半保留复制的原则合成两个子代 DNA；接着以子代 DNA 为模板，再次进行合成，如此反复循环数十次，最终将原始模板放大数百万倍。

1. 反应体系组成　PCR 的反应体系比体内 DNA 复制要简单得多，只需要模板 DNA、耐热 DNA 聚合酶、两种引物、四种 dNTP 和含有 Mg^{2+} 的缓冲液。

2. 反应过程　一般由 25～35 轮循环构成，每轮循环包括三个反应步骤。

（1）变性：将反应体系加热到 94～95℃，持续 30 秒左右，使待扩增 DNA 完全解链成单链，以作为聚合反应的模板。如果模板 DNA 片段较长或 G+C 含量 > 55% 则需设置更高的温度及更长的时间，以保证模板完全解链。

（2）退火：使温度迅速下降到适宜温度并维持 30 秒，使引物与模板 DNA 两条链的 3′ 端互补配对。由于引物片段短、结构简单，而且数量远远超过模板 DNA 的数量，所以 DNA 模板单链之间相互结合的机会极少。退火温度由引物 T_m 决定，一般比引物的 T_m 低 5℃，其范围常在

55～68℃。如果计算出来的退火温度达到 72℃甚至更高，可将退火温度与延伸温度合并，形成双温循环。

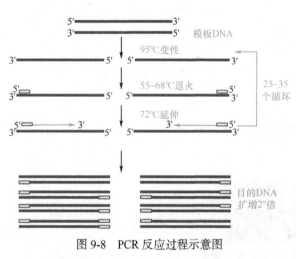

图 9-8　PCR 反应过程示意图

（3）延伸：将反应体系温度升高到 72℃，此时 DNA 聚合酶将以单链 DNA 为模板，将单核苷酸逐个添加到引物的 3′ 端，使新链不断延长，直至合成结束。延伸所需要的时间与酶的合成速度及待扩增片段长短有关。新生成的产物将作为下一轮循环的模板，因此待扩增 DNA 的数量将以 2^n 速度增长（n 为循环数）。

PCR 的反应过程都在 DNA 自动扩增仪（PCR 仪）上进行。PCR 仪可以根据预先输入的程序，自动地将反应模块中的温度快速转换到变性、退火及延伸所需的温度并持续预设的时长，实现反应的自动化。PCR 反应的基本过程见图 9-8。

3. PCR 产物的检测　PCR 完成后，需要进行严格的检测分析，以确定是否得到了预期产物。常用的检测方法有如下几种。

（1）凝胶电泳检测：常采用 AGE 和 PAGE 法。AGE 虽然分辨率低，但分离范围广，检出率在 1～10ng 以上，是最常用的 PCR 产物检测手段。PAGE 主要用于分离、纯化片段较小的 DNA（数十至数百碱基对），具有分辨率极高、上样量大、从胶中回收纯化的 DNA 纯度高等优点。

（2）酶谱分析法检测：先对待扩增靶序列进行限制酶酶切图谱分析，然后根据分析结果选用适当的限制酶切割 PCR 产物，电泳后根据酶切释放的 DNA 片段大小判定 PCR 产物的特异性。

（3）序列测定分析：将 PCR 产物送到生物技术公司进行序列测定，是最直接的 PCR 产物分析方法。

（4）核酸分子杂交检测：当出现多个扩增条带或非特异扩增发生遮盖效应时，可用斑点杂交或 Southern 印迹杂交检测特异产物的存在。

4. PCR 产物的纯化　PCR 获得特异 DNA 片段一般是为了进行后续研究，如测序、克隆、基因功能分析等，因此必须对扩增产物进行进一步纯化。纯化时可以采用酚 - 氯仿抽提加乙醇沉淀法，也可以电泳后直接将目的条带切下，再利用商品化的胶回收试剂盒进行纯化。

二、PCR 扩增体系及其优化

（一）耐热的 DNA 聚合酶

耐热的 DNA 聚合酶是保证 PCR 顺利进行的基本条件。最早的耐热 DNA 聚合酶是 1987 年从一种嗜热菌株 *Thermus aquatics YT-1* 中分离得到的，称为 *Taq* DNA 聚合酶。随后，*Tth*、*Vent*、*Pfu* 等耐热 DNA 聚合酶相继被人们发现。不同的聚合酶性质不同，扩增效果也存在一定差异，实验者应根据实验目的合理选用。

1. *Taq* DNA 聚合酶　简称 *Taq* 酶或 *Taq*，由 832 个氨基酸组成，相对分子质量为 94 000。

（1）*Taq* 酶特性：①高热稳定性：*Taq* 酶在 92.5℃、95℃、97.5℃的半衰期分别为 130min、40min、5～6min。PCR 时，一次性加入即可满足反应全过程需要；②高催化活性：72℃时，*Taq* 酶延伸速率为 30～100nt/（秒·酶分子），即相当于 1000nt/min；③低保真性：*Taq* 酶没有 3′ → 5′ 外切酶活性，因此没有校正功能，聚合反应中大约有 1/300～1/18 000 的错配率；④非模板依赖的聚合活性；*Taq* 酶具有类似末端转移酶的活性，会在反应产物的 3′ 端添加一个非模板依赖的 A，在与 T 载体构建重组克隆时非常便利；⑤逆转录酶活性：当 Mg^{2+} 浓度为 $2 \sim 3mmol/L$ 时，*Taq* 酶有一定的逆转录酶活性。

（2）影响 *Taq* 酶活性的因素及 *Taq* 酶反应条件的优化：*Taq* 酶是 Mg^{2+} 依赖性酶，Mg^{2+} 浓度改变将直接影响酶的活性、引物的退火、模板的变性及扩增产物的特异性，在不同反应体系中应对其浓度做适当调整。KCl 或 NaCl 在浓度为 50mmol/L 时可增加 *Taq* 酶活性，而 50mmol/L 的 NH_4Cl 则可抑制 *Taq* 酶活性。二甲基亚砜（DMSO）在低浓度下（2% ～ 10%）可减少模板二级结构，在模板 G+C 含量较高时加入 DMSO 可增加反应的特异性和效率。表面活性剂 Triton X-100、Tween20、NP-40 对 *Taq* 酶活性有保护作用，并可消除低浓度 SDS 对反应的不利影响。

Taq 酶聚合反应错误率相对较高，为增加掺入核苷酸的保真性，提高特异性扩增的效率，可以采取以下优化措施：①加入少量的高保真酶，如 *Vent*、*Pfu* 等，以减少碱基的错误率；②配制浓度相等的 dNTP，并尽可能使用不影响合成的最低浓度；③尽量缩短变性时间，减少 DNA 损伤；④尽量减少循环数以减少碱基错误掺入的概率；⑤加入反应促进剂。此外，*Taq* 酶的用量对 PCR 扩增亦有较大影响，一般 100μl 反应体系中加入 $1 \sim 2.5U$ *Taq* 酶效果最佳。

2. *Tth* DNA 聚合酶 从嗜热菌 *Thermus thermophlus* HB8 株中分离出来的一种耐热 DNA 聚合酶。在 Mn^{2+} 和 Mg^{2+} 存在时，*Tth* 酶聚合活性增加。而在高温和有 $MnCl_2$ 存在的情况下，*Tth* 聚合酶还有逆转录酶活性。

3. *Vent* DNA 聚合酶 又称 *Tli* DNA 聚合酶，是一种极度耐高温的聚合酶，97.5℃时半衰期可达 130 分钟。*Vent* 聚合酶具有 3′→5′ 外切酶活性，具有校正功能，碱基错误掺入率仅为 1/31 000，保真性比 *Taq* 酶高 5 ～ 10 倍。

4. *Pfu* DNA 聚合酶 从 *Pyrococcus furisus* 中分离纯化的耐热 DNA 聚合酶，具有双向外切酶活性，其保真性比 *Taq* 酶高 12 倍。*Pfu* 聚合酶也属于极度耐高温的聚合酶，97.5℃时半衰期超过 180 分钟。*Pfu* 聚合酶的退火温度比较低，为 37 ～ 45℃，由于其有降解模板的特性，所以在进行 PCR 时应最后加到反应体系中。

（二）PCR 引物及设计原则

PCR 反应体系中通常需要一对引物——5′ 端引物和 3′ 端引物。以编码链为基准，5′ 端引物与待扩增序列的 5′ 端一小段 DNA 相同，引导编码连的合成；而 3′ 端引物则与待扩增序列 3′ 端的一小段 DNA 互补，引导模板链的合成。PCR 扩增产物的特异性及片段大小均由引物限定，因此科学合理地设计引物对于 PCR 的成功至关重要。引物设计目前大多是利用计算机软件辅助进行，常用的软件有 Primer Premier 6.11 DEMO、Oligo 7.55 Demo、NoePrimer 2.03 等，在线设计工具主要是 DNAWorks 3.0、Primer 3、Primo Pro 3.4、SGD Web Primer、AutoPrime 等。引物设计的总原则是最大限度地提高扩增的效率和特异性，同时尽可能抑制非特异性扩增，具体在设计过程中需要注意以下方面。

1. 引物的长度 一般为 15 ～ 30nt，常用的是 18 ～ 27nt。一般而言，采用模板与引物的退火温度不低于 55℃的最短的引物可获得最好的效率和特异性。

2. 引物的碱基组成和特异性 引物序列中 G+C 含量一般为 40% ～ 60%，一对引物的 GC 含量和 T_m 值应该协调。引物应具有高度特异性，序列中连续出现的同一碱基个数应 < 4 个，除模板之外不允许有连续的 8 个以上的碱基同源。

3. 引物自身及引物之间的结构 引物自身不能有互补序列，两条引物之间连续互补碱基应该 < 4 个，3′ 端之间不能有互补性。

4. 引物的 3′ 端 引物的 3′ 端是延伸开始的地方，绝对不能发生错配，不能进行修饰，并应尽量避免末位是 A 或 T。此外，3′ 端也不能终止于密码子的第 3 位，因为密码子的第 3 位易发生摆动配对，会影响扩增的特异性与效率。

5. 引物的 5′ 端 引物的 5′ 端可以进行一定程度的修饰，如入加酶切位点、标记生物素、荧光、地高辛，引入突变位点或突变序列，引入启动子序列等。

6. 引物的浓度 除了上述设计原则外，引物的浓度也是 PCR 时需要考虑的因素，引物浓度过低会导致产物量过低，过高则会引起碱基错配、引物二聚体的形成及非特异性扩增。常用的引物浓度一般在 0.1 ～ 0.5μmol/L。

（三）PCR 模板及预处理

PCR 扩增的模板 DNA 可以来源于临床样本、培养细胞、病毒、血液、毛发、古生物标本等，既可以是 DNA，也可以是 RNA（如果是 RNA 需要先逆转录成 cDNA，再进行 PCR）。PCR 前，待扩增样品均需要先纯化并进行一定的预处理才能作为 PCR 的模板，如对于环状质粒，最好先用限制酶将其线性化；而对于基因组 DNA，最好是使用机械剪切或限制酶，使其变成小片段。模板的用量对 PCR 的结果也有重要影响，应该控制在合适的范围，通常的用量是 $10^2 \sim 10^5$ 个拷贝，分别相当于 1μg 哺乳动物基因组 DNA、10ng 酵母基因组 DNA、1ng 细菌基因组 DNA 和 1pg 质粒。

（四）PCR 底物 dNTP

四种 dNTP 的浓度在 PCR 时应该相等，以减少错误掺入的机会。适宜的 dNTP 浓度是获得理想结果的必要条件，一般常用浓度为 20 ～ 200μmol/L，为达到最优的扩增效果，常选用不影响模板扩增的最低底物浓度。

（五）PCR 缓冲系统及促进剂

PCR 缓冲系统提供反应所必需的、合适的 pH 和某些离子。最常用的缓冲液是 10 ～ 50mmol/L 的 Tris-HCl（pH 8.3 ～ 8.8，20℃），还含有一定浓度的 Mg^{2+} 及 KCl。为保护聚合酶活性、降低碱基错配率、改善 PCR 效率，有时还可以向反应体系中加入一些 PCR 促进剂，如助溶剂 DMSO、甲酰胺、甘油，添加剂氯化四甲基铵（TMAC）、硫酸铵，表面活性剂 Triton X-100、Tween20、NP-40 等。

（六）PCR 循环参数

1. 变性温度 取决于模板的 G+C 含量，变性的时间则与模板的长度有关，通常是在 94 ～ 95℃ 变性 30 秒左右。不过在实际工作中，应根据模板及耐热 DNA 聚合酶的特性，最终确定变性条件。在扩增时可先使模板及反应体系的其他成分在 97℃ 预变性 5 ～ 10 分钟，再加入 *Taq* 酶进行正常循环，可保证模板充分解链，并能减少 *Taq* 酶的变性失活。

2. 退火温度 由引物的碱基组成及长度决定，一般比引物的 T_m 低 5℃ 左右，过高会降低扩增效率，过低会使扩增特异性下降。退火时间常为 30 秒。

3. 延伸时间 由模板长度及 DNA 聚合酶的反应速率决定。在 PCR 的最后一轮一般都将延伸时间延长 10 分钟，以确保目标 DNA 合成完全。当模板 DNA 的拷贝数较低时，需要适当延长延伸时间。延伸的温度一般为 72℃。

4. 循环次数及平台效应 在其他条件优化的前提下，PCR 的循环次数取决于待扩增模板的初始浓度。当初始模板量为 $3×10^5$、$1.5×10^4$、$1×10^3$ 及 50 个拷贝时，最适循环次数分别为 25 ～ 30、30 ～ 35、35 ～ 40 及 40 ～ 45 次。一般从反应的第三个循环开始，产物量会随着循环次数呈指数形式累积，此即反应的指数期；当目标 DNA 拷贝数达到 10^{12} 后，扩增的效率会急剧降低，反应进入平台期。在指数期内，模板 DNA 的非特异扩增极少；在非指数期，非特异扩增、小的缺失及突变体的发生概率明显增加。因此，PCR 一般要求在指数期完成。

（七）PCR 技术的质量控制

质量控制是分析实验过程中的误差，控制与实验有关的各个环节，以确保检测结果准确可靠的一系列程序和标准。由于 PCR 技术具有高度敏感性，在实验过程中除了要注意 PCR 的反应体系、参数，采取必要的优化措施外，还必须对有关生物学实验室和临床检验科室的实验仪器、试剂与耗材以及操作人员的技术水平进行严格的质量监控，才能保证检测结果的准确性和可重复性。

PCR 操作相关的仪器包括 PCR 仪、紫外分析系统及移液器等，在仪器设备使用过程中不仅要选择准确度、灵敏度较高的，而且要定期进行仪器的校正检验。试剂方面，为保持结果的持续性和可重复性，最好是选择 PCR 试剂盒控制试剂质量，并且在选定某种试剂盒之前，对该试剂盒的敏感性、特异性、稳定性及对整个 PCR 实验的覆盖程度做出全面评估。实验耗材也是影响 PCR 检测质量的重要因素，最好使用 PCR 专用的一次性 Tip 头和反应管，以避免反应体系配制不准，检测质量下降。每次 PCR 检测时，一定要全程设立阴性对照和阳性对照。严格禁止重复使用一次性耗材。

进行 PCR 操作的实验技术人员必须是经过培训的专业人员，以提高 PCR 检测的稳定性和可信度。污染控制是 PCR 操作人员必须高度重视的。PCR 实验室应该人为地分出配液区、模板提取区、扩增区和电泳区，物流也应该按照这一顺序进行，严禁倒流，造成污染。应对 PCR 实验室进行定期的清洗和消毒。

PCR 质量控制是一个全面的、系统的工作，有关实验室要注意跟踪 PCR 检测标准的颁布实施情况，根据国家和行业标准及时改进 PCR 检测方法，使检测结果合法化和标准化。2002 年我国卫生部先后颁布实施了《临床基因扩增检验实验室工作规范》《临床基因扩增检验实验室管理暂行办法》《临床基因扩增检验实验室基本设置标准》等指导文件，对临床上进行 PCR 检测的有关医院的资质、实验室的区域设置和仪器配置以及整个实验流程的安排、质量控制做了详细的说明和规范，是我国临床基因扩增检验的纲领性文件，为我国运用基因扩增技术服务临床提供了明确的指导和可靠的保障。

三、PCR 技术在生物医学领域的应用

PCR 技术在生物医学领域的研究和检测工作中有着极其广泛的应用，常规的应用主要有如下几方面。

1. 检测及获得目的基因　PCR 的检测灵敏度极高，从理论上讲，只要样品中有一个已知的目标 DNA 分子存在，便可通过 PCR 扩增检测出来。扩增得到的目的基因可进一步进行测序、克隆、基因功能分析等后续研究。

2. 定点突变　将待诱变的信息设计在引物中，通过 PCR 就可使靶序列发生定点突变。这种方法不仅可以引起点突变，还可以引起插入或缺失突变。基因的定点突变可用于研究基因功能及表达调控。

3. 基因表达　利用定量及实时荧光定量 PCR 可检测目的基因的表达水平。

4. 基因组测序　在对某种生物进行基因组测序时，最后拼接时总会出现一些缺口，利用反向 PCR、锚定 PCR 等衍生 PCR 技术可以填补这些缺口。另外，不对称 PCR 和乳液 PCR 的扩增产物是单链 DNA，可以直接用作测序的模板。

5. 基因诊断　PCR 技术现已广泛用于临床上遗传病、肿瘤及感染性疾病的检测及筛查，其灵敏度高，特异性强，可帮助临床医师对疾病做出早期诊断。

6. 组织配型及器官移植　序列特异性寡核苷酸多态性 PCR（PCR-SSOP）常用于对人类的白细胞抗原进行分型，可为供受体双方的基因型提供精确配型，提高器官移植的成功率。

7. 法医学及流行病学应用　利用 PCR 检测个体的短串联重复序列多态性，可用于法医学上的个体识别和亲子鉴定。在流行病学研究中，PCR 主要用于确定致病微生物和传染源，从而切断传播途径，控制疾病传播。

四、衍生 PCR 技术及其应用

PCR 技术自诞生以来，一直在不断地发展和改进，现已衍生出多种 PCR 技术。下面介绍一些常用的技术及其应用。

（一）逆转录 PCR

逆转录 PCR（reverse transcription PCR，RT-PCR）是将 RNA 的逆转录与 PCR 过程结合的一种 PCR 技术，即在逆转录酶的作用下，以 mRNA 为模板逆转录生成 cDNA，再以 cDNA 为模板进行 PCR 扩增。通过 RT-PCR 可将低丰度的 mRNA 大量扩增，以便对其进行检测和功能研究。

RT-PCR 的引物包括随机引物、Oligo（dT15 ～ 18）及特异性引物。随机引物适用于对未知的、长的或具有发夹结构的 RNA 进行逆转录，特异性最低；Oligo（dT15 ～ 18）适用于扩增具有 poly（A）尾的 mRNA；特异性引物与目的序列互补，是反义寡核苷酸，适用于目的序列已知的情况。作为模板的 RNA 可以是总 RNA、mRNA 或体外转录的 RNA 产物，在使用过程中，要注意确保 RNA 中无 RNase 及基因组 DNA 的污染，以获得满意的逆转录和扩增效果。

RT-PCR 时常用的逆转录酶有禽成髓细胞瘤病毒（avian myeloblastosis virus，AMV）逆转录酶、莫洛尼鼠白血病病毒（Moloney murine leukemia virus，MMLV）逆转录酶、超级 RNaseH- 逆转录酶（super RNaseH- reverse transcriptase）等。

RT-PCR 主要用于分析基因的转录水平、检测 RNA 病毒含量、获取目的基因、合成 cDNA 探针以及构建 RNA 高效转录系统等。

（二）定量 RT-PCR

在 PCR 扩增的指数期内，扩增效率的细微改变都会极大地影响最终产物的生成量，因此利用一般 RT-PCR 无法对原始 mRNA 模板数量的多少做出准确的判定。如果在反应体系中设立一定的 RNA 竞争性参考标准（RNA competitive reference standard，RNA-CRS），与目标 mRNA 一起进行扩增，就能对目的基因的表达水平做出半定量或定量分析，这就是定量 RT-PCR（quantitative RT-PCR，QRT-PCR）。定量 RT-PCR 是精确定量分析基因表达的一种快速、敏感的方法，而 RNA-CRS 的选择与构建是定量 RT-PCR 能否准确定量的关键。常用的 RNA-CRS 主要有两种类型。

1. 内源性基因模板标准　一般选择管家基因编码的 mRNA 作为内源性基因模板标准（俗称内参），如核糖体蛋白、β2- 微球蛋白、β- 肌动蛋白（β-actin）、翻译延长因子、磷酸甘油醛脱氢酶、二氢叶酸还原酶基因等。管家基因表达的 mRNA 量比较恒定，将它们稀释成不同浓度，与含有目的 mRNA 的样品混合后再在各自不同引物的引导下共同进行 RT-PCR。反应结束后将待测 mRNA 扩增的产物与内参的产物进行比较，即可达到相对定量的目的。需要注意的是，管家基因与待测 mRNA 在分子大小、序列组成、二级结构及使用的引物方面可能存在较大差异，因此二者的扩增效率并不相同，内源基因模板标准只能对样品进行相对定量（半定量）。

2. 体外构建的各种 RNA-CRS　利用人工构建的各种 RNA-CRS 可对目的 mRNA 进行精确定量。人工构建的 RNA-CRS 不仅在分子大小、碱基顺序、二级结构上与目的 mRNA 相同或高度相似，而且二者利用共同的引物进行 RT-PCR，共同扩增的产物可依据其大小的差异或酶切差异来区分。由于消除了内参在定量方面的缺陷，人工构建的 RNA-CRS 可对靶 mRNA 进行精确定量。构建 RNA-CRS 的策略比较多，包括多引物串联体 RNA-CRS、在目的 cDNA 中插入或丢失一个片段而产生的 RNA-CRS、PCR 辅助的转录本滴定分析（PCR aided transcript titration assay，PATTY）等。

（三）实时荧光定量 PCR

实时荧光定量 PCR（real-time fluorescent quantitative PCR，FQ-PCR）是在 PCR 反应体系中加入荧光标记分子，利用荧光信号的累积实时监测整个 PCR 过程，最后通过标准曲线对原始模板进行定量的方法。

1. 荧光标记方法　根据所使用的荧光物质的差异，FQ-PCR 可分为两类，分别是荧光染料法和荧光探针法。荧光染料法是一种序列非特异性的检测方法，也是 FQ-PCR 最早使用的方法。荧光探针法是基于荧光共振能量转移（fluorescence resonance energy transfer，FRET）而建立起来的一种定量方法，包括水解探针法、分子信标（molecular beacon）法等。FRET 是指当一个荧光分子（供体分子）的发射光谱与另一个荧光分子（受体分子）的吸收光谱重叠，且两个分子的距离足够近时，对供体分子的激发可诱发受体分子发射出荧光，同时供体分子自身的荧光强度发生衰减（猝灭）的现象。

（1）荧光染料法：也称 DNA 结合染色法，DNA 结合染料与双链 DNA 结合时在激发光的作用下发出荧光，荧光信号的强弱与双链 DNA 分子的数量成正比，从而可对样品定量。常用的荧光染料是 SYBR Green Ⅰ（SG Ⅰ）。SG Ⅰ 游离时几乎不发光，当与双链 DNA 结合后，其荧光信号可成百倍地增加（图 9-9）。

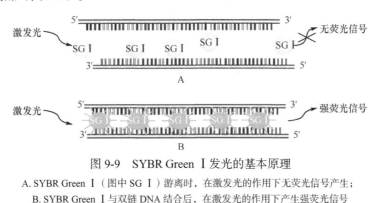

图 9-9　SYBR Green Ⅰ 发光的基本原理

A. SYBR Green Ⅰ（图中 SG Ⅰ）游离时，在激发光的作用下无荧光信号产生；
B. SYBR Green Ⅰ 与双链 DNA 结合后，在激发光的作用下产生强荧光信号

荧光染料法的优点是灵敏度高、使用方便、成本低。然而由于染料能与任何双链 DNA 结合，因此该法的特异性不强，容易产生假阳性。

（2）水解探针法：也称外切核酸酶探针法，以 TaqMan 探针为代表。其基本原理是：依据目的基因的序列先设计合成一个特异性的探针，探针的 5′ 端标记有报告基团（reporter，R），3′ 端标记有荧光猝灭基团（quencher，Q），报告基团 R 与猝灭基团 Q 的空间距离非常接近，R 所发射的荧光能量被 Q 基团吸收，因此不能发出荧光（图 9-10 A）。PCR 时，引物与探针同时结合在模板上，探针的位置位于上下游引物之间（图 9-10 B）。当扩增延伸到探针位置时，*Taq* 酶利用其自身的 5′→3′ 外切核酸酶活性水解探针，破坏了 Q 对 R 的猝灭作用，R 基团释放，发出荧光（图 9-10 C）。*Taq* 酶水解的荧光分子数与 PCR 产物的数量成正比，因此，根据 PCR 体系中的荧光强度即可算出初始 DNA 模板的数量。常用的报告基团有 FAM、JOE、HEX、TET、VIC 等，荧光猝灭基团有 TAMRA、Eclipse 等。水解探针法的优点是对目标序列的特异性高、设计相对简单、

重复性好；缺点是只适合一个特定的目标，而且一般需要委托公司标记探针，价格较高。另外，由于荧光猝灭基团的淬灭作用常常不彻底，使检测结果的本底较高。

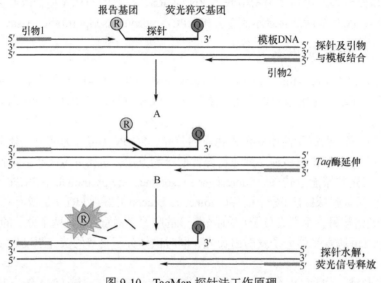

图 9-10　TaqMan 探针法工作原理

（3）分子信标法：是利用 FRET 建立起来的新型荧光定量技术。分子信标是一种特殊的单链寡核苷酸探针，长约 25nt，呈茎 - 环结构。其中环序列是一段与目标序列互补的寡核苷酸片段；茎长约 5～7bp，由与目标序列无关的互补碱基构成，茎的一端连接一个荧光分子，另一端连接一个荧光猝灭分子。

当无靶序列存在时，茎部的荧光分子与猝灭分子非常靠近，荧光分子发出的荧光被猝灭分子吸收，此时检测不到荧光信号。而当有靶序列存在时，环序列与靶序列特异性结合，使茎 - 环结构打开，荧光分子发出的荧光不再被猝灭分子吸收，因而可被检测到。常用的荧光 - 猝灭分子对有香豆素 -DABCYL、EADNS- DABCYL、荧光素 -DABCYL 等。分子信标具有可实时监测、交叉污染少、省时方便、特异性强、灵敏度高且可对核酸进行大规模自动化检测等优点，但是也存在设计困难、费用比较昂贵等缺陷，而且分子信标茎部结构在变性时有时难以打开，影响测定结果的稳定性。

2. FQ-PCR 的重要概念及定量原理　FQ-PCR 涉及荧光阈值、循环阈值、标准曲线的绘制及模板定量等几个问题。

（1）荧光阈值（threshold）：FQ-PCR 对待测样品的定量必须在 PCR 的指数期内进行，以便对模板的初始含量做出准确推断。因此，需要在 PCR 荧光扩增曲线的指数增长期内设定一个荧光强度标准，即荧光阈值。荧光阈值可以设定在指数扩增阶段的任何时段，一般检测系统的缺省设置是 3～15 个循环的荧光信号的标准偏差的 10 倍。如果采取手动设置，原则上要大于样本的荧光背景值和阴性对照的荧光最高值，同时尽量选择进入指数期的最初阶段，即 S 形扩增曲线的增长拐点附近。

（2）循环阈值（cycle threshold，Ct）：PCR 过程中扩增产物的荧光信号达到设定的荧光阈值时所需要的循环次数即为循环阈值 Ct。Ct 值与荧光阈值有关，荧光阈值设定在指数期的初始阶段，此时样品间的细小误差尚未放大，扩增效率也比较恒定，因此在此期测得的 Ct 值也具有极好的重复性，保证了最终定量结果的稳定可靠。

（3）标准曲线的绘制及模板定量：根据以往的推导，Ct 值与起始模板量的对数呈线性负相关，

即 $Y = -aX+b$（其中 X 为模板浓度值的对数，Y 为 Ct）。在进行定量测定时，首先将待测样品与已知起始模板浓度的标准品同时进行扩增；然后以模板的起始拷贝数为横坐标，Ct 为纵坐标，利用标准品测得的数据绘制出标准曲线；最后只要得到待测样品的 Ct 值，即可利用标准曲线算出该样品的起始模板浓度，这是一种绝对定量的方法。如果参照样品浓度未知，则可以利用 FQ-PCR 对样品进行相对定量。相对定量时，一般将待测样品与作为内参的某种管家基因做一系列梯度稀释，然后同时绘制出各自的标准曲线，通过待测样品与内参的比较，即可得到待测样品的相对浓度。

3. FQ-PCR 在生物医学领域的应用 FQ-PCR 融汇了 PCR 的灵敏性、DNA 杂交的特异性及光谱定量的精确，具有可封闭反应、污染少、定量准确、定量范围宽、灵敏度高、假阳性率低、实时监测、效率高等多方面优势，现已广泛用于起始模板的定量、基因型分析、单核苷酸多态性（SNP）分析、病原体监测、产物鉴定、基因表达差异、药物疗效考核和药物耐药性研究等诸多领域。

（四）其他衍生 PCR 技术

1. 多重 PCR（multiple PCR） 是在一个反应体系中同时加入多对引物，同时扩增同一份 DNA 样品的不同序列。根据不同序列是否存在，判断基因片段是否存在缺失、插入或点突变。进行多重 PCR 时，要注意各对引物扩增的 DNA 片段长度一定要有差别，以便通过电泳检测区分。多重 PCR 常用于肿瘤的基因诊断及传染病、流行病等疾病的研究。

2. 巢式 PCR（nested PCR） 如果 DNA 模板的拷贝数太低，进行一般 PCR 可能检测不到 DNA，此时可采用巢式 PCR。巢式 PCR 设计两对引物，一对引物对应模板序列的外侧，称为外引物，另一对引物一部分与外引物的 3′ 端部分互补，另一部分与外引物内侧的模板序列互补，即外引物的扩增产物较长，含有内引物扩增的目的序列。经过二次扩增可增加低拷贝 DNA 的检出机会。

3. 反向 PCR（inverse PCR，IPCR） 是对已知 DNA 片段两侧的未知序列进行扩增和研究的一种特殊的 PCR 方法。其基本原理及过程如下：①用适宜的限制酶（酶 X）切割样品 DNA；②利用连接酶将酶切产物连接环化；③在已知序列内部设计一对方向相反的引物，以自身环化的 DNA 为模板进行 PCR，以扩增出未知区域（图 9-11）。反向 PCR 主要用于克隆连续的基因组 DNA 片段、获得启动子序列、定点诱变、鉴定插入失活基因等。

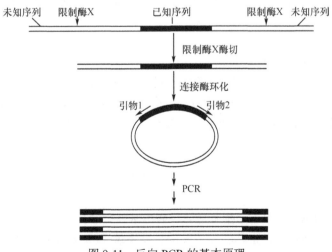

图 9-11 反向 PCR 的基本原理

4. 原位 PCR（in-situ PCR，ISPCR） 是将 PCR 与可进行细胞定位的原位杂交相结合的一种技术，即先在经多聚甲醛固定、石蜡包埋的组织切片上或在细胞涂片上的单个细胞内进行 PCR，使靶序列拷贝数增加，再用特异性探针进行原位杂交，以对靶序列进行定性、定量和定位分析。原位 PCR 弥补了 PCR 和原位杂交的不足，既可检测 DNA，也可检测 RNA，是将目的基因的扩增与定位相结合的一种最佳方法。

5. PCR- 单链构象多态性（PCR-single strand conformation polymorphism，PCR-SSCP） 是一种将 PCR 与 SSCP 结合起来检测 DNA 的技术。操作时先 PCR 扩增样品，然后将扩增产物变性为单链，进行非变性聚丙烯酰胺凝胶电泳。不同构象的等长单链 DNA，在非变性聚丙烯酰胺凝胶电泳中的迁移率各有不同，借此可将不同的 DNA 分子区分出来。PCR-SSCP 极其灵敏，甚至单个碱基的变异也可检测到，现已广泛用于癌基因和抑癌基因突变的鉴定、遗传病致病基因分析、基因制图等领域。

6. PCR- 限制性片段长度多态性（PCR-restriction fragment length polymorphism，PCR-RFLP）限制酶可以识别并切割特异性碱基序列。如果待测基因的碱基发生突变，且突变位点正好与某种限制酶的识别位点相关，那么就会导致该序列的某些酶切位点消失或出现新的酶切位点。当用特定的限制酶切割该序列时，释放的片段大小与正常基因相比会有明显差异，通过电泳就可检测出来。这种通过限制酶切片段的不同来分析目的基因多态性的方法称为 RFLP。将目的基因经 PCR 扩增后再进行 RFLP 分析即为 PCR-RFLP。PCR-RFLP 主要用于分析基因突变和等位基因多态性。由于 PCR-RFLP 只能检测某些已知的与酶切位点相关的突变，且操作烦琐、费时，费用较高，因此其应用范围较为局限。

7. 单分子 PCR（single molecule PCR，SMPCR） 也称数字 PCR（digital PCR，dPCR），是一种与传统的定量 PCR 完全不同的核酸分子绝对定量技术。传统的定量 PCR 一般依靠标准曲线或参照标准品的浓度来测定核酸浓度，而 SMPCR 是首先将 DNA 或 RNA 稀释成单分子水平，然后分配到大量的微反应单元中，再对单元内的单分子模板进行 PCR 扩增、荧光检测和统计学分析，实现对起始样品的绝对定量，具有高灵敏度、高特异性、高精确度、高通量等优势。

与传统的定量 PCR 相比，SMPCR 在操作流程上主要多了样品分散环节。商业化的数字 PCR 仪主要通过芯片式或液滴式（油包水）反应单元完成样品的分散、扩增和检测。芯片式单元是将样品分配在容积微小的固体反应腔中，而液滴式单元是将样品分散在油包水的反应单元中。不论在哪种反应单元中进行，仪器均可对每个反应单元进行实时或终点荧光分析，对核酸样品进行精准定量。

由于自身的巨大优势，数字 PCR 在基因组学、转化医学、精准医疗、食品安全检测、环境微生物检测等领域有着广阔而深远的应用前景。不过，因为样品分散环节的技术瓶颈限制了商业化数字 PCR 仪器的研发，目前全世界仅有少数几款商业化产品推向市场。我国为了突破这一技术壁垒，已将"突破微流控芯片、单分子检测、自动化核酸检测等关键技术，开发全自动核酸检测系统"列为国家战略，写入了《"十三五"国家科技创新规划》。

第五节　RNA 体外扩增技术

RNA 体外扩增（RNA-PCR）是按照逆转录病毒基因组的复制方式，通过 cDNA 的介导在体外大量扩增 RNA 的一项技术，也称转录依赖的扩增系统（transcript-based amplification system，TAS）或自主维持序列复制（self-sustained sequence replication，3SR）。RNA-PCR 的整个反应过程是在逆转录酶、RNaseH、T7 RNA 聚合酶等几种酶的协同作用下，经过反复的转录和逆转录来完成的。

一、基本反应原理

1. 反应体系　RNA-PCR 反应过程需要逆转录酶、RNase H、T7 RNA 聚合酶、RNA 模板、两条引物（引物 R 和引物 F）、NTP、dNTP 及缓冲液等多种酶和组分的参与。

2. 反应过程　可分为两大阶段。第一阶段是非循环反应相，基本过程与逆转录过程一致：引物 R 与模板 RNA 退火形成局部双链，在逆转录酶的作用下合成 cDNA 第一链；RNase H/ 逆转录酶水解去除 RNA-DNA 杂化双链中 RNA；引物 F 与 cDNA 第一链结合，在逆转录酶的作用下合成 cDNA 第二链。第二阶段是循环反应相，包括反复的转录和逆转录过程：引物 R 中含有 T7 RNA 聚合酶的启动子，在启动子的引导下，T7 RNA 聚合酶以 cDNA 第二链为模板，合成反义 RNA；逆转录酶再以反义 RNA 为模板进行逆转录过程，生成双链 DNA；然后 T7 RNA 聚合酶再次催化反义 RNA 的聚合反应，如此循环往复进行，直到反应终止（图 9-12）。T7 RNA 聚合酶的催化效率较高，每个模板可转录出约 10^4 个 RNA 拷贝，所以只需要少数几个循环即可使产物大大增加。另外，在第二阶段虽然反义 RNA 在循环中不断被降解，但与其互补的 cDNA 却保留下来，在其拷贝数经过几次循环大量增加后，即可作为模板在 T7 聚合酶的催化下生成大量反义 RNA。

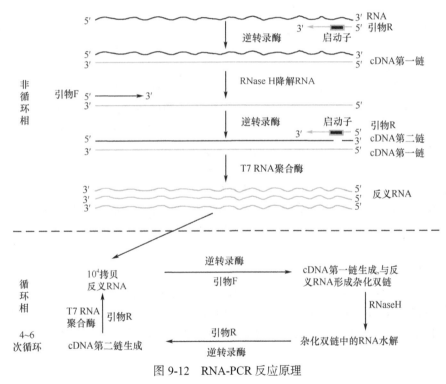

图 9-12　RNA-PCR 反应原理

二、反应产物的检测

RNA-PCR 产物主要利用葡聚糖珠夹心杂交法进行检测：首先使 RNA 产物一部分与标记的探针杂交，形成局部双链；然后再利用产物分子中未杂交的部分与包被在葡聚糖珠上的另一段互补寡核苷酸片段杂交，形成一种"夹心式"的复合物，最后再针对探针信号进行检测。由于是双杂交式检测，特异性比一般的杂交检测要高出许多。

三、RNA-PCR 技术的特点及应用

RNA-PCR 一个突出的特点就是效率极高,由于模板分子的拷贝数以 10 的指数倍递增($\sim 10^4$),所以仅需 4～6 次循环即可完成反应。反应的高效性不仅缩短了反应时间,也使错误掺入率大大降低,仅为普通 RT-PCR 的 1/5。此外,产物检测采取葡聚糖珠夹心杂交法,也进一步提高了 RNA PCR 的特异性。

RNA-PCR 技术目前主要用于样品中微量 RNA 的检测、RNA 测序等过程,也可为临床上遗传性、传染性疾病及肿瘤的诊断提供有价值的依据。不过由于这一技术循环过程相对复杂,而且需要重复加入逆转录酶和 T7 RNA 聚合酶,这些不足限制了它的广泛应用。

第六节　DNA 测序技术

DNA 序列测定(DNA sequencing)是分析基因结构、了解基因功能的核心技术。20 世纪 70 年代,英国生物化学家 Frederick Sanger(1918～2013)创建了第一种 DNA 序列测定的方法——加减法,并利用该法测定了 ΦX174 噬菌体 DNA 的全长序列。随后于 1975 年,Sanger 又建立了更为简便、精确的双脱氧末端终止法。同一年,美国科学家 Walter Gilbert(1932～)和 Allan Maxam(1942～)建立了另一种 DNA 测序的方法——化学降解法。虽然这两种方法的原理不同,但对 DNA 测序技术的迅速发展都产生了深远的影响。Sanger、Gilbert 和 Paul Berg(1926～,建立 DNA 重组技术)共同获得 1980 年诺贝尔化学奖。

20 世纪 90 年代出现的 DNA 荧光自动测序技术就是以双脱氧终止法为基础,并结合 PCR、荧光标记及计算机分析技术而建立起来的一项快速 DNA 测序技术,它的出现为人类基因组计划的完成奠定了基础。自动测序技术以及双脱氧测序法、化学降解法等都属于第一代测序技术。随着功能基因组时代的到来,传统的测序方法已经不能满足深度测序和重复测序等大规模基因组测序的需求,因此高通量测序(high-throughput sequencing)技术应运而生。高通量测序又称新一代测序(next generation sequencing),是第二代测序技术,一次可对几十万到几百万条 DNA 分子进行序列测定,使得对一个物种的转录组和基因组进行细致全貌的分析成为可能,所以又被称为深度测序(deep sequencing)。第二代测序技术的主要以 454 GS FLX 测序平台、Solexa Genome Analyzer 测序平台和 SOLiD 测序平台为代表。

第二代测序虽然是真正意义上的高通量测序,但还是有成本高、测序读长比较短、需要借助于 PCR 因而存在一定误差等缺陷。鉴于以上问题,第三代测序技术应运而生。第三代测序以单分子测序(single-molecular sequencing)为特点,具有代表性的是 HeliScope 单分子测序技术、单分子实时测序技术和纳米孔单分子测序技术等。本节将分别介绍这三代测序技术的基本原理、特点及应用。

一、第一代测序技术

(一)双脱氧末端终止法

DNA 合成是在 DNA 聚合酶的催化下,以单链或双链 DNA 为模板,以四种 2′- 脱氧核苷三磷酸(dNTP)为底物,在引物或新合成子链的 3′-OH 端依次连接上新的脱氧核苷一磷酸,使新生链不断延长。DNA 分子中核苷酸之间通过 3′, 5′- 磷酸二酯键相互连接。如果在底物中加入 2′,3′- 双脱氧核苷三磷酸(dideoxyribonucleoside triphosphate, ddNTP),那么当 ddNTP 掺入新生链中时,由于 ddNTP 没有 3′-OH,不能与其他 dNTP 上的磷酸基团形成磷酸二酯键,DNA 新链的合成就会

终止，此即为双脱氧末端终止法测序的基本原理，也称 Sanger 测序法。

末端终止法测序时需要四个反应管，每一管都加入 DNA 聚合酶、模板、引物及四种 dNTP（其中一种用同位素标记）。此外，每管还要分别加入一种不同的 ddNTP，即 A 管加入 ddATP，G 管加入 ddGTP，C 管加入 ddCTP，T 管加入 ddTTP，这样在新链合成时，终止就会随时发生。以 A 管为例，当模板上碱基是 T 时，反应体系可能有 dATP 和 ddATP 两种碱基与模板配对。如果是 dATP 与之配对，延伸反应还将继续；而如果是 ddATP 与之配对，延伸反应就会至此终止。因此 A 管中会出现长短不一，但总是终止在 A 处的核苷酸链。其他各管中的反应情形也与 A 管类似。最终这四个反应管中所有新合成的核苷酸链的集合将是一系列长度只差一个核苷酸的 DNA 片段。反应结束后，将这 4 管反应产物分别加到分辨率达一个核苷酸水平的超薄尿素变性 - 聚丙烯酰胺凝胶板上进行电泳。经过放射自显影，从下向上读即是新合成链的 5′→3′ 的碱基排列顺序（图 9-13）。末端终止法操作简便，结果清晰可靠，是实验室最常用的测序方法。

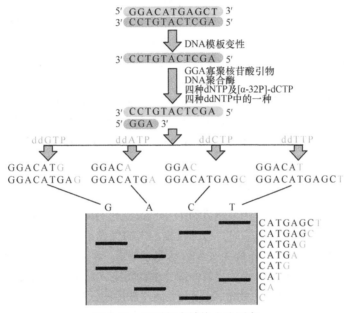

图 9-13 双脱氧末端终止法测序

（二）化学修饰法

化学修饰法也称为 Maxam-Gilbert 法，该法是将待测 DNA 片段的 3′ 或 5′ 端用放射性同位素进行标记，然后将标记过的 DNA 片段分成 4 组，每组用不同的化学试剂分别对不同的碱基进行化学修饰：硫酸二甲酯修饰鸟嘌呤，甲酸修饰嘌呤碱基，肼修饰嘧啶碱基，在有 NaCl 存在的条件下，肼只修饰胞嘧啶。修饰后的碱基经过处理后会从糖环上脱落，同时和该糖环相连的磷酸二酯键在特异的裂解试剂作用下也会发生断裂，最后就会得到一组长短不等的末端标记核苷酸片段。电泳后，将各条带从下向上读即是待测 DNA 5′→3′ 的核苷酸序列（图 9-14）。

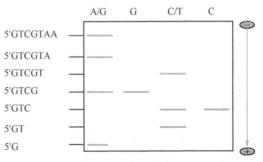

图 9-14 化学修饰法降解产物电泳区带放射自显影示意图

化学修饰法虽然操作比较烦琐，不如末端终止法常用，但也有其自身优势，如所测序列是原始 DNA 分子，不会出现因扩增错误而测错的情形；

可以分析 DNA 甲基化等修饰情况；可通过化学保护及修饰干扰实验，研究 DNA 的二级结构及
DNA- 蛋白质互作等。

> **知识链接** **"半路出家"的两位著名的生物化学家：Sanger 和 Gilbert**
>
> Frederick Sanger（1918 ～ 2013）和 Walter Gilbert（1932 ～）因"在碱基序列测定上的突
> 出贡献"而与基因工程的奠基人 Paul Berg 共同分享了 1980 年的诺贝尔化学奖。
>
> Sanger 出生于一个医生家庭，他起初的志向是当一名医生，后来却对生物化学产生了浓
> 厚的兴趣。1955 年，Sanger 首次完成了胰岛素氨基酸序列的测定，这是人类历史上第一次完
> 整测定蛋白质多肽链中氨基酸的排列顺序，具有划时代的意义，Sanger 因此于 1958 年获得了
> 诺贝尔化学奖。1975 年，Sanger 另辟蹊径，发明了快速测定 DNA 序列的方法——双脱氧末
> 端终止法，这一发明是后来人类基因组计划得以实施的关键技术之一，Sanger 因此于 1980 年
> 再度获得诺贝尔化学奖。两次获奖使桑格成为继 Marie Curie（1867 ～ 1934）、Linus Pauling
> （1901 ～ 1994）以及 John Bardeen（1908 ～ 1991）之后的第四位两度荣膺诺奖者。
>
> 与 Sanger 一样，Gilbert 也是"半路出家"的生物化学家。他曾经是一名物理学家，在遇
> 见 James Watson 之后，突然转行钻研起了分子生物学方面的问题。在探索 DNA 测序方法时，
> Gilbert 研究小组一开始就遇到了极大的困难。他们曾经用了两年的时间只测出了 24 个碱基，
> 平均就是一个月只测一个碱基！后来 Gilbert 和他的学生 Allan Maxam（1942 ～）尝试利用
> 不同的化学基团修饰碱基，终于在 1976 年前后建立了 Maxam-Gilbert 化学测序法，并成功
> 完成了长达 5000bp 质粒的测序。这一工作极大地推动了分子生物学的进展。

（三）DNA 序列的自动化分析

用四色荧光分别标记四种 ddNTP，然后利用 Sanger 法进行测序，测序产物电泳后，在激发光
的作用下会发射出四种不同波长的荧光。检测收集不同的荧光信号并进行计算机分析，即可得到
待测 DNA 的碱基排列顺序，此技术即为荧光自动测序技术。利用荧光分子标记产物，是对 DNA
测序技术一个极大的改进，不仅避免了放射性同位素的污染，还可以将四种反应产物混合在一起
进行电泳，既大大提高了电泳分析的效率，又降低了测序泳道间迁移率的差异对测序精确性的影响。
与此同时，对 DNA 序列的识读也可以在电泳过程中自动完成。

目前用于 DNA 自动测序的荧光标记染料比较多，主要集中在咕吨类、菁染料和氟硼吡咯类等。
所用的自动测序仪则主要为大规模毛细管 DNA 分析系统。DNA 的自动测序对人类基因组计划的
提前完成起到了决定性的作用。

二、第二代测序技术

第二代测序是真正的高通量测序，其突出特征是单次运行产出序列数据量巨大。高通量测序
目前主要在各大生物公司的测序平台进行。常用的 3 种测序平台的工作原理各不相同，其数据量
产出、数据质量和单次运行成本也存在一定差异，但一般都由模板准备、测序和成像、序列组装
和比对等部分组成。

（一）454 GS FLX 测序平台

454 GS FLX 测序平台主要利用了焦磷酸测序原理，其基本流程如下（图 9-15）：①文库准备：
将基因组 DNA 打碎成 300 ～ 800bp 的片段，变性后在单链 DNA 的 5′ 和 3′ 端分别连上不同的接头；
②连接：将带有接头的单链 DNA 固定在微珠上，每个微珠只携带一个单链 DNA，随后将微珠在

乳液中包裹成一个个油包水的小液滴，形成独立的微反应器；③扩增：在微反应器中每个 DNA 片段进行独立的扩增（即乳液 PCR，emulsion PCR），乳液 PCR 终止后，扩增的片段仍然结合在磁珠上；④测序和成像：携带 PCR 产物的微珠被放入 PTP 板中进行测序，PTP 孔直径仅有 29 μm，一个孔只能容纳一个微珠（20μm）。测序实际上是与新链的合成过程偶联的：4 种单独放置的 dNTP 依照 T、A、C、G 的顺序循环进入 PTP 板合成新链 DNA，每次只进入一个 dNTP 分子。如果发生碱基配对，就会释放一个焦磷酸，焦磷酸在 ATP 硫酸化酶和荧光素酶的催化下释放出的荧光信号，能够被高灵敏度 CCD 实时地捕获。最后，经过计算机的序列组装和比对就可以准确、快速地确定待测模板的碱基序列。

与其他第二代测序技术相比，454 GS FLX 测序系统的突出优势是读长较长，目前其序列读长已超过 400bp。

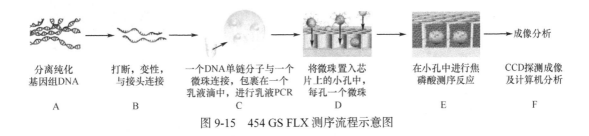

| 分离纯化基因组DNA | 打断，变性，与接头连接 | 一个DNA单链分子与一个微珠连接，包裹在一个乳液滴中，进行乳液PCR | 将微珠置入芯片上的小孔中，每孔一个微珠 | 在小孔中进行焦磷酸测序反应 | CCD探测成像及计算机分析 |
| A | B | C | D | E | F |

图 9-15　454 GS FLX 测序流程示意图

（二）Solexa Genome Analyzer 测序平台

Solexa Genome Analyzer 测序仪利用合成测序的原理，实现自动化样本制备及大规模平行测序。其基本流程：①将基因组 DNA 打断成 100 ～ 200bp 的小片段，在 5′ 和 3′ 两个末端各加上一个不同的接头，接头中分别含有 P7 及 P5 序列，P5 内侧还有测序引物序列；②将 DNA 片段变性，与固定在芯片上液流小室（Flowcell）中的 P7 或 P5 引物退火结合，然后以 DNA 片段为模板进行首轮扩增，扩增结束后，新生成的子链借助一端的引物固定在 Flowcell 上，而初始模板链未被固定，仅与子链互补结合；③变性并洗掉未固定的初始模板链，留下的 DNA 单链一端固定在 Flowcell 上，另一端则随机和邻近的另一个引物互补结合，形成桥状结构（如固定端是 P7，那么另一端则可与 P5 互补结合）；④进行桥式 PCR 扩增，使每个单分子都扩增成为单克隆的 DNA 簇，然后将 DNA 簇线性化；⑤加入改良的 DNA 聚合酶和分别用 4 色荧光标记的 dNTP，进行新一轮 DNA 合成，合成过程中每一个 dNTP 加到引物末端时都会释放出焦磷酸盐，激发生物发光蛋白发出荧光；⑥用激光扫描反应板表面，在读取每条模板序列第一轮反应掺入的核苷酸种类后，将荧光基团化学切除，恢复 3′-OH，再添加第二个核苷酸。如此重复，直到合成反应到达模板序列的末端。统计每轮收集到的荧光信号结果，就可以得知每个模板 DNA 片段的序列（图 9-16）。

Solexa Genome Analyzer 系统的优势是用样量低（可低至 100ng），文库构建过程简单，每次运行获得的数据量大（超过 20GB）且运行成本较低，是性价比较高的新一代测序技术。

（三）SOLiD 测序平台

SOLiD 全称为 Sequencing by Oligo Ligation Detection，即寡聚物连接检测测序，它是通过待测 DNA 片段与 4 色荧光标记的寡核苷酸之间的连接反应进行测序，其反应原理与 454 GS FLX 和 Solexa 的合成测序完全不同。测序具体步骤：①文库准备：将基因组 DNA 打断，加上接头，制成片段文库；或者将基因组 DNA 打断后，先与中间接头连接、环化，然后以 *Eco* P15 内切酶切割，使中间接头两端各有27bp的DNA片段，再在两头加上接头，制成配对末端文库。②扩增：采用乳液PCR对将要测序的片段进行扩增。扩增结束后，每一微珠表面都固定有同一DNA模板的大量拷贝。③微珠与玻片连接：富集带有模板的微珠。将模板变性后，在模板3′端进行化学修饰，使其与玻片共价结合，SOLiD系统的每张玻片都能容纳更高密度的微珠，因此在同一系统中能够轻松实现更高的通量。④连接测序：与待测模板发生连接反应的底物是4色荧光标记的8碱基单链荧光探针混合物。测序时通过模板与探针的多次连接反应，发出原始荧光信号，进入检测系统而被识别分析。SOLiD系统采用双碱基编码技术，在测序过程中对每个碱基判读两遍，因此有内在的校对功能，数据的准确率＞99.94%。

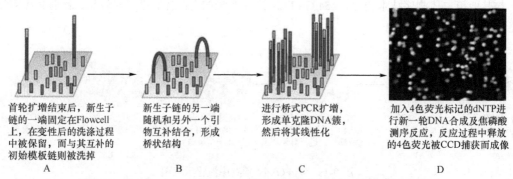

首轮扩增结束后，新生子链的一端固定在Flowcell上，在变性后的洗涤过程中被保留，而与其互补的初始模板链则被洗掉	新生子链的另一端随机和另外一个引物互补结合，形成桥状结构	进行桥式PCR扩增，形成单克隆DNA簇，然后将其线性化	加入4色荧光标记的dNTP进行新一轮DNA合成及焦磷酸测序反应，反应过程中释放的4色荧光被CCD捕获而成像
A	B	C	D

图9-16　Solexa Genome Analyzer测序仪使用的桥式PCR及检测示意图

SOLiD系统最突出的特点是超高通量，目前最新一代SOLiD™4体系单次运行可产生100 GB的数据量，相当于33倍人类基因组的覆盖率。

（四）第二代测序技术的应用

第二代测序技术由于其高通量和低成本的特点，现已广泛用于未知基因组的从头测序、已知基因组的重测序、整个转录组的整体测序、SNP位点的确认、微小RNA（miRNA）或非编码RNA（ncRNA）的探查及测序、转录调控研究等诸多领域。相信随着第二代测序技术的成熟，研究者们用很少的经费就可以对自己感兴趣的物种进行全基因组测序，在全面了解基因组序列特点的基础上更有的放矢地进行科研活动。

三、第三代测序技术

第三代测序技术也称为单分子测序技术，近几年发展非常迅速。单分子测序不需要对待测样品进行扩增，这不仅避免了因扩增而引起误差的可能性，还减少了试剂的使用，大大降低了测序成本，使人类基因组测序低于1000美元的愿望变为可能。

（一）HeliScope单分子测序技术

HeliScope单分子测序技术是基于边合成边测序的思想而研发的测序技术。基本过程如下：①将待测核酸序列打断成小片段，在其3′端加上poly（A），另一端加上Cy3荧光标记；②变性后与表面带有寡聚poly（T）的平板杂交；③加入DNA聚合酶和Cy5荧光标记的dNTP底物进行DNA合成，每轮反应只加一种dNTP；④漂洗掉多余的底物后进行检测，通过荧光信号来判断反应位置的碱基；⑤利用化学试剂去除荧光标记，进行下一轮反应。经过反复的合成、漂洗、成像、荧光猝灭，完成整个测序过程。HeliScope的读取长度约为30～35nt，每个循环的数据产出量约为21～28Gb。

（二）单分子实时测序技术

单分子实时测序技术利用 DNA 的合成过程进行实时测序。其基本原理是：在测序过程中，DNA 聚合酶被锚定在一种零模式波导（zero-mode waveguide，ZMW）小孔的底部，每一个小孔中都含有 20×10^{-21} 升的反应体系。当各种被不同荧光分子标记的 dNTP 通过弥散作用进入 ZMW 小孔，并在聚合酶的作用下发生聚合反应时，会在小孔的探测区域中被聚合酶滞留数十毫秒。此时新掺入的核苷酸就会在激光的作用下发出荧光信号，被 CCD 芯片探测系统检测到（图 9-17A）。接着，标记在核苷酸磷酸盐上的荧光分子被切除，弥散出 ZMW 小孔，新的 dNTP 进入小孔进行下一轮聚合反应。未参与合成的 dNTP 不进入荧光探测区（图 9-17A 中的白色区域），从而保证了测序结果的准确性。

单分子实时测序仪除了具有从头测序能力之外，还具有强大的再测序和脉冲测序能力。重复测序使得该仪器的测序的精度大大提高，超过了 99.9%。脉冲测序可以间断性地关闭激光，从而大大减轻了激光对 DNA 聚合酶的灭活作用，使得测序读长可以延伸到平均 1kb 的水平。

（三）纳米孔单分子测序技术

利用纳米孔进行测序的方案现已有多种，这里仅介绍基于电信号的纳米孔单分子测序技术。这项技术的核心是在一个以 α- 溶血素为材料制作的纳米孔中结合一分子外切核酸酶，同时在孔内还共价结合有分子接头环糊精。当有单链 DNA（ssDNA）进入纳米孔时，孔中的外切核酸酶会 "抓住" DNA 分子，从 ssDNA 的末端进行切割。被切下的单个碱基落入纳米孔，并与纳米孔内的环糊精相互作用，短暂地影响流过纳米孔的电流。不同的碱基在通过纳米微孔时引起的静电感应略有不同，这样通过检测电流强度的变化就能够对不同的碱基加以区分（图 9-17B）。纳米孔测序仪的优势是仪器构造简单，使用成本低廉，而且能对 RNA 分子进行直接测序。同时它是直接检测每一个碱基的特征性电流，因而也能对修饰过的碱基进行检测，这一点对于表观遗传学的研究具有重要意义。不过由于该测序仪利用的是外切核酸酶水解测序，因此不能重复测序，无法达到一个满意的精确度。

（四）FRET 测序技术

FRET 测序仪采用荧光共振能量转移法来进行测序分析。在此项技术中，DNA 聚合酶和 DNA 模板分子都被量子化修饰，并被固定在固相支持物表面。在 DNA 合成过程中核苷酸掺入时，能量会从量子化点转移到每一个被标记核苷酸的荧光分子上，使后者被激发，发射出荧光（图 9-17C）。不同的核苷酸标记的荧光分子不同，发射的荧光信号也各不相同，借此可以测出碱基序列。

（五）第三代测序技术的应用前景

单分子测序技术虽然现在仍处在研发阶段，但已经显示出极其广阔的应用前景，将为基因组学和个体医学的发展带来划时代的影响。与第二代测序技术相比，单分子测序能够更直观地检测 DNA/RNA 分子的数量和序列结构，从而使核酸分子的检测更加精确。此外，纳米孔测序能够检测到模板序列的碱基修饰，这将对表观遗传学的研究产生极大的推动作用。随着单分子测序技术的逐渐成熟，个体基因组的测序价格会急剧下降，基因组测序有望走向临床诊断，从而推动个体化医疗的发展。

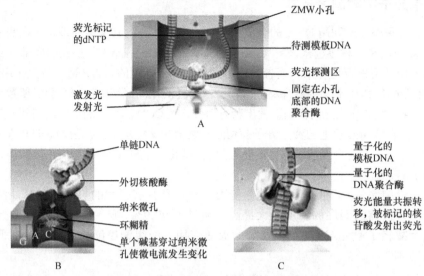

图 9-17   几种具有代表性的第三代测序技术

A. 单分子实时测序技术；B. 纳米孔单分子测序技术；C. FRET 测序技术

第七节   基因失活技术

基因失活（gene inactivation）是指利用某种技术，在 DNA 或 mRNA 水平封闭或降低相关基因的表达，以用于研究基因的功能或疾病的基因治疗。常用的基因失活技术有反义核酸（antisense nucleic acid）、RNA 干扰（RNA interference，RNAi）、核酶（ribozyme，RNAzyme）、三链 DNA（triple-strand DNA）等。

一、反义核酸技术

反义核酸是指与靶 mRNA 具有互补序列的 DNA 或 RNA 分子，通过与靶 mRNA 的配对结合，参与目的基因的复制、转录、加工、mRNA 转运或翻译等环节，抑制目的基因的表达。与目的基因互补的反义寡核苷酸链虽然最早于 1967 年就已被合成出来，而且随后在无细胞系统中被证实可抑制 mRNA 的翻译过程，但直到 1984 年有学者在原核生物中发现了天然的反义 RNA，反义核酸抑制基因表达的作用才为人们普遍接受。

（一）反义核酸的作用机制

反义核酸的主要作用机制是利用细胞内 RNase H 降解靶 mRNA。反义 DNA 与 mRNA 结合后形成杂化双链，生物体内普遍存在的 RNase H 可以通过降解杂化双链中的 mRNA，抑制翻译过程。此外，反义核酸与 mRNA 的结合还可以通过影响以下过程抑制目的基因的表达：①与 mRNA 前体的剪接位点和加尾位点结合，抑制 mRNA 的加工与成熟；②与 mRNA 的 5′ 非翻译区和 3′ 非翻译区结合，阻碍 mRNA 与核糖体及翻译相关蛋白因子的结合，抑制蛋白质的生物合成；③与 mRNA 编码区结合，阻碍核糖体的前进；④抑制成熟 mRNA 向细胞质的运输；⑤使 mRNA 更易被核酸酶识别而降解，从而大大缩短 mRNA 的半衰期。

（二）反义核酸技术的应用

反义核酸对目的基因的特异性抑制作用无论是在细胞水平还是在整体水平都已得到证实，其在生物医学领域中的应用也已取得不少进展。反义核酸技术，尤其是反义 RNA 技术，由于具有安全性高、特异性强、无残留、设计和制备方便、剂量可调节等特点，现已广泛应用于肿瘤的基因治疗、病毒感染性疾病的基因治疗以及基因功能研究等方面。利用反义 RNA 进行基因治疗，首先要解决的就是反义 RNA 的高效、靶向转移问题。在体外进行反义 RNA 转移的方案一是将人工合成的反义 RNA 直接作用于体外培养细胞，二是构建一些能转录出反义 RNA 的质粒，然后将这些质粒转入细胞内。但对于在体的基因治疗，这两种方案都存在一定缺陷：前一种容易导致反义 RNA 快速降解，而后一种则不容易控制治疗剂量。近年来，受体介导的反义 RNA 转移技术有望成为解决上述问题的有效途径。例如，有学者利用去唾液酸糖蛋白（asialoglycoprotein，ASGP）与多聚赖氨酸（polylysine，PL）共价结合，形成可携带反义 RNA 的 ASGP-PL 复合物。ASGP-PL- 反义 RNA 复合物在经过肝细胞时，被肝细胞表面的特异性 ASGP 受体捕获而进入肝细胞，其中的反义 RNA 可逐渐释放出来，抑制致病基因的表达。这种受体介导的反义 RNA 转移技术不仅解决了反义 RNA 的靶向问题，还使其受到多聚赖氨酸的保护，提高了转移效率，也可人为控制剂量。

二、RNA 干扰技术

RNA 干扰（RNAi）是真核生物中普遍存在且非常保守的一种现象，是在研究秀丽隐杆线虫（*Caenorhabditis elegans*）反义 RNA 的过程中发现的。1995 年，美国康奈尔大学的郭苏等发现注射正义 RNA 和反义 RNA 均能特异性地抑制 *C. elegans par*-1 基因的表达。3 年后卡耐基研究院的 Andrew Z. Fire（1959 ～）和马萨诸塞大学医学院的 Craig C. Mello（1960 ～）证实，正义 RNA 抑制基因表达的现象是由于体外转录得到的 RNA 中污染了微量的双链 RNA 引起，后来就将这种由双链 RNA 诱发的转录后基因沉默（post-tanscriptional gene silencing，PTGS）现象命名为 RNA 干扰。法尔和梅洛由于在 RNAi 机制研究中的贡献而获得 2006 年的诺贝尔生理学或医学奖。

（一）RNAi 的作用机制

RNAi 中一个非常重要的成员是 Dicer 酶，它是 RNase Ⅲ家族中双链特异性的内切核酸酶。Dicer 酶可与双链 RNA（dsRNA）结合，并将其剪切成 21 ～ 23bp 带有 3′ 突出端的短双链 RNA，即小干扰 RNA（small interfering RNA，siRNA）。随后 siRNA 与细胞内的 Dicer 酶和 Argonaute 蛋白等装配成 RNA 诱导的沉默复合体（RNA-induced silencing complex，RISC）。复合体中的 siRNA 解旋成单链，序列特异性地结合在目标 mRNA 分子上，引导 RISC 在特异位点切断目标 mRNA 或抑制翻译，引发转录后的基因沉默。

生物体内的 dsRNA 可来自于 RNA 病毒感染、转座子的转录产物及外源导入的基因。这些 dsRNA 诱发了细胞内的 RNAi 机制，从而使病毒被清除，转座子表达被阻断，与之同源的基因表达被阻断。参与 RNAi 反应的关键酶是 Dicer 酶，它是 RNA 酶Ⅲ家族的一个成员，其结构中包括一个螺旋酶结构域、两个 RNA 酶Ⅲ结构域和一个 dsRNA 结合位点。在 Dicer 酶的作用下，双链 RNA 被裂解成 21 ～ 23bp 的小分子片段，称为干扰小 RNA（siRNA），从而启动了细胞内的 RNAi 反应（图 9-18）。

1. 起始阶段 当外源 dsRNA 进入细胞，可迅速被 Dicer 酶特异识别并结合形成 Dicer-dsRNA 复合物。在 Dicer 酶的 RNA 酶活性作用下，长 dsRNA 被剪切成 21 ～ 23bp 的 siRNA。

2. 效应阶段 siRNA 识别 mRNA 上的同源区域，与 Dicer 酶和 Argonaute 蛋白等装配成形成 RISC；siRNA 解成单链，引导活化后的 RISC 定位到互补的靶 mRNA 上，并在距离 siRNA 3′ 端 12 个核苷酸的位置切割 mRNA，引起目的基因沉默。剪切过程中 siRNA 对靶 mRNA 的作用具有

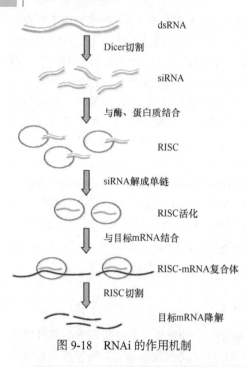

图 9-18   RNAi 的作用机制

dsRNA

Dicer切割

siRNA

与酶、蛋白质结合

RISC

siRNA解成单链

RISC活化

与目标mRNA结合

RISC-mRNA复合体

RISC切割

目标mRNA降解

精确的序列特异性。

3. 倍增阶段   形成的 RISC 复合物中，siRNA 单链可作为引物，并以靶 mRNA 为模板，在细胞内一种 RNA 指导的 RNA 聚合酶（RNA-directed RNA polymerase，RDRP）的作用下，合成出靶 mRNA 的互补链，使其也形成 dsRNA。新生成的 dsRNA 可被 Dicer 酶裂解产生更多的 siRNA（又称为次级 siRNA），这些次级 siRNA 也具有诱发 RNAi 的作用。通过这种类似于 PCR 的循环放大作用，细胞内的 siRNA 数量大大增加，不仅对基因表达的抑制作用大大增强，而且 siRNA 也可以转运出细胞，使 RNAi 扩散到整个机体。

siRNA 在细胞内的生成是 RNA 干扰的始动因素，对 RNAi 的触发至关重要。目前，siRNA 不仅可以直接合成，也可以利用质粒或病毒载体，构建出能够产生发夹状 siRNA 的干扰载体，特异性抑制目标基因的表达。

（二）RNAi 技术的应用

目前有多种方法可用于制备 siRNA：化学合成法、体外转录法、长链 dsRNA 的 RNase Ⅲ 体外消化法、siRNA 表达载体法、siRNA 表达框架法等。前三种方法是体外制备后导入到细胞中；后两种则是构建合适启动子的载体，在哺乳动物或细胞中转录生成。目前多采用 RNA 聚合酶 Ⅲ 启动子构建 siRNA 的表达载体。RNAi 作用具有以下重要的特征：① RNAi 降解 mRNA 具有高度的序列特异性和高效的干扰能力；② RNAi 是一个 ATP 依赖的过程，去除 ATP，RNAi 现象降低或消失；③ RNAi 作用广泛，可在不同的细胞甚至生物体间传递和维持，并可传递给子一代；④ 从 21 ～ 23bp 的 siRNA 到几百个核苷酸的 dsRNA 都能诱发 RNAi，长的 dsRNA 阻断基因表达的效果明显强于短的 dsRNA。

目前，RNAi 技术已经在功能基因组学、微生物学、基因治疗和信号转导等领域取得了令人瞩目的成就，有着广泛的应用前景。

1. 基因功能研究   RNAi 具有高度的序列特异性和有效的基因干扰能力，可作为基因功能研究强有力的手段。RNAi 不仅能够干扰任何一种目的基因的表达，还能将抑制作用控制在发育的任何阶段，产生类似基因敲除的效应。与传统的基因敲除相比，RNAi 具有投入少、周期短、操作简单等优势。最近几年，RNAi 技术在转基因动物模型中得到成功的应用，这表明 RNAi 技术已经成为研究基因功能不可或缺的一个工具。

2. 肿瘤的基因治疗   肿瘤的发生往往与多种基因的突变有关。RNAi 技术可以利用同一家族基因的某些序列高度保守这一特性，设计针对保守序列的 siRNA，抑制多种致病基因的表达。另外，也可以同时使用多种 siRNA，将多个序列不相关的基因同时剔除，对肿瘤进行靶向多基因的联合治疗。

3. 病毒性疾病的基因治疗   研究指出，RNAi 可在体外抑制多种病毒的复制，如人类免疫缺陷病毒（HIV）、脊髓灰质炎病毒、人乳头瘤病毒、乙型肝炎病毒、丙型肝炎病毒等。此外，还有学者证实，siRNA 可介导人类细胞间的抗病毒免疫，用 siRNA 对 Magi 细胞进行预处理可以增强 Magi 细胞对病毒的抵抗能力。以上研究表明，RNAi 技术能用于许多病毒性疾病的基因治疗，将成为一种有效的抗病毒治疗手段。

三、核酶技术

核酶是具有催化作用的 RNA 分子。1978 年，Sidney Altman（1939～）在纯化 RNase P 时，发现一种 377 个核苷酸长的 RNA 片段与一种相对分子质量 14 000 的蛋白质总是同时被纯化，另外，还发现 RNase A 及小球菌核酸酶都可使 RNase P 失活。1981 年，Thomas R. Cech（1947～）和他的同事在研究四膜虫的 26S rRNA 前体加工去除内含子时获得一个惊奇的发现：内含子的切除反应发生在仅含有核苷酸和纯化的 26S rRNA 前体而不含有任何蛋白质催化剂的溶液中。Altman 和 Cech 由于在发现 "RNA 具有催化性能" 方面的卓越贡献而荣膺 1989 年诺贝尔化学奖。

核酶的发现是酶学世界的一次伟大变革，不仅丰富和发展了酶的概念，也使人们对生命的起源和进化有了新的认识。自从第一种核酶被发现以来，迄今已鉴定出十几种天然核酶，包括 I 类内含子核酶、II 类内含子核酶、锤头核酶、发夹核酶、VS 核酶、丁型肝炎病毒核酶、glmS 核酶和 CPEB3 核酶等。按照核酶的催化特性及结构特点，有人建议将天然核酶分成 3 类：具有内切核酸酶活性的自身剪接类核酶、具有内切核酸酶与连接酶活性的自身剪接类核酶以及由 RNA 和蛋白质共同构成的核糖核蛋白体核酶（ribonucleoprotein enzyme，RNP）。

DNA 也有催化活性，自从 1994 年 Ronald R. Breaker 和 Gerald F. Joyce 通过体外进化技术获得可催化 RNA 断裂的单链 DNA 以来，具有不同催化活性的 DNA 分子相继被合成，人们将这种具有催化活性的 DNA 称为脱氧核酶（deoxyribozyme，DNAzyme）。不过迄今为止，科学家们尚未发现天然的脱氧核酶。

（一）核酶的作用机制及设计原则

天然的核酶多为单一的 RNA 分子，但也可以由 2 个 RNA 分子组成，这些 RNA 分子通过局部的序列互补，形成类似锤头状的二级结构，然后由核酶的核心序列（11 或 13 个保守核苷酸序列）在锤头的右上方完成剪切过程（图 9-19A）。基因治疗中应用的核酶就是利用这种原理设计的，即根据致病基因 RNA 的序列特点，人工合成一段可与目标 RNA 局部互补的 RNA 分子，利用二者形成的锤头状核酶结构，切断目标 RNA，抑制致病基因的表达（图 9-19B）。上述过程中，目标 RNA 相当于底物，而人工合成的 RNA 分子则承担了酶分子的角色。

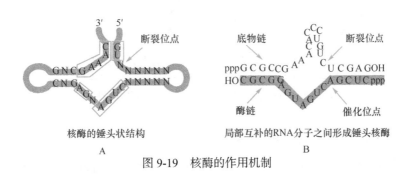

核酶的锤头状结构　　　　　局部互补的RNA分子之间形成锤头核酶
　　　　A　　　　　　　　　　　　　　B

图 9-19　核酶的作用机制

应用核酶进行基因治疗需要目标 RNA 与核酶分子共同构成酶活性结构域，因此设计核酶时，需要从核酶分子和靶分子两个方面考虑其合理性和有效性。对于目标基因的靶位点，要选择没有二级结构，容易与其他 RNA 分子互补结合的区域，而且此区域中要含有核酶的切割位点 GUN 序列。而对于核酶分子，要注意与靶位点结合后能够形成活性结构域。核酶由中间的核心保守序列和两端的引导序列组成，引导序列的长度与识别区域在实际应用中还要具体考虑。

（二）核酶的应用

核酶具有较稳定的结构，与反义 RNA 相比，不易受到 RNase 的攻击。此外，核酶在切断目标 RNA 后，又能重新结合和切断其他 RNA 分子，可以重复利用。已有不少报道证实，核酶的抑制效应明显强于反义 RNA。目前，核酶已成为基因治疗肿瘤和病毒感染性疾病的极有潜力的途径，具有广泛的应用前景，有可能成为预防病毒感染、抑制病毒复制及与化疗药物联合治疗肿瘤的有效方法。

四、三链 DNA 技术

天然的三链 DNA 是由 DNA 双螺旋内部具有同聚嘧啶或同聚嘌呤的 H 型回文区域自身回折形成，回折的一条链参与形成分子内局部三链结构，另一条链则游离存在（图 9-20）。分子内三链 DNA 的存在可阻止基因转录或 DNA 复制。三链 DNA 形成的三碱基有 CGC、GGC、TAT、AAT 等形式（图 9-21）。1957 年，Gary Felsenfeld 等首次提出了三链核酸的概念，并成功合成出一种三链 RNA，当时人们认为这种结构没有生物学意义，因而未予重视。直到 1987 年，Sergei M. Mirkin 等在酸性溶液的质粒中发现一种 H 型三螺旋 DNA，为三链核酸在体内的天然存在提供了强有力的证据，这才逐渐引起了人们的广泛关注。

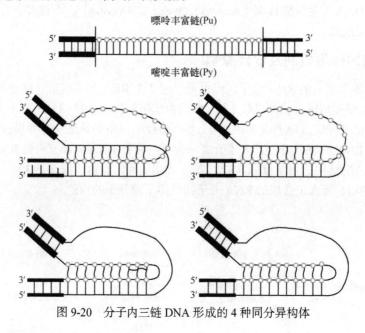

图 9-20　分子内三链 DNA 形成的 4 种同分异构体

（一）三链 DNA 技术的作用原理

利用人工合成的同聚嘌呤（或同聚嘧啶）的寡脱氧核苷酸（oligodeoxynucleotide，ODN）在一定条件下与双螺旋 DNA（靶 DNA）分子中的同聚嘌呤或同聚嘧啶形成局部的三链 DNA 分子，并由氢键维持其稳定。这种结构中的 ODN 也称为三链形成寡脱氧核苷酸（triple helix-forming oligodeoxynucleotides，TFO）。TFO 与靶基因的结合长度一般在 15 ～ 40bp，通常结合在双螺旋中同聚嘌呤链上，新加入的 TFO 并不影响原有双螺旋间的氢键。能形成三螺旋的 TFO 必须满足 C、G 对 GC 或 T、A 对 AT 的识别。

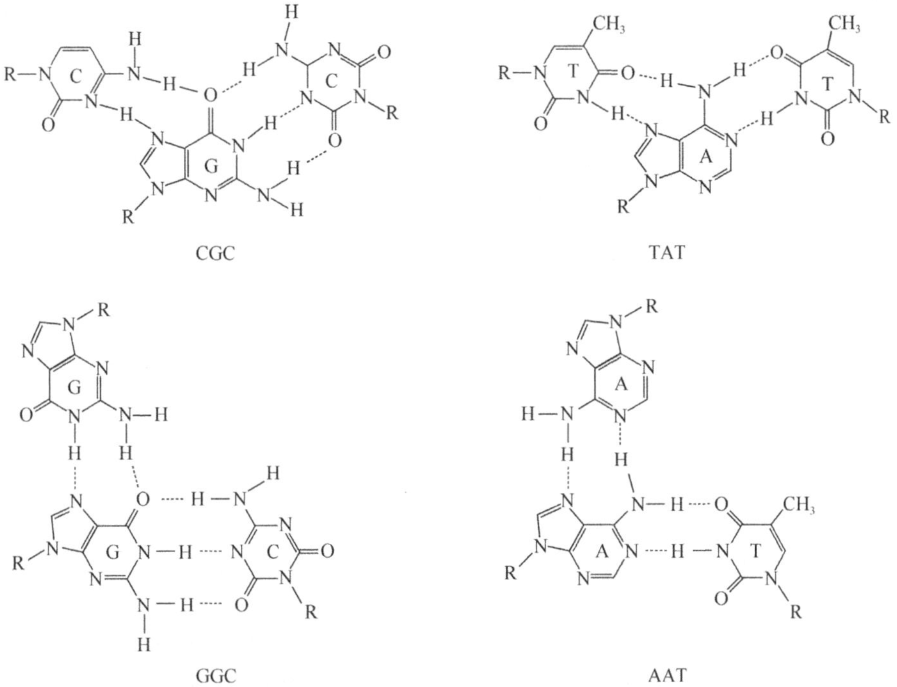

图 9-21 三链 DNA 的三碱基之间的氢键

TFO 与靶 DNA 的结合具有高度特异性，这一特点为其应用提供了坚实的基础。人工合成的 TFO 与靶分子结合时，并不要求靶分子的结合位点有特殊的 H 型回文结构，只要有一段同聚嘌呤或嘧啶即可。形成三链 DNA 后，TFO 所引起的 DNA 结构局部改变及其本身的空间位阻效应，可干扰聚合酶与其他蛋白因子的结合，抑制基因的转录。

（二）TFO 的设计原则

三链 DNA 技术又称反基因技术，其关键环节在于 TFO 的设计与合成。在设计 TFO 序列时，需要注意两个问题。

1. 特异性 TFO 作为治疗的潜在药物，必须能够特异性识别并结合靶基因的特定序列。由于编码序列往往被保护性蛋白质覆盖，因此对 TFO 的设计一般是针对基因的转录调控区，阻止转录因子的结合。

2. 稳定性 未被修饰的外源性 TFO 进入细胞后，会立即被细胞内的核酸酶降解；而且，三螺旋 DNA 并不是 DNA 的正常存在状态，其聚合状态很容易受到环境因素的影响，因此三螺旋 DNA 在细胞内的稳定性较差，这使其应用受到了限制。近年来，人们致力于对 TFO 进行化学修饰以提高其稳定性，如将磷酸二酯键骨架用甲基化磷酸、硫化磷酸胺类似物代替，对 TFO 的两个末端进行保护性的封端修饰，或者对分子中的胞嘧啶进行甲基化修饰等，但就生物稳定性、溶解度、药代动力学性质及合成的难易程度等因素综合衡量，这些寡聚核酸类似物仍不够理想。

肽核酸（peptide nucleic acid，PNA）的出现为寡核苷酸类似物的设计提供了新的思路。肽核酸是一种人工合成的 DNA/RNA 类似物，以化学性质与戊糖 - 磷酸结构完全不同的 N-2-（氨乙基）- 甘氨酸结构单元作为骨架，碱基部分则通过亚甲基羰基连接于骨架之上。PNA 在结构上很好地模拟了 DNA/RNA 分子，空间大小与天然核酸相近，不但保持了对核酸的特异识别能力，而且由于没有磷酸基团，与靶分子之间缺乏电性相斥的现象，因此与 DNA 的亲和力极强。此外，PNA 还具有不易被蛋白酶或核酸酶降解、碱基配对特异性强、热稳定性高、水溶性良好等优势。研究表明，

PNA 具有较好的反义和反基因性质，不过由于细胞对 PNA 摄入差，它成为基因治疗药物的前景还不明确。

（三）三链核酸的应用

三链核酸由于直接与靶 DNA 结合，可从源头上抑制转录的发生，因此能达到完全抑制靶基因表达的目的，这是三链核酸与其他几种基因失活技术的显著区别。TFO 不会明显抑制体内 DNA 的复制或重组，因为在复制过程中，解旋酶先于 DNA 聚合酶发挥作用。解旋酶不仅能使双链 DNA 解开，也能使三链解链，在其作用下，三链 DNA 的空间位阻效应被大大弱化。因此，三链 DNA 被称为"能够攻击病毒和癌细胞而不损害健康组织"的新型基因治疗药物。

三链 DNA 主要在基因转录的控制、保护靶序列阻断酶切、充当分子剪刀、作为基因活动的调节信号等方面有着广泛的应用。

1. 基因转录的控制　人工合成的 TFO 序列对基因的转录有双向影响。一方面，它可与基因的特异位点选择性结合，形成三链 DNA，从而抑制目的基因的转录。另一方面，它又可通过阻断转录抑制蛋白与靶基因的结合而增强基因的转录。

2. 保护靶序列阻断酶切　当酶的某些位点是寡聚嘌呤或寡聚嘧啶时，TFO 与 DNA 双链之间形成三链，可有效阻断酶切。

3. 充当分子剪刀　在 TFO 的末端连上一个化学试剂通过氧化损伤或辐射损伤使双链断裂，从而达到切断 DNA 的目的。与限制性内切酶相比，三链核酸具有更高的精确性和专一性。

作为核酸领域一个崭新的分支，三链 DNA 的应用性研究已引起了人们越来越多的关注。相信随着研究的深入，三链核酸技术将在分子生物学、基因工程、基因诊断及治疗等领域获得更广泛的应用。

第八节　基因打靶和基因组编辑技术

基因打靶（gene targeting）是建立于 20 世纪 80 年代末期的一项外源 DNA 导入技术，可定点改变生物活体遗传信息。这一技术利用特定的基因转移方法将外源基因导入细胞，然后通过同源重组将外源基因定点整合到靶细胞的基因组上，可在发育早期永久改变某物种基因组的遗传信息，进而培育基因敲除或敲入（gene knockout or knockin）模式动物。得益于胚胎干细胞培养和同源重组技术所取得的突破性进展，基因打靶技术自建立以来发展迅猛，已给当代生物医学研究的诸多领域带来了革命性的变化。

基因组编辑技术广义上指的是所有的对基因组上的基因进行修饰改造的技术，包括转基因、基因打靶、锌指核酸酶（zinc finger nuclease，ZFN）、转录激活因子样效应核酸酶（transcription activator-like effector nuclease，TALEN）以及成簇的规律性间隔短回文重复序列 / CRISPR 相关蛋白（clustered regularly interspaced short palindromic repeats/CRISPR-associated proteins，CRISPR/Cas）技术，而狭义上主要是指上述后三项技术。

一、基因打靶技术

传统的基因打靶主要是利用同源重组技术，使外源 DNA 与基因组上的同源序列发生定点整合，完成基因修饰改造的任务。传统技术虽然解决了外源基因随机整合和拷贝数不能控制等问题，但是仍然受胚胎可能早期死亡、难以将异常表型进行组织细胞归类等问题的困扰。于是，科研人员又进一步改进了基因打靶的程序，建立了 Cre-lox P 和 Flp/FRT 等条件性基因打靶体系，使得该技术在时空范围上具有良好的可控性，可以按照人们预期的设计进行基因敲除或敲入。

（一）利用传统基因打靶技术制备基因敲除／敲入小鼠模型

1. 获得和培养胚胎干细胞 取 3.5 天左右的小鼠囊胚（一般是 129、C57BL/6、BALB/c 等小鼠品系或其杂交品系的囊胚），从中分离收集胚胎干细胞（embryonic stem cell，ESC）。

2. 构建打靶载体 扩增将要敲除的目的基因旁侧的 DNA 序列（同源序列），将其插入到特定的载体上，构建打靶载体。在载体导入 ES 细胞后，同源序列将与待敲除的靶基因发生同源重组，替换原有的基因，导致该基因从基因组上被剔除。如果在此过程中同时引入外源基因，则该基因会借助同源重组定点插入到基因组上，造成基因敲入。打靶载体上有两种筛选标记，即正筛选标记 neo 基因和负筛选标记白喉毒素 A 亚基基因（DTA），可利用药物 G-418 和 DTA 的表达产物做阳性克隆的双重筛选（图 9-22）。

3. 打靶载体导入 ES 细胞 将打靶载体线性化后通过电转的方式导入 ES 细胞。

4. 筛选发生同源重组的 ES 细胞阳性克隆 以药物 G-418 和 DTA 蛋白做双重筛选：如果发生非同源重组，则载体的全序列将随机整合到基因组上，载体上的 neo 和 DTA 基因将同时表达，前者的产物虽然可使细胞具有 G-418 抗性，但 DTA 的表达产物有毒性，将直接导致细胞死亡；如果发生同源重组，则外源基因及 Neo 基因会定点整合到基因组的同源序列上，而 DTA 基因在重组后丢失，细胞可在选择培养基中存活下来（图 9-22）。然后，挑选阳性细胞克隆，扩大培养。

5. 嵌合体小鼠的制备 通过显微注射或胚胎凝集等方式将同源重组的 ES 细胞克隆注入受体胚胎，再将这种混合型胚胎移入母体，使其发育成嵌合体小鼠。

6. 基因敲除／敲入小鼠的建立 通过基因型分析，选择生殖系统由同源重组的 ES 细胞发育而来的嵌合体小鼠，使其与野生型小鼠杂交，即可获得基因敲除小鼠杂合子（+/−）后代。杂合子后代之间进行杂交，则可获得纯合子后代个体。

（二）条件性基因打靶

条件性基因打靶（conditional gene targeting）是将传统的基因打靶与重组酶介导的位点特异性重组技术相结合，并利用调控系统将某个基因的修饰改造限制于某些特定类型的细胞或发育的某一特定阶段，从而使打靶过程具有时空可控性的一种新型基因打靶技术。条件性基因打靶常用的重组酶体系是 Cre-loxP 和 Flp/FRT 系统。

1. Cre-loxP 系统工作原理 Cre 酶是一种来源于 P1 噬菌体的位点特异性重组酶，loxP 序列则是 P1 噬菌体基因组上一段长度为 34bp 的特征性序列，由两个 13bp 反向重复序列和中间的 8bp 序列组成（5'-ATAACTTCGTATA-GCATACAT-TATACGAAGTTAT-3'），其中的 8bp 序列决定 loxP 位点的方向性。Cre 酶特异性识别并作用于 loxP 位点，可使 loxP 旁侧的 DNA 片段发生缺失、插入、重复、倒位和易位等多种形式的基因突变。在 Cre-loxP 介导的条件性基因打靶中，首先通过常规打靶，在 ES 细胞基因组想要敲除的靶基因两侧的内含子区域各插入一个同向排列的 loxP 位点（称为 loxP-floxed ES 细胞，loxP 位点因为只有 34bp，插入后对原基因的功能几乎无影响），进而以此 ES 细胞培育出 loxP-floxed 小鼠；将此小鼠与 Cre 酶转基因小鼠杂交，产生子代小鼠，其中同时含有 loxP-floxed 靶基因序列和 Cre 基因的小鼠，其基因组上的靶基因将在 Cre 酶的作用下被切除，成为基因敲除小鼠。

Flp/FRT 系统是在酵母细胞中发现的另一种比较常见的条件性基因打靶体系，其组成和作用特点均与 Cre-loxP 系统极其相似：Flp 是位点特异性重组酶，而 FRT 是 Flp 的特异性识别位点，也是由两个长度为 13bp 的反向重复序列和一个长度为 8bp 的中间序列构成，具有方向性。在实际应用中，有些科研人员喜欢将 Cre-loxP 系统与 Flp/FRT 系统联合应用，这种设计可以让打靶过程更加轻松合理，简便易行（图 9-22）。

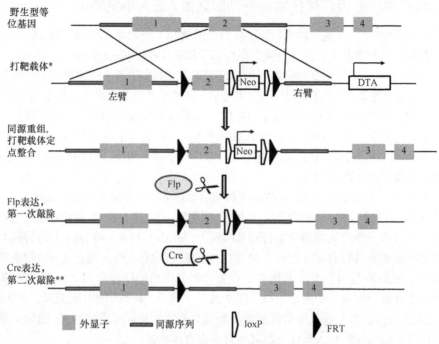

图 9-22 条件性基因打靶（敲除）基本原理示意图

*：与传统基因打靶载体结构相似，只是不含 loxP 和 FRT 位点；**：如果在将打靶载体导入细胞内的同时，引入 loxP-floxed 外源基因，则该基因会在 Cre 作用下，插入到两个 loxP 位点（也可以是一个）之间，造成基因敲入

2.基因打靶的诱导调控 Cre 酶的活性可被诱导和调控。研究人员将 Cre 酶的表达或活性置于特定系统的调控之下，进一步建立了具有时空可控性的诱导型打靶系统。在诱导调控系统的作用下，Cre 酶仅在小鼠的特定组织细胞或特定发育阶段表达，使得基因打靶能够按照人们的预期目的进行。根据所用诱导系统的不同，诱导型基因打靶可分为四环素诱导型、干扰素诱导型和激素诱导型，前两者主要通过诱导剂四环素或干扰素调节 Cre 基因的启动子活性，而后者则通过改变 Cre 酶的活性达到调节目的。

（三）基因打靶的应用

基因打靶在生物医学领域有着广泛的应用。利用条件性基因打靶，可构建各种类型的基因敲除 / 敲入小鼠，这些小鼠可协助科研人员深入、全面及动态地研究某一基因的功能；基因打靶可用来建立人类疾病的动物模型，深入研究疾病发生发展的分子机制；利用基因敲除 / 敲入既可以移除病变组织中多余的不需要的基因，也可以将正常基因引入病变组织，是一种理想的基因治疗手段；此外，条件性基因打靶还可用于改造生物种类，既可为临床提供异种器官移植的供体，也可培育新的物种，或挽救某些濒危物种。总之，随着当代分子生物学理论技术的发展和功能基因组学计划的启动，基因打靶已经成为后基因组时代研究基因功能最直接有效的方法之一，必将对发育生物学、免疫学、肿瘤生物学等多个学科产生深远而广泛的影响。

二、基因敲减技术

随着基因敲除技术的迅速发展，虽然早期应用中存在的一些问题和不足已被克服，但仍然存在某些明显的难以克服的缺陷，如对于某些必需基因，敲除后可能立即导致细胞或动物死亡，对其功能的研究也就无法继续；技术要求高，不仅需要专业的技术人员，还需要大量的经费和专门的设备；实验周期长等。这些问题都限制了基因打靶技术的进一步应用。在此背景之下，基因敲减（gene knockdown）技术的建立和应用无疑是对基因敲除技术的有效补充。

基因敲减是利用反向遗传学方法使靶基因的功能部分丧失或者表达降低，从而达到研究该基因功能的目的。基因敲减的常用技术主要包括反义寡核苷酸技术及 RNA 干扰等，这些技术已在前文介绍，此处不再赘述。

三、基因组编辑技术

基因组编辑技术狭义上主要包括 ZFN 技术、TALEN 技术以及以 CRISPR/Cas9 为代表的 CRISPR/Cas 技术等。

（一）ZFN 技术

ZFN 技术是最早被广泛使用的基因组定点修饰技术。锌指核酸酶 ZNF 是由两个不同亚基构成的异源二聚体，每个亚基都含有两个结构域：一个是 DNA 结合域，一般包含 3～4 个串联在一起的独立的锌指结构单元，每个锌指单元都可特异识别并结合一个三联体碱基；另一个是限制性内切酶 Fok I 的 DNA 切割结构域，该结构域只有与来自另一个亚基的 Fok I 切割域形成二聚体后，才能切断 DNA 双链。现已报道的锌指单元有多种类型，可以特异识别所有的 GNN 和 ANN 以及部分 CNN、TNN 三联体。将不同锌指单元按照人们的意愿串联起来组成一个锌指蛋白模块，即可特异识别各种不同的靶序列。两个锌指蛋白模块分别辨认结合靶位点两端的特异 DNA 序列，两个 Fok I 切割域则相互作用形成二聚体，当两个识别位点相距合适距离时（常为 6～8 bp），Fok I 即可在切割位点处切断 DNA 双链。

靶位点的 DNA 断裂后，细胞会借助同源重组（homologous recombination，HR）或非同源末端连接（non-homologous end joining，NHEJ）机制对断裂的 DNA 进行修复。如果借助 NHEJ 机制，在修复过程中会有碱基的缺失，造成靶基因移码突变。如果通过 HR 机制修复，细胞会用另外一段 DNA 片段填补缺口，如果此时将外源基因引入细胞，使其通过同源重组定点插入到靶基因的断裂位点，即可实现基因编辑。总之，无论哪种修复都将导致靶基功能发生显著改变。

ZFN 技术操作相对简单，完成周期短，所以目前已被尝试用于治疗杜氏肌营养不良症、21 三体综合征、艾滋病等遗传性或感染性疾病。不过由于存在脱靶率高、细胞毒性、模块合成烦琐复杂、可能引起免疫排斥反应等缺陷，这一技术在临床上的应用还有很长的路要走。

（二）TALEN 技术

转录激活因子样效应因子（transcription activator-like effector，TALE）具有序列特异性结合 DNA 的能力，最初是在黄单胞菌（*Xanthomonas*）中发现的。研究人员将一段设计改造过的 TALE 与 Fok I 内切酶连接起来，创造了一类具有强大功能的特异性基因组编辑工具——TALEN。与 ZFN 工作原理相似，TALEN 也是二聚体结构，两个 TALE 结合域分别识别结合靶位点左右两侧特异的 DNA 序列，而二聚化的 Fok I 结构域则负责切割靶位点区的双链 DNA。DNA 断裂后，靶位点也会发生与 ZFN 技术相同的损伤修复过程，导致靶基因被编辑改造。

TALE 结合域是由若干个（一般是 14～20 个）串联在一起的重复序列构成，每个重复序列都是一个独立的碱基识别模块，含有 33～35 个氨基酸残基，其中有两个连续的氨基酸高度可变（称为二联体氨基酸或重复可变双残基），与 A、G、C、T 这四个碱基之间有明确的一一对应关系：NI 识别腺嘌呤（A），NG 识别胸腺嘧啶（T），NN 识别鸟嘌呤（G），而 HD 识别胞嘧啶（C）。

这种对应关系使得研究人员可以根据靶基因的序列，设计构建任意一种 TALE 靶序列的识别模块组合，其可操作性强，具有广泛的应用价值。不仅如此，TALEN 技术还具有适用物种广泛、不需要 ES 细胞、操作周期短（仅需要 3 ~ 5 个月）等优势，因此，近年来已被广泛应用于体外培养细胞、酵母细胞的基因编辑以及拟南芥、果蝇、斑马鱼、小鼠等各类模式生物学研究之中。不过，由于受到识别模块的组装过程相对烦琐、需要大量的测序工作、操作成本高、有细胞毒性等不利因素的影响，TALEN 技术到目前为止暂时还不能普及。

（三）CRISPR/Cas9 技术

CRISPR/Cas 系统原本是广泛存在于细菌和古细菌体内为抵御外源性病毒或质粒的入侵而在进化过程中产生的获得性免疫防御机制，由 CRISPR 和 Cas 组成。2002 年，荷兰乌得勒支大学的 Ruud Jansen 等利用生物信息工具对一系列细菌和古细菌的重复序列进行了分析，并首次将这些重复序列命名为 Clustered Regularly Interspaced Short Palindromic Repeats，简称 CRISPR。同时，他们首次使用了 CRISPR-associated protein（Cas）这个概念，并对各种细菌和古细菌的相关 *cas* 基因进行了鉴定，其中包括嗜热链球菌（*Streptococcus thermophilus*）与酿脓链球菌（*Streptococcus pyogenes*）的 *cas3*、*cas4*、*cas1*、*cas2* 基因。2007 年，法国 Danisco 公司的 Rodolphe Barrangou 等在嗜热链球菌中发现了 *cas5*，即现在应用最广的 *cas9*。CRISPR/Cas9 基因编辑技术操作周期短，且廉价、便捷，可应用于酵母、线虫、小鼠、恒河猴等多个不同物种，因此已成为最受欢迎的基因编辑工具。

1. CRISPR/Cas 系统的基本结构　CRISPR 由一组高度保守的重复序列（repeat）与间隔序列（spacer）交替排列组成。重复序列大小为 24 ~ 48bp，含有回文序列，可以形成发夹结构。间隔序列长度为 26 ~ 72bp，其成分比较特殊，是被细菌俘获的来源各异的外源 DNA 序列，它们构成了细菌的免疫记忆系统。CRISPR 的上游有一段前导区（leader），被认为是 CRISPR 序列的启动子。前导区上游是多个串联在一起的 Cas 酶的编码基因，其编码的 Cas 酶通常含有外切核酸酶、内切核酸酶、解旋酶、聚合酶及 DNA 结合域等多个功能域，这些功能域与 CRISPR 相互作用并共同进化，一起构成了在细菌中高度保守的免疫防御体系。*cas* 基因是个多态性的基因家族，目前已经发现的有 *cas1-cas10*、*casX*、*casY* 等。根据组成和作用机制的差异，CRISPR/Cas 系统可分为 I 类、II 类和 III 类，其中 II 类中的 CRISPR/Cas9 是目前最成熟也是应用最广泛的体系，其基本组成结构见图 9-23。

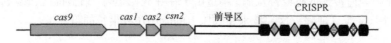

图 9-23　CRISPR/Cas9 组成结构示意图

CRISPR 序列中黑色矩形为重复序列，内有不同图案的菱形为不同的间隔序列

2. CRISPR/Cas9 作用机制　CRISPR/Cas9 体系抵御外源 DNA 入侵的过程可分为三个阶段。

（1）外源 DNA 的俘获：当外源病毒或质粒首次侵入细菌时，细菌的 Cas1 和 Cas2 将扫描外源 DNA，从中捕获并截取一段特异性序列，将其掺入到间隔序列中，形成"免疫记忆"。被选取的这段特异的外源 DNA 称为原间隔序列（protospacer），它两端的几个碱基都十分保守，被称为原间隔序列临近基序（protospacer adjacent motif，PAM）。PAM 通常由 NGG 三个碱基构成，它的作用相当于 protospacer 的"名片"。Cas1 和 Cas2 扫描时，会首先找出 PAM 区，然后将临近 PAM 的 DNA 序列作为候选的 protospacer 从外源 DNA 中切下，并在其他酶的协助下将其插入到 CRISPR 序列 5′ 端靠近前导序列的区域。

（2）CRISPR 源性 RNA（CRISPR-derived RNA，crRNA）的生成：当外源 DNA 再次入侵时，

激活了细菌的"免疫记忆",细菌随之转录出两种 RNA：一种是由整个 CRISPR 转录出的 RNA 前体（pre-RNA），另一种是由重复序列转录出的反式激活 crRNA（trans-activating crRNA，tra-crRNA）。这两种 RNA 与 Cas9 组装成复合体，在 RNase Ⅲ 的协助下切割 pre-RNA 并产生一段短的 crRNA。crRNA 仅包含一段与外源 DNA 原间隔序列互补的单一种类的间隔序列 RNA 以及部分重复序列。

（3）靶向降解：Cas9/tracrRNA/crRNA 复合体识别 PAM，协助 crRNA 侵入外源 DNA 双链，并与 protospacer 互补结合，激活 Cas9 的内切酶活性，Cas9 在靶位点切断外源 DNA 的两条单链，诱发其降解（图 9-24）。

CRISPR/Cas9 系统的这种特异高效的防御机制不仅保护细菌自身不受侵害，而且由于间隔序列的不断更新，也保证了细菌能够随着入侵物种的变化而产生不断的进化。

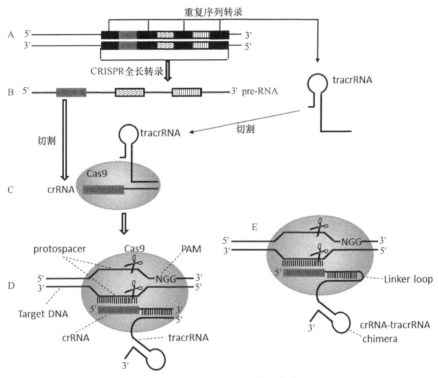

图 9-24 CRISPR/Cas9 作用机制

A、B. CRISPR 转录出 pre-RNA 及 tracrRNA；C. pre-RNA 被剪切成 crRNA，与 tracrRNA 及 Cas9 组装成复合体；D. 复合体对外源 DNA 原间隔序列的切割；E. 人工合成的 crRNA-tracrRNA 嵌合体的作用模式

3. CRISPR/Cas9 技术的优化改造及应用 CRISPR/Cas9 系统工作时不仅对 DNA 的切割精确高效，脱靶率低，还不需要构建序列特异性识别模块这一烦琐耗时的过程，与 ZFN 和 TALEN 技术相比具有无与伦比的优越性，因此一经报道就迅速吸引了众多科研人员的关注。2012 年，加州大学的 Jennifer A. Doudna 与瑞典 Umea 大学的 Emmanuelle Charpentier 两位科学家领导的科研小组经过多年的尝试，率先建立了优化改造的 CRISPR/Cas9 体系。她们将 tracrRNA 和 crRNA 基因融合，使其表达出一条单链嵌合体的 RNA——单链引导 RNA（single guide RNA，sgRNA）。sgRNA 具有两个功能组件：一个元件长度约 20nt，位于 5′ 端与靶序列互补，具有 crRNA 的作用；另一个在 3′ 端，可形成能被 Cas9 识别的双链发夹结构，具有 tracrRNA 的作用（图 9-24E）。利用 sgRNA 及 Cas9，她们的实验室先后在体外和原核细胞内实现了 DNA 的精确编辑。与此同时，麻省理工学院的张锋实验室则利用自己独立改进的 CRISPR/Cas9 技术，在哺乳动物细胞等真核细

胞中完成了基因组的精确切割。上述几位科学家的卓越工作开拓了基因组 DNA 编辑的崭新领域，并促进了 CRISPR/Cas9 技术的迅猛发展。短短几年，CRISPR/Cas9 技术已风靡全球，成为当今世界上最受欢迎的基因编辑工具。创立 CRISPR/Cas9 技术的几位先驱者也因这一技术荣膺了众多的荣誉和奖项。

CRISPR/Cas9 技术不仅可在普通细胞中完成基因组的精确编辑，还可借助于 ES 细胞内的 HR 和 NHEJ 机制，更加精确、高效、迅速地完成基因敲除/敲入动物的制备，目前已被广泛应用于酵母、线虫、果蝇、斑马鱼、小鼠、恒河猴等多种模式生物的建立和基因组改造。此外，CRISPR/Cas9 技术在功能基因组筛选、基因功能的表观调控、细胞基因组活性成像和靶向治疗方面等方面也有着广泛的应用。目前，由于尚存在一定的脱靶效应，CRISPR/Cas9 技术在临床应用的安全性方面还有待进一步完善和改进。

思 考 题

1. 基因组 DNA 及 RNA 提取各有哪些注意事项？
2. 简述核酸分子杂交的常见类型及应用。
3. 核酸探针的种类及标记方法有哪些？
4. 何为 PCR？设计一种利用 PCR 的实例。
5. 试列举 3 种衍生 PCR 技术的基本工作原理和应用。
6. FQ-PCR 的荧光标记分子有哪些常用类型？其工作原理是怎样的？
7. 列举两种基因失活技术，并说明其作用原理。
8. 简述 RNA-seq 及 CHIP-seq 的工作原理及应用。
9. 什么是条件性基因打靶？简述常见的条件性基因打靶系统的工作原理。
10. 试阐明 CRISPR/Cas9 系统的作用机制。

（杨 帆）

第十章 基因结构与功能分析的方法及其原理

随着人类基因组计划序列图谱的完成，生命科学的研究进入后基因组时代，即挑战所有未知新基因和已知基因的确切结构及其在生物体中的功能成为主要研究任务。目前人类多种疾病的发生都和基因的结构与功能异常有关，因此，我们既要了解各个基因序列中重复片段、启动子、转录调控因子结合位点、编码区、内含子/外显子等结构信息，还要对基因在生物体中的功能特性进行全面深入地认识，这就需要不断发展研究策略和实验技术方法。

基因是指 DNA 分子上一段携带遗传信息的特定序列，DNA 测序是解析基因一级结构的关键技术；利用 mRNA 的结构特点研究基因编码区的结构是常见的研究策略；非编码区中特异的 DNA 序列，如启动子、增强子及转录起始点（transcription start site，TSS）的确定等，是基因调控区结构及功能分析的重要内容；基因的拷贝数及表达产物的分析是认识基因功能变化的基础；特定基因的获得与基因失活策略是基因功能研究的常用手段。多年来人们建立了基因克隆、原位杂交技术、PCR 等许多重要的实验技术方法用于基因结构与功能的研究，近年来，随着大量数据库的诞生和发展，人们通过计算机模拟和计算在各种基因序列和功能的预测和分析中获得了大量信息，利用生物信息学（bioinformatics）预测并结合实验检测成为现代基因结构与功能分析的基本策略。

第一节 基因结构与功能的生物信息学分析

生物信息学以大规模序列信息产出为基本特征，自 20 世纪 80 年代末开始用于大规模 DNA 序列分析研究。目前已建立并不断完善人类和其他多种模式生物体的基因组数据库、基因转录数据库、蛋白质序列数据库，以及信号通路、代谢网络及蛋白质相互作用等网络数据库，生物信息学已成为基因组范围内高通量筛选、分析基因结构与功能预测的重要手段。通过数据库的序列分析比较工具，对核酸序列进行相似性搜索，寻找序列之间的同源性，可以得到序列之间的进化关系；也可以查找和定位未知的基因序列，建立基因序列结构和功能的关系；并利用生物网络全面系统地研究基因调控和基因产物参与的信号转导、代谢途径和蛋白质分子相互作用的生物学过程。生物信息学方便、快捷、经济地对基因结构与功能进行检索、比对和预测，可获得目的基因的重要信息，进而为制定实验研究方案奠定基础。详细的生物信息学知识见第十四章。

一、利用核苷酸数据库进行基因序列同源性比对

日渐完善、资源共享的人类和其他生物基因组数据库主要来源于美国国立生物技术信息学中心（National Center of Bioengineering Information，NCBI）的遗传序列数据库（genetic sequence database，GenBank）、日本 DNA 数据库（DNA Data Bank of Japan，DDBJ）和欧洲分子生物学实验室（European Molecular Biology Laboratory，EMBL）的 DNA 数据库。其中，1988 年由美国国立卫生研究院创建的 NCBI，不仅有 GenBank 核酸序列数据库，还有蛋白质数据库等各种数据库，并提供综合生物信息数据库检索查询系统 Entrez 及多功能数据检索分析工具，如 BLAST（Basic Local Alignment Search Tool）（http://www.nbi.nlm.nih.gov/BLAST）是目前应用最广的一个序列数据库搜索程序家族，其中包括许多有特定用途的程序 BLASTn、BLASTx、tBLASTn 等。选择合适的 BLAST 程序可以进行核苷酸序列、蛋白质序列的相似性搜索（表 10-1）。

223

表 10-1   BLAST 序列数据库搜索程序家族

程序	查询序列	数据库类型	备注
BLASTn	DNA	DNA	
BLASTp	蛋白质	蛋白质	
BLASTx	DNA	蛋白质	将核酸序列按阅读框翻译成蛋白质序列，在数据库中进行蛋白质序列比对
tBLASTn	蛋白质	DNA	将数据库中核酸序列翻译成蛋白质序列，然后与待搜索的蛋白质序列比对
tBLASTx	DNA	DNA	对于待搜索的核酸序列或是数据库中核酸序列都可按阅读框翻译成蛋白质序列，然后比对

通过数据库对核酸序列进行相似性搜索，可比对两条或多条核酸序列之间的相似性，分析相似性序列碱基及氨基酸之间的对应位置关系。相似性高的序列说明被比较序列可能来源于一共同祖先序列的同源序列。

核酸序列比对最常见的是两条核酸序列相似性的比对，常见于对一个基因或 DNA 片段序列正确性或变异的判断，也可以在两条 mRNA 序列中寻找 ORF。例如，NCBI 特别为设计及分析 PCR 引物建立了 Primer-BLAST 搜索程序，不仅分析两条引物序列与模板序列之间的匹配程度，也在目标数据库中比对检测引物与其他序列之间匹配性，从而保证引物序列设计的特异性。

同源性多序列比对可用于一组相关基因或不同生物种属间的基因或基因组的比较，不仅利于新基因或非编码序列新元件的发现，还可对真核基因组的进化机制进行推论并绘制进化系统树。利用某一特征性序列进行多序列比对可方便地确定基因家族新成员。例如，对哺乳动物血小板衍生生长因子（platelet-derived growth factor，PDGF）的编码基因序列在数据库中进行相似性比对，发现其与腺病毒癌基因 v-sis 具有同源性，并依此定名为细胞癌基因 c-sis。比较基因组学（comparative genomics）已经成为研究基因进化的一种方法，也为进一步基因操作提供了许多关键信息。例如，基于人类基因组与小鼠基因组序列近 80% 的高度同源性，具有繁育优势的小鼠已成为最适合人类基因结构与功能研究的模式生物。除了 GenBank 数据库外，由欧洲生物信息学研究所和 Wellcome Trust Sanger 研究所合作开发的 Ensembl 基因组数据库已收录了 48 个物种的数据，在比较基因组学研究中显现优势，利用同源比较系统可提供全基因组范围的比对，实现基因组学的多重比较。

二、利用基因数据库查找和定位基因序列

利用资源丰富的基因数据库，有目标地查找已知基因序列，或搜寻、预测未知基因序列，以及确定基因序列在染色体的定位，都是基因分析的常见情况。

（一）检索 / 比对已知基因序列

研究某一感兴趣的已知基因，可根据该基因名称在 NCBI（http：//www.ncbi.nlm.nih.gov）网页上的 GenBank 中检索（search）数据库中的基因序列，或通过文献提供的基因的 ID 号从 GenBank 中 Nucleotide 栏检索。如果是通过克隆操作获得目的基因的序列，为分析其是否与基因数据库中的基因一致，可先将该基因序列从数据库中查找出来，再利用 BLAST 直接进行两两比对即可。

（二）查找 / 检索未知基因序列

查找 / 检索一段未知 DNA 序列是否是一个基因也是研究中非常重要的工作，需要有多个证据的支持。基因的转录起始点、启动子以及编码序列的重要结构特征成为基因组范围内高通量扫

描基因的重要靶标。通常综合运用不同的查找方式：①为了了解一段 DNA 序列的结构特征，可将其输入不同种属生物基因数据库中进行同源性比对，并根据一定同源性关系再定向检索；②可利用 GenBank 的表达序列标签（expression sequence tag，EST）数据库对未知 DNA 序列进行相似性检索，EST 是从 cDNA 文库中随机挑取克隆并测序后获得的 DNA 序列，由于不同 EST 序列之间可能存在部分序列重叠，如在 EST 数据库中找到具有一定同源序列的 EST，然后根据 EST 重叠部分的旁侧序列进行延长，人工拼接，并反复在数据库中搜索比对，最后经过聚类分析等可能发现 EST 所代表的新基因序列，此为"电子克隆"法；③假如将未知 DNA 序列的开放阅读框或其序列的推导产物与蛋白质数据库比对发现有较高相似性，可预测该 DNA 片段极有可能是基因的外显子。

通常在预测新基因的位置和结构时要遵循一定的规则：①真核生物的序列在基因辨识之前应先用常见的重复序列分析程序如 GrailEXP（http：//compbio.ornl.gov/grailexp/），把大量的重复序列标记出来并除去；②大部分预测程序都有生物物种特异性；③注意预测程序适用于基因组还是 cDNA 序列；④很多程序对序列的长度也有要求。

（三）基因序列的染色体定位

对已知基因用不同的生物基因组数据库进行同源性比对，根据基因的编码区有高度同源性的特性，通过"Genome view"进行基因作图及基因定位，可推测此基因在染色体中的位置，再观察基因组图谱中其上下游的相关基因信息，从相应染色体区域对基因进行精确的定位分析。

三、利用生物信息学方法预测基因功能

完成人类及一些模式生物的基因组测序后，人们面临着更具挑战性的研究领域：功能基因组学，即探知基因组中各个基因的功能，包括基因的表达和调控模式。利用生物信息学方法对目的基因的功能进行预测，可以简便、快速地获得功能相关的重要信息，为制定进一步的实验研究方案奠定基础。目前生物信息学分析已成为后基因组时代功能基因组学研究中不可缺少的环节。

（一）利用生物信息学方法进行基因功能注释

基因功能注释是功能基因组学的主要内容，主要包括功能预测和结构预测在对基因功能进行实验验证之前，利用生物信息学数据库和方法进行高通量分析及合理预测，可节省大量的人力物力。

1. 通过核苷酸或氨基酸的序列比对预测基因功能 采用生物信息学方法预测基因功能的依据仍然是同源性比较。

除了直接比较 DNA 序列外，同源查找还可采用氨基酸序列进行数据库比对，搜索到与目的基因或氨基酸序列高度同源的、功能已知的基因或蛋白质，即可从进化的相关性推测新基因的功能。需要注意的是，在同源性预测基因中，同源基因指来源于一共同的祖先基因，在进化中随机突变而有不同程度相似序列的两个或以上的基因，通常基因表达的氨基酸序列之间的相似性在 25% 以上；相似性则指被比较序列之间同一位置同一氨基酸在整个多肽序列中所占的比例。

同源性分析可以提供整个基因或某一区域功能的信息，还可以预测蛋白质的理化性质。例如，对一信号肽序列进行预测分析，可初步判定基因的亚细胞定位，并对其蛋白质的基本理化性质，如氨基酸组成、等电点等进行分析。利用 BLAST 搜索程序进行氨基酸序列同源性分析的基础上还可预测其高级结构及未知基因的生物学功能。通过对蛋白质氨基酸序列数据库的检索比较，可初步确定新基因是否属于某一基因家族或超家族的新成员，进一步利用此基因家族中已知基因的结构功能信息进行多重序列比对和分子进化分析，也可获得未知基因结构与功能更多的预测信息。

2.通过生物信息学方法分析蛋白质结构域预测蛋白质功能　当序列比对未见明显整体同源性，而在2个无明显亲缘关系的基因之间出现局部氨基酸序列相似的区段，有可能是功能的核心区域。例如，与特定生物学功能相关的结构域（domain）和模体（motif）序列，在进化中经过基因组重排可分布于不同基因中。对蛋白质局部结构功能域的分析将对预测新基因功能提供有价值的信息。

目前，通过多序列比对已确定了许多蛋白质结构中的共享结构域和保守模体序列，可反映蛋白质分子的一些重要功能。因此，通过一些常用的蛋白质序列模体数据库 INTERPROSCAN（http://www.ebi.ac.uk/Tools/pfa/iprscan/）、SMART（http://smart.embl-heidelberg.de/）或 PROSITE（http://www.expasy.org/prosite/）搜寻未知序列是否存在可能的模体或结构域，可推导未知蛋白质的相关功能。

（二）利用生物网络系统研究基因的生物学功能

一个细胞或生物的生物学功能是由通过生物体内众多的分子（如 DNA、RNA、蛋白质和其他小分子物质）共同构成的复杂生物网络实现的。即使拥有相同的基因组，同一基因在不同组织、不同细胞中的表达却不同，同时基因的功能也不是独立体现的，基因之间存在相互影响，因此，要全面解析基因的功能必须了解生物体内复杂的相互作用网络以及它们的动态特征。目前建立的各种生物网络数据库和网站可为我们提供基因调控、信号转导、代谢途径、蛋白质相互作用等方面的大量信息，已成为研究基因生物学功能的基本内容。

1.利用生物网络研究基因调控　对基因表达及调控模式的分析是基因功能研究的一部分。基因芯片、蛋白质芯片等高通量分析技术可提供基因的表达谱数据、DNA-蛋白质相互作用数据等海量信息，利用计算机处理和基因表达差异分析，可识别不同条件下基因的表达水平和表达模式，一方面可按照相似的表达谱对基因进行聚类，预测组内未知基因的功能；另一方面，从相似的表达模式可推测可能相关的调控机制，如基因受共同的转录因子调控或参与相同的调控路径，或基因产物构成同一蛋白复合体等。故利用生物信息学方法构建基因调控网络模型，能够对某一物种或组织的基因表达及调控进行整体性研究，揭示支配基因表达和功能的基本规律。目前已构建的基因转录调控数据库有 TRANSFAC 数据库、TFD 转录因子数据库、TRRD 转录调控区数据库。

2.利用生物网络研究信号转导　生物体在整体功能上的协调统一依赖于机体内各种信号分子之间相互作用、交叉联络构成的复杂的信号转导网络。生物信息学方法可利用已知的实验数据和生物学知识进行通路推断，建立细胞信号转导过程的模型，辅助实验设计，寻找信号转导途径中的各个信号分子和蛋白质间的相互作用关系，阐明其在基因调控、正常生理活动和疾病发生中的作用。现较多使用的信号转导通路数据库包括：Biocarta、Reactome、PID、STKE、AfCS、SigPath 等，可提供细胞信号通路中的蛋白质分子及其相互作用的信息及信号通路图等。

3.利用生物网络研究代谢途径　生物体新陈代谢中绝大多数化学反应是由酶催化的。虽然生物体主要的物质代谢途径已基本清楚，但代谢的有序调节分子机制及网络仍是现代生命科学研究的重要内容。将细胞内代谢活动中所有生化反应表示为代谢网络，则网络中的所有化合物及酶之间的相互作用反映了生物体的代谢功能。

汇集目前已知的几百个生物物种的代谢通路及相关信息，产生了多个常用的代谢数据库，如 KEGG、BioCyc 及 PUMA2 数据库，通过基因组中酶基因的注释信息可以方便地检索到其参与的生物代谢网络中的代谢反应，预测物种特异的酶基因、酶及酶催化反应。

4.利用生物网络研究蛋白质相互作用　细胞内蛋白质之间的相互作用是细胞生命活动的基础，也是蛋白质功能研究的重要组成部分。阐明蛋白质相互作用的完整网络结构，不仅对蛋白质功能有更加全面的认识，也有助于从系统的角度加深对细胞结构和功能的认识。一旦蛋白质相互作用网络被破坏或失衡，必然会引起细胞的功能障碍。

随着生物芯片、酵母双杂交等技术的发展运用，结合生物信息学多种预测蛋白质相互作用的计算方法，挖掘出蛋白质相互作用网络中更多的相互作用节点，多个蛋白质相互作用的数据库如BIND、DIP、STRING、Yeast Interactome、MIPS等应运而生，可用来研究蛋白质相互作用的生物学过程。

总之，现代高速发展的计算机和网络技术促使生物信息学广泛深入地应用于基因的结构与功能研究。对基因的预测要利用多种信息和不同的分析工具进行综合分析，以提高预测的可靠性；也要从整体的角度，用生物网络全面系统地解析基因的功能，尤其对癌症、糖尿病、高血压等复杂疾病中基因的特征，疾病基因型与表现型之间的关系、遗传与环境的关系等，不能通过单基因、单通路、单层次的变化解释，而应从疾病的基因组合及相互作用中提取信息，构建相关基因网络，进行融合性的生物信息分析及数学建模，以深入揭示疾病中基因的特征及其涉及的发病机制。此外，生物信息学分析只是为生物学研究提供了参考，这些信息能提高研究的效率或提供研究的思路，但很多问题必须通过实验的方法得以验证。

第二节　基因启动子及调控序列的结构分析方法

基因的调控区是指影响基因转录激活的特异DNA序列，启动子（promoter）是RNA聚合酶直接或间接结合，并启动特定基因转录的一段特异DNA序列，包含一组转录调控的功能元件。原核生物启动子能直接与RNA聚合酶结合，而真核生物启动子通常先与多种转录因子结合再协调与RNA聚合酶的结合。无论原核生物还是真核生物，RNA聚合酶通过识别及结合启动子在基因的转录起始点（TSS）启动基因转录，因此，启动子及转录起始点的结构分析是基因表达调控领域中的重要内容，目前主要采用生物信息学检索、比对及预测，并进一步结合克隆法等实验方法进行研究。

一、利用生物信息学预测启动子及转录起始点

在积累大量真核基因组序列信息的基础上，对于基因表达调控的重要结构单元——启动子的预测和鉴定成为基因组注释任务的重要组成，利用生物信息学方法预测启动子及TSS对于辨识新基因、指导实验鉴定启动子结构、研究基因表达调控有着重要作用。

真核生物典型启动子一般为Ⅱ类启动子。启动子通常位于基因的上游区域，拥有特征性的共有序列（consensus sequence），包括三部分：①核心启动子，典型的序列是TSS上游 -35 区域内，如 -30 ～ -25bp 区域的 TATA 盒（TATA box），是控制基因转录起始准确性及频率的序列；②启动子上游元件，范围一般涉及 TSS 上游几百个碱基，含有 GC 盒、CAAT 盒等几个调控元件；③启动子远端调控序列，范围涉及 TSS 上游几千个碱基，含有增强子（enhancer）、沉默子（silencer）和绝缘子（insulator）等活化或抑制基因转录的调控元件。启动子区域在 GC 含量、CpG 比率、转录因子结合位点（transcription factor binding site，TFBS）密度及碱基组成上也具有特点。

根据共有序列单元及其位置等特征进行生物信息学预测，可获得启动子结构的相关信息。通过真核生物启动子数据库 EPD（eukaryotic promoter database）、转录调控区数据库 TRRD（transcription regulatory regions database）检索比对启动子、TFBS 的保守结构域及位置，可以预测出启动子候选片段及可能的顺式作用因子。此外，可根据转录因子结合特性来预测启动子的序列特征，转录因子数据库 TRANSFAC 可以搜寻从酵母到人类基因的顺式作用元件和反式作用因子；GENESCAN 和 GENEFINDER 数据库可以预测 DNA 序列中的基因数目、内含子和外显子、mRNA 剪切位点等，在预测基因的基础上可以推测启动子的候选片段。

由于真核启动子的共有序列结构并不十分固定，如人类基因组中含有 TATA 盒的启动子仅有 5%～30%，根据序列特征预测的结果并不十分理想，遗漏和假阳性都比较严重。实际工作中结合 TSS 附近的 GC 含量、DNA 理化特性、DNA 变性值等相关的结构特征，对于核心启动子的辅助预测也是常用手段。

基因 TSS 的鉴定也是分析基因表达及调控的重要内容，日本学者 Yutaka Suzuki 等 2002 年利用寡核苷酸帽法和大量测序构建了 TSS 数据库（DataBase of Transcription Start Sites，DBTSS），可为基因 TSS 的鉴定提供重要参考，也成为预测其上游启动子位置的辅助工具。可见，采用生物信息学的综合分析方法预测基因启动子及 TSS 等调控序列，是进一步实验研究基因表达调控的基础，是一条方便、快捷、实用的研究途径。

二、研究启动子结构的实验方法

在生物信息学预测启动子序列后，需进一步通过实验确定启动子结构中发挥功能的顺式作用元件，常用的有 PCR 法，以及近年发展起来的足迹法、DNA 迁移率变动实验、报告基因分析法等结合启动子功能分析的研究方法。

（一）启动子克隆法

根据预测的基因启动子序列，设计引物，利用 PCR 技术扩增、克隆启动子，可测序分析启动子序列。

（二）足迹法研究启动子的蛋白结合区域

足迹法（footprinting）是研究核酸 - 蛋白质相互作用的一种常用方法。利用启动子上顺式作用元件与转录因子结合的特征，从切割消化后 DNA 电泳条带中断的图谱揭示与调节蛋白结合的 DNA 区域。根据切割 DNA 试剂的不同，足迹法可分为酶足迹法和化学足迹法。

1. 酶足迹法（enzymatic footprinting）　常采用 DNA 酶Ⅰ（DNase Ⅰ）或具有 3′→5′ 外切酶活性的外切核酸酶Ⅲ（exonuclease Ⅲ，Exo Ⅲ）切割 DNA。其基本原理是：将待分析的双链 DNA 片段（含启动子序列）进行选择性单链末端标记，并与核蛋白抽提物或可能的特异调节蛋白（如重组转录因子）进行体外结合反应，然后加入 DNase Ⅰ 对未结合蛋白质的 DNA 区段进行随机切割，通过控制反应时间产生一系列长短不同的 DNA 片段，经变性凝胶电泳分离，可形成相差一个核苷酸的梯度 DNA 条带。但与蛋白质结合的 DNA 被保护而不受酶切消化，从而在凝胶电泳时出现无条带的空白区域，恰似结合蛋白在 DNA 上留下的足迹，因此形象地称为足迹法。参照未经结合反应的 DNA，对在凝胶上空白区域的 DNA 进行克隆测序，可很容易地明确蛋白质结合区的 DNA 序列（图 10-1）。

2. 化学足迹法（chemical footprinting）　利用能切断 DNA 骨架的化学试剂处理 DNA- 蛋白质复合物，最常用的是羟自由基足迹法（hydroxyl radical footprinting）。由于化学试剂产生的羟自由基可攻击 DNA 的脱氧核糖，但无法接近与蛋白质结合而被保护的 DNA 骨架分子，也会在凝胶电泳上形成条带的空白区域，即 DNA 结合蛋白的结合位点。由于羟自由基分子量小，此法产生的足迹更小，有利于精确蛋白质在 DNA 上的结合位点。此法的缺点是，羟自由基也可能攻击蛋白质，实验中需摸索反应时间避免蛋白质降解。

此外，在体外足迹法的基础上又发展出体内足迹法（in vivo footprinting），即利用化学试剂对活细胞进行体内处理，使 DNA 在细胞内受到化学修饰而影响其与蛋白质的结合，然后裂解细胞，再进行化学足迹法或酶足迹法实验。因为利用化学试剂对 DNA 进行修饰（甲基化或乙酰化修饰）

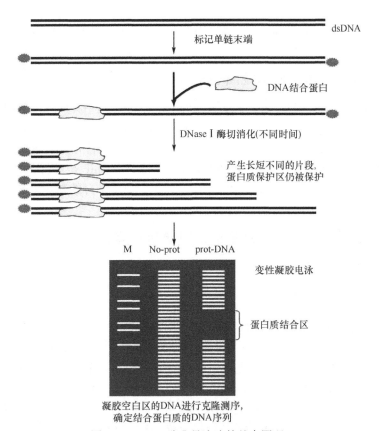

图 10-1 DNA 酶 Ⅰ 足迹法的基本原理

而干扰了与蛋白质的结合，故又称为干扰实验（interference assay）。例如，甲基化干扰实验（methylation interference assay）利用硫酸二甲酯（dimethyl sulfate，DMS）等试剂对活细胞 DNA 进行甲基化修饰，主要修饰 DNA 上的鸟嘌呤（G），从而干扰蛋白质与局部修饰的 DNA 结合，通过之后的酶切或化学切割及电泳分离，再与未甲基化修饰的样品对照，即可确定序列特异性的蛋白质结合位点。

（三）电泳迁移率变动实验研究启动子

电泳迁移率变动实验（electrophoretic mobility shift assay，EMSA），又称为凝胶阻滞实验（gel retardation assay），也是利用核酸 - 蛋白质相互作用而建立的一种方法。其基本原理是：将标记的一段 DNA 分子与核抽提物或特异核因子孵育后进行凝胶电泳分离，显影，根据 DNA 与蛋白质结合后在凝胶电泳中迁移变慢的特点，如有 DNA- 蛋白质复合物形成就会显示滞后的条带（图 10-2）。该方法可用于检测 DNA 结合蛋白，确定启动子中有与核蛋白结合的顺式作用元件或调控区域。但与足迹法比较，EMSA 实验只能确

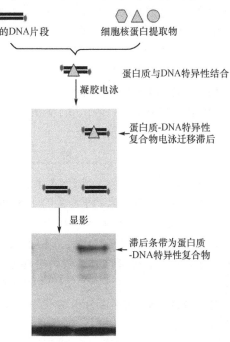

图 10-2 电泳迁移率变动实验（EMSA）的基本原理

定 DNA 序列中含有蛋白结合位点，而足迹法实验不仅能找到与特异 DNA 结合的目标蛋白，还能确定目标蛋白结合的具体结合序列。

（四）染色质免疫沉淀法鉴定启动子

染色质免疫沉淀（chromatin immunoprecipitation，ChIP）是一种研究细胞内蛋白质与特异性 DNA 序列相互作用的方法。其基本原理是：在活细胞状态下用甲醛固定蛋白质 -DNA 复合物，并随机打断为一定长度的染色质小片段（200bp ～ 2kb），然后以目标蛋白的特异性抗体免疫沉淀核蛋白 -DNA 复合物，再通过 PCR 扩增 DNA 片段并进行鉴定。ChIP 是目前既可真实、完整地反映结合基因组 DNA 上的调控蛋白因子，又能确定与特定蛋白质结合的基因组区域（包括启动子的顺式作用元件）的最好方法。

（五）利用报告基因研究启动子活性或启动子捕获

启动子特定结构及存在的顺式作用元件是启动子发挥基因转录起始活性的基础，因此检测 DNA 序列对特定基因的转录活性，可以用于启动子的筛选与鉴定。报告基因技术是将报告基因置于被研究的 DNA 序列下游，通过检测报告基因表达水平即可推测该序列是否具有启动子活性，从而成为研究启动子结构及功能的重要手段。

1. 报告基因的种类　人们为了在细胞或动植物体内设置灵敏方便的筛检信号，而采用的一些表达产物极易检测的结构基因（如发光蛋白或酶的编码基因）称为报告基因（reporter gene）。常用的报告基因有绿色荧光蛋白（green fluorescent protein，GFP）基因、红色荧光蛋白（red fluorescent protein）的 *dsRed* 基因、荧光素酶（luciferase，LUC）基因，以及编码 β- 半乳糖苷酶的 *Lac Z* 基因、编码氯霉素乙酰基转移酶或分泌型碱性磷酸酶的编码基因等。

2. 利用报告基因进行启动子捕获（promoter trapping）　是利用报告基因构建的捕获载体进行启动子筛选的一种有效方法。启动子捕获载体（promoter trap vector）是一种工具型载体，包含一个无转录活性的报告基因和报告基因上游的多克隆酶切位点，将待研究的启动子序列插入报告基因上游，通过荧光蛋白或酶的表达与否而检测启动子的活性。启动子捕获技术筛选启动子的过程：选用适当的限制性内切核酸酶消化切割染色体 DNA（或待测的 DNA 序列），使切割产生的 DNA 片段（群体）插入载体中报告基因上游的克隆位点，随后将重组载体转化到宿主细胞，通过监测报告基因的表达情况即可推断克隆 DNA 片段是否含有启动子元件以及启动子活性的强弱。此法可利用染色体 DNA 片段构建启动子捕获文库，用于基因组启动子序列的筛选；也可构建突变的已知启动子序列的重组体，用于研究已知启动子的重要功能元件。

三、基因转录起始点的序列分析方法

转录起始点（TSS）是 RNA 聚合酶启动基因转录的关键点，真核生物中 RNA-pol Ⅱ 负责结构基因的转录，Ⅱ类启动子相关的 TSS 序列就成了分析结构基因的重要切入点。

Ⅱ类启动子的核心元件中，TSS 位于 TATA 盒下游，是指与 mRNA 第一个碱基相对应的 DNA 序列，以 +1 位碱基代表。不同基因的 TSS 一般没有同源序列，但 mRNA 的第一个碱基倾向于 A（+1），侧翼序列一般为嘧啶（Py），由此组成 Py2CAPy5 的起始子（initiator）序列，位于基因的 -3 ～ +5 区域，基因 TSS 就位于起始子序列内。基因的 TSS 为 mRNA 合成的起点，因此，基因 TSS 的鉴定分析常利用 mRNA 模板合成 cDNA，再通过克隆、扩增及测序等方法进行。

（一）cDNA 克隆直接测序鉴定转录起始点

利用真核 mRNA 3′ 端有 poly（A）尾的特征，以 Oligo（dT）$_{15\sim18}$ 引导合成第一条 cDNA 链，通过逆转录酶特有的末端转移酶活性，在第一条 cDNA 链的末端加上 polyC 尾，并以此引导合成第二条 cDNA 链，将双链 cDNA 克隆到合适的线性载体中，通过对 cDNA 克隆的 5′ 端测序即可确定基因的 TSS（图 10-3）。此为最早对 TSS 的鉴定方法，其优点是简单，尤其适于对特定基因 TSS 的分析，但缺点是对多个基因难以平行分析，而且 cDNA 的 5′ 端一旦因延伸不全或降解造成缺失，会影响测定的准确性。

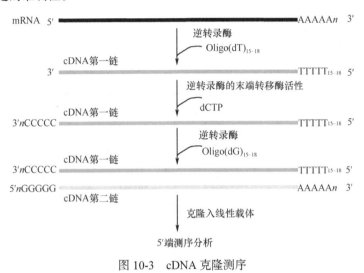

图 10-3　cDNA 克隆测序

（二）cDNA 末端快速扩增技术鉴定转录起始点

在 cDNA 第一链合成的基础上，直接用末端转移酶在 cDNA 的 3′ 可变区末端加上 polyG 尾，再利用已知的部分基因序列设计一个引物，和 polyC 引物一起对 cDNA 进行锚定 PCR（anchored PCR）扩增，并对 5′ 端进行测序，此法称 cDNA 末端快速扩增技术（rapid amplification of cDNA ends，RACE）。通过 polyC 引物和已知的部分基因序列引物对转录本的 5′ 端进行快速扩增及鉴定（图 10-4）。

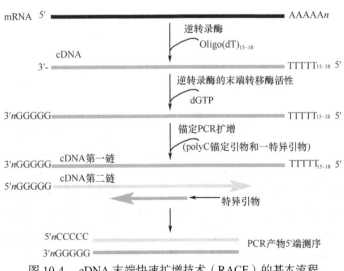

图 10-4　cDNA 末端快速扩增技术（RACE）的基本流程

　　由于 mRNA 的 5′ 端通常存在二级结构，因此在 RACE 方法上进一步改良，用寡核苷酸适配体替代 mRNA 的 5′ 端帽结构，并采用发光标记引物进行巢氏 PCR，称为 Deep-RACE，可实现高通量鉴定 TSS 的目的。Deep-RACE 的主要步骤是（图 10-5）：①分别用牛小肠磷酸酶（calf intestine phosphatase，CIP）和烟草酸焦磷酸酶（tobacco acid pyrophosphatase，TAP）去除基因转录本的 5′ 端磷酸基和 5′ 端帽结构；②在脱帽的转录本 5′ 端加上特定序列组成的寡核苷酸标签（5′-RACE adapter）；③用 10nt 的随机引物进行逆转录合成 cDNA；④在 5′-RACE 标签和随机引物间利用正反引物进行第一次 PCR 扩增；⑤以 PCR 产物为模板，以 5′-RACE 引物和 5′ 端加尾的基因特异性反向引物进行巢氏 PCR，使 PCR 产物两端加上不同序列组成的标签；⑥以 5′-RACE 发光标记引物对 PCR 混合物直接测序。Deep-RACE 借助于最新的发光测序法，可平行分析多达几百个基因的 TSS，并省却了耗时的克隆步骤，较常规的 RACE 更为准确、经济，但仍需扩增基因片段，高通量范围受到一定限制。

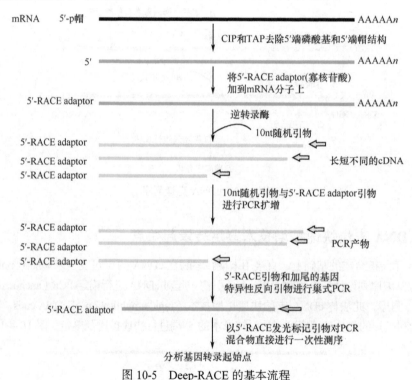

图 10-5　Deep-RACE 的基本流程

（三）连续分析基因转录起始点

　　在 RACE 方法的基础上，在转录本 5′ 端加入一个特殊的限制性内切核酸酶 *Mme* I 的识别位点，可实现对基因 5′ 端的短片段串联进行一次性测序，同时分析多个 TSS。该方法包括如下两种连续分析法。

　　1. 5′ 端连续分析基因表达（5′-end serial analysis of gene expression，5′-SAGE）　5′-SAGE 是将特殊的 *Mme* I 酶切位点引入 mRNA 的 5′ 端，此酶可在识别序列后 18 ～ 20 碱基处切开双链，产生黏性末端。通过酶切和连接获得不同 5′ 短片段串联的重复序列，再对重复序列测序，获得包含大量不同基因 TSS 的序列信息。其基本流程如下（图 10-6）：首先去除 mRNA 的 5′ 端磷酸和帽结构，再将含有 *Mme* I 和另一种限制性内切核酸酶（如 *Xho* I）识别位点的寡核苷酸接头连接到 mRNA 的 5′ 端，随机引物合成 cDNA 第一链后，利用生物素（Biotin）标记的引物进行 PCR 扩增。PCR 产物先后用 *Mme* I 和 *Xho* I 处理，用连接酶将产生的 *Xho* I 黏性末端后续 20bp 短片段连接成串联重复序列，最后测序。利用不同基因 5′ 端 20bp 的序列信息与基因组数据库进行同源性比对，可高通量分析基因 TSS。

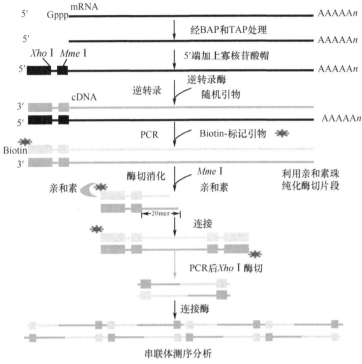

图 10-6　5′ 端连续分析基因表达（5′-SAGE）的基本流程

2. 帽分析基因表达（cap analysis gene expression，CAGE）　CAGE 的基本流程（图 10-7）与 5'SAGE 相似，不同的是 CAGE 先用 Oligo（dT）引物合成第一链 cDNA 后，利用捕获 5′ 帽结构

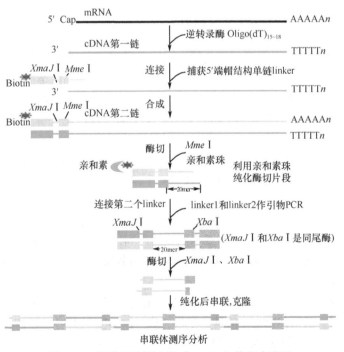

图 10-7　帽分析基因表达（CAGE）的基本流程

的单链接头（linker），将 *Mme* Ⅰ和另一内切酶如 *XmaJ* Ⅰ的识别位点加到 cDNA 的 3′ 端，并进行第二链 cDNA 的合成；用 *Mme* Ⅰ消化双链 cDNA，然后再采用含 *Xba* Ⅰ（*XmaJ* Ⅰ的同尾酶）的接头连接到短双链 cDNA 的末端，PCR 扩增后用 *XmaJ* Ⅰ和 *Xba* Ⅰ进行双酶切，纯化的产物可串联连接，最后对连接体进行测序。

两种连续分析法都可通过一次测序获得多个基因 TSS 的序列信息，还可利用相同的短片段数目推导基因表达水平，是高通量分析基因 TSS 及基因表达的有效方法。

第三节　基因编码区的结构分析方法

基因编码区是指编码功能性基因产物的结构基因部分（基因终产物为多肽链或 RNA），通常是指基因中能编码蛋白质 / 多肽链的一段核苷酸序列。真核基因的编码区包括外显子（编码序列）及内含子（非编码序列）。

基因编码序列具有一定的结构特征，为基因编码区的鉴定分析提供了线索。比如，基因的编码链与转录的 mRNA 序列信息一致（U 代替 T），故基因的编码序列含有从起始密码子至终止密码子之间的 ORF 序列；外显子的 5′- 非翻译区中有翻译起始重要元件的 Kozak 序列，3′- 非翻译区含有终止密码子下游的加尾信号 AATAAA 序列；真核基因的内含子在与外显子交界区有共有序列——在内含子的 5′ 端有 GT 序列，3′ 端有 AG 序列，为 mRNA 成熟加工中选择性剪接的位点。

基因编码区的结构特征首先体现在成熟的 mRNA 上，故以 mRNA 为模板，通过逆转录合成 cDNA，成为基因编码区结构分析的基础，进一步克隆测序或构建 cDNA 文库是研究基因结构的最早最常见方法。随着研究技术的不断完善，微阵列及交联 - 免疫沉淀技术也成为 RNA 剪接分析的手段。另外，目前基因数据库信息量不断增大，将 cDNA 序列进行数据库搜索比对，通过对染色体定位分析、内含子 / 外显子分析、EST 序列比较、ORF 分析及表达谱分析等都能明确基因的编码序列，并能对其编码产物的基本性质，如跨膜区、信号肽序列等进行分析，生物信息学分析也成为基因结构分析的常见方法。

一、cDNA 文库分析

cDNA 文库（cDNA library）是指以细胞全部 mRNA 为模板逆转录合成的 cDNA 的总和。通过 cDNA 文库筛选可分析基因组中的编码序列，从而确定基因编码区结构或发现新基因。由于真核基因 mRNA 3′ 端 poly（A）尾的结构特点，以 mRNA 为模板，用 oligo（dT）作引物，逆转录酶催化合成 cDNA 的第一链，并在第二链合成后将接头加到 cDNA 末端，连接到适当的载体中，经过分析、扩增及鉴定即可获得 cDNA 文库。

构建的 cDNA 文库应考虑每条 cDNA 序列的完整性，可根据 mRNA 均包含 5′ 端非翻译区、编码序列、3′ 端非翻译区的结构特征进行判断，其中编码序列含有以起始密码子开头、终止密码子结尾的 ORF。

从 cDNA 文库中调取感兴趣的目的基因，可以利用 PCR 法靶向性扩增出来，如果按基因的保守序列合成 PCR 引物，则可克隆未知基因的编码序列；还可以通过分析 PCR 产物了解 mRNA 的不同拼接方式。采用 RACE 法通过对 cDNA 末端序列的检测，再经过多次扩增及测序分析，最终可获得基因的全部编码序列。

采用核酸分子杂交也可从 cDNA 文库中获得特定基因编码序列的 cDNA 克隆，此法多用于寻找同源基因编码序列。根据其他生物的基因序列合成一段 DNA 探针，然后以核酸杂交筛选 cDNA 文库，并对阳性克隆的 cDNA 片段进行序列分析。

二、RNA 剪接分析法

分析基因编码区的选择性剪接序列和位点通常利用转录产物与 EST 序列进行比较鉴定，但缺点是目前 EST 文库信息量有限，遇到组织特异性剪接变异体时难以分析。因此，采用 DNA 微阵列（DNA microarray）和交联免疫沉淀（cross-linking and immunoprecipitation，CLIP）等技术对 RNA 剪接进行高通量分析是目前主要可行的方法。

DNA 微阵列又称 DNA 芯片，常用的是代表外显子的 DNA 阵列（如 Affymetrix 外显子微阵列）或外显子/外显子交接的 DNA 片段阵列（如 ExonHit 或 Jivan 阵列）。以 cDNA 为探针，通过微阵列技术筛选 RNA 剪接体以确定基因的编码序列。

CLIP 分析则是利用免疫沉淀检测 RNA 剪接体。先用紫外线将蛋白质和 RNA 交联在一起，然后用蛋白特异性抗体将蛋白质-RNA 复合物沉淀分离，再分析蛋白质结合的 RNA 序列，此法可确定 RNA 的剪接位点，以推导基因编码序列和内含子交界区序列。

三、基因的拷贝数分析

基因拷贝数（copy number）是指某一种基因或某一特定的 DNA 序列在单倍体基因组中出现的数目。不同个体之间同一基因的拷贝数可存在巨大的差异，是基因组多样性的一种形式。目前已发现超过 10% 的人类基因组有功能基因及其调控序列的拷贝数差异，这种基因拷贝数变异（copy number variant，CNV）是指介于单核苷酸多态性（single nucleotide polymorphism，SNP）及染色体异常之间的中等长度 DNA 片段变异，其大小可以从 kb 到 Mb 范围，属于亚显微结构变异形式，可发生删除、插入、复制和复合多位点等变异，其中在群体中分布频率 > 1% 的 CNV 可称为拷贝数多态性。2006 年完成的第一代人类基因组 CNV 图谱有力说明了基因拷贝数研究是基因组进化和个体表型差异的一个重要内容，使人们能够从一个新的视角探讨基因与疾病的关系。基因 CNV 可导致不同程度的基因表达差异，对生物个体的表型特征、疾病的发生等产生一定影响。例如，利用全基因组 CNV 比较分析不同来源（正常与疾病状态下）的样品在全基因组上的拷贝数情况，寻找和疾病发生发展相关的区域，可进一步确定致病基因或疾病易感性基因。目前已研究的 CNV 中可能与腓骨肌萎缩症、阿尔茨海默病、帕金森病、孤独症、银屑病等的发生相关。基因拷贝数的分析也用于个体识别、药物反应性鉴定，并能帮助检测染色体拷贝数变异引起的疾病病因。

对于某个基因拷贝数的检测，常用技术主要有实时定量 PCR、Southern blotting、荧光原位杂交等方法。近年，随着 SNP 芯片和微阵列比较基因组杂交等技术的发展与应用，检测全基因组 CNV 的分辨率与通量得到了提高。此外，资源共享的基因组变异相关数据库（http://www.genome.ucsc.edu/ 和 http://www.sanger.ac.uk/PostGenomics/decipher/）也能帮助判断芯片检测 CNV 的临床意义。

1. 实时定量 PCR 方法分析目标基因拷贝数 基于 PCR 技术的实时定量荧光 PCR（real-time quantitative PCR，RT-qPCR）最常用于单个目的 DNA 片段 CNV 的检测。利用单拷贝基因作为参照，对样本中候选基因的拷贝数可进行绝对定量（基本原理见第九章）。RT-qPCR 技术特别适合于低拷贝基因的定量。对于多区域位点的测定则可选择短荧光片段的多重定量 PCR（quantitative multiplex PCR of short fluorescent fragments，QMPSF）及多重可连接探针扩增技术（multiplex ligation-dependent probe amplification，MLPA）。

另外，检测已知目标基因拷贝数的方法也可采用杂交技术，包括荧光原位杂交（fluorescent in situ hybridization，FISH）、Southern blotting、多重可扩增探针杂交（multiplex amplifiable probe hybridization，MAPH）等（杂交技术的基本原理见第九章）。FISH 的优点在于不仅能高分辨率探究 DNA 拷贝数改变，也是直接准确定位的方法；Southern blotting 对基因拷贝数的检测是相对定量分析，且在操作中酶切处理提取的基因组易导致拷贝数的丢失，目前并不常用。

2. 芯片技术检测基因组拷贝数变异　　芯片技术是检测基因组拷贝数变异的有效方法。目前已发展了很多方法来研究这些中等大小范围内的 DNA 遗传变异，DNA 芯片可能是其中最为有效的。用于 CNV 的检测方法主要有基于芯片技术的微阵列比较基因组杂交（array-comparative genomic hybridization，aCGH）和 SNP 芯片，以及逐步发展的新一代直接测序技术。

（1）微阵列比较基因组杂交：微阵列比较基因组杂交（aCGH）也称为染色体微阵列分析（chromosomal microarray analysis，CMA），是将一定比例、不同颜色荧光标记的样品混合液（待测样本与对照样本）在一张芯片上同时进行杂交，通过检测样本基因组和对照基因组间荧光强度比值反映 DNA 的 CNV。该方法的芯片探针可覆盖整个基因组（包括已知基因和基因组非编码区），主要的探针来源于细菌人工染色体（bacterial artificial chromosome，BAC）和寡核苷酸两种。采用的探针长度和密度决定了方法的灵敏度、准确度及分辨率，使 aCGH 成为高分辨率、高准确度的一种高通量分析方法。

基于 BAC 克隆文库的 aCGH 是最早用于分析全基因组 DNA 拷贝数的方法，主要用于判定较大、较复杂的 DNA 删除或扩增的总数。这种技术常用于染色体异常导致的疾病状态如癌症的发生发展、出生缺陷等失功能疾病的临床诊断。但即使探针精度从起初的 1Mb 提高到 100～200kb，BAC-aCGH 仍存在处理烦琐、PCR 污染、不能提供等位基因特异性 CNV 信息等不足。最近发展的寡核苷酸 -aCGH 可使用 25～85mer 的探针，其操作更简便，分辨率至少是 BAC-aCGH 的 500 倍，因而获得了广泛应用。

（2）SNP 芯片：SNP 芯片技术是目前通量最高、使用范围最广的全基因 CNV 分析技术。相对于 aCGH 而言，SNP 芯片无须同时使用两个样本的 DNA（试验组和对照组）和探针进行双杂交，仅使用单杂交就可完成。通过比较测试样本的信号强度与其他个体的强度，从而确定每个位点的相对基因组拷贝数。同时，拷贝数检测运算法中考虑了探针的长度和 GC 含量，通常从几个连续的探针中的重大比率变化来确认 CNV，因此明显提高了方法学的检测精度。

（3）新一代直接测序技术：新一代直接测序技术对鉴定 CNV 有推动作用。随着个人基因组时代的到来，利用 Solexa 测序仪及 GSFLX 系统等进行个体化高通量测序可得到所有形式的基因组差异。此技术有很多优点，其测序方法不需要了解背景知识和设计工作，便能鉴定出复杂的结构变化，同时克服了杂交固有的一些缺点。因此，随着测序成本的降低，此方法有着很好的发展前景。

基因组拷贝数变异的检测作为基因变异研究的新方向，正逐渐走向成熟并得以应用。尽管目前研究结果重复性低，准确性还有待进一步提高，并且 CNV 的作用机制和形成机制也不十分明确，但 DNA 测序技术、高分辨基因组扫描技术等的发展，将大大提高检测 CNV 的能力，有利于人类基因组遗传进化及遗传致病因素等新的认识。

第四节　基因功能的分析技术

解析基因组中各个基因的功能是"后基因组时代"功能基因组学研究的主要内容，已成为生命科学的研究重点。虽然生物信息学通过同源性分析能从基因推导表型，对基因功能进行合理预测，但新基因的功能最终必须采用分子水平、细胞水平乃至整体水平的不同实验手段来确证。目前对基因功能的研究思路主要是：①从分子水平描述基因产物（蛋白质和非编码 RNA）分子间的相互作用及参与的生化过程，如蛋白激酶、转录因子；②在细胞水平及整体水平检测基因产物的表达水平而表现的基因在细胞或个体中的生物学功能，而阐明基因在体内功能的最有效的方法就是采用基因获得与基因失活的策略,研究不同基因表达对细胞生物学行为或个体表型性状的影响,从而鉴定基因的功能。基因转移、基因打靶等技术可特异性改变目标基因表达状态,造成细胞及生物体特定基因功能的获得和(或)缺失,是靶基因生物学功能实验研究的常用手段。此外,一些新的技术,如反义技术、基因诱捕技术、随机突变筛选技术也是后基因组时代揭示基因功能的重要方法。

一、基因表达的分析方法

基因的功能体现与其表达水平密切联系,因此检测基因表达水平是基因功能分析的前提。基因的表达存在时空特异性,即个体发育的不同阶段及个体不同组织和细胞中基因表达可不相同,个体或组织的任何细胞在特定的时空有特定的基因表达模式,即基因表达谱,从而表现一定的功能活性。因此,研究基因的功能之前,应首先对基因的时空表达谱进行分析,包括 RNA 转录和蛋白表达水平检测。

(一)通过 RNA 检测分析基因转录活性

某一特定基因 RNA 表达的检测常用 Northern blotting、原位杂交、逆转录 PCR(reverse transcription PCR,RT-PCR)等方法,近年 cDNA 文库及微阵列/芯片(microarray)技术的建立与发展,使组织细胞的全基因表达谱分析有了可能,基因芯片及基因表达系列分析方法常用于基因表达谱的规模化分析。

1. 基于杂交原理的检测方法 Northern blotting 是继 Southern blotting 原理基础上,针对 mRNA 转录本的分析方法。以目的序列为探针,可对组织细胞的某一特定 mRNA 进行定性检测,或参照管家基因的 mRNA 表达水平进行目的 mRNA 表达的半定量分析。原位杂交(in situ hybridization,ISH)结合荧光探针则可对组织细胞中表达的特定 mRNA 进行区域定位和定量检测。

2. RT-PCR 分析 RT-PCR 是利用基因转录产物 mRNA 逆转录为 cDNA,进行定性或半定量检测的常用方法,尤其采用实时荧光定量(FQ)RT-PCR 技术可特异性对目的 mRNA 水平进行绝对定量。

3. 基因芯片及高通量测序技术分析 基因芯片是 20 世纪 90 年代初发展起来的高通量研究基因功能的新技术,实质上是一种大规模集成的固相杂交。其基本原理是核酸分子杂交(见第九章),采用 cDNA 作为探针,可应用于大规模快速检测基因差异表达或基因组表达谱。运用第二代测序技术可对基因表达谱进行高通量分析,进行 RNA 片段的扫描、定量与鉴定,从而快速获得转录组的全貌。

4. 基因表达系列分析 基因表达系列分析(serial analysis of gene expression,SAGE)是一种快速同时检测大量基因转录产物的方法,可用于基因表达谱的分析。其技术原理及主要流程类似于前述的 5′SAGE,特点为:①用生物素标记的 Oligo(dT)为引物,利用基因转录的 mRNA,通过逆转录合成 3′ 端生物素化的 cDNA 文库;②经特殊的限制性内切酶如 Nia Ⅲ(识别 GTAC 酶切位点,理论上消化 cDNA 可获得平均长度约为 250bp 的 DNA 片段)酶切,并以链霉亲和素磁珠亲和纯化得到一系列代表全长 cDNA 的 3′ 端短片段;③在所有短片段上连接标签接头,如含限制性内切酶 BsmF Ⅰ 识别位点的接头(BsmF Ⅰ 可在其识别位点下游 20bp 的位置平端切割 DNA 双链),并用连接酶接成 cDNA 连接体;④通过对所有标签片段测序及测定数目,可确定每种基因转录产物及其相对含量。SAGE 无须特定结构探针,可对未知基因转录水平进行研究,这一点是基因芯片技术所不具备的优点。目前已构建了多种 SAGE 文库,通过检索文库中的标签数据及对应到基因后的注释,可对基因表达谱进行分析及比较。

此外，前面介绍的帽分析基因表达法（CAGE）采用类似的 cDNA 的 3′ 端串联体分析基因转录起始点，同时也可利用短片段的数目推导基因表达水平。

近年来不断发展出了新的方法，如 GeneCalling 法，利用两种不同的限制酶消化 cDNA 样品，用荧光标记的引物扩增、毛细管电泳分离标记的片段，然后同时测定每个片段的精确长度。通过电泳比较两个样品中每个点的强度，自动识别不同表达基因的 cDNA 片段。用大小精确的片段和片段旁侧序列（限制酶酶切）查询特定物种的数据库，得出片段信息，这种方法可瞬时显示基因表达差异。

（二）分析基因表达的蛋白质水平

蛋白质是体现基因功能的最终表达产物，分析细胞特定目的蛋白质的表达水平，常用的技术是蛋白质印迹（Western blotting）和免疫组化。而基于芯片原理的蛋白质芯片 / 微阵列（protein chip，protein microarray）技术，可高通量检测基因表达的蛋白质水平，成为蛋白质表达谱的主要研究手段。

1. 利用特异抗体检测蛋白质表达的方法　Western blotting 是对组织细胞中特异蛋白质进行定性和半定量的基本方法。在 PAGE 分离样本蛋白质的基础上，将蛋白质转移至膜上进行标记抗体的结合、显影而得到特定蛋白质表达水平的信息（见第十二章）。酶联免疫吸附（enzyme-linked immunosorbent assay，ELISA）也是建立在特异抗体结合蛋白抗原基础上的蛋白质分析方法。该法不需凝胶分离蛋白质，多利用包被抗体的 96 孔酶标板"吸附"特定蛋白质（抗原），再结合酶标的第二抗体进行酶 - 底物显色反应而获得定性和定量的结果。免疫组织化学（immunohistochemistry）及免疫细胞化学（immunocytochemistry），简称免疫组化，它是采用抗原 - 抗体结合原理，在组织切片或细胞铺片上进行原位检测特定蛋白质的方法。随着荧光标记抗体的广泛应用，利用激光共聚焦显微镜的精密成像优势，免疫荧光技术对靶蛋白表达的直观定位和定量分析成为普及的方法。而利用流式细胞仪检测荧光标记抗体结合的细胞靶蛋白抗原信号，可检测活细胞或固定的细胞表达于细胞表面或细胞内的特定蛋白质水平。

2. 蛋白质芯片分析　蛋白质芯片（protein chip）的基本原理类似于基因芯片，是蛋白质组学研究中高通量分析蛋白质表达谱的重要方法之一，广泛应用于蛋白质功能、蛋白质修饰、蛋白质间相互作用的研究。但因探针（如单克隆抗体）制作成本昂贵、操作要求高，其应用受到了条件限制。

3. 双向电泳结合质谱分析　双向电泳（two-dimensional electrophoresis，2-DE）是目前蛋白质分辨率最好的凝胶电泳技术，2-DE 凝胶上可展示数千种蛋白质，通过比较不同样本的蛋白质表达谱可进行蛋白质差异表达分析，如从凝胶上切割特定蛋白质点，经质谱仪进行肽指纹图谱的分析，可进一步对差异表达的蛋白质进行定性分析。

二、利用功能获得策略分析基因功能

基因功能获得策略是指通过转基因或基因敲入等手段，将目的基因导入某一细胞或个体中并表达或高表达，以观察细胞或个体的生物学性状的变化来研究基因的功能。

（一）基因转移技术分析基因的功能

基因转移（gene transfer）技术就是将外源性基因导入到一个细胞或动物体内，以研究该基因转入后的表达和功能发挥的情况，也称为转基因技术（transgenic technology）。最初是细胞水平的操作，转移后的基因能够继续传递给子代细胞。随着该技术的发展，目前已利用载体稳定地将外源目的基因整合入受精卵细胞或胚胎干细胞（embryonic stem cell，ESC），然后将细胞导入模拟的胚胎发育生长环境，使其发育成带有目的基因的新个体。这些携带并能遗传外源基因的动物个体或品系称为转基因动物（transgenic animal）。现已建立了转基因鼠、转基因羊等多种动物模型，通过人为地造成外源基因在活体动物生长发育过程中的高度表达，可以从表型上或者机体整体层面上研究基因产物的正常功能。

1.基因转染细胞模型用于功能研究　基因转染技术是将目的基因插入真核表达载体如腺病毒、逆转录病毒载体后，转入某一细胞使基因高表达，通过观察细胞生物学行为的变化而认识基因的功能，是目前最常用的基因功能研究方法，利用这种靶基因高表达的细胞模型，可真实地反映基因编码产物对细胞功能的影响。

针对细胞中基因表达产物的特点，研究其功能时可采用在不同细胞内表达的方式。第一种方式，可采用不表达该基因的细胞，转染基因表达后，分析细胞的功能变化或分析相关的细胞内分子改变，从而确定基因编码产物的功能。但此策略有一定局限，因为不表达目标基因，也可能不表达与其相关作用的蛋白质分子，因此，即使转染了目标基因，细胞功能也可能不发生变化，基因表达与功能体现之间缺乏真实联系。第二种方式是在低表达该基因的细胞导入表达载体，通过增加基因的拷贝数或强启动子促使基因过表达（overexpression），观察细胞功能的改变而分析基因产物的功能。

对于较大基因或包含转录调控序列的大片段 DNA 的转导，可采用酵母人工染色体（yeast artificial chromosome，YAC）转导法，这样不仅使插入的基因结构完整，利于基因的组织或细胞特异性的高水平表达，还可对转导的 YAC 预先通过同源重组进行适当的调节修饰。近年来又出现了一种全新的载体系统——人类人工染色体（human artificial chromosome，HAC），其能携带包含完整基因或多个基因以及基因的所有外显子和附近调控区的大片段 DNA，其不整合到基因组中，而是为目的基因提供了一个类似正常染色体的环境，保证了转基因在正常细胞中时空性表达。

2.转基因动物是整体水平研究基因功能的模型　从整体水平研究特定基因在生物体内表达产生的生物学效应是分析基因功能的一个重要手段。转基因动物的建立便于分析特定基因在特定的生理学过程或病理学过程中的表达变化、病理分布特征，可在活体水平从分子到个体、多层次、多方位研究有关基因的生物学功能。

转基因动物是指利用转基因技术培育的在基因组中稳定地整合并能遗传外源基因的动物。产生转基因动物的过程主要包括：转基因表达载体的构建、外源基因的导入、鉴定外源基因表达及转基因动物品系的获得和建立。转基因动物能够接近真实地再现外源基因在整体水平的调控规律及其表达所致的表型变化，使人们能有效地从系统性和独立性角度研究外源基因功能，是目前层次最高的实验体系。

利用小鼠、家兔、鱼等动物建立的转基因动物模型具有遗传背景清楚、遗传物质改变简单等优点。当然，转基因动物模型仍然存在一些有待解决的问题，如外源基因随机插入宿主基因组可能产生插入突变；外源基因整合于染色体上的拷贝数不等；整合的外源基因发生遗传丢失而导致转基因动物症状的不稳定遗传等。但转基因技术正在不断完善，包括利用调控系统建立的条件性转基因动物实现了基因时空特异性表达，YAC 载体应用于大片段 DNA、多基因或基因簇的转基因等，相信其在医学及生物学研究领域中必将有更加广泛的应用。

（二）基因敲入技术实现基因的定向插入与表达

基因敲入（gene knock-in）技术为稳定产生转基因动物奠定了基础。基因敲入技术是基因打靶技术的一种，即通过同源重组的方法，将特定外源基因插入细胞 [包括胚胎干细胞（ESC）、

体细胞] 基因组的特定位点，使之在细胞中稳定表达。该技术已成为转基因动物模型的主要制备技术，可研究特定基因在体内表达而体现的功能，也可用正常基因置换基因组中的突变基因而用于靶向基因治疗。

三、利用功能失活策略分析基因功能

基因功能失活策略是将细胞或个体的某一特定基因通过基因敲除、敲减或基因沉默等手段而使其全部或部分不表达，以观察细胞生物学或个体遗传性状的变化来研究基因的功能。

> **知识链接**　　　　　　　**基因打靶技术的建立与发展**
>
> 　　20 世纪 80 年代初，英国生物学家 Martin J. Evans 成功分离培养胚胎干细胞（ESC）；1986 年，美国分子遗传学家 Mario R. Capecchi 和英国遗传学家 Oliver Smithies 成功利用 ESC 实现了小鼠特定基因的修饰灭活，从而开启了一种定向修饰改造生物体特定基因的新技术：基因打靶（gene targeting）。他们也因此共同分享了 2007 年诺贝尔生理学或医学奖。传统的基因打靶技术建立在 DNA 同源重组原理的基础上，近几年进一步发展的 CRISPR 技术、转录激活因子样效应物核酸酶（transcription activator-like effector nuclease，TALEN）技术也成功应用于制备基因敲除 / 敲入 / 敲减小鼠、大鼠、斑马鱼等模式动物模型，使特定修饰后的遗传信息在生物活体内遗传并表达突变后的性状，成为基因功能研究最直接、最有效的手段之一。其在建立人类疾病的动物模型、研究疾病相关基因功能，以及提供相关疾病治疗手段、药物评价模型等方面有着广泛的应用，并不断促进产生了生物学中许多突破性的进展。

（一）利用基因打靶技术进行基因敲除

基因打靶（gene targeting）技术是一种定向修饰生物活体特定基因从而改变相关性状的实验手段。该技术通过基因灭活、点突变引入、缺失突变、外源基因定位引入、染色体组大片段删除等途径使特定的基因敲除失活、新基因敲入或基因敲减，构建可稳定遗传的、特定基因修饰及表达突变性状的生物体，从而进行基因功能的研究。

基因打靶的基本原理是针对目的基因构建重组载体，利用同源重组原理将外源基因定点整合入靶细胞基因组上某一确定位点，筛选获得中靶的胚胎干细胞（ESC）。通过显微注射或胚胎融合等方法将经过遗传修饰的 ESC 引入受体胚胎内，ESC 经过分化发育为嵌合体，或进一步杂交获得纯合体动物。获得特定遗传修饰的突变动物可提供一个特殊的生物活体系统用以研究特定基因的功能。尤其是条件性和诱导性基因打靶系统的建立，使得对基因在时间和空间上的靶位修饰更加明确，效果更加精确可靠。

基因敲除（gene knockout）又称基因剔除或基因靶向灭活，即有目的地去除实验动物体内某特定基因。基因打靶技术为基因敲除的主要技术手段，利用基因同源重组构建基因敲除动物模型依然是最普遍的方法，小鼠也是基因敲除研究最主要的模式动物。

1. 同源重组法基因敲除　　建立在 ESC 培养及同源重组基础之上的基因敲除技术，是构建基因敲除模式动物的基础，其基本过程如下（图 10-8）。

（1）基因敲除重组载体的构建：构建一个灭活靶基因的基因敲除载体（替换型载体），通常设计一段与靶基因两端同源的序列，在其内插入新霉素抗性标记基因（neo^r），使靶基因失去表达能力，也利于用新毒素或其类似物 G418 进行后续筛选；并在序列的 3′ 端插入不含启动子的单纯疱疹病毒胸苷激酶基因（*HSV-tk*），作为后续负性筛选标志。

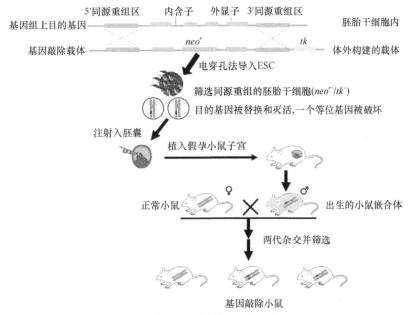

图 10-8　同源重组法基因敲除的基本过程

（2）同源重组：从小鼠囊胚中分离出未分化的 ESC，用电穿孔法或显微注射等方法将重组 DNA 导入小鼠的 ESC，使外源 DNA 与 ESC 基因组中相应部分发生同源重组，重组后载体中灭活的靶基因（含 neo^r 基因）取代并破坏小鼠基因组中原有靶基因，tk 基因位于同源序列外而未被整合。

（3）筛选同源重组的 ESC：外源 DNA 在高等真核细胞内自然发生同源重组的概率极低，筛选真正发生同源重组的 ESC 是基因敲除技术的关键。目前常用的方法有"正负筛选法（PNS 法）"、标记基因的特异位点表达法及 PCR 法。其中应用最多的是 PNS 法，其利用载体灭活目的基因序列中含有的 neo^r 为正选择标志（同源重组后 ESC 获得抗 G418 能力），HSV-tk 为负选择标志（即 tk 基因表达），可使环氧丙苷（gancidovir，GCV）转变为毒性物质而致细胞死亡，而发生特异性同源重组后 tk 基因不能表达，在细胞选择培养基中加 GCV 可生长。故同源重组后 ESC 基因表达具有 neo^{r+}/tk^- 特征，在同时有 G418 和 GCV 存在的培养基中能够成活，从而可筛选获得靶基因敲除的 ESC。

（4）发育为基因敲除小鼠嵌合体及获得纯合体：通过显微注射转入假孕母体小鼠的囊胚（受精卵分裂为 8 个细胞左右）中参与胚胎发育，获得含有一个等位基因被剔除的小鼠嵌合体（chimera），即小鼠的一条染色体上是正常基因，一条染色体上是失活基因。嵌合鼠进一步杂交交配，即可获得纯合的基因敲除小鼠，即两个等位基因都被敲除成功的小鼠。通过观察嵌合体和纯合体基因敲除小鼠体内目的基因敲减和灭活前后的生物学性状的变化，达到研究靶基因功能的目的。

这种基因敲除动物可以从整体观察某个基因对于动物生命活动的影响，但由基因敲除后的 ESC 发育成的个体，其所有组织和器官中此种基因均被灭活，因此这种完全基因敲除技术也存在一定的缺陷，如某些基因在不同的细胞类型中执行不同的功能，完全敲除会导致突变小鼠出现复杂的表型，很难判断异常表型是由一种细胞引起的，还是由几种细胞共同引起的。其次，由于某些重要功能的基因在胚胎发育时期对个体的存活与发育至关重要，基因敲除后常导致个体不能生存和发育，无法对该基因进行深入研究，于是条件性基因敲除应运而生。

2. 条件性基因敲除（conditional gene knockout）　是将某个基因的修饰局限于小鼠某些特定类型的细胞或某一特定发育阶段的一种特殊的基因敲除方法。在常规基因敲除基础上，利用重组酶 Cre 介导的位点特异性重组技术,对小鼠基因组修饰的时空范围设置一个可调控的"按钮",使一些在胚胎生长发育阶段非常重要的功能基因在特定的时期或某些特定类型的细胞中被敲除。

　　Cre/LoxP 系统的条件性基因敲除的基本原理如图 10-9 所示:Cre 重组酶能介导两个 34 bp 的 LoxP 位点间的特异性重组,使 LoxP 位点间的序列被删除。该方法首先分别产生在特定组织或细胞表达 Cre 重组酶的转基因小鼠和靶基因被两个 LoxP 位点锚定的转基因小鼠,将两种小鼠进行交配繁育,可产生同时带有 LoxP 和 Cre 基因的子代,在特定组织细胞中 Cre 基因表达产生的 Cre 重组酶就会介导靶基因两侧的 LoxP 间发生切除反应,结果将一个 LoxP 和靶基因切除。因此,Cre 的表达决定了靶基因的修饰,即 Cre 在哪一种组织细胞中表达,靶基因的修饰(切除)就发生在哪种组织细胞,而且 Cre 的表达水平将影响靶基因修饰的效率,如利用控制 Cre 表达的启动子活性或所表达的 Cre 酶活性的可诱导性,通过设计给予诱导剂的时间或调控 Cre 基因表达载体的转移时间,可对动物基因突变的时空特异性进行人为控制或诱导。因此,只要控制 Cre 的表达特异性和表达水平就可实现对小鼠中靶基因修饰的特异性和程度的调控。

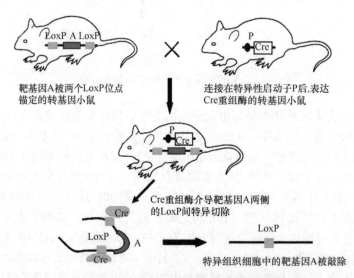

图 10-9　Cre/LoxP 系统的条件性基因敲除原理

　　以 Cre/LoxP 系统为基础,在条件性基因敲除中利用 Cre 表达启动子的不同活性或表达 Cre 酶活性的可诱导性,进一步控制诱导剂的给予时间或 Cre 基因表达载体系统的转移时间等,可在 LoxP 动物的一定发育阶段和一定组织细胞中实现对特定基因进行遗传修饰,称为诱导性基因敲除。常见的诱导性类型有四环素诱导型、干扰素诱导型、激素诱导型和腺病毒介导型。人们可通过预设诱导时间来控制动物基因突变的时空特异性,以避免出现死胎或动物出生后不久即死亡的现象。如用病毒或配体 /DNA 复合物等基因转移系统来介导 Cre 的表达,还可省去利用 Cre 转基因动物的过程。

　　基因敲除除可灭活某一基因的表达外,还能引入新基因及引入定点突变,既可以用突变基因或其他基因敲除相应的正常基因,也可以用正常基因敲除相应的突变基因,因此在医学领域中具有广泛的应用。①研究基因的结构与功能:将目的基因敲除后观察整体和细胞水平的变化,可直接了解基因产物的功能,并深入研究发育生物学。②建立人类疾病的动物模型:基因敲除动物可用于研究人类疾病尤其是遗传性疾病的致病机制。目前已建立的有高脂血症、动脉粥样硬化、阿尔茨海默病基因敲除鼠、基因敲除家兔等模型,已在心血管疾病、神经系统疾病等研究中显现重要的应用价值。③基因治疗:以正常外源基因靶向敲除异常的内源基因,从而达到治疗遗传性疾病的目的。④利用基因敲除动物制备人源化抗体、药物和疫苗等生物活性蛋白：如已成功制备的单克隆抗体转基因小鼠、β-乳球蛋白转基因小鼠、人红细胞生成素（erythropoietin，EPO）转基因小鼠等。⑤为人类器官移植提供廉价的异种供体器官：如采用基因敲除方法培育出半乳糖苷转移酶基因敲除猪，有望将猪的器官移植给人时不引起超急性免疫排斥反应，从而有可能解决异源性器官移植的关键难题；基因敲除动物模型还可以用于新药筛选和药物毒理学方面的研究，并为定向改造生物、培育新的生物品种提供重要的技术支持，尤其是条件性基因敲除或诱导性基因敲除，可达到在不同发育阶段和不同器官、组织的选择性敲除，避免了重要基因被完全敲除所致的胚胎发育障碍，并能客观、系统地研究基因在组织器官发生发育以及疾病发生、治疗过程中的作用和机制，极大地推进了基因敲除技术在科学研究中的应用。

当然，基因敲除技术亦存在费用高、周期长的缺点，并始终存在一个难以克服的问题：当得到特定基因失活后的品系或个体后，由于生物表型范畴很广，具有综合性，突变体表型效应不易分辨，认知基因的具体功能并非易事。许多基因在剔除后并未产生明显的表型改变，这可能是相关基因的功能代偿所致，也有可能是敲除掉一个在功能上冗余的基因，并不能造成容易识别的表型。

（二）基因沉默或基因敲减使基因功能部分丧失

基因敲减（gene knock-down）是使用 RNA 干扰、反义寡核苷酸或基因重组等方法，抑制特定基因表达或引起基因沉默，从而导致细胞或生物体的基因功能部分缺失或减弱的技术。

1. RNA 干扰引起基因沉默　生物体内一些小的 dsRNA 分子能高效介导同源序列的 mRNA 特异性降解，从而导致转录后基因沉默，这个过程称为 RNA 干扰（RNA interference，RNAi），也称为序列特异性转录后基因沉默（post-transcriptional gene silencing，PTGS）。现已证实，RNAi 在生物界广泛存在，在生物进化过程中是高度保守的，同时 RNAi 也可作为一种简单有效、高效特异地阻断靶基因表达的技术，成为研究基因功能、基因表达调控、疾病的发病机制与防治及药物筛选的重要手段（见第九章）。

RNA 干扰技术既可在细胞水平，又可在转基因动物体内导入 siRNA，实现特异、稳定、长期地抑制靶基因的表达。将 RNAi 技术与 Cre/LoxP 重组系统相结合建立转基因动物模型，不仅具有稳定、可遗传、可诱导等特点，而且无须使用 ESC 和基因打靶技术，与传统基因敲除方法相比具有简单、易操作、周期短等优势，因此已被作为体内外研究基因功能的一种简便和有力的工具。此外，鉴于 RNAi 的高效特异阻断靶基因表达，该技术也成为信号转导通路和发育分化研究的良好手段，并在抗病毒治疗、特殊疾病的基因治疗上显示出其应用的前景。

2. 反义寡核苷酸引发基因沉默　反义寡核苷酸（antisense oligonucleotide，ASON）是指能与 mRNA 互补的 RNA 分子，长度一般为 20nt 左右。ASON 引发基因沉默可能的机制：①通过与靶 mRNA 互补结合后以位阻效应抑制靶基因的翻译；②通过与双链 DNA 结合形成三股螺旋而抑制转录；③通过激活细胞内的 Dicer 酶进入 RNA 干涉途径而降解靶 mRNA。由于人工构建 ASON 用于抑制靶基因表达的技术简便易行，该技术也是研究基因功能的可行方法之一。

利用 ASON 调节基因表达，应注意：并非所有的 mRNA 都对其敏感，有的 mRNA 生物半衰期短，仅 1~2 分钟，故与 ASON 结合机会较少，就不敏感；ASON 本身的稳定性决定其调节能力，ASON 的 3′ 端带茎 - 环结构可增加其稳定性；通常情况下针对真核生物中 5′ 端非编码区的 ASON 可能更有效。在设计 ASON 时应注意：避免 ASON 分子内出现自身互补的二级结构；ASON 分子中不应有 AUG 或 ORF，否则该反义 RNA 亦会与核糖体结合；此外，也可将核酶结构的 RNA 连在 ASON 的 3′ 端，利用其高度专一的内切核酸酶活性降解靶 mRNA，提高抑制效率，或者选择强启动子构建 ASON 基因载体及基因串联设计等用于增加 ASON 对靶 mRNA 的降解。

四、随机突变筛选策略从正向遗传学角度研究基因功能

利用基因敲除或基因转移等技术是从特定基因的改造推导表型的"反向遗传学"，是目前基因功能研究的主要策略，但面对人类基因组巨大的功能未知的遗传信息，其存在一定的局限性：首先，生物体的代偿机制可能使基因敲除动物表型效应不易分辨，也有可能特定基因在不同位点上的突变可能产生不同的表型，单一的"功能缺失"方法不可能发现不同的异常表型；其次，"反向遗传学"只能对已知基因进行研究，而人类基因组中尚有 90% 左右的序列处于未知状态；最后，目前用于条件性"功能缺失或获得"小鼠制备的启动子还很有限，从而阻碍了特定基因在成体动物中的功能分析。因此，基于"正向遗传学"的，从异常表型推论特定基因突变的随机突变筛选法从另一角度补充了基因功能研究思路，这种"表型驱动"的研究策略为功能基因研究不断提供了新材料及人类遗传性疾病的新模型，有可能成为功能基因组研究中具有潜力的手段。

随机突变筛选法的基本原理：首先采用物理、化学或病毒、噬菌体载体等因素，在目标细胞基因组进行随机插入突变，通过标记进行筛选获得相应基因突变的细胞，可建立一个携带随机插入突变的细胞库。例如，N-乙基-N-亚硝基脲（N-ethyl-N-nitrosourea，ENU）是一种化学诱变剂，可烷基化修饰 DNA 碱基，诱发单碱基突变，ENU 处理雄鼠精子基因组，可诱导 DNA 复制时错配，使后代小鼠有可能出现突变表型，经筛选及遗传试验即可得到突变系小鼠。ENU 诱变接近于人类遗传性疾病的基因突变情况，且突变效率可高达 0.2%，是其他突变手段的 10 倍左右。因此，对突变小鼠的突变基因定位及采用位置候选法克隆突变碱基，成为突变基因功能研究的重要手段。

另外，近几年发展起来的基因捕获（gene trapping）技术也是产生大规模随机插入突变的一种便利手段，已成为研究基因功能及分析其生物学现象的重要工具。其基本原理是：通过物理、化学、生物等方法，将一个无启动子的报告基因（如 neo 基因）的基因诱捕载体随机插入 ESC 基因组，产生内源基因突变失活，通过鉴定报告基因的表达，提示插入突变的存在；载体在整合位点可利用内源基因调控元件模仿内源基因表达，因此，分析不同发育阶段、不同组织器官中报告基因的表达情况，可以研究内源基因的表达特性，因而其广泛应用于基因功能的研究。另外，利用基因捕获可以建立一个携带随机插入突变的 ESC 库，每一种含有不同突变基因的 ESC 克隆经囊胚注射可发育为基因突变动物模型，对动物模型的表型分析也是目前搜索未知基因功能的有效策略。近年来，全球主要的基因诱捕组织联合成立了国际基因诱捕联盟，建立了公共的基因诱捕数据库及网站，标志着大规模小鼠基因诱捕的一个重大进展。

基因捕获技术的优点是常规基因敲除法需要构建特异性的基因敲除载体以及筛选中靶 ESC 等，研究需耗费大量的时间和人力，通常一个基因剔除纯合体小鼠的获得至少需要半年或一年，甚至更长的时间。而基因捕获技术可节省大量的筛选染色体组文库以及构建特异打靶载体的工作及费用，能够更有效和更迅速地对基因的序列、基因的表达以及基因的功能进行分析研究。但基因捕获技术也存在不可避免的缺点，包括只能敲除在 ESC 中表达的基因，以及无法对基因进行精细的遗传修饰。

总之，基因功能的研究是科学研究的重要内容，也是一项复杂的工程。生物信息学在基因功能的预测中可提供重要的信息，指导实验室研究方案的制定。实验验证是基因功能研究的最终必由之路，采用不同技术建立的模式动物从整体水平研究基因功能是必不可少的工具。除了以上的研究方法外，还不断发展出了许多新的方法，在实际工作中，研究者需要根据具体情况，从基因功能获得和失活两方面制定最佳的研究方案，用于对一个特定基因功能全面、系统的研究。

思 考 题

1. 针对基因的结构特征常用哪些方法进行相关分析？

2. 说明构建 cDNA 文库在基因结构与功能研究中的应用。

3. 介绍基因打靶技术及其在基因功能研究中的应用。

4. 利用比较蛋白质组学从某一病理组织中检测到一种新的蛋白质，拟进一步探讨相关基因的结构与功能，请设计研究方案及相关方法。

（喻　红）

第十一章　基因工程原理

基因工程是在分子生物学和分子遗传学等学科基础上发展起来的一门综合性的生物技术学科。20世纪40年代，肺炎链球菌的转化实验确定了遗传信息的携带者是DNA而不是蛋白质。50年代至60年代，DNA双螺旋结构的提出、DNA半保留复制机制的阐明、遗传信息传递"中心法则"的确立、操纵子模型的提出以及遗传密码的破译等，使得采用类似于工程技术的程序主动地改造生物的遗传性状在理论上成为可能。60年代末70年代初，限制性内切核酸酶、DNA连接酶、逆转录酶等相继被发现并得以应用，外源DNA转化实验、琼脂糖凝胶电泳技术和核酸分子杂交技术等先后建立，这些研究成果为基因工程技术的诞生奠定了实验基础。

> **知识链接**　　　　　　　　　　**基因工程的建立**
>
> 　　1972年，美国斯坦福大学的生物化学家Paul Berg（1926～）等使用限制性内切核酸酶 *Eco* R Ⅰ和T4 DNA连接酶，在体外将猿猴空泡病毒40（Simian vacuolating virus 40，SV40）的DNA与λ噬菌体P22的DNA连接在一起，首次成功构建重组DNA分子，并因此与美国生物化学家Walter Gilbert（1932～）和英国生物化学家Frederick Sanger（1918～2013）分享了1980年度的诺贝尔化学奖。1973年，美国斯坦福大学的遗传学家Stanley N. Cohen等又将几种不同的外源DNA插入大肠埃希菌质粒pSC101的DNA中，并将它们导入大肠埃希菌中，成功进行了基因工程史上首个基因克隆实验，由此建立了基因克隆的基本模式，从而也开创了基因工程的研究。

自从利用重组DNA分子形成无性繁殖系以来，科学家们在分析、操作基因方面几乎无所不能。随着人类基因组序列分析图谱的完成，对基因结构与功能的研究进入后基因组时代，开启了功能基因组学和蛋白质组学的研究。基因工程等分子生物学技术更加广泛地应用到生命科学及医药卫生等诸多领域，在疾病发生的分子机制，疾病的诊断、治疗及药物的研发等方面取得了重大突破。

第一节　概　　述

克隆（clone）是指经无性繁殖过程来源于同一祖先的在遗传上完全相同的DNA分子、细胞或个体所组成的群体。克隆化（cloning）则是指获取这类相同的DNA分子群体、细胞群体或个体群体的过程。DNA克隆（DNA cloning）是在体外将不同来源的特异基因或DNA片段插入载体分子，构建重组DNA（recombinant DNA）分子，并将重组DNA导入合适的受体细胞，使其在细胞中扩增，以获取大量相同DNA分子的过程，也称重组DNA技术（recombinant DNA technology）。由于早期研究是从较大的染色体分离特异基因或DNA片段，因此DNA克隆又称为基因克隆（gene cloning）。这种利用DNA克隆技术获取大量相同DNA分子，并利用克隆基因表达、制备特定蛋白质和多肽产物所用的方法及相关的工作统称为基因工程（genetic engineering）。

基因工程主要包括以下步骤（图11-1）：①用限制性内切核酸酶切割处理外源DNA，获取带有目的基因的DNA片段；②选择或改造载体DNA，并用限制性内切核酸酶进行切割；③借助DNA连接酶在体外将目的基因片段连接到能够自我复制并具有选择标记的载体分子上，形成重组DNA分子；④将重组DNA分子导入细菌细胞（即受体细胞）；⑤随着细菌繁殖，重组DNA分子在受体细胞中得以扩增；⑥从抗生素平板上生长的细胞繁殖群体中，筛选出含重组DNA分子的受体细胞克隆；⑦在含有抗生素的液体培养基中扩增培养细菌，进一步纯化重组 DNA 分子；⑧也可将目的基因克隆至表达载体，转入合适的受体细胞进行基因表达。

第二节 基因工程中常用的工具酶

在基因工程中，常需要利用一些工具酶对基因进行操作。例如，对外源 DNA 和载体分子进行特异性识别和切割的限制性内切核酸酶、将 DNA 片段与载体分子连接形成重组 DNA 分子的 DNA 连接酶、以 mRNA 为模板合成 cDNA 的逆转录酶等，都在基因工程中有着广泛的用途。

一、限制性内切核酸酶

限制性内切核酸酶（restriction endonuclease，RE）是一类能识别双链 DNA 分子中的某些特定核苷酸序列，并由此切割 DNA 双链的内切核酸酶，又称为限制酶（restriction enzyme），此类酶主要是从原核生物中分离纯化出来的。在细菌体内 RE 与相伴存在的甲基化酶共同构成细菌的限制修饰系统。RE 可切割侵入的外源 DNA 使之迅速降解，与此同时甲基化酶又可通过甲基化作用修饰自身 DNA，防止其被 RE 降解。

瑞士科学家 Werner Arber（1929 ～）、美国科学家 Daniel Nathans（1928 ～ 1999）和美国科

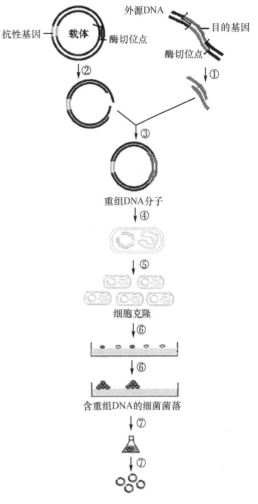

图 11-1 基因工程的基本步骤

学家 Hamilton O. Smith（1931 ～）的研究工作奠定了 RE 作为重组 DNA 技术关键酶的基础，他们由于在 RE 的发现和应用方面所做出的卓越贡献而分享了 1978 年度的诺贝尔生理学或医学奖。

（一）限制性内切核酸酶的命名

RE 的命名是根据其来源的微生物种属而确定，通常用缩略字母表示，其中第 1 个字母代表产生该酶的细菌属名（genus），用斜体大写；第 2、3 个字母代表该细菌的种名（species），用斜体小写；第 4 个字母（有时无）代表该细菌的菌株（strain），用正体。对于同一细菌来源的不同 RE，则根据其发现和分离的先后顺序用罗马数字表示。例如，从流感嗜血杆菌（*Haemophilus influenzae*）Rd 株中分离的第 3 种限制酶用 *Hind* Ⅲ 表示。

（二）限制性内切核酸酶的类型

RE 有 3 种不同类型，即 Ⅰ 型酶、Ⅱ 型酶和 Ⅲ 型酶，它们各自具有不同的特性。

Ⅰ 型和 Ⅲ 型酶通常是相对分子质量较大的多亚基蛋白质复合物，同时具有内切酶和甲基化酶活性。Ⅰ 型 RE 从距离其识别位点的数千碱基对处随机切割 DNA，Ⅲ 型 RE 在距离识别序列约 25 个碱基对处切割 DNA，二者在反应过程中均沿 DNA 移动，并需 ATP 参与。

与Ⅰ型、Ⅲ型酶不同，Ⅱ型 RE 通常是同源二聚体（homodimer），由两个相同亚单位组成，每个亚单位作用在 DNA 链的两个互补位点上。Ⅱ型 RE 只具有内切核酸酶活性，发挥作用时不需 ATP 供能，仅需 Mg^{2+} 参与。由于Ⅱ型酶的核酸内切作用有高度序列特异性，可在识别序列内部或旁侧对靶 DNA 进行精确切割，故在基因工程中有特别广泛的用途，被誉为基因工程的"手术刀"。目前已在不同种属的细菌中发现数千种 RE，在基因工程中所说的 RE，通常指Ⅱ型 RE。

（三）Ⅱ型限制性内切核酸酶的作用特点

1. 基本特性 大部分Ⅱ型 RE 能够识别由 4～8 对碱基组成的特定序列，这些序列也称为限制酶的靶序列。靶序列一般具有回文结构（palindrome），即具有双重旋转对称结构的两条 DNA 链的碱基序列的反向重复（图 11-2）。部分Ⅱ型 RE 的识别序列及切割位点见表 11-1。

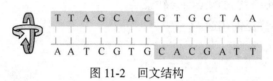

图 11-2　回文结构

图示序列反向重复，在水平轴线和垂直轴线上（箭头所示）旋转对称

表 11-1　限制性内切核酸酶的识别序列及切割位点

限制酶名称	识别序列及切割位点	限制酶名称	识别序列及切割位点
BamH Ⅰ	(5′)GGATCC(3′) CCTAGG	Hind Ⅲ	(5′)AAGCTT(3′) TTCGAA
Cla Ⅰ	(5′)ATCGAT(3′) TAGCTA	Not Ⅰ	(5′)GCGGCCGC(3′) CGCCGGCG
EcoR Ⅰ	(5′)GAATTC(3′) CTTAAG	Pst Ⅰ	(5′)CTGCAG(3′) GACGTC
EcoR Ⅴ	(5′)GATATC(3′) CTATAG	Pvu Ⅱ	(5′)CAGCTG(3′) GTCGAC
Hae Ⅲ	(5′)GGCC(3′) CCGG	Tth111 Ⅰ	(5′)GACNNNGTC(3′) CTGNNNCAG

箭头所指为限制性内切核酸酶的切割位点；星号表示能被相应的甲基化酶所修饰的碱基；N 代表任意碱基

Ⅱ型 RE 从其识别序列内或旁侧切割 DNA 分子中的磷酸二酯键，产生含 5′-P 和 3′-OH 的 DNA 片段。不同 RE 切割 DNA 后产生的片段末端不同，大多数 RE 可以在两条 DNA 链上交错切割，形成带有 2～4 个未配对核苷酸的单链突出末端，称为黏性末端（sticky end 或 cohesive end）。两个不同的 DNA 分子，经同一 RE 切割所形成的黏性末端是相同的，经碱基互补配对在 DNA 连接酶的作用下即可形成新的重组 DNA 分子（图 11-3）。

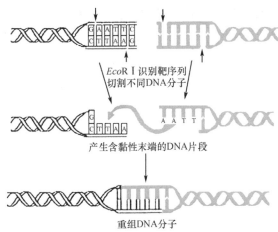

图 11-3 *Eco*R Ⅰ 对双链 DNA 分子的切割作用

在能够产生黏性末端的 RE 中，有些酶如 *Pst* Ⅰ，切割 DNA 分子后产生具有 3′-OH 单链突出的黏性末端（图 11-4A）；而有些酶如 *Eco*R Ⅰ，切割 DNA 分子后则形成具有 5′-P 单链突出的黏性末端（图 11-4B）。另外，还有一些酶如 *Pvu* Ⅱ，切割 DNA 分子形成的是没有单链突出的末端，称为平末端或钝末端（blunt end）（图 11-4C）。

$$5'\cdots CTGCA \quad G\cdots 3' \qquad 5'\cdots G \quad AATTC\cdots 3' \qquad 5'\cdots CAT \quad CTG\cdots 3'$$
$$3'\cdots G \quad ACGTC\cdots 5' \qquad 3'\cdots CTTAA \quad G\cdots 5' \qquad 3'\cdots GTA \quad GAC\cdots 5'$$
$$A \qquad\qquad\qquad B \qquad\qquad\qquad C$$

图 11-4 不同限制性内切核酸酶切割 DNA 分子产生的末端结构

RE 切割 DNA 链后所产生的 DNA 片段大小，取决于限制酶特异性切割位点在 DNA 链中出现的频率，即依赖于酶所识别的靶序列大小。如果 DNA 的碱基组成是均一的，限制酶识别位点在 DNA 链上的分布是随机的，那么限制酶（如 *Bam*H Ⅰ、*Hind* Ⅲ 等）识别的 6 核苷酸序列将每隔 4^6（4096）bp 出现一次，而限制酶（如 *Hae* Ⅲ、*Mbo* Ⅰ 等）所识别的 4 核苷酸序列将每隔 4^4（256）bp 出现一次，这样切割 DNA 链后就会产生较小的 DNA 片段。在天然 DNA 分子中，由于碱基组成的不均一性和酶切位点分布的非随机性，限制酶特异性识别序列出现的频率较低。

2. 同裂酶（isoschizomer） 又称同工异源酶，指来源不同但识别序列相同的限制酶。该类酶切割 DNA 的位点或方式可以相同，也可以不同。例如，*Sau*3A Ⅰ（↓GATC）与 *Mbo* Ⅰ（↓GATC），二者的识别序列和酶切位点均相同；而 *Sma* Ⅰ（CCC↓GGG）与 *Xma* Ⅰ（C↓CCGGG），二者的识别序列相同，但酶切位点不同。

3. 同尾酶（isocaudarner） 指来源及识别序列各不相同，但作用后可以产生出相同黏性末端的限制酶。常用的限制酶，如 *Bam*H Ⅰ（G↓GATCC）、*Bcl* Ⅰ（T↓GATCA）、*Bgl* Ⅱ（A↓GATCT）、*Mbo* Ⅰ（↓GATC）就是一组同尾酶，它们切割 DNA 后均形成由 GATC 组成的黏性末端。

由同尾酶切割所产生的 DNA 片段，由于具有相同的黏性末端，利用连接酶即可借助其黏性末端之间的互补作用而彼此连接起来，因此在基因工程实验中很有用处。同尾酶产生的末端重组后，形成的序列有时不能再被原来的同尾酶所识别。例如，上面的一组同尾酶中，只有 *Mbo* Ⅰ 能识别并切割黏性末端重新连接后形成的 DNA 片段，而其他 3 个酶却不能再识别重组后的 DNA 片段。

4. 可变酶 此类酶是 Ⅱ 型 RE 的特例，识别序列中的一个或几个碱基是可变的，并且识别序列往往超过 6 个核苷酸。例如，*Bst*p Ⅰ 识别序列为 G↓GTNACC，有 1 个可变碱基；*Bgl* Ⅰ 识别序列为 GCC（N）₄N↓GGC，有 5 个可变碱基。

（四）限制性内切核酸酶的应用及影响酶作用的因素

1. 限制性内切核酸酶的应用 RE 除作为基因工程的关键工具酶外，还广泛应用于分子生物学研究的各领域，包括绘制基因组 DNA 物理图谱、研究基因组 DNA 同源性、切割基因组 DNA（或 cDNA）构建基因组文库（或 cDNA 文库）、筛选鉴定重组质粒、测定基因的核苷酸序列以及研究基因突变与诊断遗传性疾病等。

2. 影响限制性内切核酸酶作用的因素 不同的 RE 需要不同的反应条件以获得最佳切割靶 DNA 分子的效率。影响 RE 反应的主要因素包括 DNA 的纯度、DNA 的甲基化程度、DNA 分子的结构、酶切反应的温度、酶切反应的时间以及酶切反应的缓冲体系等。

二、DNA 连接酶

DNA 连接酶（DNA ligase）是一种能够催化在两条 DNA 链之间形成磷酸二酯键的酶。连接酶发挥催化作用时，需要一条 DNA 链的 3′ 端带有游离的羟基，另一条 DNA 链的 5′ 端带有磷酸基团，而且催化过程需要消耗能量。DNA 连接酶只能封闭 DNA 链上的切口（nick），而不能封闭缺口（gap）。切口是指 DNA 某一条链上相邻两个核苷酸之间的磷酸二酯键被破坏所形成的单链断裂（图 11-5A）；而缺口是指 DNA 某一条链上失去一个或数个核苷酸所形成的单链断裂（图 11-5B）。连接酶可以将不同来源的 DNA 片段连接在一起，形成新的重组 DNA 分子，是基因工程中不可缺少的基本工具酶之一，被誉为基因工程的"缝纫针"。

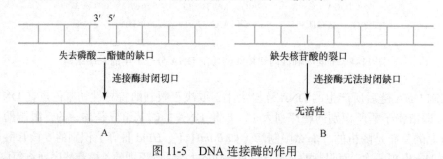

图 11-5　DNA 连接酶的作用

（一）DNA 连接酶的类型

1. T4 DNA 连接酶 该酶最早从 T4 噬菌体感染的大肠埃希菌中发现并分离出来，由 T4 噬菌体基因 30 编码，相对分子质量为 68 000，能催化一个 DNA 片段的 3′-OH 与另一 DNA 片段的 5′-P 之间形成磷酸二酯键，反应需 Mg^{2+} 作为辅助因子并由 ATP 提供能量。其底物可以是两个双链 DNA 分子的互补黏性末端或平末端，而且该酶较容易制备，在基因工程及分子生物学研究中有广泛的用途。

2. 大肠埃希菌 DNA 连接酶 此酶由大肠埃希菌基因 *ligA* 编码，相对分子质量为 74 000，不能催化平末端 DNA 分子的连接。其底物只能是带缺口的双链 DNA 分子或具有互补黏性末端的 DNA 分子，需要 NAD^+ 作为辅助因子。

（二）DNA 连接酶的应用及影响酶作用的因素

1. DNA 连接酶的应用 ①催化两个具有黏性末端或平末端的 DNA 片段形成磷酸二酯键，组成新的重组 DNA 分子；②在 DNA 复制中发挥连接切口的作用，这种单链切口是由复制叉上的不连续性复制所产生；③参与 DNA 损伤修复和遗传重组等。

2. 影响 DNA 连接酶作用的因素 ① DNA 连接酶对黏性末端的连接效率远高于对平末端的连接效率；②连接反应的温度是影响连接产物转化效率的重要参数之一，连接黏性末端的温度一般在 4～15℃；③连接酶的用量也影响连接产物的转化效率，在平末端连接反应中所需的酶量高于黏末端连接所需的酶量；④ ATP 的浓度一般为 0.01～1 mmol/L；⑤构建重组载体时，为提高重组效率，载体分子与外源插入片段的摩尔数比值以 1：10～1：3 为宜。

三、DNA 聚合酶

DNA 聚合酶催化以 DNA 或 RNA 为模板合成 DNA 的反应，此类酶的作用特点是能够把脱氧核苷三磷酸（dNTPs）连续地添加到延伸的 DNA 链或引物链的 3′-OH 末端，催化核苷酸的聚合作用。

（一）大肠埃希菌 DNA 聚合酶 I

DNA 聚合酶 I（DNApol I）是由大肠埃希菌 *pol A* 基因编码的一种单链多肽，具有三种活性，即 5′→3′ 聚合酶活性、5′→3′ 及 3′→5′ 外切核酸酶活性。DNApol I 的 5′→3′ 聚合酶活性和 5′→3′ 外切核酸酶活性协同作用，可催化 DNA 链发生缺口平移反应，制备 DNA 探针。

（二）Klenow 片段

DNApol I 经枯草芽孢杆菌蛋白酶水解后产生的大片段称 Klenow 片段，又称 Klenow 聚合酶，具有 5′→3′ 聚合酶活性和 3′→5′ 外切核酸酶活性。该酶的主要用途有：①补平 DNA 双链的 3′-凹端；②合成 cDNA 第二链；③ DNA 序列分析；④随机引物标记 DNA 链的 3′ 端，制备核酸探针。

（三）*Taq* DNA 聚合酶

Taq DNA 聚合酶是第一个被发现的耐热的 DNA 依赖的 DNA 聚合酶，相对分子质量为 65 000，最佳反应温度 70～75℃。*Taq* DNA 聚合酶具有 5′→3′ 聚合酶活性和 5′→3′ 外切核酸酶活性，酶活性的发挥对 Mg^{2+} 浓度非常敏感，主要用于 PCR 和 DNA 测序反应。

（四）逆转录酶

已从多种 RNA 肿瘤病毒中分离到这种逆转录酶（reverse transcriptase）。逆转录酶具有 RNA 依赖的 DNA 聚合酶活性，RNase H 活性和 DNA 依赖的 DNA 聚合酶活性。普遍使用的是来源于禽类成髓细胞瘤病毒（avian myeloblastosis virus，AMV）及莫洛尼鼠白血病病毒（Moloney murine leukemia virus，MMLV）的逆转录酶。逆转录酶最主要的用途是以 mRNA 为模板合成 cDNA。此外，还可补齐和标记 DNA 双链的 3′- 凹端、以单链 DNA 或 RNA 为模板制备探针。

四、其他修饰酶

在基因工程操作中，除上述提到的限制性内切核酸酶、DNA 连接酶、DNA 聚合酶等工具酶外，以下 3 种酶也有着重要的应用。

（一）末端脱氧核苷酸转移酶

末端脱氧核苷酸转移酶（terminal deoxynucleotidyl transferase）简称末端转移酶，催化脱氧核苷酸逐个掺入到 DNA 的 3′-OH 末端。底物可以是带有 3′-OH 末端的单链 DNA 或带有 3′-OH 突出末端的双链 DNA，某些条件下也可以是带有 3′-OH 平末端或 3′- 凹端的双链 DNA。该酶的主要作用是在外源 DNA 片段及载体分子的 3′-OH 分别加上互补的同聚物尾巴，形成人工黏性末端，便于 DNA 重组。也可用于 DNA 片段 3′ 端标记。

（二）多核苷酸激酶

多核苷酸激酶（polynucleotide kinase）又称 T4 多核苷酸激酶，催化 ATP 的 γ- 磷酸基转移到 DNA 或 RNA 的 5′-OH 末端。在基因工程中，该酶可用于标记 DNA 的 5′ 端，也可使缺失 5′-P 末端的 DNA 发生磷酸化作用。

（三）碱性磷酸酶

碱性磷酸酶（alkaline phosphatase）能特异地切除 DNA、RNA 和 dNTP 上 5′-P。在基因工程中，用该酶切除载体分子或 DNA 片段的 5′-P，以防止发生自身连接。DNA 片段 5′ 端标记时，先用此酶去除 5′-P，再用多核苷酸激酶对 5′ 端进行标记。

第三节　基因工程中常用的载体

载体（vector）是指能携带外源 DNA 分子进入受体细胞进行扩增和表达的运载工具。作为基因工程技术的载体应具备以下条件：①具有自主复制能力，以保证携带的外源 DNA 可以在受体细胞内扩增；②有多个单一限制性内切核酸酶位点，即多克隆位点（multiple cloning site，MCS），以利于外源 DNA 与载体重组；③具有一个以上的选择性遗传标记（如对抗生素的抗性、营养缺陷型、噬菌斑形成能力及显色表型反应等），以便于重组体的筛选和鉴定；④分子质量相对较小，以容纳较大的外源 DNA；⑤拷贝数较多，易与受体细胞的染色体 DNA 分开，便于分离提纯；⑥具有较高的遗传稳定性。目前可满足上述要求的多种载体均为人工构建，根据其来源不同可分为质粒载体、噬菌体载体、人工染色体载体和病毒载体等多种类型。根据用途不同可分为克隆载体和表达载体，有的载体兼具克隆和表达两种功能。根据所对应的受体细胞不同，可分为原核细胞载体和真核细胞载体。

一、克隆载体

克隆载体（cloning vector）是能够容纳外源 DNA 且具有自主复制能力的 DNA 分子，主要用于克隆和扩增插入的外源 DNA 片段。下面介绍一些常用的克隆载体。

（一）质粒载体

质粒（plasmid）是存在于细菌染色体之外具有自主复制能力的双链环状 DNA 分子。其相对分子质量小的为 2 ~ 3kb，大的可达数百 kb。质粒自身含有复制起始点（origin，Ori），能利用细菌的酶系统独立进行复制，并在细胞分裂时恒定地传给子代细胞。根据细菌染色体对质粒复制的控制程度，可将质粒分为严紧型质粒（stringent plasmid）和松弛型质粒（relaxed plasmid）。严紧型质粒多为大型质粒，拷贝数少（1 ~ 2 个 / 细胞），具有自身传递能力，其 DNA 复制与宿主细胞染色体 DNA 的复制相偶联，故复制受宿主细胞的严格控制。松弛型质粒多为小型质粒，拷贝数多（10 ~ 200 个 / 细胞），其 DNA 复制是在宿主细胞松弛控制下进行的，与染色体复制不同步，适用于基因工程中作为质粒载体。质粒载体大多是在天然松弛型质粒的基础上经人工改造构建而成，一般只能接受 15kb 以下的外源 DNA 分子插入，可用于细菌、酵母、哺乳动物细胞和昆虫细胞等。

质粒带有某些特殊的不同于宿主细胞的遗传信息，所以质粒在细菌内的存在会赋予细胞一些新的遗传性状，如对某些抗生素的抗性、显色表型反应等。根据宿主细胞的表型即可识别质粒的存在，这一性质被用于筛选和鉴定重组质粒。

1. pBR322 质粒载体　　此载体由 3 种天然质粒 pSC101、ColE1 和 pSF2124 构建而成，全长 4 363bp。pBR322 质粒是按照标准的质粒载体命名法则命名的，"p" 表示它是一种质粒；"BR" 分别取自该质粒的两位主要构建者 Bolivar 和 Rodriguez 姓氏的首字母；"322" 代表实验编号。pBR322 质粒具有如下特点（图 11-6）：①带有一个复制起始点 Ori，确保质粒在大肠埃希菌中高拷贝自我复制。②含有氨苄青霉素抗性基因（*Amp*ʳ）和四环素抗性基因（*Tet*ʳ）基因标记，便于筛选阳性克隆。缺失抗药性基因的大肠埃希菌不能在含有该抗生素的培养基中生长，而一旦被 pBR322 质粒所转化，即从中获得对抗生素的抗性。③有数个单一限制性内切核酸酶位点，用于插入外源 DNA 片段。如酶切位点 *BamH* Ⅰ 位于 *Tet*ʳ 基因内，*Pst* Ⅰ 位于 *Amp*ʳ 基因内。当外源 DNA 片段插入这些抗性位点时，则导致氨苄青霉素敏感或四环素敏感，即插入失活，此可作为检测重组质粒的常用方法。④具有较小的分子质量，不仅易于自身 DNA 纯化，而且能有效克隆 6kb 大小的外源 DNA 片段。⑤具有较高的拷贝数，为重组 DNA 的制备提供了极大方便。

2. pUC 质粒载体系列　　pUC 系列载体是在 pBR322 质粒载体的基础上，插入了一个来自 M13 噬菌体并带有一段 MCS 的 *lacZ*′ 基因，形成具有双重检测特性的质粒载体。以 pUC19 质粒载体为例（图 11-7），典型的 pUC 系列载体包含如下组分：①复制起始点 Ori，来自 pBR322 质粒；② *Amp*ʳ 基因，来自 pBR322 质粒，但其 DNA 序列已不再含有原来的限制性内切核酸酶位点；③ *lac Z*′ 基因，来自大肠埃希菌 β- 半乳糖苷酶基因（*lac Z*）的启动子及其编码 α- 肽链的 DNA 序列；④ MCS 区段，来自 M13 噬菌体，位于 *lac Z*′ 基因中靠近 5′ 端位置，但并不破坏该基因的功能。

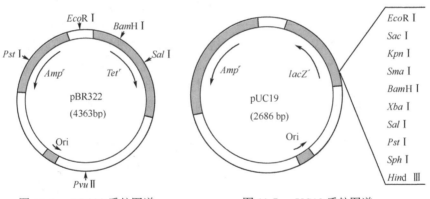

图 11-6　pBR322 质粒图谱　　　　　图 11-7　pUC19 质粒图谱

pUC 载体系列大多是成对的，如 pUC 18/19、pUC 12/13、pUC 8/9 等，成对载体的其他特性完全相同，只是 MCS 的排列方向相反，这就提供了更多的克隆策略选择机会。pUC 载体系列已成为 pBR322 的替代载体，是基因重组中应用较普遍的质粒载体。pUC 质粒载体的优点：①具有更小的分子质量和更高的拷贝数。②适用于组织化学方法检测重组体。pUC 载体中含有 *lac Z*′ 基因，可编码 β- 半乳糖苷酶氨基端的 146 个氨基酸残基形成 α- 肽链，该 α- 肽链与宿主细胞中 F′ 因子上的 *lac Z*′ △ *M15* 基因（α- 肽链缺陷型）的产物互补，产生完整的、有活性的 β- 半乳糖苷酶，此酶可分解生色底物 X-gal(5- 溴 -4- 氯 -3- 吲哚 -β-D- 半乳糖苷)形成蓝色菌落。当外源基因插入 MCS 后，*lac Z*′α- 肽链基因的读码框被破坏，不能合成完整的 β- 半乳糖苷酶分解底物 X-gal，菌落呈白色。用这种方法可筛选阳性重组体，称为"蓝白斑"筛选或 α- 互补筛选。③ pUC 载体系列的 MCS 与 M13mp 系列对应，因此克隆的外源 DNA 片段可以在两类载体系列之间来回穿梭，使得克隆序列的测序更为方便。

3. 其他质粒载体　　①能在体外转录克隆基因的质粒载体，如 pGEM-3Z/4Z 载体是由 pUC 18/19 质粒载体衍生而来，大小为 2.74kb，序列结构与 pUC 18/19 的不同之处是载体的 MCS 两端添加了噬菌体 SP6、T7 的启动子，这些启动子为 RNA 聚合酶的附着提供了特异性识别位点，使载体能在体外转录插入的外源 DNA。pGEM-3Z 与 pGEM-4Z 之间的区别是 SP6 和 T7 两个启动子的位置互换，取向相反。②穿梭质粒载体（shuttle plasmid vector）。这是一类人工构建的具有两套不同复制起点和选择标记，可在两种不同的宿主细胞中存活和复制的质粒载体。这类质粒载体可携带外源 DNA 在不同物种的细胞之间，特别是在原核和真核细胞之间往返穿梭，在基因工程研究中非常有用。

4. TA 克隆载体 此类载体是专为克隆 PCR 产物而设计的，它们的共同点是在其 MCS 两侧的 3′ 端携带有未配对的 T 碱基。耐热的 DNA 聚合酶（如 Taq、Tth 等）扩增时可在 PCR 产物 3′ 端加上 A 碱基，因此在连接酶的作用下可直接将 PCR 产物插入到 TA 载体中。TA 克隆载体的突出优点是能直接克隆 PCR 产物，获取、连接外源 DNA 不受酶切位点的限制，已得到非常广泛的应用。

（二）噬菌体载体

噬菌体（bacteriophage，phage）是一类以细菌为宿主的病毒，可用于克隆和扩增特定的 DNA 片段，也是广泛使用的基因克隆载体。

1. λ 噬菌体载体 野生型 λ 噬菌体的基因组为线状双链 DNA，全长 48.5kb，共含有 66 个基因，线状 DNA 分子的两端带有 12 个碱基组成的彼此完全互补的 5′ 单链黏性末端，称为 cos 位点。进入宿主细胞的线性 DNA 分子会借助 cos 位点互补连接形成环状双链结构，按 θ 方式及滚环方式进行复制。λ 噬菌体感染细菌后，可进入溶菌生命周期及溶原生命周期。溶菌性生长是 λ 噬菌体基因组晚期基因表达，大量复制噬菌体 DNA，并包装成病毒颗粒，通过裂解宿主细胞而释放出来，这一生长方式可使 λ 噬菌体克隆外源 DNA 后大量复制。溶原性生长是 λ 噬菌体只表达早期基因，通过与宿主染色体 DNA 重组、整合，随宿主染色体的复制而复制，在宿主细胞内只有一个拷贝的噬菌体基因组 DNA。

λ 噬菌体在大肠埃希菌中繁殖所必需的序列位于左右两臂，基因组中间约 1/3 的序列不是病毒生活所必需的成分，可以被大小相当的外源 DNA 片段取代，重组后的 λ DNA 其大小应在原来长度的 75% ～ 105%，才能在体外包装成有感染性的噬菌体颗粒，感染细菌后在细胞体内繁殖（图 11-8）。

λ 噬菌体是最早使用的基因工程载体，以溶菌方式生长。与质粒载体相比，其突出的优点是可插入较大外源 DNA 片段，并且其感染效率远高于质

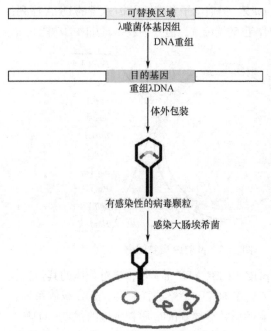

图 11-8 λ 噬菌体载体结构图及基因克隆的一般过程

粒的转化效率。在野生型 λ DNA 基础上构建的载体可分为两类：一类具有两个或两组内切酶位点，经酶切除去基因组中噬菌体正常生长非必需的序列，由外源基因片段取代，这种载体称为置换型载体（replacement vector 或 substitution vector），如 Charon 系列、EMBL 系列等。另一类为具有供外源基因片段插入的单一内切酶位点，这种载体称为插入型载体（insertion vector），如 λgt 10/11、λZAP 等。

EMBL 3/4λ 克隆载体中非必需序列两端各有一个含多个单一限制性内切核酸酶位点的接头，但方向相反。用两种不同的限制性内切核酸酶切割 EMBL 载体后，即可直接与具有相同切口的外源 DNA 片段连接，重组效率很高，可容纳 9 ～ 23kb 的外源片段，常用于构建基因组 DNA 文库。

λgt 10/11 载体能克隆 7kb 以下的外源 DNA，适用于构建 cDNA 文库。外源 DNA 的插入位点

处于 λgt10 的阻遏物（repressor）λC Ⅰ基因上，DNA 插入后使 C Ⅰ基因失活，重组噬菌体可使大肠埃希菌形成透明斑点，而未重组的 λgt10 C Ⅰ⁺形成浑浊斑点，很易区分。λgt11 载体含有 *lac Z'* 基因，外源 DNA 插入位点在其编码的羧基端。当插入的 cDNA 阅读框架与 *lac Z'* 基因一致时，能产生融合蛋白，可用免疫学方法进行检测。此外，重组的 λgt11 因 *lac Z'* 基因失活，故在含 X-gal 培养基中形成白斑，而未重组的 λgt11 则形成蓝斑，便于区分筛选。

2. 黏粒载体 虽然用 λ 噬菌体作为载体可插入 23kb 的外源 DNA 片段，但有些基因可达 35～40kb 或更大，而且在分析基因组结构时，还需要了解相连锁的基因及基因的排列顺序，这就要求克隆更大的 DNA 片段。黏粒可作为克隆大片段 DNA 的一种载体，如图 11-9 所示。

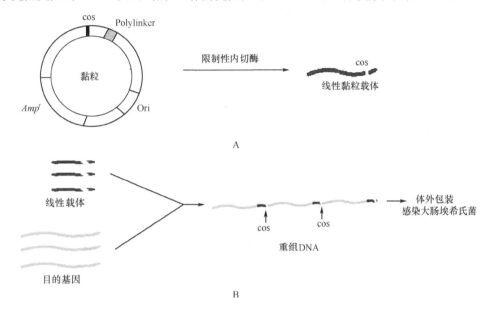

图 11-9 黏粒载体结构图及基因克隆的一般过程

黏粒又称柯斯质粒（cos site-carrying plasmid，cosmid），是由 λ 噬菌体的 cos 黏性末端和质粒构建而成。已发展出不同类型的黏粒载体，其具有以下结构特征（图 11-9）：①含有 λDNA 的 cos 黏性末端及与噬菌体包装有关的短序列，在 λ 噬菌体的生活周期中，通过 cos 位点的突出单链相互补，可将多个 λDNA 串联在一起，若两个 cos 位点相距 35～45kb，就能被包装酶系识别并切断而包装成病毒颗粒；②含有质粒的自主复制成分和耐药性标记，当体外重组的黏粒分子包装成病毒颗粒感染细菌后，可按质粒方式在细菌中进行复制、扩增，黏粒载体所携带的抗药性基因可作为重组体分子的筛选标记；③含有一段携带一个或多个限制性内切核酸酶位点的多聚物接头（polylinker），用于插入外源 DNA 片段；④黏粒分子小，如 pJB8 为 5.4kb，可插入大片段的外源 DNA（可达 45kb）；⑤某些黏粒若接上能在真核细胞生活的元件（如 SV40 复制区及启动子）及选择标记，便可作为穿梭载体在真核细胞中生存及表达。

3. M13 噬菌体载体 M13 噬菌体（M13 phage）是一种丝状噬菌体，基因组全长 6.4kb，为闭环单链 DNA。M13 只能感染雄性大肠埃希菌，在细菌内复制时形成双链 DNA，这种复制型（replication form，RF）M13 相当于质粒，可用作基因克隆载体。当 RF M13 在细菌内达到 100～200 个拷贝后，DNA 的合成就变得不对称，M13 只合成单链 DNA，经包装成噬菌体颗粒而分泌至细胞外。因此，可利用 RF M13 作为载体插入外源 DNA，使其在细菌内产生单链 DNA，以进行 DNA 序列分析、体外定点突变和核酸杂交等。通过对 M13 噬菌体进行改造，已成功构建了 M13mp 系列载体。这些载体大多是成对的，且有 pUC 质粒系列的 MCS 与之对应，如

M13mp 8/9、M13mp 10/11 及 M13mp 18/19 等，它们都含有携带 MCS 序列的 *lacZ'* 基因。

M13 噬菌体载体克隆的外源 DNA 不宜大于 1.5 kb，这就限制了其在基因克隆中的应用。为解决这一问题，已发展出一类由质粒和单链噬菌体组合而成的载体系列，称为噬菌粒（phagemid），如 pUC 118/119 噬菌粒载体。

（三）人工染色体载体

人工染色体载体是为了克隆更大的 DNA 片段以及建立真核生物染色体物理图、进行序列分析等而发展起来的一类新型载体。

1. 酵母人工染色体（yeast artificial chromosome，YAC）**载体**　是第一个成功构建的人工染色体载体，用于在酵母细胞中克隆大片段外源 DNA。YAC 载体由酵母染色体、酵母 2μm DNA 质粒的复制起始序列等元件衍生而成，主要包括以下调控元件：①着丝粒（centromere，CEN），以保证染色体在细胞分裂过程中正确地分配到子代细胞；②端粒（telomere，TEL），作为染色体复制所必需的成分，可防止染色体被外切核酸酶降解而缩短；③复制起始点和限制性内切核酸酶位点；④两臂均带有选择标记（marker）；⑤原核序列及调控元件，包括大肠埃希菌 Ori、*Amp'* 基因等，以便于在大肠埃希菌中操作。典型的 YAC 载体结构及克隆过程如图 11-10 所示。YAC 载体可插入 100 ~ 2000kb 外源 DNA 片段，是人类基因组计划中绘制物理图谱所采用的主要载体。

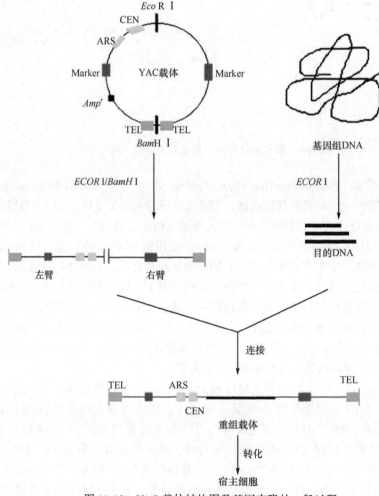

图 11-10　YAC 载体结构图及基因克隆的一般过程

2. 细菌人工染色体（bacterial artificial chromosome，BAC）载体　　是继 YAC 载体之后的又一人工染色体载体，是以细菌的 F 因子（一种特殊质粒）为基础构建而成，可插入 100～300kb 外源 DNA 片段。与 YAC 载体相比，BAC 载体具有克隆稳定、易与宿主 DNA 分离等优点，是人类基因组计划中基因序列分析所用的主要载体。此外，噬菌体 P1 衍生的人工染色体（PAC）载体和哺乳动物人工染色体（MAC）载体也在不断发展中。

（四）病毒载体

前述质粒载体、噬菌体载体都是以原核细胞（如大肠埃希菌）作为宿主细胞。为满足真核细胞重组 DNA 技术的需要，特别是为实现真核基因表达或基因治疗的需要，已发展出用动物病毒（如 SV40、痘苗病毒、乳头瘤病毒、逆转录病毒及腺病毒等）改造的病毒载体及用于昆虫细胞表达的杆状病毒载体等。

常用的病毒载体有整合型和游离型两类。整合型载体可整合到宿主细胞的染色体上，随染色体一起复制，可持续表达外源基因，但存在插入诱变的危险。游离型载体并不整合到宿主染色体DNA 上，而是游离于染色体外瞬时表达外源基因，有较好的安全性。下面简单介绍整合型的逆转录病毒载体和游离型的腺病毒载体。

1. 逆转录病毒载体　　逆转录病毒（retrovirus）为单正链 RNA 病毒，可高效感染许多类型的宿主细胞，并整合到宿主细胞染色体上，是最先被改造且应用最为广泛的基因治疗载体。

病毒基因组全长 8～10kb，有类似真核 mRNA 的 5′ 甲基化帽结构和 3′poly（A）尾。在基因组的两端各有一段长末端重复序列（long terminal repeat，LTR），其中含有启动子、增强子，以及转录所需的起始和终止信号等调控序列。基因组内部包含 *gag*、*pol* 和 *env* 3 个结构基因，许多病毒尚有癌基因（*onc*）存在。目前已发展出不同类型的逆转录病毒载体，有些已成为基因治疗中常用的逆转录病毒载体（见第十三章）。

2. 腺病毒载体　　腺病毒（adenovirus）是无包膜的线性双链 DNA 病毒，基因组长约 36kb，两端各有一个反向末端重复区（inverted terminal repeat，ITR），为病毒复制和包装所必需。基因组由早期转录域（分布着四个转录单位 *E*1、*E*2、*E*3、*E*4，承担调节功能）、晚期转录域（负责编码结构蛋白）和 RNA 聚合酶Ⅲ转录子组成。

根据凝血特性将腺病毒分为 A～F 6 个亚类，其中 C 亚类的腺病毒血清型 2（adenovirus serotype 2，Ad2）和腺病毒血清型 5（adenovirus serotype 5，Ad5）在人体内基本不致病，因此基因治疗用的腺病毒载体大多由 Ad5 和 Ad2 基因组改建而来。

二、表 达 载 体

表达载体（expression vector）是用来在受体细胞中表达外源基因的 DNA 分子，主要是为了转录外源 DNA 序列，进而翻译成多肽链。表达载体是在克隆载体的基础上衍生而来的，主要增添了与宿主细胞相适应的强启动子，以及有利于表达产物分泌、分离或纯化的元件。受体细胞不同，表达载体也各不相同，如针对大肠埃希菌、芽孢杆菌及链霉菌、酵母、哺乳动物细胞、昆虫细胞等不同的受体细胞，需要分别选用相匹配的表达载体才可能使外源基因有效表达。下面介绍大肠埃希菌表达载体和哺乳动物细胞表达载体的一般特性。

（一）原核表达载体

要利用原核表达系统表达外源基因，必须使用原核表达载体。与其他克隆载体相同，原核表达载体也带有原核的复制起始点 Ori、合适的筛选标记（如 *Amp*ʳ）等。除此之外，大肠埃希菌表达载体还携带以下调控元件。

1. 强启动子（promoter，P）**及其两侧的调控序列**　调控序列包括操纵序列（operator，O）和阻遏物（repressor）编码基因，该基因编码一种阻遏蛋白，与操纵序列结合，调节启动子与 RNA 聚合酶的结合。启动子及其两侧的调控序列能调节克隆的外源基因的转录，产生大量 mRNA。常用的启动子有 *trp-lac* 启动子、λ 噬菌体 P_L 和 P_R 启动子及 T7 噬菌体启动子等。

2. S-D 序列（Shine-Dalgarno sequence）　S-D 序列是外源基因在原核细胞中翻译的必需成分，提供了能被核糖体 30S 小亚基中 16S rRNA 的 3′ 端部分序列识别、结合的位点，故又称为核糖体结合位点（ribosome binding site，RBS）。S-D 序列位于起始密码子 AUG 的上游，并且与 AUG 之间要有合适的距离，才能启动正确、高效的翻译过程。

3. 转录终止序列（transcription termination sequence）　多数表达载体都携带转录终止序列，此序列可保证外源基因在原核细胞中高效、稳定表达，一般在外源基因下游加入不依赖 ρ 因子的转录终止序列，以避免 RNA 过度转录。

4. 携带多聚物接头的克隆位点（cloning site）　此克隆位点可保证外源基因按正确的方向插入表达载体中，且阅读框架保持不变。

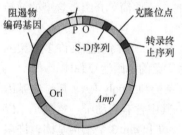

图 11-11　大肠埃希菌表达载体图谱

大肠埃希菌表达载体的一般结构见图 11-11。

如果要实现外源基因在原核细胞中的分泌型表达，则需要分泌型表达载体。分泌型表达载体除含有强启动子及其调控序列、S-D 序列等元件外，必须在 S-D 序列下游带有一段编码信号肽的序列。此序列编码的信号肽是由 15 ～ 30 个氨基酸残基组成的多肽，当外源蛋白的 N 端与信号肽连接时，信号肽可引导蛋白质进入内质网，其自身则在内质网中被信号肽酶水解，释放出外源蛋白。常用的信号肽有 OmpA、PelB、PhoA 和 Hly 等，不同蛋白质的分泌需要不同的信号肽，在实际工作中应予以选择与测试。

（二）真核表达载体

真核表达载体大多是穿梭载体，含有原核克隆载体的复制子、抗性筛选标记和 MCS 等序列，利于在原核细胞中进行外源基因的重组和载体的扩增；又含有真核细胞的启动子、增强子、剪接信号、转录终止信号、poly（A）加尾信号及遗传选择标记等组件，便于在真核细胞中高效、正确地表达外源基因。哺乳动物细胞表达载体通常包含以下元件。

1. 真核启动子　启动子位于目的基因上游，决定转录的起始及速度，其转录效率因细胞而异。在实际工作中，应根据宿主细胞的类型选择不同的启动子，常用的启动子包括 SV40 病毒早期基因启动子、人类巨细胞病毒（CMV）启动子、Rouse 肉瘤病毒（RSV）启动子及基因组长末端重复序列（LTR）等。

2. 增强子（enhancer）　是能提高基因转录效率的短 DNA 序列，发挥作用时与所处的位置或方向无关。许多来源于病毒的增强子具有广泛的宿主范围，在不同类型的细胞中促转录活性相差很大，应根据宿主细胞来选择增强子。

3. 剪接信号　真核基因的初级转录产物通常需要剪接去除内含子而成为成熟的 mRNA，mRNA 剪接所需的信号位于内含子的 5′ 端和 3′ 端。一般选择在哺乳动物基因转录单位中带有剪接信号的载体。

4. 转录终止信号和 poly（A）加尾信号　转录终止信号常位于 poly（A）位点下游的一段 DNA 区域内。为使转录后生成的 mRNA 能有效进行切割和添加 poly（A）尾，在真核表达载体中必须含有转录终止信号和 poly（A）加尾信号，最常用的 poly（A）加尾信号是来自 SV40 的一段 237bp 的 *Bam*H I - *Bcl* I 限制性片段。

5. 荧光标签　近年来，带有不同荧光信号的表达载体已得到广泛应用。1962 年，日本科学家 Osamu Shimomura（1928 ～ 2018）在 *Aequorea victoria* 水母中发现绿色荧光蛋白（green fluorescent protein，GFP），美国科学家 Martin L. Chalfie（1947 ～）和美籍华裔科学家钱永健（1952 ～ 2016）进一步发展了 GFP 的应用，由此 3 人共享了 2008 年度诺贝尔化学奖。2007 年，莫斯科的研究人员 Dmitriy Chudakov 等培育出单体红色荧光蛋白（red fluorescent protein，RFP）TagRFP 和穿透性极强的远红外荧光蛋白二聚体 Katushka 及单体 mKate 等，可用于对蛋白质标记和动物组织的深成像。蓝色和蓝绿色荧光蛋白、黄色荧光蛋白、橙色荧光蛋白、光学加亮荧光蛋白等随之出现，荧光蛋白已成为当代生命科学研究、医学研究的重要"标识"工具。

目前已有不同厂家发展出商品化的荧光载体，如绿色荧光蛋白载体、红色荧光蛋白载体、双荧光蛋白载体等。将编码荧光蛋白的基因片段与目的基因连接形成融合基因，再将含有该融合基因的重组表达载体导入真核生物细胞内，即可表达出带有相应荧光的蛋白质。通过观察细胞内的荧光强度，就可判断重组载体的转染效率，或通过追踪细胞内的荧光，研究目的基因表达的蛋白质在细胞内的分布及与其他蛋白的相互作用等。

6. 遗传选择标记　为筛选出含重组体的转染细胞，表达载体需带有可供筛选的遗传标记。常用的标记基因有胸苷激酶基因（*tk*）、二氢叶酸还原酶基因（*dhfr*）、氯霉素乙酰转移酶基因（*cat*）、新霉素抗性基因（*neo^r*）等。

第四节　基因工程的基本过程

要进行基因工程操作，首先需要获得目的基因。目的基因（target DNA 或 interest DNA）是指待研究或应用的特定基因，亦即待克隆或表达的基因，又称为外源 DNA（foreign DNA）。获得目的基因后必须将其插入合适的载体中才能够在宿主细胞内扩增或表达，将目的基因插入载体 DNA 分子的过程即为 DNA 重组，所形成的新的杂合体分子即为重组 DNA 分子或重组体（recombinant）。选择不同的方法将体外构建的重组 DNA 分子导入合适的受体细胞，通过筛选与鉴定最终实现克隆基因的扩增或表达。

一、目的基因的获得

根据研究目的和基因来源的不同，可选用不同的方法获取目的基因。

（一）化学合成法

若已知目的基因的核苷酸序列，或根据基因产物的氨基酸序列能推导出其核苷酸序列，则可利用全自动 DNA 合成仪化学合成该目的基因。对于短片段的基因，化学合成效率极高；对于较长的基因，可先将其划分为较短的片段分段合成，然后再拼接成一个完整基因。化学合成法可以改变原始的基因序列，甚至可以合成自然界不存在的基因序列。在合成过程中可根据需要改变核苷酸密码子，如果将真核基因中不易在大肠埃希菌中利用的稀有密码子改变为大肠埃希菌偏爱的密码子，则可实现真核基因在原核细胞中的高效表达。

化学合成基因具有快速、有效、不需收集基因来源的优点，特别是对于获取小片段目的基因、设置某种生物偏爱密码子、消除基因内部的特定酶切位点及获取天然基因的衍生物等更具优势。采用化学合成方法已得到多种基因，如抑生长素基因、胰岛素基因、生长激素基因和干扰素基因等。

（二）PCR 或 RT-PCR 法

若已知目的基因的全序列或目的基因片段两侧的 DNA 序列，可采用 PCR 或 RT-PCR 方法从组织或细胞中获取目的基因。对于和已知基因序列相似的未知基因，也可利用此法进行扩增。

PCR 或 RT-PCR 方法是目前实验室最常用的获取目的基因的方法，具有简便、快速、特异等优点。此法能在很短时间内，用特异性的引物将仅有几个拷贝的基因扩增至数百万个拷贝，还可以根据实验需要在引物序列上设计适当的酶切位点、起始密码子或终止密码子等，或通过错配改变某些碱基序列而对基因片段进行有限的修饰。

（三）从基因文库中筛选

基因文库是指包含了某一生物体全部 DNA 序列的克隆群体。根据 DNA 的来源不同可分为基因组 DNA 文库（genomic DNA library）和 cDNA 文库（cDNA library）。

基因组 DNA 文库是指包含某种生物体全部基因组片段的重组 DNA 克隆群体，它储存着一个细胞或生物体全部基因组的编码区和非编码区的 DNA 片段，含有基因组的全部遗传信息。构建基因组文库时，先从组织细胞中分离纯化基因组 DNA，用适当的限制性内切核酸酶将基因组 DNA 切割成一定大小的片段，再将这些片段与适当的克隆载体（如 λ 噬菌体、黏粒、YAC 或 BAC 载体等）连接，获得一群含有不同 DNA 片段的重组体，继而将重组体转入受体菌中，使每个受体菌内携带一种重组体。在一群受体菌中，每个细菌所包含的重组体内可能存在不同的基因组 DNA 片段，这些细菌中所携带的各种大小不同的 DNA 片段的集合就代表了一个细胞或生物体的基因组。

cDNA 文库是指某一组织或细胞在一定条件下所表达的全部 mRNA 经逆转录而合成的全部 cDNA 的克隆群体，它将细胞的基因表达信息以 cDNA 的形式储存于受体菌中。不同种类和不同状态的细胞可有不同的 cDNA 文库，其与基因组文库不同。其构建过程除了逆转录外，其他步骤基本与基因组 DNA 文库的构建相同。

大部分未知基因的获得，需要先构建基因组 DNA 文库或 cDNA 文库。基因文库构建成功后，可采用适当的方法（如特异性探针杂交筛选法、PCR 法等）从中筛选出含有目的基因的克隆，再进行扩增、分离、回收，最后获取目的基因。除通过构建文库的方法筛选未知的目的基因外，近年来 mRNA 差异显示技术和差异蛋白质谱表达技术也被用来筛选差异表达基因和功能基因。

二、目的基因的体外重组

DNA 体外重组是在 DNA 连接酶的催化下，将外源基因与载体分子连接成一个重组 DNA 分子的过程。不同性质、来源的外源 DNA 片段与载体分子的连接方式各不相同。

（一）黏性末端连接

目的基因与载体分子用同一种限制性内切核酸酶或同尾酶切割成具有相同黏性末端的 DNA 片段后，在 DNA 连接酶的作用下形成重组 DNA 分子，这是 DNA 体外重组最普遍的一种连接方式。例如，外源 DNA 和载体分子被 *Eco*R I 酶切后，产生带有相同的单链黏性末端 AATT（图 11-12），二者可通过 AATT 碱基互补配对，仅在双链 DNA 上留下切口，DNA 连接酶可催化缺口上游离的 5'-P 与相邻的 3'-OH 之间生成磷酸二酯键而封闭切口。

用同一种限制性内切核酸酶或同尾酶切割载体或目的基因后，由于 DNA 分子两端带有相同的黏性末端，载体分子则可通过黏性末端的互补自身连接环化，目的基因也可借助黏性末端的互补连接形成多聚体，而且目的基因可能会以两个方向插入载体中。为解决这些问题，可选用两种不同的限制性内切核酸酶切割 DNA 分子，在其两端形成不同的黏性末端或一端是黏性末端，另一端是平末端。例如，用 *Pvu* II 酶切外源 DNA 和载体分子，则产生平末端（图 11-12）。

用 *Eco*R I 和 *Pvu* II 分别酶切目的基因和载体，产生的 DNA 分子末端不能自身互补配对，目的基因只能与载体连接，而且只能以一个方向插入载体分子中，这种克隆方案即为定向克隆，如图 11-12 所示。

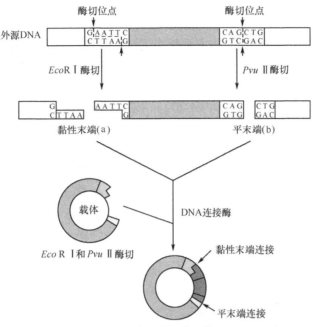

图 11-12 利用黏性末端和平末端连接重组 DNA 分子

如果目的基因和载体上没有相同的限制性内切核酸酶位点，那么用不同的限制酶切割后产生的黏性末端则不能互补结合，此时可选用适当的酶将 DNA 分子突出的黏性末端消化平齐（如 S1 核酸酶）或补齐（如 Klenow 聚合酶），再用 DNA 连接酶连接。

（二）平末端连接

某些限制性内切核酸酶对 DNA 分子和载体 DNA 切出平齐的末端，可利用 DNA 连接酶将其连接，这就是平末端连接法。平末端连接要求 DNA 的浓度较高，连接酶的用量也比黏性末端连接大 20 ～ 100 倍，因此其连接效率比黏性末端连接低很多。平末端连接时，载体自连的概率较高，而且往往在重组体中有目的基因的多聚体及双向插入等。

（三）人工接头连接

人工接头连接法是在待连接的载体或外源目的基因两端，接上一段人工合成的含有限制性内切核酸酶识别序列的 DNA 片段（即多聚物接头 polylinker）。借此可用限制酶将其切开，产生黏性末端，再将目的基因与载体 DNA 连接。如图 11-13 所示，先合成一段含有几种限制酶位点的接头，然后在 DNA 连接酶催化下，将人工合成的多聚物接头插入经 EcoR I 酶切的载体中，产生新的 DNA 序列。最后用合适的限制酶切割载体，产生黏性末端，再与具有相同黏性末端的

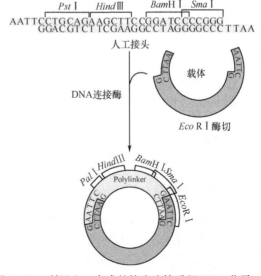

图 11-13 利用人工合成的接头连接重组 DNA 分子

目的基因退火连接，形成重组 DNA 分子。

（四）同聚物加尾连接

如果待连接的两个 DNA 片段均为平末端，或两个 DNA 片段的连接端不是互补的黏性末端，则可通过同聚物加尾法在其末端引入互补黏性末端。利用末端转移酶把互补的多聚核苷酸（poly A 与 poly T 或 poly G 与 poly C）接到两个 DNA 片段的末端，然后用 DNA 连接酶将其连接。如图 11-14 所示，在末端转移酶催化下，在外源 DNA 分子的 3′-OH 端接上 poly A，载体 DNA 分子的 3′-OH 端接上 poly T，这样就可在外源目的基因和载体两端产生互补的多聚物黏性末端，二者退火后由 DNA 连接酶封闭缺口形成重组分子。

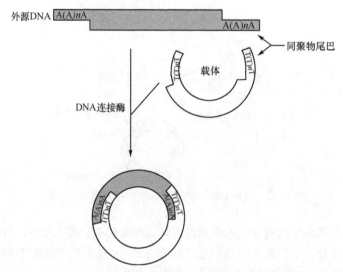

图 11-14　利用同聚物加尾法连接重组 DNA 分子

（五）T-A 克隆

T-A 克隆策略是一种直接将 PCR 产物插入到载体中的方法。前已述及 T-A 克隆载体两侧的 3′ 端带有突出的 T 碱基，而 PCR 扩增产物两侧的 3′ 端会加上突出的 A 碱基，这样载体与 PCR 产物之间通过 T-A 互补配对，再在 DNA 连接酶的作用下封闭缺口形成重组分子。

三、重组 DNA 分子的导入

体外构建的重组 DNA 分子需要导入合适的受体细胞才能进行复制、扩增或表达。选定的受体细胞应具备以下特性：易于接纳重组 DNA 分子的导入；对载体的复制、扩增或表达无严格限制；不存在特异性降解外源 DNA 的酶系统；不能对外源 DNA 进行修饰；能表达导入的重组体分子所提供的某种表型特征。受体细胞包括原核细胞和真核细胞，不同的重组 DNA 分子需要在适当的受体细胞中扩增、表达，因此应选择不同的导入方法。

（一）转化

转化（transformation）是指将质粒 DNA 或重组质粒 DNA 分子导入细菌（原核细胞）的过程。常用的细菌是大肠埃希菌的突变体菌株，这些菌株在人的肠道几乎不存活或存活率极低，而且由于丧失了限制体系，其不会降解导入细胞内的未经修饰的外源 DNA。转化前需要用一定的方法处理细菌细胞，使之处于容易接受外源 DNA 分子的状态，此时的细胞称为感受态细胞

（competent cell）。

最常用的转化方法是 $CaCl_2$ 法，即用低渗 $CaCl_2$ 溶液在 $0 \sim 4℃$ 条件下处理快速生长期的细菌，使细菌细胞壁和细胞膜的通透性增加，处于感受态，然后加入重组 DNA 或质粒 DNA，通过 $42℃$ 短时间热激作用促使 DNA 分子进入细胞内。转化的关键是感受态细菌的制备，采用冰预冷的 $CaCl_2$ 溶液处理制备的感受态细菌，其转化效率可达 $10^6 \sim 10^7$ 个转化子 / μg DNA。此外，还可采用电穿孔法（electroporation）进行转化。该法比 $CaCl_2$ 法操作简单，除需特殊仪器外，无须制备感受态细胞，适用于任何菌株，转化效率较高，可达 $10^9 \sim 10^{10}$ 个转化子 /μg DNA。

（二）转染

转染（transfection）是指将质粒载体、噬菌体载体、病毒载体或重组 DNA 载体导入真核细胞的过程。已接受外源 DNA 分子的细胞称为转染子（transfectant）。导入细胞内的 DNA 分子可以被整合至真核细胞染色体，经筛选而获得稳定转染（stable transfection）；也可以游离在宿主细胞染色体外短暂地复制表达，不加选择压力而进行瞬时转染（transient transfection），转染后细胞内 DNA 分子的表达即为瞬时表达（transient expression）。常用的转染方法有以下几种。

1. 磷酸钙转染法 将被转染的 DNA 和磷酸钙混合形成磷酸钙 -DNA 共沉淀物后，使其附着在培养细胞的表面，然后通过内吞作用被细胞捕获。该法不需要昂贵的仪器和试剂，是将外源 DNA 导入哺乳动物细胞中进行瞬时或稳定转染的常规方法，也是 20 世纪 90 年代以前广泛使用的方法。

2. 二乙氨乙基（DEAE）- 葡聚糖介导转染法 DEAE- 葡聚糖是一种高分子阳离子多聚物，能促进哺乳动物细胞捕获外源 DNA，其机理可能是 DEAE- 葡聚糖与 DNA 结合成复合物，可保护 DNA 免受核酸酶的降解，或者是 DEAE- 葡聚糖与细胞膜发生作用，促进细胞对 DNA 的内吞作用。此法比磷酸钙转染法重复性好，但最适宜于瞬时转染。

3. 电穿孔转染法 对于磷酸钙转染法等不能将外源 DNA 导入受体细胞的，可利用短促的高压电脉冲，在受体细胞的质膜上形成暂时性微孔，以使外源 DNA 通过这些微孔进入细胞。该方法由于操作简单且转染效率高而被广泛应用，几乎可转染任何细胞用于瞬时或稳定表达。但是该法需要专门仪器，而且导入前必须进行预实验，以确定最佳实验条件。

4. 脂质体转染法 用阳离子脂质体（liposome）包裹 DNA，通过与细胞膜融合将外源 DNA 导入细胞。脂质体转染法可用于瞬时或稳定表达，操作简单，转染效率高，且毒性低、包装容量大，是近年来广泛使用的转染方法，但试剂相对昂贵。

5. 显微注射法 通过显微注射装置将外源 DNA 直接注入细胞核中进行表达。该法虽然转染效率高，但需要一定的仪器和操作技巧，主要用于进行稳定表达的细胞转染。

（三）感染

感染（infection）是指以人工改造的噬菌体或病毒为载体构建的重组 DNA，经体外包装成具有感染性的噬菌体颗粒或病毒颗粒后，借助噬菌体或病毒的外壳蛋白将重组 DNA 注入细菌或真核细胞，使目的基因得以复制繁殖的过程。感染的效率很高，但重组 DNA 分子需经过较为复杂的体外包装过程。

四、重组 DNA 分子的筛选与鉴定

重组 DNA 分子转化、转染或感染受体细胞，经适当培养得到大量转化子、转染细胞或噬菌斑后，需采用特殊的方法从中筛选出含目的基因的重组体克隆，并进一步确定这些克隆中确实带

有外源目的基因。根据不同的载体系统、相应的宿主细胞特性及外源 DNA 的性质，选用不同的筛选和鉴定方法。

（一）根据重组载体的遗传表型进行筛选

1. 根据载体的耐药性标记筛选　多数克隆载体都带有抗生素抗性基因，如 *Amp'*、*Tet'* 等。当载体转入无耐药性的细胞后，细胞可获得耐药性，能在含相应抗生素的培养板上生长成单菌落，而未被转化的细胞不能生长。但是在培养板上生长的菌落，除含有重组体分子外，可能也含有自身环化的载体、未酶切完全的载体及非目的基因插入的载体等，因此还需要进一步筛选鉴定。

2. 根据载体的耐药性标记插入失活选择　在含有两个耐药性基因的载体中，外源目的片段插入其中一个基因，并导致其失活，可用两个含不同抗生素的平板互相对照筛选含重组体的阳性菌落。例如，携带 pBR322 质粒的细胞，能够在含氨苄青霉素（ampicillin，Amp）和四环素（tetracycline，Tet）的培养基中生长，若质粒的 *Tet'* 基因被外源基因插入后失活，细胞则失去对 Tet 的抗性，这样只能在含 Amp 的培养基中生长，而不能在含 Tet 的培养基中生长的菌落即为含重组质粒的阳性菌落（图 11-15）。

3. 根据 β- 半乳糖苷酶显色反应筛选　pUC 系列载体及其他一些载体中含有 *lacZ'* 基因，可通过"蓝白斑"标记进行筛选。含重组 DNA 分子的菌落在 IPTG/X-gal（IPTG：异丙基 -β-D- 硫代半乳糖苷，是 β- 半乳糖苷酶表达的诱导剂）培养基上呈白色，而没有外源片段插入的载体转化的细菌则呈现蓝色（图 11-16）。

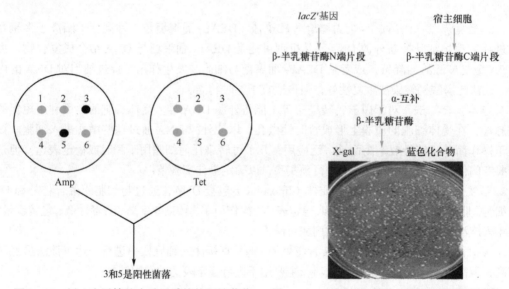

图 11-15　插入失活筛选含重组质粒的阳性菌落　　图 11-16　"蓝白斑"筛选含重组质粒的阳性菌落

4. 根据插入的外源基因性状进行筛选　如果克隆的外源基因能够在宿主菌表达，且表达产物与宿主菌的营养缺陷性状互补，则可以利用营养突变菌株进行筛选。例如，酵母的咪唑甘油磷酸脱水酶基因表达产物与细菌的组氨酸合成有关，把酵母基因组 DNA 随机切割后插入质粒载体中，将重组质粒转化到组氨酸缺陷型大肠埃希菌细胞，并在无组氨酸的培养基中培养，这样只有含酵母咪唑甘油磷酸脱水酶基因并获得表达的转化菌才能在无组氨酸的培养基中生长。

（二）限制性内切核酸酶酶切鉴定

对于初步筛选确定含有重组体的菌落，扩增培养后提取重组 DNA 分子，用适当的限制性内切核酸酶酶切后进行电泳分析，即可判断目的基因是否存在。若目的基因已成功插入载体分子中，那么电泳结果应显示出预期大小的插入片段，这是简便而常用的鉴定方法。

（三）PCR 法

如果已知目的基因的全序列或其两端的序列与全长，可设计合成一对引物，以转化菌中提取的重组载体为模板进行 PCR 扩增。若 PCR 产物与目的基因的预期长度一致，即可初步筛选出含重组体的阳性菌落。

某些载体的 MCS 两侧存在保守序列，如 pGEM 系列载体的 MCS 两侧是 T7 及 SP6 启动子序列，可根据此序列设计引物，对提取的重组载体进行 PCR 扩增，不但能快速扩增插入的目的片段，还可以直接进行 DNA 序列分析。

（四）核酸分子杂交法

利用标记的核酸探针进行分子杂交，也可对重组体中插入的片段进行鉴定。常用的方法有菌落或噬菌斑原位杂交：①将转化菌直接铺在琼脂板上，并覆盖硝酸纤维素膜；②取下沾有菌落的硝酸纤维素膜；③经过碱裂解、中和、固定等步骤后从菌落释放的 DNA 原位吸附在膜上；④用标记的特异性探针进行分子杂交；⑤通过显色挑选含重组质粒的阳性菌落（图 11-17）。该法适用于大规模操作，是从基因文库中挑选含目的基因的阳性克隆的常用方法。

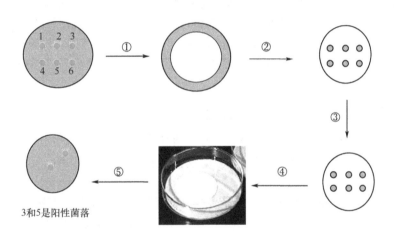

3和5是阳性菌落

图 11-17　原位杂交筛选含重组质粒的阳性菌落

（五）DNA 测序法

DNA 测序是鉴定插入目的 DNA 片段序列的最准确的方法。可检测已知 DNA 的序列正确性，或测定未知 DNA 片段的序列以供进一步研究。

（六）免疫化学检测法

此法是针对目的基因表达产物的直接筛选，要求由表达载体携带的目的基因在导入宿主细胞内之后表达蛋白质产物。通常利用标记的特异性抗体与目的基因表达产物相互作用来筛选含重组 DNA 分子的转化菌，因而可通过 Western blotting、ELISA 或免疫共沉淀等方法等进行筛选。

第五节　克隆基因的表达及其表达产物的应用

将外源目的基因克隆到表达载体上，导入受体细胞，实现外源基因的表达乃是当今基因工程的重要内容。外源基因的表达涉及目的基因的克隆、复制、转录、翻译、蛋白质产物的加工及分离纯化等，这些过程需要在适当的表达系统中完成。表达体系的建立包括表达载体的构建、受体细胞的选择，以及表达产物的鉴定、分离纯化等技术和策略。根据受体细胞的不同，表达体系可分为原核表达系统和真核表达系统。

一、外源基因在原核表达系统中的表达

原核表达系统就是将克隆的外源基因导入原核细胞，使其在细胞内快速、高效地表达目的基因产物，主要有大肠埃希菌表达系统、芽孢杆菌表达系统及链霉菌表达系统等。大肠埃希菌表达系统是采用最多的原核表达系统，其优点是培养方法简单、迅速、经济而又适合大规模生产，人胰岛素、生长激素、干扰素等基因已在大肠埃希菌系统中成功实现表达。要实现外源基因在原核细胞中的高效表达，需考虑外源基因的性质、表达载体的特点以及原核细胞的启动子和 S-D 序列、阅读框、宿主菌调控系统等诸多因素。

（一）对外源目的基因的要求

克隆基因要在原核细胞中获得有效表达，需满足以下基本条件：①外源真核基因不能带有 5′ 端非编码区和内含子结构，因此必须用 cDNA 或化学合成基因，而不能用基因组 DNA；②外源基因必须置于原核细胞的强启动子和 S-D 序列等元件控制下，以调控其基因表达；③外源基因与表达载体重组后，必须形成正确的开放阅读框（ORF），以利于外源基因正确表达；④外源基因转录生成的 mRNA 必须相对稳定并能被有效翻译，所表达的蛋白质产物不能对宿主菌有毒害作用，且不易被宿主的蛋白酶降解。

（二）外源基因在原核细胞中的表达

当选用适当的方法通过原核表达载体的介导，将外源基因导入受体细胞后，在细胞调节元件控制下即可产生出融合型、非融合型或分泌型表达蛋白质。在实际工作中，可根据目的蛋白的性质与用途，选择不同的载体及表达方式。

1. 融合型表达蛋白　融合型表达是指将外源目的基因与载体上另一基因（可以是原核 DNA 或其他 DNA 序列）相拼接，构建成融合基因进行表达。这种由外源目的蛋白与原核生物多肽或具有其他功能的多肽结合在一起的蛋白，称为融合蛋白（fusion protein）。可通过酶解法或化学降解法切除融合蛋白中的其他多肽成分而获得外源目的蛋白。采用融合型方式表达时，需选用融合表达载体。现已有多种融合表达载体供选择，如 pET 系列载体、pGEX 系列载体等，它们的特点是利用与外源蛋白融合表达的特殊短肽（如 6 个组氨酸，$6\times His$）或多肽（如谷胱甘肽 S- 转移酶，glutathione S-transferase，GST）作为标签，方便于外源目的蛋白的分离纯化。

融合型表达的特点：①外源基因转录和翻译的起始从正常的大肠埃希菌序列开始，融合蛋白表达效率高；②融合蛋白可抵御细菌蛋白酶的降解，比天然蛋白质更加稳定；③融合蛋白往往能在胞内形成良好的构象，且大多具有水溶性；④融合蛋白带有由标签序列翻译而来的特殊短肽或多肽，易于采用亲和层析技术进行分离纯化。

2. 非融合型表达蛋白　非融合型表达是指外源目的基因不与其他基因融合，直接从起始密码子 AUG 开始在原核调控元件控制下表达蛋白质。非融合型表达载体也含有强启动子及其调控序列、S-D 序列、转录终止序列及筛选标记等元件。非融合型表达的蛋白质具有类似天然蛋白质的结构，其生物学功能与天然蛋白更为接近，但其缺点是容易被细菌蛋白酶水解或水溶性较差。

3. 分泌型表达蛋白　分泌型表达是利用分泌型表达载体，将表达的蛋白质由细胞质跨膜分泌到细胞内膜和外膜之间的周质（periplasm）中或细胞外。分泌型表达载体除含有原核表达载体的基本调控元件外，必须在 S-D 序列下游携带一段信号肽序列。分泌型蛋白可以是融合蛋白，也可以是非融合型蛋白。分泌型表达可防止宿主蛋白酶对外源蛋白的水解，减轻大肠埃希菌代谢负荷，便于蛋白质在细胞外正确折叠和提纯。但分泌型蛋白的表达量往往较低，而且有时信号肽不能被切除或在错误的位置上被切除。

4. 包涵体　当大肠埃希菌高效表达外源基因时，所表达的蛋白质致密地集聚在细胞内，或被膜包裹或形成无膜裸露结构，这种水不溶性的结构称为包涵体（inclusion body）。这是外源基因在大肠埃希菌细胞质中高效表达时，常会发生的一种特殊生理现象。包涵体是无定型的蛋白质聚合物，50% 以上是克隆基因的表达产物，此外还有宿主细胞蛋白、膜蛋白片段及少量的 DNA、RNA 和脂多糖等非蛋白成分。包涵体的形成有利于表达产物的分离纯化，也可在一定程度上保持表达产物的稳定，防止细菌蛋白酶的降解，同时也能使宿主细胞表达对其有毒或有致死效应的目的蛋白。包涵体蛋白产物的一级结构正确，但空间构象可能存在错误，这就使得以包涵体形式表达的重组蛋白丧失了原有的生物学活性，因此必须通过有效的变性和复性操作以恢复其生物活性。

（三）原核表达系统的不足

原核表达系统主要存在以下不足：缺乏转录后加工机制，原核表达系统只适合表达克隆的 cDNA，不宜表达真核基因组 DNA；缺乏适当的翻译后修饰加工机制，原核表达系统表达的真核蛋白不能正确折叠和进行糖基化、磷酸化、乙酰化等修饰；原核表达系统难以大量表达分泌型蛋白，而且在切除信号肽时也易出现问题；原核表达系统表达的真核蛋白常以包涵体形式存在，并且表达的真核蛋白易受细菌蛋白酶水降；原核细胞周质中常含有多种内毒素，易污染表达产物，影响产品纯度。

二、外源基因在真核表达系统中的表达

真核表达系统是指在真核细胞中表达外源基因的体系，主要有酵母系统、哺乳动物系统、昆虫细胞（杆状病毒）系统和高等植物系统等。这些表达系统在重组 DNA 药物、疫苗生产及其他生物制剂生产上都获得了成功。另外，真核表达系统在研究蛋白质分子功能、了解真核基因表达调控机制等方面也有广泛应用。

（一）真核表达系统的优点

相对于原核表达系统，真核表达系统具有更多优越性：具有转录后加工系统，因而真核表达系统可表达克隆的 cDNA 或真核基因组 DNA；具有翻译后加工系统，可进行糖基化、磷酸化、乙酰化等修饰，使表达蛋白形成正确的构象，具有完整的生物学活性；某些真核细胞可将外源基因表达产物直接分泌至细胞培养基中，简化了分离纯化操作。

（二）外源基因的导入及其在真核细胞中的表达

将外源基因导入真核细胞的方法有两大类：载体转染和病毒感染。载体转染是利用化学或物理等方法将外源基因导入真核细胞的方法，而病毒感染则是将外源基因导入细胞的天然方法。

由于所用载体、转染方法以及选用的宿主细胞不同，外源基因在真核细胞中的表达方式也不相同，主要有瞬时表达和稳定表达（stable expression）两大类。在实际工作中，应根据实验目的选用不同的表达方式。

瞬时转染的基因表达和对细胞的影响只能维持较短的时间（一般在 72 小时内），随着未转染细胞的大量增殖，少数的转染细胞很快丢失。瞬时转染方法相对简单，无须筛选，耗时短，各种转染方法都可使用。稳定转染是为了获取持续表达外源目的基因的稳定细胞株，为此需选用药物来进行筛选。稳定转染细胞中，外源 DNA 已整合至宿主染色体中，可随宿主基因组的复制、转录和翻译持续表达外源蛋白。稳定转染需利用标记基因进行筛选，耗费时间长，而且有些外源基因表达产物对宿主细胞有毒性，因此不易获得成功。

（三）稳定转染细胞的筛选

报告基因（reporter gene）是指其编码产物能够被快速测定，常用来判断外源基因是否成功导入受体细胞并检测其表达活性的一类具有特殊用途的基因，也可称为选择标记基因（selectable marker gene）。可利用表达载体中带有的标记基因对稳定转染细胞进行筛选，常用的方法有以下几种。

1. 新霉素抗性选择系统 新霉素是细菌的抗生素，通过干扰细菌蛋白质的生物合成而对原核生物造成毒性，但对真核生物无毒性。新霉素的类似物氨基糖苷抗生素 G418（geneticin，遗传霉素）对真核细胞和原核细胞均有毒性，因此一般真核细胞不能在含 G418 的培养基中生长。真核表达载体中携带新霉素抗性基因（neo^r），其编码的氨基糖苷磷酸转移酶（aminoglycoside phosphotransferase，APH）能使 G418 失活，所以当真核细胞中导入了含 neo^r 的载体后，转染细胞就可以在含有 G418 的培养基中生长而得以筛选。该选择系统适用于所有真核细胞。

2. 胸苷激酶基因（tk）-HAT 选择系统 由于选择胸苷激酶（thymidine kinase，TK）TK$^+$ 细胞的培养基含有次黄嘌呤（hypoxanthine）、氨基蝶呤（aminopterin）和胸苷（thymidine），故称为 HAT 选择法。这是利用真核细胞的核苷酸合成过程而设计的一种筛选体系，其基本原理是：二氢叶酸还原酶（dihydrofolate reductase，DHFR）可催化二氢叶酸还原为四氢叶酸，参与从 dUMP 合成 dTTP，以及 dATP 和 dGTP 的重新合成。如果用叶酸类似物氨基蝶呤处理细胞，DHFR 被抑制失活，上述合成过程被阻断。次黄嘌呤是 dATP 和 dGTP 补救合成途径的一种底物，当培养基中补加此物质时，细胞能逾越氨基蝶呤的抑制作用，利用补救途径继续合成出 dATP 和 dGTP。同时，由于在 HAT 培养基中补加有外源的胸苷，tk^+ 细胞可通过 TK 激酶的作用将胸苷转变为胸苷一磷酸，继而合成 dTTP 使细胞继续存活；而 tk 缺陷型细胞（tk^-）不能合成 dTTP，导致细胞死亡。如果以 tk^- 细胞作为受体细胞，当携带 tk 基因的重组表达载体导入细胞后，转化细胞即可获得 TK 活性，可在含 HAT 的培养基上进行生长。

3. 二氢叶酸还原酶基因（$dhfr$）选择系统 前已述及 DHFR 是真核细胞核苷酸合成途径中的重要酶，$dhfr$ 缺陷型细胞（dhf^-）在普通培养基上无法存活。如果以 dhf^- 细胞作为受体细胞，那么只有导入携带 $dhfr$ 基因的重组表达载体的转染细胞，才能够在普通培养基上生长。若培养基中加入甲氨蝶呤（methotrexate，MTX），并逐渐增加浓度，使细胞逐渐产生抗性，就可使导入的 $dhfr$ 和外源基因明显扩增，外源基因的表达量增加。本系统检测方便，但对受体细胞有严格的限制。

（四）荧光素酶报告系统

荧光素酶（luciferase，LUC）有不同的来源，在基因工程中最常用的是来自萤火虫（*Photinus pyralis*）和海洋桡脚类动物（*Gaussia princeps*）的荧光素酶。1986 年，萤火虫荧光素酶（firefly luciferase，Fluc）基因在植物基因工程研究中被用作测定目的基因表达的报告基因，荧光素酶报告基因分析法（luciferase report assay）得以建立。为了测定细胞的荧光素酶活性，可将荧光素酶报告基因载体（如 pGL3、pGL2 系列载体等）转染到细胞中，采用去污剂如 Triton X-100 等裂解细胞，然后加入 ATP、Mg^{2+} 和底物荧光素等，在荧光素酶的催化下底物被氧化，释放光子，利用荧光检测仪测定荧光强度，可对荧光素酶反应做出定量测定。通过检测荧光素酶的活性变化，可分析荧光素酶基因的表达情况。

来自 *Gaussia princeps* 的荧光素酶 Gluc 的显著特点是可以高效分泌至细胞外。使用带有 Gluc 报告基因的表达载体时，不需对转染细胞进行裂解，直接收集培养基就可以测定荧光素酶活性，而且 Gluc 比 Fluc 具有更高的检测灵敏度。目前已建立了 Fluc、Gluc 单荧光素酶基因报告系统和双荧光素酶基因报告系统。荧光素酶报告系统可用于检测启动子活性、分析启动子及增强子的序列、检测反式作用因子等，如果再结合 *tk*、*dhfr*、*neo*' 等筛选系统，就能够构建基因工程细胞系，用于进行药物筛选、外源药物检测、细胞标记及示踪等多种用途。

三、基因表达产物的分析鉴定

克隆的外源基因通过表达载体的介导进入受体细胞后，在原核表达系统中经过复制、转录和翻译进行蛋白质的合成；而在真核表达系统中通过复制、转录形成的 mRNA 分子，需加工为成熟的 mRNA 才能作为翻译的模板指导蛋白质合成。有些表达的蛋白质还需要在真核系统中进一步经过糖基化、磷酸化、乙酰化等修饰，形成正确的构象，才具有完整的生物学功能。

根据外源基因表达的不同层次，可选用不同的方法对基因的表达产物进行鉴定。如果需要对基因的表达产物 mRNA 进行分析鉴定，可选用逆转录 PCR、实时荧光定量 PCR、Northern 印迹杂交、原位杂交、斑点杂交及基因芯片等方法；如果对表达的蛋白质产物进行分析鉴定，可选用 SDS-PAGE、蛋白质印迹、免疫组化及蛋白质芯片等方法；如果需要对表达的蛋白质产物进行分离纯化，可采用离心、沉淀、盐析、层析、电泳等方法；如果要研究表达的蛋白质是否与其他蛋白质之间有相互作用，可选用酵母双杂交、免疫共沉淀、GST pull-down 等技术。

四、基础表达产物的应用

基因工程技术不仅使整个生命科学研究发生了前所未有的深刻变化，也为工业、农牧业、环境、能源、医药卫生等领域新产品的研发提供了新的手段和途径。在生物医学领域，基因工程的应用主要包括以下几方面：克隆目的基因，表达具有生物学活性的蛋白质；利用定点突变技术，研究蛋白质功能或对蛋白质进行结构改造；开发基因工程药物与疫苗，用于疾病治疗；利用转基因技术和基因剔除技术，研究基因功能；建立基因诊断与基因治疗技术，对疾病做出早期诊断、预防和治疗。

利用基因工程技术生产有药用价值的蛋白质、多肽产品已成为当今世界的一项重大产业。以治疗糖尿病的胰岛素为例，20 世纪 70 年代，就已有不同的公司在进行基因工程胰岛素的研究与开发。1978 年，美国 Genentech 公司首次实现了利用大肠埃希菌生产由人工合成基因表达的人胰岛素。1982 年经 FAD 批准，美国 Eli Lilly 公司将由基因工程菌生产的胰岛素投放市场，标志着世界上第一个基因工程药物的诞生。1987 年，丹麦 Novo Nordisk 公司又推出了利用重组酵母菌生产人胰岛素的新工艺。Novo Nordisk 公司的诺和灵（Novolin）、Eli Lilly 公司的优泌林（Humulin）和优泌乐（Humalog）是销售额最大的三个基因工程胰岛素产品。除胰岛素外，治疗贫血、病毒性肝炎及粒细胞减少等疾病的基因工程药物的开发与生产也取得了重大成果，而在心血管疾病、癌症等的治疗方面基因工程药物也将发挥更大的作用。

现阶段临床上最常使用、市场份额最大的胰岛素是重组人胰岛素和重组胰岛素类的产品。1989 年，我国成功研制出第一个拥有自主知识产权的基因工程一类新药——重组人干扰素 α-1b，至今我国已有多个基因工程药物和疫苗产品获准上市。

思 考 题

1. 试述基因工程的基本步骤及其常用工具酶的作用。

2. 基因工程中常用的原核和真核载体有哪些？请描述各自所具有的特点。

3. 试述重组 DNA 分子筛选与鉴定的方法与原理。

4. 拟将某一感兴趣的真核基因放在原核生物大肠埃希菌中进行克隆与表达，并纯化其表达的蛋白质产物。请设计该实验方案，并指出应考虑的问题。

（张志珍）

第十二章 蛋白质的研究方法及其原理

蛋白质是一切生命活动的物质基础，研究蛋白质的结构与功能是分子生物学的重要内容之一。研究蛋白质的结构与功能首先必须解决蛋白质的制备问题，因此蛋白质的分离纯化是研究其结构与功能的前提。蛋白质分离纯化技术是生物工程的下游技术，是生物高技术实现产业化的关键。蛋白质的空间结构是其功能的基础，因此运用各种方法与技术揭示蛋白质的结构与功能是探求生命奥秘的焦点。

第一节 概 述

蛋白质的分离纯化是生物化学与分子生物学研究中的一项重要的操作过程。一个典型的真核细胞可以包含数以千计甚或数以万计的不同蛋白质，一些含量十分丰富，一些仅含有几个拷贝。为了研究某种蛋白质的结构与功能，必须首先利用各种方法将样品中的蛋白质与其他物质分离开来或者从某一蛋白混合物中获得单一蛋白成分，这个过程称为蛋白质的分离纯化。生物工程生产重组蛋白同样离不开蛋白质的分离与纯化。

一、蛋白质分离纯化的一般程序

分离纯化蛋白质一般可分为下面 5 个阶段：①材料的选择和预处理（如动物组织要去除结缔组织、植物种子先行去壳和除脂、微生物需将菌体与发酵液分开等）；②细胞的破碎（有时需分离细胞器）；③提取；④纯化（包括盐析、有机溶剂沉淀、色谱分离、超速离心和结晶等）；⑤浓缩、干燥及保存。根据实验研究需要，上面几个阶段不一定都完整具备，每一阶段也不是完全截然分开。例如，选择性的提取就包含着分离纯化，沉淀分离就包含着浓缩，从发酵液中提取蛋白，就不需要破碎细胞，离心或过滤除去菌体后，便可直接进行分离与纯化。选择分离纯化的方法和使用的次序也因材料及目的而异。

二、蛋白质分离纯化的一般注意事项

在进行任何一种蛋白质分离纯化的时候，不论采用哪一种或哪几种方法，都必须注意在操作中保持蛋白质结构的完整性，防止发生蛋白变性及降解现象。牢记一些通用的注意事项：①为保持目标蛋白的活性，应尽量减少分离纯化的步骤，缩短操作时间，维持低温，使用温和的溶剂，操作也要轻柔；②提取液不要太稀，蛋白浓度维持在 $\mu g/ml \sim mg/ml$；③选择合适的缓冲溶液和 pH，避免与目标蛋白等电点（pI）相同，防止蛋白质形成沉淀；④使用蛋白酶抑制剂，防止蛋白酶对目标蛋白的降解；⑤在纯化细胞中的蛋白质时，加入 DNA 酶，降解 DNA，防止 DNA 对蛋白的污染；⑥在缓冲溶液中加入 $0.1 \sim 1mmol/L$ 二硫苏糖醇（dithiothreitol, DTT）（或 β- 巯基乙醇），防止含巯基的蛋白质被氧化；⑦避免样品反复冻融和剧烈搅动，以防蛋白质变性；⑧使用灭菌溶液，防止微生物生长。

三、蛋白质纯化的一般设计原则

蛋白质纯化的目的就是要去除非蛋白成分，利用不同蛋白质之间的差异性和蛋白质的理化性

质将目的蛋白提纯出来。只有充分了解所提纯的目的蛋白的来源、纯化目的和理化性质，才能选择合理的分离纯化方法，达到试验目的。

大多数情况下，纯化蛋白质的目的是要得到纯度和活性均理想的单一蛋白产物。为实现这一目标，设计分离纯化方案时应遵循以下几个原则：①在材料选取上，尽可能选取来源方便、成本低、易操作的组织或细胞，其中目标蛋白的含量和活性要尽可能高，可溶性和稳定性尽可能好；②建立一个快速、准确、具有良好特异性和重现性的蛋白活性检测方法十分必要；③分离纯化时遵循先粗分再细分的原则，即先利用目标蛋白的某一种理化特性，采用最简单的方法去除最主要的杂质，然后再利用其他特性进行细致的分离纯化，有时需多步纯化才能达到目的。

第二节　蛋白质分离与纯化的方法

蛋白质的复杂性、多样性和不稳定性使得蛋白质制备技术多种多样。为了获得高纯度的具有良好生物学活性的单一蛋白质，往往需要几种技术的联合运用。从一个样品中分离纯化蛋白质的主要依据是不同的蛋白质在理化性质方面的差异（表 12-1）。生物体的组成成分复杂，又处于同一体系中，很难有一个统一的标准分离纯化程序适用各种蛋白质的分离。因此，需要对所要分离纯化的蛋白质的理化性质及生物学特性先有一定的了解，然后再着手进行分离纯化。对于一个性质及结构未知的蛋白质，更需经过各种方法的优劣比较与条件摸索，才可获得预期结果。

表 12-1　蛋白质分离纯化的主要方法及其依据

性质	方法
溶解度的差异	盐析、萃取、溶剂抽提、选择性沉淀、结晶、分配色谱、逆流分配等
分子的大小与形状的差异	超滤、透析、差速离心、凝胶电泳、凝胶过滤色谱等
电荷的差异	电泳、等电点沉淀、离子交换色谱、吸附色谱、聚焦色谱等
生物功能专一性的差异	亲和色谱
疏水性的差异	疏水作用色谱、反相高效液相色谱

一、蛋白质沉淀与结晶

蛋白质沉淀与结晶的依据是利用蛋白质溶解度的差异，对蛋白质进行分离纯化。

（一）盐析法

利用高浓度的中性盐将蛋白质从溶液中析出的方法称为盐析（salting out）。盐析是蛋白质和酶的分离纯化中应用最为广泛的方法。盐析的原理是亲水性强的中性盐离子可争夺蛋白质表面的水化膜，同时中和蛋白质表面的电荷，破坏蛋白质的胶体性质，使蛋白质在溶液中的溶解度下降而沉淀析出。盐析的优点是成本低、操作简单、不易造成蛋白质变性，因此盐析法适用于各种蛋白质和酶的分离纯化。盐析的缺点是分辨率低，且后续处理时需要除盐。

盐析时常用的中性盐是硫酸铵、硫酸镁、氯化钠等。由于不同的蛋白质其溶解度与等电点不同，沉淀时所需的 pH 与离子强度也不相同，改变盐的浓度与溶液的 pH（多选择在蛋白质的等电点附近），可将混合液中的蛋白质分批沉淀，这种分离蛋白质的方法称为分段盐析法。分离目标蛋白最好采用分段盐析。

（二）有机溶剂沉淀法

蛋白质的提取纯化也常使用与水互溶的有机溶剂（如乙醇、丙酮、正丁醇）。一方面，有机溶剂能降低溶液的介电常数，从而增加蛋白质分子之间的相互吸引，导致溶解度下降；另一方面，有机溶剂与水作用，破坏蛋白质表面的水化膜，因此，蛋白质在一定浓度的有机溶剂中可以沉淀析出。利用不同蛋白质在不同的有机溶剂或同一种有机溶剂不同浓度时溶解度的差异而达到分离的方法称作有机溶剂分段沉淀法。操作时溶液的 pH 大多控制在蛋白质的等电点附近。高浓度的有机溶剂容易引起蛋白质变性，为此应采取以下措施：①低温下操作，②加入有机溶剂后立即混匀以免局部浓度过大；③添加 0.05mol/L 左右的中性盐；④操作后尽快除去有机溶剂。

（三）选择性沉淀法

选择一定的条件使其他蛋白质变性沉淀而不影响目标蛋白的分离方法称为选择性沉淀。例如，将提取液加热至一定温度并维持一段时间（10～15min），使某些不耐热的蛋白质变性沉淀；或加入惰性液体（如氯仿）振荡和利用泡沫形成使某些蛋白质产生表面变性。应用选择性沉淀，需要对系统中需除去的及欲提纯的蛋白质的理化性质均有较全面的了解。

（四）蛋白质结晶

结晶（crystallization）是使溶质呈晶态从溶液中析出的过程。蛋白质结晶即溶液中的蛋白质由随机状态转变为有规则排列状态的固体，常用于分析研究蛋白质的结构。蛋白质结晶是一个有序化过程，当蛋白质溶液达到过饱和状态时，能够形成一定大小的晶核，溶液中的分子失去自由运动（如平移、旋转等）的能量，不断地结合到形成的晶核上，长成适合于 X 线衍射分析的晶体。蛋白质结晶的方法有分批结晶法、液 - 液扩散法、蒸汽扩散法等。无论是哪一种方法，其原理都是建立在降低蛋白质溶解度的基础上。

二、离心技术分离蛋白质

离心（centrifugation）技术是蛋白质、酶、核酸及细胞亚组分分离纯化的最常用的方法之一，尤其是超速冷冻离心已经成为实验室中研究生物大分子的常用技术方法。

离心技术是利用物体高速旋转时产生的强大离心力，使置于旋转体中的悬浮颗粒发生沉降或漂浮，从而使某些颗粒达到浓缩或与其他颗粒分离的目的。这里的悬浮颗粒往往是指制成悬浮状态的细胞、细胞器、病毒和生物大分子等。离心机转子高速旋转时，当悬浮颗粒密度大于周围介质密度时，颗粒离开轴心方向移动，发生沉降；如果颗粒密度低于周围介质的密度，则颗粒朝向轴心方向移动而发生漂浮。

在单位离心场力作用下，溶质分子沉降的速率为

$$\mathrm{d}x/\mathrm{d}t = \omega^2 x \cdot S$$

其中 ω 为离心角速度，t 为离心时间，x 为溶质离开中心轴的距离，S 为沉降系数（单位：秒）。沉降系数的大小与蛋白质的密度与形状相关，一般蛋白质的沉降系数为 10^{-13}～10^{-12} 秒。人们以 Svedberg 单位来表示沉降系数，$1S = 1 \times 10^{-13}$ 秒。差速离心法是沉降速度离心的一种，采用离心力由小到大的分阶段离心的办法，将密度不同的物质分步骤地逐一分离开来。

差速离心（differential centrifugation）法是沉降速度离心的一种，通过逐步增加相对离心力，使一个非均相混合液内形状不同的大小颗粒分步沉淀。差速离心常用

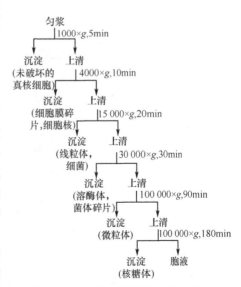

图 12-1 亚细胞成分的差速离心分离

来分离亚细胞结构（图 12-1）、粗提的核酸和蛋白质。差速离心法操作简单，但分离精度不高。

利用超速离心（ultracentrifugation）法（转速＞ 30 000r/min）不仅用于分离纯化蛋白质，还可测定蛋白质的相对分子质量。例如，采用沉降 - 扩散法（S-D 法），通过测定沉降系数，按照下面的公式即可计算未知蛋白质的相对分子质量（M_r）。

$$M_r = \frac{RTS}{D\left(1 - \bar{v}\rho\right)}$$

式中 R 为气体扩散常数，T 为绝对温度，S 为沉降系数，D 为溶质扩散系数，$\bar{v}$ 为溶质偏微比容，ρ 为溶液密度。

三、色谱技术分离纯化蛋白质

色谱技术（chromatography）又称层析技术，是利用不同物质理化性质的差异而建立起来的技术。所有的柱色谱系统都由两个相组成：一个是固定相，另一个是流动相。当待分离的混合物随流动相通过固定相时，由于各组分的理化性质存在差异，与两相发生相互作用（吸附、溶解、结合等）的能力不同，在两相中的分配（含量比）不同，伴随着流动相向前移动，各组分不断地在两相中进行再分配。分步收集流出液，可得到样品中所含的各单一组分，从而达到将各组分分离的目的。

色谱技术的种类繁多，原理各异。按色谱的原理分为吸附色谱、分配色谱、离子交换色谱、凝胶过滤色谱、亲和色谱等；按流动相的不同可分为气相色谱、液相色谱，如同时区分流动相和固定相还可划分为气 - 固色谱、气 - 液色谱、液 - 固色谱和液 - 液色谱等。

（一）凝胶过滤色谱

凝胶过滤色谱（gel filtration chromatography）又称凝胶过滤层析、分子筛层析或凝胶排阻层析。凝胶过滤色谱的固定相是多孔的凝胶（常用的是葡聚糖凝胶系列）。当样品中的组分随流动相流经多孔的凝胶固定相时，各组分的分子大小不同，因而在凝胶上受阻滞的程度也不同。大分子的物质不能进入凝胶颗粒内部，经凝胶颗粒间隙向下流动，因而流经的路径短，先被洗脱出来；小分子的物质可扩散进入凝胶颗粒的内部，向下流动的路径长而后被洗脱出来（图 12-2）。

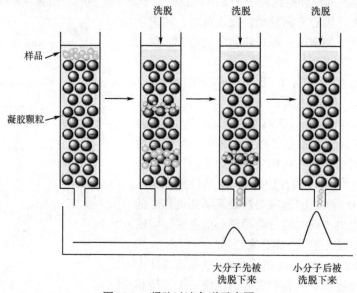

图 12-2　凝胶过滤色谱示意图

凝胶柱的总体积（V_t）= 凝胶颗粒间隙液体体积（V_0）+ 凝胶颗粒网孔内特体积（V_i）+ 凝胶颗粒本身体积（V_r），即 $V_t = V_0 + V_i + V_r$。对于同一个凝胶柱来说，各种分子大小的物质有其固定的洗脱体积。如果被分离物质的相对分子质量极大，完全不能进入网孔内，那么它从柱上被洗脱下来所需的洗脱液体积（V_e）就等于 V_0；如果被分离物质的相对分子质量极小，可以自由地进出凝胶颗粒，那么它从柱上被洗脱下来所需的洗脱液体积（V_e）就等于 V_0 与 V_i 之和；分子大小介于上述两者之间的，其洗脱体积便介于 V_0 和 $V_0 + V_i$ 之间。可见，分子大小不同的物质，其洗脱体积不同。

凝胶过滤色谱因操作简单、快速，广泛应用于蛋白质的脱盐、分离提纯。另外，在利用相对分子质量已知的几种标准蛋白质作为参照的条件下，还可用于测定未知蛋白质的相对分子质量。

（二）离子交换色谱

离子交换色谱（ion exchange chromatography）又称离子交换层析，是利用离子交换剂上的可交换离子与周围介质中被分离的各种离子间的静电引力不同，经过交换平衡达到分离的一种色谱法。该法可以同时分析多种离子化合物，具有灵敏度高，重复性、选择性好，分离速度快等优点，广泛用于蛋白质的分离纯化。

离子交换色谱的固定相是离子交换剂，流动相是具有一定 pH 和一定离子强度的盐溶液。根据可交换离子的性质分为阳离子交换剂和阴离子交换剂。阳离子交换剂本身带负电荷，可吸附溶液中的阳离子；阴离子交换剂本身带正电荷，可吸附溶液中的负电荷。例如，当溶液的 pH 大于蛋白质的等电点时，蛋白质分子带负电荷，被阴离子交换剂所吸附，但由于各种蛋白质的等电点不同，它们的解离程度和电荷多寡不同，与交换剂结合的程度也不同。低盐脱液洗脱时，带负电少的蛋白质优先被洗脱下来，随着洗脱液盐浓度的不断增加，带电相对多的蛋白质就不断被洗脱下来。若用不同 pH 梯度的缓冲液连续洗脱，达到或接近其等电点的蛋白质由于正负电荷相等而被洗脱下来。这样，带电程度不等的蛋白质便得以分离。

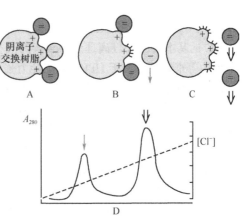

图 12-3 阴离子交换色谱分离蛋白的基本原理
A. 样品全部交换并吸附到树脂上；B. 负电荷较少的分子用较稀的 Cl⁻ 或其他负离子溶液洗脱；C. 电荷多的分子随 Cl⁻ 浓度增加依次洗脱；D. 洗脱图；A_{280} 表示 280nm 的吸光度。

实际工作中，可利用梯度混合器实现 pH 梯度的连续洗脱。最简单的梯度混合器是由中间以连通管相连的两个容器组成。与出口连接的容器中盛有高 pH 的盐溶液，另一容器内盛有低 pH 的盐溶液。洗脱时，洗脱液的 pH 从高到低变化，形成连续的 pH 梯度。

（三）亲和色谱

生物分子间存在着特异的相互作用，如抗原 - 抗体、酶 - 底物、激素 - 受体等，它们之间能够特异地可逆结合，这种结合能力称为亲和力。亲和色谱（affinity chromatography）又称亲和层析，是将具有特殊结构的亲和分子（配基）共价固定在不溶性的基质（载体）上制成亲和吸附剂（如 Sepharose 4B），当待分离的蛋白质混合液通过装填有亲和吸附剂的色谱柱时，与配基具有亲和能力的目标蛋白质就会被吸附而滞留在色谱柱中，而那些与配基没有亲和力的蛋白质由于不被吸附而随洗脱液流出，然后再选用适当的洗脱液，改变结合条件，将被结合的目标蛋白洗脱下来（图12-4）。亲和色谱是蛋白质分离纯化最有效的方法之一。

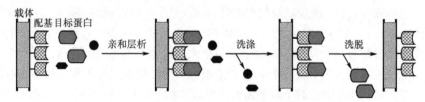

图 12-4　亲和色谱工作原理示意图

亲和色谱中，选择和制备合适的亲和吸附剂是成功的关键步骤之一，它包括基质和配体的选择、基质的活化、配体与基质的偶联。目前公认的理想固相载体是 Sepharose 4B 等，这种载体有物理硬度适当、化学性质稳定、疏水性好、非特异性吸附低、化学功能团多、易于配基结合等优点。市场上有多种商品化的、用化学偶联剂处理过的固相载体出售。目前亲和色谱用的固定化配基也有近 200 种。另外，对于已使用过的亲和吸附剂，可以采用适当的方法（如用大量洗脱液或高盐溶液洗涤）去除吸附在基质和配基上的杂质，恢复其吸附能力，使得亲和吸附剂可以再生使用。

（四）高效液相色谱

高效液相色谱（high performance liquid chromatography，HPLC），即高效液相层析，它是在经典液相色谱法基础上，引进了气相色谱的理论发展起来的一项新颖快速的分离、分析技术。HPLC 的基本概念和分离理论与经典的液相色谱法及气相色谱法一致，因而可用塔板理论及动力学理论等来解释。由于 HPLC 分离能力强、测定灵敏度高，可在室温下进行，其应用范围极广，无论是极性还是非极性，小分子还是大分子，热稳定还是不稳定的化合物均可用此法测定。高效液相色谱在技术上采用了高压泵、高效固定相和高灵敏度检测器，因而具备高速、高效、高灵敏度的特点，已被广泛应用于分离蛋白质。

反向高效液相色谱应用广泛。由于其固相载体的疏水性，它可以根据流动相中被分离物质分子疏水性的不同而发生强弱不同的相互作用，从而使不同分子在反相柱中彼此分离。疏水性弱的样品，分子和固定相间的作用弱，因而较快流出。在反相高效液相色谱中，蛋白质分子在通过色谱柱时会发生或多或少的去折叠，使得蛋白质分子内部某些疏水残基暴露，并与固定相相互作用。这是反相高效液相色谱在蛋白质分离中的一个有利因素。同时，蛋白质有一个特殊的保留机制，这是吸附机制与分配机制共同作用的结果。在蛋白质的分离中，初始洗脱条件下洗脱液中有机成分的浓度较低，分子与固定相疏水作用强，几乎完全被固定相吸附；而一旦洗脱液中有机成分达到特定浓度，使得蛋白质与固定相的作用小于它与流动相间的相互作用时，分子完全从固定相上洗脱。正是由于蛋白质的这种特殊的保留机制，洗脱液成分极微小的改变就会显著影响蛋白质的保留行为从而保证蛋白质得以完全分离。蛋白质通常是强极性的化合物，与碳十八色谱柱结合较困难。另外，反相液相色谱常用的流动相，如甲醇、乙腈等都能使蛋白质变性沉积而使色谱柱报废。因此，在反相液相色谱用于蛋白质分离时，一般使用低 pH 流动相，采取室温或较高温度，以及使用乙腈或异丙醇作为有机部分，三氟乙酸作为流动相添加剂。

（五）聚焦色谱

聚焦色谱（chromatofocusing）是在等电聚焦基础上发展起来的一种离子交换柱色谱。聚焦色谱的流动相为多缓冲剂，固定相为多缓冲交换剂。多缓冲剂不同于在某一 pH 时具有一定缓冲能力的普通缓冲剂，它由一系列精选的物质构成，在一定 pH 范围内具有相似的、较强的缓冲能力。例如，多缓冲剂 polybuffer 96 和 polybuffer 74 分别在 pH 6 ～ 9 和 pH 4 ～ 7 范围内具有较强的缓冲能力。若将两者混合，则缓冲范围为 pH 4 ～ 9。多缓冲交换剂（如 PBE94 或 PBE118）以

Sepharose 6B 为基质，通过化学方法偶联上了带有多种类型电荷基团的配体，所以它们也具有相当强的缓冲能力。它们在 pH 3～12 的水溶液、盐溶液和有机溶剂中都是稳定的。

在聚焦色谱中，由于交换剂带有具有缓冲能力的电荷基团，pH 梯度溶液可以自动形成。例如，当交换柱中装阴离子交换剂 PBE94（作固定相）时，先用起始缓冲液平衡到 pH 9，再用含 pH 6 的多缓冲剂物质（作流动相）的淋洗液通过柱体，这时多缓冲剂中酸性最强的组分与碱性阴离子交换对结合发生中和作用。随着淋洗液的不断加入，柱内每点的 pH 从高到低逐渐下降。继续处理一段时间后，从色谱柱顶部到底部就形成了一个 pH 6～9 的梯度。随着淋洗的进行，pH 梯度会逐渐向下迁移，从底部流出液的 pH 却从 9 逐渐降至 6，并最后恒定于此值，这时色谱柱的 pH 梯度也就消失了。

蛋白质所带电荷取决于它的等电点（pI）和色谱柱中的 pH。当色谱柱中的 pH 低于蛋白质的 pI 时，蛋白质带正电荷，不与阴离子交换剂结合。随着洗脱剂不断向下移动，固定相中的 pH 则随着淋洗时间的延长而变化。当蛋白质移动至环境 pH 高于其 pI 时，蛋白质由带正电荷变为带负电荷，并与阴离子交换剂结合。由于洗脱剂的通过，蛋白质周围的环境 pH 再次低于其 pI 时，它又带正电荷，并从交换剂解吸下来。随着洗脱液向柱底的迁移，上述过程将反复进行，于是各种蛋白质就在各自的等电点被洗脱下来（大的先，小的后），从而达到了分离的目的。所谓的聚焦效应是指蛋白质按其等电点在 pH 梯度环境中进行排列的过程。pH 梯度的形成是聚焦效应的先决条件。

（六）疏水作用色谱

疏水作用色谱（hydrophobic interaction chromatography，HIC）也称疏水作用层析，从分离纯化的原理来看，也属于吸附色谱或吸附层析（adsorption chromatography）。疏水作用色谱是利用固定相载体（如琼脂糖凝胶）上偶联的疏水性配基（如烃类、苯基）与流动相中的一些疏水性分子发生可逆性结合而进行分离的方法。蛋白质等生物大分子的表面常常暴露着一些疏水性基团，它们可与色谱介质上的疏水性配基发生疏水性相互作用而结合。不同的蛋白质分子由于疏水性不同，它们与疏水性配基之间的疏水性作用力强弱不同。在高盐溶液中，待分离的样品被吸附在疏水性配基上，然后线性或阶段性地降低离子强度，选择性地将样品解吸。疏水性弱的物质，在较高离子强度的溶液时被洗脱下来，当离子强度降低时，疏水性强的物质才随后被洗脱下来。疏水作用色谱是分离蛋白质和多肽等生物大分子的一种较为常用的方法。

一般而言，离子强度（盐浓度）越高，物质所形成的疏水键越强。影响疏水作用的因素包括：盐浓度、温度、pH、表面活化剂和有机溶剂。疏水作用色谱的应用与离子交换色谱的应用刚好互补，因此，可以用于离子交换色谱很难或不能分离的物质。

（七）反相色谱

反相色谱（reversed phase chromatography）或称反相层析，也是根据蛋白质表面疏水性的差异来分离不同的蛋白质分子。所谓的"正相"与"反相"主要是指固定相与流动相的相对极性大小，反相色谱因与传统的分配色谱（partition chromatography）刚好相反而得名，其固定相的非极性强，而流动相的极性相对较高，样品中极性较高的组分先被洗脱，极性较低的组分后被洗脱。反相色谱的介质是一类在支持物上固定有疏水配体的凝胶，常用的疏水配体是 C_4、C_8、C_{18} 烷基，配体碳链越长，疏水性越强。样品中的蛋白质经疏水作用被介质吸附，逐渐增加流动相中的有机溶剂（如乙腈、甲醇）的浓度，降低流动相的极性，可使疏水性弱的蛋白质先被洗脱，疏水性强的蛋白质后被洗脱。反相色谱介质的骨架为硅胶，可以耐受几十兆帕的高压，因而被用于高压色谱。但硅胶不耐碱，故应在酸性环境中使用。反相色谱中控制好流动相的 pH 至关重要，因为流动相 pH 的变化会影响到溶质和固定相表面残留的硅醇基的解离状态及添加到流动相中可解离组分的离子平衡。反相色谱的分离能力较强，常用于蛋白质的精细纯化。

（八）扩张柱床吸附色谱

当重组蛋白以包涵体（inclusion body）形式表达时，需经过一个复杂的复性过程才可进行下一步的纯化工作。在复性过程中，溶液的体积放大了几十倍，同时还伴有大量的不溶性悬浮物生成。这些含有不溶性悬浮物或菌体碎片的溶液在传统工艺上都需要经过高速离心或者过滤处理。这不仅需要昂贵的离心设备，而且所费时间较长，往往成为基因工程产品下游工艺开发的限制瓶颈。扩张柱床吸附色谱（expanded bed adsorption chromatography）为解决这一问题提供了新的方法。扩张柱床吸附色谱技术的操作原理与一般的吸附色谱相似，色谱柱经过自下而上的扩张及平衡后，含菌体的发酵液或复性液从柱底部进至柱中。此时目标蛋白会吸附于凝胶上面，一些杂蛋白、菌体和不溶性的颗粒会随液流从柱顶流出，而不会阻塞其中。再通过改变洗脱条件，目标蛋白便可从柱中洗下来。选择性地利用介质的性质，再加上合适的缓冲液和洗脱条件，产品可以进行一步澄清、浓缩及纯化。

（九）置换色谱

重组蛋白虽经多次不同色谱技术的分离，目标蛋白中仍有无法去除的杂蛋白。这些杂蛋白的分子大小和所带电荷数均极为相似，有的甚至就是目标蛋白的折叠异构物，因而极难除去。利用置换色谱（displacement chromatography）或称置换层析这一具有高分辨率的方法通常可以起到特殊的效果。置换色谱的分离原理是被吸附的各组分对固定相吸附部位具有直接竞争作用，依据与固定相的亲和性不同，在置换剂的推动下，形成一系列已分离的置换序列。例如，利用置换色谱可将牛细胞色素 c 和马细胞色素 c 完全分开。

四、电泳技术分离蛋白质

电泳（electrophoresis）是指带电粒子在电场中向着与其所带电荷相反方向电极移动的现象。自 1807 年俄国物理学家 Peter I. Strakhov 等首次发现电泳现象，随后电泳技术迅速发展，已成为分离和鉴定蛋白质等生物大分子的重要工具。

（一）SDS-PAGE

十二烷基硫酸钠 - 聚丙烯酰胺凝胶电泳（sodium dodecyl sulfate polyacrylamide gel electrophoresis，SDS-PAGE）属于不连续性聚丙烯酰胺凝胶电泳。SDS-PAGE 系统中需加入强的还原剂（如 β- 巯基乙醇）和十二烷基硫酸钠（SDS）。β- 巯基乙醇使蛋白质分子内部的二硫键被彻底还原。SDS 是一种阴离子去污剂，能与蛋白质结合，破坏蛋白质分子内部、分子间及与其他物质之间的次级键（如氢键、疏水键），引起蛋白质变性。当 SDS 总量为蛋白质量的 3 ～ 10 倍，且 SDS 浓度大于 1.0mol/L 时，SDS 与蛋白质定量结合，大约每克蛋白可结合 1.4 克 SDS。SDS 与蛋白质结合后形成变性的 SDS- 蛋白质复合物，其所带有的负电荷量远远大于蛋白质本身带有的负电荷，掩盖了不同蛋白质之间原有的电荷差别。相对分子质量较大的蛋白质结合的 SDS 多，相对分子质量较小的蛋白质结合 SDS 少，但它们的电荷密度趋于一致。同时，不同蛋白质的 SDS 复合物的形状也相似，在水溶液中呈长椭圆棒状，其短轴恒定（约为 18Å），长轴则与蛋白质的分子量成正比。由于聚丙烯酰胺凝胶的分子筛效应，蛋白质 -SDS 复合物大者迁移慢，小者迁移快，即可以认为电泳迁移率取决于蛋白质相对分子质量的大小，而忽视电荷因素（图 12-5）。

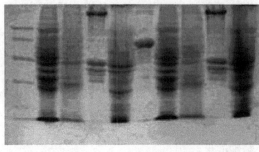

图 12-5　SDS-PAGE 图谱

据经验得知，当蛋白质的相对分子质量在 17 000 ～ 165 000 时，蛋白质 -SDS 复合物的电泳迁移率与相对分子质量的对数呈线性关系：

$$\lg M_r = \lg K - bm$$

式中：M_r 为蛋白质的相对分子质量，K 为常数，b 为斜率，m 为相对迁移率。

将相对分子质量已知的几种蛋白质和相对分子质量未知的蛋白质在相同条件下进行 SDS-PAGE，利用标准蛋白的相对迁移率与它们相对分子质量的对数作图，即可得到一条标准曲线，再根据未知蛋白的相对迁移率即可求得其相对分子质量。

由于 SDS-PAGE 系统加入了变性剂，因此严格地说是测定蛋白质亚基的相对分子质量。

（二）等电聚焦电泳

等电聚焦电泳（isoelectric focusing electrophoresis，IEFE）是 20 世纪 60 年代后期发展起来的一种电泳新技术。IEFE 是利用具有 pH 梯度的支持介质，依据蛋白质的等电点不同进行分离的电泳方法。该方法主要用于分离、鉴定蛋白质，测定蛋白质的等电点。但对于在等电点处不溶或者易发生变性的蛋白质则不宜用该方法测定其等电点。

1. 等电聚焦电泳的基本原理　在电泳介质中加入载体两性电解质，当通以直流电时，两性电解质即形成一个由正极到负极逐渐增加的 pH 梯度，正极附近是低 pH 区，负极附近是高 pH 区。当不同等电点的蛋白质进入这个连续、线性、稳定的 pH 梯度环境时，不同的蛋白质则带上不同性质和数量的电荷，在碱性区域蛋白质分子带负电荷向正极移动，位于酸性区域的蛋白质分子带正电荷向负极移动，直至它们迁移到与其等电点（pI）相同的 pH 位置时便停留下来（此时净电荷为零）。在电场中经过一定时间后，各蛋白组分将分别聚焦在各自等电点相应的 pH 位置上，形成很窄的蛋白质区带，从蛋白质所在的位置即可以直接测定出其等电点。该方法分辨率高，只要等电点有 0.01pH 单位的梯度就可使蛋白质组分被分离，而且区带越走越窄，无扩散作用。

2. pH 梯度的建立　pH 梯度的建立有两种方法：一种是人工 pH 梯度，由于其不稳定，重复性差，现已不再使用；另一种是天然 pH 梯度。天然 pH 梯度的建立是在平板或玻璃管正负极间引入等电点彼此接近的一系列两性电解质的混合物，在正极端引入酸液，如硫酸、磷酸或醋酸等，在负极端引入碱液，如氢氧化钠、氨水等。电泳开始前两性电解质的混合物 pH 为一均值，即各段介质中的 pH 相等，用 pH0 表示。假定两性电解质混合物中，甲的等电点（用 pI1 表示）最低。电泳开始后，甲带有的负电荷最多，向正极移动速度最快，当移动到正极附近的酸液界面时，pH 突然下降，甚至接近或稍低于其 pI1，此时甲便不再向前移动而停留在此区域内。若乙的等电点（用 pI2 表示）稍高于甲，也向正极移动，但由于 pI2 > pI1，因此乙只能定位于甲的负极侧区域内。以此类推，经过一定时间后，具有不同等电点的两性电解质就按各自的等电点依次排列，形成了从正极到负极等电点递增，由低到高的线性 pH 梯度。

用于形成线性 pH 梯度的两性电解质是脂肪族多胺和多羧类的同系物，它们具有相近但不同的 pK_a 和 pI 值，在外加电场作用下，自然形成 pH 梯度。理想的两性电解质载体需具备下列条件：①在 pI 处须有足够的缓冲能力，以便能保证 pH 梯度的稳定，而不至于被样品蛋白质或其他两性物质所干扰；②在 pI 处须有足够高的电导，以允许一定的电流通过，并要求具有不同 pI 的两性电解质应有相似的电导系数，使整个体系的电导均匀，若出现局部电导过小，就会产生极大的电位降，从而造成其他部位的电压太小，以致不能保持 pH 梯度；③分子质量要小，易于应用分子筛或透析方法将其与被分离的大分子物质分开；④化学组成应不同于被分离物质，不干扰测定，不与被分离物质发生反应或使之变性。

等电聚焦电泳时，常用的 pH 梯度支持介质有聚丙烯酰胺凝胶、琼脂糖凝胶、葡聚糖凝胶等，其中聚丙烯酰胺凝胶最为常用。

20 世纪 80 年代发展起来的固相 pH 梯度等电聚焦电泳，分辨率大为提高，pH 梯度可达 0.001。该方法采用丙烯酰胺衍生物作为两性电解质，在分子的一端有一双键，在聚合过程中，它可以通过共价结合镶嵌到聚丙烯酰胺凝胶内，形成固定的 pH 线性梯度。在分子的另一端是缓冲基团，它可以在聚合物中形成弱酸或弱碱的缓冲体系。聚合过程类似于浓度梯度凝胶制备法，控制酸碱两性电解质的比例便可制备出固定的 pH 梯度凝胶。固相 pH 梯度等电聚焦电泳与载体两性电解质等电聚焦电泳的区别在于：前者在凝胶聚合时便形成 pH 梯度，后者在电场中两性分子迁移到自己的等电点时才形成 pH 梯度。前者比后者的分辨率更高，上样量更大，可用于分析和制备 pI 相近的蛋白质、多肽等。

等电聚焦电泳对样品的要求：①不含盐，避免盐离子干扰蛋白质聚焦；②所分析的目标蛋白的等电点必须在两性电解质的 pH 梯度范围内；③样品必须处于溶液状态。对有些溶解度较小的蛋白质，可加尿素促溶（一般 6 ~ 8mol/L）。电泳后，凝胶需立即置于固定液（1% 磺基水杨酸或 5% 的三氯乙酸）中固定 1 小时左右，再用脱色液脱去凝胶中的两性电解质，然后进行染色等处理。温度也会影响等电聚焦的效果，温度改变，pH 就改变，且高温会把凝胶烧糊，所以一般控制聚焦温度在 4 ~ 10℃。

（三）双向电泳

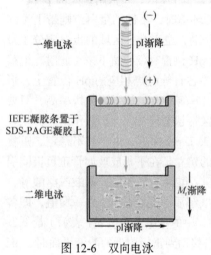

图 12-6　双向电泳

SDS-PAGE 或等电聚焦电泳分离蛋白质时，凝胶上的每一区带并非单一的组分，而是相对分子质量或 pI 大小相似、生物学性质可能不完全相同的一类蛋白质的混合物。1975 年，Patrick H. O'Farrell 结合蛋白质等电点和相对分子质量两种不同的分离特点，建立了高分辨率的蛋白质双向电泳或称二维电泳（two-dimensional electrophoresis，2-DE）法，并成功地分离到约 1000 个 E.coli 蛋白。双向电泳的第一向是采用等电聚焦电泳，按等电点的不同对蛋白质进行分离。第二向是采用 SDS-PAGE，按相对分子质量的不同使等电点相同或相近的蛋白质分开（图 12-6）。双向电泳具有很高的分辨率，特别适合于分离细菌或细胞中复杂的蛋白质组分。目前双向电泳已成为蛋白质组研究的核心技术。

第三节　蛋白质含量的测定方法

依据测定的原理，蛋白质含量的测定主要有凯氏定氮法、紫外吸收法和化学呈色反应法。蛋白质含量测定是生物化学与分子生物学研究中最常用、最基本的分析方法之一。

一、化学呈色法

（一）Lowry 法

Lowry 法也称 Folin- 酚试剂法。该法是 1951 年由美国生物化学家 Oliver H. Lowry（1910 ~ 1996）建立在双缩脲法酚试剂法基础上的蛋白质含量测定方法。Lowry 法的原理涉及两步反应：第一步反应是双缩脲反应，即在碱性条件下，含有酰胺键的化合物可与 Cu^{2+} 形成紫红色的络合物，颜色的深浅与蛋白质的含量呈正比；第二步反应是酚试剂反应，蛋白质分子中的酪氨酸、色氨酸、半胱氨酸使酚试剂中的磷钨酸 - 磷钼酸还原成深蓝色的钨蓝和钼蓝，测定 680nm 处的吸光度，采用标准曲线法即可计算蛋白质含量。本法测定的线性范围为 10 ～ 100μg/ml。

Lowry 法的优点同样是操作简便，具有很高的灵敏度和准确性。该法的主要缺点是容易受多种物质的干扰，如含巯基化合物、糖类、甘油、尿素等。测定时需注意：加入酚试剂后立即混匀，以免磷钨酸 - 磷钼酸在还原反应发生前被破坏，因为酚试剂在碱性条件下稳定性差，而还原反应又仅在 pH 10 时发生。

（二）考马斯亮蓝法

该法是 1976 年由美国科学家 Marion M. Bradford（1946 ～ ）等建立，故又称 Bradford 法。该法的基本原理为：游离状态的考马斯亮蓝 G-250（一种染料）在酸性溶液中呈红褐色，与蛋白质结合后，由红褐色转变为蓝色，最大光吸收峰从 465nm 移至 595nm。蛋白质与考马斯亮蓝 G-250 呈色的深浅与蛋白质含量呈正比，测定 595nm 处的吸光度值，通常采用标准曲线法计算蛋白质含量。该法测定蛋白质含量的线性范围为 10 ～ 80μg/ml。

当蛋白质浓度过高时，反应时间过长易发生沉淀，应尽可能在 10nm 内测定结束。与其他方法相比，考马斯亮蓝法的主要优点：①操作简便；②呈色稳定；③灵敏度高（比下述的 Lowry 法高 4 倍）；④对干扰剂不敏感。由于上述一些优点，目前该法备受青睐。

（三）BCA 法

BCA（bicinchoninic acid）法也称喹啉酸法，是近来广为应用的蛋白定量方法。其原理与 Lowry 法蛋白定量相似，即在碱性环境下蛋白质与 Cu^{2+} 络合并将 Cu^{2+} 还原成 Cu^+。BCA 与 Cu^+ 结合形成稳定的紫蓝色复合物，在 562nm 处有高的光吸收值并与蛋白质浓度成正比，据此可测定蛋白质浓度。与 Lowry 法相比，BCA 蛋白测定方法的优点：①操作简便，只需要一步反应；②试剂及其形成的颜色复合物稳定性俱佳，并且受干扰物质影响小；③ BCA 试剂在碱性溶液中稳定性好；④在还原糖存在的情况下灵敏度更高；⑤其测定范围是 0.1 ～ 1.0mg/ml，微量体系为 0.5 ～ 10μg/ml。与 Bradford 法相比，BCA 法的显著优点是不受去污剂的影响。

（四）双缩脲法

双缩脲（biuret）（$NH_3CONHCONH_3$）是 2 分子尿素经 180℃左右加热，释放出 1 分子氨后得到的产物。在强碱性溶液中，双缩脲的酰胺键与 $CuSO_4$ 中的铜离子结合形成紫色络合物，称为双缩脲反应（biuret reaction）。凡具有两个酰胺基或两个直接连接的酰胺腱（肽链中称为肽键），或通过一个中间碳原子相连的肽键，这类化合物都有双缩脲反应。紫色络合物颜色的深浅与蛋白质浓度成正比，而与蛋白质分子质量及氨基酸成分无关，故可用来测定蛋白质含量。测定范围为 1 ～ 10mg 蛋白质。干扰这一测定的物质主要有硫酸铵、Tris 缓冲液和某些氨基酸等。

此法的优点是较快速，不同的蛋白质产生颜色的深浅相近，以及干扰物质少。主要的缺点是灵敏度差。因此双缩脲法常用于需要快速，但并不需要十分精确的蛋白质测定。

二、紫外吸收法

蛋白质在紫外区有两个吸收峰。一个吸收峰是在 280nm 处，该吸收峰是由蛋白质分子中的芳香族氨基酸（色氨酸、酪氨酸、苯丙氨酸）苯环上的共轭双键所引起，其中色氨酸的吸收能力最强。由于大多数蛋白质分子中芳香族氨基酸的含量差别不是很大，故可以测定蛋白质溶液在 280nm 处的吸光度来计算蛋白质含量。蛋白质在紫外区的另一个吸收峰是在低于 240nm 处，是由肽键所引起。对于含量很低的蛋白质溶液，可以用 215nm 和 225nm 处的吸光度之差测定蛋白质含量。

蛋白质含量可采用标准曲线法或经验公式计算。标准曲线法是测定一系列倍比稀释的含量已知的标准蛋白溶液的吸光度，以各管 A_{280} 值对其含量作直线图，用样品的 A_{280} 值查标准曲线求得其含量。采用经验公式估算蛋白质含量时，需同时测定样品在 280nm 和 260nm 处的吸光度值，公式如下：

$$蛋白质浓度（mg/ml）= 1.45 \times A_{280} - 0.74 \times A_{260}$$

紫外吸收法测定蛋白质含量的最大优点是简便、快速，最大的缺点是受一些物质的干扰（如核酸）。对于准确定量要求不高时可采用该法。为了减少误差，操作时须注意蛋白质溶液要完全透明、使用石英比色杯、吸光度读数在 0.1 ~ 0.8。

值得注意的是，每种测定法都不是完美无缺的，都有其优缺点。在选择方法时应考虑：①实验对测定所要求的灵敏度和精确度；②蛋白质的性质；③溶液中存在的干扰物质；④测定所要花费的时间。

第四节　蛋白质结构的解析方法

揭示各种各样的蛋白质的结构与功能，是在分子水平上了解多种生命活动的重要方面。蛋白质的结构分为一级、二级、三级、四级四个层面。蛋白质的生物学功能不仅有赖于氨基酸的排列顺序，更有赖于其空间结构。因此，测定蛋白质的一级结构有助于研究蛋白质的空间结构，准确了解蛋白质的空间结构信息，对于了解蛋白质的功能是非常必要的。

一、蛋白质的一级结构分析

蛋白质的一级结构分析，即是要搞清楚蛋白质肽链的氨基酸排列顺序。测定蛋白质一级结构的氨基酸序列，主要有以下几个步骤：①分离纯化蛋白质，得到一定量的蛋白质纯品（纯度需达97% 以上）；②进行 N 端（或 C 端）分析以确定蛋白质的多肽链数目；③用还原剂（如 β- 巯基乙醇）还原二硫键产生单一多肽链；④分离纯化单一多肽链；⑤测定多肽链的氨基酸组成；⑥采用特异性的酶或化学试剂（如溴化氰）将单一多肽链有限水解为若干个肽段并进行分离；⑦对每一肽段进行测序；⑧重叠法确定多肽链的氨基酸顺序；⑨蛋白质分子中二硫键及酰胺基的确定及磷酸化、糖基化位点定位。

（一）测序前的准备工作

测序前的准备工作包括蛋白质的分离纯化、确定蛋白质的多肽链数目、获得单一多肽链及其分离纯化、测定多肽链的氨基酸组成、将单一多肽链水解为若干个肽段并进行分离纯化。

1. 多肽链氨基端和羧基端分析　测定多肽链的 N 端和 C 端可作为整条多肽链的标志点。英国生物化学家 Frederick Sanger（1918 ~ 2013）曾使用 1- 氟 -2,4- 二硝基苯（1-fluoro-2,4-dinitrobenzene，FDNB）与多肽链的末端氨基反应，生成二硝基苯（dinitrobenzene，DNB）- 肽。将 DNB- 肽酸解后，用乙酸乙酯特异抽提 N 端的 DNB- 氨基酸，然后用色谱法与标准化合物对比鉴定为何种氨基酸。现在多采用丹酰氯（dansyl chloride）法。丹酰氯与末端氨基反应生成丹酰肽，水解后用色谱法分离鉴定。由于丹酰基具有很强的黄色荧光，灵敏度比 FDNB 法高 100 倍。

C 端分析有肼解法和羧肽酶法，目前常用羧肽酶法。将多肽溶于无水肼中，100℃条件下进行反应，结果羧基端氨基酸以游离氨基酸释放，而余下肽链的羧基端与肼结合。这样羧基端氨基酸可以采用抽提或离子交换色谱的方法将其分离出来进行分析。如果羧基端氨基酸是天冬酰胺和谷氨酰胺，则肼解时不能产生游离的羧基端氨基酸。羧肽酶能从肽链羧基端按序水解肽键，选择合适的酶浓度及反应时间，可使释放出的氨基酸主要是 C 端氨基酸。常用的有羧肽酶 A、B、

C 和 Y（来自酵母）。羧肽酶 Y 对 C 端氨基酸残基无选择性，水解效果好，是目前酶法分析 C 端氨基酸的首选。

2. 多肽链氨基酸组成分析 在进一步分析多肽链的氨基酸顺序之前，首先应了解其氨基酸组成，包括氨基酸的种类和数量。将分离纯化的单一多肽链完全酸解成游离氨基酸后，采用氨基酸分析仪，利用离子交换色谱或高效液相色谱进行分离与鉴定。

离子交换色谱分离鉴定氨基酸的原理：酸性条件下，氨基酸带正电荷，当它们通过磺酸型阳离子交换树脂时，氨基酸被树脂表面的活性基团磺酸基（—SO_3^-）吸附，其中酸性氨基酸与树脂结合程度最弱，碱性氨基酸结合程度最强，其他氨基酸结合程度中等。因此，采用 pH 逐渐升高的洗脱液分段洗脱，可将各种氨基酸分离开来，并进行定性和定量分析（图 12-7）。

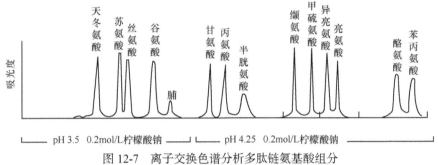

图 12-7 离子交换色谱分析多肽链氨基酸组分

高效液相色谱分离鉴定氨基酸的原理：蛋白质样品经酸或碱水解后，用丹酰氯进行衍生化作用，溶解于流动相溶液。用具有 C_8 反相柱荧光检测器，进行反相液相色谱。根据色谱图，确定各氨基酸的出峰保留时间和峰面积，以及测量内标物和各氨基酸的峰面积，求出各氨基酸校正因子，能很好地测定出各种氨基酸的含量（图 12-8）。

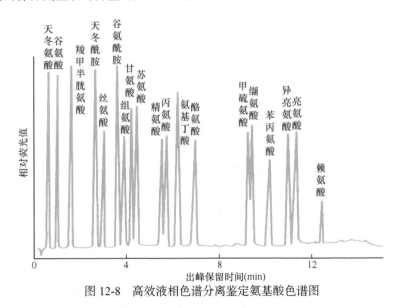

图 12-8 高效液相色谱分离鉴定氨基酸色谱图

3. 多肽链有限水解为若干个肽段 采用特异性的酶或化学试剂将单一多肽链有限水解为具有部分重叠的若干个肽段（表 12-2）。

表 12-2　常用的水解多肽链的方法

酶或化学试剂	对肽键羧基侧氨基酸要求
胰蛋白酶	精氨酸、赖氨酸
胰凝乳蛋白酶	苯丙氨酸、酪氨酸、色氨酸
金黄色葡萄球菌内肽酶 V8	谷氨酸
溴化氰	甲硫氨酸
亚磺酰基苯甲酸	色氨酸

利用色谱法和电泳法对水解产生的各个肽段进行分离纯化（图 12-9）。

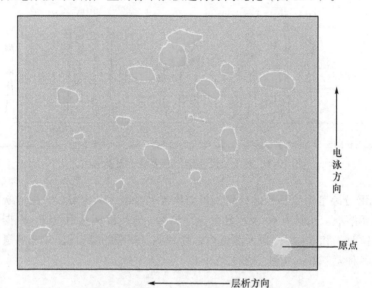

图 12-9　长短与荷电状态不同的肽段的分离

（二）多肽链氨基酸序列测定

对不同方法水解产生的每一肽段测序，再经过组合、叠加，拼出完整肽链的氨基酸顺序。目前采用的方法有 Edman 降解法和质谱法。

1. Edman 降解法　该法是瑞典生物化学家 Pehr V. Edman（1916 ~ 1977）建立的。肽段在弱碱性条件下，其 N 端氨基酸与异硫氰酸苯酯（phenyl isothiocyanate，PITC）反应，生成苯氨基硫甲酰肽，再用冷盐酸水解产生氨基酸衍生物——苯乙内酰硫脲氨基酸和自 N 端少了一个氨基酸的肽段。色谱分离苯乙内酰硫脲氨基酸，并与标准氨基酸衍生物对比，鉴定出 N 端第一个氨基酸。再对少了一个氨基酸的肽段进行同样的 Edman 降解反应，确定 N 端第二个氨基酸。如此反复循环进行，便可确定此肽段从 N 端至 C 端的氨基酸序列（图 12-10）。目前的 Edman 自动测序仪最多只能准确测定 50 ~ 60 个氨基酸残基以下的肽链。

2. 质谱（mass spectrometry，MS）法　是一种与光谱并列的谱学方法，指通过制备、分离、检测气相离子来鉴定化合物的一种专门技术。质谱鉴定化合物的原理是通过测量离子的质量 - 电荷比（简称质荷比）。样品中的各有机组分在离子源中发生电离，产生不同质荷比的带正电荷的离子，在加速电场的驱动下，形成离子束进入质量分析器。在质量分析器中，再利用电场和磁场使其发生色散，与磁场垂直方向运动时离子束受磁场作用，它的运动轨迹不是直线而是弧线，弧线的曲率与离子的质荷比成正比，可确定不同离子的质量。质谱仪通过聚焦获得质谱图，通过谱线解析，从而确定有机化合物。质谱法测定肽段的一级结构时，肽段在质谱仪中受高速电子轰击，可形成离子及断裂成各种不同大小的带电碎片，断点主要在肽键处，通过测定各碎片的质荷比，可推导出碎片的质量，再推导出氨基酸序列。

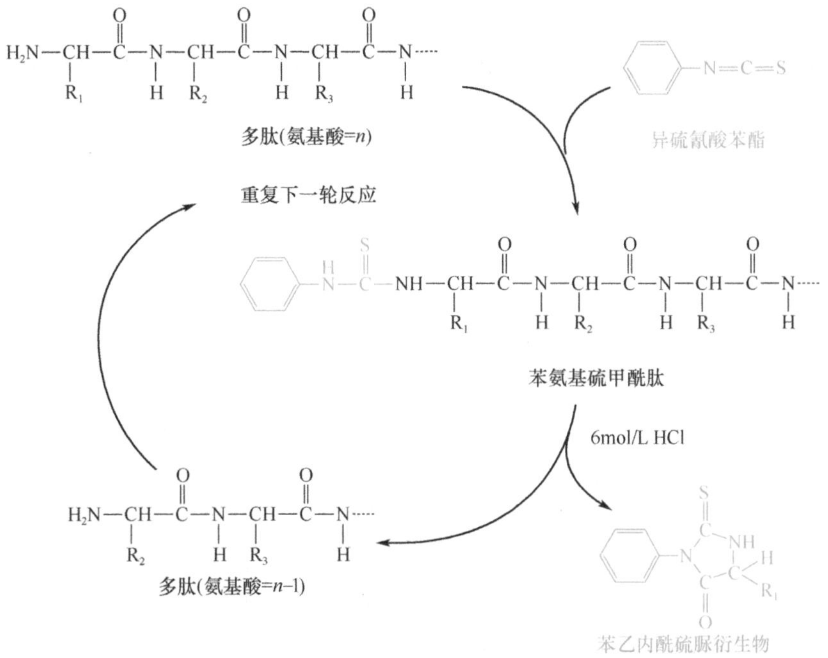

图 12-10　Edman 降解法原理

Edman 降解法不能对环形肽和 N 端被封闭的肽进行测序，也不能测知某些被修饰的氨基酸；推演法也不能推测翻译后氨基酸的修饰状况。这些问题可用质谱法解决。近年来，人们把 Edman 降解法与质谱法偶联起来测定蛋白质氨基酸序列，取得了非常满意的结果。

质谱技术发展较快，近年来出现了电喷雾电离质谱（electrospray ionization mass spectrometry，ESI-MS）、基质辅助激光吸收离子化质谱（matrix assisted laser desorption ionization mass spectrometry，MALDI-MS）、快速原子轰击质谱（fast atom bombardment mass spectrometry，FAB-MS）、飞行时间质谱（time of flight mass spectrometry，TOF-MS）、基质辅助激光吸收飞行时间质谱（MALDI-TOF-MS）、串联质谱（MS/MS）等。质谱技术已成为蛋白质组学研究的有力工具。

近年来，由于核酸研究在理论上及技术上的迅猛发展，人们开始通过核酸的碱基序列来推演蛋白质中的氨基酸序列，此即推演法。蛋白质中的氨基酸顺序是从 mRNA 中碱基序列翻译而来，因此只要找到相应的 mRNA 并测出它的碱基顺序，氨基酸序列也就清楚了。此方法首先确定基因组中编码蛋白质的基因，测定其 DNA 序列，排列出其 mRNA 序列，再按照三联密码的原则推演出氨基酸的序列。另外，也可利用逆转录 - 聚合酶链反应（RT-PCR）获得 mRNA 的 cDNA 序列，再反推出蛋白质。目前多数蛋白质的氨基酸序列都是通过此方法而获知的。

二、蛋白质空间结构分析

蛋白质空间结构分析要比蛋白质一级结构分析复杂得多。测定蛋白质空间结构的技术主要有 X 射线衍射（X-ray diffraction）晶体分析法、核磁共振（nuclear magnetic resonance，NMR）法、圆二色（circular dichroism，CD）光谱法、傅里叶变换红外光谱法及蛋白质空间结构预测等。

（一）X 射线衍射晶体分析法

X 射线是一种短波长（0.01 ～ 10nm）、高能量的电磁波。当 X 射线束照到蛋白质晶体上时，蛋白质分子中的每个原子会使 X 射线向不同的方向发生散射（造成散射的主要原因是原子周围的电子），这些散射波在空间相干叠加，这些光点照射到 X 线片并使之感光，得到衍射图谱。蛋白质分子中每个原子衍射出光波的振幅与其周围的电子数目成正比，如碳原子的振幅是氢原子的 6 倍。根据衍射图谱上光点的强度和分布类型，通过计算机分析，绘制出三维电子密度分布图，可得出蛋白质空间结构图形（图 12-11）。X 射线衍射晶体分析法目前仍然是测定蛋白质分子三维结构的主要方法。该法的优点是分辨率高，能精确确定蛋白质分子中各原子的空间位置；缺点是只能测定单晶，反映静态结构信息。

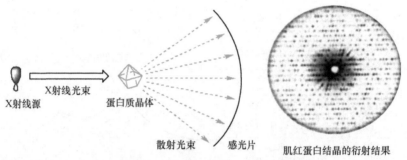

X射线源　X射线光束　蛋白质晶体　散射光束　感光片　肌红蛋白结晶的衍射结果

图 12-11　X 射线衍射晶体分析法原理

（二）核磁共振法

1946 年，美国物理学家 Edward M. Purcell（1912 ～ 1997）和瑞士物理学家 Felix Bloch（1905 ～ 1983）发现，将具有奇数个核子（包括质子和中子）的原子核置于磁场中，再施加以特定频率的射频场，就会发生原子核吸收射频场能量的现象，这就是人们最初对核磁共振现象的认识。为此他们分享了 1952 年的诺贝尔物理学奖。

核磁共振是磁矩不为零的原子核，在外磁场作用下自旋能级发生蔡曼分裂，共振吸收某一定频率的射频辐射的物理过程。并不是所有原子核都能产生这种现象，原子核能产生核磁共振现象是因为具有核自旋。原子核自旋产生磁矩，当核磁矩处于静止外磁场中时产生进动核和能级分裂。在交变磁场作用下，自旋核会吸收特定频率的电磁波，从较低的能级跃迁到较高能级。这个过程就是核磁共振。

早期核磁共振主要用于对核结构和性质的研究，随着时间的推移，核磁共振谱技术不断发展，从最初的一维氢谱发展到碳谱、二维核磁共振谱等高级谱图，核磁共振技术解析分子结构的能力也越来越强，进入 20 世纪 90 年代以后，人们发展出了依靠核磁共振信息确定蛋白质分子三维结构的技术，使得溶液相蛋白质分子结构的精确测定成为可能，尤其是以多核、多维核磁共振方法来确定蛋白质等生物大分子的三维结构更是引人注目。

核磁共振的主要参数：

（1）化学位移（δ）：在核磁共振波谱中，化合物分子中的同种核素因所属化学基团不同，核外电子云分布不同，即化学环境不同，对核的屏蔽作用不同。当分子处于一个固定强度的外加静磁场中时，核外电子绕核的环流运动，产生了附加的磁场，导致核实际所感受到的外加的静磁感应强度不同，因此其核磁共振频率也就不同。同种核素因化学环境的差异而导致共振频率不同被称为化学位移（图 12-12）。化学位移直接提供了该核素所属的基团的种类等信息，是核磁共振所能获得的最重要的基本信息之一。

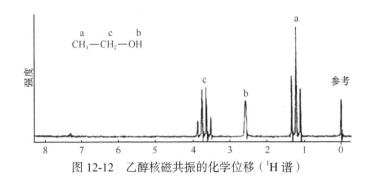

图 12-12　乙醇核磁共振的化学位移（^{1}H 谱）

（2）偶合常数（J）：化学位移是磁性核所处化学环境的表征，但是在核磁共振谱中化学位移等同的核，其共振峰并不总表现为一个单一峰。核自旋产生的核磁矩间的相互干扰称为自旋偶合。由自旋偶合引起核磁共振峰分裂的现象称为自旋-自旋分裂。由自旋分裂产生的峰裂距称为偶合常数（J），它反映偶合作用的强弱，单位为 Hz。例如，氯乙烷（CH_3CH_2Cl）分子中存在两组氢核，一组是组成—CH_3 基团的同磁性 Ha，另一组是组成—CH_2 基团的同磁性 Hb。在核磁共振分析时，Ha 核除受磁场 B0 的作用外，还受相邻碳原子（—CH_2）上的 2 个 Hb 核自旋（4 种自旋取向方式）的影响，使 Ha 核受到的场强发生变化；同理，Hb 核除受到 B0 的作用外，还受到相邻碳原子（—CH_3）中 3 个 Ha 核自旋（8 种自旋取向方式）的影响，也使 Hb 核受到的场强发生变化。这种自旋偶合作用，不仅产生谱线的裂分，而且裂分的谱线强度比也一定（图 12-13）。

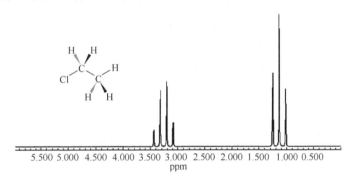

图 12-13　氯乙烷（CH_3CH_2Cl）NMR 谱

在 $\delta=1.03 \sim 1.35$ 处的—CH_3 峰有一个三重精细结构；在 $\delta=3.08 \sim 3.44$ 处的—CH_2 峰有一个四重精细结构

（3）弛豫参数：若要维持 NMR 信号的检测，高能级的核必须返回到低能级，这个过称为弛豫过程。核磁共振时，磁矩与磁场相互作用能（E）非常小，自发辐射的概率几乎为零，高能态的核以非辐射的形式释放出能量回到低能态。

现代核磁谱仪广泛采用脉冲傅里叶变换 NMR。在脉冲傅里叶变换 NMR 中，射频场只在很短的时间内起作用，称为射频脉冲。脉冲的数目、工作频率、功率、相位、脉冲的时间间隔及核磁信号的采集等均由计算机控制，成为脉冲序列。采集的时间域上的核磁信号称为自由感应衰减（free induced decay，FID）信号，经过傅里叶变换后得到频率域上的核磁共振波谱。若脉冲序列中的所有时间都固定，一个脉冲过后，立即进行数据采集得到 FID 信号，它只是一个频率的函数，产生的是一维 NMR 谱。若脉冲序列中有一个或多个可以变化的时间间隔，一个脉冲过后，经过一段时间的延迟再进行下一个脉冲，才开始采集 FID，得到一个二维数组，经两次傅里叶变换得到两个独立的频率变量谱，即二维核磁共振（2D-NMR）谱。2D-NMR 将化学位移、偶合常数等参数展开在二维平面上，减少了一维 NMR 谱线的拥挤和重叠。

目前，测定蛋白质在溶液中的构象主要是利用二维 NMR 谱，常用的二维谱有同核化学位移相关谱、双量子滤波相关谱、全相关谱、NOE 增强谱、异核化学位移相关谱。

（三）圆二色光谱法

圆二色（CD）光谱是研究稀溶液中蛋白质构象的一种快速、简单、较准确的方法，特别是用远紫外圆二色数据分析蛋白质二级结构，不但在计算方法和拟合程序上有了极大的发展，而且随着 X 射线晶体衍射与核磁共振技术的提高，越来越多的蛋白质的精确构象得到了测定。研究者还发现用 CD 光谱研究蛋白质三级结构具有独特的优点，发展了用远紫外 CD 光谱辨认蛋白质三级结构的方法及相关程序。

光是一种在各个方向上振动的电磁波，其电场矢量 E 与磁场矢量 H 相互垂直，且与光波传播方向垂直。由于产生感光作用的主要是电场矢量，一般就将电场矢量作为光波的振动矢量。光波电场矢量与传播方向所组成的平面称为光波的振动面。若此振动面不随时间变化，这束光就称为平面偏振光，其振动面即称为偏振面。平面偏振光可分解为振幅、频率相同，旋转方向相反的两束圆偏振光，其中电矢量以顺时针方向旋转的称为右旋圆偏振光，以逆时针方向旋转的称为左旋圆偏振光。两束振幅、频率相同，旋转方向相反的偏振光也可以合成为一束平面偏振光。如果两束偏振光的振幅（强度）不同，则合成的将是一束椭圆偏振光。

光学活性物质对左、右旋圆偏振光的吸收率不同，其光吸收的差值 ΔA（Al-Ad）称为该物质的圆二色性，圆二色性也可用摩尔椭圆度 [θ] 来度量。圆二色性的存在使通过该物质传播的平面偏振光变为椭圆偏振光，并且只在发生吸收的波长处才能观察到。

蛋白质的主要光学活性生色基团是肽链骨架中的肽键、芳香族氨基酸残基和二硫键。蛋白质圆二色性主要是活性生色基团和折叠结构两方面圆二色性的总和。蛋白质的 CD 光谱一般分为两个波长范围，178 ～ 250nm 的远紫外区 CD 光谱和 250 ～ 320nm 的近紫外区 CD 光谱。远紫外区 CD 光谱反映肽键的圆二色性。在蛋白质或多肽的规则二级结构中，肽键是高度有规律排列的，排列的方向性决定了肽键能级跃迁的分裂情况。因此，具有不同二级结构的蛋白质或多肽所产生 CD 谱带的位置、吸收的强弱都不相同。一般来说，α 螺旋的 CD 光谱有三个明显的成分，在 222nm 处的负峰（由 $n\pi^*$ 跃迁产生）、208nm 处的负峰（由平行的 $\pi\pi^*$ 跃迁部分产生）和 192nm 处的正峰（由垂直的 $\pi\pi^*$ 跃迁部分产生）；β 折叠的 CD 光谱在 216nm 有一负峰，在 185 ～ 200nm 有一正峰；β 转角 CD 光谱在 206nm 附近有一正峰，而左手螺旋结构在相应的位置有负的 CD 谱带（12-14）。

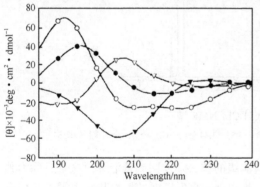

图 12-14　蛋白质的圆二色光谱

α 螺旋（O），β 折叠（●），β 转角（▽），多聚 -L- 脯氨酸（左手螺旋）（▼）

芳香氨基酸残基、二硫键的 CD 信号出现在 250 ～ 320nm 的近紫外区。因此，根据所测得蛋白质或多肽的远紫外 CD 光谱，即能反映出蛋白质或多肽链二级结构的信息。

（四）傅里叶变换红外光谱法

用傅里叶变换红外光谱法（Fourier transform infrared spectrometer，FTIS）研究蛋白质和多肽的二级结构，主要是对其红外光谱中酰胺 I 谱带进行分析。酰胺 I 谱带为 α 螺旋、β 折叠、β 转角和卷曲等不同结构振动峰的加合带，彼此重叠，在 $1260 \sim 1700\text{cm}^{-1}$ 范围内通常为一个不易分辨的宽谱带。目前常应用去卷积、微分等数学方法，使加合带中处于不同波数的 α 螺旋、β 折叠、β

转角和卷曲等各个吸收峰得以分辨。最后经谱带拟合，获得各个吸收峰的信息。FTIS 适用于纯度 > 95% 的蛋白质和多肽。

（五）激光拉曼光谱法

拉曼散射是印度科学家 Chandrasekhara V. Raman（1888 ~ 1970）发现的，拉曼光谱因之而得名。入射光与物质相互作用时除了发生反射、吸收、透射及发射等光学现象外，还会发生物质对光的散射作用。相对于入射光的波数，散射光的波数变化会发生三类情况。第一类为瑞利散射，其频率变化小于 3×10^5 Hz，波数基本不变或者变化小于 10^{-5} cm^{-1}；第二类为布里渊散射，其频率变化小于 3×10^9 Hz，波数变化一般为（$0.1 \sim 2$）cm^{-1}；第三类频率改变大于 3×10^{10} Hz，波数变化较大，这种散射被称为拉曼散射。从散射光的强度看，最强的为瑞利散射，一般为入射光的 10^{-3}，最弱的为拉曼散射，它的微分散射面积仅为 10^{-30} cm^2 mol^{-1}sr^{-1}，其强度约为入射光的 10^{-10}。

经典的物理学理论认为，红外光谱的产生伴随着分子偶极矩的变化，而拉曼散射则伴随着分子极化率的改变，这种极化率的改变是通过分子内部的运动（如转动、振动等）来实现的。

在拉曼光谱谱图中会出现三种类型的线（图 12-15），分别是瑞利散射线、斯托克斯线和反斯托克斯线。瑞利散射线位于中央，频率为 v_0，其强度最强；高频的一侧是反斯托克斯线，与瑞利线的频差为 ΔV，低频一侧的是斯托克斯线，与瑞利线的频差也为 ΔV。斯托克斯线和反斯托克斯线通常都被称为拉曼线，两者对称的分布在瑞利线的两侧，其强度比瑞利线的强度均要弱很多，约为瑞利线强度的几百万分之一。和斯托克斯线相比，反斯托克斯线的强度又要弱很多，这是因为大多数的散射分子处于基态，因此在拉曼谱图中很不容易观察到反斯托克斯线。拉曼散射频率常表示为 $v_0 \pm \Delta V$，ΔV 称为拉曼频移，其数值取决于散射分子内部振动和转动能级的大小，因此拉曼光谱的频率不受激发光频率的限制。通过拉曼频移，我们可以很好地鉴别和分析散射物质。尽管拉曼频移与激发线的频率无关，但是其强度与入射光的频率有关。因此为了获得质量较高的拉曼谱图，选择合适的激发线也是非常重要的。

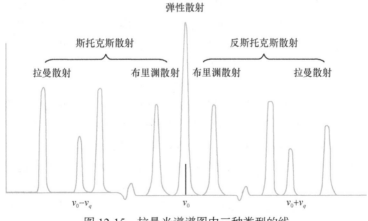

图 12-15　拉曼光谱谱图中三种类型的线

拉曼光谱技术具有自身的优点：①制样简单，气体样品可采用多路反射气槽测定，液体样品可装入毛细管中测定，不挥发的液体可直接用玻璃瓶装盛测量，固体粉末可直接放在载玻片上测试；②激光束的直径较小且可进一步对焦，因而微量样品即可测量；③水是极性很强的分子，红外吸收非常强烈，但水的拉曼散射却很微弱，因而这对生物大分子的研究非常有利，此外玻璃的拉曼散射也较弱，因而玻璃可以用作窗口材料；④对于聚合物大分子，拉曼散射的选择定律被放宽，拉曼谱图上可以得到丰富的谱带；⑤拉曼光谱的频率不受单色光频率的影响，因此可根据样品的性质而选择不同的激发光源，对于荧光强的一些物质可以选择长波长或短波长的激发光。

拉曼光谱技术的应用领域不断扩大，其中包括：①化学过程的跟踪和实时测量；②检测易燃易爆物、毒品药品、生物武器试剂和炸药；③在生物和医学领域测量血液和组织的含氧量、总蛋白及生物溶质含量，决定新陈代谢产物的浓度，在分子水平上对疾病进行诊断；④利用拉曼光谱作为物质的指纹图谱，可以很好地对化学物质进行认定和分析，特性测量有机物和无机物；⑤在药物研究领域可以认定和分析成分，包括关键性的添加剂、填充剂对药物的纯度和质量的控制；⑥在食品安全方面，还可以测量食物油中脂肪酸的不饱和度，检测食品中的污染物如细菌，认定营养品和果品饮料中的添加成分；⑦利用拉曼光谱测量过程中对样品的无损性操作，可以鉴定和分析宝石、古玩字画等。

（六）蛋白质低温电镜三维重构技术

低温电镜三维重构技术是目前结构生物学最活跃的领域之一。自德国科学家 Ernst A. F. Ruska（1906～1988）研制出第一台透射电子显微镜开始，电子显微镜在生物技术领域发挥了重要作用，尤其在结构生物学中体现出重要的应用价值。英国化学家和生物物理学家 Aaron Klug（1926～）等首次利用二维电镜照片观察了重构 T4 噬菌体尾部的空间结构，为电子显微学成为解析生物大分子空间结构的有效手段奠定了理论基础，Klug 因此获得了 1982 年诺贝尔化学奖。20 世纪 80 年代以来，随着生物样品快速冷冻技术的引入，以及低温电子显微技术和计算机技术的不断发展，生物电子显微学已经成为研究生物大分子结构与功能的强有力手段。

透射电子显微镜利用德布罗意波长非常短的高能电子束代替光束作为光源，具有更高的分辨能力。电子从镜筒顶部的电子枪中发射出来，通过聚光镜会聚成尖细、明亮而又均匀的电子束，照射在样品上。样品中的每一个原子由于对电子的散射变成一个个新的点光源，并向不同方向散射电子。电子束通过样品后由物镜成像于中间镜上，再通过中间镜和投影镜逐级放大，成像于荧光屏或照相干版上。

为了能够从电子显微图像中获得样品的空间结构信息，首先要求样品必须满足弱相位近似（weak-phase-object approximation）的条件，即入射电子穿过样品后，只发生相位的移动而振幅不变；其次，在成像时要求适当的欠焦量，以在投影照片上形成最大明暗衬度。由电子显微镜得到的一系列二维投影图像经过计算机图像处理重构出三维空间结构。

低温电镜三维重构技术研究蛋白质结构与功能有以下优点：①蛋白质样品在水溶液环境中被快速冻结并不需要形成三维晶体，使得天然结构能予以保留，所获得的结构接近于生理状态；②电子显微学的分辨率解析范围介于 X 射线晶体学与光学显微镜之间，适用于分子量较大的蛋白质分子及较复杂的生物复合体系的研究；③快速冷冻能够捕捉到反应过程的瞬时状态，对研究瞬时过程和反应中间体，以及蛋白质的动力学特性和功能有很大帮助；④通过把 X 射线晶体学和核磁共振波谱学解析得到的高分辨率的蛋白质分子结构锚定到从电子显微镜获得的较低分辨率的复合体或细胞器结构中，低温电镜三维重构技术架起了从蛋白质、蛋白质复合体、超分子复合体系到亚细胞系统的空间结构研究的桥梁。

（七）生物信息学预测蛋白质空间结构

随着生物信息学的发展，可依据蛋白质氨基酸序列预测其三维结构。

1. 同源模建法 同源模建法是预测蛋白质三维结构的主要方法。通过对蛋白质数据库（Protein Data Bank，PDB）分析可以得到这样的结论：任何两种蛋白质，如果两者的序列同源部分超过 30%（序列比对长度大于 80），则它们具有相似的三维结构，即它们的基本折叠相同，只是在非螺旋和非折叠区域的一些细节部分有所不同。蛋白质的结构比蛋白质的序列更保守，如果两个蛋白质的氨基酸残基序列有 50% 相同，那么约有 90% 的 α 碳原子的位置偏差不超过 3%。这是同源模建法在结构预测方面成功的保证。

对于一个未知结构的蛋白质，首先通过同源分析找到一个已知结构的同源蛋白质，然后，以该蛋白质的结构为模板，为未知结构的蛋白质建立结构模型。这里的前提是必须要有一个已知结构的同源蛋白质，可以通过搜索蛋白质结构数据库来完成，如 PDB。同源建模法一般包含以下几个步骤：①识别模拟的模板；②目标序列和模板序列的排列；③构建模型；④构建非保守的 loop 区；⑤安装侧链；⑥模型修饰；⑦结构合理性评估。

2. 折叠识别法 也称穿线法（threading）。许多蛋白质在氨基酸序列上有很大的不同（同源性＜30%），很难直接通过序列比对找出它们之间的关系。通过对已知的蛋白质结构的研究发现，大量序列同源性较差的蛋白质存在相同的折叠结构。折叠识别法就是利用已知蛋白质的折叠子为模板，寻找给定氨基酸序列可能采取的折叠类型，进而进行结构预测。折叠识别法的主要步骤：①建立模板数据库；②构造打分函数；③比对；④预测。向 PDB 提交的新结构中，90% 与数据库中的已知折叠结构相似。

3. 从头预测法 在既无结构已知的同源蛋白质，也无已知结构的远源蛋白质的情况下，仅仅根据氨基酸序列本身，通过理论计算（如分子动力学计算）进行结构预测。从头预测法是假定折叠后的蛋白质取能量最低的构象。

第五节 蛋白质功能分析技术

揭示蛋白质的功能是蛋白质研究的终极目标。免疫印迹技术、免疫共沉淀技术、酵母双杂交技术、噬菌体展示技术、蛋白质芯片技术及生物信息学预测分析等都可用于蛋白质的功能分析。

一、免疫印迹技术

印迹（blotting）法是指将样品转移到固相载体上，再用相应的探测反应来检测样品的一种方法。蛋白质印迹或称免疫印迹（Western blotting）首先将电泳分离出的蛋白质从凝胶中转移至硝酸纤维素（nitrocellulose，NC）膜上，常见的方法有两种：毛细管印迹法和电泳印迹法。毛细管印迹法是将凝胶放在缓冲液浸湿的滤纸上，在凝胶上放一片 NC 膜，再在上面放一层滤纸等吸水物质并用重物压好，缓冲液就会通过毛细作用流过凝胶。缓冲液通过凝胶时会将蛋白质带到 NC 膜上，NC 膜可以与蛋白质通过疏水作用产生不可逆的结合。但是这种方法转移效率低，通常只能转移凝胶中的一小部分蛋白质（10%～20%）。而电泳印迹法可以更快速有效地进行转移。这种方法是用有孔的塑料和有机玻璃板将凝胶和 NC 膜夹成"三明治"形状，而后浸入两个平行电极中间的缓冲液中进行电泳，选择适当的电泳方向就可以使蛋白质在电场力的作用下离开凝胶结合到 NC 膜上。常用的电泳转移方法有湿转和半干转。两者的原理完全相同，只是用于固定胶 / 膜叠层和施加电场的机械装置不同。湿转是一种传统方法，将胶 / 膜叠层浸入缓冲液槽然后加电压。这是一种有效的方法但比较慢，需要大体积缓冲液且只能用一种缓冲液。半干转法用浸透缓冲液的多层滤纸代替缓冲液槽。

转移后的 NC 膜首先用蛋白溶液 [如 10% 的牛血清蛋白（bovine serum albumin，BSA）或脱脂奶粉溶液] 处理以封闭 NC 膜上剩余的疏水结合位点，而后用所要研究的蛋白质的抗体（一抗）处理，印迹中只有待研究的蛋白质与一抗特异结合形成抗原抗体复合物，而其他蛋白质不能与一抗结合，这样清洗除去未结合的一抗后，印迹中只有待研究的蛋白质的位置上结合着一抗。处理过的印迹进一步用适当标记的二抗处理，二抗是指一抗的抗体，如一抗是从鼠中获得的，则二抗就是抗鼠 IgG 的抗体。处理后，带有标记的二抗与一抗结合形成抗体复合物可以指示一抗的位置，即待研究的蛋白质的位置。目前有结合各种标记物的抗体特定 IgG 的抗体（二抗）可以直接购买，最常用的一种是酶联的二抗，印迹用酶联二抗处理后，再用适当的底物溶液处理，当酶催化底物生成有颜色的产物时，就会产生可见的区带，指示所要研究的蛋白质位置。在酶联抗体中使用的酶通常是碱性磷酸酶（alkaline phosphatase，AP）或辣根过氧化物酶（horse radish peroxidase，HRP）。碱性磷酸酶可以将无色的底物 5- 溴 -4- 氯吲哚磷酸盐（5-bromo-4-chloorindole-phosphate，BCIP）转化为蓝色的产物；而辣根过氧化物酶可以以 H_2O_2 为底物，将 3- 氨基 -9- 乙基咔唑氧化成褐色产物或将 4- 氯萘酚氧化成蓝色产物。另一种检测辣根过氧化物酶的方法是增强化学发光法，辣根过氧化物酶在 H_2O_2 存在下，氧化化学发光物质鲁米诺（luminol）并发光，通过将印迹放在照相底片上感光就可以检测出辣根过氧化物酶的存在，即目标蛋白质的存在。除了酶联二抗作为指示剂，也可以使用其他指示剂，如荧光素异硫氰酸盐（fluorescein isothiocyanate）标记的二抗（可通过紫外灯产生荧光）、生物素结合的二抗等。

二、免疫共沉淀技术

免疫共沉淀（co-immunoprecipitation，Co-IP）是利用抗原与抗体的特异性结合及细菌的蛋白质 A 或 G 特异性地结合到免疫球蛋白的 Fc 片段的现象开发出来的方法。其基本原理是在细胞裂解液中加入抗目标蛋白的抗体（一抗），孵育后再加入与一抗特异结合的偶联在琼脂糖（agarose）珠上的相应的二抗，或用固相化的蛋白 A 或蛋白 G 等捕获抗原 - 抗体复合物（图 12-16）。将沉淀下来的抗原 - 抗体复合物在含有 SDS 或 DTT 的缓冲液中加热，使抗原释放出来；或经变性聚丙烯酰胺凝胶电泳，复合物又被分开，然后经免疫印迹或质谱检测目的蛋白。免疫沉淀法用于研究蛋白质 - 蛋白质以及蛋白质 - 核酸之间的相互作用关系，如染色质免疫沉淀法研究与 DNA 结合的蛋白质；RNA 免疫沉淀法研究与 RNA 结合的蛋白质。

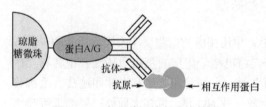

图 12-16　免疫共沉淀的基本原理

免疫共沉淀技术的优点是：①可以得到天然状态的蛋白质复合物；②由于得到的相互作用是细胞内天然形成的，所以可以反映细胞的生理状态。缺点是：①不能证明是蛋白质直接结合，如果有其他分子起桥梁作用，则无法预测；②低亲和力或瞬时的蛋白质相互作用不能检测到；③需要特异的高质量抗体。

三、酵母双杂交技术

酵母双杂交(yeast two hybrid，YTH)系统是利用杂交基因通过激活报道基因的表达，探测蛋白 - 蛋白的相互作用，是当前广泛用于蛋白质 - 蛋白质相互作用研究的一种重要方法。最早的酵母双杂交系统是由 Stanley Fields 和 Ok-kyu Song 于 1989 年建立的。该系统是基于对真核细胞转录因子特别是酵母转录因子 GAL4 性质的研究。GAL4 包括两个彼此分离但功能必需的结构域：一是位于 N 端 1～147 位氨基酸残基区段的 DNA 结合域（DNA-binding domain，BD），二是位于 C 端 768～881 位氨基酸残基区段的转录激活域（transcription-activating domain，AD）。BD 能够识别位于 GAL4 效应基因的上游激活序列（upstream-activating sequence，UAS）并与之结合，而 AD 则是通过与转录复合物体的其他成分作用，以启动 UAS 下游的基因转录。典型的真核生物转录激活因子都含有 BD 和 AD 两个不同且相对独立的结构域。这两个结构域分开时仍分别具有功能，但它们分别单独作用时并不能激活转录。只有当被分开的两者通过适当的途径在空间上较为接近时才能激活转录。Roger Brent 等证实了将来自不同物种的 BD 与 AD 重组后，仍然能够发挥其转录激活功能。

　　酵母双杂交系统的基本流程：①将蛋白质 X（即诱饵蛋白）基因与报告基因（reporter gene）转录因子的特异 BD 融合，构建成"诱饵"（bait）表达载体；②将蛋白质 Y（即猎物蛋白或称靶蛋白）基因与特异的 AD 融合，构建成为"猎物"（prey）表达载体；③最后根据两个重组体在同一酵母细胞中产生的融合蛋白是否激活报告基因的表达，便可确定蛋白质 X 与蛋白质 Y 之间是否存在相互作用

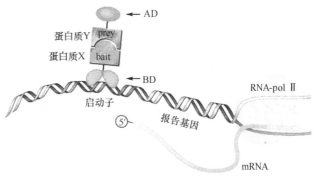

图 12-17　酵母双杂交系统的基本原理

关系。如果蛋白质 X 与蛋白质 Y 形成复合体，则 BD 和 AD 被拉近，激活下游报告基因表达；反之报告基因不表达（图 12-17）。

　　一个完整的酵母双杂交系统由 3 部分组成：①与 BD 融合的蛋白表达载体；②与 AD 融合的蛋白表达载体；③带有一个或多个报告基因的宿主菌株。目前研究中常用的 BD 有 GAL4(1～147)、LexA（E.coli 转录抑制因子）的 BD 编码序列；常用的 AD 有 GAL4（768～881）和疱疹病毒 VP16 的编码序列等。除核定位信号外，启动子、筛选标记和载体的复制型也是酵母双杂交载体的重要组成部分。常用的报告基因有 HIS3、URA3、lacZ 和 ADE2 等。酵母双杂交系统的另一个重要元件就是报告菌株。报告菌株是指经改造的、含报告基因重组质粒的酵母细胞。

　　利用酵母双杂交技术可以发现新的蛋白质和蛋白质的新功能（也已成为发现新基因的主要途径）、研究细胞体内抗原 - 抗体的相互作用、筛选药物的作用位点及药物对蛋白质之间相互作用的影响和建立基因组蛋白质连锁图（genome protein linkage map）。酵母双杂交技术已成功用于肝炎病毒蛋白 /HIV 蛋白与机体蛋白质之间的相关作用和调节机制的研究。

四、噬菌体展示技术

　　噬菌体展示（phage display）技术是将多肽或蛋白质的编码基因插入到噬菌体外壳蛋白结构基因的适当位置，在阅读框正确且不影响其他外壳蛋白正常功能的情况下，使外源多肽或蛋白质与外壳蛋白融合表达，融合蛋白随着子代噬菌体的组装而展示在噬菌体表面，并保持相对独立的空间结构和生物活性。将噬菌体过柱时，展示在噬菌体表面的多肽或蛋白质可以与靶分子（如固相抗原）识别并结合，洗去未结合的噬菌体，再用酸碱或竞争性分子洗脱下结合的噬菌体。中和洗脱下来的噬菌体，感染大肠埃希菌并扩增，经过几轮的富集，逐步提高可以特异识别靶分子的噬菌体比例，最终获得被展示的多肽或蛋白质。

　　噬菌体展示系统分为：①M13 噬菌体展示系统；②λ噬菌体展示系统；③T4 噬菌体展示系统；④T7 噬菌体展示系统。

　　噬菌体展示系统可应用于：①蛋白质相互作用研究；②蛋白质定向改造；③抗体筛选；④抗体人源化改造；⑤双特异性抗体制备；⑥发现新的受体与配体；⑦抗原表位分析；⑧酶抑制剂筛选。

　　噬菌体展示技术实现了基因型和表型的有效转换，使研究者在分子克隆基础上进行蛋白质构象体外控制，从而为获得具有良好生物活性的表达产物提供了强有力的手段，并已成为不通过免疫获取特异性人源抗体的新途径。

五、表面等离子共振技术

　　表面等离子共振（surface plasmon resonance, SPR）技术是基于 SPR 检测生物传感芯片（biosensor chip）上配体与分析物相互作用的一种生物分子检测技术。1902 年，科学家首次发现表面等离子体共振现象；1983 年，Bo Liedberg 等首次将 SPR 技术用于抗原抗体的相互作用研究；1990 年，瑞典的 BiacoreAB 公司开发了第一台 SPR 生化分析仪，使 SPR 传感技术的研究获得了迅速的发展。

　　表面等离子体共振的基本原理：金属或半导体表面的自由电子在无光照条件下做无规则运动，而当光波在一定条件下入射到金属与介质的交界面时，会打破金属膜层内电子的平衡状态，在金属与介质的交界面产生表面等离子体波（surface plasma wave, SPW）。当光波从光密介质 A 向光疏介质 B 传播时，若入射角大于临界角，光会在介质 A 和 B 的交界面处发生全反射。同时，电磁场会透射入反射面外侧 B 介质中一定深度（约 1 个波长），且其振幅在垂直于界面的 Z 方向随入射深度呈指数衰减，称为倏逝波（evanescent wave）。倏逝波沿界面传播约半个波长，再返回光密介质 A 中（图 12-18）。

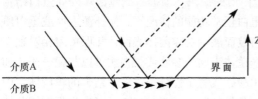

图 12-18　表面等离子共振的工作原理

　　因此，在介质 A 和介质 B 界面上镀上一层厚度小于 100nm 的金属（如 Au 或 Ag）薄膜后，当光以某一特定角度或波长入射到金属与介质的交界面时，倏逝波和表面等离子体波将发生共振，即表面等离子共振。此时，倏逝波的能量耦合进入等离子波，反射光强度和相位均发生剧烈变化，呈现衰减全反射现象，反射率出现最小值。由菲涅耳公式可知，反射率是入射波长或入射角的函数，所以 SPR 光谱可以实时监测传感芯片表面液相折射率的变化，而这一变化与传感芯片表面所结合的生物分子的质量成正比，用共振单位（resonance unit，RU）相对时间来表示。因此，通过分析反应过程中各时刻的 SPR 光谱，可在非标记情况下检测生物分子间的相互作用。

　　例如，当进行分子间相互作用研究时，将其中一个反应物（称为配体）耦联在传感芯片上，利用蠕动泵以恒定的流速将含有分析物（称为受体）的样品通过传感芯片表面，若发生分子间结合反应, 会引起传感芯片表面分子浓度的变化, 将 SPR 信号的变化以时间对 RU 连续作图, 记录全反应过程 (图 12-19)。SPR 技术能实时动态反映蛋白质相互作用的结合速率和解离速率, 获得结合常数和解离常数等动力学信息。

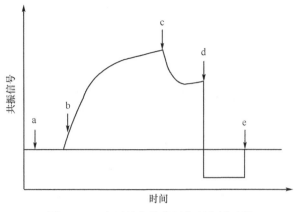

图 12-19 表面等离子共振典型分析过程
a: 持续流入缓冲液 (基线平衡); b: 注入样品 (配体与受体结合过程); c: 持续流入缓冲液 (配体与受体解离过程); d: 流入再生液 (传感器表面再生); e: 持续流入缓冲液 (基线平衡)

六、蛋白质芯片技术

蛋白质芯片 (protein chip) 技术最早由 Roger Ekin 在 20 世纪 80 年代提出。蛋白质芯片亦被称为蛋白质微阵列, 它是将大量蛋白质分子 (如抗原、抗体、小肽、受体和配体、蛋白质 -DNA 及蛋白质 -RNA 复合物等) 按预先设置的排列固定于载体 (如滴定板、滤膜和载玻片) 表面形成微阵列, 然后用标记了特定荧光的蛋白质或其他成分与芯片作用, 经漂洗将未能与芯片上的蛋白质互补结合的成分洗去, 再利用荧光扫描仪或激光共聚焦扫描技术, 测定芯片上各点的荧光强度, 通过荧光强度分析蛋白质与蛋白质之间相互作用的关系, 由此达到定性或定量分析蛋白质的目的 (图 12-20)。蛋白质芯片是一种高通量、微型化和自动化的蛋白质分析技术。利用蛋白质芯片, 一次试验中可同时检测几百甚至几千种目标蛋白或多肽。

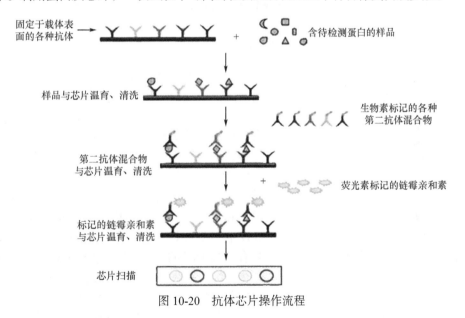

图 10-20 抗体芯片操作流程

(一) 蛋白质芯片的分类

蛋白质芯片的分类主要有 3 种方法:

(1) Ciphergen Biosystems 公司提出将蛋白质芯片分为化学型蛋白质芯片和生物型蛋白质芯片。

1) 化学型蛋白质芯片: 将传统色谱 (反相色谱、离子交换色谱和亲和色谱等) 相关介质铺于固相金属表面, 形成特殊的物理化学层析表面, 结合样品中的蛋白质, 再经特定的洗脱液去除杂质 (包括非特异性结合蛋白), 保留兴趣蛋白质, 最后用合适的质谱仪分析芯片上的靶蛋白, 获得靶蛋白信息。

2）生物型蛋白质芯片：将具有生物活性的蛋白质 / 多肽分子（酶、抗原、抗体、配体、受体等）固定于固相介质表面，如玻璃、聚偏二氟乙烯（polyvinylidene fluoride，PVDF）膜、硝酸纤维素（NC）膜，利用酶 - 底物、受体 - 配体、抗原 - 抗体间的相互作用，特异性地捕获样品中的靶蛋白，然后采用适当方法定性 / 定量分析靶蛋白。

（2）根据载体的不同将蛋白质芯片分为普通玻璃载体芯片、微孔型芯片、多孔凝胶覆盖芯片。近年来还发展了将毛细管电泳与芯片技术结合用于蛋白质分离与鉴定的毛细管电泳型芯片。

（3）Thomas Kodadek 提出将蛋白质芯片分为蛋白质功能芯片和蛋白质检测芯片。蛋白质功能芯片是在一特定模板上固定成千上万个蛋白质分子，用于蛋白质功能的研究；而蛋白质检测芯片则含有蛋白质检测试剂，用于蛋白质的定性、定量测定。

此外，通过采用类似集成电路制作过程中半导体光刻加工的缩微技术，把样品制备、生化反应和监测分析等复杂、不连续的过程全部集成到芯片上，使其连续化和微型化，构建成了所谓的缩微芯片实验室，又称缩微芯片。

（二）蛋白质芯片的应用

蛋白质芯片技术已经广泛应用于很多领域，其快速发展极大地促进了蛋白质检测 / 疾病诊断和蛋白质组学等领域的研究，诸如：①临床检验及环境毒物检测所需的免疫检测和酶活性分析；②高通量抗体筛选；③蛋白质组（尤其是功能蛋白质组）研究；④研究生物大分子间的相互作用；⑤蛋白质和小分子间相互作用的研究；⑥药物靶标及其作用机理的研究；⑦疾病诊断；⑧食品中有毒、有害物质的分析和在毒理学及卫生检验中的应用。

七、GST pull-down 技术

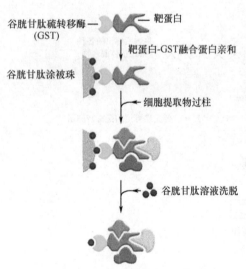

谷胱甘肽硫转移酶 —— 靶蛋白
（GST）
靶蛋白-GST融合蛋白亲和

谷胱甘肽涂被珠

细胞提取物过柱

谷胱甘肽溶液洗脱

图 12-21　GST pull-down 技术原理

GST pull-down 技术的基本原理是将靶蛋白-GST融合蛋白亲和固化在谷胱甘肽亲和树脂上，作为与目的蛋白亲和的支撑物，充当一种"诱饵蛋白"，将含有目的蛋白的溶液过柱，可从中捕获与之相互作用的"捕获蛋白"（即目的蛋白），洗脱结合物后，通过 SDS-PAGE 分析，从而证实两种蛋白间的相互作用或筛选相应的目的蛋白（图 12-21）。GSTpull-down 主要包括以下 3 个部分：①利用基因重组技术构建带有 GST 标签的原核表达载体；②通过原核表达系统表达带有 GST 标签的融合蛋白；③利用 GST 亲和纯化柱进行蛋白纯化，获得高纯度的融合蛋白，再利用 GST 亲和纯化柱进行蛋白间的相互作用检测。假定 A 蛋白和 B 蛋白可能有相互作用，将纯化的融合 GST 标签的 A 蛋白和纯化的 B 蛋白及能特异结合 GST 的 Sephrose 4B 珠子孵育一定时间，充分洗涤未结合的蛋白，将煮沸的 Sephrose 4B 珠子进行 SDS-PAGE 电泳，通过 Western blotting 检测，可以看到 GST-A 和 B 分别对应的条带，表明 A 和 B 因相互作用而被 GST-A pull-down；而 GST 对照组始终仅有一个条带。

GST pull-down 技术可用于体外检测蛋白质与蛋白质之间相互作用、验证两个已知蛋白的相互作用，或者筛选与已知蛋白相互作用的未知蛋白。

GST pull-down 技术存在一定的局限性，GST pull-down 技术不能用于大规模的蛋白间相互作用的筛查；内源性蛋白的干扰使实验结果出现假阳性。因此要求在实验中充分考虑可能对实验

结果造成影响的因素，以减少假阳性的出现。通过已有研究报道及本实验室的研究经验，在进行 GST pull-down 实验时应该考虑以下几点。① 高纯度 GST 融合蛋白的获得：高纯度的融合蛋白能降低实验结果的假阳性，因此获得高纯度的融合蛋白对于 GST pull-down 实验的结果具有重要的作用。一般在获取融合蛋白时倾向于可溶性融合蛋白，因为这样可以最大程度地保证融合蛋白原有的生物学活性。②实验结果受 GST 标签的影响：GST 标签可能会影响蛋白的正确折叠。为了使实验结果更加可信，可以对融合蛋白进行质量控制。例如，应用 X 射线晶体分析法检测标签蛋白结构上有无变化，或者结合其他已知能发生相互作用的蛋白来对标签蛋白进行功能上的验证，以检测其结构或功能是否发生了变化，这些方法均可提高结果的可信度。

八、蛋白质组学研究蛋白质的功能和蛋白质相互作用

作为后基因组时代出现的新兴研究领域之一，蛋白质组学（proteomics）正受到越来越多的关注。蛋白质组学的研究目标是对机体或细胞的所有蛋白质进行鉴定和结构功能分析。蛋白质组学的研究不局限于任何特定的方法。例如，高分辨率的蛋白质分离技术如二维凝胶电泳和高效液相色谱，经典的蛋白质鉴定方法如氨基酸序列分析等，现代质谱技术，基因组学研究的各种手段，现代计算机信息学和计算机网络通信技术等。蛋白质 - 蛋白质的相互作用是细胞生命活动的基础和特征。这种千变万化的相互作用以及由此形成的纷繁复杂的蛋白质联系网络同样也是蛋白质组学的研究内容（见第十三章）。

九、生物信息学预测蛋白质的功能

生物信息学不仅可以对蛋白质组数据进行分析和预测，还可以对已知或者未知的基因产物进行功能上全面的分析和预测。当得到一个未知蛋白质的全新序列时，人们往往急于了解这是一个什么蛋白质？它属于哪个家族？它的功能性质是什么？目前还没有解决上述全部问题的现成方法和工具。然而，我们可以利用生物信息学，通过搜索蛋白质序列一次数据库和蛋白质序列二次数据库，比较未知蛋白质是否与已知蛋白质结构相似，比较未知序列是否含有特殊蛋白质家族或功能的保守残基等判断蛋白质的功能。

生物信息学最常用的分析方法是模式识别，主要是利用存在于蛋白质序列结构中的某些特征模式来识别相关蛋白质性质。换而言之，就是从新的蛋白质序列中发现标志性的序列或结构，以此建立模式，然后在已经建立好的已知蛋白质数据库中，搜集与此相似的模式，来确定未知蛋白质的归属，从而预测它的功能。许多基因是在特定时期和条件下被激活，才能表达出来，在正常人工模拟的环境下根本无法表达。类似于这样的未知蛋白质也需要通过生物信息学的方法计算分析预测，以获得它的功能信息（见第十四章）。此外，蛋白质的一些其他性质如信号肽、跨膜螺旋、卷曲螺旋等，可通过网络软件直接由序列计算得到。

思　考　题

1. 蛋白质分离纯化的注意事项有哪些？
2. 蛋白质分离纯化有哪些方法？简述它们的原理。
3. 蛋白质结构分析有哪些方法和技术？它们的原理如何？
4. 蛋白质功能分析有哪些方法与技术？简述它们的原理。

（隋琳琳）

第十三章 组学与生物信息学

组学（-omics）是研究细胞、组织或整个生物体内某种分子如 DNA、RNA、蛋白质、代谢物或其他分子的所有组成内容及功能的科学。组学的复杂性导致了多学科的引进和介入，如各生物学科、医学、药学、计算机科学、化学、数学、物理学、电子工程学等。而基于分子生物学，始于人类基因组计划发展起来的生物信息学又大大促进了组学的发展，以使更准确深入地挖掘组学研究数据的生物学意义。

第一节 组　　学

"组学"研究是针对某一类分子的总体进行分析，并进一步从分子机制、细胞机制和系统生物学的水平，发现和解释具有普遍意义的生命现象和研究对象之间的变换、内在规律和相互关系。组学的概念最早源自人类基因组计划（human genome project，HGP），在 HGP 进行过程中诞生了与 DNA 整体研究相关的"基因组学"（genomics）这一概念，科学研究随之进入了"后基因组学"（post-genomics）时代，并衍生出了许多与各种生物大分子或小分子相关的"组学"。例如，转录组学（transcriptomics）、RNA 组学（RNomics）、蛋白质组学（proteomics）、代谢组学（metabonomics）、糖组学（glycomics）、脂组学（lipidomics）、免疫组学（immunomics）等，还有与临床关联的影像组学（radiomics）、超声组学（ultrasomics）等，以及近几年出现的人脑连接组学（connectomics）。本节将重点介绍与分子生物学关系密切的基因组学、转录组学、RNA 组学、蛋白质组学及代谢组学。

一、基因组学

（一）基因组学的相关概念

基因组学是对某一物种细胞内的基因进行基因作图、核苷酸序列分析、基因定位和基因功能分析的一门科学，简言之，就是在基因组水平上研究基因组结构和功能的科学。基因组学研究的内容包括基因的结构、组成、存在方式、表达调控的方式、基因的功能及相互作用等。基因组学主要包括：结构基因组学、功能基因组学和比较基因组学。近年由于基因组学相关理论和技术的快速发展以及各学科之间的交叉和融合，形成了诸多新的基因组学，如疾病基因组学、药物基因组学、化学基因组学、营养基因组学、环境基因组学、行为基因组学等。

（二）基因组学的研究内容

1. 结构基因组学（structural genomics）　是以某一生物体全基因组的结构为研究对象，对其进行分区和标记，使之成为比较容易操作的小的结构区域，进而确定染色体基因组全部 DNA 序列、各基因所在的位置以及结构与功能的关系，为阐明基因功能奠定基础。

结构基因组学研究的主要内容是通过基因作图、序列分析及基因鉴定，建立具有高分辨的生物遗传图谱（genetic map）、物理图谱（physical map）、转录图谱（transcription map）和序列图谱（sequence map）（图 13-1）。

（1）遗传图谱（genetic map）：是指所知的基因和（或）遗传标记在染色体上的相对位置。绘制遗传图谱是结构基因组学的重要内容。人类基因分布在线性的 24 条染色体上，同一位点上存在两个以上的等位基因，其基因序列和侧翼序列存在着差异位点，即多态性，该多态性可作为序列差别的遗传标志。遗传图谱绘制的精密程度以染色体上两个基因位点之间的相对距离（简称图距，单位厘摩，centimorgan，cM）来表示。基因重组使两个连锁基因分开的频率与它们在染色体上的图距呈正相关，cM 值越大，两者之间距离越远。

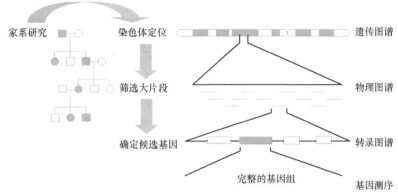

图 13-1　结构基因组学研究工作程序

根据不同时期的理论知识和相关技术手段的发展和应用，绘制遗传图谱可分为 3 个阶段：① 1996 年前是以限制性片段长度多态性（restriction fragment length polymorphism，RFLP）作为第一代遗传标志，由于 RFLP 多态性的局限性，绘制的图谱较为粗略（2～5cM）；②短串联重复序列（short tandem repeat，STR）或微卫星序列（microsatellite sequence，MS）被作为第二代遗传标志，平均分辨率可达 1.6cM；③利用更为精确的单个碱基变异作为第三代遗传标志，即单核苷酸多态性（single nucleotide polymorphism，SNP），SNP 多态性相对稳定，而且出现的频率很高，因此可作为基因组精确分区的标志。

（2）物理图谱（physical map）：是基因组全序列组装的基础，物理图谱的绘制是以遗传图谱为基础，以序列标签位点（sequence tagged site，STS）作为标记，采用分子生物学技术直接将 DNA 分子标记或基因定位在基因组的实际位置。STS 是指基因组中物理位置已被确定的小段单拷贝序列。制作物理图谱时，先将基因组 DNA 用不同的限制性内切核酸酶切割成大大小小的片段，再根据酶切片段间的重叠序列，确定各片段的连接顺序，最后利用 STS 确定遗传标志之间的物理距离。

（3）转录图谱（transcription map）：是指转录本（transcript）或其逆转录产物 cDNA 的图谱，又称为 cDNA 图谱或表达序列图谱。转录本的编码基因占基因组的 1%～2%。表达序列标签（expression sequence tag mapping，EST）作图是 STS 图的变化形式，所采用的序列为表达序列，即 cDNA，将各种 EST 标签作为界标而形成的图即为 EST 图。由于 EST 是编码序列，EST 图可以直接用于分析、定位结构基因。绘制转录图谱要首先获得大量基因的转录本 mRNA 或 cDNA，并构建 cDNA 文库。cDNA 文库中绝大部分序列为表达序列，以 EST 作为分子定位标志，将染色体的某一特定区域的 DNA 与各相关组织 cDNA 文库杂交，寻找与其同源的 cDNA 序列，根据转录序列的位置和距离，确定其在染色体 DNA 上所有的转录本的区段，并通过分析基因组序列获得基因组结构的完整信息，如基因在染色体上的排列顺序、基因间的间隔区结构、启动子结构、内含子的分布以及基因的选择性剪切。

转录图谱可确定功能基因在染色体上的定位，将人基因组已知结构基因的转录和翻译产物定位系统地结合起来，为功能基因组学的研究奠定了基础。

（4）序列图谱（sequence map）：包括转录本序列、转录调节序列和目前功能未知的序列等全部序列，是基因组在分子水平上的详细序列图。自 2000 年人类基因组完成工作框架图后，在上述各图谱的基础上，生物学家们将每一测定的序列，按照标志进行各重叠片段排列、拼接，于 2006 年完成了最后一条染色体——第 1 号染色体的基因测序，这标志着解读人体基因密码的"生命之书"宣告完成。迄今完成基因组测序的模式生物包括线虫、小鼠、果蝇、酵母、家蚕、蜜蜂、血吸虫、水稻、玉米等。上述信息都可以在国际共享的信息数据库查询。

2. 功能基因组学（functional genomics）　是根据结构基因组学的研究结果所提供的基因结构相关信息，采用分子生物学、生物化学、细胞生物学和生物信息学的理论和技术，全面、系统地研究基因组中所有基因功能的学科。功能基因组学的主要研究内容为弄清所有基因产物的功能，并进一步识别功能基因以及基因转录调控信息，研究基因的表达调控机制以及基因在生物体发育过程及代谢途径中的地位，分析基因、基因产物之间的相互关系，绘制基因调控网络图谱等。功能基因组学可进一步分为转录基因组学、蛋白质组学、代谢组学等，这些将在后面详细讨论。

基因表达具有时空特异性。在功能基因组学研究中，除了限定某一种属的条件，还应限定某一生物的特殊时空性，即某一生物种属的某一组织在某一发育阶段的特定生理条件和环境因素下的基因表达模式与其功能的差异。

3. 比较基因组学（comparative genomics）　是在基因组图谱和测序基础上，对已知的不同物种间的基因组结构进行比较，了解基因的功能、表达机制和物种进化的学科。利用模式生物基因组与人类基因组之间编码序列和结构的同源性，对人类疾病和健康基因进行克隆，可以阐明物种进化关系，揭示基因功能和疾病的分子机制。比较基因组学不仅可以比较不同物种基因组结构和功能上的相似及差异，勾勒出详尽的系统进化树，显示进化过程中最主要的变化所发生的时间及特点，追踪物种的起源和分支路径，还可以分析了解同源基因的功能，并进一步阐明人类与其他种属，尤其是与微生物基因组的差别，有目的地利用某些基因为人类健康服务。

在比较基因组中使用的模式生物应具有如下特点：①其生物学特征可代表生物界的某一大类群；②较容易获得且易于在实验室内饲养繁殖；③容易进行实验操作，包括遗传学分析。近乎 80% 以上的在发育生物学、分子遗传学、细胞生物学的研究成果，都是利用模式生物的实验研究来完成的。常用的模式生物有海胆（sea urchin）、黑腹果蝇（*Drosophila melanogaster*）、秀丽隐杆线虫（*Caenorhabditis elegans*）、酿酒酵母（*Saccharomyces cerevisiae*）和小家鼠（*Mus musculus*）等。

4. 疾病基因组学（disease genomics）　实际上是比较基因组学的一个分支，近年来不仅成为医学研究中引人注目的领域，也是基因组学中的重点领域。长期以来，人们普遍认为人类疾病的发生与发展都直接或间接地与基因密切相关，寻找疾病与基因的对应关系成为人类挖掘病因的首选。目前世界上有许多严重威胁人类健康但尚不能完全根治的疾病，如精神性疾病、心血管疾病、癌症、糖尿病及发育障碍疾病等，疾病基因组学主要针对这些疾病研究与疾病易感性相关的各种基因的定位、鉴定、表达水平及关联分析等。疾病基因组学重点关注两个方面：一是用整合的观点和思维模式把发生在临床表型、组织细胞表型及简单分子表型等层次上的分子生物学事件构建成合理的网络作用模型，真实地阐明疾病发生、发展的机理；二是高通量、高灵敏度、高特异性的"三高"技术平台的建立及应用。"三高"技术平台既承担理论研究重任，又可作为疾病的早期筛查、诊断、治疗、预防和药物筛选的工具与手段。疾病基因组学以其更加理性的观念和有力的技术手段，有望在疾病研究方面带来新的突破。

5. 药物基因组学（pharmacogenomics）　研究个体基因遗传因素如何影响机体对药物的反应，是综合药理学和遗传学的交叉学科。每一个体都是基因与环境相互作用的统一体，医学上的药物治疗可能因为个体的基因差异而对药物有不同反应。因此，药物基因组学的研究将促进现代以基因工程药物、内源性多肽和根据各种生物学原理设计的新型药物分子为主导的药物的研制和新的用药方法的研究，促进药物的开发及疾病的个体化治疗。药物基因组学以药物效应及安全性为目标，研究各种基因突变与药效及安全性的关系，使临床用药更为经济、有效。同一疾病的不同患者，临床上将根据其基因的差别，预测他们对药物的反应性，利用人类基因组数据资料，针对疾病的易感基因选择靶向药物。药物基因组学根据不同的药物效应对基因组特性分类，有可能大大加速个体化新药开发的进程。

（三）基因组学研究常用的方法

1. 脉冲场凝胶电泳（pulsed-field gel electrophoresis，PFGE）　是在有一定夹角方向的电场不断变动的条件下，带有负电荷的 DNA 分子朝正极移动，相对较小的分子在电场转换后可以较快转变移动方向，而较大的分子在凝胶中转向较为困难，因此小分子向前移动的速度比大分子快，从而达到分离 DNA 分子的目的。PFGE 主要用于分离 23kb ～ 10Mb 的大分子 DNA，在结构基因组学及比较基因组学领域有着广泛应用。PFGE 可用于菌株的分型鉴定及菌株间亲缘关系的比较，这对于细菌性传染病的检测、传染源追踪、传播途径的调查和识别有着非常重要的意义。PFGE 分型技术因其重复性好、分辨力强被誉为细菌分子分型的"金标准"。美国疾病控制中心于 21 世纪初建立了 PulseNet 病原菌 PFGE 图谱数据库，研究人员可通过与数据库的比较，判断菌株间染色体 DNA 的相似程度，进而对菌株进行识别鉴定。需要注意的是，PFGE 对大小相似的 DNA 片段分辨能力不足。

2. 毛细管电泳（capillary electrophoresis，CE）　CE 或高效毛细管电泳（high performance capillary electrophoresis，HPCE）是一种以毛细管为分离通道，以高压直流电场为驱动力的新型液相分离技术。该技术在基因组学研究领域有着广泛应用，可定量分析未知与已知单核苷酸变异、短串联重复序列、DNA 序列、基因及其表达产物等。

3. 基因芯片（gene chip）**技术**　是建立在基因探针和杂交测序技术上的一种高效、快速的核酸序列分析技术（见第九章）。在基因组学研究中，基因芯片可用于 DNA 测序、杂交测序、基因表达分析、基因组研究作图、基因鉴定、基因功能分析、基因诊断，以及寻找和检测与疾病相关的基因及其在 RNA 水平的表达、药物研究与开发等。

4. 全基因组随机测序（whole genome random sequencing）　包括亚克隆法、鸟枪法以及在此基础上建立的全基因组鸟枪策略（whole genome shotgun strategy），根据实际测量片段大小的不同而采取不同的策略。全基因组鸟枪策略为当前全基因组测序最主要的方法，最早由美国科学家 John C. Venter（1946 ～）和他的同事提出，是一种能提高从大基因组如人类基因组和其他真核生物基因组获得重叠序列资料效率的方法。该法首先直接将整个基因组打成不同大小的 DNA 片段，建立高度随机、插入片段大小为 1.6 ～ 4kb 的 BAC 基因组文库，然后进行高效、大规模的克隆双向测序，最后运用生物信息学方法将测序片段拼接成全基因组序列（图 13-2）。

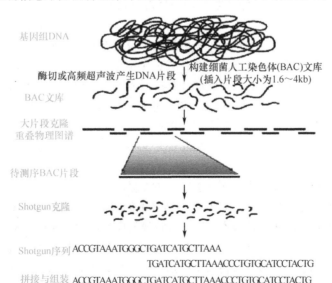

图 13-2　基因组 DNA 大规模鸟枪法测序流程图

5. 基因转移（gene transfer）**技术** 可将外源基因人工导入细胞内，观察它在细胞中的表达，研究其生物学特性和功能（见第十一章）。

6. 反向遗传学（reverse genetics）**技术** 是相对于经典遗传学而言的。经典遗传学是从生物的性状、表型到遗传物质来研究生命的发生与发展规律。反向遗传学则是在获得生物体基因组全部序列的基础上，通过对靶基因进行必要的加工和修饰，如定点突变、基因插入 / 缺失、基因置换等，构建修饰基因组，装配具有生命活性的个体，进而研究生物体基因组的结构与功能，以及这些修饰可能对生物体的表型、性状有何种影响的一门科学。与之相关的研究技术称为反向遗传学技术。

7. 基因敲除（gene knock-out）**技术** 是一项从分子水平上设计实验，将一个结构已知但功能未知的基因去除，或用其他序列相近基因取代，然后进行整体动物实验，推测相应基因功能的技术（见第九章和第十章）。

二、转录组学

（一）转录组学的基本概念

转录组（transcriptome）即指一个活细胞所能转录出来的所有 RNA 的总和。转录组学是一门在整体水平上研究细胞中基因转录的水平及转录调控规律的学科。狭义的转录组学通常特指针对 mRNA 的研究，是功能基因组学的一个重要分支，不过转录组学的研究中介入了时间和空间特异性的研究。

（二）转录组学的研究内容

转录组学主要研究在一定的发育时期及一定的生长环境下基因转录生成 mRNA 的信息，并据此推断相应未知基因的功能，揭示特定调节基因的作用机制。在 mRNA 水平上，转录组学可以辨别细胞的表型归属，为疾病的诊断提供依据；同时可以通过差异转录组学分析，将表面上看似相同的病症分为多个亚型，描绘出疾病与药物治疗的关系等。

（三）转录组学常用的研究方法

1. cDNA 芯片 用以检测待测样品中是否有与之互补的序列（见第九章），主要用于基因表达分析。基于 cDNA 芯片的基因表达分析可以高通量且定量地获得基因表达 mRNA 的有关信息，相对于基因组，能更进一步反映细胞在特定时空状态下相关基因的表达水平。

2. 寡核苷酸芯片 1991 年，美国 Affymetrix 公司在 Southern blotting 基础上，开发出世界上第一块寡核苷酸芯片，自此微阵列技术（基因芯片）得到迅速发展和广泛应用，已成为功能基因组研究中最主要的技术手段。高密度的寡核苷酸芯片作为一个有力的工具广泛用于分析基因组数据。与传统的凝胶分析法比较，寡核苷酸芯片具有低成本、高通量、高度自动化的优点，因此被广泛用于基因表达检测及测序。不过这一芯片技术亦有一些明显的不足：①当寡核苷酸序列较短时，单一的序列不足以代表整个基因，需要用多段序列；②无法同时大量地分析组织或细胞内基因组表达的情况；③可能会漏掉那些未知的、表达丰度不高的、可能是很重要的调节基因。

3. 基因表达系列分析（serial analysis of gene expression，SAGE） 是在转录水平上研究细胞或组织基因表达模式的一种方法，该方法以 cDNA 微阵列杂交技术为基础，可同时定量分析大量转录本。其基本原理是利用 SAGE 标签获得转录本的表达信息。在 DNA 3′ 端特定位置有一段 9～11bp 的特异序列可代表相应转录本，这一段特异的序列被称为 SAGE 标签（SAGE tag）。用锚定酶（anchoring enzyme）和位标酶（tagging enzyme）两种限制性内切酶切割 DNA 分子 3′ 端的特定位置的 SAGE 标签，分离所有转录本中这一短序列并串联插入到克隆载体中进行测序，便可以得到该体系的所有转录本的表达情况。

SAGE 是近年来发展的以测序为基础的分析特定组织或细胞类型中基因群体表达状态的一项

技术。其显著特点是可快速高效地、近乎完整地获得基因表达信息。SAGE 既可显示该标签所代表的基因在特定组织或细胞中是否表达，又能根据所测序列中各 SAGE 标签所出现的频率，来确定其所代表的基因表达的丰度。与直接测定 cDNA 克隆序列方法相比，该方法较为省时和经济。SAGE 对于研究正常、癌旁、癌组织中基因的差异表达也有很大优势，可以帮助研究者获得完整转录组学图谱，发现新的基因及其功能，获得肿瘤特异基因及其作用机制和信号转导通路等方面的信息。

4. 大规模平行信号测序系统（massively parallel signature sequencing，MPSS）　是对 SAGE 的改进，能在短时间内检测细胞或组织内全部基因的表达情况，是功能基因组研究的有效工具。MPSS 的基本操作流程：首先从生物样品中提取 mRNA，将 mRNA 反转录成 cDNA，再通过固相克隆将该 cDNA 均匀地加载到特制的小分子载体表面，然后在小分子载体上进行大量的 PCR 扩增，将所有 cDNA 游离的一端进行精确测序（16 ~ 20 个碱基）。每一测定序列在整个生物样品中所占的比例，就代表了含有该 cDNA 的基因在样品中的相对表达水平。该法特别适用于对统计学检验有严格要求的病变样本和正常样本之间的高通量分析，可有效地检测差异性较小的基因表达。此外，MPSS 技术对于致病基因的识别、揭示基因在疾病中的作用、分析药物的药效等都具有非常高价值，并有望在基因组功能方面及其相关领域研究中发挥巨大的作用。

MPSS 技术的关键是数据验证问题，即如何确定转录本基因表达水平与标签序列分析产生的数据之间的关系。对不同的基因需使用正确的标签序列，如果基因与标签序列之间是非特异性和不明确的就会产生分析错误。

5. 差异显示逆转录 PCR（differential display of reverse transcriptional PCR，DDRT-PCR）技术　真核基因 mRNA 分子的 3′ 端带有 poly（A）尾，在 RNA 聚合酶的作用下，可以 mRNA 为模板，以 oligo（dT）为引物，通过逆转录 PCR 扩增，合成出 cDNA。理论上同种 cDNA 的 PCR 产物及含量一致，根据每种 cDNA 的大小不同，可用凝胶电泳分离 PCR 产物进行比较。该技术用于研究两种不同细胞或同种细胞在不同条件下 mRNA 表达产物的差异。

三、RNA 组学

（一）RNA 组学的相关概念

RNA 组学是从基因水平系统地研究细胞中全部非编码 RNA 分子的结构与功能，从整体水平阐明 RNA 的生物学意义的科学。此外，不同生物体系中 RNA 时空表达谱的快速建立及其生物学意义的研究，以及 RNA 组学研究的支撑技术和研究策略的创新和建立，尤其是高通量研究的问题也都属于 RNA 组学研究的范畴。RNA 组学作为后基因组时代一个重要的前沿科学，是基因组学和蛋白质组学研究的扩充和延伸。RNA 组学重在揭示由 RNA 介导的遗传信息表达调控网络，从不同于蛋白质编码基因的角度来注释和阐明人类基因组的结构与功能，为人类疾病的研究和治疗提供更深入全面的理论基础。

人们普遍认为，三类最重要的生物大分子物质中，DNA 携带遗传信息，蛋白质是生物功能分子，而 RNA 在这二者间起传递遗传信息的功能（即参与蛋白质的生物合成）。但 20 世纪 80 年代初，美国化学家 Thomas R. Cech（1947 ~ ）和加拿大 - 美国分子生物学家 Sidney Altman（1939 ~ ）发现了核酶（ribozyme），其本质是 RNA。在 RNA 领域，这一发现使人们认识到，RNA 的生物学功能远非"传递遗传信息"那么简单，有一个巨大且尚未被完全发现的"RNA 世界"。

人类基因组中编码蛋白质的基因数目约为 2 万个，仅占整个基因组序列的 2% 左右，远远低于人类基因组计划完成前预期的 10 万个基因，98% 的基因组序列没有得到注释，按照生物体编码蛋白质的基因数目远远无法阐释高等哺乳动物的复杂性。那么，不编码蛋白质的 98% 的基因组序列有何功能呢？研究表明，这些序列实际编码了大量的非编码 RNA（non-coding RNA，ncRNA）

（表 13-1），即不编码蛋白质的 RNA。

ncRNA 又可分为调控 RNA（regulatory RNA）和持家 RNA（house- keeping RNA）。持家 RNA 的命名来自于持家基因，是维持基本生命所必需的。这些 RNA 在生命过程中长期恒定表达，如 rRNA、tRNA 等参与蛋白质的生物合成，是生命体中任何时空中不可或缺的成分。调控 RNA 的转录具有时空特异性，它们并不长期恒定表达，常常是短暂表达。不同的调控 RNA 在不同的发育分化阶段、不同性别、不同细胞、不同组织、不同病理状态下其转录或转录水平存在差异，可参与转录调控、RNA 加工、肿瘤抑制、细胞程序性死亡、染色体浓缩、发育时间选择、蛋白质生物合成调控和生长抑制等过程。调控 RNA 的作用在近年来越来越被重视。

表 13-1 非编码 RNA（ncRNA）的种类

	类型	英文缩写	功能
持家 RNA	转运 RNA	tRNA	参与蛋白质的合成
	核糖体 RNA	rRNA	组成核糖体，蛋白质的合成场所
	端粒酶 RNA	TR	组成端粒酶
	向导 RNA	gRNA	参与 RNA 编辑
	信号识别颗粒 RNA	SRP RNA	组成 SRP，识别核糖体上新生肽末端的信号
	核糖核酸酶 P RNA		催化切割 tRNA，参与核糖体 RNA 的加工
	小核 RNA	snRNA	参与 hnRNA 的剪接与运输
	小核仁 RNA	snoRNA	参与 rRNA 的加工与修饰
调控 RNA	小胞质 RNA	scRNA	在蛋白质的合成与修饰中起作用
	小催化性 RNA		催化 RNA 剪接
	小干扰 RNA	siRNA	诱导特异的 mRNA 降解
	微小 RNA	miRNA	诱导特异的 mRNA 降解，参与基因表达调控
	反义 RNA	atRNA	与 mRNA 互补，抑制蛋白质合成
	增强子 RNA	eRNA	精细调控转录和翻译
	Piwi 相互作用 RNA	piRNA	调控哺乳动物生殖细胞和干细胞中基因沉默
	环 RNA	circRNA	与微小 RNA 结合，消除它对靶基因的抑制

（二）某些 ncRNA 的生物学功能

RNA 组学主要是研究在特定条件和不同状态下生物体中非编码 RNA 的种类、功能、表达差异及其与蛋白质的相互作用。在现代的 RNA 世界中，已知的非编码 RNA 寥寥可数。采用计算机 RNA 组学和实验 RNA 组学等方法，系统地发现和注释各种模式生物中的非编码 RNA 基因，并借助于生物信息学，注释和阐明它们的生物学意义是 RNA 组学的首要任务。

1. 微小 RNA（microRNA，miRNA）**的功能** miRNA 是一种长度为 21 ~ 23nt 的小分子 RNA，最早发现于 1993 年，直到 2000 年以后人们才认识到 miRNA 是一类不同类别的生物调节物。miRNA 是一个巨大的小分子非编码 RNA 家族，广泛存在于各种动植物甚至单细胞真核生物中。越来越多的研究揭示，miRNA 参与了发育、细胞分化、细胞凋亡、脂类代谢和激素分泌等多种生理过程，以及血友病、肺癌、结肠癌、糖尿病、肝病、肾病和病毒感染等多种病理过程。迄今为止，人们已经从拟南芥、线虫、果蝇、小鼠和人等多种生物中发现了数以千计的 miRNA，但大部分 miRNA 的功能尚有待阐明。

2. 小干扰 RNA（small interfering RNA，siRNA）**的功能** 由双链 RNA 产物引发的对基因表达的高效阻断作用被称为 RNA 干扰（RNA interference，RNAi），介导这种现象发生的小分子

RNA 称为干扰小 RNA。siRNA 通过结合并启动同源 mRNA 的降解来下调相应的基因表达，从而发生强大的基因抑制功能。许多 ncRNA 都参与了基因组 DNA 转录水平的调控，特别是内源性 siRNA，除了 RNA 干扰，它们还参与了真核细胞核内异染色质的形成和基因组 DNA 修饰或加工过程，对于 siRNA 等 ncRNA 的研究有可能揭示表观遗传修饰发生的原因及调控机制。

3. 核小 RNA（small nuclear RNA，snRNA）**的功能**　真核细胞的细胞核中含有许多小 RNA，称为核小 RNA。snRNA 由 100 ~ 300nt 组成，其中某些像 mRNA 一样可被加帽。snRNA 分子中以尿嘧啶碱基含量最丰富，因而以 U 作分类命名。现已发现有 snRNA U1、U2、U4、U5、U6 等类别。snRNA 通过与核内蛋白质组成小核核蛋白（small nuclear ribonucleoprotein，snRNP），在 hnRNA 转变为成熟的 mRNA 过程中，参与剪接（见第六章）。snRNA 在 RNA 加工剪接过程中行使的功能与核酸酶参与下的 Ⅱ 型 RNA 自剪接作用类似，可能兼具位点识别和催化剪接的双重作用，并且在将 mRNA 从细胞核运到细胞质的过程中起着十分重要的作用。snRNA 在核内转录，在胞质中组装，又返回细胞核发挥生理功能。

4. 核仁小 RNA（small nucleolar RNA，snoRNA）　　是非编码 RNA 中研究得最多，了解得最详细的成员之一。它们的主要功能分别为指导 rRNA 或 snRNA 中特异位点的 2′-O- 核糖甲基化修饰、假尿嘧啶化修饰或作为分子伴侣参与靶标 RNA 高级结构的形成。研究发现，snoRNA 除了在 rRNA 的生物合成中发挥作用之外，还能够指导 snRNA、tRNA 和 mRNA 的转录后修饰。此外，还有相当数量的 snoRNA 功能不明，被称为孤儿 snoRNA。有的 snoRNA 特异存在于脑中，称为脑特异性 snoRNA；有的 snoRNA 特异来自于双亲中一方的等位基因，称为印记 snoRNA。典型的 snoRNA 大小在 60 ~ 400nt，具有类似核仁提取物的性质（抗盐性），需要与特定蛋白质结合形成核糖体，并以此形式存在和行使功能。

依据 snoRNA 的保守序列和结构元件可将其分成三类：C/D 盒型 snoRNA（反义）、H/ACA 盒型 snoRNA 以及线粒体 RNA 加工内切核糖核酸酶的 RNA 组分（RNA component of mitochondrial RNA processing endoribonuclease，RMRP）。反义 C/D 盒型 snoRNA 因为含有两个保守序列 C 盒（C box，5′-PuUGAUGA-3′）和 D 盒（5′-CUGA-3′）而得名，它们分别位于离 5′ 和 3′ 端几个核苷酸的位置，有一个 5′、3′ 端茎 - 环结构（4 ~ 5bp 长），使它们靠在一起（图 13-3A）。H/ACA 盒型 snoRNA 的二级结构（图 13-3B）含有两个由线性区连接的带内环的发夹结构，发夹结构的下游带有一短尾结构。在线性区内有一保守的 H box（ANANNA），尾部离 3′ 端 3 个核苷酸有保守的 ACA 三核苷酸，由此命名为 H/ACA 盒型 snoRNA。

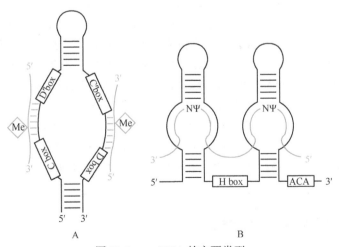

图 13-3　snoRNA 的主要类型

A. 为 C/D 盒型 snoRNA；B. 为 H/ACA 盒型 snoRNA

5. 催化性 RNA　RNase P 是一种内切核酸酶，其含有的 RNA 长 377nt，在 tRNA 加工成熟过程中，用以切除 tRNA 前体 5′ 端附加顺序。大肠杆菌的 RNase P 中的 RNA 亚基可裂解产生 60 余种不同的前体 tRNA。现已在大肠杆菌、枯草杆菌等原核生物及某些真核生物细胞中发现 RNase P 的存在及其 RNA 亚基在前体 tRNA 剪接中的生物催化功能。

6. 向导 RNA（guide RNA，gRNA）　是一种小非编码 RNA，引导 RNA 编辑的 RNA 分子，长度大约是 60 ～ 80 个核苷酸，是由单独的基因转录的。gRNA 具有特殊的分子结构，5′ 端有一段锚定区，以特殊的 G-U 配对方式与 pre-mRNA 编辑区序列互补；中间有一段编辑区，负责在被编辑的 pre-mRNA 分子中插入 U；3′ 端有一段转录后加入的大约 15 个非编码的 poly（U）序列，负责把 gRNA 链接到 pre-mRNA 的编辑区的 5′ 上游富含嘌呤碱基的核苷酸序列上。gRNA 在编辑时，形成一个编辑体（editosome），以 gRNA 内部的序列作为模板进行转录物的校正，同时产生编辑的 mRNA；gRNA 3′ 端的 oligo（U）尾可作为被添加的 U 的供体。

在许多肿瘤中可检测到特有 miRNA 基因的异常表达或 mRNA 异常可变剪接体。一些动物病毒也编码可用于逃逸宿主细胞免疫攻击的 miRNA。比较分析正常生理和疾病发生过程中的非编码 RNA 的表达及其作用，将从 RNA 调控的角度揭示疾病的发生机制并为疾病诊断和治疗提供新的基因靶点和分子标记。ncRNA 基因是新发现的遗传资源和新的生物技术制高点，对 ncRNA 功能的深入研究具有重要的潜在应用价值。例如，miRNA 和 siRNA 已应用于干细胞维持、动植物品种选育及病害控制等方面；miRNA 可用于治疗干预人类重大疾病，在药物研制及药物靶点方面的研究也有着巨大的应用前景。

随着基因组学、蛋白质组学、分子生物学和细胞生物学等技术的飞速发展，近年来对于 tRNA 的研究也已成为当代分子生物学一个活跃的领域。对在特定条件下改变 tRNA 转录及其信号传导途径的观察和研究，可为植物育种和种子改良、农作物对抗不利生长环境和抗病变提供重要依据。tRNA 基因转录的失控已逐渐被人们证实与疾病的发生、恶变相关。阐明它们之间的关系，对人们认识与治疗包括癌症在内的疾病具有重要的意义。

> 知识链接　　　　　　　　　　　**长链非编码 RNA**
>
> 　　长链非编码 RNA（long non-coding RNA，lncRNA）是指长度在 200 ～ 100 000 nt 的 RNA 分子，它们不编码蛋白，可分为反义长非编码 RNA（antisense lncRNA）、内含子非编码 RNA（intronic noncoding RNA）、基因间长链非编码 RNA（long intergenic noncoding RNA，lincRNA）、启动子相关 lncRNA（promoter-associated lncRNA）、非翻译区 lncRNA（UTR associated lncRNA）等。目前人们对 lncRNA 的认识还处在初级阶段，起初 lncRNA 被认为是基因组转录的"噪音"，是 RNA 聚合酶Ⅱ转录的副产物，不具有生物学功能。然而，近几年 lncRNA 开始引起人们广泛的关注，人们发现 lncRNA 可参与 X 染色体沉默、基因组印记以及染色质修饰、转录激活、转录干扰、核内运输等多种重要的调控过程。哺乳动物基因组序列中 4% ～ 9% 的序列产生的转录本是 lncRNA（相应的蛋白编码 RNA 的比例是 1%）。虽然关于 lncRNA 的研究进展迅猛，但是绝大部分 lncRNA 的功能仍然是不清楚的。随着研究的推进及各类 lncRNA 的大量发现，针对 lncRNA 的研究将成为 RNA 基因组研究非常吸引人的一个方向，也将使人们逐渐认识到基因组存在人类知之甚少的"暗物质"。

（三）RNA 组学研究常用的方法

1. 构建 ncRNA cDNA 库　ncRNA 通常不含 poly（A）尾，因此用于克隆 mRNA 的方法不适用于大多数 ncRNA 的克隆。cDNA 末端快速扩增技术（rapid amplification of cDNA ends，RACE）

是一种利用 PCR 从低丰度的转录本中快速扩增 cDNA 的 5′ 和 3′ 端的有效方法，因其具有简单、快速、廉价等优势而受到越来越多的重视。该方法可用于所有不含 poly（A）尾的 ncRNA cDNA 文库的构建。例如，miRNA cDNA 文库的构建步骤为：①抽提总 RNA 后用 PAGE 分离约 20 个核苷酸长度的核酸；②用 T4 RNA 连接酶在其 3′ 端连接一个已知序列 X，加双脱氧核苷酸修饰封闭以避免 X 序列自连，同时为避免 miRNA 自连，miRNA ： X 片段摩尔比应在 1 ： 3 以上；③再用 T4 RNA 连接酶在其 5′ 端连接已知序列 Y，其 5′ 端不含磷酸基团，以免序列 Y 自连，片段 X 和 Y 均为人工合成的脱氧寡核苷酸序列，内含同一种限制性内切核酸酶位点；④根据 X、Y 片段序列，设计 RT-PCR 引物，扩增双链 DNA；⑤用限制性内切核酸酶切出黏性末端，用 T4 DNA 连接酶连接成长链基因串；⑥克隆测序。

2. DNA 芯片技术　在常规 DNA 芯片技术中，研究者一般采用标记的引物或反应中加入荧光标记的 dNTP，以便使待测样品带有荧光，利于检测。但常规 DNA 芯片技术无法检测短的 RNA，因为小分子 RNA 链太短，常规 RT-PCR 无法在待测样品中有效导入荧光标记。这里介绍两种检测小分子 RNA 的芯片方法，能够满足 ncRNA 检测的需要。以 miRNA 为例，方法一是用随机的荧光标记的 8 个核苷酸作为引物，以总 RNA 或总小分子 RNA 为模板进行逆转录，再用获得的反转录样品进行 DNA 芯片检测；方法二是分离约 20nt 的待测样品，用克隆 miRNA 方法在其 3′ 和 5′ 端加上接头，然后在 RT-PCR 过程中导入荧光标记。

由于无法排除其他大分子 RNA 降解产物混入（或污染）的可能性，克隆测序得到的序列并不一定能真正代表天然存在的小分子 RNA，因此须经 Northern 杂交检验，或者采用 PAGE 纯化 18 ～ 30nt 组分进行点杂交（降解物产生的小分子，丰度极低，不被检测）。

四、蛋白质组学

（一）蛋白质组学的相关概念

2001 年人类基因组序列草图的完成，宣告了"后基因组时代"的到来。作为遗传信息的载体，基因数量的有限性、基因结构的相对稳定性和基因表达方式的错综复杂性，不能够全面深入地反映生命现象的复杂性和多变性，也不能够提供认识各种生命活动直接的分子基础。蛋白质是基因功能的具体执行者和体现者，是生物细胞赖以生存的各种代谢和调控途径的主要执行者，也是多种致病因子对机体作用的最重要的靶分子。不同细胞、组织和器官在不同发育阶段、不同生理或病理状态、不同环境因素的作用下，所表达蛋白质的种类和丰度不尽相同。即使是相同细胞、组织和器官在不同生理或病理状态、不同环境因素作用下，所表达蛋白质的丰度也会有所差异。事实上，对蛋白质的数量、丰度、结构、功能和相互关系的研究将为阐明生命现象本质和生命活动规律提供直接有力的论据。

蛋白质组（proteome）指的是在一定条件下，在某一个生命体系中由基因组编码的全部蛋白质，即一个基因组、一种细胞 / 组织 / 器官或一种生物所表达的全部蛋白质。相应地，蛋白质组学是指采用各种技术手段来研究蛋白质组的一门科学，蛋白质组学又可以分为狭义和广义两种。狭义蛋白质组学是指利用多维电泳、多维色谱和质谱等高通量技术，确定出某一个特定研究对象（某一细胞、亚细胞器、组织、器官、个体、物种等）中的全部蛋白质；广义蛋白质组学是指既要确定出某一特定研究对象的全部蛋白质（尤其是表达差异的蛋白质），又要研究这些蛋白质的活性、定位、丰度变化、翻译后修饰、代谢相互作用及其作用的网络与时空变化的关系等。

人类的蛋白质图谱计划包括对靶向超过 1.7 万个特殊蛋白的 2.5 万多个抗体进行蛋白质组的

分析，同时还结合对 2 万个蛋白编码基因的转录组学进行分析。研究者在 2016 年 4 月发布的第 15 版人类蛋白质图谱包括多个数据来源中心的原始数据，这些数据为后期从事比较性的研究提供了依据，将成为后期代谢模型研究的基础，也将为对比不同组织样本之间的 RNA 和蛋白质水平提供新的思路和研究基础。

（二）蛋白质组学的研究内容

蛋白质是一类变化多样的分子，可以从其序列、结构、表达、定位、修饰和相互作用等多个方面进行研究。蛋白质组学已经广泛应用到生物学和医学的许多领域，对植物学、动物学、微生物学和人类医学研究已经产生了广泛而深远的影响。特别是由于蛋白质组学与基因组学、RNA 组学、代谢组学、生物信息学等大规模学科的交叉而衍生出的系统生物学（system biology）研究思维和模式，已经开始成为生命科学最令人激动的新前沿。根据研究的方向和目的不同，又可以将蛋白质组的研究大致分为以下几个方面。

1. 表达蛋白质组学（expression proteomics）　是对一种细胞、组织和器官中所有蛋白质进行分离、鉴定和定量研究的学科。它研究机体生长发育、病变和死亡等不同阶段细胞、组织和器官中蛋白质表达图谱的变化，研究不同样本中蛋白质表达在丰度（数量）上的差异变化。通过蛋白质表达图谱变化的比较，可以发现在生物体发育过程中与疾病发生发展密切相关的蛋白质。

2. 功能蛋白质组学（functional proteomics）　通常研究细胞内与某个功能相关或在某种条件下表达的一群蛋白质。其注重从局部入手，以细胞内的蛋白质群体（可能涉及特定功能，与特定生理病理过程相关的蛋白质群体）为主要研究对象。在研究蛋白质群体的基础上，可把许多不同的蛋白质群体统计组合，进而绘制出接近于生命细胞的"全部蛋白质"的蛋白质组图谱。

3. 相互作用蛋白质组学（interaction proteomics）　是对特定细胞器中的蛋白质或者蛋白质的结构加以分析，确定它们在细胞中的定位，了解蛋白质之间的相互作用。广义上说，这个分支考虑蛋白质之间遗传和物理的相互作用以及蛋白质与核酸或小分子间的相互作用。相互作用蛋白质组学最远大的目标是：根据单个蛋白质间的二元相互作用和通过蛋白质复合物系统分析确定的更高级别的相互作用来构建蛋白质组的相互作用网络图。

从蛋白质组学这个名词的提出到如今，其概念不断变迁，研究内涵也不断扩大。先后出现了疾病蛋白质组学、营养蛋白质组学、临床蛋白质组学、化学蛋白质组学、器官（肝、肾、脑组织、肺、胰腺、心肌、神经、体液等）蛋白质组学、膜蛋白质组学、单细胞蛋白质组学、结构蛋白质组学、比较蛋白质组学、修饰蛋白质组学等等。随着蛋白质组学研究的不断深入，其研究内容及范围将会不断地延伸、丰富。

（三）蛋白质组学研究常用的方法

蛋白质组学研究主要包括蛋白质的分离和鉴定两大步骤，同时辅以各种显色手段、分析软件等。蛋白质的分离原理是根据混合样品中蛋白质的不同理化特性进行分离。目前满足高分辨率和高通量的蛋白质分离技术最主要的有二维（凝胶）电泳（two-dimensional electrophoresis，2-DE）（亦称双向电泳）、多维液相色谱（multi-dimensional liquid chromatography，MDLC）等，蛋白质鉴定常用生物质谱技术。

1. 二维（双向）凝胶电泳（2-DE）　是目前使用最广泛的、可靠的蛋白质组学分离技术。2-DE 使复杂的蛋白质混合物在等电点 - 相对分子质量（pI-M_r）组成的二维平面上得到分离，可以在一块凝胶上同时分离上千乃至上万个蛋白质（图 13-4），且分离得到的大部分蛋白质组分纯度可以达到 90% 以上，具有高分辨率、高重复性的优势，并兼具微量制备性能。

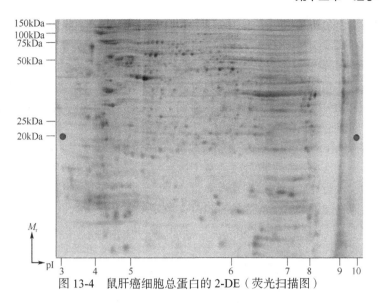

图 13-4 鼠肝癌细胞总蛋白的 2-DE（荧光扫描图）

2. 二维荧光差异胶内凝胶电泳（fluorescence two-dimensional difference in-gel electrophoresis，2D-DIGE） 是一种荧光标记的定量蛋白质组学技术，也是目前最为可靠的蛋白质组学定量方法，比经典的 2-DE 具有更高的检测范围和灵敏性。2D-DIGE（图 13-5）采用三种结构相似的荧光染料 Cy2、Cy3 和 Cy5 来标记蛋白，三者的激发和发射波长各不相同，可同时在一块胶上分离 3 个样品，消除了胶内差异；不同凝胶间引入相同 Cy 荧光染料标记的内标，消除了胶与胶间的差异，进而减少了实验条件不一致引起的误差。

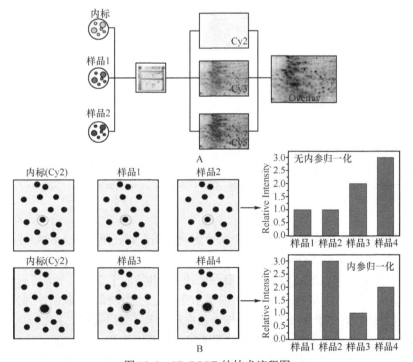

图 13-5 2D-DIGE 的技术流程图

A. 同一块凝胶上分离 3 个样品；B. 内参归一化

3. 生物质谱技术 在蛋白质组学研究中，对于通过 2-DE 或其他方法分离的蛋白质样品进行鉴定是蛋白质组研究中最为关键的一步。质谱分析用于蛋白质等生物大分子的研究具有明显的优势：首先，具有很高的灵敏度，能为亚微克级试样提供信息；其次能最有效地与色谱联用，适用于复杂体系中痕量物质的鉴定或结构测定；同时，还具有准确性高、简便快速等优点及很好的普适性。生物质谱技术可用于：①蛋白质/多肽分子量的精确测定；②肽质量指纹图谱（peptide mass fingerprinting，PMF）测定；③肽、蛋白质的序列分析；④蛋白质和多肽中巯基和二硫键的定位；⑤蛋白质的翻译后修饰；⑥蛋白质分子相互作用及非共价键结合的复合物。

（1）PMF法鉴定蛋白质：蛋白质经过酶解成为长短不一的肽段后，采用质谱分析的方法获得的肽段的相对分子质量形成一个肽段分子质量图谱，对质谱分析所得肽片段与多肽蛋白数据库中蛋白质的理论肽片段进行比较，从而判别所测蛋白是已知还是未知。由于不同的蛋白质具有不同的氨基酸序列，因而不同蛋白质呈现特征的PMF。测定肽混合物质量最有效的质谱仪是基质辅助激光解吸飞行时间质谱 [MALDI- time-of-flight（TOF）-MS]，其灵敏度高、快速且获得质谱谱峰简单（每个谱峰代表一种肽段）。PMF方法鉴定蛋白质时要求全部肽段质量与理论值相符合，因此可同时处理大量样品，是大规模鉴定的首选手段。表13-2为PMF法鉴定白眉蝮蛇蛇毒纤溶酶原激活物。

表 13-2　采用 PrOTOF 质谱仪通过 PMF 鉴定白眉蝮蛇蛇毒纤溶酶原激活物

测得质量（相对分子质量）	理论质量（相对分子质量）	相对误差（ppm）	起止序列	肽段序列
1116.549	1116.541	7	103～111a；58～66b；82～90c	ILNEDEQTR
1244.647	1244.635	10	82～90d	KILNEDEQTR
1306.659	1306.649	8	102～111a；57～66b；81～90c	NFQMLFGVHSK
（1322.654*）	（1322.644*）	5	81～90d	
			91～101a	ILNEDEQTRDPK
1456.722	1456.715	6		AAYPVLLAGSSTLCAGT
2149.094	2149.082		103～114a；58～69b；82～93c	CQGGK
			82～93d	
			197～218a	

匹配来源物种：a. Plasminogen activator precursor（*Gloydius halys*，GI：4102926，protein entry number：AAD01624.1）；b. A Chain A，plasminogen activator（Tsv-Pa）（*Trimeresurus stejnejeri*，GI：5821881，protein entry number：1BQY）；c. VSP2_TRIJE venom serine proteinase 2 precursor（*Trimeresurus jerdonii*，GI：13959639，protein entry number：Q9DF67）；d. VSP1_TRIST venom plasminogen activator precursor（*Trimeresurus stejnejeri*，GI：13959636，protein entry number：Q91516）；氨基酸氧化 *，the oxidation product of methionine

（2）一级质谱结合串联质谱（MS/MS）法鉴定蛋白质：研究蛋白质/多肽，除了测定其分子量、等电点、氨基酸组成等性质外，还需要获得它的结构和功能信息，即需要获得其氨基酸序列（一级结构）。电喷雾串联质谱（ESI-MS/MS）具有测序功能，其借助于碰撞诱导解离（collision-induced dissociation，CID）等过程，能够在微量/超微量水平上进行蛋白质/多肽的序列分析，而且能够分析以序列为基础的侧链化学修饰等，已经成为蛋白质组学研究的关键技术之一。

一般肽段在CID过程产生的碎片离子最常见的分为两大系列，从N端开始在肽键处的碎片离子以 b_n 表示，从C端开始在肽键处的碎片离子以 y_n 表示，这样将质谱数据通过数据库检索，根据肽段的分子质量和其碎片离子峰就可以确定肽段的序列和来源于哪种蛋白（图13-6）。

4. 非凝胶蛋白质组学研究技术　在蛋白质组学研究中，二维凝胶电泳技术由于其高分辨率而被广泛应用，但是该技术难以分离极酸性（碱性）蛋白质、疏水性蛋白质、极大（小）和低丰度蛋白质，同时该技术路线后续采用胶内酶解，费时、费力，难以与质谱联用实现自动化和高通量。随着质谱各个技术细节的日趋完善，高效液相色谱（HPLC）、毛细管电泳（CE）和毛细管电色谱（capillary electrochromatography，EC）等技术成功应用于蛋白质组学研究，这些非凝胶技术具有快速、高效、高灵敏度、自动化程度高、检测限低等优点，与后续质谱的检测鉴定结合，成为蛋白质组学研究中的主流技术。

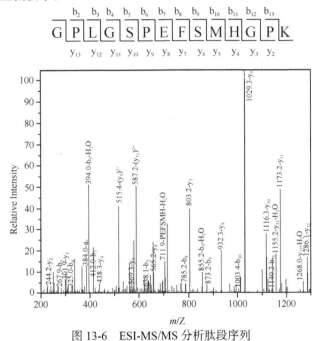

图 13-6 ESI-MS/MS 分析肽段序列

（1）一维色谱与质谱联用（LC-MS）：最常见的是 HPLC 与质谱的联用（HPLC-MS）（图 13-7），现在最为常用的是将 ESI-MS（MS/MS）与纳升级的反相高效液相色谱（RP-HPLC）联用，对于不是很复杂的体系，该技术可以充分发挥快速、灵敏及自动化特色，实现蛋白质或多肽混合物的分离和鉴定，是蛋白质组学研究中简单快速的方法之一。

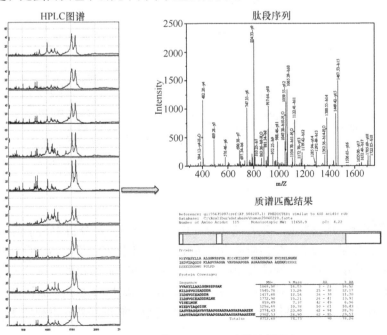

图 13-7 一维 HPLC-MS 过程示意图

（2）多维色谱与质谱联用（MDLC-MS）技术：针对复杂的蛋白质/多肽混合体系，研究人员建立了 MDLC 分离系统。MDLC 分离系统的原理是按照样品中各个组分的等电点、相对分子质量、分子大小、荷电状况、疏水性等性质的差异将组分进行分离。MDLC 分离系统可比一维液相色谱分离模式提供更高的峰容量，更适合分离复杂的生物体系。MDLC 的总峰容量（P）等于每一维的峰容量（Pi）的乘积，即：$P=P1 \times P2 \times P3\cdots$，是目前解决复杂体系分离问题最有效的手段。

MDLC 首先通过前一维将样品分离成不同馏分，每个馏分再经过下一维分离成不同馏分。在分离过程中要考虑各分离维的适用范围、峰容量、洗脱速度等因素（表 13-3），将分离模式合理组合，以提高 MDLC 系统的峰容量和分离能力。

表 13-3　各种液相色谱分离模式和适用范围

液相色谱选择	适用范围	洗脱速度	液相色谱选择
反相色谱	第一维及后续维	高	快
疏水色谱	后续维	中	快
分子排阻色谱	后续维	低	慢
亲和色谱	第一维	中	慢
离子交换色谱	第一维	中	快

常采用的二维液相色谱分离组合模式有：离子交换色谱 - 反相液相色谱联用、分子排阻色谱 - 反相液相色谱联用、反相液相色谱 - 反相液相色谱联用和亲和液相色谱 - 反相液相色谱联用。近年来三维液相色谱 - 质谱联用技术也成功建立并应用于蛋白质组学研究。2002 年 Michael J. MacCoss 等成功实现了反相液相色谱 - 离子交换色谱 - 反相液相色谱 - 质谱联用，其分辨率比二维色谱大大提高，在蛋白质种类鉴定和蛋白质修饰位点分析等方面的能力也大幅提升。另外还出现了多维蛋白质鉴定技术（multi-dimensional protein identification technology，MudPIT），其基本原理是：在同一根色谱柱的前半部分装填强阳离子（强阴离子）色谱填料，后半部分装填反相液相色谱填料，这样这个色谱分离过程就包括了一系列依次增加的盐浓度台阶梯度洗脱和有机溶剂的线性梯度洗脱。多肽流出 RPLC 填料后直接引入质谱进行分析，采集的质谱数据经数据库检索，可确定与多肽序列相匹配的蛋白质（图 13-8）。

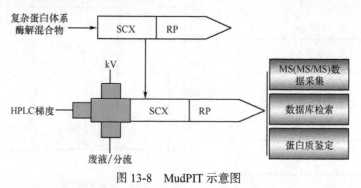

图 13-8　MudPIT 示意图

（3）毛细管电泳 - 质谱联用：毛细管电泳（CE）在蛋白质组分析中用于蛋白质肽谱的建立与蛋白质鉴定、物化常数分析、蛋白质动力学研究、样品定性定量检测与微量制备。例如，采用 CZE-ESI-FI-ICR（傅里叶离子回旋共振加速）-MS 对脑脊髓液胰蛋白酶解肽段进行分析，鉴定出了 30 种蛋白质。CE 技术可以对核酸/核苷酸、蛋白质/肽段/氨基酸、糖蛋白/糖、微量元素、小的生物活性分子进行快速分离分析；DNA 及 DNA 合成产物的序列分析和纯度测定；甚至可以应用到药物分子及其代谢产物鉴别、无机及有机离子 / 有机酸检测及分析、单细胞分析、药物与细胞的相互作用和病毒分析、手性化合物的分离等。美中不足的是，到目前为止还没有很好解决 CE 与质谱接口的问题，但毋庸置疑，随着 CE 技术的不断完善和发展，它必将在蛋白质组学研究中发挥更重要的作用。

5. 蛋白质芯片技术　近几年来，蛋白质芯片以其微型化、高效、高通量、平行和直接对蛋白质进行分析的特点，普遍应用于蛋白质组（尤其是功能蛋白质组）研究。

6. 酵母双杂交技术（YTH）　利用 YTH 可以发现新的蛋白质，其普遍应用于新功能、研究细胞体内抗原 - 抗体的相互作用、筛选药物的作用位点、监测药物对蛋白质之间相互作用的影响以及建立基因组蛋白质连锁图（genome protein linkage map）。

五、代 谢 组 学

（一）代谢组学的相关概念

代谢组（metabolome）是指某一细胞、组织、器官或者体液中所产生的所有代谢组分，尤其是相对分子质量为 1000 以内的小分子物质。代谢组学的概念由英国伦敦的帝国理工大学 Jeremy K. Nicholson 教授（代谢组学之父）在 1999 年正式提出，是指通过对某一细胞、组织、器官或者体液内所有代谢物进行高通量检测、定性和定量分析，研究生物体整体或组织细胞系统的动态代谢变化，尤其是内源代谢、遗传变异、环境变化及各种物质进入代谢系统的特征和影响，并寻找代谢物与生理病理变化对应关系的科学。代谢组学同以基因、mRNA、蛋白质为研究对象的基因组学、转录组学、蛋白质组学一样，是系统生物学的重要组成部分（图 13-9）。高通量 / 高分辨的代谢组检测、代谢物的定性 / 定量、数据分析挖掘、代谢途径分析的自动化 / 高效化 / 可视化是代谢组学的发展方向。

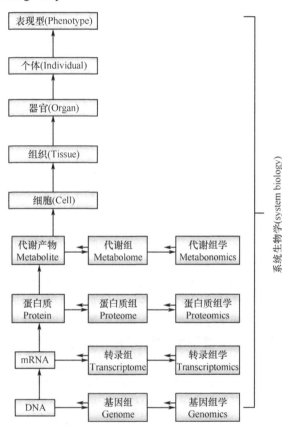

图 13-9　代谢组学与其他组学间的关系

（二）代谢组学分析途径

1. 代谢指纹图谱分析（metabolic fingerprinting analysis）　对生物样品中的单一组分不进行分离和鉴定，而是高通量收集和分析不同的产物中整体组分而非个别组分间的差异，对样品进行快速分类指认。

2. 代谢谱轮廓分析（metabolic profiling analysis）　对少数预设的代谢组分的定性 / 定量分析。

3. 代谢组分靶向分析（metabolite target analysis）　一个或几个特定代谢组分的靶向性分析。代谢组学研究的基本流程见图 13-10。

（三）代谢组学研究常用的方法

目前，用于代谢组学研究的分离、分析手段及其组合主要包括薄层层析（TLC）、核磁共振

（NMR）、配置紫外或二极管阵列检测器的 HPLC（UV-HPLC、PDA-HPLC）、配置紫外或激光诱导检测器的毛细管电泳（UV-CE、LIF-CE）、气相色谱（GC）/气相色谱 - 质谱联用技术（GC-MS）、毛细管电泳（CE）/毛细管电泳 - 质谱联用技术（CE-MS）、液相色谱（LC）/液相色谱 - 质谱联用技术（LC-MS）、LC-NMR、LC-NMR/MS 等，其中以 NMR 和色 - 质联用技术最为常用。

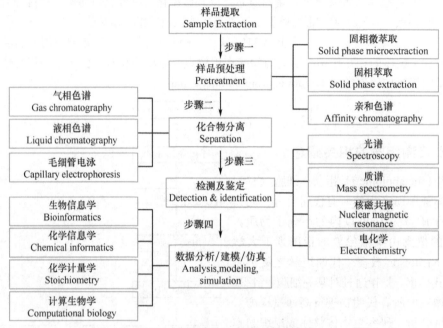

图 13-10   代谢组学研究的基本流程

GC-MS 和 LC-MS 是针对代谢物进行定性和可重现定量分析的高通量实验手段，动态范围广泛，可比较不同样品中各自的代谢产物和相对丰度，并通过比较不同个体中代谢产物的质谱峰，了解不同化合物的结构，建立完备的识别这些不同化合物特征的分析方法，已被广泛用于代谢组学研究。质谱只能检测离子化的物质，针对非离子化的代谢产物，采用 NMR 方法，可弥补质谱不足。质谱与 NMR 相结合的方法，可建立机体中较完整代谢途径图谱。但 NMR 方法灵敏度不高，只能用于分析高丰度代谢产物。CE 可更高效率地分离某些特定组分，与质谱或其他检测方法共同使用，可提高代谢组分的检出率以及鉴定和定量的精确度。

（四）代谢组学的应用

1. 代谢组学与疾病诊断   疾病导致机体生理过程发生变化，最终引起代谢产物发生相应变化。通过对某些代谢产物进行分析，并与健康人代谢产物比较，可找到疾病的标志物，提供较好的诊断方法，比如新生儿是否缺失酶基因，可在其出现相应的代谢产物过少或过多时检测出来。苯丙酮尿症（phenylketonuria，PKU）是一种常见的婴儿疾病，是由于缺失将苯丙氨酸羟化成酪氨酸所必需的苯丙氨酸羟化酶基因，导致血液中苯丙氨酸累积造成的。若不能及时检测出这种先天的代谢缺陷，婴儿出生 9 个月内会产生无法挽救的大脑损伤。血样和尿素代谢指纹分析不仅可以早期确诊这种疾病，而且有望找到治疗方法。

2. 代谢组学与心脑血管疾病   2002 年，Joanne T. Brindle 等的研究结果表明代谢组学方法可用于冠心病的诊断，后来又发现代谢组学研究可应用于高血压疾病诊断。2005 年 Marc S. Sabatine 代谢组学的研究结果说明急性心肌缺血时代谢产物和代谢途径发生变化，为冠心病的诊断增加了新的方法和治疗靶点。

3. 代谢组学与肿瘤　　代谢组学研究可以从机体的动态代谢中发现适当的肿瘤标志物，这将更有利于肿瘤的早期诊断和治疗，提高肿瘤患者的治愈率和延长其生存期。代谢组学技术已经用于比较不同类型癌症患者和健康者尿中核苷排放水平的定性 / 定量分析以及乳腺癌肿瘤组织中甘油磷酸胆碱和磷酸胆碱及胆碱水平的差异分析。此外，应用肿瘤代谢组表征结果可预测淋巴结转移和血管浸润，区分良性和恶性肿瘤。

4. 代谢组学与肝肾功能疾病　　肝脏和肾脏均为人体内重要的代谢器官，肝脏和肾脏病变时涉及多种激素、蛋白质、糖、氨基酸和脂质代谢等改变，必然发生代谢物组的变化。目前应用最多的是利用质谱及 NMR 对患者血清、血浆、尿和组织中的代谢物进行分析，找寻标志物，为阐明肝病 / 肾病病理生理机制提供重要的实验数据和理论基础。

5. 代谢组学与内分泌系统疾病　　代谢组学研究目前主要侧重于探究 1 型、2 型糖尿病患者血清和尿代谢物组的变化及其诊断相关性。已经利用代谢组学技术发现 2 型糖尿病患者血清脂肪酸谱与常人明显不同，而 1 型糖尿病患者尿液有机酸代谢组中有五种有机酸为该病的生物标志物。

6. 代谢组学与食品安全代谢组学的应用　　已广泛应用于食品的加工监测、食品质量的改善、作物品种的改良以及新食品的作物育种等领域。代谢物组学能在代谢水平上检测普通农作物和转基因农作物是否相同以及是否存在潜在的问题。

此外，代谢组学不仅已成功应用于器官移植、生殖医学和营养 / 药物代谢动力学，而且在环境检测、能源利用 / 再生 / 创新、中医药炮制 / 配伍 / 药效评价 / 作用机制方面的应用也日益受到重视，发展和应用前景广阔。

第二节　生物信息学

生物信息学（bioinformatics）是研究生物信息采集、处理、存储、传播、分析和注释等各方面方法的一门学科，它通过综合利用生物学、计算机科学和信息技术，揭示大量而复杂的生物数据所蕴含的生物学奥秘。生物信息学是多学科融合交叉的产物，涉及生物、数学、物理、计算机科学、信息科学诸多领域。它以互联网为媒介，以数据库为载体，利用数学知识建立各种计算机模型，对实验生物学中产生的大量生物学数据进行存储、检索、处理及分析，并以生物学知识对结果进行解释，从而揭示生命现象中具有普遍性和真实性的遗传本质，探索复杂生命现象、生命起源、生物进化以及细胞、器官和个体的发生、发育、病变、衰亡的规律及时空关系。

一、生物信息学的研究内容

生物信息学的研究基本以基因组 DNA 序列的信息分析为出发点，深入全面地分析基因组结构，发现或寻找新的基因，分析基因调控信息，并在此基础上研究基因的功能，模拟和预测蛋白质的空间结构，分析蛋白质的行踪和功能，为基于靶分子结构的药物分子设计以及蛋白质分子性能改良提供依据。近年来，基因组学、转录组学、蛋白质组学、代谢组学、RNA 组学、化学组学、营养组学等学科的出现和迅猛发展，极大丰富了生物信息学的内涵。生物信息学已经在理论生物学领域中稳居核心位置。

生物信息学的研究内容主要包括以下几个方面。

（一）生物分子信息数据的收集、存储和管理

生物分子信息数据是一种非结构化数据，其数据量巨大、种类繁多、数据操作类型复杂，对数据的收集、存储和整合是访问、处理和利用的关键。目前，其审核评估系统包括建立和完善基

本生物信息库及生物信息传输的国际联网系统，建立评估与检测生物信息数据质量并实行生物信息数据，实行生物数据信息的在线服务，实施生物信息可视化，建立起可靠稳定的专家系统。

（二）数据库搜索及序列比对分析及应用

1. 数据库搜索及序列比对分析　对于获得的新的生物分子的 DNA 序列或氨基酸序列，我们不了解其相应的生物学功能，但可通过搜索序列数据库找到与新序列同源的已知序列，根据序列同源性推测新序列生物分子可能具有的生物活性和功能。序列比对（sequence alignment）可以比较两个或两个以上分子序列的相似性或差异性，通过在数据库中搜索相关序列和子序列，可找出对应蛋白质和 DNA 序列中可参考的信息成分，挖掘 DNA 或氨基酸序列的生物学特性，即从核酸和蛋白质序列出发，分析序列中表达结构和功能的生物信息，是生物信息学研究的基本任务。通过对各种生物分子序列进行分析，研究新的计算方法，可从大量序列信息中获取基因结构、功能和进化等方面的线索。BALST 和 FASTA 算法是最常用的序列比对方法。

2. 分子进化和基因组比较研究　分子进化是利用不同物种中同一基因的 DNA 序列或者其编码的氨基酸序列的异同来研究生物的进化，以此确定物种在进化过程中的相似性和同源性，构建进化树。早期的研究方法常采用外在因素，如大小、肤色、肢体的数量等作为进化的依据。后来人们利用分子进化来研究物种进化。而今随着越来越多的基因组测序工作的完成，人们已从整个基因组的角度来研究物种进化，因为基因组是物种所有遗传信息的储存库，从根本上决定着物种个体发育，因而可使我们能从基因组整体结构、整体功能网络调节以及生理表征现象来进行基因组整体的演化研究，这是揭示物种真实演化历史的最佳途径。

在后基因组时代，各种生物的完整基因组数据越来越多，使得人们能从整体的思路出发，比较分析不同生物的全基因组异同，帮助人们从遗传本质上合理解释许多重大生物学问题，揭示遗传奥秘。全基因组的比较研究将生物信息学从片面的局部研究跨向全面整体研究，使其达到一个前所未有的新高度。

（三）发现新基因及基因单核苷酸多态性分析

生物信息学是发现新基因的重要手段，如酿酒酵母（旧称啤酒酵母）全基因组含有6275个基因，其中约有60%是通过生物信息分析得到的。

一个确定基因的序列，它只是有代表性的序列之一。在群体的分布中，基因多态性现象十分普遍。基因多态性既可来源于基因组中重复序列拷贝数不同，也可来源于单拷贝序列变异、双等位基因的转换或替换，通常分为片段长度多态性（fragment length polymorphism，FLP）、重复序列多态性（sequence repeat polymorphism，SRP）和单核苷酸多态性（SNP）。SNP 是指在基因组水平上由单个核苷酸的变异所引起的 DNA 序列多态性。SNP 在基因组中分布相当广泛，占所有已知多态性的90%以上，在人类基因组中每300bp就出现一次，是人类可遗传的变异中最常见的一种。现在普遍认为 SNP 研究是人类基因组计划走向应用的重要步骤。

（四）基因组序列信息及功能基因组相关信息的提取和分析

1. 基因组序列信息的提取和分析　面对数量巨大且发展迅猛的信息数据，如何快速挑选出其中关键及有用的数据，发现其中可能存在的规律，已经成为当务之急。快速有效地提取和分析基因组信息可在以下诸多领域提供高效的指导和帮助：①基因的发现与鉴定、发现新基因和新的 SNP 以及各种功能位点；②基因组中非编码区的信息结构分析及理论模型建立；③模式生物完整基因组的信息结构分析和比较研究；④利用生物信息研究遗传密码起源、基因组结构的演化、基因组空间结构与 DNA 折叠的关系以及基因组信息与生物进化的关系等重大问题。

2. 功能基因组相关信息的提取和分析 功能基因组学是后基因组时代研究的核心内容，它强调用发展和整体的实验方法分析基因组序列信息来阐明基因功能，包括与大规模基因表达谱分析相关的算法和软件研究、基因表达调控网络的研究、与基因组信息相关的核酸及蛋白质空间结构的预测和模拟以及蛋白质功能预测的研究等。

（五）蛋白质结构比对/预测及结构蛋白质组学研究

生物信息学已经广泛深入应用于蛋白质结构比对和预测，尤其是比较两个或两个以上蛋白质分子空间结构的相似性或差异性。蛋白质的结构与功能是密切相关的，一般认为，具有相似功能的蛋白质结构一般也相似。氨基酸的序列决定了蛋白质的三维结构，而蛋白质的三维结构比其一级结构在进化中更加保守，因此从观察和总结已知结构的蛋白质结构规律出发可预测未知蛋白质的结构。同源建模（homology modeling）和指认（threading）方法均属于这一范畴。

（六）药物/新药设计

人类基因组计划的目的之一在于了解人体内10万多种蛋白质的结构、功能、相互作用以及与人类疾病之间的关系，寻求各种治疗和预防方法。随着结构生物学的发展，相当数量的蛋白质、核酸、多糖的三维结构已被精准描绘，因此，基于生物大分子结构的药物设计已成为生物信息学中重要的研究领域，如基于蛋白质空间结构模拟基础上的药物分子设计，基于酶/功能蛋白质/细胞表面受体结构的药物设计和基于DNA结构的药物设计等。

（七）生物信息分析的技术与方法研究

生物信息处理量的规模巨大，给生物数据的深度分析和挖掘带来了巨大的难题和挑战，需要新思想、新模型、新方法的加入。在现有生物信息学理论技术的基础之上，如发展有效的能支持大尺度作图与测序需要的软件、数据库以及若干数据库工具，改进现有的理论分析方法，创建适用于基因组、蛋白质组信息分析的新方法、新技术等，可为生物信息学的发展及应用带来新的飞跃。

（八）非编码区序列识别生物信息分析方法

基因组序列确定以后，基因识别的基本问题是如何正确识别基因的范围和在基因组序列中的精确位置。非编码区一般在研究蛋白质时不予考虑，但若去除非编码区，又不能完成基因的复制。DNA序列作为一种遗传语言，既包含编码区，又包含非编码序列。在人类基因组中，编码部分仅约占整个基因组序列的2%。分析非编码区序列尚无一般性指导方法，急需新的信息学方法介入，生物信息学为这一问题提供了可行的解决之道。

二、生物信息学数据库简介

数据库是相关数据的集合体，在数据库管理系统的支持下，数据库具有易于共享、统一管理、能被检索、定期更新、与其他数据库链接并具有独立性等特点。生物信息学数据库是非常重要的生物学资源，生物信息学的许多内容都是围绕数据库产生和发展起来的。数据库是生物信息学的主要内容，几乎覆盖了生命科学的各领域。文献数据库有Medline、UnCover等；核酸序列数据库有GenBank、EMBL、DDBJ等，与基因组有关的数据库有ESTdb、OMIM、GDB、GSDB等；蛋白质序列数据库有SWISS-PROT、PIR、OWL、NRL3D、TrEMBL等，蛋白质二级结构数据库有PROSITE、BLOCKS、PRINTS等，蛋白质结构分类有关数据库有SCOP、CATH、FSSP、3D-ALI、DSSP等，生物大分子三维结构数据库有PDB、NDB、BMRB、CCSD等。生物数据库覆盖面广、分布分散且格式不统一，一些生物计算中心将多个数据库整合以提供综合服务，如欧洲生物信息学研究所（EBI）的序列检索系统（sequence retrieval system，SRS）包含了核酸序列库、蛋白质序列库、三维结构库等 30 多个数据库及 CLUSTALW、PROSITESEARCH 等强有力的搜索工具，用户可同时进行多数据库的多种查询。

国际上的生物信息学数据库种类繁多，归纳起来大体分为四大类：基因组数据库、核酸和蛋白质一级结构数据库、生物大分子三维结构数据库以及由以上三类数据库和文献资料结合构建的二级数据库。下面以研究对象分类，分别介绍核酸数据库、蛋白质数据库、非编码 RNA 组科学数据库、序列比对工具以及其他在线生物信息学分析工具。

（一）核酸数据库

1. 核酸序列数据库　核酸序列是了解生物体结构、功能、发育与进化的出发点，国际上权威的 3 个核酸数据库包括美国国家生物技术信息中心（National Center of Biotechnology Information，NCBI）的 GenBank 数据库、欧洲分子生物学实验室的 EMBL 数据库和日本国立研究所的 DDBJ 数据库，这 3 个数据库一起构成了国际化合作核酸序列数据库，收录了当前所知的核酸序列。3 个组织相互合作，数据库内容一致，仅在数据库格式上有差别。3 个数据库间通过自动更新程序每天进行信息交流互换，保持彼此数据的同步更新，确保每一序列只出现一次。对于特定查询，3 个数据库查询结果基本一致。这 3 个数据库是综合性的 DNA 和 RNA 序列数据库，库中每条记录代表一个 DNA 和 RNA 片段，其数据由众多的研究机构提供和科学文献检索而来。

（1）GenBank 数据库：NCBI 的 GenBank 数据库成立于 1988 年，它包含所有已知的核酸和蛋白质序列以及与之相关的文献著作和生物学注释。NCBI 提供广泛的数据查询、序列相似性搜索及其他服务，用户可以从 NCBI 的 FTP 服务器上免费下载完整 GenBank 数据库或积累的数据。GenBank 是一个包含来自 70 000 多种生物的核苷酸序列的数据库。每条 GenBank 数据记录包含对序列的简要描述、序列来源生物的科学名称、物种分类名称、参考文献、序列特征表以及序列本身。序列特征表包含对序列生物学特征的分类和注释，如编码区、转录单元、重复区域、突变位点或修饰位点等。数据记录又按照细菌类、病毒类、灵长类、啮齿类，以及 EST 数据、基因组测序数据、高通量基因组序列数据等划分为多个子类。

（2）EMBL 数据库：EMBL 数据库（http：//www.ebi.ac.uk/）成立于 1982 年，是最早建立的核苷酸序列数据库。EMBL 的数据一是由序列发现者提交，二是来自生物医学期刊上收录已发表的序列资料，其内容与 GenBank 数据库基本相同。每个 EMBL 序列数据包含序列名称（ID）、序列说明（DE）、序列编号（AC）、序列版本号（SV）、序列关键词（KW）、序列物种来源（OS）、来源物种科学名称（OC）、来源文献编号（RN）、相关文献作者（RA）/题目（RT）/杂志名（RL）/注释（RC）、序列中具有重要生物学意义的位点等。EMBL 数据库服务器提供序列查询和序列搜索服务，可非常简捷地通过序列登录号或序列名称进行查询，也可通过物种、序列功能等进行查询。

（3）DDBJ 数据库：DDBJ（https：//www.ddbj.nig.ac.jp/）数据库创建于 1984 年，由日本国立遗传学研究所遗传信息中心维护。DDBJ 数据库的结构与 GenBank 和 EMBL 数据库一致。DDBJ 信息来源主要是日本的研究机构，亦接受其他国家呈递的序列，主要向研究者收集 DNA 序列信息并赋予其数据存取号。DDBJ 数据库通过万维网（WWW）、FTP、E-mail 或 Gopher 等方式为研究人员服务。

2. 核酸二级数据库　在一级数据库基础上，对基因组图谱、核酸和蛋白质序列、蛋白质结构及文献等数据进行分析、整理、归纳、注释和提炼加工，构建具有特殊生物学意义和专门用途的数据库，称为二级数据库，亦称专门数据库、专业数据库或专用数据库。

（1）EPD 数据库：EPD（the eukaryotic promoter database）数据库（http：//epd.vital-it.ch/）是

真核生物启动子数据库，由以色列 Weizmann 研究所于 1988 年创立，体现真核生物基因转录调控元件的相关序列。EPD 是一个经过严格筛选和详细注释的非冗余的真核生物启动子数据库，收集真核基因转录起始位点的描述性信息，将指向同一个启动子的所有信息收录在同一项记录中，并包含对 EMBL、SWISS-PROT、TRANSFAC、FlyBase、MGD 以及 MEDLINE 文献数据库间的互引。EPD 数据记录的格式内容包括：启动子的鉴定及描述信息、计算机识别位点信号、转录起始位点描述的实验证据、关于调控特征的信息、与其他数据库的互引信息及参考文献信息等。

（2）TRANSFAC 数据库：TRANSFAC 数据库（http：//gene-regulation.com/pub/databases.html）创建于 1988 年，是真核生物基因转录调控因子数据库，是由 Edgar Wingender 在收集关于真核基因表达顺式作用元件及转录调控因子的结合序列信息的过程中产生的。

（3）dbSNP 数据库：1999 年，NCBI 创建了单核苷酸多态性 dbSNP 数据库（https：//www.ncbi.nlm.nih.gov/snp/），该数据库收录包括人类在内所有物种的 SNP 序列，这些序列是由单核苷酸置换以及短的片段删除和插入所导致的多态性数据。dbSNP 综合了多个数据库的 SNP 记录，同时提供与 MEDLINE、GenBank 等数据库的交叉链接。

3. 核酸晶体数据库 NDB（nuclear acid database）　是一个核酸晶体结构数据库（http：//ndbserver.rutgers.edu/），该数据库是由美国 Rutgers 大学的 Helen M. Berman 等建立，用于收集 NDB 结构数据库里的关于核酸三维结构的记录，它的文件格式以及包含的数据描述信息与蛋白质 PDB 数据库一致，截至 2018 年 3 月 28 日，NDB 收录的相关结构有 9414 条。

（二）蛋白质数据库

1. 蛋白质序列数据库　蛋白质序列数据库主要以蛋白质一级结构作为数据源，并辅以序列来源、序列发布时间、序列参考文献、序列特征等内容加以注释，形成数据库文件。目前常用的综合型蛋白质序列数据库有 PIR、SWISS-PROT 和 TrEMBL。

（1）PIR 数据库：1984 年美国国家生物医学研究基金会（National Biomedical Research Foundation，NBRF）创立了蛋白质信息资源（protein information resource，PIR）数据库。PIR 数据库主要包括五类数据库，分别是 UniProt- 通用蛋白质资源库、iProClass- 蛋白质知识整合数据库、PIRSF- 蛋白质家族分类系统、iProLINK- 蛋白质文献 / 信息和知识整合数据库、PIR-NREF- 非冗余的蛋白质参考资料数据库。PIR 提供三种类型的检索服务：一是基于文本的交互式查询，用户通过关键字进行数据查询；二是标准的序列相似性搜索，包括 BLAST、FASTA 等；三是结合序列相似性、注释信息和蛋白质家族信息的高级搜索，包括按注释分类的相似性搜索、结构搜索等。

PIR（https：//pir.georgetown.edu/）是目前国际上最大的公共蛋白质信息数据库，是一个全面的、经过注释的、非冗余蛋白质序列数据库，所有序列数据都经过整理；超过 99% 的 PIR 序列按蛋白质家族分类，50% 以上的序列同时按蛋白质超家族分类。PIR 的序列来自将 GenBank/ EMBL/ DDBJ 三大数据库的编码序列翻译而成的蛋白质序列、发表的文献中的序列和用户直接提交的序列。数据库文件包含：①蛋白质名称、分类和来源；②提供原始数据的文献；③蛋白质功能和一般特征（包括基因表达、功能区域、翻译后修饰、序列相关位点、活化等）；④蛋白质氨基酸序列。

（2）SWISS-PROT 数据库：创立于 1986 年，由日内瓦大学和欧洲生物信息学研究所（European Bioinformatics Institute，EBI）联合建立，是目前国际上权威的蛋白质序列数据库（http：//www.expasy.org/swissprot/）。SWISS-PROT 数据来源于：①核酸数据库经过翻译推导而来的蛋白质序列；② PIR 挑选出的合适的蛋白质序列数据；③已发表的科学文献中摘录的蛋白质序列；④研究人员直接提交的蛋白质序列数据。

（3）TrEMBL 数据库：TrEMBL（translation of EMBL）是一个计算机注释的蛋白质数据库（http：//www.ebi.ac.uk/trembl/index.html/），与 SWISS-PROT 数据库高度整合，一直作为 SWISS-PROT

数据库的补充。TrEMBL库数据主要是从EMBL/Genbank/DDBJ核酸数据库中根据编码序列（coding sequence，CDS）翻译得到的蛋白质序列，且这些序列尚未整合到SWISS-PROT数据库中。

TrEMBL包括SP-TrEMBL（SWISS-PROT TrEMBL）和REM-TrEMBL（REMaining TrEMBL）两部分。SP-TrEMBL包含最终收录到SWISS-PROT的数据，所有序列都已被赋予SWISS-PROT登录号，是SWISS-PROT的预备数据库。REM-TrEMBL则包含那些不准备收录进SWISS-PROT的数据，如人工合成的蛋白质序列、申请专利的序列、假基因对应的蛋白质序列等，这部分数据不被授予登录号。

（4）蛋白质数据仓库UniProt：蛋白质数据仓库（universal protein resource，UniProt，http：//www.uniprot.org/）是EBI将PIR、SWISS-PROT和TrEMBL三个蛋白质数据库整合统一起来建立的一个汇总性蛋白质数据。UniProt由以下三部分组成：① UniProt知识库（UniProt knowledgebase）：是蛋白质序列、功能、分类、交叉引用等信息储存和提取中心；② UniProt非冗余参考数据库（UniProt non-redundant reference，UniRef）：根据蛋白序列相似程度，UniRef又分为UniRef100、UniRef90和UniRef50三个子数据库，UniRef数据库将密切相关的蛋白质序列组合入一条记录中，大大提高了搜索速度；③ UniProt档卷数据库（UniProt archive，UniParc）：这是一个档案式数据资源库，记录所有蛋白质序列的历史，用户可直接通过FTP下载数据，也可以通过文本查询数据库，还可以利用BLAST程序搜索数据库。

2. 蛋白质二级结构数据库 蛋白质二级结构数据库含有一个应用程序DSSP（definition of secondary structure of proteins），对于PDB（protein data bank，http：//www.rcsb.org/）数据库中的任何一个蛋白质，该程序推导出对应的二级结构，属于一个二级数据库。DSSP可区分7种二级结构，其编码含义：B代表独立的β桥，E代表β折叠，G代表ε螺旋，H代表α螺旋，I代表π螺旋，S代表弯曲，T代表氢键转折。除区分二级结构以外，DSSP还给出了蛋白质的几何特征及溶剂分子可结合的表面结构特征。DSSP在揭示蛋白质序列与蛋白质二级结构以及蛋白质空间结构与蛋白质功能的关系等方面的用途非常大。

3. 蛋白质模体/结构域数据库 有PROSITE数据库、PRINTS数据库等。

（1）PROSITE数据库：PROSITE是一个蛋白质家族、模体、结构域数据库（http：//www.expasy.org/prosite/）。PROSITE数据库收集了有显著生物学意义的蛋白质位点序列、蛋白质特征序列谱库及序列模型，并依据这些特性快速可靠地鉴定出未知功能蛋白质序列隶属于何种蛋白质家族。PROSITE是有效的序列分析数据库，即便蛋白质序列相似性很低，PROSITE也可以通过搜索隐含的功能结构模体完成鉴定。PROSITE可区分的序列模式包括酶的催化位点、配体结合位点、金属离子结合位点、二硫键、小分子或蛋白质结合区域等，另外PROSITE可通过多序列比对而构建序列表谱（profile），更好地发现序列所含信息。PROSITE还提供了序列分析工具：ScanProsite用于搜索所提交的序列数据是否包含PROSITE库中的序列模式或SWISS-PROT中已提交的序列模式；MotifScan用于查找未知序列中所有可能的已知结构组件。

（2）PRINTS数据库：蛋白质序列指纹图谱（PRINTS）数据库（http：//www.bioinf.man.ac.uk/dbbrowser/PRINTS/index.php）是基于蛋白质指纹（protein fingerprints）技术建立的数据库，由伦敦大学生物化学与分子生物学系创建。该数据库建立时包含2156个蛋白质指纹图谱，编码12 444个单一模体。指纹图谱是用来描述蛋白质家族特征的一组保守模体组合，是通过对SWISS-PROT/TrEMBL数据库进行重复扫描产生的。通常模体是不重叠的，有些模体有可能在三维空间里相邻，但在序列中有可能间隔很远。在多序列比对过程中，经常出现具有一定特征的多个序列模体属于同一蛋白质家族的情况，这些特征片段往往对于维持蛋白质的结构与功能极其重要，它们的组合可以用来表示蛋白质家族特征，要比单个模体更有效，成为识别蛋白质家族的重要的工具。

（3）Blocks数据库：Block是一个经过多重比对且没有空位的蛋白质序列，对应于蛋白质一些高度保守的区域。Blocks 数据库（http：// blocks.fhcrc.org/）包含蛋白质家族保守区域（blocks）多序列比对的数据。Blocks 数据库蛋白质家族的数据来源于 InterPro、Prints 和 PROSITE，是通过查找高度保守的蛋白质区域，由 Blocks 生成器形成模块，同时运用 PSI-BLAST 搜索相应数据库及经相应算法（LAMA、IMPALA 等）对数据库进行搜索，最后综合构建而成的。Blocks 数据库可用来检测和鉴定蛋白质模体及同源性，以进一步注释未知功能的蛋白质。

（4）Pfam 数据库：Pfam 数据库（http：//pfam.xfam.org/）是一系列蛋白质家族的集合，其中每一个蛋白家族都以多序列比对（protein families database of alignments）和 HMM（Hidden Markov model）的形式来表示，是一个高质量的蛋白质结构域（domain）家族数据库，Pfam 31.0（2017 年 3 月发布）包含 16 712 个蛋白质结构域家族。数据库采用半自动方式处理提交的数据，数据库中的每个家族可以查看多重序列比对、蛋白质结构域构造、结构域的物种分布情况、已知蛋白质的三维结构和其他数据库。Pfam 数据库既支持对蛋白质序列的搜索，也支持对核苷酸序列的搜索。数据格式以图形形式展示，不同的颜色标识包含不同的结构域。Pfam 数据库将 DNA 序列预测出的蛋白质区分为结构域家族，对翻译出的蛋白质序列的进一步注释有非常重要的作用。

（5）ProDom 数据库：蛋白质结构域数据库（protein domain database，ProDom，http：// prodom.prabi.fr/prodom/current/html/home.php）是在 SWISS-PROT 数据库基础上建立的，库中数据由 SWISS-PROT 数据库中同源结构域构成，通过 DOMAINER 程序运算和自动编辑生成相应的蛋白质家族。ProDom 服务器提供以下功能性服务：运用 BLAST 法则进行蛋白质结构域的同源性查询；蛋白质结构域的图像输出；含特定结构域的所有蛋白质的图像输出；与某一蛋白质具有同源性的所有蛋白质的结构域排列图；多序列的结构域一致性及同源序列检索。

（6）SMART 数据库：SMART（simple modular architecture research tool，http：//smart.embl-heidelberg.de/）是一个简捷的结构研究工具，对可转移的遗传因子进行鉴定和注释，对结构域的结构进行分析，可提供跨膜区信息，并可检测出参与信号转导、胞外和染色体相关蛋白质的结构域家族，同时对这些结构域在系统进化树分布、功能分类、三级结构和重要的功能残基方面进行注释。

（7）InterPro 数据库：InterPro 数据库（integrated database of predictive protein signatures，http：//www.ebi.ac.uk/interpro/）是一个有关蛋白质家族、结构域和功能位点的联合资源数据库。其鉴别信号（diagnostic signature）是对新鉴定、缺乏生化特征序列的计算机分类的一个重要工具。InterPro 数据库合并了 Pfam、PRINTS、ProDom、PROSITE、SMART 和 SWISS-PROT+TrEMBL 数据库的资源信息。

3. 生物大分子结构（空间结构）数据库　有 PDB 数据库和 MMDB 数据库。

（1）PDB 数据库：生物分子的结构，尤其是三维空间结构，是生物学研究中的最重要数据，它提供包括生物分子的功能、作用机制、进化历史等重要信息。目前，PDB（protein data bank，http：//www.rcsb.org/pdb/）是国际上最主要的生物大分子结构数据库。PDB 是在 1971 年由美国 Brookhaven 国家实验室创建的，起初用于收集生物大分子的晶体结构，后来拓展到收集通过 X 射线晶体衍射、核磁共振（NMR）测定的生物大分子的三维结构，逐渐发展成为目前国际上公认的唯一的生物大分子结构数据库。PDB 包括蛋白质、核酸、糖类、蛋白质 - 核酸复合体及病毒等生物大分子的结构数据，其中主要是蛋白质的三维结构数据。PDB 数据来源于几乎全世界所有生物大分子研究机构，并由美国结构生物信息学研究合作实验室（Research Collaboratory for Structural Bioinformatics，RCSB）维护和注释。近 5 年余生物大分子结构信息量增长迅速，截至 2018 年 4 月 6 日，PDB 数据库存储的结构数为 139 187 个，比截至 2012 年 7 月 31 日存储的结构数多了 53 780 个。

PDB 以文本格式存储数据，每个结构包括以下信息：名称、序列信息、结构提交者、原子坐标、分子结晶条件、二级结构信息、衍生的几何数据、通过多种方法计算的三维结构近似值、结构因数、三维结构立体图像、结构测定方法、分辨率、蛋白质主链数目、与其他数据资源的链接及相应的参考文献等信息。

（2）MMDB 数据库：分子模型数据库（molecular modeling database，MMDB）隶属于 NCBI 所创建的生物信息数据库集成系统 Entrez 的一部分，MMDB 数据库实际上是 PDB 数据库的一个编辑版本，它剔除了 PDB 中由理论计算的模型结构。与 PDB 相比，MMDB 中的每一个生物大分子结构具有许多附加信息，如分子的生物学功能、产生功能的机制、分子进化历史、生物大分子之间关系的信息等。系统还提供相应的网站工具来显示生物大分子的三维结构模型，并分析和比较它们的结构。

4. 蛋白质结构分类数据库 任何一个蛋白质都能找到与预期结构相似的蛋白质。一些蛋白质常从一个共同的原始结构进化而来，这种关系对了解蛋白质的功能、进化和发展以及分析基因组序列数据非常关键。为了分析蛋白质结构与序列之间关系，认识不同折叠结构的进化过程，需要研究蛋白质结构的分类方法，并建立相应的结构分类数据库。主要的蛋白质结构分类数据库有 SCOP、CATH 和 FSSP。

（1）SCOP 数据库：SCOP（structural classification of proteins，http：//scop.mrc-lmb.cam.ac.uk/scop/）是一个蛋白质结构分类数据库，由英国医学研究委员会（Medical Research Council，MRC）分子生物学实验室（Laboratory of Molecular Biology，LMB）和 MRC- 蛋白质工程中心（Center for Protein Engineering，CPE）创建并维护。SCOP 通过手动人工验证辅以计算机程序自动计算方法，对已知的蛋白质三维结构（所涉及的蛋白质包括 PDB 数据库中的所有条目）进行有层次的分类，并描述它们之间存在的结构与进化关系。

SCOP 数据库首先从总体结构上将蛋白质分为以下几类：全 α 结构型、全 β 结构型、α+β 结构型、α/β 结构型、多结构域结构型、膜蛋白和细胞表面蛋白、小蛋白，在此基础上，按照折叠类型（fold，描述空间几何结构关系）、超家族（superfamily，描述远源进化关系）和家族（family，描述相近进化关系）三个层次对蛋白质结构进行逐级分类，揭示其结构和进化间的相关性；通常层次越高，越能够清晰地反映结构相似性。

SCOP（1.75 release，2009 年 6 月）数据库包含了 38 221 条 PDB 条目，包含了 110 800 个结构域，收录了 3902 个家族、1962 个超家族和 1195 种折叠类型。SCOP2（2013 年 11 月）是 SCOP 的延续，在蛋白质的进化关系上不再是树状结构，而是节点网络，从而更有利于挖掘蛋白质的结构和特征。

（2）CATH 数据库：CATH 是著名的蛋白质结构分类数据库（http：//www.cathdb.info/），其含义为类型（class）、构架（architecture）、拓扑结构（topology）和同源性（homology），于 1997 年由英国伦敦大学创建并维护，数据库实时更新。截至 2018 年 4 月 10 日 CATH-Plus（v4.2）数据库包含了 9500 万个蛋白质结构域，归类于 6119 个超家族。CATH 对蛋白质结构域进行登记分类，它通过半自动方法对 PDB 数据库中的单一或多结构域蛋白质结构进行等级分类，且收录的蛋白质晶体结构或者核磁共振结构的分辨率都要求 < 0.3 nm。

CATH 分类等级使用五个层次：① 类型（C），将蛋白质分为 α 主类、β 主类，α-β 类（α/β 型和 α+β 型）、低二级结构等类型；②构架（A），分类依据为由 α 螺旋和 β 折叠形成的超二级结构排列方式，而不考虑它们之间的连接关系；③ 拓扑结构（T），分析二级结构的形状和二级结构间的联系；④同源性（H），比较结构同源性，先通过序列比较然后再用结构比较来确定；⑤ CATH 的最后层次为序列（sequence），在这一层次上，只要结构域中的序列同源性 > 35%，就被认为具有高度的结构和功能相似性，对较大的结构域，则至少要有 60% 与小的结构域相同。

（3）FSSP 数据库：基于蛋白质结构 - 结构比对的折叠分类数据库（fold classification based on structure- structure alignment of proteins，FSSP）（http：//ekhidna.biocenter.helsinki.fi/dali/）是由

Sander 研究组运用 DALI 结构比对程序开发的，它以 PDB 非冗余数据库作为数据源，进行彻底、全面的三级结构比较，数据库的升级及维护都是由 DALI 搜索引擎支持的。

（三）非编码 RNA 组科学数据库

非编码 RNA 基因的数量飞速增长，且它们在大多数物种中都发挥着重要的调控作用。为更好地研究非编码 RNA 基因的生物学效应，揭示生命奥秘，非编码 RNA 组科学数据库（non-coding RNAs database，NONCODE）在 2005 年应运而生。NONCODE 是由中国科学院计算技术研究所生物信息学研究组和中国科学院生物物理研究所生物信息学实验室共同创建和维护的信息服务平台（http：//www.noncode.org），是一个提供给科学研究人员分析非编码 RNA 基因的综合数据平台。目前在 NONCODE v5.0 数据库中，非编码 RNA（不包括 tRNA 和 rRNA）已涵盖 17 个物种，包括人、鼠、牛、鸡、果蝇、斑马鱼、酵母、猩猩、猪等。NONCODE 数据分析平台为研究人员提供了 BLAST 序列比对服务、非编码 RNA 基因在基因组中的定位以及它们的上下游相关注释信息的浏览服务。

（四）序列比对工具

1. 查询序列输入格式　无论是数据库还是查询序列，对于核苷酸和蛋白质，在大多数情况下都使用 FASTA 序列格式。下面是一个来源于 NCBI 的 FASTA 格式的序列。FASTA 格式首先以导引号">"开头，接着是序列的标识符"gi|187608668|ref|NM_001043364.2|"，然后是序列的描述信息。换行后是序列信息，序列中允许空格、换行、空行。

> gi|187608668|ref|NM_001043364.2| Bombyx mori moricin（Mor），mRNA

AAACCGCGCAGTTATTTAAAATATGAATATTTTAAAACTTTTCTTTGTTTTTATTGTGGC
AATGTCTCTGGTGTCATGTAGTACAGCCGCTCCAGCAAAAATACCTATCAAGGCCATTAA
GACTGTAGGAAAGGCAGTCGGTAAAGGTCTAAGAGCCATCAATATCGCCAGTACAGCCAA
CGATGTTTTCAATTTCTTGAAACCGAAGAAAAGAAAGCATTAAGAAAAGAAATTGAGTGA
ATGGTATTAGATATATTACTAAAGGATCGATCACAATGATATATAGATAGGTCATAGATG
TCAACGTGAATTTATGGATTTTTGTTTTCCCCTTTGTAGTACTTACTTATAGTCAGTTCT
TAAATTGATTGCAACGACAACTGTGTACTATTTTTTATATTTGGTTCGAAAAGTTGCATT
ATTAACGATTTTAGAAAATAAAACTACTTTACTTTTACACG

2. BLAST 检索　BLAST（basic local alignment search tool）（http：//www.ncbi.nlm.nih.gov/blast/）是目前应用最广泛的序列相似性搜索工具，一般用于核酸序列或蛋白质序列之间的两两比对，还可用于序列相似性分析。用户可以通过将序列按指定格式输入相应的表格里，选择好参数后提交到服务器上进行搜索。其序列常用 FASTA 格式输入。

3. Clustal Omega 多序列比对　Clustal Omega（https：//www.ebi.ac.uk/Tools/msa/clustalo/）是常用的是一个多序列比对工具，可以用于蛋白质、DNA 和 RNA 序列比对和分析。其序列输入的格式较灵活，可采用 FASTA 格式，还可采用 PIR、SWISS-PROT、GDE、Clustal、GCG/ MSF、RSF 等格式。输出格式也可以选择，有 ALN、GCG、PHYLIP 和 NEXUS 等，用户可根据自己的需要选择合适的输出格式。Clustal Omega 是 ClustalW 和 ClustalX 的最新补充。在以前版本的基础上，它提供了一个显著增长的可扩展性，使数以十万计的序列在短短几小时内完成排列。

（五）其他在线生物信息学分析工具

生命科学发展到今天，已经完全超越了以前传统单一层面的研究，研究者需要综合地从基因组、转录组、蛋白质组、代谢组，以及生物大分子之间及与药物小分子的相互作用网络及生物学通路等多层次进行全方位的分析，才能真正深入解释某个表型或生理现象的分子机理。从研究初期的知识收集、信息提取，到实验室方案的设计、数据的分析，到最终的结果解释，都需要丰富且全面的生物化学知识及强大的分析工具作为支撑和辅助。因此，生命科学产生了一些商业化的在线生物信息学分析工具。这些产品综合运用后台高度结构化的数据库，包括计算机或人工阅读提取的公开发表的科研成果和报告，可用于分析、整合、理解来自基因表达、LncRNA、SNP 微阵列、代谢物组学和蛋白质组学的实验数据，以及一些可产生基因、化学品列表的小规模实验的数据。通过这些在线分析工具，能够搜索到有关基因、蛋白质、化学品和药物的信息，并应用于靶标的发现及验证、代谢组学研究、先导化合物的验证及作用机理研究、毒性及安全性评估、生物网络模拟及分析、生物标志物研究，等等。表 13-4 给出了部分常用的生物信息学分析工具的基本信息。

表 13-4　部分常用的生物信息学分析工具

名称	网址	注释
Ingenuity	http：//www.ingenuity.com/	IPA（Ingenuity Pathway Analysis）
Panther	http：//www.pantherdb.org/	Protein Analysis Through Evolutionary Relationships
GeneGo	http：//www.genego.com/	Data mining & analysis solutions in systems biology
KEGG	http：//www.genome.jp/kegg/	PATHWAY/BRITE/MODULE
DAVID	http：//david.abcc.ncifcrf.gov/	Database for Annotation，Visualization and Integrated Discovery

三、生物信息学的应用

目前，生物信息学已从其第一个时代（前基因组时代，或称测序基因组时代）踏入第二个时代（后基因组时代，亦称功能基因组时代），成为 21 世纪生命科学浪潮中当仁不让的宠儿。生物信息学的发展为生命科学带来了革命性的变革，它的成果已经广泛应用于科学研究的各个领域，并对农业、医药、卫生、食品、能源等产业产生了深远影响。

（一）生物信息学在生物医学领域的应用

生物信息学通过计算机应用及软件开发，建立人工智能模型，研究生命系统、数据库及其他医疗信息技术在临床上的应用；也可通过管理和分析生物医学图像，用于支持治疗患者的决策过程；生物信息学还可用于破译遗传密码、筛选免疫基因及新药研发等领域。

（二）生物信息学在农业领域的应用

随着遗传操作技术特别是动植物细胞的基因转移技术的不断创新和完善，农业生物信息学已经与常规育种技术相结合，以提高育种效率，创新遗传资源，加快农业育种进程。高质量完善的农业生物信息数据库已成为农业基础与应用领域中重要的技术手段，有力地推动了农业发展。

（三）生物信息学在食品领域的应用

1. 食品安全检测　运用生物信息学方法获得各种致病菌的核酸序列，并对这些序列进行比对，筛选出可用于检测的引物和探针，通过 PCR 等方法快速准确检测食品中所含细菌及病毒的数量。

2. 转基因产品检测　设计特异性的引物，PCR 扩增食品样品中的 DNA 提取物，从而判断样品中是否含有外源性基因片段。通过与转基因农产品数据库及更新信息的比对，检测者可准确了解新出现和新批准的转基因农产品，从而查找其插入的外源基因片段，实施准确检测。

（四）在环境领域的应用

生物信息学主要应用在控制环境污染方面。通过数学与计算机的运用构建遗传工程特效菌株，以降解目标基因及其目标污染物为切入点，通过降解蛋白质酶及污染物的 DNA，降解目标污染物，达到维护空气、水源、土地等生态环境安全的目的。

（五）在能源领域的应用

①通过综合运用生物信息学数据库将各类数据比对分析，人们已能够使用商业性的酶来降解生物聚合物，并通过筛选有益细菌来获取高级的生物催化剂，提高石油的产量；②借助生物信息学技术手段开发能源开采新方法，可提高能源采出率和降低开采难度；③在确保粮食安全前提下，借助生物信息学的理论指导，通过生物学技术改良粮食基因，使之转变为可作为能源替代品的新型生物能源，解决能源短缺问题。

生物信息学为一门新兴学科，既属于基础研究，可探索生命中的信息规律；又属于应用研究，研究成果可较快或立即产业化，产生附加值很高的高技术产品，即生物信息学工业，是知识经济的一个典型，具有一定的潜力。生物信息学的多学科交叉特性决定了它的发展不只带动生物信息产业的发展，还将带动计算机、精密仪器制造、应用数学等产业的发展，为社会发展提供新的经济增长点。

思 考 题

1. 基因组学研究的内容和常用的研究方法。
2. RNA 组学研究的内容和常用的研究方法。
3. 蛋白质组学研究的内容和常用的研究方法。
4. 转录组学研究的内容和常用的研究方法。
5. 代谢组学研究的内容和常用的研究方法。
6. 生物信息学研究的内容及其应用。

（刘淑清）

第四篇 专 题 篇

分子生物学领域涉猎的研究内容众多，限于篇幅，本教材不可能面面俱到。本篇仅撷取了几个人们普遍较为关注的专题进行讨论，即基因诊断与基因治疗、细胞信号转导的分子机制、细胞增殖与分化的分子机制、肿瘤发生与转移的分子机制、细胞凋亡的分子机制、细胞自噬的分子机制、衰老的分子机制和退行性疾病的分子机制。

细胞将其不断接受的细胞外信号分子的刺激，经各种信号转导分子触发细胞内一系列的生物化学反应（这些反应构成信号转导通路），最终引起特定的生物效应，这一过程称为细胞信号转导。细胞信号转导过程与外环境的变化相适应。

细胞的增殖与分化是生物胚胎发育、生物个体生长以及维持生命活动过程的两个重要事件，是生物个体正常生理活动的基础。细胞凋亡是指机体为维持内环境稳定，由基因控制的细胞自主的有序死亡，是多细胞生物发育及成体维持平衡的一种正常事件。

正常状态下，机体发育成熟后，随着年龄增加，自身机能减退，内环境稳定能力与应激能力下降，组织结构、器官逐步发生退行性改变，并最终走向死亡，这个过程即称为衰老。衰老、衰老与疾病研究，以及如何延缓衰老日益受到人们的重视。

肿瘤是一种严重威胁人类生命健康的疾病。肿瘤发生的根本原因是基因（细胞癌基因和抑癌基因）变异所引起的细胞异常增生，是细胞增殖失控的严重后果，因此肿瘤是一种体细胞遗传的基因病。

现代医学研究使人们逐渐认识到人类的绝大多数疾病（外伤除外）都与基因改变密切相关。基因诊断就是利用分子生物学和分子遗传学的技术，通过检测 DNA/RNA 的结构及表达状态是否异常，从而对疾病做出诊断。基因治疗是以基因转移为基础，将某种遗传物质导入患者细胞内，使其在体内表达并发挥作用，从而达到治疗疾病的目的。

细胞自噬是细胞对自身结构的吞噬降解，是将细胞内变性、损伤、衰老或非功能性蛋白质及细胞器运送到溶酶体中形成自噬溶酶体，消化降解其包裹的内容物，实现细胞自身代谢需要和细胞器再度更新的过程。某些疾病（如神经退行性疾病、肿瘤、病原微生物感染等）与细胞自噬有关。

随着人口寿命的增加，人口老龄化越来越明显，与年龄相关的退行性疾病（如神经退行性疾病、动脉粥样硬化）的发病率在不断上升。退行性疾病的特点是进行性神经退行性改变和血管的退行性改变。大部分的退行性疾病发生在老年期，又称为老年退行性疾病。虽然诱发这些疾病的病因和病变部位不尽相同，但它们都有一个共同的特征，即发生神经元的退行性病变和凋亡，并最终导致个体死亡，或动脉粥样硬化，引起动脉堵塞和器官缺血，导致组织细胞坏死。

通过本篇内容的学习，可使学生从分子水平上深刻认识和解读人体内某些生理和疾病过程的分子机制，增强学生对于医学科学研究的兴趣和关注相关方面的研究进展，培养研究型医学人才。

第十四章 基因诊断与基因治疗

随着分子生物学和分子遗传学的不断发展，人们逐渐认识到人类的绝大多数疾病都与基因密切相关。于是人们将基因或其组成部分发生异常的疾病统称为基因病。总体而言，基因病包括三大类：①单基因病：即由单个基因异常所引起的一类疾病，如血友病、地中海贫血等，其特点是每一病种发病率不高，但病种多，其遗传方式符合一般显性、隐性、伴性遗传规律，其发病机制主要是通过其编码蛋白质或酶的质或量上的异常而引起机体功能障碍。②多基因病：即由多个基因改变的综合作用所引起的疾病，这类疾病虽不如单基因病种类多，但有不少是属于常见病，如恶性肿瘤、高血压病、动脉粥样硬化、糖尿病及某些先天畸形（如唇裂、腭裂、先天性心脏病等）。在多基因病中，单个基因改变的作用影响不大，不足以引起疾病，称为微效基因，只有多个基因的累积效应加上环境因素才易表现为疾病，其遗传不遵循孟德尔遗传定律。③获得性基因病：即外源性基因（DNA/RNA）侵入机体，在体内通过其本身或其编码产物，致使机体发生疾病，一旦将其清除机体便可获得痊愈，如各种微生物感染病即属此类。在以上三类基因病中，前两类是由内源基因异常所致，第三类是由外源基因入侵所致。鉴于基因病的广泛性，以基因重组、核酸扩增和杂交等技术为基础的分子医学——基因诊断和基因治疗成为当今生物医学最为活跃的前沿领域之一，其目标是从基因水平上探测、分析病因和发病机制，并采用针对性的手段矫正疾病紊乱状态。

第一节 基因诊断

疾病的实验室诊断技术处于不断发展之中。由于显微镜的发明，人们最早是在显微镜下来观察细胞的形态学改变；20世纪50年代由于生物化学技术的发展，人们通过对机体代谢物和酶活性分析来对疾病做出诊断。20世纪60年代免疫学检测技术的发展，使得人们能对微量的代谢物进行检测。分子遗传学技术的出现，特别是20世纪80年代分子生物学技术的发展，使得人们能够从基因水平对疾病做出诊断。

一、基因诊断的概念

基因诊断（gene diagnosis）是指利用现代分子生物学和分子遗传学的技术和方法，直接检测基因结构（DNA诊断）及其表达水平RNA（RNA诊断）是否正常，从而对疾病做出诊断。基因诊断最早的医学实践始于1978年美籍华裔科学家Kan Yuet-Wai（1936～）博士的研究。他利用DNA片段多态性分析技术，对镰状细胞贫血症进行了特异性产前诊断。基因技术是20世纪70年代末迅速发展起来的一项应用技术，人们将其称为第四代实验室诊断技术，其诊断结果是以DNA结构或RNA表达水平的改变为依据。

基因变异导致疾病的主要原因，一是内源基因的改变（如基因突变、染色体易位、基因重排、基因扩增等），二是存在外源基因的侵入（如病原微生物感染）。因此基因诊断属于病因诊断。目前基因诊断适用于遗传病、感染性疾病和肿瘤性疾病等的诊断。

基因诊断具有如下特点。

1. 特异性高 基因诊断检测的目标是基因，而各个基因的碱基序列是特异的；检测基因的分子生物学方法亦是高度特异的，可以检测出DNA片段的缺失、插入、重排，甚至单个碱基的突变。

因其严格按照碱基配对，在获得性基因病的基因诊断中，检测结果可以阐明有无外源性病原体的感染、何种病原体（乃至何型）的感染；在遗传病的基因诊断中，检测结果可以说明某一致病基因是否存在，是致病基因的携带者、杂合子还是纯合子。

2. 灵敏度高　尽管单拷贝基因难以检测，但目前已有使基因或其片段高度扩增的 PCR 技术以及高灵敏度的基因探针，可将待检测核酸样品进行特异性高效扩增达百万倍，亦可以对极其微量的几个细胞（甚或单个细胞）、一滴血迹、一根发丝等的 DNA 进行检测，目的基因只需 pg 水平就已足够。

3. 稳定性高　DNA 要比蛋白质稳定得多。长期保存的蜡块中的 DNA 也常能顺利检出，而且被检测的基因不需要一定处于活化状态（如人类只有几个细胞时的孕早期，其绝大多数基因处于封闭状态），这一点有利于检测长期保存的标本或较为粗放条件下处理的标本，同时亦可用于产前，或孕早期及植入前期的基因诊断。相反，如检测标本的 mRNA 或蛋白质则一定要求基因处于活化状态。

4. 应用范围广　基因诊断不仅能对某些疾病做出确切的诊断，如确定有遗传病家族史的人或胎儿是否携带致病基因等，而且能确定与疾病有关联的状态，如疾病的易感性、发病类型和阶段、是否具有抗药性、流行病学调查等。此外，基因诊断还可用于法医学鉴定和器官移植时在人类白细胞抗原（human leukocyte antigen，HLA）基因水平进行组织配型鉴定等。

5. 利于疾病的早期诊断与防治　诸多疾病在临床症状出现前，其基因改变已经发生。因此，基因诊断在诊断时间上有明显优势。

二、基因诊断采用的基本策略与基本流程

（一）基因诊断的基本策略

1. 检测与某种遗传标志连锁的致病基因　同一染色体上相邻的 2 个或 2 个以上的基因或限制酶切位点，在遗传时二者分离的概率很低，常一起连锁遗传。经过家系研究分析，通过将限制性内切酶的酶切位点作为遗传标志，定位了许多相连锁的正常基因与致病基因，建立了染色体的基因连锁图。通过 DNA 连锁分析确定待分离基因在染色体上的大概位置，利用距该基因最近的 DNA 标志筛选基因文库，一旦找到基因则必须对其核苷酸序列及其编码的蛋白质的氨基酸序列进行分析，推测其功能；如果是一个致病基因，则应分析其结构中有无各种突变。

2. 直接检测致病基因　其基础是被定位在染色体上已知序列的基因，且已根据其特定功能蛋白而被克隆，致病时该基因的改变亦较清楚，如已被克隆的细菌、病毒、霉菌等基因。这些基因常首先发现其表达的蛋白产物，再由此蛋白通过功能性克隆获得其编码基因。目前基因诊断所用探针的绝大部分是根据这一策略分离的。

3. 检测表型克隆基因　表型克隆是将有关表型与基因结构结合起来，直接分离该表型的相关基因。其方法是先从分析正常和异常基因组的相同或差异入手，如用差异显示 - 逆转录 - 聚合酶链反应寻找二者之间的差异序列，或用基因组错配筛选技术寻找二者的全同序列，从而分离、鉴定与所研究疾病相关的基因，确定导致该病的分子缺陷。它是对疾病相关的一组基因进行克隆，然后用作多种探针，来诊断多基因遗传病。

（二）基因诊断的基本流程

基因诊断的基本流程可概述为：取样→提取核酸（DNA 或 RNA）→采用适宜的技术和方法→检测结果与分析。

1. 提取待检样品中的核酸　待检样品可来自血液、组织、细胞、微生物、绒毛、羊水、头发、

唾液、痰液、精液等，而且需要量甚微。提取的核酸可以是 DNA 或 RNA，后者可经逆转录形成 cDNA。提取 RNA 时要使用新鲜样品。

2. 扩增目的序列　由于来自样品的核酸通常较少，故一般均需经 PCR 扩增制备足够拷贝数的待测靶 DNA 片段，以供特异性分析之用。

3. 检测与分析目的基因　采用适宜的技术和方法对于基因诊断结果的准确性十分重要。核酸分子探针技术是确认 DNA 中是否存在某一特定序列的基本方法。PCR 技术也可间接分析某一特定序列是否存在。此外，采用 DNA 测序或其他 DNA 结构分析方法可以更直接地确定基因结构及其表达物是否正常。

三、基因诊断常用的技术与方法

基因诊断常用的技术与方法主要建立在核酸分子杂交、PCR、DNA 序列分析、生物芯片等技术或几种技术联合的基础之上。以下简述一些常用的基因诊断技术与方法。

（一）限制性内切核酸酶酶谱分析

此方法是利用限制性内切核酸酶和特异性 DNA 探针来检测是否存在基因变异。当 DNA 链中发生单碱基突变时，将导致一个原有酶切位点的丢失或形成一个新的酶切位点。据此，样品 DNA 经特定内切酶消化和 Southern 杂交即可诊断某些疾病。例如，镰状细胞贫血症是 β 珠蛋白基因第 6 个密码子发生单个碱基突变（A→T），谷氨酸被缬氨酸取代所致。这一突变使该基因内部一个 *Mst* Ⅱ 限制酶位点丢失。因此，将正常人和带有突变基因个体的基因组 DNA 用 *Mst* Ⅱ 消化后，以 β 珠蛋白基因探针进行 Southern 杂交，即可将正常人、突变携带者及镰状细胞贫血患者区别开来（图 14-1）。

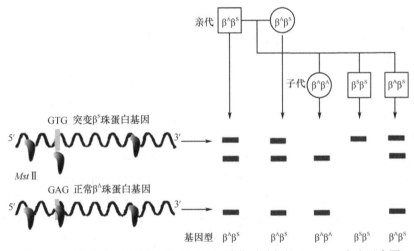

图 14-1　镰状细胞贫血症 DNA 经 *Mst* Ⅱ 消化后进行的 Southern 杂交示意图

（二）DNA 限制性片段长度多态性分析

在人类基因组中，平均约 200 个碱基对中会有一个碱基对发生变异，这称为中性突变。中性突变导致个体间核苷酸序列差异，称为 DNA 多态性。不少 DNA 多态性发生在限制性内切酶识别位点上，酶解该 DNA 片段就会产生长度不同的片段，称为 DNA 限制性片段长度多态性（restriction fragment length polymorphism，RFLP）。RFLP 按孟德尔方式遗传。在某一特定家族中，若某一致病基因与特异的多态性片段紧密连锁，就可用这一多态性片段作为一种"遗传标志"，来判断家庭成员或胎儿是否为致病基因的携带者，即通过鉴定"遗传标志"的存在，间接判断受检者是否带有致病基因。甲型血友病、囊性纤维病变、镰状细胞贫血症和苯丙酮尿症等均可借助这一方法得到诊断。RFLP 序列多态性是因 DNA 链内发生较大片段的缺失、重复、插入等变异，其结果是内切酶位点本身碱基序列虽未改变，但原有内切酶位点在基因组中的相对位置发生了改变，从而导致 RFLP。亦可用 Southern 杂交诊断相关疾病。

（三）核酸分子杂交技术

核酸分子杂交技术是依据核酸变性与复性的原理而建立起来的。不同来源的单链 DNA 与 DNA、DNA 与 RNA 或 RNA 与 RNA 按照碱基互补关系，形成异源双链的核酸分子（见第九章）。基因诊断中可采用不同的杂交方式，但杂交的本质不外乎是 DNA 与 DNA（Southern 杂交）或 DNA 与 RNA 杂交（Northern 杂交）。杂交探针可以是标记的 DNA 探针，也可以是标记的 RNA 探针，但最常采用的是 DNA 探针。

1. 斑点印迹杂交（dot blotting hybridization）　将提取的 DNA/RNA 样品，直接点在硝酸纤维素膜或尼龙膜（以下称固相支持膜）上，然后进行烤膜、预杂交、与标记核酸探针杂交、洗膜、结果显示与分析等步骤，从而达到检测特定基因存在或表达状况的目的。其优点是在同一张膜上可以同时检测多个样品，根据杂交结果可推算出阳性的拷贝数。该法简便、快速、灵敏、样品用量少。缺点是不能鉴定目标 DNA 片段大小，特异性不高，可能出现假阳性结果。它也不适用于非放射性标记探针，因为 DNA 纯度不够，会产生高本底。斑点印迹杂交主要用于基因缺失或拷贝数改变的检测。

2. Southern 印迹杂交（Southern blotting hybridization）　将 DNA 经限制性酶切、凝胶电泳、凝胶的变性与中和、转移至固相支持膜上，然后进行烤膜、预杂交、与标记核酸探针杂交、洗膜、结果显示与分析等步骤。该法主要用于区分正常和突变样品的基因型，并可获得基因缺失或插入片段大小等信息作为诊断基因缺陷的重要依据。该法的缺点是操作烦琐、费时费力，目前还不能作为常用的临床诊断手段。

3. Northern 印迹杂交（Northern blotting hybridization）　把 RNA 经变性凝胶电泳后转移至固相支持膜上，然后进行烤膜、预杂交、与标记核酸探针杂交、洗膜、结果显示与分析等步骤。该技术是分析基因表达水平的主要技术之一，它不仅可定性、定量检测某一特定基因的表达情况，而且可以推断 mRNA 大小和丰度，以及是否有不同的剪接变异体。此外，在基因克隆工作中还常通过 Northern 印迹杂交来确定所克隆的 cDNA 是否获得了全长序列。

4. 原位杂交（in situ hybridization）　不需提取 DNA 或 RNA，直接将分离或培养的细胞涂于载玻片上，或将组织切片固定于载玻片上，或将细菌菌落影印到固相支持膜上，然后与标记核酸探针杂交。该方法可用于检测特定基因的存在或表达状况，以及判断基因在细胞内或染色体上的定位。在原位杂交中，除了使用常规探针外，有时还要使用一种挂锁探针（padlock probe），该探针为一特殊的核苷酸序列，中间为连接序列，可连接标记物如生物素、地高辛等，两侧序列可与目的基因序列结合，并在 DNA 连接酶作用下形成环状，形似挂锁，结合较紧密，可经受较强烈的洗涤条件。20 世纪 80 年代末期建立起来的荧光原位杂交（fluorescence in situ hybridization，FISH）也逐步进入临床诊断领域。该法具有快速、安全、灵敏度高以及探针可长期保存等特点。

5. 等位基因特异寡核苷酸（allele-specific oligonucleotide，ASO）探针杂交　ASO 探针杂交技术的原理是根据已知基因突变位点的核苷酸序列，人工合成两条寡核苷酸探针（19bp 左右），其中一条是对应于突变基因碱基序列的寡核苷酸（M），另一条是对应于正常基因碱基序列的寡核苷酸（N），用它们分别与受检者 DNA 进行分子杂交。若受检者 DNA 能与 M 杂交，而不能与

N 杂交，表明受检者是这种突变的纯合子；若受检者 DNA 与 M、N 都能结合，表明受检者是这种突变基因的杂合子；若受检者 DNA 不能与 M 结合，但能与 N 结合，表明受检者不存在这种突变基因；如果患者 DNA 与 M、N 均不结合，提示其缺陷基因可能是一种新的突变类型。所以，ASO 探针杂交法不仅可以确定已知突变，还为发现新的基因突变类型提供了有效途径。

若与 PCR 方法联合应用，则形成 PCR/ASO 探针杂交法（PCR/ASO probe hybridization），它是一种检测基因点突变的简便方法，即先用 PCR 方法扩增包含突变位点的序列，然后将扩增产物与 ASO 探针杂交，从而明确诊断突变的纯合子和杂合子。此法对一些已知突变类型的遗传病，如地中海贫血、苯丙酮尿症等纯合子和杂合子的诊断很方便；也可分析癌基因如 *H-ras* 和抑癌基因如 *p53* 的点突变。

6. 反向杂交（reverse hybridization）　用标记的待检核酸样品与未标记的固化核酸探针杂交。该方法的优点是在一次杂交反应中，可同时检测样品中的几种核酸，主要用于检测多种病原微生物或多个点突变。

（四）PCR 技术

PCR 是目前基因诊断中应用最多的方法。有关 PCR 技术的原理及主要类型详见第九章第四节。以下仅简要介绍几种 PCR 技术在基因诊断中的主要用途。

1. 常规 PCR　主要用于检测特定基因或 DNA 片段的存在，并常与核酸分子杂交技术联合使用，分析鉴定基因突变。

2. RT-PCR　是将 RNA 的逆转录反应和 PCR 反应联合应用的一种技术。首先由 RNA 为模板，在逆转录酶的作用下合成 cDNA，再以 cDNA 为模板通过 PCR 反应来扩增目的基因。RT-PCR 是进行定性和半定量分析的最有效方法。主要用于检测特定基因的表达水平，鉴别和诊断 RNA 病毒。

3. PCR-SSCP　不同的单链 DNA（即使只差一个碱基）具有不同的空间构象，即 DNA 单链构象多态性（single strand conformation polymorphsm，SSCP）。这些不同构象的单链 DNA 在聚丙烯酰胺凝胶电泳中的迁移率不同，据此将 PCR 扩增产物变性成单链 DNA，经上述电泳即可测知 DNA 碱基序列有无变异（图 14-2）。例如，Leber 遗传性神经病患者是由于线粒体 DNA 第 11 778 位碱基突变（G → A）所致，用 PCR 扩增线粒体 DNA 相应片段，再做 SSCP 分析即可对患者做出诊断。PCR-SSCP 不仅具有简便、快速、灵敏度高的优点，而且适用于大量样本的筛选，是检测基因未知突变的常用技术。

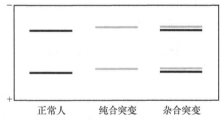

图 14-2　PCR-SSCP 检测基因变异示意图

4. 其他 PCR 技术　比如多重 PCR 主要用于一些"超大"基因中大片段缺失分析，是诊断基因缺失类型的一种简便、快速、有效的方法；原位 PCR 主要用于鉴定含有靶 DNA 或 RNA 序列的细胞或细胞内的位置；*Alu* PCR 是利用 *Alu* 的保守序列设计引物扩增未知 DNA 片段的方法，Alu 序列是人类基因组中的主要重复序列，约有 9×10^5 个拷贝；实时定量 PCR 主要用于定量检测 DNA/RNA 的改变。单核苷酸多态性（single nucleotide polymorphism，SNP）检测可采用 PCR 扩增出包括 SNP 位点的 DNA 片段，然后用高压液相色谱、连接酶检测反应（ligase detection reaction，LDR）等方法进行基因分型鉴定。分析 SNP 可以揭示人种、人群和个体间 DNA 序列的差异，以及应用于疾病的连锁分析及关联分析、药物基因组学等领域。

（五）基因测序

分离样品基因，测定出其碱基排列顺序，找出其变异所在，这是基因诊断中最为直观、准确可靠的技术，随着 DNA 测序技术的不断进步，DNA 测序已经在经济上和技术上代替了传统的限制性内切酶酶谱分析法，在临床上的应用将有可能得到更快的发展。近几年建立的全外显子组测序（whole exome sequencing，WES）已开始应用于致病基因的发现。WES 是指利用序列捕获技术将全基因组外显子区域 DNA 捕获富集后进行高通量测序，能够直接发现与蛋白质功能变异相关的遗传变异。采用 WES 方法已经发现了单基因病米勒综合征（Miller syndrome）的突变致病基因 DHODH 及先天性牙齿缺失错义突变基因 *WNT*10B。

（六）生物芯片

生物芯片（biochip）是根据生物分子间特异相互作用的原理，将生化分析过程集成于芯片表面，从而实现对 DNA、RNA、多肽、蛋白质以及其他生物成分的高通量快速检测。

1. 基因芯片（gene chip） 又称 DNA 芯片（DNA chip），早期称 DNA 微阵列（DNA microarray），常用于基因诊断。其基本原理是将大量已知的寡核苷酸分子固定于支持物上，然后与标记的样品核酸进行杂交，通过检测杂交信号的强弱来判断样品中靶核酸的序列。基因芯片属于反向杂交技术。随着病原微生物基因组计划的完成，一些研究已把该技术应用于诊断病原微生物感染（如艾滋病病毒检测、肝炎病毒检测），另一些研究也把它应用于遗传病和肿瘤的检测。

2. miRNA 芯片 微小 RNA（microRNA，miRNA）是机体内一类非编码的单链小 RNA 分子，通常在转录后水平调控基因表达，与多种疾病如肿瘤、糖尿病等的发生发展关系密切。利用 miRNA 芯片可检测不同疾病状态下血清中 miRNA 表达谱的变化，从而对相关疾病进行预警或辅助诊断。

3. 蛋白质芯片（protein chip） 是将高度密集排列的蛋白质分子作为探针点阵固定在固相支持物上，当与待测蛋白样品反应时，可捕获样品中的靶蛋白，再经检测系统对靶蛋白进行定性和定量分析的一种技术。蛋白质芯片的基本原理是蛋白质分子间的亲和反应，如抗原 - 抗体或受体 - 配体之间的特异性结合。最常用的探针蛋白是抗体。在利用蛋白质芯片检测时，首先要将样品中的蛋白质标记上荧光分子，经过标记的蛋白质一旦结合到芯片上就会产生特定的信号，然后通过激光扫描系统来检测信号。

（七）其他基因诊断技术

1. 变性高效液相色谱（denature high performance liquid chromatography，DHPLC） 技术 DHPLC 的基本原理如下：利用 PCR 扩增过程中的单链 DNA 产物可以随机与互补链结合而形成双链 DNA 的特性，依据最终产物中是否出现异源双链来判断待测样品中是否存在点突变。如果被检 DNA 片段中不存在点突变，那么所有 PCR 产物都将具有相同的序列，以致最终形成的所有双链 DNA 都是一致的，即只产生一种同源双链。如果待检 DNA 片段中存在点突变，那么在 PCR 反应体系中就会产生 4 种不同的 DNA 双链分子，其中两种为异源双链，另两种为同源双链。在给定的部分变性洗脱条件下，这些异源双链 DNA 片段的变性程度将有别于同源双链，以致在液相色谱柱中呈现出不同的滞留时间。因此，DHPLC 技术可通过将含有不同点突变的片段分离成不同特征性洗脱峰而达到检测基因变异的目的，出现变异洗脱峰的样品可进一步通过 DNA 直接测序确定样品的突变位点和性质。该技术依赖自动化分析仪完成，目前已成为临床遗传学诊断的重要工具。

2. 连接酶链反应（LCR） 是在连接酶扩增反应的基础上，引入热稳定的 DNA 连接酶而建立的，类似 PCR 技术的新方法。LCR 既可扩增，又可鉴定单个碱基突变，在遗传疾病和肿瘤的诊断、细菌和病毒的分型以及致病力研究中具有广泛应用。

LCR 是利用连接酶将人工合成的寡聚核苷酸链进行连接与扩增，需要 2 对引物 A、B 和 A′、

B′，其中引物 A 与引物 A′互补，引物 B 与引物 B′互补。模板双链 DNA 经加热变性后，两对引物分别与模板链复性，复性后引物 A 和 B′的 3′端分别与引物 B 和 A′的 5′端相邻。若引物与模板完全互补，在 DNA 连接酶的作用下，使得相邻两个引物 A 和 B、A′和 B′的 5′磷酸基与 3′羟基形成磷酸二酯键而相连。连接产物变性后，又可作为引物的模板参加反应，使扩增呈指数增长，经过 20～30 个循环，检测连接反应的产物。若引物 A 的 3′端和引物 A′的 5′端对应的模板 DNA 发生了碱基突变，或者引物 B 的 5′端和 B′的 3′端所对应的模板发生了碱基突变，都会导致引物末端不能与模板配对结合，那么引物间就不能连接和扩增（图 14-3）。

3. 转录依赖的扩增系统（transcription-based amplification system，TAS） TAS 的原理是：制备

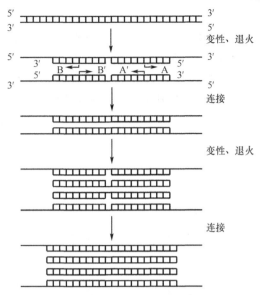

图 14-3 LCR 反应原理示意图

引物 A、B，引物 A 与待检 RNA 3′端互补，并有一个 T7 RNA 聚合酶的识别结合位点。逆转录酶以引物 A 为起点合成 cDNA；引物 B 与此 cDNA 3′端互补，逆转录酶利用引物 B 合成 cDNA 的第二链。RNA 聚合酶以此双链 cDNA 为模板转录出与待检 RNA 相同的 RNA，这些 RNA 又进入下轮循环。RNA 聚合酶从一个模板可以转录出 10～10^3 个拷贝，因此反应中待检 RNA 拷贝数以 10 的指数方式增加，较 PCR 高得多。该方法同一般杂交检测技术相比，特异性要高出许多。

TAS 的反应过程（图 14-4）分为非循环相和循环相。在非循环相，首先由逆转录酶以引物 A 为起点合成 cDNA 第一链，形成 RNA-DNA 杂交体，然后由 RNaseH 水解 RNA-DNA 杂交体中的 RNA，形成单链 cDNA。引物 B 与 cDNA 第一链 3′端互补结合，逆转录酶即以 cDNA 第一链为模板合成 cDNA 的第二链形成双链 DNA。双链 DNA 中含有 T7 RNA 聚合酶识别的启动子序列，T7 RNA 聚合酶沿此双链 DNA 模板转录生成 RNA。所产生的 RNA 与原始模板互补，即为反义 RNA，这些反义 RNA 作为模板进入循环相。

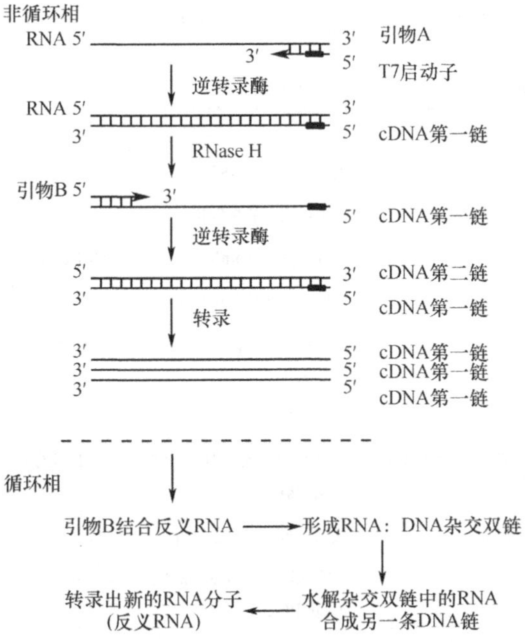

在循环相中，引物 B 与 RNA 模板（反义 RNA）结合，逆转录酶随即延长引物 B，合成一条 DNA 链（相当于 cDNA 的第二链），形成 RNA-DNA 杂交体。RNase H 再次水解 RNA-DNA 杂交体中的 RNA，引物 A 与单链 DNA 复性，通过逆转录酶又催化合成新的 DNA 链。T7 RNA 聚合酶结合于启动子，合成更多拷贝的反义 RNA，由此不断循环。

TAS 的主要特点是扩增效率极高，由于拷贝数是以指数幂递增，只要 6 个循环，靶序列即能达到 $2×10^6$ 个拷贝。由此而来的另一个特点是特异性很高，在一般的 RNA PCR 扩增中，由于逆转录酶和 *Taq* DNA 聚合酶无校对活性，发生错掺后，循环次数越多，错误掺入率越高。TAS 仅需循环 4～6 次，就可将错误掺入率降低 4/5。目前认为 TAS 是扩增 RNA 的首选方法。

图 14-4 TAS 技术的原理示意图

4. 链替代扩增（strand displacement amplification，SDA） SDA 是利用限制性内切酶 *Hinc* Ⅱ 在半磷酸硫基化识别位点的未被修饰链上产生一个切口，然后在外切酶活性丧失的 DNA 聚合酶 Ⅰ 大片段的作用下，从引物切口处向 3′ 端延伸，合成的新链可将切口下游区的 DNA 链取代，被替换的 DNA 链反过来又可以作为模板，与引物结合，并在 *Hinc* Ⅱ 作用下产生切口后，又产生一条新链和一条取代链，如此往复循环，从而达到指数扩增的效果。SDA 的操作简便，在 37℃ 下恒温反应而不需热循环，使其对仪器的要求大大降低，仅仅恒温水浴便可以操作，在临床医学检验、试剂盒研发等方面具有广阔的开发前景。

四、基因诊断的应用

目前，基因诊断主要应用于遗传病、感染性疾病和肿瘤性疾病的诊断，以及辅助生殖和法医学鉴定。

（一）遗传病的基因诊断

遗传病是指因遗传物质改变（包括染色体畸变和基因突变）而导致的疾病。目前已发现的人类遗传病达数千种之多，分为单基因遗传病、多基因遗传病以及染色体数目或结构异常所致的遗传病。NCBI 网站（http：//www.ncbi.nlm.nih.gov）中的 OMIM（Online Mendelian Inheritance in Man）包含了所有已知的遵循孟德尔遗传规律的遗传病及相关的 12 000 多个基因信息。在医学遗传学词典 *Textbook of Medical Genetics* 中详细记载了各种遗传病的特点。遗传病的基因诊断，对于优生优育和遗传病的防治具有重要的实际意义。

1. **单基因遗传病的基因诊断** 在欧美发达国家，单基因遗传病的基因诊断，已成为医疗机构的常规项目。目前，在美国华盛顿大学儿童医院和区域医学中心主持下的著名基因诊断机构——GENE Tests 网站（http：//www.geneclinics.org/）中，列出了包括单基因遗传病在内的 1170 多种人类遗传病基因诊断服务项目。针对单基因病的诊断性检测是遗传病基因诊断的主要应用领域，对于这类检测，基因诊断可以提供临床确诊的信息。我国基因诊断的研究和应用始于 20 世纪 80 年代中期，目前已能对多种常见单基因遗传病（如地中海贫血、甲型血友病、进行性肌营养不良症等）进行基因诊断，表 14-1 列举了在我国开展的一些代表性常见单基因遗传病的基因诊断及其方法。图 14-5 展示了运用基因诊断技术，配合其他方法进行胎儿产前基因诊断的基本过程。

表 14-1　我国一些代表性常见单基因遗传病的基因诊断举例

疾病名称	致病基因	基因突变类型	诊断方法
甲型血友病	凝血因子Ⅷ	点突变为主	PCR-RFLP、SSCP
乙型血友病	凝血因子Ⅸ	点突变、缺失等	PCR-STR 连锁分析
α 地中海贫血	α 珠蛋白	缺失为主	Gap-PCR、Southern 杂交、DHPLC
β 地中海贫血	β 珠蛋白	点突变为主	反向点杂交、DHPLC
苯丙酮尿症	苯丙氨酸羟化酶	点突变	PCR-STR 连锁分析、ASO 分子杂交、SSCP
葡萄糖 -6- 磷酸脱氢酶缺乏症	*G6PD* 基因	点突变	SSCP、DHPLC
DMD/BMD	*DMD/BMD* 基因	缺失、点突变、STR 重复	多重 PCR、PCR-STR 连锁分析、DHPLC、MLPA
马方综合征（Marfan syndrome）	原纤蛋白基因	点突变、缺失	PCR-VNTR 连锁分析、DHPLC
常染色体显性遗传多囊肾病	*PKD1*、*PKD2* 基因等	点突变	PCR-RFLP、PCR-STR 连 锁 分 析、DHPLC
肝豆状核变性	*WD* 基因	点突变、缺失、插入	PCR-RFLP、PCR- 酶切分析、DHPLC

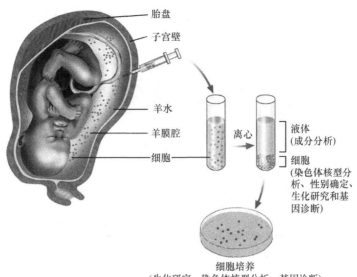

图 14-5　胎儿产前基因诊断示意图

2. 多基因疾病的基因诊断　针对多基因病（如重度肥胖、哮喘、高血压、癫痫、肿瘤、精神病、多种自身免疫性疾病等），由于疾病的发生与多个基因有关，每个基因只有微效累加的作用。对多基因病进行基因诊断时，常采用检测表型克隆基因的方法。所谓表型克隆，是将有关表型与基因结构结合起来，直接分离该表型的相关基因。例如，用差异显示逆转录-聚合酶链反应（differential displayed-reverse transcriptional-polymerase chain reaction，DD-RT-PCR）寻找正常或异常基因组之间的差异序列（图 14-6）。这种策略既不需预先知道基因的生物化学功能或图谱定位，也不受基因数目及其相互作用方式的影响。它是对疾病相关的一组基因进行克隆，然后用作多种探针，来诊断多基因遗传病。表型克隆技术的建立、发展和完善，使我们看到了对复杂遗传病进行基因诊断的曙光。

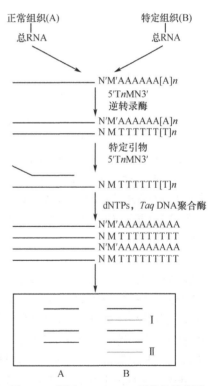

图 14-6　利用 DD-RT-PCR 寻找差异基因

（二）感染性疾病的基因诊断

感染性疾病的病原体包括病毒、细菌、真菌、寄生虫、支原体、衣原体、立克次体、螺旋体等，它们感染宿主后均携带有自身特异的 DNA/RNA，故可用基因诊断技术进行检测或诊断（图 14-7）。基因诊断技术既能检出正在生长的病原体，也能检出潜伏期的病原体；既能确定既往感染，也能确定现行感染。对于那些不容易体外培养（如产毒性大肠埃希菌）和不能在实验室安全培养（如立克次体）的病原体，也可用基因诊断进行检测，因而扩大了临床实验室的诊断范围。基因诊断技术还可用于病原微生物流行病学的大量筛查工作。某些传染性流行病病原体由于突变或外来毒株入侵常导致地域性流行，用经典的生物学及血清学方法只能确定其血清型别，不能深入了解相同血清型内各分离株的遗传差异。采用基因诊断分析同血清型中不同地域、不同年份分离株的同源性和变异性，有助于研究病原体遗传变异趋势，指导暴发流行的预测，在预防医学中占有重要地位。以下简要介绍几种病原体的检测或诊断。

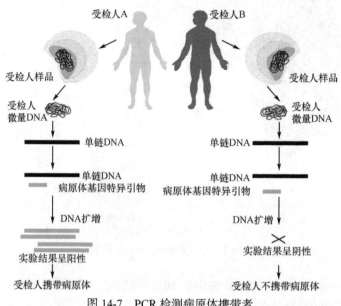

图 14-7   PCR 检测病原体携带者

1. 乙型肝炎病毒（HBV）的基因诊断 HBV 有 *adw*、*adr*、*ayw* 和 *ayr* 四个亚型，其 DNA 由部分双链组成，模板链平均长 3200 个核苷酸，基因组中主要开放阅读框有四个，即 *P*、*S*、*C* 和 *X* 基因。由于 HBV DNA 全序列及各基因的定位均已明确，故在设计 PCR 特异引物时，可根据已公布的各亚型序列，通过同源性比对，在保守区设计引物，从而扩增各亚型 HBV DNA 片段。为了进一步鉴定 HBV 的亚型，可在可变区设计引物来扩增某一亚型 HBV 的 DNA 片段。例如，针对 *C* 基因，可使用上游引物（5′-ACTGTTCAAGCCTCCAAGCT-3′）和下游引物（5′-AGTGCGAATCCACACTC-3′）扩增 425bp 的目的片段；针对 *S* 基因，可使用上游引物（5′-GGACTGGGGGACCCTGCAC-3′）和下游引物（5′-CCCAATACCACATTCATCC-3′）扩增 626bp 的目的片段。

2. 结核杆菌和麻风杆菌的基因诊断 常采用 PCR 或 PCR/ASO 探针杂交技术进行诊断。①针对结核杆菌，可先设计一对特异性引物，用 PCR 扩增出一个分枝杆菌属抗原基因（相对分子质量 65 000）的 383bp 的特异性片段，然后再用探针杂交，灵敏度可达 3 ~ 60 个细菌水平。另外，可用结核分枝杆菌染色体中特异性重复序列设计引物，扩增出 123bp 片段，灵敏度可达 1fg DNA，因为该保守的特异性重复序列在结核分枝杆菌染色体内有多个拷贝，所以即便某些结核杆菌发生变异，只要它保留一个重复序列拷贝就能保证扩增的准确性。②针对麻风杆菌，可设计一对特异性引物，用 PCR 扩增出一个麻风杆菌抗原基因（相对分子质量 18 000）的特异性 360bp 的 DNA 片段，灵敏度可达 20fg DNA；也可设计一对引物，用 PCR 扩增出一个麻风杆菌抗原基因（相对分子质量 36 000）的特异性 530bp 的 DNA 片段，灵敏度为 100fg DNA。此外，可用 PCR 扩增麻风杆菌染色体 DNA 中 *GroEL* 基因特异的 587bp 或 347bp 的 DNA 片段，灵敏度可达 3fg DNA。

3. 疟原虫的基因诊断 由于疟原虫基因组 DNA 都含有一定的重复序列（重复序列占基因组全长的 10% ~ 30%），而且不同种类的疟原虫其基因组重复序列的重复单元结构和重复数不同，因此可选用特定的重复序列作探针进行核酸分子杂交，从而对疟原虫做出诊断和鉴别。同时，根据疟原虫基因组重复序列设计 PCR 引物，经 PCR 检测疟原虫更具有简便、快速和敏感性高的特点。

（三）肿瘤性疾病的基因诊断

恶性肿瘤是由于多阶段、多步骤、累积性的 DNA 突变和损伤发生于调控细胞分化生长功能的基因上而造成的。DNA 突变和损伤的结果，或是激活原癌基因，或是抑制抑癌基因，或是妨碍 DNA 复制的修复校对及 DNA 的稳定性。致病性的 DNA 突变和损伤可以由遗传而来，也可在后天发育过程中由于多种特定因素而诱发。DNA 突变和损伤包括基因的点突变、基因缺失、基因扩增、DNA 重排、非正常的基因融合及 DNA 的核苷酸修饰等。在特定的癌变过程中，常伴有多个基因有顺序的分子变化；同时，某些基因的分子病变与疾病的不同阶段有直接对应性的关联。因此，明确分子病变的基因诊断不仅可用于细胞癌变机制的研究，还可用于肿瘤诊断、分类分型和预后监测，从而在不同的环节上指导抗癌治疗。例如，检测 *BRCA* 基因的变异可辅助诊断乳腺癌、检测 *APC* 基因的变异可辅助诊断结肠癌、检测 *Rb* 基因的变异可辅助诊断视网膜母细胞瘤、检测 *WT1* 基因的变异可辅助诊断肾母细胞瘤和Ⅰ型神经纤维瘤等。

（四）基因诊断在辅助生殖中的应用

目前，大多数遗传病不能由婚检检测出，遗传病患儿的出生给整个家庭带来了物质和精神上的压力。胚胎移植前基因诊断 / 筛查（preimplantation genetic diagnosis/screening，PGD/PGS）是一种建立在辅助生殖技术基础上的生殖遗传技术，通常被称为"第三代试管婴儿技术"。顾名思义，PGD/PGS 是在胚胎植入母体子宫前进行遗传学的诊断 / 筛查，这样可以提高试管婴儿技术的成功率，降低流产率，有效避免因盲目移植遗传学异常的胚胎而不得不在孕期终止妊娠，达到优生优育的目的。尤其是第一胎为遗传病患儿的父母想要再生育时，可以利用 PGD/PGS 技术。PGS 通常用于高龄产妇等低危群体，而 PGD 则用于夫妻双方或一方为染色体或基因变异携带者，有可能将基因或染色体缺陷遗传给下一代的高危群体。

（五）基因诊断在法医学上的应用

基因诊断在这一领域的应用主要是针对人类 DNA 遗传差异进行个体识别和亲子鉴定。其中所用的基因诊断技术主要有 DNA 指纹（DNA fingerprinting）技术、建立在 PCR 技术基础之上的扩增片段长度多态性（amplification fragment length polymorphism，Amp-FLP）分析技术、检测基因组中短串联重复序列（short tandem repeats，STR）遗传特征的 PCR-STR 技术和检测线粒体 DNA（mtDNA）的 PCR-mtDNA 技术。

DNA 指纹技术于 1985 年由英国遗传学家 Alec J. Jeffreys（1950～）首先创立，其基本原理是：不同个体的 DNA 核酸序列不同，而限制性内切酶只切割特定核酸序列，核酸序列不同，酶切点便不同，切割后核酸片段的长度也不同，经过电泳分析后，不同长度的核酸片段会停留在胶片的不同位置，于是出现个人所独有的图纹，故称为 DNA 指纹。Amp-FLP 技术的原理是：设计一对与可变数目串联重复区（VNTR 区）两侧保守区互补的引物，对 VNTR 区进行 PCR 扩增，对扩增产物进行琼脂糖凝胶电泳（或聚丙烯酰胺）和染色后，直接观察判断。PCR-STR 技术是指借助 PCR 对组成微卫星 DNA 的 STR 区域进行扩增，根据扩增结果进行个体识别（图 14-8）。目前 PCR-STR 技术在个体识别和亲子鉴定中逐渐占据了主导地位，基本上取代了传统 DNA 指纹技术和 Amp-FLP 技术。PCR-mtDNA 技术的原理是：在不同个体，mtDNA 非编码区 D- 环附近序列存在着明显的差异，通过对这些序列进行 PCR 扩增、测序，就可以进行个体识别。由于 mtDNA 存在于细胞质中，有利于检测分析无核细胞样品（如毛发、指甲等）。基因诊断的高灵敏度解决了法医学检测中存在的犯罪物证少的问题，一根毛发、一滴血、少量精斑甚至单个精子都可用于分析。

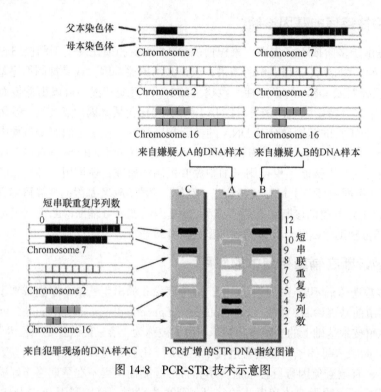

图 14-8　PCR-STR 技术示意图

五、基因诊断的现状与发展

目前，基因诊断已成为现代医学诊断学的一个重要分支，基因诊断的范围已从原来局限的遗传性疾病发展到一个全新的阶段，广泛应用于感染性疾病、肿瘤、心血管疾病、流行病学调查、食品卫生检验、法医学鉴定、疾病易感性判断、器官移植组织配型、药物疗效评价和用药指导等多个领域。可以说，凡是涉及遗传物质结构或状态改变的疾病或情况，均可用基因诊断技术进行诊断或分析。随着基因诊断技术的不断完善和发展，其将在疾病的早期诊断、分期分型、鉴别诊断、疗效判断、预测预后等方面发挥越来越重要的作用。因此，有人设想，将来患者就医时，除了带病历、化验报告外，可能还需要带一张本人 DNA 序列的光盘，以供医师做基因诊断时的分析之用。随着"千美元（乃至百美元）基因组测序"目标的实现，这种基于基因序列图的个性化基因诊断和疾病治疗的愿望将逐渐变得更加现实。

第二节　基 因 治 疗

现代医学对于遗传性疾病、心 / 脑血管疾病、肿瘤、某些神经系统疾病及某些感染性疾病仍缺乏有效的防治措施。上述疾病的发生均与基因变异或表达异常密切相关，因此理想的根治手段应是在基因水平上予以纠正，可见发展基因治疗技术是非常必要的。

人类疾病基因治疗的第一次尝试始于 1970 年，美国橡树岭国家实验室的 Stanfield Rogers 医生与一位德国医生合作，为精氨酸酶缺乏症的患者注射能合成精氨酸酶的兔乳突瘤病毒（Shope papilloma virus，SPV），但以失败告终。1980 年，由美国加利福亚大学的 Martin J. Cline（1934 ～ ）领导的研究组，在没有得到相关机构审批的情况下，擅自使用 DNA 重组技术将 β 地中海贫血基因转入两名危重患者的骨髓细胞中。尽管克莱因对外声称在 6 个月后患者体内依然存在具有活性基因的细胞，但该说法并没有得到验证。1990 年美国医生、遗传学家和分子生物学家 William F. Anderson（1936～）采用基因治疗的方法成功治疗腺苷脱氨酶（adenosine deaminase，ADA）缺乏症。自此，临床基因治疗研究得到了迅速发展，基因治疗的范围也从单基因缺陷性遗传病扩大到多基因遗传病，如恶性肿瘤、心血管疾病、免疫性疾病等，同时也在获得性基因病中（如肝炎、艾滋病等）取得进展。由于基因治疗是一种不同于以往任何治疗手段的新方法，目前其仍然处于发展时期，且主要针对临床常规治疗中没有其他有效疗法的疾病及晚期绝症。要将其作为疾病的常规疗法还有待时日。

知识链接　　　　　　　**ADA 缺乏症的基因治疗**

ADA 缺乏症是美国华盛顿大学的 Eloise Giblett（1921～2009）教授于 1972 年首次报道，它是一种常染色体隐性遗传的代谢性疾病，属于重度联合免疫缺陷病（severe combined immunodeficiency disease，SCID）。ADA 缺乏症的发病率不足 1/100 000，它可出现在婴儿期、童年期、青春期或成年期。

ADA 是免疫系统发挥正常功能所必需的，它的缺乏导致细胞中腺苷、脱氧腺苷积累，进一步导致 AMP、dAMP 和 dATP 的堆积。dATP 对正在分裂的淋巴细胞有高度的选择性毒性，它通过抑制核糖核苷酸还原酶和转甲基反应，阻滞 DNA 的合成，使得细胞分裂不能进行。腺苷酸抑制 S-腺苷同型半胱氨酸水解酶，而该酶与依赖 S-腺苷甲硫氨酸（SAM）的 DNA 甲基化有关。由于发育中的 T 淋巴细胞和 B 淋巴细胞是一些最具有丝分裂活性的细胞，它们对这种状况非常敏感，故 ADA 缺陷导致成熟 T、B 淋巴细胞的严重不足。

ADA 缺乏症以常染色体隐性方式遗传，患者从双亲各继承了一个具有缺陷的 *ADA* 基因拷贝，造成体内先天性缺乏 *ADA*，出现 dATP 的积累而导致 T 细胞中毒死亡，患者出现反复感染等症状，因而需要一个无菌的生存环境。该病以往主要是依靠骨髓移植和牛的 ADA 混合物进行治疗，但由于骨髓移植只有 1/3 的患者能找到合适的供体，应用牛的 ADA 也只能得到部分缓解，所以患者一直得不到有效的治疗。

1990 年 9 月 4 日，美国国立卫生研究院（NIH）的 William F. Anderson 博士等获准实施人类历史上第一例基因治疗的临床试验。Anderson 和同事开始对患有 ADA-SCID 的 4 岁女孩 Ashanti DeSilva 进行基因治疗。他们首先抽取 DeSilva 的血液，分离其中的淋巴细胞，然后利用改造后的莫洛尼鼠白血病病毒（Moloney murine leukemia virus，MMLV）将功能正常的 ADA 基因插入这些细胞的基因组中。10 天后，这种经过"修饰"的淋巴细胞通过静脉被缓缓地回输到女孩体内。6 个月后，她体内的 T 细胞水平就恢复了正常。经过 3 年的基因治疗，DeSilva 体内 50% 的 T 淋巴细胞出现了新的 ADA 基因，其体内的 ADA 水平由原来的 1% 提高到 25%。DeSilva 的免疫功能也得到了很好的修复，她不再反复受到疾病的困扰，彻底告别了无菌病房，终于可以像其他孩子一样上学，可以有一个相对正常的童年。虽然 DeSilva 并没有被完全治愈，她仍然需要使用低剂量的 PEG-ADA，但这一次的基因治疗验证了基因疗法的潜力，随着 DeSilva 治疗的成功，基因疗法也迎来了期盼已久的春天。

一、基因治疗的概念

基因治疗（gene therapy）是以基因转移为基础，将某种遗传物质导入患者细胞内，使其在体内表达并发挥作用，从而达到治疗疾病的目的。基因治疗导入的遗传物质可以是与缺陷基因对应的、在体内表达具有特异功能蛋白的同源基因，以补充、替代或纠正由于基因缺陷所造成的功能异常；也可以是与缺陷基因无关的治疗基因或其他遗传物质。

基因治疗有以下几种分类方法。

1. 依据基因治疗实施路线分类　可分为间接体内（ *ex vivo* ）基因治疗（又称回体法）与直接体内（ *in vivo* ）基因治疗（又称体内法）。回体法是先将合适的靶细胞从体内取出，在体外扩增，并将外源基因导入细胞内使其能高效表达，然后再将这种基因修饰过的靶细胞回输患者体内，使外源基因在体内表达，从而达到治疗的目的。图 14-9 以 SCID 的基因治疗为例展示了回体法的基本过程。体内法是将外源基因或直接或通过基因转移系统导入体内有关组织器官，使其进入相应的细胞并进行表达。

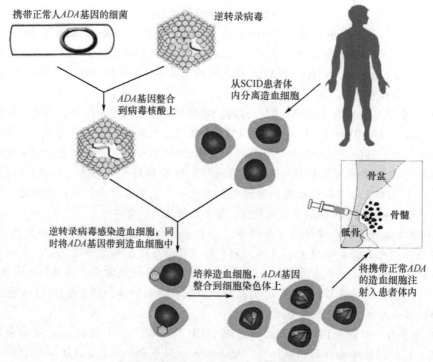

图 14-9　回体法治疗 SCID 示意图

2. 依据靶细胞分类　根据靶细胞的不同，可分为生殖细胞基因治疗（germ cell gene therapy）与体细胞基因治疗（somatic cell gene therapy）。生殖细胞基因治疗的可能对象主要是遗传病。设想将正常基因导入遗传病患者的生殖细胞，特别是在受精卵细胞分化之前，可望其后代不患这种遗传病。然而，用显微注射的方法将正常基因转移至受精卵，其效率尚不适用于排卵周期较长且每次仅排一个卵的人类；同时生殖细胞基因治疗，由于对后代遗传性状会有影响，从而对人类的发展也有着深远影响，涉及医学伦理道德问题。因此，目前对于生殖细胞的基因治疗研究仅限于动物，尚不考虑人类。体细胞基因治疗是将遗传物质导入患者体细胞，以达到治疗疾病的目的，其基因信息不会传至下一代。目前临床上已采用的基因治疗方案均属于体细胞基因治疗。

3. 依据转移基因在靶细胞染色体上的整合特点分类　可分为同源重组法与随机整合法。同源重组法是将正常基因定点导入受体细胞染色体上的基因缺陷部位以替换缺陷基因。由于基因转移中同源重组的自然发生率，约为百万分之一，故一般不采用该方法。随机整合法是指导入的正常基因在染色体基因组上整合的位点是不固定的，转移基因不修复异常基因，而只补偿异常基因的功能缺陷。目前基因转移方法所导入的基因，其整合几乎都是随机的。

二、基因治疗的基本策略与方法

近年来随着分子生物学研究的深入，基因治疗的概念也有所发展，不仅可以导入正常基因以纠正遗传性疾病的缺陷基因，也可导入特定的 DNA、RNA 片段以封闭或抑制特定的基因表达。基因治疗的策略大致分为直接策略和间接策略。

（一）直接策略与方法

基因治疗的直接策略是从致病基因入手，用正常基因对基因组中的异常基因在原位进行置换或矫正，以达到治疗目的。

1.基因置换和基因矫正　基因置换（gene replacement）是指以正常基因原位替代缺陷基因。基因矫正（gene correction）是指将致病基因的异常碱基序列进行纠正，而正常部分予以保留。这两种策略最为理想，因为它们均是对缺陷基因精确地原位修复，而不涉及靶细胞基因组的其他变化。然而由于技术方面的原因，目前尚不能从理论和技术上得到突破。

2.基因增补（gene augmentation）　又称基因添加（gene addition），是指将目的基因导入病变细胞或其他细胞，并不去除异常基因，而是通过目的基因的非定点整合，使其表达产物补偿缺陷基因的功能或使原有的功能得以加强。目前基因治疗多采用此种策略，从理论上讲，基因增补并不去除或修正原有的变异基因，故相对来讲较容易。

3.基因失活（gene inactivation）　又称基因干预，该策略是通过应用反义技术，在转录或翻译水平特异性阻断或封闭某些基因的异常表达，以达到治疗疾病的目的。常用的方法包括以下几种。①反义 RNA 技术：即通过反义 RNA 与细胞中的 mRNA 特异性结合，从而抑制相应 mRNA 的翻译。②核酶（ribozyme）技术：天然的核酶通常是单一 RNA 分子，具有自剪切作用。另外，核酶也可由两个 RNA 分子组成，二者通过互补序列相结合，形成锤头状二级结构，并组成核酶的核心序列，进而发挥剪切作用。在组成核酶的两个 RNA 分子中，带有被剪切位点的 RNA 分子是被剪切的靶分子，而与之结合的 RNA 分子虽然只构成核酶的一部分，但实际是作为一个酶在起作用，目前基因治疗中应用的就是这种核酶。在基因治疗时，利用这种核酶分子结合到靶 RNA 分子的适当部位，形成锤头状核酶结构，进而剪断靶 RNA 分子，从而达到治疗疾病的目的。③ RNA 干扰（RNA interference，RNAi）技术：是一种利用外源性双链 RNA 特异性沉默胞内基因的技术。其基本过程如下：长双链 RNA 被细胞内 Dicer（RNase Ⅲ 家族中的特异性双链 RNA 内切酶）切割为 21～25 个碱基对的短双链 RNA，称为小干扰 RNA（small interference RNA，siRNA）；随后 siRNA 与细胞内的某些酶和蛋白质形成复合体，称为 RNA 诱导的沉默复合体（RNA-induced silencing complex，RISC）。RISC 可识别与 siRNA 有同源序列的 mRNA，进而在特异位点将 mRNA 切断或抑制蛋白质翻译。④三链 DNA 技术：又称反基因（antigene）技术，其通过设计寡脱氧核苷酸（oligodeoxynucleotide，ODN），使之与 DNA 双螺旋分子形成三股螺旋，此即三链 DNA。三链 DNA 的形成可使从 mRNA 的源头——DNA 水平阻止或调节基因转录。⑤肽核酸（peptide nucleic acid，PNA）技术：PNA 是一种人工合成的 DNA 类似物，其以中性的肽链酰胺 2-氨基乙基甘氨酸键取代了 DNA 中的戊糖磷酸二酯键骨架，其他结构与 DNA 一致。PNA 可按 Watson-Crick 碱基配对的原则识别并结合 DNA 或 RNA 序列，从而干扰基因的转录或翻译。PNA 具有结构稳定、不被核酸酶和蛋白酶降解、细胞毒性低等特点。⑥ miRNA 技术：miRNA 是一类由内源基因编码的长度约为 22 个核苷酸的非编码 RNA 分子，其可通过与 mRNA 以不完全配对的方式结合，从而抑制蛋白翻译或导致 mRNA 降解。

（二）间接策略与方法

基因治疗的间接策略是不直接从致病基因入手，而是把能增强治疗效果的基因（如化疗保护性基因、免疫治疗基因、自杀基因等）导入细胞，从而达到治疗疾病目的。

1. 引入化疗保护性基因 向正常细胞内导入单相或多相细胞毒性药物的抗性基因，使得正常细胞耐受化疗药物的能力大大提高。针对肿瘤化疗来讲，该策略有利于使用大剂量化疗药物来杀伤残余瘤细胞，从而提高肿瘤治愈率。例如，通过向骨髓造血干细胞内导入多耐药基因 -1（multidrug resistance gene 1，MDR1），可使正常细胞获得广泛的化疗药物耐受性，减少骨髓受抑制的程度，这样就可在不损伤正常细胞的前提下，使用大剂量化疗药物清除残留的肿瘤细胞。

2. 引入自杀基因 该策略也称活化前体药物性基因治疗。某些病毒或细菌产生的酶能将对人体无毒或低毒的药物前体，在人体细胞内一系列酶的催化下转变为细胞毒性物质，从而导致细胞死亡。由于携带该基因的受体细胞本身也被杀死，故称这类基因为"自杀基因"。常用的有单纯疱疹病毒胸苷激酶基因（HSV-tk）、大肠埃希菌胞嘧啶脱氨酶（E.coli cytosine deaminase，EC-CD）基因等。例如，导入 HSV-tk 基因，该基因表达单纯疱疹病毒胸苷激酶（HSV-TK），此酶可使鸟苷类似物——丙氧鸟苷（GCV）磷酸化。单磷酸化的 GCV 在细胞中转变成三磷酸形式（GCVTP），GCVTP 不仅可抑制 DNA 聚合酶活性，还可与 dTTP 竞争掺入分裂细胞的 DNA 中，抑制 DNA 的合成，从而杀死肿瘤细胞。

3. 引入免疫基因疗法（immunogene therapy） 通过导入免疫治疗基因，恢复和提高机体免疫功能，增强机体抗肿瘤的能力。例如，导入共刺激因子 B7 基因，以增强 T 细胞介导的抗肿瘤免疫功能；导入白介素 -2（IL-2）、干扰素、肿瘤坏死因子基因，以增强抗肿瘤效应；导入组织相容性复合体基因：降低肿瘤细胞的致瘤性并增强免疫原性。

4. 引入特异性细胞杀伤性基因 某些基因在肿瘤细胞相对特异性高表达（如在原发性肝细胞癌患者，甲胎蛋白基因在癌细胞中高水平表达），因此，可将编码细胞毒素或其他杀细胞蛋白的基因置于这些肿瘤相对特异性高表达基因的启动子下游，当这样的重组基因转染细胞后，细胞毒素或其他杀细胞蛋白只高水平表达于肿瘤细胞，从而对肿瘤细胞造成相对特异性杀伤，而对正常细胞无明显毒副作用。

三、基因治疗的基因载体

大分子 DNA 不能自由进入细胞，即使进入细胞也将被细胞内的核酸酶水解。因此选定治疗基因后，需要适当的载体将治疗基因导入细胞内并表达。目前使用的基因载体有病毒载体和非病毒载体两大类。表 13-2 对几种常用病毒载体的主要特点进行了总结。

（一）病毒载体

目前临床上实施的基因治疗一般多选用病毒载体。野生型病毒必须经过改造，以确保其在人体内安全后才能作为基因治疗的载体。野生型病毒基因组的编码区主要为衣壳蛋白、酶和调控蛋白编码，而非编码区中则含有病毒进行复制和包装等功能所必需的顺式作用元件。基因治疗所用病毒载体的改造是剔除其复制所需基因和致病基因，消除病毒的感染和致病能力。然后将治疗性基因、一些基因的调控成分以及 poly（A）信号等插入，使之成为表达性载体。目前在基因转移中所使用的病毒载体主要有以下几类。

1. 逆转录病毒（retrovirus，RV）载体 目前基因治疗采用的 RV 载体大多为莫洛尼鼠白血病病毒（Moloney murine leukemia virus，MMuLv）。MMuLv 能感染鼠、人和其他动物细胞。构建 RV 载体时，是以 DNA 原病毒为基础，将野生型病毒的结构基因 gag、pol 和 env 剔除，以供外源基因和标记基因插入，但要保留病毒的包装信号序列（Ψ）和两侧的 LTR。这样构建的病毒颗粒不能表达病毒结构蛋白，因此它失去了复制和包装为成熟病毒颗粒的能力。这种病毒颗粒需先在体外感染包装细胞（packaging cell），并在包装细胞中复制及转录，才能包装产生用于基因治疗的具有一次性感染能力的重组病毒颗粒，这种重组病毒颗粒又称为假病毒（图 14-10）。

　　包装细胞是经过特殊改造和修饰的细胞。最早建立的包装细胞是 Ψ-2 细胞系，该细胞中已经整合有缺失了 RV 病毒包装信号序列（Ψ）的缺陷型前病毒（辅助病毒，helper virus），可以表达病毒 *gag*、*pol* 和 *env* 基因编码的病毒蛋白，为 RV 载体包装成假病毒提供全部的病毒蛋白，但它不能转录产生完整的病毒基因组 RNA，也不产生可能被包装到假病毒中的 RNA。因此，包装细胞本身不含有任何形式的病毒颗粒。

　　假病毒中所包含的 RNA 与 RV 基因组比较，治疗基因和标记基因取代了病毒的结构基因。假病毒感染靶细胞的过程与 RV 病毒一样。RV 感染效率高，理论上可高达 100%。假病毒感染靶细胞后，在靶细胞内经逆转录产生的前病毒 DNA 可与靶细胞基因组随机整合，因而能较稳定地表达外源基因。RV 载体也有一定的缺陷，表现在：①只能感染处于增殖状态的细胞，对静止期细胞无效；②所携带的外源基因不能太大，小于 9kb，否则会影响病毒的效价和稳定性；③ RV 的感染依赖于靶细胞表面适宜受体的存在，因而限制了它的应用，特别是体内基因治疗的应用；④理论上讲，从包装细胞释放出来的复制缺陷的 RV，只能一次性感染靶细胞，不会扩散到其他细胞，但在某种情况下，也会造成野生型病毒的暴发；⑤病毒的基因组是随机整合到靶细胞基因组内，因而具有致细胞癌变的可能；⑥ RV 不能耐受纯化和浓缩等处理过程，否则会使其感染活性大大降低。

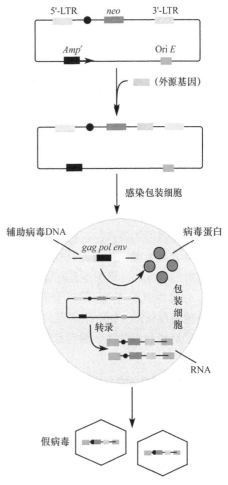

图 14-10　逆转录病毒载体的构建和假病毒的产生

　　2. 腺病毒（adenovirus，AV）**载体**　　AV 是一些大的，约 36kb 的双链 DNA 病毒。目前基因治疗中所用的 AV 载体通常是一些复制缺陷病毒。AV 既能感染增殖期细胞，也能感染静止期细胞。这类病毒较稳定，且浓缩和纯化对其感染活性的影响不大。AV 的不足之处在于：①病毒基因组一般不与靶细胞基因组整合，因而其表达外源基因是暂时的和不稳定的，外源基因表达时间的长短依靶细胞类型而定；②在 AV 的生活周期中，有多种不同生物学活性的蛋白质暂时性表达，其中也包括一些与细胞恶性转化相关的蛋白质；③感染细胞内病毒蛋白的表达，可导致机体对受染细胞的强烈免疫应答，这一毒副作用在体内基因治疗时必须引起足够的重视 [现已有报道利用 Cre-loxp 重组构建 "无内脏"（gutless）AV 载体，可望解决 AV 的免疫原性问题]；④ AV 几乎可以感染所有细胞，缺乏特异性。

　　3. 腺相关病毒（adeno-associated virus，AAV）**载体**　　AAV 属于微小病毒家族成员，是一类小的单链 DNA 病毒，基因组约 4.7kb，非常稳定。本身无致病性，需辅助病毒（常为 AV）存在时才能复制。AAV 可感染人的细胞，并能整合至非分裂相细胞。大部分 AAV 基因组可去除，从而可使外源基因得以大量补足。有趣的是：在感染细胞中，野生型 AAV 基因组可高效定点整合于人类第 19 号染色体长臂的特定位置上，这种整合可导致染色体基因组重排，而这种重排与慢性 B 淋巴细胞白血病相关。然而携带治疗性基因的 AAV 载体似乎不像它的野生型亲本，没有定点整合于 19 号染色体的相同特征。因此，从安全的角度来考虑，这种 AAV 的定点整合较随机整合有多大的优越性，尚值得进一步探讨。

4. 慢病毒（lentivirus）载体   慢病毒属 RV 科，为二倍体 RNA 病毒，分为灵长类病毒如 HIV-1、猴免疫缺陷病毒（SIV）和非灵长类病毒如马传染性贫血病毒（EIAV）。但它与 RV 不同，能感染非分裂细胞。目前研究较多的是来源于 HIV-1 的慢病毒载体。大量研究表明，HIV 较容易感染一些用其他病毒较难进行转基因的组织且不会引发明显的免疫反应。随着人们对基因治疗生物安全性的关注，尤其是对 HIV 患者进行的基因治疗，促进了其他可供选择的慢病毒载体（如 EIAV）的研究。

5. 单纯疱疹病毒（herpes simplex virus，HSV）载体   HSV 是双链 DNA 病毒，基因组约 150 kb，具有嗜神经细胞的特性，能在神经细胞内形成"终生隐性感染"。将外源基因导入并使之长久存在于中枢神经系统是该类病毒载体的一大特点。如果能够选择性地调节目的基因的表达而不诱导病毒基因的表达，这将对中枢神经系统疾病的基因治疗大有帮助。HSV 的缺点是：一方面仅能感染分裂细胞，从而使其在成人脑组织中的应用受到了限制；另一方面，这类病毒（包括无复制能力的病毒）对靶细胞具有毒害作用，因此，要用于人体试验，还需慎重考虑。

6. 其他病毒载体   除以上常用病毒载体外，为了适应一些特殊要求，人们还构建了一些相应的其他病毒载体，如牛痘病毒载体、人乳头瘤病毒载体、SV40 载体和其他几种 RNA 病毒载体等。

逆转录病毒载体、腺病毒载体和腺相关病毒载体的主要特点比较见表 14-2。

表 14-2   三种常用病毒载体的主要特点比较

	逆转录病毒载体	腺病毒载体	腺相关病毒载体
基因组大小	8.5kb	36kb	4.7kb
核酸类型	RNA	DNA	DNA
外源基因容量	< 9kb	2 ～ 7kb	< 5kb
靶细胞状态	增殖期细胞，表面有特异受体	增殖期细胞或静止期细胞	增殖期细胞或静止期细胞
基因整合	随机整合	不整合	优先整合于染色体 19q 位点
外源基因表达情况	短暂表达 / 稳定表达	短暂表达	稳定表达
基因转移效率	高	高	不明
生物学特性	清楚	清楚	尚未研究清楚
安全性	不明	病毒蛋白可引起免疫反应	无病原性

（二）非病毒载体

非病毒载体是利用非病毒载体材料的理化性质来介导基因的转移。与病毒载体相比，非病毒载体具有如下优势：制备具有调控元件的重组 DNA 表达载体的技术较容易；避免了病毒载体的潜在致癌性或其他副作用。常用的非病毒载体有如下几种。

1. 脂质体载体   将阳离子脂质体与外源 DNA 混合，形成包裹外源 DNA 的脂质体，随后与细胞共孵育，通过膜融合和细胞的内吞作用而将外源 DNA 转移至细胞内。

2. 配体载体   将外源 DNA 与能特异性结合细胞或组织上受体的配体相偶联，从而将 DNA 靶向到特定细胞或组织。这种偶联常通过多聚阳离子（如多聚赖氨酸）来实现。多聚阳离子与配体共价连接后，再通过与带负电荷的 DNA 结合，从而将 DNA 包围起来，只留下配体暴露于表面。

这样的复合物通过配体与带有特异受体的靶细胞结合，从而将外源 DNA 导入靶细胞。

3. 纳米颗粒载体 纳米颗粒具有良好的生物相容性，能将 DNA 固定或包理于纳米微粒中，进而通过与细胞共孵育而将外源 DNA 导入靶细胞。

病毒载体和非病毒载体介导的基因转移过程见图 14-11。

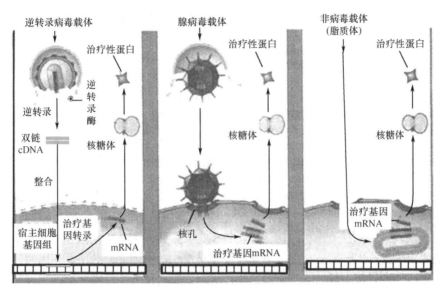

图 14-11　病毒载体和非病毒载体介导的基因转移示意图

四、基因治疗的基本程序

以下将以间接体内基因治疗为例，阐述基因治疗的基本程序。

（一）获得治疗基因

要进行基因治疗，首先需获得治疗基因并对其表达调控进行详细研究。治疗基因的来源有多种，主要包括含治疗基因的供体细胞的基因组 DNA 或者经限制性内切酶消化后的 DNA 片段、预先分离克隆的基因、经 RT-PCR 扩增得到的 cDNA、人工合成的 DNA 片段等。

（二）合理选择靶细胞

虽然基因治疗的靶细胞可以是体细胞，也可以是生殖细胞，但出于安全性和伦理学的考虑，目前基因治疗禁止使用生殖细胞，仅限于体细胞。已被应用的靶细胞有淋巴细胞、造血细胞、上皮细胞、角质细胞、内皮细胞、成纤维细胞、肝细胞、肌细胞、肿瘤细胞等。一般而言，在选择基因治疗靶细胞时，应综合考虑以下因素。

1. 发病的器官及位置 可以选择病变本身器官的细胞，也可以选择病变器官以外的细胞作为基因治疗的靶细胞。例如，在肝病的基因治疗中，可选择肝细胞作为基因治疗的靶细胞；在肝细胞癌的基因治疗中，可选择癌细胞本身或肝癌组织中浸润的淋巴细胞作为靶细胞。

除了考虑病变器官的位置，还要考虑其发病机制。例如，家族性高胆固醇血症患者，血浆中胆固醇水平很高，但其病因却是肝细胞膜上缺乏低密度脂蛋白受体（low density lipoprotein receptor，LDLR），以致肝细胞摄取血中胆固醇的能力下降或完全丧失，从而造成 LDL 代谢障碍。因此，对家族性高胆固醇血症患者进行基因治疗时，应选择肝细胞作为靶细胞，导入 LDLR 基因，使肝细胞膜上 LDLR 得到表达，从而提高其对血浆中 LDL 的处理能力。

体内的一些屏障结构也是必须考虑的因素之一。例如，血脑屏障可阻挡许多大分子物质进入中枢神经系统，故对中枢神经系统疾病进行基因治疗时，要保证所选择的靶细胞中治疗基因的表达产物能在中枢神经系统发挥作用。在选择靶细胞时，既可使用中枢神经系统本身的细胞种类作为基因治疗的靶细胞，也可将其他部位的细胞经基因转移后进行中枢神经系统移植。总之，要避开血脑屏障对治疗基因表达产物运输的障碍，因为治疗基因表达产物如不能进入中枢神经系统，往往很难发挥其作用，从而达不到基因治疗中枢神经系统疾病的目的。

2. 靶细胞应容易取出和移植   基因治疗的一般途径是将靶细胞从体内取出，经转基因后再移植回人体内，治疗基因在体内特定部位得到表达，以达到基因治疗的目的。这就要求靶细胞容易从体内取出和移植回体内。最容易取出和移植的细胞当属血液系统的细胞。

3. 靶细胞应容易在体外培养   对于基因治疗的靶细胞，要求其在体外培养的条件下容易存活，而且要有一定的分裂能力和自我更新能力，因为一般情况下基因治疗要求的转染细胞数量在 10^8 以上，而目前常用的几种基因转移方法其效率不同（所有方法的实际转染效率通常都达不到 100%）。因此，在实际应用中，要求靶细胞的数量要大于 10^8。对于那些不易获得大量数目的细胞来说，其更新及分裂能力也是决定其作为靶细胞有效性的一个重要因素。

4. 对靶细胞容易实现基因转移   将治疗基因转移入靶细胞的手段包括物理法、化学法、融合法及病毒载体法四大类。目前广泛应用且前景广阔的基因转移方法当属病毒载体介导法。

5. 靶细胞应具有较长的寿命   基因治疗（特别是某些单基因遗传缺陷性疾病的基因治疗）的最终目标是要求外源基因长期、稳定地表达，甚至是终生的。因此，必须使基因治疗的靶细胞具有较长的寿命。体内许多干细胞能够满足这一要求。如果选择某些短寿命的细胞种类作为基因治疗的靶细胞，就需要每隔一定时间进行一轮同样的操作，以维持基因治疗的作用。这种烦琐的反复操作虽有其不足之处，但对那些不需要长期表达外源基因的基因治疗来说，或许是个优点。再者，目前基因治疗技术并不十分成熟，在发现某些副作用需要终止外源基因表达时，选择具有一定寿命的靶细胞，也是控制外源基因表达时限的一个重要手段。

（三）选择适宜的基因载体和基因转移系统

目前使用的基因载体有病毒载体和非病毒载体两大类，相应的基因转移系统也有两类：一类是病毒介导的基因转移，另一类是非病毒介导的基因转移。在实际应用中不同方法各有优缺点。

（四）外源基因表达的筛选

在体外培养细胞中，基因转染效率很难达到 100%，故需利用载体中的标记基因对转染细胞进行筛选。例如，诸多表达载体都带有 neo^r 标记基因，若向培养基中加入药物 G418，未被转染的细胞将被杀死，最后只有转染细胞存活下来。在筛选出转染细胞后仍需检测转染细胞中外源基因的表达状况，只有稳定表达外源基因的细胞在患者体内才能较好地发挥治疗作用。

（五）回输体内

将治疗性基因修饰的靶细胞以不同的方式回输体内以发挥治疗效果，如淋巴细胞可以静脉回输入血，造血细胞可采用自体骨髓移植的方法，皮肤成纤维细胞经胶原包裹后可埋入皮下组织等。

五、基因治疗的应用

自 1990 年 9 月，全世界第一例用基因治疗手段尝试治疗 ADA-SCID 获得可喜成果后，基因治疗在多种疾病中都取得了一定的进展，已被批准的基因治疗方案有 200 例以上，包括遗传病、肿瘤、感染性疾病等。以下简要列举了由美国重组 DNA 咨询委员会（RAC）批准的部分基因治疗方案（表 14-3）。

表 14-3　由美国 RAC 批准的部分基因治疗方案

疾病（相关基因）	靶细胞（载体）	主要研究者
1. 遗传病		
腺苷脱氨酶缺乏症（*ADA*）	T 细胞及干细胞（RV）	Michael R. Blaese
	骨髓 $CD34^+$ 干细胞（LV）	Donald B. Kohn
囊性纤维化（*CFTR*）	呼吸道上皮细胞（AV）	Ronard Crystal
	呼吸道上皮细胞（脂质体）	Richael C. Boucher
家族性高胆固醇血症（*LDLR*）	肝细胞（RV）	James M. Wilson
戈谢病（葡萄糖脑苷脂酶缺乏症）	干细胞（RV）	John Barranger
2. 肿瘤		
急性淋巴细胞白血病（*CD19*）	T 细胞（LV）	Porter David
B 细胞淋巴瘤（*CD20*）	肿瘤细胞（质粒 DNA）	Lia M. Palomba
脑肿瘤（*mdr-1*）	干细胞（RV）	Charles Hesdorfer
原发及转移脑肿瘤（*HSV-tk*）	肿瘤细胞（RV）	Kenneth W. Culver
原发脑肿瘤（*HSV-tk*）	肿瘤细胞（RV）	Larry Kun
乳腺癌（*IL-4*）	成纤维细胞（RV）	Michael Lotze
乳腺癌（*mdr-1*）	干细胞（RV）	Charles Hesdorffer
乳腺癌（*IL-12*）	肿瘤细胞（AV）	Max W. Sung
结肠癌（*IL-4*）	成纤维细胞（RV）	Michael Lotze
结肠癌（*IL-2* 或 *TNFα*）	肿瘤细胞（RV）	Steven Rosenberg
结肠癌（*IL-2*）	成纤维细胞（RV）	Robert Sobol
脑脊膜癌（*HSV-tk*）	肿瘤细胞（RV）	Edward H. Oldfield
恶性黑色素瘤（*IL-4*）	肿瘤细胞（RV）	Alfred Chang
	成纤维细胞（RV）	Michael Lotze
恶性黑色素瘤（*IL-2*）	肿瘤细胞（RV）	Tapas Das Gupta
恶性黑色素瘤（*IL-12*）	树突状细胞（AV）	James M. Burke
恶性黑色素瘤（*IFN α-2b*）	肿瘤细胞（RV）	Adam I. Riker
神经细胞肉瘤（*IL-2*）	肿瘤细胞（RV）	Malcolm Brenner
非小细胞肺癌（*p53* 或反义 *K-ras*）	肿瘤细胞（RV）	Jack A. Roch
卵巢癌（*HSV-tk*）	肿瘤细胞（RV）	Scott M. reeman
卵巢癌（*mdr-1*）	干细胞（RV）	Albert Diesseroth
卵巢癌（*NY-ESO-1*）	肿瘤细胞（质粒 DNA）	Kunle O. Odunsi
卵巢癌（*PANVAC*）	树突状细胞（Poxvirus）	David E. Avigan
肾癌（*IL-2*）	肿瘤细胞（RV）	Bernd Gansbacher
肾癌（*IL-4*）	成纤维细胞（RV）	Michael Lotze
肾癌（*GM-CSF*）	肿瘤细胞（RV）	Jonathan Simons
小细胞肺癌（*IL-2*）	肿瘤细胞（DNA 转染）	Peter Casselith
小细胞肺癌（*p53*）	树突状细胞（AV）	Scott J. Antonia
3. 病毒感染性疾病		
HIV 感染（突变型 *rev*）	T 细胞（RV）	Gary Nabel
HIV 感染（HIV-1 Ⅲ *env*）	肌肉（RV）	Jeffrey E. Galpin
HIV 感染（HIV-1 核酶）	T 细胞（RV）	Flossie Wong-Staal
HIV 感染（HIV-1）	$CD34^+$ 外周血细胞（RV）	Bisher Akil
HIV 感染（HIV-1，*IL-12*）	T 细胞（质粒 DNA）	Pablo Tebas

六、基因治疗的现状与发展

　　基因治疗作为一门新兴学科，至今已经历了3个阶段。第一阶段（1970～1989年）是基因治疗的盲目狂热阶段。从1980年开始，由于伦理学、宗教界及具体研究单位未经药审等原因，基因治疗一度被禁锢近十年。1989年开禁，科学家们把长期积累"倾囊"而出，不少不成熟的成果推向了临床；再加上企业界急于求利以及媒体不切实际的宣传，出现了基因治疗的盲目热潮，但成功者甚少。第二阶段（1990～1996年）是基因治疗的理性化阶段。基因治疗经多次失败后，人们逐渐理性化。1995～1996年美国NIH对美国已进行的基因治疗研究方案（103个）进行评估，认为只有5～6个可能有一定效果，其中3个可发展到临床Ⅱ～Ⅲ期。同时，NIH要求对基因治疗的研究方向、重点、布局进行全面调整，从而使基因治疗研究明确了战略目标，并把重点放在基因导入（即载体）研究。第三阶段（1997～）是基础和临床研究密切结合阶段。虽然存在理解和观点的不同，但科研人员和公众都普遍认同基因治疗在人类健康领域的巨大潜力，关键的问题是疗效和风险评估，这依赖于对基因转染效率、治疗基因在体内表达调控、疾病发生机制的充分研究，以及相关机构严格审批和进入临床试验过程中基因治疗的研究。

　　目前基因治疗面临的主要问题：①安全性问题：由于基因治疗涉及内、外源基因的重组，因此有可能引起细胞基因突变、原癌基因激活或抑癌基因关闭，从而导致细胞恶变，尽管细胞恶变概率很低。另外，如果外源基因的产物在宿主体内大量出现，而该产物又是体内原来不存在的，那么就有可能导致严重的免疫反应。②体内表达治疗基因的可控性问题：在很多情况下，向体内导入的外源性的治疗基因，必须具有特异性和可控性，才能真正达到基因治疗的目的。目前，对于这方面的研究虽然有了一定进展，但仍不尽人意。③外源基因不能在体内长期稳定表达的问题：许多情况下，需要外源基因在体内长期稳定表达，才能达到基因治疗的目的。然而，细胞在体内的生存期有限、治疗基因的丢失以及机体的免疫排斥等原因，往往使上述目标难以实现。④目的基因转移效率不高的问题：尽管人们做了很多努力来提高基因的转移效率，但到目前为止，还没有哪一种方法和途径是十全十美的。可见构建安全、高效、靶向、可控的载体是一项长期而又迫切需要解决的难题。⑤基因治疗的复杂性问题：将基因治疗用于单基因或一簇相连锁基因缺失或突变所导致的疾病时，相对较容易；而用于高血压、糖尿病、某些神经系统疾病等多基因和多因素所造成的疾病时，复杂性则大大增加。⑥基因治疗中靶细胞生物学特性改变的问题：目前的基因治疗方案多采用间接体内法，但靶细胞经体外长期培养和增殖后，细胞生物学特性有可能发生改变。例如，体外试验已证实肿瘤浸润淋巴细胞（tumor infiltrating lymphocyte，TIL）能特异性杀伤肿瘤细胞，回输体内后，除少部分分布在肿瘤组织外，更多的是集结在肝和肾中，而且基因表达效率也降低了。因此研究体细胞移植和重建的生物学，将是今后基因治疗研究的一个重要方向。⑦伦理学方面的问题：由于基因治疗涉及基因干预，因而引发了伦理学方面的激烈争议，特别是对于在生殖细胞中进行基因操作的问题，人们的意见更是出现了分歧。由于基因治疗中还存在上述诸多尚未解决的问题，故科学审查委员会把基因治疗的目标定得较窄，把进行临床基因治疗研究所应满足的条件定得比较苛刻。例如，对于遗传性疾病进行基因治疗研究，一般需要满足的条件包括以下：①研究仅限于体细胞基因治疗，这样治疗个体不会把遗传改变传给下一代；②已在DNA水平上明确了该病为单基因缺陷疾病，相应的正常基因已经被克隆；③基因治疗的靶细胞便于临床操作，即容易从患者机体获取、培养，进行遗传操作后，容易再回输患者体内；④治疗效果必须胜过对患者的危害；⑤转移基因的表达无须精密调控，且其相对较低水平的表达即可使疾病得以缓解且无副作用；⑥所设计的基因治疗计划在进行人体试验之前，必须经过动物实验证明符合严格的安全标准；⑦所选疾病如不经治疗将有严重后果或很难用其他方法进行治疗。对于肿瘤、高血压、糖尿病、某些神经系统疾病以及感染性疾病的基因治疗研究，也有相应的条件要求，在此不再一一列举。

　　基因治疗的历史虽短，但所取得的成就令人瞩目。分子生物学技术，特别是 DNA 重组技术的不断完善和发展，人类后基因组计划的不断实施，必将会使越来越多疾病的发生机制得以澄清，其相关基因的定位更加精确；高效、安全的基因转移和治疗方案将会不断诞生。可以相信，当对疾病复杂的分子病理机制有了清楚的认识，对各种靶细胞的生物学特性有了完全的掌握，DNA 转移技术有了进一步发展以及对外源基因在体内的表达有了较精细的调控后，在符合医学伦理学的范畴内，基因治疗将成为人类征服多种疾病的重要手段之一。

思 考 题

1. 基因诊断有哪些特点？

2. 简述基因诊断常用的技术方法及其原理。

3. 基因诊断在医学上有哪些应用？

4. 简述基因治疗的策略与方法。

5. 基因治疗的载体有哪些？试述逆转录病毒载体介导的基因治疗的流程。

6. 在选择基因治疗靶细胞时，应综合考虑哪些因素？

7. 以间接体内基因治疗为例，阐述基因治疗的基本程序。

8. 从目前的研究结果来考量，你对基因诊断和基因治疗的前景有何认识？尚需解决哪些问题？

（张鹏霞）

第十五章　细胞信号转导的分子机制

生物体对细胞外信号的反应是生命的基本特征之一。单细胞生物通过膜蛋白受体感受外环境的 pH、离子浓度、食物、氧、光线及有害物质，并对这些信号产生趋化性。由不同分化细胞构成的多细胞生物，其体内各种细胞在功能上的协调统一则是通过细胞间相互作用来实现的。

细胞通信（cell communication）是指一个细胞发出的信息通过介质传递到另一个细胞并产生相应反应的过程。在细胞通信系统中，细胞通过识别与之接触的细胞或识别其周围环境中存在的各种物理信号或化学信号，并将其转变为细胞内各种分子活性的变化，从而改变细胞内某些代谢过程，引起细胞应答反应。这种细胞针对外源信息所产生的应答反应的全过程称为细胞信号转导（cell signal transduction），其目的是使有机体在整体上对外界环境变化产生最为适宜的反应。细胞信号转导通过多种分子特异识别和相互作用，连续转换、传递信号，形成复杂的分子级联反应，最终引起细胞产生应答，这样的级联反应过程称为信号转导途径（signal transduction pathway）。细胞内不同的信号转导途径可在不同靶点水平上交叉联系、相互作用，形成复杂的信号转导网络（signal transduction network），从而更加精密地调节细胞各种生理过程。一旦细胞接受各种物理和化学信号的刺激，通过信号转导过程，即可改变细胞内多种信号转导分子的分布、数量和（或）活性，继而引起细胞某些代谢的改变或细胞增殖、生长、分化、衰老和死亡等生物学行为的改变。

细胞通信和信号转导过程是高等生物生命活动的基本机制。阐明细胞信号转导的分子机制对于认识细胞在整个生命过程的增殖、分化、代谢及死亡等方面的表现和调控方式，理解各种生命活动的本质，具有重大的理论意义。同时对于从分子水平认识各种疾病的发病机制，建立新的诊断与治疗手段亦具有重要的实用价值。

第一节　细胞外信号分子

单细胞生物直接感受外界环境的变化并做出应答，但对于多细胞生物而言，绝大多数细胞不与外界直接接触，细胞与细胞之间通过细胞通信来协调细胞的行为。在多细胞生物的细胞社会中，细胞精密的分工要求各细胞之间具有更紧密的联系。细胞借助其特殊结构（如连接小体、受体等）来精确和高效地发送与接收信息，通过调节物质代谢和（或）基因表达变化，协调各种组织活动，应对细胞内、外环境变化，以达到细胞之间在功能上的协调统一。

生物体可感受多种物理信号（如声、光、热、电流等）和化学信号，但是在有机体间和细胞间通信中最广泛的信号是化学信号。这些刺激信号需要再转换为细胞能够直接感受的特定化学信号成分，并经过某种信号途径，产生细胞应答。信号分子（signaling molecule）是指生物体内某些用于在细胞间和细胞内传递信息的化学分子，如激素、神经递质、细胞因子等，其功能是与细胞受体结合，传递细胞信息。

一、细胞外信号分子的类别

根据化学本质的不同，可将信号分子分为：①肽类因子（如细胞因子和生长因子等）和肽类激素（如胰岛素、胰高血糖素等）；②类固醇激素（如醛固酮、性激素等）；③氨基酸及其衍生物（如甘氨酸、谷氨酸、甲状腺素、肾上腺素等）；④脂肪酸衍生物（如前列腺素）；⑤气体信号分子（如 NO、CO、H_2S）；⑥光、气味分子。

根据分泌方式的不同，可将信号分子分为：①内分泌激素（如甲状腺素、糖皮质激素等）；

②神经递质（如乙酰胆碱、γ-氨基丁酸、5-羟色胺等）；③局部化学介质（如生长因子、前列腺素）。此外，细胞表面分子、黏附分子和细胞外基质成分等调节分子也属于细胞外信号分子，它们通过介导细胞-细胞、细胞-基质间的相互作用来调节细胞的某些重要生理过程。

（一）激素

激素（hormone）是由内分泌腺或内分泌细胞合成并直接分泌入血的化学信号分子，对特定的靶器官或靶细胞产生特定的生物学效应。激素的分泌均极微量，为毫微克（10^{-11}g）水平，但其调节作用极为明显。激素作用甚广，但其自身不参加具体的代谢过程，只对特定的代谢和生理过程的速度和方向起调节作用，从而使机体活动更适应于内外环境的变化。

人体内分泌系统分泌的激素种类繁多，根据其化学性质可分为以下四大类。

1. **蛋白质和肽类激素** 最小的肽类激素可由三个氨基酸残基组成，如促甲状腺激素释放激素，多数肽类激素可由十几个、几十个乃至上百及几百个氨基酸残基组成。主要包括下丘脑激素、胰岛素、降钙素、腺垂体及神经垂体激素、甲状旁腺激素等。

2. **胺类激素** 主要为酪氨酸衍生物，包括甲状腺激素和肾上腺髓质激素等。

3. **类固醇激素** 主要为肾上腺皮质激素与性腺激素。

4. **脂肪酸衍生物激素** 如前列腺素等。

按照激素作用的受体部位及信号传递的方式不同，又可将激素分为细胞膜受体激素和细胞内受体激素。细胞膜受体激素包括肽类激素、儿茶酚胺类激素等，因分子较大或水溶性强，不易透过细胞膜，需经过细胞膜上受体的介导，激活下游信号转导分子转导信号而引起生物学效应。细胞内受体激素包括类固醇激素、甲状腺素等，它们的分子小，脂溶性强（甲状腺素除外），可直接通过细胞膜进入细胞内与细胞内受体结合而发挥作用。

（二）神经递质

神经递质（neurotransmitter）是突触前神经元合成并在末梢处释放，经突触间隙扩散，特异性地作用于突触后神经元或效应器细胞上的受体并产生效应的一些化学信号分子。

神经递质种类繁多，根据其化学性质分为以下几类。

1. **氨基酸类** 包括谷氨酸、天冬氨酸、γ-氨基丁酸等。

2. **气体神经递质** 包括 CO、NO 和 H_2S。

3. **单胺类** 包括去甲肾上腺素、肾上腺素、多巴胺、苯乙胺、酪胺和5-羟色胺等。

4. **肽类** 包括生长激素释放抑制激素、P 物质、脑肠肽、阿片样肽、促肾上腺皮质激素及某些细胞因子，如白介素-1（interleukin-1，IL-1）、白介素-2（IL-2）等。

5. **嘌呤类** ATP、腺苷等。

6. **其他** 乙酰胆碱、内源性大麻素等。

神经递质在突触前神经元内合成并储存于突触小泡内，当兴奋冲动抵达神经末梢时，小泡内递质释放入突触间隙并作用于突触后膜的特异受体，发挥其生理作用；作用完成后，神经递质经突触部位相应的酶分解或经突触前载体的作用将突触间隙中多余的神经递质回收，从而中止神经递质的作用。

（三）细胞因子

细胞因子（cytokine）是一类由免疫细胞及其他类型细胞分泌的一类小分子可溶性蛋白质，包括淋巴因子、白介素、干扰素、肿瘤坏死因子、集落刺激因子、趋化因子和多种生长因子等。能通过细胞膜受体在细胞间传递信息，参与调节细胞生长、增殖、分化、凋亡和免疫等多种功能。

（四）生长因子

生长因子（growth factor，GF）是一类调节细胞生长、增殖和分化的多肽类信号分子，包括转化生长因子-β（transforming growth factor-β，TGF-β）、胰岛素样生长因子（insulin-like growth factor，IGF）、表皮生长因子（epidermal growth factor，EGF）、血管内皮生长因子（vascular endothelial growth factor，VEGF）、成纤维细胞生长因子（fibroblast growth factor，FGF）、结缔组织生长因子（connective tissue growth factor，CTGF）、神经生长因子（nerve growth factor，NGF）、血小板衍生生长因子（platelet derived growth factor，PDGF）等数十种。

此外，细胞外信号分子还包括一些依赖于细胞接触传导信号的分子，包括通过细胞黏附分子介导的细胞间黏着、细胞与细胞外基质的黏着，如黏附分子钙黏蛋白、凝集素等。

二、细胞外信号分子的作用方式

多细胞生物体内邻近细胞或相对距离较远的细胞之间的交流主要由细胞所分泌的化学物质完成，这些化学物质称为化学信号（chemical signaling）。化学信号介导的化学通信是指细胞分泌的化学信号通过作用于周围或较远距离的靶细胞受体，经过胞内信号转导分子的信息传递，达到调节细胞功能的一种通信方式，如调节物质代谢、基因表达、细胞生长和增殖等。化学信号介导的通信属于细胞的间接通信。

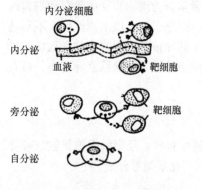
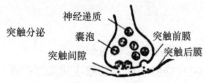

图 15-1　细胞外信号分子的传递方式

化学信号分子的传递方式：外界或其他细胞产生的刺激以及高等动物中的神经刺激都可以引起分泌细胞分泌化学信号分子到细胞外。这些化学信号分子可以通过扩散或经体液运输到达靶细胞，被靶细胞接收而完成细胞间通信。根据化学信号分子作用的距离和特点，可将它们的传递方式分为内分泌、旁分泌、自分泌和突触分泌四种传递方式（图 15-1）。

1. 内分泌（endocrine）　信号分子经血液转运至全身各处的靶细胞而发挥作用，是一种远距离的信号传递方式。绝大部分激素通过此方式传递信号。内分泌作用方式有如下几个特点：①生物放大作用：激素在血液中的浓度极低（$10^{-10} \sim 10^{-8}$mol/L），但其作用显著。激素与受体结合后，在细胞内发生一系列酶促放大作用，形成一个级联式放大系统。②相对特异性：激素释放进入血液被运送到全身各个部位，但只作用于某些器官、组织和细胞，这称为激素作用的特异性。被激素选择作用的器官、组织和细胞，分别称为靶器官、靶组织和靶细胞。激素作用的特异性与靶细胞上存在能与该激素发生特异性结合的受体有关。③协同作用和拮抗作用：多种激素共同调节某一生理活动时，激素之间存在协同作用或拮抗作用。不同激素对同一生理效应有协同作用，达到增强效应的结果。例如，生长激素、肾上腺素、糖皮质激素及胰高血糖素，其作用环节不同，但均能提高血糖，在升糖效应上有协同作用；相反，胰岛素降低血糖，与上述激素的升血糖效应有拮抗作用。④周期性：正常生理情况下，激素分泌具有周期性变化的特点。例如，女性的促性腺激素和雌激素分泌的节律变化，这种周期性分泌活动与其他刺激无关，是一种内在的，由生物钟决定的分泌活动，有利于机体更好地适应环境变化。

2. 旁分泌（paracrine）　信号分子经细胞间液扩散后，作用于邻近的靶细胞。主要是细胞因子、生长因子、前列腺素等通过此种方式进行传递。

3. 自分泌（autocrine）　由细胞释放的信号分子作用于自身细胞受体并产生生物学效应。许多生长因子以这种方式传递信号，如肿瘤细胞合成并分泌过量的生长因子等，可刺激自身细胞持续增殖。

4. 突触分泌　突触前细胞释放的神经递质经过突触间隙作用于突触后细胞膜的相应受体，引起快速而短暂的生物效应。严格地说，这种传递方式属于一种作用距离最短的旁分泌。

三、细胞外信号分子的作用特点

（一）信号分子通过其受体作用

信号分子既不具备酶活性，也不直接参与细胞的物质与能量代谢过程，只对具有能识别该信号分子特异受体的靶细胞、靶器官起作用，通过与特异受体结合，导致受体蛋白的构象发生改变，将化学信号转换为细胞内信号后调节细胞功能。

大多数内分泌激素、细胞因子、生长因子、神经递质具亲水性，只能与细胞表面受体结合，通过信号转换在细胞内起作用。它们分泌后往往在几秒，甚至几毫秒内被清除，或者进入血液中经几分钟后被清除。这类水溶性化学信号分子介导反应的时间较短。类固醇激素等亲脂激素不溶于水，在血液中与特殊载体结合而运输，在血液中常可停留较长时间（以小时计），并且从血液中释放后，很容易穿过靶细胞质膜进入细胞，与细胞质内受体或细胞核内受体结合为复合体，该复合体与 DNA 上的特定序列结合，改变基因表达模式，影响生长、分化与发育，表现为持续较长的效应。

（二）信号分子作用的复杂性

同一化学信号可对不同特化细胞产生不同的效应。一种情况是，不同靶细胞上的受体蛋白不同，结果受体诱导的反应也不同。例如，乙酰胆碱具有刺激骨骼肌细胞收缩的作用，但却降低心肌细胞的收缩速率和收缩力。目前已经了解，这种反应差别是因为乙酰胆碱受体蛋白的不同，乙酰胆碱在骨骼肌终板内的受体为 N 型（烟碱型），而在平滑肌、心肌和外分泌细胞上的受体则为 M 型（毒蕈型）。另一种情况是，受体蛋白相同，同一信号分子产生不同的反应。例如，乙酰胆碱在心肌、平滑肌中引起肌肉收缩的变化，而在分泌细胞中引起分泌，其受体蛋白是相同的，只是不同细胞受体与信号分子结合后，细胞内其他受影响的蛋白质组成不同，因而各自按独有的程序和方式做出不同的反应。此外，不同信号分子对相同细胞可以产生相同的反应，如胰高血糖素与肾上腺素在肝细胞中与各自受体结合后都使糖原分解并释放进入血液，使血糖增高。

（三）信号分子作用的时效性

动物体内神经递质介导的反应最快，如神经 - 肌肉连接处，神经终端释放乙酰胆碱于几毫秒内就引起骨骼肌细胞收缩和随后的再松弛，这对动物运动是十分重要的。多数内分泌激素协调细胞代谢时，反应也比较快，如血糖水平增加会刺激胰腺内分泌细胞向血液中分泌胰岛素，胰岛素浓度的增加又反过来刺激肝脏和肌肉利用更多血液内的葡萄糖，使血糖水平下降，最后胰岛素的分泌速率和肝脏、肌肉利用葡萄糖的速率都恢复到原有水平，血糖浓度保持相对恒定。在动物发育过程中，起到影响其细胞、组织、器官分化的一些分泌化学信号，常常效应时间持久。例如，女性青春期卵巢内分泌细胞分泌雌二醇后，传输到身体的各部分，引起子宫、乳房发育和形体变化，这种持久效应常以年计。

当完成一次信号应答后，信号分子会通过修饰、水解或结合等方式失去活性而被及时消除，以保证信息传递时效的完整性。

（四）信号分子作用的网络性

一个生物体内存在多种信号分子，一种信号分子的作用始终会受到其他信号分子的影响，发出信号的细胞同时也会受到其他细胞发出的信号调节。而信号分子作用于相应受体后，通过细胞内多种信号转导分子传递，这些信号转导分子相互识别、相互作用或通过酶分子的活性变化，有序地转换和传递信号，最终产生生物学效应，这种细胞外信号转变为细胞内信号后通过信号级联传递并最终引起生物学效应的全过程称为细胞信号转导途径（cell signal transduction pathway）。每一条信号转导途径都是由多种信号转导分子组成，不同分子间依次有序地进行相互作用，上游分子引起下游分子的数量、分布或活性状态发生变化，使信号向下游传递。由一种受体转换的信号可通过一条或多条信号转导途径传递，而不同类型受体分子转换的信号也可通过相同信号转导途径传递，不同信号转导途径之间亦可以发生交互作用（cross-talk），从而形成复杂的信号转导网络（signal transduction network）。网络调控的存在使得机体内信号分子的作用具有一定程度的冗余性和代偿性，单一缺陷不易导致对机体的严重损害。

第二节　转导信号的受体

受体（receptor）是位于靶细胞膜上或细胞内能特异识别并结合信号分子，进而引起细胞生物学效应的分子。大多数受体是糖蛋白，个别是脂蛋白（如阿片受体）或糖脂（如霍乱毒素的受体为神经节苷脂GM1）。能与受体特异结合的信号分子又称为配体（ligand）。细胞间信号分子是常见的配体，如激素、神经递质、细胞因子、生长因子，某些药物和毒物也可作为配体发挥作用。

根据受体的细胞定位，可将受体分为细胞膜受体和细胞内受体两大类。水溶性化学信号的受体位于细胞膜上（甲状腺素例外，它的受体位于细胞内），脂溶性化学信号的受体位于细胞内。

一、受体的种类、结构与功能

（一）细胞膜受体

大多数受体位于细胞膜上，多为镶嵌糖蛋白。水溶性信号分子因难以穿过细胞膜，故需此类受体转导信号。按照受体的结构和作用方式不同，细胞膜受体又可分为G蛋白偶联受体、酶联受体和离子通道型受体。

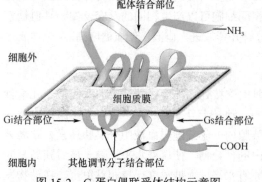

图 15-2　G 蛋白偶联受体结构示意图

1. G 蛋白偶联受体（G-protein coupled receptor，GPCR）　此类受体得名于它们的细胞内部分总是与异源三聚体 G 蛋白（G-protein）结合。因中间含有 7 个跨膜的 α 螺旋区段，因此也称为七跨膜受体或蛇形受体（serpentine receptor）（图 15-2）。

G 蛋白偶联受体是单一多肽链构成的跨膜糖蛋白，其 N 端位于细胞膜外侧，N 端末端的肽段和胞外第 1 个环状结构含有 N- 连接的糖基化序列 Asn-X-Ser/Thr，胞外第 1 和第 2 个环状结构有高度保守的 Cys 残基形成分子内二硫键，维持蛋白质胞外结构域的正确构象，是 GPCR 家族的共同特征。C 端位于细胞膜内侧，和胞内第 3 个环含有多个 Thr/Ser 残基，可被蛋白激酶 A（protein kinase A，PKA）、蛋白激酶 C（protein kinase C，PKC）和 G 蛋白偶联受体激酶（G protein-coupled receptor kinase，GRK）磷酸化，参与受体失敏、内吞等调节过程。人类基因组序列分析推测 GPCR 超家族有近 800 种，约占人类基因组所编码蛋白的 4%，绝大部分介导嗅觉器官对各种气味分子的感受；

其余约 350 种介导其他功能，包括多种激素受体、神经递质类受体以及与视觉、味觉等有关的受体，如肾上腺素受体、胰高血糖素受体、生长抑素受体、甲状旁腺素受体、抗血管紧张素 Ⅱ 受体、乙酰胆碱受体等。

2. 酶联受体（enzyme-linked receptor） 是指那些自身具有酶活性，或者自身没有酶活性但与酶分子结合存在的一类受体。酶联受体的结构大多为只有 1 个跨膜 α 螺旋区段的糖蛋白，亦称为单跨膜受体。其 N 端的胞外区为配体结合域，中间为跨膜区，胞内区含有蛋白激酶或蛋白磷酸酶结构域。当配体分子与此型受体结合后，可激活胞内区的蛋白激酶活性，使受体自身或底物蛋白磷酸化或脱磷酸，触发细胞信号转导过程。

（1）酪氨酸激酶型受体：又称受体酪氨酸激酶（receptor tyrosine kinase，RTK）。此型受体包括 3 个结构区：胞外区、跨膜区和胞内区。N 端胞外区常含寡糖链，折叠形成复杂专一的配体结合位点；中部是跨膜区，胞内区具有酪氨酸激酶（tyrosine kinase）结构域位于 C 端的调节域，含特定自身磷酸化的数个 Tyr 位点及可被其他激酶磷酸化而调节受体活性的 Ser/Thr 位点（图 15-3）。胞外区与特异信号分子结合后可使受体胞内区特异酪氨酸残基自身磷酸化，磷酸化的胞内区具有蛋白酪氨酸激酶（protein tyrosine kinase，PTK）活性，可催化下游信号转导分子磷酸化而被激活，从而将信号继续传递。此类受体大多数是由一条肽链构成，但肝细胞生长因子受体及其家族是由一条短的 α 链通过二硫键与跨膜的 β 链连接，而胰岛素受体则由两对 αβ 链通过二硫键连接成 $\alpha_2\beta_2$ 四聚体。

人基因组编码 58 种 RTK，包括胰岛素受体和多种生长因子受体，如血管内皮生长因子（VEGF）受体、表皮生长因子（EGF）受体、胰岛素样生长因子 -1（IGF-1）受体、血小板源性生长因子（PDGF）受体、成纤维细胞生长因子（FGF）受体等，它们与细胞的分裂、增殖及癌变有关（图 15-3）。

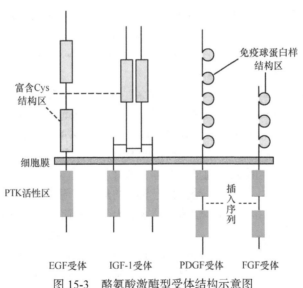

图 15-3 酪氨酸激酶型受体结构示意图

（2）Ser/Thr 蛋白激酶型受体：即受体丝氨酸 / 苏氨酸蛋白激酶（receptor serine/threonine protein kinase）。此型受体的 N 端为胞外配体结合域，中部是跨膜区，胞内区具有 Ser/Thr 蛋白激酶活性，活化后的受体可使底物蛋白的 Ser/Thr 残基磷酸化，参与调节细胞增殖、分化、迁移和凋亡，以及刺激细胞外基质合成、刺激骨骼的形成等，如 TGF-β 受体家族即属于该类受体。目前已知的 TGF-β 受体分为 Ⅰ、Ⅱ、Ⅲ 3 型，共计 13 种。哺乳动物有 33 个 TGF-β 家族成员基因，编码活化素（activin）、抑制素（inhibin）、生长分化因子（growth differentiation factor，GDF）、骨形态发生蛋白（bone morphogenetic protein，BMP）以及多种 TGF-β 分子。TGF-β 受体参与调节细胞增殖、分化、迁移和凋亡，以及刺激细胞外基质合成、刺激骨骼的形成和调节免疫功能等。

（3）鸟苷酸环化酶偶联受体（guanylate cyclase-coupled receptor）：哺乳动物细胞编码 7 种鸟苷酸环化酶型受体，其结构包括 N 端胞外区、跨膜区和胞内区，C 端具有鸟苷酸环化酶（guanylate cyclase，GC）活性区域。受体被配体激活后可催化 GTP 生成细胞内第二信使 cGMP，向胞内转导胞外信号。心钠素（又称心房钠尿肽，atrial natriuretic peptide，ANP）受体、鸟苷蛋白受体和内毒素受体等属于此类受体。细胞内 GC 有膜结合型和胞溶型两种。可溶性鸟苷酸环化酶（soluble guanylyl cyclase，sGC）是由 α（$α_1/α_2$）和 β（$β_1/β_2$）亚基组成的异源二聚体，每个单体具有一个 GC 催化结构域和一个血红素结合结构域。胞溶型受体的配体有一氧化氮（NO）和一氧化碳（CO）。NO 通过与血红素的相互作用激活 sGC，与血管平滑肌舒张、血小板凝集及血管重塑等有关。而 CO 能直接作用于血管平滑肌，激活 sGC 使 cGMP 升高而降低细胞内钙，钾通道开放，导致细胞超极化。

（4）酪氨酸激酶相关受体（receptor related to tyrosine kinase，RYK）：这类受体也属于单跨膜 α 螺旋受体，但受体本身不具有酪氨酸激酶活性，需要偶联其他酶类才能发挥作用。该受体由 N 端胞外配体结合结构域、跨膜区以及 C 端胞内区组成。其结构特点是胞内区无酪氨酸激酶活性区，但有可被磷酸化的 Tyr 残基，可偶联并激活下游非受体型 PTK，传递调节信号，参与基因表达调控，调节靶细胞的增殖、分化、免疫反应及内环境稳定等。

许多细胞因子受体属于单跨膜受体，本身不具有酶催化活性，为非催化性受体。根据胞外区氨基酸序列的相似程度，可将该类受体分为 4 个亚型：Ⅰ型细胞因子受体包括 IL-2、IL-3、IL-4、IL-5、IL-6、IL-7、粒细胞 - 巨噬细胞集落刺激因子（granulocyte-macrophage colony stimulating factor，GM-CSF）、粒细胞集落刺激因子（granulocyte colony stimulating factor，G—CSF）和促红细胞生成素（erythropoietin，EPO）受体等；Ⅱ型细胞因子受体（干扰素受体家族）包括 INFα/β 受体和 INFγ 受体；Ⅲ型细胞因子受体包括 TNFα 受体和 FAS、CD40、NGF 受体；Ⅳ型细胞因子受体即免疫球蛋白样受体，IL-1 受体家族。

3. 离子通道型受体（ionotropic receptor）　此类受体自身为离子通道，该受体的开放与关闭直接受信号分子的控制，又称为配体门控受体型离子通道（ligand-gated receptor channel）。结构上该类受体由均一或非均一的跨膜亚基构成的寡聚体围成环形跨膜通道。神经递质受体大多属于此类，主要在神经冲动的快速传递中发挥作用。离子通道型受体有阳离子通道型受体（如乙酰胆碱、谷氨酸和 5- 羟色胺的受体）和阴离子通道型受体（如甘氨酸受体、γ- 氨基丁酸受体）。离子通道受体信号转导的最终作用导致了细胞膜电位改变，即将化学信号转变成为电信号而影响细胞功能。

烟碱型乙酰胆碱受体（nicotinic acetylcholine receptor，nAChR）是离子通道型受体的典型代表。该受体是由 $α_2βγδ$ 四种亚基组成的五聚体，相对分子质量约为 280 000。每个亚基都是一个 4 次跨膜蛋白，约由 500 个氨基酸残基组成。该受体的跨膜部分为 4 条 α 螺旋，其中一条含较多的极性氨基酸而构成亲水区，使得 5 个亚基共同在膜中形成一个亲水的通道。当 2 分子乙酰胆碱与受体结合后，受体构象改变，引起通道短暂活化开放，使细胞膜局部去极化引起神经冲动。随着乙酰胆碱与受体脱离，受体随即恢复初始关闭状态（图 15-4）。

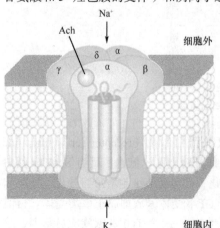

图 15-4　烟碱型乙酰胆碱受体结构示意图

（二）细胞内受体

细胞内受体（intracellular receptor）可存在于细胞质或细胞核中，多为激素依赖性的转录因子即 DNA 结合蛋白。细胞内受体分布于细胞质或细胞核内，本质上都是配体调控的转录因子，且均在核内启动信号转导并影响基因转录，故又称为核受体（nuclear receptor）。此类受体均属于核受体蛋白超家族，现已发现有 50 多个成员。细胞内受体包括类固醇激素（如性激素、孕激素、糖皮质激素、盐皮质激素等）受体、甲状腺激素受体、1，25-（OH）$_2$ 维生素 D$_3$ 受体及视黄酸受体等。

类固醇激素受体大多位于胞质，未与配体结合前与热休克蛋白（heat shock protein，HSP）结合存在，处于非活化状态。配体与受体的结合使 HSP 与受体解离，配体 - 受体复合物二聚化并转移入核，与 DNA 上的激素反应元件（hormone response element，HRE）相结合或与其他转录因子相互作用，增强或抑制靶基因转录。

甲状腺素受体、维生素 D 受体和视黄酸（维甲酸）受体等则位于核内，多以同源或异源二聚体的形式与 DNA 及辅阻遏物（corepressor）结合，配体进入细胞核并与受体结合后，辅阻遏物解聚激活受体并经 HRE 调节基因转录。

细胞内受体是由约 400 ～ 1000 个氨基酸残基组成的单体，其共同的结构特点是从 N 端到 C 端分为 5 个结构域（图 15-5）：①高度可变区（A/B 区），不同细胞内受体该区的氨基酸序列各异，含有配体非依赖性转录激活功能域 1（activation function-1，AF-1），受体未结合配体时，其自身转录活性很弱，与位于 E 区的配体依赖性的激活功能域 2（activation function 2，AF-2）协同作用后才能产生更强的上调基因表达的作用；② DNA 结合区（DNA binding domain，DBD）（C 区），含 2 个锌指模体的高度保守序列，其功能是与 DNA 分子中的 HRE 结合；③铰链区（hinge region）（D 区），连接 DNA 结合区和配体结合区，使受体有可塑性，产生结合 DNA 必需的各种构象，同时含核定位序列，引导配体 - 受体复合物进入细胞核；④配体结合区（ligand binding domain，LBD）（E 区），其序列高度保守，以保证选择型配体的识别和结合，还具有介导结合 HSP、促进受体二聚化等作用，该区含一个 AF-2，在转录调节中发挥重要作用；⑤ C 末端区（F 区），不同细胞内受体该区的氨基酸序列差别很大，功能尚不清楚。

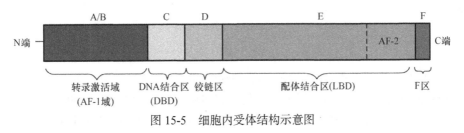

图 15-5　细胞内受体结构示意图

二、受体与配体的作用特点

（一）高度专一性

受体与特定的配体根据其彼此特异的空间构象结合，具有严格的选择性，以保证外源信号对机体调控的准确性。

（二）高度亲和力

体内信号分子的浓度一般都≤ 10^{-8}mmol/L，受体与信号分子的高度亲和力确保很低浓度的信号分子也可充分起到调控作用。

（三）可逆性

受体与信号分子间以非共价键可逆结合。当生物学效应发生后，二者即解离，受体可恢复到原来的状态，而信号分子则失活或降解，保证细胞对信号迅速做出应答和及时终止反应。

（四）可饱和性

细胞膜或细胞内受体数目有限，当配体浓度达到一定值后，受体全部与配体结合，具有可饱和性。配体数目继续增加，不再表现出生物学效应的增强。

（五）可调节性

受体的数目、构象及受体与配体的亲和力是可调节的。某些因素可使靶细胞受体数目减少，与配体的亲和力降低，细胞对该信号反应钝化，发生脱敏（desensitization）作用，反之细胞对该信号反应敏感，发生超敏作用。

（六）特定的作用模式

受体的种类、分布和数量均具有组织和细胞特异性，并呈现特定的作用模式，受体与配体结合后在不同组织、细胞可引起某种特定的生物学效应。

第三节　细胞内信号转导分子

细胞外信号与受体结合将胞外的信号跨膜转导至胞内，通过细胞内某些特定的小分子物质和多种蛋白质分子进行传递，这些在细胞内传递特定调控信号的化学分子称为细胞内信号转导分子（intracellular signal transduction molecule）。细胞内信号转导分子是构成细胞信号转导途径的基础，根据其作用特点分为小分子第二信使、调节蛋白和酶。例如，通过改变细胞内小分子第二信使的浓度和分布、下游信号转导分子的构象或细胞内定位，以及信号转导分子复合物的形成或解聚，从而传递信号。

一、第二信使

受细胞外信号作用后在细胞内产生或释放到细胞内起传递信号作用的小分子物质称为第二信使（second messenger）。细胞内常见的第二信使有多种，包括 cAMP、cGMP、肌醇 -1,4,5- 三磷酸（inositol 1,4,5-triphosphate，IP_3）、磷脂酰肌醇 3,4,5- 三磷酸（phosphatidylinositol 3,4,5-triphosphate，PIP_3）、二酰甘油（diacylglycerol，DAG）、Ca^{2+} 等。

cAMP 是第一个被发现的第二信使分子。1957 年，Earl W. Sutherland（1915 ~ 1974）在研究肝糖原分解机制过程中发现，激素的作用依赖于细胞内产生的一种小分子化合物 cAMP，并于1965 年提出了 cAMP 是激素在细胞内的第二信使这一著名的激素信号跨膜传递学说，因此获得了1971 年诺贝尔生理学或医学奖。第二信使主要通过浓度的改变传递信号，其浓度水平取决于合成和降解的速率，即受特异性合成酶和降解酶的调控，如腺苷酸环化酶、鸟苷酸环化酶特异催化 cAMP 或 cGMP 生成，而各种特异磷酸二酯酶促进其分解清除（表 15-1）。

表 15-1　细胞内重要的第二信使

第二信使	生成方式	信号作用
cAMP	腺苷酸环化酶催化 ATP 产生	激活蛋白激酶 A（PKA）
cGMP	鸟苷酸环化酶催化 GTP 产生	激活蛋白激酶 G（PKG）
Ca^{2+}	内质网、肌质网（肌浆网）、细胞膜钙通道开放	激活钙调蛋白、蛋白激酶
IP_3	磷脂酶 C（PLC）分解 PIP_2	活化内质网、肌质网的钙通道
DAG	PLC 分解 PIP_2	激活蛋白激酶 C（PKC）
PIP_3	PIP_2 磷酸化	激活蛋白激酶 B（PKB）
神经酰胺	PLC 分解鞘磷脂	激活蛋白激酶

　　第二信使的作用特点是在外源信号转换过程中表现出浓度或分布的改变，细胞通过调节第二信使分子浓度的迅速升高、降低，以转换、放大胞外信号，引起应答反应。第二信使分子能在细胞内扩散，改变其在细胞中的分布状态，通过作用于靶分子，诱导信号靶分子发生变构效应，改变相应酶或离子通道的活性。第二信使作用后被迅速水解或转移以终止信号过程。

二、信号转导蛋白和酶类

　　细胞内有多种特异的蛋白质和酶参与各种信号转导过程，它们主要通过分子构象的改变来完成其转换、传递信号的作用。信号转导分子构象改变可引起功能的变化。例如，信号蛋白发生磷酸化、去磷酸化的化学修饰改变分子构象和活性，从而开放或关闭信号转导途径，这是最重要的调节方式；第二信使分子的结合可诱导靶蛋白发生构象和功能的变化，直接调节蛋白激酶活性而发挥转换信号作用；某些信号蛋白间的相互作用也能诱导相应蛋白质的构象改变和活性变化，构成信号转导通路的各种接头。

（一）信号转导蛋白

　　1. G 蛋白（G-protein）　　是鸟苷酸结合蛋白（guanine nucleotide binding protein）的简称，亦称 GTP 结合蛋白，广泛存在于真核细胞中，是一类重要的信号转导分子，在多种细胞信号转导途径中转导信号给不同的效应蛋白。G 蛋白主要包括异源三聚体 G 蛋白和小 G 蛋白两大类。

　　（1）异源三聚体 G 蛋白：即常指的 G 蛋白，通过其脂酰基锚定于细胞膜胞质侧并与受体相偶联介导信号转导。

　　G 蛋白由 α、β 和 γ 三个亚基组成异源三聚体，其中 α 亚基具有 GTP 酶活性，含有与受体结合并使其活化的调节部位、βγ 亚基结合部位、GDP/GTP 结合部位，以及与下游效应分子相互作用的部位。G 蛋白与 GDP 结合为非活化状态 α-GDPβγ，α 亚基结合 GTP 并导致与 βγ 亚基解离成为活化形式，$G_α$-GTP 和 βγ 各自调节下游效应分子（如离子通道、腺苷酸环化酶、磷脂酶 C 等），调节各种细胞功能（图 15-6）。

　　已知哺乳动物 G 蛋白有 20 余种 α 亚基、5 种 β 亚基和 12 种 γ 亚基，构成 G 蛋白家族。根据 α 亚基结构和功能的相似性，将 G 蛋白分成 4 个亚类：Gs、Gi、Gq/11 和 G12/13。它们偶联的受体及下游效应蛋白见表 15-2。G 蛋白 β 亚基有 $β_{1\sim5}$，除 $β_5$ 主要分布在大脑外，$β_{1\sim4}$ 广泛分布在各组织。G 蛋白 γ 亚基有 $γ_{1\sim12}$，分布各异。不同的 α、β 和 γ 亚基经不同组合形成不同的异源三聚体，再与各种 GPCR 结合，联系不同的下游分子，偶联多种信号途径，诱导多种生物学效应。

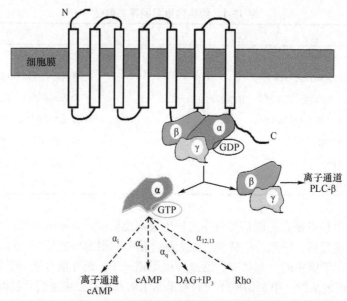

图 15-6　G 蛋白介导的信息传递通路

表 15-2　G 蛋白家族成员、偶联受体及下游效应蛋白

G 蛋白家族	亚基	偶联受体	下游效应蛋白
Gs	Gαs1 Gαs2	胰高血糖素受体、β- 肾上腺素能受体	激活腺苷酸环化酶、激活 Ca^{2+} 通道
	Gαolf	嗅觉受体	激活腺苷酸环化酶、激活 Ca^{2+} 通道、抑制 Na+ 通道
Gi	Gαi1	α- 肾上腺素能受体、M_2 胆碱能受体	抑制腺苷酸环化酶
	Gαi2	δ 阿片受体	抑制腺苷酸环化酶、激活 cAMP 磷酸二酯酶、抑制 Ca^{2+} 通道、激活 K+ 通道
	Gαi3	?	激活磷脂酶 Cβ
	Gαo1/2	δ 阿片受体	抑制 Ca^{2+} 通道
		血管紧张素 II 受体	激活磷脂酶 Cβ
	Goβγ	M_2 胆碱能受体	激活 K^+ 通道、激活磷脂酶 Cβ
		M_4 胆碱能受体	激活磷脂酶 Cβ
	Gαt1/2	光受体（视紫红质）	激活视细胞 cGMP 磷酸二酯酶
	Gαgust	味觉受体（甜味、苦味、鲜味）	激活 cAMP 磷酸二酯酶
Gq/11	Gαq	$M_{1/3/5}$ 胆碱能受体、$α_1$ 肾上腺能受体	激活磷脂酶 Cβ
	Gαq/11βγ	M_3 胆碱能受体、$α_1$ 肾上腺能受体	激活腺苷酸环化酶、激活磷脂酶 Cβ
G12/13		M_3 胆碱能受体	激活 Rho（鸟苷酸交换因子）、激活磷脂酶 D

　　G 蛋白的激活过程通过 G 蛋白循环来完成（图 15-7）。配体与 GPCR 结合后激活与之偶联的 G 蛋白，当受体没有与配体结合时，G 蛋白与受体及质膜结合，呈 αβγ 三聚体状态，此时 α 亚基结合 GDP，呈无活性状态；当配体与受体结合后，受体的变构引起 G 蛋白构象改变，使 α 亚基与 GDP 的亲和力下降，与 GTP 的亲和力增大，促使 α 亚基释放 GDP 而与 GTP 结合，并与 βγ 亚基分离，此时 α-GTP 处于活化状态。活化的 α-GTP 在膜上移动，作用于下游的不同效应酶（如腺苷酸环化

酶、磷脂酶C）或离子通道（如 Ca^{2+} 通道、K$^+$ 通道），介导相应的信号途径，引起相关的生物效应。直到 α 亚基内在的 GTP 酶活性水解 GTP 而变成 α-GDP，并再与 βγ 亚基结合，恢复到无活性三聚体构象的静息状态，此时信号转导终止。上述过程称为 G 蛋白循环。另一方面，当循环过程完成后，配体与受体解离，于是受体也恢复到初始的静息构象。

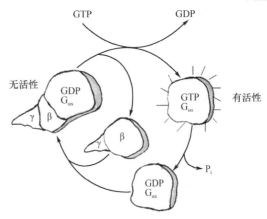

图 15-7　G 蛋白循环示意图

（2）小 G 蛋白（small G-protein）：此类 G 蛋白是由一条多肽链构成且具有结合并水解 GTP 活性，故又称小 GTP 酶（small GTPase），位于细胞质中，属于 Ras 蛋白超家族。小 G 蛋白与 G 蛋白 α 亚基同源，同样通过 GTP/GDP 的可逆结合参与信号转导过程。第一个发现的小 G 蛋白是 ras 癌基因产物 Ras 蛋白，相对分子质量为 21 000，故又称 p21 蛋白。小 G 蛋白也是重要的一类信号转导蛋白，广泛参与细胞生长、分化、增殖等相关的多种信号转导过程。

已发现哺乳动物 Ras 蛋白超家族有 150 多个成员，根据它们序列同源性的相似程度又分为 Ras、Rap、Ran、Rho 和 Arf 等多个亚家族（表 15-3）。Ras 家族成员具有 GTP 酶活性（称 Ras 样 GTP 酶）、结合 GDP/GTP 能力，以及结合 GTP 时活化而结合 GDP 时失活的特征。小 G 蛋白在多种细胞信号转导途径中具有开关作用，由 GTP/GDP 结合状态决定信号通路的开关。小 G 蛋白结合 GTP 时为活化形式，作用于下游分子使相应信号途径开放，当结合的 GTP 水解为 GDP 时则回到非活化状态，使信号途径关闭。细胞中一些调节因子专门控制小 G 蛋白活性，如增强其活性的鸟苷酸交换因子（guanine nucleotide exchange factor，GEF）和鸟苷酸释放蛋白（guanine nucleotide release protein，GNRP）；降低其活性的鸟苷酸解离抑制因子（guanine nucleotide dissociation inhibitor，GDI）、GTP 酶活化蛋白（GTPase activating protein，GAP）等。ras 基因突变导致 Ras 蛋白 GTP 酶活性改变，细胞增殖及代谢异常，引起肿瘤发生，大约 25% 的人类肿瘤均有 Ras 基因突变。

表 15-3　Ras 超家族主要成员及功能

亚家族	成员	功能
Ras	H-Ras、K-Ras、N-Ras	自受体型酪氨酸激酶传递信号
	Rheb、Rag（RagA、RagB、RagC、RagD）、RalA	调控 mTOR 信号通路
Rho	Rho、Rac、Cdc42	从细胞膜受体传递信号到细胞骨架等
Arf	Arf1 ～ Arf6	激活霍乱毒素的 ADP- 核糖基化，调节囊泡转运途径，活化磷脂酶 D
Rab	Rab1 ～ Rab60	在分泌和入胞途径中起关键作用
Ran	Ran	RNA、蛋白质进出胞核转运中起作用
Rap	Rap1A、Rap1B、Rap2A、Rap2B、Rap2C	细胞黏附

2. 衔接蛋白（adaptor protein）　衔接蛋白是细胞信号转导途径中在不同蛋白质间起连接作用的蛋白质。衔接蛋白含有 2 个或数个蛋白质相互作用的结构域，充当信号转导通路中不同信号转导分子的接头，连接上、下游信号转导分子，从而形成多蛋白信号分子复合体或称信号转导体。信号转导复合物的形成有赖于蛋白质 - 蛋白质的相互作用，而介导这一相互作用的结构与功能的基础则是蛋白质相互作用的结构域。这些结构域通常由 50 ～ 100 个氨基酸残基组成，在不同的信

号转导分子中具有很高的同源性。常见的衔接蛋白有 MyD88、Grb2 和 SHC1 等。

例如，表皮生长因子受体转导的信号通路中衔接蛋白生长因子受体结合蛋白 2（growth factor receptor-bound protein 2，Grb2）含有 1 个 Src 同源结构域 2（Src homology domain 2，SH2）和 2 个 Src 同源结构域 3（Src homology domain 3，SH3），通过 SH2 和 SH3 连接上游、下游信号转导分子。SH2 与蛋白激酶 Src 的一个结构域同源，SH2 结构域的功能是识别其他蛋白质分子中磷酸化酪氨酸及其周围氨基酸残基组成的特殊模体，并与磷酸化酪氨酸的磷酸基团结合。不同蛋白质分子含有结构相似但并不完全相同的 SH2 结构域，因此对于含有磷酸化酪氨酸的不同模体具有选择性。SH3 可识别另一个信号转导分子中含有脯氨酸的 9～10 个氨基酸残基构成的模体，亲和力与脯氨酸周围的氨基酸残基序列相关。目前已确认的蛋白质相互作用结构域已经超过 40 种，表 15-4 列举了几种蛋白质相互作用结构域及其识别和结合的模体。

表 15-4　几种蛋白质相互作用结构域及其识别的模体

蛋白质相互作用结构域	识别的模体
SH2	含磷酸化酪氨酸模体（pYXXhy）
SH3	富含脯氨酸模体（hyXNPXY）
PH（pleckstrin homology domain）	磷脂衍生物（nPXY）
PTB（phosphotyrosine-binding domain）	含磷酸化酪氨酸模体（nPXY）
WW	富含脯氨酸模体（PPXY）

3. 支架蛋白（scaffold protein）　支架蛋白是相对分子质量较大的蛋白质，具有多个蛋白质结合域并可把信号转导途径中与该途径相关的蛋白质组织成复合物。支架蛋白是许多关键信号通路中的重要调控分子，在这些信号通路中，支架蛋白调控信号转导，并将通路组分以复合物的形式定位在细胞的特定区域，如细胞膜、细胞质基质、细胞核、高尔基体、内质网及线粒体等。支架蛋白至少通过以下几方面发挥作用：束缚信号组分，将信号组分定位在细胞的特定区域中，从而保证相关信号转导分子在一个相对隔离而稳定的信号通路内，避免与其他信号转导通路发生交叉反应，以维持信号转导通路的特异性；与多个信号转导分子结合使信号转导分子直接接触，从而更加有效、迅速地传递信号；通过增强或抑制结合的信号转导分子来调控信号转导；还能通过结合信号蛋白转导分子并将其与其他竞争蛋白隔离，从而保证了精确和高效的信号转导并增加了调控的复杂性和多样性。

信号转导分子在细胞内接收与转导信号的过程中，总是有多种分子紧密聚集形成复合物，称为信号转导复合物（signaling complex）。衔接蛋白与支架蛋白参与信号转导复合物的形成，信号转导复合物的存在保证了信号转导的特异性和精确性，增加了调控的层次和维持机体稳态平衡的机会。信号转导复合物的形成是细胞信号转导的基本方式和前提，是信号转导通路和信号转导网络的结构基础。

（二）信号转导的酶类

细胞内许多信号转导分子都是酶，主要有两类，一类是催化生成第二信使和转化的酶，如磷脂酶 C、腺苷酸环化酶、鸟苷酸环化酶等；另一类是蛋白激酶和蛋白磷酸酶。由蛋白激酶和蛋白磷酸酶催化完成的信号蛋白磷酸化、脱磷酸的化学修饰，改变分子构象和活性，从而开放或关闭信号转导途径，是最重要的信号调节方式。

1. 催化第二信使生成与降解的酶　当信号分子（如胰高血糖素、促肾上腺皮质激素、β- 肾上腺素等）与激动型 GPCR 结合后，使 G 蛋白活化，后者激活细胞膜上的腺苷酸环化酶（adenylate cyclase，AC），活化的 AC 催化 ATP 生成 cAMP。磷酸二酯酶（phosphodiesterase，PDE）催化

cAMP 水解，产生 5′AMP。

　　鸟苷酸环化酶（guanylate cyclase，GC）催化 GTP 生成 cGMP，同样由 PDE 催化 cGMP 降解。GC 有两种存在形式：细胞膜受体型 GC 和胞溶型 GC，前者存在于肾、肠和血管平滑肌细胞，后者存在于心、脑和血管平滑肌细胞，受 NO 调控。

　　磷脂酰肌醇激酶（phosphatidylinositol kinase，PIK）和磷脂酰肌醇特异磷脂酶 C（phosphatidylinositol-specific phospholipase C，PI-PLC）分别催化磷脂酰肌醇（phosphatidylinositol，PI）磷酸和磷脂水解，产生相应的脂类第二信使（图 15-8）。具有第二信使特征的脂类衍生物包括多种，如 DAG、花生四烯酸（arachidonic acid，AA）、磷脂酸（phosphatidic acid，PA）、溶血磷脂酸（lysophosphatidic acid，LPA）、磷脂酰肌醇 -4- 磷酸（phosphatidylinositol 4-phosphate，PI4P）、磷脂酰肌醇 -4，5- 二磷酸（phosphatidylinositol 4，5-bisphosphate，PIP$_2$）、IP$_3$ 等。

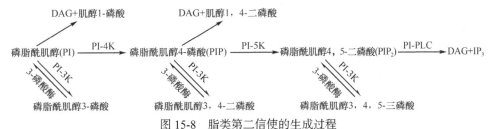

图 15-8　脂类第二信使的生成过程

PI-3K：磷脂酰肌醇 3- 激酶；PI-4K：磷脂酰肌醇 4- 激酶；PI-5K：磷脂酰肌醇 5- 激酶；PI-PLC：磷脂酰肌醇特异磷脂酶 C

　　不同种类的脂类第二信使，作用于不同的靶蛋白分子，导致靶蛋白分子构象改变后产生不同的生物学效应。例如，配体（如去甲肾上腺素、抗利尿激素、组胺、5- 羟色胺和血管紧张素 Ⅱ 等）与细胞膜上特异受体作用后，激活磷脂酶 C 型 G 蛋白，通过活化质膜 PI-PLC，催化质膜上的 PIP$_2$ 水解生成 IP$_3$ 和 DAG。水溶性 IP$_3$ 从质膜扩散至细胞质中，与内质网或肌质网膜（也可以与淋巴细胞或嗅觉细胞膜表面）上的 IP$_3$ 受体（钙离子通道）结合，钙离子通道开放，细胞内钙释放，细胞内钙离子浓度迅速增加；而 DAG 为脂溶性分子，生成后留在质膜上，与钙离子在磷脂酰丝氨酸（phosphatidylserine，PS）存在下共同激活蛋白激酶 C，蛋白激酶 C 被激活后催化底物蛋白发生磷酸化而引起细胞应答。

　　2. 蛋白激酶与蛋白磷酸酶　蛋白激酶（protein kinase）催化下游靶蛋白特异残基发生磷酸化，增加或抑制靶蛋白、酶的活性，进而开启信号途径。人类基因组含有约 560 种蛋白激酶基因。根据磷酸化氨基酸残基的不同，蛋白激酶主要分为 Ser/Thr 蛋白激酶和蛋白酪氨酸激酶，前者催化靶蛋白特异 Ser/Thr 残基磷酸化，后者催化靶蛋白特异 Tyr 残基磷酸化。Ser/Thr 蛋白激酶有蛋白激酶 A、蛋白激酶 B、蛋白激酶 C、蛋白激酶 G、丝裂原活化蛋白激酶等；蛋白酪氨酸激酶包括受体型和非受体型蛋白酪氨酸激酶。此外，还有作用于靶蛋白其他氨基酸残基的蛋白激酶，如半胱氨酸蛋白激酶、组氨酸 / 赖氨酸 / 精氨酸蛋白激酶和天冬氨酸 / 谷氨酸蛋白激酶等。

　　蛋白激酶的种类繁多（表 15-5），它们在信号转导过程中发挥着重要作用。

表 15-5　蛋白激酶的类别

激酶	磷酸基团受体
丝氨酸 / 苏氨酸蛋白激酶	丝氨酸 / 苏氨酸羟基
蛋白酪氨酸激酶	酪氨酸的酚羟基
组氨酸 / 赖氨酸 / 精氨酸蛋白激酶	咪唑环 / 胍基 /ε- 氨基
蛋白半胱氨酸激酶	巯基
天冬氨酸 / 谷氨酸蛋白激酶	酰基

　　很多信号途径涉及多种激酶相互偶联，有的酶既是上游信号酶的底物，又可作用于下游信号转导分子。因此，细胞外信号能够通过连续的酶促反应传递并形成逐级磷酸化的信号转导酶级联反应（enzyme cascade）系统，显著放大调节信号。例如，生长因子刺激细胞后，生长因子受体介导的信号途径能启动典型的三级级联反应（MAPKKK-MAPKK-MAPK）激活转录因子，调节基因表达。丝裂原活化蛋白激酶（mitogen-activated protein kinase，MAPK）是一个高度保守的 Ser/Thr 蛋白激酶家族，在许多细胞基本生理过程中发挥作用，如增殖、分化、运动、应激反应、凋亡和存活。范围广泛的胞外信号分子，包括细胞分裂素（cytokinin）、细胞因子、生长因子等通过受体依赖性机制和（或）受体非依赖性机制，刺激一个或多个 MAPK 激酶激酶（MAPKKK）的活化。之后，MAPKKK 会磷酸化并激活下游 MAPK 激酶（MAPKK），后者又磷酸化并激活 MAPK。MAPK 的激活导致特定 MAPK 活化蛋白激酶（MAPK-activated protein kinase）的磷酸化与激活，从而介导由不同的 MAPK 调控的细胞生物学反应。

　　除上述介绍的参与信号转导的酶和蛋白外，细胞内还有许多酶和蛋白参与不同的信号转导途径。例如，钙 / 钙调素依赖性蛋白激酶（calcium/calmodulin- dependent protein kinase，CaMK）、Grb2、信号转导子和转录激活因子（signal transducer and activator of transcription，STAT）等等。

　　由蛋白激酶和蛋白磷酸酶催化蛋白质的磷酸化与脱磷酸修饰是重要的信号通路开关，是控制信号转导分子活性的最主要方式，酶被修饰后可以提高或降低酶的活性。

　　蛋白磷酸酶（protein phosphatase）是具有催化磷酸化蛋白质发生去磷酸化反应的一类酶分子，与蛋白激酶相对应存在，共同构成了磷酸化和去磷酸化这一重要的调节蛋白质活性的开关系统，无论蛋白激酶对于其下游分子的作用是正调节还是负调节，蛋白磷酸酶都将衰减其信号。蛋白磷酸酶根据其脱磷酸的氨基酸残基的不同而分类（表 15-6）。

表 15-6　蛋白磷酸酶的分类

蛋白磷酸酶	举例	底物
酪氨酸特异性磷酸酶	蛋白酪氨酸磷酸酶	磷酸化酪氨酸
丝氨酸 / 苏氨酸特异性磷酸酶	蛋白磷酸酶 2A	磷酸化丝氨酸 / 苏氨酸
双特异性磷酸化酶	双特异性磷酸化酶 1	磷酸化酪氨酸 / 丝氨酸 / 苏氨酸
组氨酸磷酸化酶	蛋白组氨酸磷酸化酶	磷酸化组氨酸

第四节　信号转导途径

　　细胞信号转导途径的基本线路可概述为：细胞外信号→受体→细胞内多种信号转导分子和效应分子→细胞应答。细胞内存在着多种信号转导途径，不同受体介导的细胞信号转导途径间又有着交叉调控点，从而形成十分复杂的交互网络系统。

一、膜受体介导的信号转导途径

　　在细胞膜受体介导的信号转导过程中，信号分子本身并不进入细胞，而是通过与靶细胞膜表面受体特异结合来触发细胞内的信号转导过程。

（一）cAMP-PKA 信号途径

cAMP-PKA 信号途径是 G 蛋白耦联受体所介导的细胞信号转导方式之一。该途径以靶细胞内 cAMP 浓度改变和 PKA 激活为主要特征。胰高血糖素、肾上腺素等激素和多巴胺等神经递质通过激活 G 蛋白，调节腺苷酸环化酶活性，通过第二信使 cAMP 水平的变化，将细胞外信号转变为细胞内信号。此途径还涉及嗅觉、味觉等信号的转导。

cAMP-PKA 信号途径的组分包括：激活型激素受体（R_s）或抑制型激素受体（R_i）、活化型调节蛋白（G_s）或抑制型调节蛋白（G_i）、AC、PKA 及 PDE。

1. cAMP 的生成和分解　cAMP 的上游分子是 AC，哺乳动物的 AC 至少有 10 种同工酶。配体与膜受体结合，激活 G 蛋白，G_α-GTP 结合并活化 AC，直到 G 蛋白的 GTP 酶活性使 G 蛋白失活。AC 是跨膜糖蛋白，胞内结构域含催化部位。活化的 AC 催化 ATP 分解生成 cAMP 和焦磷酸。

细胞中存在的 PDE 催化 cAMP 转变为 5'-AMP，这是调节 cAMP 浓度的重要机制，至少有 11 种 PDE，分别催化第二信使 cAMP 或 cGMP 的分解。PDE 对 cAMP 和 cGMP 的水解具有相对特异性，如 PDE2 可水解 cAMP 和 cGMP，PDE3 则特异水解 cAMP。

2. PKA 的活化及作用　cAMP 作用的下游分子是 PKA，又称 cAMP 依赖的蛋白激酶 A（cAMP-dependent protein kinase A），属 Ser/Thr 蛋白激酶类，是由 2 个催化亚基（C）和 2 个调节亚基（R）组成的四聚体（R_2C_2）。R 亚基由 3 个结构域组成，从 N 端至 C 端依次为二聚化结构域、cAMP 结构域 A 和 B。二聚化结构域的功能在于形成 R 亚基二聚体，cAMP 结构域 A 和 B 均是结合 cAMP 的部位。R 亚基可分为 I 和 II 型，每一型又有 α 和 β 两种亚型，因此 R 亚基存在 R I α、R I β、R II α、R II β 四种形式，它们由不同的基因编码，分布于不同组织中。C 亚基存在 Cα、Cβ 和 Cγ 三种亚型。在同一个 PKA 分子中 2 个 C 亚基是同一亚型。

R 亚基抑制 C 亚基的催化活性。每个 R 亚基结合 2 分子 cAMP，从而使 R 亚基发生构象改变，释放出具有催化活性的 C 亚基。PKA 活化后可使多种底物蛋白的 Ser/Thr 残基磷酸化，改变其活性，进而产生多种生物学效应（图 15-9）。PKA 作用的底物包括糖代谢和脂代谢相关的酶类、离子通道和某些转录因子等（表 15-7）。

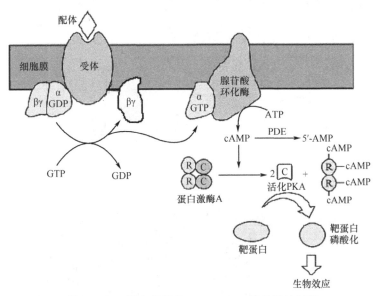

图 15-9　G 蛋白介导的 cAMP-PKA 信号转导过程

表 15-7 蛋白激酶 A（PKA）对底物蛋白的磷酸化作用

底物蛋白	磷酸化后果	生理作用
糖原合酶	失活	抑制糖原合成
磷酸化酶 b 激酶	激活	促进糖原分解
激素敏感脂肪酶	激活	促进脂肪动员、脂肪酸氧化
丙酮酸激酶	激活	促进糖分解
丙酮酸脱氢酶复合体	激活	促进糖分解
磷酸果糖激酶 -2/ 果糖二磷酸酶 -2	激活 / 抑制	促进糖分解，抑制糖异生
CREB	活化转录因子作用	加速基因转录
组蛋白 H1、H2B	失去对转录的阻遏作用	加速转录，促进蛋白质的合成
核蛋白体蛋白	加速翻译	促进蛋白质的合成
微管蛋白	膜蛋白构象及功能改变	改变膜对水及离子的通透性
心肌肌原蛋白	易与 Ca^{2+} 结合	影响细胞分泌
心肌肌质网膜蛋白	加速 Ca^{2+} 释入肌质网	加速肌纤维舒张

PKA 的作用：

（1）调节代谢：PKA 通过调节限速酶活性对物质代谢发挥调节作用，如糖原合酶、糖原磷酸化酶 b 激酶、激素敏感脂肪酶、胆固醇酯酶等。

（2）调节基因表达：PKA 活化后进入细胞核可使 cAMP 反应元件（cAMP response element，CRE）结合蛋白（CRE binding protein，CREB）的 Ser133 磷酸化，磷酸化的 CREB 与某些基因调控区的 CRE 结合，并与一种辅激活蛋白 CREB 结合蛋白（CREB binding protein，CBP/P300）结合，CREB 转录激活作用明显增加，再通过与其他辅调节蛋白和通用转录因子（包括 TF Ⅱ B）结合，促进相应靶基因转录表达（图 15-10）。

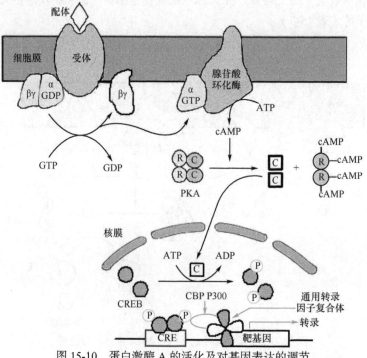

图 15-10 蛋白激酶 A 的活化及对基因表达的调节

（3）调节细胞极性：PKA 可通过磷酸化作用于离子通道，调节细胞膜电位。

体内通过 cAMP-PKA 信号途径转导信号的 G 蛋白偶联受体还有促肾上腺皮质激素受体、胰高血糖素受体、多巴胺受体、组胺 H₂ 受体、α- 促黑素受体、前列腺素 E₁ 和 E₂ 受体、生长激素抑制素受体、5- 羟色胺 1 受体，以及味觉和嗅觉受体等。

某些激素通过抑制腺苷酸环化酶降低细胞内 cAMP 浓度从而抑制蛋白质磷酸化作用，如生长激素抑制素（somatostatin）与胰腺内受体结合导致抑制性 G 蛋白活化，抑制 AC 活性，继而降低细胞内 cAMP 浓度，通过这种方式抑制胰腺内多种激素（如胰高血糖素和胰岛素）的分泌。

（二）cGMP-PKG 信号途径

由 GC 催化 GTP 生成的 cGMP 是某些信号转导途径的第二信使，cGMP 的细胞水平仅为 cAMP 的 1/100 ～ 1/10，cGMP 可被 cGMP 特异的磷酸二酯酶催化生成 5′-GMP。

当信号分子与靶细胞膜上的受体特异结合后，经 G 蛋白介导，激活 GC；活化的 GC 催化 GTP 生成第二信使 cGMP，后者进一步激活蛋白激酶 G（protein kinase G，PKG），活化的 PKG 使靶蛋白磷酸化产生相应的生物学效应。PKG 的底物包括血管扩张剂刺激磷蛋白、肌球蛋白轻链激酶、Rho、Maxi-K⁺ 通道等。

PKG 又称为 cGMP 依赖的蛋白激酶（cGMP-dependent protein kinase），属 Ser/Thr 蛋白激酶类。PKG 由相同的亚基构成二聚体。哺乳动物的 PKG 分为胞质可溶性 Ⅰ 型（PKG Ⅰ）和膜结合性 Ⅱ 型（PKG Ⅱ），其中 PKG Ⅰ 又有 PKG Ⅰα 和 PKG Ⅰβ 两种亚型。与 PKA 不同，PKG 的调节结构域和催化结构域存在于同一个亚基内。每个亚基按功能划分为 5 个结构域：二聚化结构域、2 个 cGMP 结合结构域、催化结构域、C 端结构域。cGMP 与调节域的两个结合位点结合使 PKG 激活。

心房利钠肽（ANP）是主要由心房肌细胞分泌的肽类激素，是利钠肽家族的一员。ANP 通过 cGMP-PKG 信号途径发挥作用。ANP 受体属单链跨膜受体，当 ANP 与肾集合管细胞膜或血管壁平滑肌细胞膜上的利钠肽受体胞外部分结合后，引起受体构象改变并导致二聚化，激活受体胞内部分本身的 GC 活性，催化 GTP 生成第二信使 cGMP，通过活化 PKG，使一些靶蛋白特异位点的 Ser/Thr 磷酸化，产生排钠、利尿、血管扩张、血压下降等效应（图 15-11）。

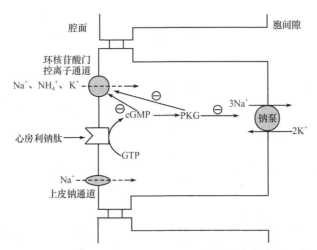

图 15-11　ANP 通过 cGMP-PKG 途径作用肾髓质集合管示意图

可溶型 GC 是 NO 的受体。NO 是由一氧化氮合酶（nitric oxide synthase，NOS）催化精氨酸分解生成。NOS 活性主要受 Ca²⁺ 和钙调蛋白调节。NO 可迅速降解，半寿期仅 1 ～ 5 秒。NO 与其受体结合后激活 GC，使 cGMP 增高，cGMP 激活 PKG。后者可催化多种靶蛋白磷酸化，引起生物学效应，如促进平滑肌松弛、舒张血管、调节冠脉血流量、促进和维持心肌收缩功能、抑制血小板黏附凝集等。另一类血管内皮舒张因子 CO 也主要是通过激活可溶性鸟苷酸环化酶，升高 cGMP 水平来介导舒张血管效应。

（三）Ca^{2+} 依赖性蛋白激酶信号途径

促肾上腺皮质激素（adrenocorticotrophic hormone，ACTH）、抗利尿激素、血管紧张素Ⅱ等激素和组胺、5- 羟色胺等神经递质经此途径将信息传递到细胞内，产生相应的生物学效应。这些胞外信号分子与细胞膜上相应的 GPCR 结合后，激活磷脂酶 C 型 G 蛋白（Gq），通过活化细胞膜磷脂酰肌醇特异的磷脂酶 Cβ（PI-PLCβ），进而催化细胞膜上的 PIP_2 水解生成 IP_3 和 DAG。除 PI-PLC 外，还有磷脂酰肌醇激酶（PI kinase，PI-K）可催化磷脂酰肌醇（phosphatidylinositol，PI）磷酸化，这类激酶有 PI-3K、PI-4K、PI-5K 等，分别催化肌醇环上不同 C 原子上的羟基磷酸化。

DAG 是脂溶性分子，生成后仍留在细胞膜上。IP_3 是水溶性分子，可从细胞膜扩散至胞质。IP_3 和 DAG 作为重要的第二信使，分别通过下面两种独立而又协调的途径转导信号。

1. Ca^{2+}- 磷脂依赖性 PKC 途径　上述活化的 PI-PLCβ 催化 PIP_2 产生的 IP_3 可从膜上扩散至胞液中，与内质网或肌质网上的 IP_3 受体结合。IP_3 受体是 Ca^{2+} 通道，结合 IP_3 后通道开放使胞内局部 Ca^{2+} 浓度迅速增加。IP_3 可经磷酸酶作用逐步脱磷酸而生成肌醇，进入 PI 代谢循环。

胞液中的 Ca^{2+} 与无活性的 PKC 结合可促使其移位到细胞膜，DAG 在膜磷脂酰丝氨酸的配合下使 PKC 构象改变而激活，形成有活性的 PKC。PKC 可使多种底物磷酸化。胞外信号刺激消失后，DAG 与 PKC 分离而使酶钝化为无活性形式。

PKC 属 Ser/Thr 蛋白激酶超家族，广泛存在于各组织。PKC 为单链多肽，其 N 端的 1/2 肽链是活性调节区域，C 端的 1/2 肽链为催化区域，两域之间是铰链区。PKC 活化时铰链区被蛋白酶水解断裂。现已发现 PKC 家族有 15 个成员，可分为三类：传统型 PKC（cPKC）、新型 PKC（nPKC）和非典型 PKC（aPKC）。其激活剂有 PS、Ca^{2+}、DAG 和佛波酯（phorbol ester）等。

PKC 的底物包括膜受体、膜载体蛋白、通道蛋白、细胞骨架蛋白和信号转导蛋白等，广泛参与细胞多种生理功能的调节（图 15-12）。①促进立早基因（immediate early gene）表达：当 PKC 磷酸化激活核中血清反应因子（serum response factor，SRF），它可结合于基因调节区的血清反应元件（serum response element，SRE），增加转录因子 *fos*、*myc*、*jun* 等基因的表达。这些基因因其

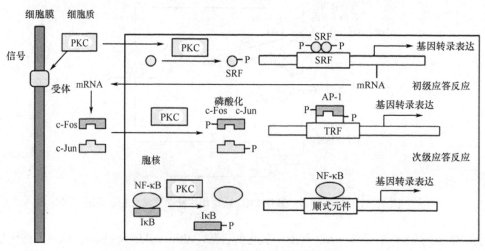

图 15-12　PKC 对基因表达的调控机制

产物出现早，寿命短而被称为立早基因。②促进转录因子 Fos、Jun 磷酸化：磷酸化的 Jun 和 Fos 组合形成二聚体的转录激活因子（如 AP-1）。后者可促进相关基因的转录与表达，完成细胞生长、分裂等应答效应。③核因子 κB（nuclear factor kappa-light-chain-enhancer of activated B cells, NF-κB）是异二聚体转录因子，可穿梭于胞质和胞核。PKC 使抑制蛋白 IκB 磷酸化而脱离 NF-κB，进而 NF-κB 活化进入胞核中促进相应基因的转录表达。佛波酯是一种化学致癌剂，因可模拟 DAG 结合并持续激活 PKC，导致细胞异常生长、分裂而致癌。

此外，PKC 活化后可转移到胞核，磷酸化调节某些细胞癌基因编码的转录因子，促进细胞增殖。

2. Ca^{2+}-CaM 依赖性蛋白激酶途径 正常细胞胞液 [Ca^{2+}] 为 0.1μmol/L，远低于胞外 [Ca^{2+}]（2.5mmol/L）。内质网、肌质网、线粒体为细胞内 Ca^{2+} 储存库。IP$_3$ 使其受体门控 Ca^{2+} 通道开放，Ca^{2+} 释放入胞液。G 蛋白偶联受体可以通过 3 种方式使细胞胞液内 Ca^{2+} 浓度增加，包括通过 IP$_3$ 促使钙库释放 Ca^{2+}、Gq 可能直接激活细胞膜 Ca^{2+} 通道及通过 PKA 激活钙通道。

Ca^{2+} 是细胞内重要的第二信使。它通过与钙调蛋白（calmodulin，CaM）结合，进一步调控若干钙调蛋白依赖性蛋白及酶的活性而发挥其生物学效应（图 15-13）。

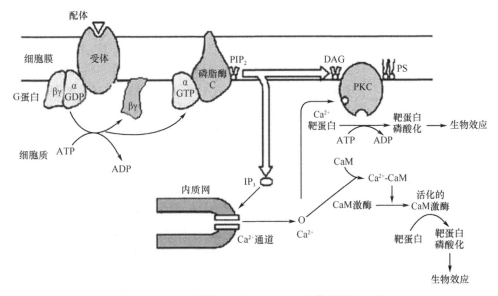

图 15-13 第二信使 IP$_3$ 和 DAG 介导的信号转导途径

钙调蛋白（CaM）即钙结合蛋白，是细胞内重要的调节蛋白，广泛分布于各种组织。CaM 由 148 个氨基酸残基组成，是高度保守的小分子单链蛋白质，相对分子质量为 16 700，含 4 个 Ca^{2+} 结合位点。胞质中 Ca^{2+} 浓度低时，CaM 不易与 Ca^{2+} 结合，随着胞质中 Ca^{2+} 浓度的增加，CaM 可结合不同数量的 Ca^{2+}，CaM 结合 Ca^{2+} 而变构激活为 Ca^{2+}-CaM 复合物。Ca^{2+}-CaM 复合物进而激活 CaM 依赖性蛋白激酶（calmodulin dependent protein kinase，CaM-PK）。体内有多种 CaM-PK，它们属于 Ser/Thr 蛋白激酶。CaM-PK 可使靶蛋白的 Ser/Thr 残基磷酸化而改变活性，从而引起各种生物效应，其中包括①通过磷酸化限速酶调节物质代谢；②既可激活 AC，又可激活 cAMP-PDE，参与信号转导；③调节平滑肌收缩；④参与神经递质合成与释放；⑤调节细胞膜钙泵；⑥调节基因表达；⑦参与学习和记忆过程，等等。受 Ca^{2+}-CaM 调节的蛋白质有多种，包括多种通道蛋白如 Ca^{2+}- 依赖 Na$^+$ 通道、Ca^{2+}- 释放通道（肌质网）、cAMP 门控嗅觉通道、cGMP- 门控 Na$^+$ 及 Ca^{2+} 通道（视杆和视锥细胞）和多种酶如 AC、Ca^{2+}-CaM 激酶 I～IV、钙调磷酸酶、cAMP 磷酸二酯酶、谷氨酸脱羧酶、肌球蛋白轻链激酶、NAD$^+$ 激酶、NO 合酶、磷脂酰肌醇 -3

激酶（phosphoinositide3-kinase，PI-3K）、质膜 Ca^{2+}-ATPase、RNA 解旋酶等。

（四）细胞因子信号途径

细胞因子可调节 T 细胞、B 细胞或肥大细胞活化等免疫、炎症过程。细胞因子通过非受体型蛋白酪氨酸激酶（PTK）传递信号。广泛存在于各组织细胞的非受体型 PTK 可分为 8 个家族。有的非受体型 PTK 与受体结合存在，如 Src 家族和 JAK 家族。细胞 Src 蛋白通过共价结合肉豆蔻基锚定于细胞膜，特异的 Tyr416 残基磷酸化后激活 PTK 活性；Fun 结合 T 细胞抗原受体，当受体被激活后，Fun 可直接被酪氨酸磷酸化激活。JAK 家族结合细胞因子受体参与信号转导。有的非受体型 PTK 在受体激活后，再结合受体或结合其他信号转导分子传递信号。

1. JAK-STAT 途径 干扰素（interferon，INF）、白介素（IL）等细胞因子受体自身没有激酶活性，与配体结合后，受体通过蛋白酪氨酸激酶 JAK（Janus kinase，JAK）的作用被磷酸化而传递调节信号，引起细胞增殖、分化、癌变等生物学效应。下面以干扰素为例讨论这类胞外信号的转导过程。

JAK 属非受体型 PTK 家族，其成员主要有 JAK1、JAK2、JAK3 和 Tyk2。JAK 分子有 SH2

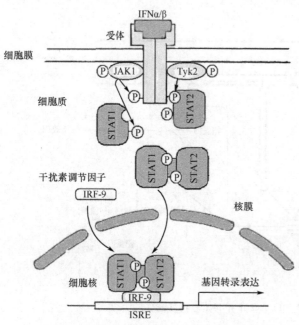

图 15-14　干扰素 JAK-STAT 信号转导途径

结构域和 PTK 活性结构域。IFNα/β 结合于 IFN 受体胞外区，受体发生二聚化，进而促进与受体结合的 JAK1、TYK2 磷酸化并激活其 PTK 活性，后者催化受体 C 端区 Tyr 磷酸化，活化的 JAK 使 STAT 磷酸化。STAT 家族蛋白含 SH2、SH3 域，既是信号转导分子又是转录因子，磷酸化的 STAT 通过 SH2 结合位点和 SH2 结构域形成二聚体并与受体脱离，继而转位进入胞核与干扰素调节因子 -9（interferon regulatory factor，IRF-9）等其他辅激活物作用，识别并结合 DNA 中干扰素刺激反应元件（IFN-stimulated response element，ISRE），激活靶基因转录表达（图 15-14）。细胞中存在数种 JAK 和 STAT 家族成员，各种干扰素、白介素受体可特异结合不同种类的 JAK 和 STAT，转导效应信号途径。

2. NF-κB 途径 NF-κB 是一种可穿梭于胞液和胞核间的关键转录因子，参与机体的炎症反应、免疫反应、细胞分化与凋亡，以及其他应激反应。NF-κB 属于癌蛋白 Rel 家族，在哺乳动物细胞中有 5 个成员：p65（RelA）、RelB、c-Rel、p50（NF-κB₁）、p52（NF-κB₂），其 N 端都有一个 Rel 同源结构域（RHD），该结构域含 3 个功能区：DNA 结合区、二聚体形成区和核定位序列。NF-κB 为异源二聚体分子，细胞中 p50/p65 含量最丰富，即通常所指的 NF-κB。

NF-κB 的激活因子有细胞因子（如 TNF、IL-1、IL-2）、生长因子（如 M-CSF、M-CSF）、细菌、病毒、脂多糖（lipopolysaccharide，LPS）、活性氧和辐射等。研究最为清楚的是 TNFα、LPS 和 IL-1 诱导的 NF-κB 信号转导途径。

静息状态时，胞内的 NF-κB 抑制蛋白（包括 IκBα、IκBβ、IκBε，其中 IκBα 是主要调节分子）与 p50/p65 结合形成三聚体，掩盖了 NF-κB 的核定位序列，使其不能向核内转移。细胞接受刺激信号后，信号便通过细胞膜受体转导至细胞内，激活 IκB 激酶（IKK），IKK 由 IKKα、IKKβ 和 IKKγ 三个亚基组成，IKKβ 的磷酸化使 IKK 活化。激活的 IKK 磷酸化 IκBα（Ser32 和 Ser36），使磷酸化的 IκBα 与 NF-κB（p50/p65 二聚体）解离，并与泛素结合而降解。活化的 NF-κB 进入胞核，识别并结合 DNA 上的 NF-κB 结合增强子元件，与其他辅激活物相互作用，激活编码细胞因子、生长因子、细胞间黏附分子和某些应激性蛋白基因的表达，引起各种生物学效应。胞液中新合成的 IκB 进入胞核，结合 NF-κB，使其从 DNA 解离，终止信号转导，重新形成无活性复合物并返回胞液（图 15-15）。

糖皮质激素类药物是目前临床使用最广泛的抑制 NF-κB 过度活化的药物。其作用机制包括：①通过增加 IκBα 基因 mRNA 转录和蛋白质合成，使 NF-κB 滞留胞液；②竞争结合辅激活物，抑制 NF-κB 调节靶基因转录；③直接结合 p65，抑制 NF-κB 激活。

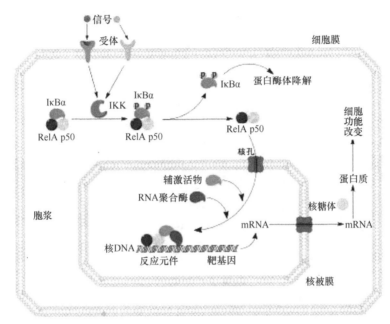

图 15-15　NF-κB 的作用机制

（五）生长因子信号途径

生长因子可调节正常细胞的生长、增殖、修复和分化，与肿瘤的发生密切相关。生长因子通过受体酪氨酸激酶（RTK）转导信号。这类信号转导常启动多种蛋白激酶、磷酸酶和其他蛋白级联过程。

1. RTK-Ras-MAPK 途径　该途径转导生长因子信号。以表皮生长因子（EGF）为例，其基本过程如下。EGF 结合受体 EGFR 后形成二聚体，激活 RPK 活性，使受体胞内区几个特定 Tyr 残基发生受体自身磷酸化（autophosphorylation），形成 SH2 结合位点。胞质衔接蛋白 Grb2 通过其 SH2 域识别、结合活化受体的磷酸化 Tyr 肽段，Grb2 含有的两个 SH3 结构域与信号蛋白 Sos 的富含脯氨酸序列结合并激活 Sos；活化的 Sos 结合小分子 G 蛋白 Ras，促使 Ras 释放 GDP 并结合 GTP。活化的 Ras（Ras-GTP）可启动下游丝裂原活化蛋白激酶（MAPK）级联反应：结合 Raf-1（属于 MAPKKK），使 Raf-1 激活。活化的 Raf-1 催化 MEK（MAPKK）磷酸化而激活，活化了的 MEK 再激活 ERK1/2（属于 MAPK）。MAPK 激活后进入细胞核，磷酸化多种转录因子，后者结合相应 DNA 元件，调节靶基因表达（图 15-16）；MAPK 还磷酸化多种蛋白质，改变蛋白质的活性，产生相应的细胞应答。

生长因子信号途径中，活化受体胞内区存在的数个磷酸化 Tyr 位点可结合募集多种含 SH2 结构域的信号分子，激活 PI-PLCβ/DAG-PKC 通路、PI-3K 等其他信号途径。活化受体 TPK 也可磷酸化其他多种细胞靶蛋白传递信号。相反，通过其他类型受体信号途径也可再激活 Ras-MAPK 激酶级联过程，显示出细胞各信号转导途径交叉联系和复杂的网络化特性。

哺乳细胞中至少有 12 种 MAPK、7 种 MAPKK 和 7 种 MAPKKK，调节细胞分裂、基因表达、代谢、细胞凋亡等生理过程。不同细胞所涉及的 MAPK 通路成员组成有所不同，产生的细胞应答也各不相同，其中研究最清楚的就是 RTK-Ras-MAKP 途径。

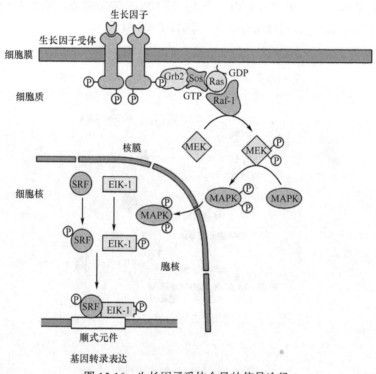

图 15-16　生长因子受体介导的信号途径

2. PI-3K-PKB 途径　生长因子和胰岛素、生长激素等可以激活 PI-3K-PKB 信号转导过程，涉及磷脂酰肌醇 -3- 激酶（phosphatidylinositol-3-kinase，PI-3K）和蛋白激酶 B（protein kinase B，PKB）的参与。PI-3K 能特异催化各种 PI 分子肌醇环 3 位羟基磷酸化，如使 PIP_2 磷酸化生成 PIP_3。而具有脂质磷酸酶活性和蛋白磷酸酶活性的双重特异性磷酸酶 PTEN（phosphatase and tension homolog，PTEN）可催化 PIP_3 的 3 位脱磷酸逆转 PI-3K 这一作用。PI-3K 是含亚基 p110 和 p85 的异二聚体。p110 为催化亚基，从 N 端依次有 Ras 结合域、PI-3K 域和 Ser/Thr 激酶域；p85 为调节亚基，含 SH3 域和 2 个 SH2 域等结构。PI-3K 可以被活化的生长因子受体和 Ras 激活。

PKB 与 PKA、PKC 高度同源，又称 Akt，广泛存在于各组织。PKB 有 3 个重要结构域：① N 端的 PH 域（可与膜磷脂结合）；② Ser/Thr 激酶催化域（其中 Thr308 磷酸化为 PKB 活化必需）；③ C 端的调节区（此区 Ser478 磷酸化使其变构，解除自身抑制）。

配体与受体结合，活化受体的 PTK 活性并自身 Tyr 磷酸化后，PI-3K 通过 p85 亚基的 SH2 域结合受体而被激活。活化的 Ras 蛋白也可直接使 PI-3K 激活。活化的 PI-3K 使质膜 PIP_2 磷酸化生成 PIP_3 并留在膜上。PKB 和一类 PIP_3 依赖蛋白激酶（PIP_3-dependent protein kinase，PDK）均可通过其自身 PH 域识别 PIP_3 而被募集于质膜并活化。PDK 可特异催化 PKB 的 Thr308、Ser478 残基磷酸化，导致 PKB 完全激活（图 15-17）。活化的 PKB 进入胞质、胞核，可催化多种靶蛋白磷酸化而调节其活性，如糖原合酶激酶 -3、凋亡相关蛋白 BAD、核糖体蛋白 S6 激酶和某些转录因

子等，诱导产生促进细胞生长、增殖和抑制细胞凋亡等多种生物效应。

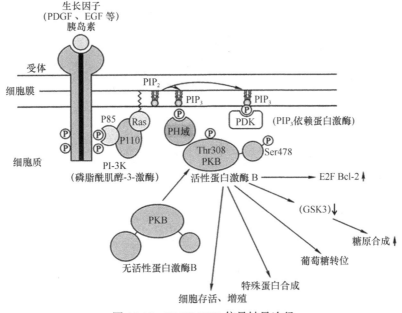

图 15-17　PI-3K-PKB 信号转导途径

二、细胞内受体介导的信号转导途径

类固醇激素受体（如性激素受体、糖皮质激素受体、盐皮质激素受体等）、甲状腺素受体、视黄酸受体和维生素 D 受体等位于细胞内。它们大多为转录因子，与相应配体结合后，继而与 DNA 分子中激素反应元件（hormone response element，HRE）结合，在转录水平上调节基因表达。

细胞内受体分为两类，Ⅰ类细胞内受体存在于胞质中，包括雌激素受体、孕激素受体、雄激素类受体及糖皮质激素受体。在没有激素作用时，胞内受体与具有抑制作用的热激蛋白（HSP）结合而存在。激素与受体结合后，引起受体构象发生改变，导致 HSP 与受体分离并形成二聚体，暴露出受体核内转移部位和 DNA 结合部位，激素 - 受体复合物二聚体向核内转移，并结合于 DNA 分子中特异的 HRE 上（表 15-8），引起基因表达的改变（图 15-18）。激素 - 受体复合物激活基因转录的活性受长链非编码 RNA（long noncoding RNA，lncRNA）调控，如 GAS5（growth arrest specific 5）可抑制糖皮质激素反应元件（glucocorticoid response element，GRE）。Ⅱ类细胞内受体如甲状腺激素受体存在于胞核中，受体与辅阻遏物直接与甲状腺素反应元件（thyroid hormone responsive element，TRE）结合，形成活性阻遏复合物，抑制靶基因转录。当甲状腺素与受体结合后，辅阻遏物与受体解聚，募集辅激活物，形成 DNA/ 受体 / 辅激活物复合物，该复合物与 RNA 聚合酶结合，启动下游基因表达（图 15-18）。

表 15-8　激素反应元件

受体类型	受体结合激素反应元件
雄激素	5'GG（A/T）ACANNTGTTCT3' 3'CC（T/A）TGTNNACAAGA5'
雌激素	5'AGGTCANNNTGACCT3' 3'TCCAGTNNNACTGGA5'
糖皮质激素	5'GGTACANNNTGTTCT3' 3'CCATGTNNNACAAGA5'
视黄酸	5'AGGTCANNNNNAGGTCA3' 3'TCCAGTNNNNNTCCAGT5'
维生素 D	5'AGGTCANNNAGGTCA3' 3'TCCAGTNNNTCCAGT5'
甲状腺激素	5'AGGTCANNNAGGTCA3' 3'TCCAGTNNNTCCAGT5'
肾上腺皮质激素	5'AGAACANNNTGTTGT3' 3'TCTTGTNNNACAACA5'

注：N 表示任何脱氧核苷酸。

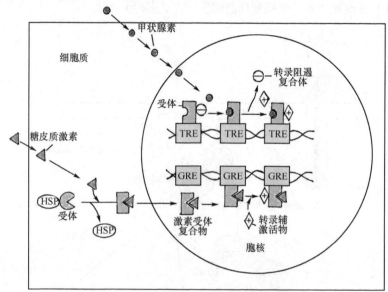

图 15-18　细胞内受体调节机制示意图

第五节　细胞信号转导与疾病

　　细胞多种功能活动受到复杂的信号转导通路的精细调控。阐明细胞信号转导的分子机制对于了解生命活动的本质，以及在医学上深入认识疾病的发生机制和为新的诊断和治疗技术提供靶位都具有重要意义。

　　目前已知多种细胞行为变化包括细胞代谢、细胞分裂和增殖、细胞分化、细胞死亡及细胞功能变化是各种信号分子刺激所导致的。信号转导异常既可以是一些疾病的直接原因，也可能是继发于某种疾病的病理过程。引起细胞信号转导异常的因素有多种，如基因突变、自身抗体等。信号转导过程任一环节或多个环节发生异常、信号调节失衡，都将导致疾病的发生。例如，脑中儿茶酚胺或 5- 羟色胺浓度的异常可导致狂躁症或抑郁症，ADHV$_2$ 型受体缺陷可导致家族性肾性尿崩症，EGF 受体基因突变可诱发肺癌等。

一、基因突变引起的信号转导分子结构改变

　　信号转导分子结构的改变是许多疾病发生发展的基础。而信号转导系统的改变亦可继发于某种疾病或病理过程，促进疾病的发生与发展。

（一）G 蛋白异常激活与抑制

　　G 蛋白在细菌毒素的作用下发生化学修饰可以引起功能异常而导致疾病的发生，如霍乱毒素、破伤风毒素和百日咳毒素可以作用于 G 蛋白，导致细胞功能异常而发病。

　　霍乱（cholera）是由霍乱弧菌引起的烈性肠道传染病。临床特征为剧烈的呕吐和腹泻，导致严重的脱水、水电解质紊乱、肌肉痉挛和周围循环衰竭。霍乱的发病机制是 G 蛋白的 α 亚基被化学修饰后持续活化导致细胞内 cAMP 含量持续升高。

　　霍乱毒素（cholera toxin，CT）是霍乱弧菌分泌的外毒素，相对分子质量约 84 000，由 A、B 两种亚基组成。当 4 ～ 6 个 B 亚基围绕一个 A 亚基结合在一起时并无毒性，当二者分开，A 亚

基释放并进入细胞内时才能发挥毒性作用。霍乱毒素作用的受体是存在于小肠黏膜上皮细胞表面的神经节苷脂（ganglioside）中的单唾液酸四己糖神经苷脂（GM1）。当霍乱毒素与细胞膜上的 GM1 结合后释放 A 亚基，A 亚基进入细胞直接作用于 G 蛋白的 α 亚基，催化 $G_s\alpha$ 分子中的精氨酸发生 ADP- 核糖基化修饰（图 15-19）。

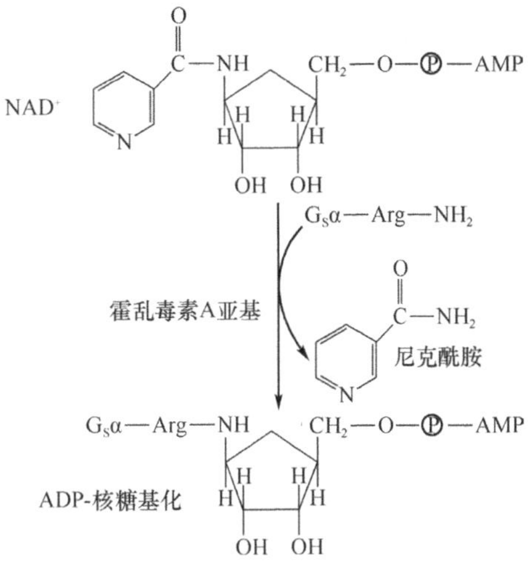

$G_s\alpha$ 亚基受到修饰后丧失 GTP 酶活性，不能将 GTP 水解为 GDP，从而使 $G_s\alpha$ 处于持续活化状态，不断刺激 AC 生成 cAMP，胞质中 cAMP 含量可增加至正常值的 100 倍以上。cAMP 持续激活 PKA，PKA 催化小肠上皮细胞膜上的离子通道蛋白磷酸化而导致通道持续开放，造成大量 Cl^-、HCO_3^-、H_2O 经通道分泌至肠腔，从而造成水电解质大量丢失，引起严重的腹泻和水电解质紊乱等症状。

图 15-19　G 蛋白的 α 亚基 ADP- 核糖化修饰示意图

生长激素（growth hormone，GH）是腺垂体细胞分泌的一种肽类激素。GH 的分泌受下丘脑生长激素释放激素（growth hormone-releasing hormone，GRH）和生长抑素的调节，GRH 经激活 G_s，导致 AC 活性升高和 cAMP 积聚，cAMP 促进分泌 GH 的细胞增殖。分泌 GH 过多的垂体腺瘤中，有 30%～40% 是由于 $G_s\alpha$ 的基因突变，抑制了 GTP 酶活性，使 $G_s\alpha$ 处于持续激活状态，GH 的过度分泌，可刺激骨骼过度生长，在成人引起肢端肥大症，在儿童引起巨人症。

百日咳毒素（pertussis toxin，PT）是百日咳杆菌分泌的一种外毒素，它能催化抑制型 G_i 的 α 亚基发生 ADP- 核糖基化，阻止 G_i 蛋白 α 亚基上的 GDP 被 GTP 取代，使其失去对腺苷酸环化酶的抑制作用，其结果也是使 cAMP 的浓度增加。由于百日咳是经呼吸道感染的，被感染的细胞与呼吸系统相关，这些细胞中 cAMP 浓度增加，促使大量的体液分泌进入肺，引起严重的咳嗽。

（二）G 蛋白基因突变与遗传病

1989 年，人们首次从假性甲状旁腺素低下症家系的先证者及其母亲的细胞膜上分离到一个异常的 $G_s\alpha$ 蛋白。该异常的 $G_s\alpha$ 蛋白可以与抗 $G_s\alpha$ 的 C 端抗体反应但不能被抗 $G_s\alpha$ 的 N 端抗体识别。对该 $G_s\alpha$ 的编码基因（GANS1）进行序列分析，发现第一个外显子中的起始密码 ATG 突变为 GTG，从而使得 $G_s\alpha$ 的翻译过程不能正常起始，而是利用第二个 ATG（第 60 位氨基酸），导致产生的 Gα 的 N 端缺失了 59 个氨基酸残基。此外，G 蛋白基因突变还可以导致家族性尿钙过低性高血钙症、先天性甲状旁腺素过高症、Albright 遗传性骨发育不全和纤维性骨营养不良综合征（McCure-Albright 综合征）等遗传性疾病。已经证实的与 G 蛋白基因突变相关的遗传性疾病还包括色盲、色素性视网膜炎、家族性 ACTH 抗性综合征、侏儒症、先天性甲状旁腺功能低下、先天性甲状腺功能低下或亢进等。

二、受体异常与疾病

受体与信号分子结合是细胞信号转导系统中重要环节，细胞通过受体识别和接收信号分子，从而启动信号转导过程。受体异常主要包括基因突变导致受体数目、亲和力、结构与功能异常，可影响胞外信号与受体结合及产生相应生物学效应。机体由于受体结构改变或交叉抗原反应而产生针对自身受体的抗体，导致受体被免疫系统破坏或非受体因素所导致的继发性受体异常，如心衰患者交感神经代偿性增强后，会导致血液中去甲肾上腺素浓度增高，随着时间推移，心肌细胞去甲肾上腺素受体数量下降，转导效率也会降低。

受体异常可以表现为受体下调（down regulation）或减敏，前者指受体数量减少，后者指靶细胞对配体刺激的反应性减弱或消失。受体异常亦可表现为受体上调或增敏，即靶细胞受体数量增加或对配体的刺激反应过度，二者均可导致细胞信号转导障碍，进而影响疾病的发生和发展（表 15-9）。

表 15-9　信号转导受体异常相关的疾病举例

累及受体	疾病	主要临床特征
1. 遗传性受体异常		
膜受体异常		
LDL 受体	家族性高胆固醇血症	血浆 LDL 升高，动脉粥样硬化
ADH V$_2$ 受体	家族性肾性尿崩症	多尿、口渴和多饮
视紫红质（光受体）	视网膜色素变性	进行性视力减退
视锥细胞视蛋白	遗传性色盲	色觉异常
IL-2 受体 γ 链	重症联合免疫缺陷病	T 细胞缺失或减少，反复感染
核受体异常		
雄激素受体	雄激素抵抗综合征	男性不育症，睾丸女性化
维生素 D 受体	维生素 D 抵抗佝偻病	佝偻病性骨损害
β- 甲状腺素受体	甲状腺素抵抗综合征	甲状腺功能减退，生长迟缓
雌激素受体	雌激素抵抗综合征	女性骨质疏松，不孕症
糖皮质激素受体	糖皮质激素抵抗综合征	多毛症，性早熟，低肾素性高血压
2. 自身免疫因素		
ACh 受体	重症肌无力	骨骼肌收缩障碍
刺激性 TSH 受体	自身免疫性甲状腺病	甲亢和甲状腺肿
抑制性 TSH 受体		甲状腺功能减退
胰岛素受体	Ⅱ 型糖尿病	高血糖，血浆胰岛素正常或升高
ACTH 受体	原发性慢性肾上腺皮质功能减退症	色素沉着，乏力，低血压
3. 继发性受体异常		
肾上腺素能受体	心力衰竭	心肌收缩力降低
多巴胺受体	帕金森病	肌张力增高或强直僵硬
胰岛素受体	肥胖	血糖升高
生长因子受体	肿瘤	细胞过度增殖

例如，胰岛素受体遗传性缺陷可以导致胰岛素抗性糖尿病。胰岛素受体的编码基因突变以碱基置换造成的错义突变最为常见，而缺失突变则较为少见。根据胰岛素受体基因突变对受体功能的影响，可将其分为 5 种类型：Ⅰ 型是由于基因调控区突变造成的胰岛素受体 mRNA 减少；Ⅱ 型是由于基因内含子剪切位点突变使受体 mRNA 前体剪接错误，或靠近 N 端的 α 亚基基因突变使受体不能正确折叠造成翻译后加工和运输障碍，使膜上成熟的受体减少；Ⅲ 型是受体的配体结合区基因编码突变导致受体与配体亲和力下降或增加；Ⅳ 型是受体的酪氨酸激酶结构域基因突变引起催化活性降低；Ⅴ 型是基因突变导致受体稳定性下降、受体数目减少。

此外，人的 JAK3 突变可以导致常染色体隐性遗传性联合性免疫缺陷病，FGF 受体突变可以引起先天性颅缝线封闭过早，转染过程中的原癌基因突变可引起遗传性多发性内分泌腺肿瘤。

三、信号转导途径其他组分的异常与疾病

胰岛素受体后信号转导异常如 *PI3K* 基因突变可产生胰岛素抵抗。正常细胞的生长与分化受到机体精密调节，细胞癌变最基本的特征是生长失控及分化异常。大多数的癌基因表达产物是细胞信号转导系统的组成成分，可从多个环节干扰细胞信号转导过程，导致肿瘤细胞增殖与分化异常。例如，*sis* 癌基因的表达产物与 PDGF β 链高度同源，int-2 癌基因蛋白与成纤维细胞生长因子结构相似。在人神经胶质母细胞瘤、骨肉瘤和纤维肉瘤中均可见 *sis* 基因异常表达；*erb-B* 癌基因编码的变异型 EGF 受体，在没有 EGF 存在的条件下，就可持续激活下游的增殖信号。在人乳腺癌、肺癌、胰腺癌和卵巢肿瘤中已发现 EGF 受体的过度表达；在卵巢肿瘤中亦可见 PDGF 受体高表达。某些癌基因可通过编码非受体 PTK 或丝／苏氨酸激酶类影响细胞信号转导过程。*ras* 癌基因编码小 G 蛋白 Ras，在 30% 的人肿瘤组织已发现有不同性质的 *ras* 基因突变。

四、细胞信号转导分子与药物作用靶点

随着细胞信号转导各个环节和不同信号转导途径研究的深入，尤其是对于多种疾病过程中的信号转导异常本质的认识，为发展新的疾病诊断和治疗方法提供了理论基础。各种病理过程中发现的信号转导分子结构与功能的改变为新药物的筛选和开发提供了契机，越来越多针对特定信号转导途径不同靶点的分子药物被开发和应用，并在肿瘤的靶向治疗中取得了良好效果。

信号转导分子的激动剂和抑制剂是信号转导药物研究的出发点，包括影响信号分子的药物如信号分子衍生物、信号分子代谢酶抑制剂以及神经递质和离子转运体抑制剂；影响信号接收系统的药物如离子通道开放和拮抗剂、受体拮抗剂和激动剂；影响细胞内信号转导系统的药物如 cAMP 和 cGMP 结构类似物、第二信使代谢酶抑制剂、磷酸二酯酶抑制剂，以及第二信使调节剂和核内受体的配体如类固醇激素、甲状腺素、维生素 D_3、维甲酸等；尤其是在抗肿瘤药物开发中，针对肿瘤发生发展过程中诸多环节的药物，其药物作用靶点主要包括在肿瘤细胞内较常出现异常的如受体酪氨酸激酶途径、磷酸肌醇 3 激酶途径、Wnt 途径和 p53 途径等，抑制这些异常的代谢通路不仅可以抑制肿瘤增殖，也诱导细胞凋亡。

思 考 题

1. 简述 G 蛋白家族的结构、分类和活化机制。
2. 细胞外信号分子受体的种类和主要特点。
3. 简述细胞内的第二信使以及它们作用的靶分子。
4. 简述细胞内受体的种类和主要特点。
5. 举例说明不同类型的受体介导的信号转导途径。
6. 总结参与信号途径的各种蛋白激酶的特性。

（欧刚卫）

第十六章　细胞增殖与分化的分子机制

生物体是由细胞组成的（病毒除外）。如何由一个细胞分裂为两个细胞，遗传信息如何忠实地传到下一代？大多数真核细胞通过细胞周期，使细胞的染色体得以复制，并保证每个子代细胞得到一套完整的染色体。细胞周期的调控对生物体的正常发育至关重要。细胞周期的调控主要是由一组异二聚体蛋白激酶（heterodimer protein kinase）来完成。异二聚体蛋白激酶包括调节亚基 - 细胞周期蛋白依赖性激酶和催化亚基 - 细胞周期蛋白依赖性激酶，它们通过磷酸化作用参与细胞周期多种蛋白的激活或抑制，从而协调这些蛋白的相互作用。同时，这些蛋白激酶本身的活性也受多种因素的调控。美国 Leland H. Hartwell（1939 ～）与英国的 Richard T. Hunt（1943 ～）和 Paul M. Nurse（1949 ～）在细胞周期调控研究中做出了卓越贡献而获得 2001 年诺贝尔生理学或医学奖。细胞的增殖（proliferation）与分化（differentiation）是生物胚胎发育、生物个体生长及维持生命活动过程的两个重要事件。从简单的受精卵到一个独特的，具有不同于其他个体的基因型和表型，能够完成复杂的生命活动的生物体，是一个非常奇妙的过程。细胞的增殖与分化还是生物个体正常生理活动的基础，并且和生物体的衰老、疾病过程密切相关。细胞的增殖和分化在这个过程中如何进行，又是如何被调控，这些都和细胞周期有着密切的关系。

第一节　细胞增殖的分子机制

细胞增殖是生物体的重要生命特征，细胞以分裂的方式进行增殖。单细胞生物，以细胞分裂的方式产生新的个体。多细胞生物，以细胞分裂的方式产生新的细胞，用来补充体内衰老和死亡的细胞；多细胞生物可以由一个受精卵，经过细胞的分裂和分化，最终发育成一个新的多细胞个体。细胞增殖受到多种酶、蛋白质和生长或细胞因子调控，涉及很多基因的表达变化和细胞信号转导途径的介入。任何一个环节异常都有可能导致疾病，因此有关细胞增殖的理论和知识，对于医药临床实践具有指导意义。

一、细胞周期及其调控概述

（一）细胞周期

真核细胞分裂方式有有丝分裂（mitosis）、无丝分裂（amitosis）和减数分裂（meiosis），有丝分裂是真核细胞的主要分裂方式。真核细胞的有丝分裂是经历一系列具有固定发生顺序的程序化过程，细胞周期（cell cycle）是指连续分裂的细胞从前一次有丝分裂结束到下一次有丝分裂完成所经历的连续动态过程，整个过程所经历的时间称为细胞周期时间。真核细胞的细胞周期分为两大时相：间期（interphase）和分裂期（metaphase，M 期）。间期又分为 G_1 期、S 期和 G_2 期，细胞大部分时间处于此期中。细胞在这一时相中根据生长的需要，合成新的核糖体、生物膜、线粒体、内质网和大多数蛋白质。在间期内，$2n$ 的 G_1 期细胞经过 S 期 DNA 复制，成为 $4n$ 的 G_2 期细胞，细胞体积增大。染色体 DNA 的复制发生在间期的特殊时期，即 S 期。S 期处于间期的中段，S 期之前为 G_1 期，之后是 G_2 期。G_2 期之后细胞进入 M 期，M 期的特征是细胞分裂，$4n$ 的细胞分裂为 $2n$ 的 G_1 期细胞，M 期又分为前期、中期、后期和末期（图 16-1）。

不同生物体的细胞，甚至同一生物体的不同细胞，其细胞周期可以有很大差别。有些细胞可能会缺失细胞周期中的某些阶段。多数哺乳动物细胞的细胞周期在 10 ~ 30 小时。迅速分裂的人源细胞经过整个细胞周期需要 24 小时，而迅速生长的酵母细胞只需 90 分钟就可以完成整个细胞周期。多细胞生物体中的一些细胞可暂时离开细胞周期，从 G_1 期进入静止期，即 G_0 期，G_0 期的细胞处于静止状态，不分裂，也不生长。G_0 期持续的时间可以是几天、几周，甚至几年，但这些细胞可以在某些生长因子的作用下被重新诱导进入 G_1 期。

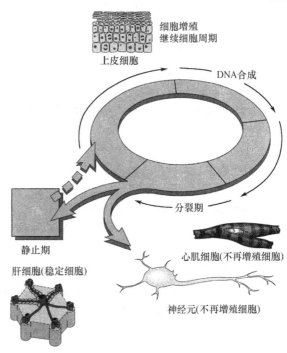

图 16-1　细胞周期

（二）细胞周期中的转折点或关卡

细胞周期中不同时相转换的调控十分精确，一个时相结束，下一个方能开始。在整个细胞周期中有 4 个关键的转折点或关卡（checkpoint），此概念最早由 Ted Weinert 和 Leland H. Hartwell 提出，原指酵母受 X 线照射后引起 DNA 损伤，诱导相关基因表达并使细胞周期停滞。目前用来指对细胞周期转折处染色体物理完整性的监控以及对与某些细胞周期事件起始相关的生化途径的监控，而这些细胞周期事件的起始依赖于另一些细胞周期事件的成功完成。这四个关键的转折点或关卡是以下 4 类。

1. G_1 晚期的关卡或限制点　此关卡监控 G_1 期细胞大小及环境中是否有生长因子。当细胞生长足够大，并且成功完成 DNA 复制准备工作，不再依赖生长因子，可通过关卡。

2. G_1-S 期转折点或关卡　此关卡在酵母中称为起点（start point），在哺乳动物中称为限制点（restriction point），细胞周期中由 G_1 向 S 期的转折至关重要，主要监控 DNA 是否损伤，细胞周期一旦通过起点或限制点，就意味着从静止状态进入 DNA 合成期。

3. G_2-M 期转折点或关卡　此关卡监控 DNA 是否损伤及 DNA 是否正确完全复制，决定有丝分裂的开始。

4. 有丝分裂中期关卡或纺锤体组装关卡　此关卡监控姐妹染色体是否稳定地附着在纺锤体上。在 M 后期，胞质分裂并完成细胞分裂。

细胞周期中的转折点或关卡总结见表 16-1。

表 16-1　细胞周期中的转折点或关卡

转折点或关卡	监控
G_1 晚期限制点	细胞大小及环境中是否有生长因子，是否完成 DNA 复制准备工作
G_1-S 期转折点	DNA 是否损伤，能否由 G_1 进入 S 期
G_2-M 期转折点	DNA 是否损伤及 DNA 是否正确完全复制，能否由 G_2 进入 M 期
有丝分裂中期关卡	姐妹染色体是否稳定地附着在纺锤体上，以完成细胞分裂

细胞周期过程是不可逆的，因此也就决定了其单向性。在不同细胞周期的不同时相，细胞周期蛋白 -CDKs 复合体有所不同。它们按序产生与降解，协调一致地控制着细胞周期的进程。

二、细胞周期蛋白和细胞周期蛋白依赖性激酶

　　许多蛋白质因子参与了细胞周期的调节，以保证细胞周期中不同时相的正确转换。细胞周期蛋白及细胞周期蛋白依赖性激酶就是其中一类最重要的蛋白质因子。

（一）细胞周期蛋白

　　细胞周期蛋白（cyclin）是一类随着细胞周期不同时期的转换，其浓度也随之发生变化的蛋白质，这些蛋白质通过与相应的蛋白激酶的结合对细胞周期进行调控。在 20 世纪 80 年代初，蒂莫西·亨特等在以海胆（sea urchin）为模式生物进行早期胚胎发育的研究中发现，细胞中有一种蛋白质其含量随着细胞周期的变化而发生变化。有丝分裂的早期，这种蛋白质含量迅速增加，随后急剧下降，在下一个有丝分裂的早期又形成一个高峰。这种蛋白质就是细胞周期蛋白，后被称为细胞周期蛋白 B（cyclin B）。现已发现细胞周期蛋白是一个大家族，可分为 A、B、D、E 等成员。目前至少已发现有 11 种不同的细胞周期蛋白，即周期蛋白 A、B_1、B_2、C、D_1、D_2、D_3、E、F、G 和 H，其中 8 种主要的细胞周期蛋白已被分离。

　　不同种属的细胞周期蛋白具有高度的保守性。它们在细胞核内的含量受到几方面因素的调控：①生长因子诱导的基因表达；②泛素介导的蛋白质降解；③在细胞核与细胞质间的运输。周期蛋白的结构中都有保守的 100 多个氨基酸残基的周期蛋白盒（cyclin box），是与细胞周期蛋白依赖性激酶结合的部位。

（二）细胞周期蛋白依赖性激酶

　　高等真核生物细胞周期的调节依赖于结构相关的异二聚体蛋白激酶（heterodimer protein kinases）家族来完成。这些蛋白激酶均由调节亚基和催化亚基两部分组成。调节亚基，即细胞周期蛋白，其浓度随细胞周期不同时相的转换而有升高和降低；催化亚基又被称为细胞周期蛋白依赖性激酶（cyclin-dependent kinase，CDK）。20 世纪 80 年代初，Leland H. Hartwell 等利用遗传学方法在研究啤酒酵母时，发现了一群基因与细胞周期的调控相关，称为细胞分裂周期基因（cell division cycle gene，cdc gene），其中的 cdc28 又被称为 "start"。20 世纪 80 年代中期，英国的保罗·纳

斯等发现 cdc2 基因不但控制 G_2 期向 M 期的转换，而且与 start 基因一样也控制着 G_1 期向 S 期的转换。后来研究证实 cdc 基因的表达产物是一类蛋白激酶，即细胞周期蛋白依赖性激酶。cdc2 基因也被命名为 cdk1。现已发现十余种人的 CDK 分子。

　　CDK 是组成型表达的核内丝氨酸-苏氨酸蛋白激酶。CDK 单独存在时并不表现出其激酶活性，只有与相应的周期蛋白结合后变构，并被磷酸化和去磷酸化调控才能在有活性和无活性状态之间转换。有活性的 CDK 复合物能磷酸化底物蛋白质（如转录因子、组蛋白和细胞结构蛋白等），调控它们的活性，驱动细胞周期进程，如在 S 期中 DNA 的合成和 M 期中有丝分裂的进行。

　　周期蛋白与相应的 CDK 结合成异二聚体，主要周期蛋白和它相应的 CDK 见表 16-2。cyclin B 和 CDK1 的复合物又称促成熟因子（mature-promoting factor，MPF）。值得注意的是，有一些 CDK 分子不仅仅与一种细胞周期蛋白结合，一些细胞周期蛋白也可以与一种以上的 CDK 结合。此外，CDK 复合体的生物学功能并不仅仅局限于细胞周期的调节。例如，CDK5 在有丝分裂期后的神经元中高度表达，而 CDK8 和 CDK9 似乎主要在转录调节方面起作用。另外，CDK2 和 CDK5 也在细胞凋亡中起作用。CDK 复合物的活性还受 CDK 抑制物——周期蛋白依赖性激酶抑制因子（cyclin kinase inhibitor，CKI）的抑制。

表 16-2　主要的细胞周期蛋白和细胞周期蛋白依赖性激酶

细胞周期蛋白	细胞周期蛋白依赖性激酶	功能
Cyclin D（D_1、D_2、D_3）*	CDK2、CDK4、CDK6	G_1 期进入 S 期
Cyclin E	CDK2、CDK3	G_1 期进入 S 期
Cyclin A、A_1	CDK2	早 S 期 DNA 合成的起始
Cyclin B	CDK1	G_2 期进入 M 期

*　D_1、D_2 和 D_3 是 cyclin D 在不同种类细胞中的表达。

三、细胞周期调控机制

（一）参与细胞周期调控的主要蛋白质

　　目前已克隆及鉴定了大量的细胞周期调控蛋白。除上述讲到的周期蛋白和周期蛋白依赖性激酶外，还有 CKI、视网膜母细胞瘤（retinoblastoma，Rb）蛋白及 E2F-DP1 转录因子、调节 CDK 磷酸化和去磷酸化的蛋白激酶和磷酸酶，泛素（ubiquitin）和使蛋白质泛素化（ubiquitination）的酶也参与细胞周期的调控。

　　1. 周期蛋白和周期蛋白依赖性激酶复合物　各种周期蛋白需与相应的周期蛋白依赖性激酶结合成复合物而发挥调节作用。

　　（1）cyclin D 的作用：静止状态的细胞不表达 cyclin D。当细胞受到生长因子等刺激时，首先表达 cyclin D，并与 CDK4/CDK6 结合，通过磷酸化使它们活化。通过活化的 CDK4/CDK6 磷酸化其底物蛋白，以完成 DNA 复制的准备工作，帮助细胞完成由 G_1 到 S 的转折，使细胞进入 DNA 合成期。cyclin D 有三种亚型（D_1、D_2、D_3）存在，它们的半衰期都很短（30 分钟左右），只要撤出生长因子，cyclin D 的水平立即下降。

　　（2）cyclin E 的作用：cyclin E 的表达晚于 cyclin D，其表达在 G_1 晚期达到高峰。Cyclin E 可以与 CDK2/CDK3 结合，通过磷酸化使它们活化。CDK2 是调节 DNA 复制开始的关键酶。CDK2 也能够与在 S 期合成的 cyclin A 及 cyclin A_1 结合并使其激活，共同在 G_1 到 S 期的转折中发挥作用。

　　cyclin D 或 cyclin E 与 CDK 形成的复合物可以活化转录因子 E2F，促进 DNA 合成相关基因的表达，进而促进 DNA 的合成。在 G_1 早期细胞中，E2F 与 Rb 基因产物 Rb 蛋白相结合而处于失活状态。Rb 家族目前在人类细胞中已发现有三个成员，即 Rb（p105）、RBL1（p107）和 RB2（p130），它们的分子中有一个"口袋状"结构，故称口袋蛋白（pocket protein）。"口袋"能与多种蛋白质结合，如转录因子 E2F、RNA 聚合酶等，并且调控它们的活性。在 G_1 中期及晚期，cyclin D-CDK4/6 和 cyclin E-CDK2 先后磷酸化 Rb，Rb 发生磷酸化后，E2F 即可以游离出来并被激活。游离的 E2F 又可以促进其自身、CDK2、cyclin E 等的合成，进一步促进 Rb 磷酸化，释放更多的 E2F，形成一种正反馈调节。E2F 靶基因的表达使细胞完成 DNA 复制的准备，最终使细胞通过 G_1-S 期转折点。Rb 在随后的 S 期、G_2 期和 M 期将始终保证磷酸化状态，只有当细胞结束有丝分裂进入 G_1 和 G_0 期时，cyclin-CDK 复合物活性下降，低磷酸化的 Rb 才又可以与 E2F 结合并抑制其活性（图 16-2）。

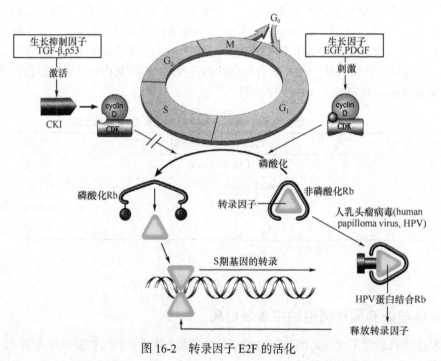

图 16-2　转录因子 E2F 的活化

（3）cyclin A 的作用：为保证细胞分裂产生的两个子细胞含有同样的基因组，每一个 DNA 复制点在每一个 S 期只能复制一次。在哺乳类动物细胞，cyclin A-CDK2 激发 G_1 早期组装的复制前复合体，启动 DNA 复制，并防止细胞重复组装新的复制前复合体。

（4）cyclin B 的作用：DNA 合成完成后，细胞通过 G_2 期进入有丝分裂期。有丝分裂期的 CDK 复合体在 S 期和 G_2 期形成，但在 DNA 合成完成之前，此复合体处于无活性状态。cyclin B 是有丝分裂期周期蛋白。在人源细胞中，cyclin B 在有丝分裂的早期核膜破裂之前进入细胞核。目前已知，MPF 是调节所有真核细胞有丝分裂启动的关键因子，而 MPF 的本质就是 cyclin B 和 CDK1 形成的蛋白复合体，也称促成熟因子。MPF 被激活后便可以引起染色质致密化、核膜破裂、有丝分裂纺锤体组装、染色体在赤道板排列等分裂象改变。当所有的染色体与纺锤体微管连接完毕，MPF 又可激活细胞分裂后期促进复合物（anaphase promoting complex，APC），APC 介导分裂后期抑制因子的泛素化，进而降解连接中期姐妹染色体的蛋白复合体。这些抑制因子的降解，使细胞进入有丝分裂后期，姐妹染色体分裂到相反的纺锤体极。在分裂后期的晚期，APC 促进 cyclin B 的降解，致使有丝分裂期 CDK 活性降解，进而在有丝分裂末期分裂的染色体开始松散，子代细胞核重新形成。随后胞质分裂，产生两个子代细胞。

2. 细胞周期蛋白激酶抑制因子　在 20 世纪 90 年代初，科学家们分别发现了细胞周期的重要调节因子 CKI，又称为 CDK 抑制蛋白（CDK inhibitor protein，CIP）。根据这些因子与 CDK 相互作用的特异性和序列同源性，可将其分为两大家族。一类是 CDK 的抑制因子 4（inhibitors of CDK4，INK4）家族，是 CDK4 和 CDK6 抑制因子，包括 p15（INK4b）、p16（INK4a）、p18（INK4c）和 p9（INK4d）。这些蛋白在结构上含有 4 个锚蛋白（ankyrin）重复序列。它们主要特异地识别和结合 CDK4 或 CDK6，但不识别 CDK2。p16 通过与 cyclin D 竞争结合 CDK4 而引起细胞周期在 G_1 期停滞。p16 的肿瘤抑制功能也是由于其可以结合 CDK4 和 CDK6，抑制 cyclin D-CDK 复合体的催化活性。p15 和 p16 经常在各种肿瘤细胞和癌细胞系缺失，而 p18 并不具有明显的肿瘤抑制功能。另一类是细胞因子诱导蛋白 / 激酶相互作用蛋白（cytokine-inducible protein/kinase interacting protein，CIP/KIP）家族，包括 p21（CIP1/WAF1/SDI）、p27（KIP1）和 p57（KIP2），是细胞接收到接触抑制、DNA 损伤、低氧及某些细胞因子等信号后的产物，主要功能是和 cyclin-CDK 复合物结合，抑制复合物的活性，但是它们对 cyclinD-CDK4/6 也有一定的正调节作用。这一家族的蛋白都有一个 N 端的 CDK 抑制性功能域。它们与 cyclin-CDK 复合体相互作用，抑制 cyclin A-CDK2 和 cyclin E-CDK2 的激酶活性。CIP/KIP 抑制因子的高表达可引起 G_1 期细胞周期停滞，提示它们的主要作用靶点是 G_1 期 cyclin-CDK 复合物。p21 是哺乳类动物细胞中第一个被发现的 CKI 分子，其启动子是上游 p53 的结合位点，受 p53 调节转录。p21 是细胞对 DNA 损伤反应时 G_1 期停滞的决定因素，并且在 G_2-M 期转折中起重要作用。p27 蛋白也能抑制 G_1 期细胞 cyclin-CDK 活性，引起 G_1 期停滞。

近年来，一种新的 CKI 引起了人们的注意，这就是 14-3-3σ。14-3-3σ 是 14-3-3 家族成员之一，是人类乳腺上皮细胞的特异性标记，参与 DNA 损伤后细胞周期 G_2 期的调控。G_2 期停滞时，14-3-3σ 使 cyclin B-CDC2 复合物隐蔽于细胞质。当 14-3-3σ 缺陷时，cyclin B-CDC2 复合物进入细胞核，引起有丝分裂的变化。这说明调节细胞周期的另一机制是改变细胞周期调节因子的亚细胞定位。

3. 蛋白激酶和磷酸酶　细胞周期是受到精细复杂调控的，除了转录调控使许多细胞周期调节蛋白有序地表达外，细胞周期调控还涉及两种翻译后调节机制，一是蛋白磷酸化，二是泛素依赖的蛋白降解。与 cyclin 结合的 CDK 的活性受蛋白激酶和磷酸酶的调节，蛋白激酶和磷酸酶的活性决定了在特定时间某一蛋白的磷酸化状态。同时，磷酸酶和激酶本身也受到复杂精细的调控。磷酸化和去磷酸化是可逆的，广泛表现于酶活性和多种蛋白复合体的组装的调节。此外，细胞周期调节蛋白的亚细胞定位与细胞周期调节的关系也引起了人们的广泛关注。例如，M 期有重要功能的 MPF（cyclin B-CDK1），在哺乳动物细胞中，它的 CDK1 第 101 位苏氨酸残基被 CDK 激活激酶（CDK-activating kinase，CAK）磷酸化，可将 CDK1 活化，但若它的第 15 位酪氨酸及第 14 位苏氨酸残基分别被 Wee1 和 Myt1 蛋白磷酸化后，又会失活。在 G_2 期，CDK1 中上述三个部位都被磷酸化，因此并无活性，只有当第 14 和 15 位磷酸基团被磷酸酶 Cdc25C 去除后才有活性。

4. 周期蛋白的泛素化降解　细胞周期蛋白的含量在有丝分裂晚期急剧下降，说明细胞内存在降解这些蛋白分子的机制。蛋白质降解是不可逆的，保证了细胞周期的单向性。目前已知，细胞周期蛋白合成后，在其 N 端可以发生多泛素化（polyubiquitination），即共价结合多个泛素。泛素化是介导蛋白质降解的重要途径。泛素是由 76 个氨基酸残基组成的蛋白质分子，与底物结合的泛素第 48 位赖氨酸残基的 ε- 氨基也可作为泛素受体，一些蛋白质的多泛素化可导致其在细胞的蛋白酶体（proteosome）内迅速降解。

通过多泛素化途径降解的蛋白质都是一些短命的蛋白质，如 cyclin、p21、p27、E2F、Wee1 等。cyclin A 和 cyclin B 的 N 端有 9 个氨基酸残基组成的保守序列，称为破坏作用盒（destruction box），cyclin D 和 cyclin E 的 C 端有保守的 PEST（脯 - 谷 - 丝 - 苏）序列。这些序列都与周期蛋白泛素化有关。

蛋白质泛素化过程中三种酶：泛素活化酶（E1）、泛素携带蛋白（E2）和泛素蛋白连接酶（E3）都是巯基酶，巯基参与酶催化反应。E1 负责激活泛素分子。泛素分子被激活后就被运送到 E2 上，E2 负责把泛素分子绑在需要降解的蛋白质上。但 E2 并不认识指定的蛋白质，这就需要 E3 的帮助。E3 具有辨认指定蛋白质的功能。E3 是多亚基酶，在人体细胞中与细胞周期相关的 E3 有两类：SCF 复合物（名称源于它最早被发现的三个核心成分：Skp1/Cdc53/Cullin/F-box protein）和 APC。SCF 的底物必须先被磷酸化，然后才能和 F-Box 蛋白结合，Cdc53/Cullin 和另一亚基 R-box 蛋白结合泛素化的 E2，并催化泛素和底物连接。SCF 复合物的底物有 cyclin D、cyclin E、p21、p27、E2F 和 Weel 等。APC 由 10 种以上的亚基组成，能把与 E2 结合的泛素转移给 cyclin A 和 cyclin B。在有功能的纺锤体形成后，APC 也是能多泛素化连接姐妹染色体的蛋白。

（二）调控蛋白的协同作用

1.G_1-S 关卡调控的关键因素　CDK4/6 和 CDK2 的活化是 G_1-S 关卡调控的关键因素。cyclin D 最早出现于 G_1 中期，在 G_1 晚期达到高峰，cyclin E 最早出现于 G_1 晚期，在 G_1-S 关卡或转折处含量最高。cyclin D 和 cyclin E 分别与 CDK4/6 和 CDK2 形成复合物，它们使 Rb 磷酸化而释放转录因子 E2F 复合物（E2F-DP1），使靶基因转录，此时细胞不再依赖生长因子而通过限制点。靶基因的表达使细胞做好 DNA 复制准备，细胞通过 G_1-S 关卡或转折处，DNA 复制起始，进入 S 期。cyclin D 和 cyclin E 先后经 SCF 复合物多泛素化而降解（图 16-3）。

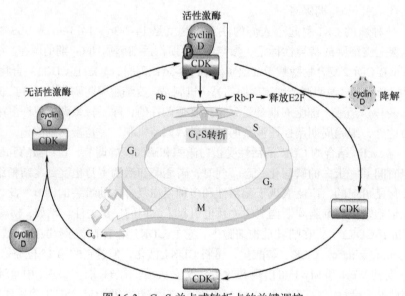

图 16-3　G_1-S 关卡或转折点的关键调控

2. G_2-M 关卡调控的关键因素　CDK1 的活化是 G_2-M 关卡调控的关键因素。cyclin B 在 G_1 后期胞质中合成，并在胞质 - 胞核间穿梭，在核内与 CDK1 结合形成的复合物也加入穿梭行列，此时 CDK1 的三个关键部位都是磷酸化的（分别在核内被 CAK 及 Weel 磷酸化，在胞质被 Myt1 磷酸化），并无活性。在 G_2-M 关卡或转折，磷酸酶 Cdc25C 被活化，它去除复合物中的 CDK1 的第 14 位和 15 位氨基酸残基的磷酸基团，cyclin B-CDK1 活化，而其中的 cyclin B 也被激酶磷酸化而使 cyclin B-CDK1 在核内积聚并磷酸化底物蛋白，如组蛋白 1、核纤层蛋白（nuclear lamina）、肌球蛋白等，使染色体致密化、核膜解体、纺锤体开始形成等，这些都是为染色体分离做准备，细胞通过关卡进入 M 期（图 16-4）。

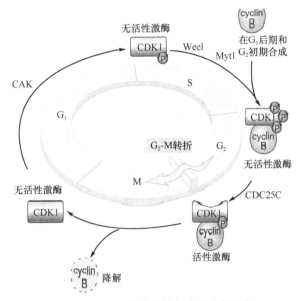

图 16-4 G$_2$-M 关卡或转折点的关键调控

CAK：CDK 激活激酶；Weel：一种丝氨酸 / 苏氨酸蛋白激酶；Mytl：Weel 家族中一员；CDC25C：细胞分裂周期相关的磷酸酶

3. 细胞离开 M 期进入 G$_1$ 期关键调控因素 APC 介导的多泛素化蛋白降解是细胞离开 M 期进入 G$_1$ 期的关键调控因素。M 期的 cyclin A/B-CDK1 的底物中也包括 APC。APC 磷酸化后才有活性，而 cyclin A/B-CDK1 是使 APC 磷酸化而活化的因素之一。有丝分裂中期介导姐妹染色体稳定地附着在纺锤体的有蛋白激酶和蛋白质因子。组装工作完成后，结合在纺锤体处的 APC 被活化，最终导致连接姐妹染色体的蛋白质降解。细胞通过有丝分裂中期关卡，可进入 G$_1$ 期（图 16-5）。

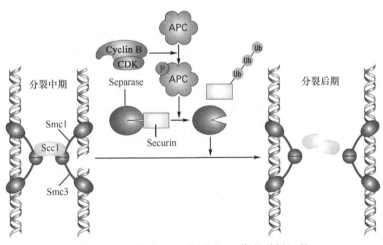

图 16-5 细胞离开 M 期进入 G$_1$ 期的关键调控

黏连蛋白：染色体结构维持蛋白（Smc）和姐妹染色单体黏连素（Scc）；Separase：分离酶；Securin：保全素，Separase 的抑制因子

4. DNA 损伤关卡与 G$_1$ 及 G$_2$ 期停滞相关 当细胞周期进程中出现异常事件，如 DNA 损伤或 DNA 复制受阻，这类调节机制就被激活，及时地中断细胞周期的运行，待细胞修复或排除了故障后，细胞周期才能恢复运转。这保证了在细胞周期中上一期事件完成以后才开始下一期的事件。细胞周期中关键的检测点为 G$_1$ 晚期监测点、G$_1$-S 期检测点、G$_2$-M 期检测点、M 中期检测点。检测点

的组成包括检测或传感、停止或扣留、修复、继续分裂或死亡。检测点通过延缓细胞周期的进展，为 DNA 复制前的修复、基因组的复制、有丝分裂及基因组的分离提供了更多的时间（图 16-6 和图 16-7）。细胞周期检测点构成了 DNA 修复的完整元件。

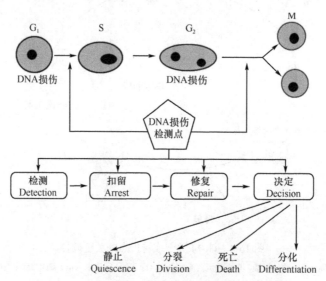

图 16-6 DNA 损伤的检测与细胞周期进程示意图

检测点功能缺陷、丢失或减弱会导致基因突变和染色体结构异常的细胞增殖，导致肿瘤发生。在某些遗传性癌症和细胞转化早期，已经观察到检测点调控的缺失，后者可能导致遗传失稳态，促使向新生物转化。检测点的任何一部分出了问题，如不能发现 DNA 损伤（如 ATM 突变）、不能使细胞周期停下（如 p53 突变）、DNA 修复错误（如 MLH1/PSM 突变）、决定错误（如 Bcl-2 突变）等都会导致遗传的不稳定性、（基因）受损细胞的存活和复制或细胞遗传物质的改编（adaptation）。例如，转录因子 p53 能使细胞停滞在 G_1 期和 G_2 期。p53 蛋白是一种转录因子，它和 G_1 期及 G_2 期细胞停滞都相关。DNA 损伤活化的 CDK2 能磷酸化 p53，磷酸化的 p53 不能被它的抑制蛋白 HDM2（一种泛素连接酶 E3）结合和降解，p53 活化靶基因 *p21* 转录。p21 是周期蛋白 -CDK1 的抑制物，因此细胞停滞于 G_1 期和 G_2 期。同时，p53 促进 14-3-3 基因表达，

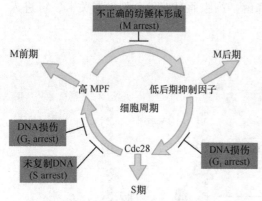

图 16-7 细胞周期中的损伤或异常检测与扣留

促进 Cdc25C 在胞质中停留。另一个例子是共济失调 - 毛细血管扩张突变（ataxia telangiectasia mutated，ATM）蛋白和 ATM 相关蛋白（ATM and Rad3 related，ATR）活化导致 G_2 期的停滞。G_2 期细胞 DNA 受损或 DNA 复制不完全，能导致至少六种传感器蛋白（sensor protein）激活，这些蛋白能与损伤或复制不完全的 DNA 结合，从而活化 ATM 蛋白和 ATR 蛋白。活化的 ATM 和 ATR 分别磷酸化关卡激酶（checkpoint kinase，Chk）2 和 1，使它们活化。关卡激酶能磷酸化 Cdc25C，磷酸化的 Cdc25C 能和 14-3-3 蛋白结合，从细胞核进入细胞质。由于 CDK1 被 Cdc25C 去磷酸化是细胞通过 G_2-M 关卡的关键，Cdc25C 移出胞核使核内的 CDK1 不能被活化，细胞停滞于 G_2 期，直至 DNA 损伤修复或复制完全。

（三）生长因子对细胞周期的调控

除了上述细胞内部因素外，细胞周期还受到细胞外因素的调控。例如，细胞生长环境中营养物质和氧气的供应量、各种生长因子及细胞因子、细胞与胞外基质的相互作用以及在体外培养时细胞间相互接触等都可以通过信号转导对细胞周期调控蛋白的基因表达或生物活性进行调控，从而间接调控细胞周期。其中研究较多的是生长因子对细胞周期的调控。生长因子（growth factor，GF）是一类由细胞分泌的、类似激素的信号分子，多数为肽类（含蛋白类）物质，通过调节细胞周期，从而调节细胞的生长与分化。

生长因子通过调控细胞周期蛋白的基因表达或生物活性来调控细胞周期。对生长因子调控细胞周期的研究不仅有助于了解细胞的增殖分化，而且对肿瘤的发生、发展及治疗也具有重要意义。细胞周期异常与多数人类疾病相关，其中最重要的莫过于与肿瘤的关系。肿瘤发生的主要原因是细胞周期失控后导致的细胞无限制增殖。从分子水平看，则是由于基因突变致使细胞周期中某些生长因子的活化或抑制，造成细胞周期调节失控。人类一些常见的生长因子见第十七章。

1. 多种生长因子的协同作用使细胞从 G_0 期进入细胞周期 细胞退出细胞周期及从 G_1 期到 G_0 期，可由多种因素引起：①环境中的信号分子促进 G_1 期细胞退出细胞周期，并开始分化；②环境中启动细胞分裂的生长因子不足；③体外培养的原代细胞在分裂一定次数后进入衰老（senescence）状态，即不再能回到 G_1 期的终末 G_0 期。G_0 期的细胞仍然进行着新陈代谢，许多具有特定功能的 G_0 期细胞甚至不停地合成及分泌蛋白质，如胰腺细胞、肝细胞等。除了终末分化的细胞（如神经元等）及衰老的细胞不能从 G_0 期返回 G_1 期外，G_0 期细胞在一定条件下，可以重返 G_1 期，进入细胞周期，此时需要多种生长因子的协同作用。用培养的成纤维细胞进行的研究表明，从 G_0 期重返 G_1 期要经过三个阶段，需多种生长因子协同作用。第一阶段为获得资格（competence），第二阶段称进入（enter），这两个阶段需要血小板衍生生长因子（platelet derived growth factor，PDGF），在第二阶段还需要表皮生长因子（epidermal growth factor，EGF）和胰岛素（insulin），第三阶段称进展（progression），需要胰岛素样生长因子 -1（insulin like growth factor 1，IGF-1）。这些生长因子都通过各种信号转导途径最终活化周期蛋白 -CDK 复合物，从而使细胞从 G_0 期进入 G_1 期。

2. 生长因子促进 G_1 期的细胞周期进程 细胞在 G_1 期受到生长因子（EGF、IGF 等）刺激和细胞与胞外基质相互作用，分别能通过受体酪氨酸蛋白激酶及整合素（integrin）导致 Ras-MAPKKK/Raf-MAPKK/MEK-MAPK/ERK 途径活化。该途径能促进 cyclin D 的表达（图 16-8）。在 G_1 早期、中期表达的 cyclin D 不能稳定地保留在核内，而是进入胞质被降解。生长因子也能活化 *p21* 和 *p27* 基因表达，而 p21 和 p27 蛋白能促进 cyclin D 和 CDK4/6 结合成复合物并使它们返回细胞核。G_1 中期在核内积累的 cyclin D-CDK4/6 虽然活性受 p21/p27 抑制，但仍能使少量 Rb 蛋白磷酸化，释放出 E2F-DP1。E2F-DP1 促进 cyclin E 和 CDK2 的表达。cyclin D 和 CDK4/6 能结合较多的 p21/p27，使 cyclin E-CDK2 不被 p21/p27 抑制，能完全活化并磷酸化 Rb 蛋白，使 G_1 期细胞通过限制点（图 16-2 和图 16-8）。上述过程依赖于特定的生长因子刺激。

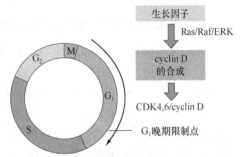

图 16-8 生长因子促进细胞周期通过 G_1 限制点
Ras：小 G 蛋白，为癌基因 *ras* 的产物；Raf：一种 Ser/Thr 蛋白激酶；ERK：细胞外信号调节激酶

第二节　细胞分化的分子机制

细胞完成一个细胞周期后，如果连续分裂完成后续细胞周期，就称为细胞增殖（cell proliferation），如人的骨髓细胞、消化道黏膜上皮细胞等。如果细胞完成周期后不再分裂，这时细胞停留在细胞周期以外的生活状态，包括暂不增殖和不再增殖两种情况。暂不增殖细胞停留在 G_0 期，不复制 DNA，细胞也不分裂，但仍具分裂能力，在一定的外界刺激下可恢复分裂能力，如人的肝细胞和肾细胞等。不再增殖细胞高度分化，完全失去分裂能力，如人的神经细胞、成熟红细胞等（图 16-1）。

细胞分化（cell differentiation）是指同一来源的细胞逐渐产生各自特有的形态结构、生理功能和蛋白质合成等的过程。在胚胎发育过程中，一个受精卵经历多次细胞分裂不仅导致细胞数量的增加，也诱发了各种类型细胞的出现。人的受精卵细胞，通过限制、定向与分化等各种事件，最后产生构成人体各种组织、器官的 200 多种不同类型的细胞。细胞分化过程的核心是基因的选择性表达，通过不同基因的开启或关闭，最终产生分化细胞所特有的蛋白质。

一、细胞分化的特异性基因的阶段性表达

细胞分化受到一系列信号分子的调控。这些信号分子通过不同的途径决定了细胞特异性的基因表达方式。细胞分化基因的表达调控可以发生在转录、翻译以及翻译后蛋白质修饰等不同环节，其中，发生在转录水平的调节是最重要的。在通常情况下，多数与分化发育相关的基因处于抑制状态，需要在特定的发育阶段激活。基因调节蛋白或转录因子便充当了这种激活物。转录调节的重要特点是不同调节蛋白或转录因子之间以及它们与其他蛋白或某些小分子之间的相互作用。

细胞分化通常是一个渐进的过程，不但发生在胚胎时期，而且贯穿于生命的全过程。对大多数细胞来说，当其发育过程通过某一或某些关键时刻或阶段时，这个细胞的发育选择就被限定了。细胞分化启动了特定基因的特定阶段性表达。

（一）母体 mRNA 的作用

动物卵细胞中储存有大量 mRNA，呈非均匀分布，母体 mRNA 在某种程度上决定了受精卵发育的命运。例如，用转录抑制剂放线菌素 D（actinomycin D）处理海胆受精卵，胚胎发育仍能进行至囊胚期；用蛋白质翻译抑制剂嘌呤霉素处理受精卵，受精卵停止发育。对果蝇、家蚕等实验动物的研究表明，卵受精后，首先表达的是母体基因，其产物是转录因子，控制其他基因的表达：母体基因→间隙基因→成对基因→体节极性基因→同源异形基因。

（二）奢侈基因中某些特定基因的选择性表达

生物体细胞中含有决定生长分裂和分化的全部基因信息，按其与细胞分化的关系，可将这些基因分为两大类：奢侈基因和管家基因。管家基因（house keeping gene）的表达产物为细胞生命活动持续需要和必不可少，但与细胞分化的关系不大，在细胞分化中只起协助作用，如 tRNA 和 rRNA 基因，催化能量代谢的各种酶系、三羧酸循环中的各种酶系的基因等。奢侈基因（luxury gene）编码细胞特异性蛋白，与各种分化细胞的特定性状直接相关，这类基因对细胞自身生存无直接影响，如编码红细胞的血红蛋白、肌细胞的肌球蛋白和肌动蛋白等的基因即属于此类。

从分子层次看，细胞分化主要是奢侈基因中某种（或某些）特定基因选择性表达的结果。某些基因的选择性表达合成了执行特定功能的蛋白质，从而产生特定的分化细胞类型。分化进程中，细胞有选择地启动某些基因并合成其他类型的细胞所不具备的蛋白质，以构成该种特定细胞的结构、产物及功能的基础。一些胚胎细胞按其遗传潜能来说都是"全能"的，但其携带的遗传信息

在发育过程中并不都能表达，而是按严格的时空顺序有选择地表达其中一部分，这是细胞各自表达特异性基因的结果。

特定基因的表达严格按照时间顺序发生，同时，同一基因产物在不同的组织器官表达数量不同，不同的产物蛋白又分布于不同的细胞或组织、器官，这就是基因表达的阶段特异性（时）及组织特异性（空）。在胚胎发育过程中，细胞基因组严格按时空顺序相继活化这一现象称为基因的差异表达（differential expression）或顺序表达（sequential expression）。从一个受精卵开始，在个体发育的过程中逐步分化产生各种细胞类型和组织，这种分化就是不同特异性基因相继表达的结果。例如，β珠蛋白的编码基因是一个基因家族，分别编码 β、δ、γ^A、γ^G 和 ε。在胚胎发育早期，胚胎型 ε 珠蛋白短暂性表达，随后是胎儿型 γ 珠蛋白的表达，至出生后才形成 $\alpha_2\beta_2$。在实验中，用 ^{32}P 磷酸盐分别掺入前体细胞和原成红细胞，若珠蛋白基因有表达，则 DNA 可转录有 ^{32}P 标记的 RNA。用克隆的胚胎型 β 珠蛋白基因 DNA 探针与之杂交，发现在原成红细胞中有 DNA-RNA 杂交反应，而前体细胞中不发生杂交反应。这说明前体细胞的胚胎型 β 珠蛋白基因处于休止状态，直至发育到原成红细胞时才被活化，表明 β 珠蛋白基因具有严格的红系组织特异性和发育阶段专一性特点。

有研究表明，特异性基因的阶段性表达受到这些基因在染色体上排列位置的影响。改变它们在染色体上的排列顺序，就可以丧失其发育阶段性特征。此外，特异性基因的阶段性表达还受到组合调控（combinational control）的影响，即多个基因表达调节蛋白共同对某一特定基因进行调控，以及多种细胞信号分子的网络式调节。

二、细胞分化的信号途径

细胞分化是一个非常复杂的过程，需要多种细胞信号分子的精细协调，涉及极其复杂的信号转导过程。除了第十五章中提到的信号途径以外，还有 Wnt、Notch、Hedgehog 等信号途径在细胞分化规程中发挥了非常重要的作用，而且这些信号途径之间可相互调节。

（一）Wnt 信号途径

Wnt 是一类分泌型糖蛋白，通过自分泌或旁分泌等方式发挥作用。Wnt 信号途径的主要信号分子有 Wnt 蛋白、胞膜受体卷曲蛋白（frizzled，Fre）及辅助受体（co-receptor）——低密度脂蛋白受体相关蛋白（low density lipoprotein receptor related protein，LRP）、Dishevelled 蛋白（Dsh 或 Dvl）、阻断糖原合酶激酶 3β（glycogen synthase kinase 3β，GSK3β）、β-连环素（β-catenin）、T 细胞因子 / 淋巴样增强因子（T cell factor/lymphoid enhancer factor，TCF/LEF）、APC、支架蛋白（Axin）和 β-TrCP（泛素连接酶 E3 的一种）等。无信号时，APC 促进 β-连环素降解，阻止其进入核内。Wnt 接收外信号，APC 失活或相伴随的 Axin 失活，使 β-连环素稳定并在细胞核内积聚。β-连环素通过与 TCF/LEF 等转录因子相结合共同发挥作用，促进下游分子细胞周期蛋白 D_1 等的表达（图 16-9）。Wnt 信号在调节胚胎的发育和成形、细胞生长和分化以及多种人类疾病发生的病理过程中发挥重要作用。

（二）Notch 信号途径

Notch 信号途径由 Notch 受体、Notch 配体（即 DSL 蛋白，在哺乳动物中为 Jagged）和 DNA 结合蛋白（CSL 蛋白）等组成。Notch 及其配体均为单次跨膜蛋白，当 Notch 受体和相邻细胞的配体结合后，Notch 被细胞外基质中的金属蛋白酶第一次切割并被胞内蛋白酶第二次切割，释放出具有核定位信号的胞内区（intracellular domain of Notch，ICN），后者进入细胞核与 CSL 结合，调节靶基因表达（图 16-10）。来自相同细胞群的 Notch 信号可以产生旁抑制效应（lateral inhibition），即当一群具有相同命运的细胞（equipotent cell）中有一个细胞发生了分化并表达一个特定分化信号时，这种信号抑制其周围的细胞再发生同样的分化。因此，Notch 信号在细胞的定向发育和成熟过程发挥着重要的作用。

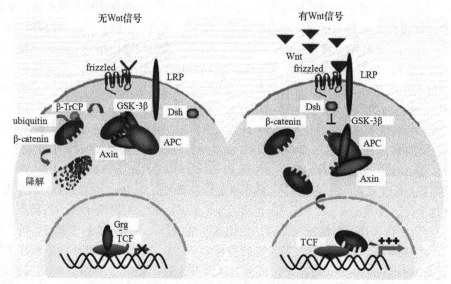

图 16-9　Wnt 信号途径示意图

frizzled：卷曲蛋白；LRP：低密度脂蛋白受体相关蛋白；Dsh：Dishevelled 蛋白；GSK3β：阻断糖原合酶激酶 3β；APC：细胞分裂后期促进复合体；Axin：一种支架蛋白；β-catein：β- 连环素；β-TrCP：泛素连接酶 E3；ubiquitin：泛素蛋白；TCF：T 细胞因子；Grg：转录辅助抑制因子

（三）Hedgehog 信号途径

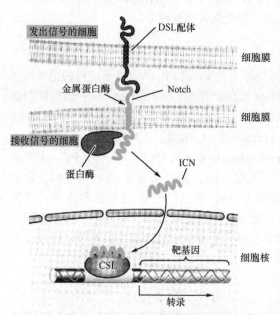

图 16-10　Notch 信号途径示意图

ICN：Notch 蛋白的胞内区；CSL：与 Notch 相关的 DNA 结合蛋白

Hedgehog（Hh）信号控制组织或器官形态发生。Hedgehog 是一类共价结合胆固醇的分泌性蛋白，哺乳动物 hh 基因主要有 3 个成员：shh（sonic hh）、ihh（indian hh）、dhh（desert hh）。Hedgehog 信号由一个 12 次跨膜受体蛋白 Patched（Pet）和一个 7 次跨膜受体蛋白 Smoothened（Smo）共同介导向胞内传递。静止状态时，Ptc 结合 Smo，抑制 Smo 的活性，下游转录因子 Gli（glioma-associated oncogene homolog）以全长形式（Gli155）与一些蛋白 Cos2、Fu 和 Su 形成复合体，并募集 PKA 和 GSK3 等磷酸化 Gli155，进而经过泛素化和蛋白酶体途径降解，形成有抑制活性的转录因子 Gli75，后者进入核，抑制靶基因的转录；若 Hh 信号分子与 Ptc 结合，可介导 PKA 等激酶使 Smo 磷酸化，解除 Ptc 对 Smo 的抑制作用，进而 Gli155 与胞浆内的抑制蛋白解离，进入核中启动相关基因的转录（图 16-11）。

（四）不同信号途径之间的相互作用

在细胞分化过程中不同信号途径之间的相互影响尤为突出。例如，细胞外 Wnt 信号分子可能与 Notch 受体结合，从而对 Notch 途径产生影响；细胞质中 Dishevelled 蛋白也可结合 Notch 受体的胞内区，抑制 Notch 通路的激活；在细胞核中 Notch 的靶基因产物通过 TCF 抑制 Wnt 信号通路。Wnt 信号通路与 Hh 信号通路之间也存在着类似的相互作用，这两条信号通路拥有一个共同的中间信号分子 GSK3。在 Wnt 和 Hh 信号通路之间也存在着负调控机制。正是这些信号通路之间的精细调节才使得细胞分化有序地进行。

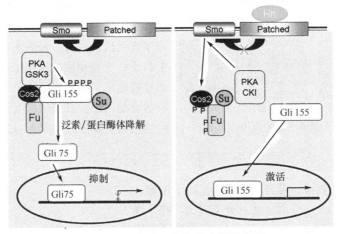

图 16-11　Hedgehog 信号途径示意图

Hh：Hedgehog 蛋白；Smo：7 次跨膜受体蛋白；Patched：12 次跨膜受体蛋白；Gli155：与胶质瘤相关基因同源性的全长转录因子；Cos2（一种微管结合蛋白）、Fu（一种蛋白激酶）和 Su（胞质蛋白）：Gli155 的抑制蛋白；Gli75：抑制活性的转录因子；PKA：蛋白激酶 A；GSK3：阻断糖原合酶激酶 3；CKI：周期蛋白依赖性激酶抑制因子

三、影响细胞分化的因素

细胞分化是基因选择性表达的结果，其表达是程序性表达，其信息存储在遗传物质中，但细胞分化受细胞内外因素的影响。受精卵或动物早期胚胎细胞在分化过程中，因不同基因表达，产物不断加入细胞质，改变细胞质成分，使基因表达环境发生改变，细胞质反作用于细胞核，又使核内基因表达状态不断受到调节，细胞不断分化、发育和成熟，直至产生各种不同类型的细胞。

影响细胞分化的细胞外因素包括环境因素以及细胞之间的相互作用，如胞外物质（细胞的基质、黏附分子、细胞因子、激素等）。多种环境因素对机体的发育产生一定的影响，如温度、光线等，这些因素可能是造成第一次不等卵裂，从而影响细胞分化的原因之一。在卵裂阶段，内细胞团（inner cell mass，ICM）和滋养层细胞（trophectoderm）形成，随后内胚层（endoderm）、中胚层（mesoderm）和外胚层（ectoderm）形成，这些都是哺乳类动物胚胎发育过程的早期限制（restriction）事件。在三个胚层形成后，由于细胞所处的微环境的差异，细胞的分化潜能受到限制。当一个发育着的细胞通过最后一个限制点时，它的命运就被固定了。例如，某些细胞将最终转变为肌细胞或神经细胞，就是细胞的定向或细胞决定（determination）。已经被定向的细胞最终转变为成熟细胞仍需要经历一定的发育阶段。但是，通常情况下它不能从一种细胞发育轨道跳跃至另一种细胞发育轨道，如已被定向决定了的肌细胞一般不会转化为神经细胞。近几年人们提出了横向分化或转分化（transdifferentiation）的概念，即已经被定向或已经分化了的细胞在特定的条件下可以转变为另一类功能、形态完全不同的细胞。

第三节　干细胞分化的分子机制

干细胞（stem cell）是一类具有自我更新和分化潜能的细胞。1981 年，英国科学家 Martin

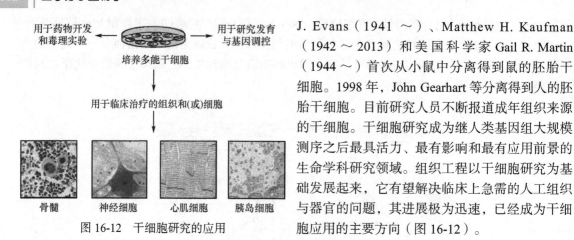

用于药物开发
和毒理实验　←　→　用于研究发育
与基因调控

培养多能干细胞

↓

用于临床治疗的组织和（或）细胞

骨髓　　神经细胞　　心肌细胞　　胰岛细胞

图 16-12　干细胞研究的应用

J. Evans（1941 ～ ）、Matthew H. Kaufman（1942 ～ 2013）和美国科学家 Gail R. Martin（1944 ～ ）首次从小鼠中分离得到鼠的胚胎干细胞。1998 年，John Gearhart 等分离得到人的胚胎干细胞。目前研究人员不断报道成年组织来源的干细胞。干细胞研究成为继人类基因组大规模测序之后最具活力、最有影响和最有应用前景的生命学科研究领域。组织工程以干细胞研究为基础发展起来，它有望解决临床上急需的人工组织与器官的问题，其进展极为迅速，已经成为干细胞应用的主要方向（图 16-12）。

一、干细胞的分类

依据不同的分类标准，可分为不同类型的干细胞。

1. 按分化潜能的大小分类　此种分类方法可将干细胞分为全能干细胞（totipotent stem cell）、多能干细胞（pluripotent stem cell）和专能干细胞（unipotent stem cell）。全能干细胞具有形成完整个体的分化潜能，如受精卵、胚胎干细胞。多能干细胞具有分化出多种组织细胞的潜能，但却失去了发育成完整个体的能力，其发育潜能受到一定的限制，如骨髓多能造血干细胞可分化出至少 12 种血细胞。专能干细胞只能向一种类型或密切相关的两种类型的细胞分化，如上皮组织基底层干细胞、肌肉中的成肌细胞等。

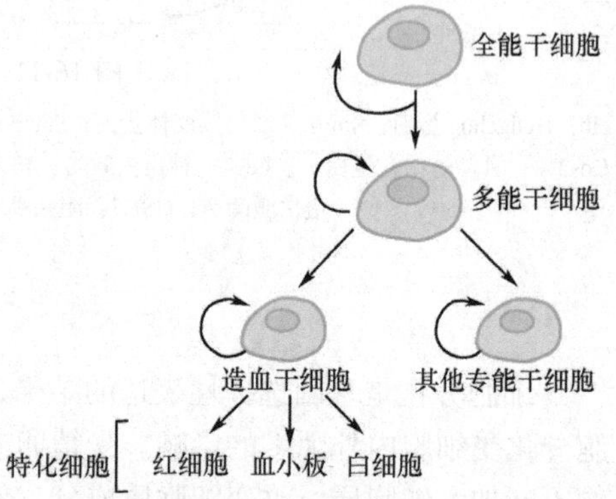

2. 根据干细胞的来源分类　包括胚胎干细胞（embryonic stem cell，ESC）和成体干细胞（adult stem cell，ASC）。

全能干细胞

多能干细胞

造血干细胞　　其他专能干细胞

特化细胞　红细胞　血小板　白细胞

图 16-13　干细胞分化的方向性

胚胎干细胞是从早期胚胎（原肠胚期之前）或原始性腺中分离出来的一类细胞，它具有体外培养无限增殖、自我更新和多向分化的特性。无论在体外还是体内环境，胚胎干细胞都能被诱导分化为机体几乎所有的细胞类型。

成体干细胞是指存在于已分化的组织中但自身尚未完全分化，且具有自我更新，在特定条件下能够进一步分化的细胞。人体几乎所有的组织都存在成体干细胞。成体干细胞的种类包括表皮干细胞、造血干细胞、神经干细胞、肌肉干细胞、间充质干细胞、角膜缘干细胞、胰腺干细胞和肝脏干细胞等。

干细胞有几个主要特征：①干细胞本身不是终末分化细胞，干细胞能无限增殖分裂，可连续分裂几代，也可在较长时间内处于静止状态；②有两种分裂方式，一是通过对称分裂（symmetric division）形成两个相同的干细胞，二是通过不对称分裂（asymmetric division）形成一个未分化的干细胞与一个功能特化的分化细胞；③分化具有方向性，全能干细胞分化为多能干细胞，多能干细胞分化为专能干细胞，但通常情况下，不能逆向分化（图 16-13）；④干细胞分裂产生的子细胞只能有两种命运，保持为干细胞或分化为特定细胞。

二、干细胞分化的机制

（一）胚胎干细胞的分化

当受精卵分裂发育成囊胚（blastocyst，5 ～ 6 天胚泡）时，内层细胞团的细胞即为胚胎干细胞。

胚胎干细胞具有全能性，可以自我更新并具有分化为体内所有组织的能力（图16-14）。

1. 胚胎干细胞的生物学特性　ESC形态结构及核型有如下特征：① ESC胞体体积小，核大，有一个或几个核仁；细胞中多为常染色质，核型正常，胞质结构简单，散布着大量核糖体和线粒体。② ESC在体外分化抑制培养中，呈克隆状生长，细胞紧密地聚集在一起，形似鸟巢，细胞界限不清，克隆周围有时可见单个ESC和分化的扁平状上皮细胞。ESC增殖迅速，每18～24小时分裂增殖1次。ESC具有高度的分化潜能，在体外需在饲养层细胞上培养才能维持其未分化状态，一旦脱离饲养层就自发地进行分化，在单层培养时能自发分化成多种细胞。ESC可进行诱导分化。例如，用维生素A酸（维甲酸）或视黄酸作诱导，90%以上的ESC分化为神经胶质细胞，而对聚集培养的ESC诱导分化则可分化为有节律性收缩的心肌细胞。ESC中均含有丰富

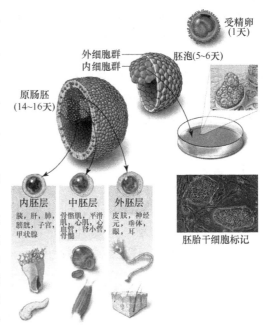

图16-14　胚胎干细胞及其分化

的碱性磷酸酶（alkaline phosphatase，AKP），而在已分化的ESC中AKP呈弱阳性或阴性。因此，AKP常用来作为鉴定胚胎性癌细胞（embryonal carcinoma cell，ECC）或ESC分化与否的标志之一。早期胚胎细胞表面均表达胚胎阶段特异性表面抗原（stage specific embryonic surface antigen 1，SSEA-1）。早期囊胚内细胞团（ICM）细胞的SSEA-1全部呈强阳性，晚期囊胚中部分ICM呈强阳性，部分呈弱阳性，少部分为阴性。因此，SSEA-1也常作为ESC鉴定的一个标志。

2. 维持胚胎干细胞全能性的机制　细胞的增殖与分化是矛盾的两个方面。处于未分化状态的细胞可以有很强的增殖能力，一旦分化为成熟细胞通常就失去了增殖能力。在长期体外培养中如何保持胚胎干细胞处于未分化状态，并进行不断地自我增殖？从实验中发现，含有生存必需的代谢物和营养物质的培养液并不足以维持胚胎干细胞处于未分化状态，而与饲养细胞（feeder cell）的共培养是必需的。后来的实验证实，滋养层细胞含有白血病抑制因子（leukemia inhibitory factor，LIF），可维持胚胎干细胞的未分化状态。在缺乏滋养层细胞时，加入LIF仍然可以使胚胎干细胞保持未分化的自我更新状态。LIF由滋养层细胞产生，缺乏*lif*基因的滋养层细胞不能有效地支持胚胎干细胞的增殖。撤出LIF滋养层细胞，胚胎干细胞继续增殖，但开始分化，并失去发育的全能性，很快死亡。

除了外部信号对维持胚胎干细胞发育的全能性或多能性具有重要作用外，细胞内部的一些决定因子的作用也是不容忽视的，目前对此了解得还不是十分清楚。实验已证实POU家族转录因子Oct3/4（NF-A3，由*pou5f1*编码）在维持细胞多能性中的作用。Oct3/4最初是在胚胎瘤细胞中发现的。Oct3/4的表达严格局限于全能性或多能细胞中，如卵母细胞、早期分裂期胚胎、囊胚的内细胞团、卵圆柱期胚胎的原始外胚层（primitive ectoderm，PEC）及原始生殖细胞（primordial germ cell，PGC）。Oct3/4的表达水平决定了胚胎干细胞三种不同的命运。在胚胎干细胞内，Oct3/4的水平只有维持在特定水平，才保持它能处于不断自我更新状态；而当Oct3/4水平是正常的2倍时，胚胎干细胞分化为原始内胚层和中胚层细胞；当Oct3/4水平减少到正常的50%时，胚胎干细胞则去分化为滋养层细胞。在Oct3/4基因敲除的小鼠，桑椹胚的细胞分化为滋养外胚层。Oct3/4的表达调控机制十分复杂，有多个信号分子参与。现已发现Oct3/4与另外两个转录因子Sox2和Nanog对ESC具有关键性的调控作用，认为它们是保持ESC多能性和自我更新的中心物质。Oct3/4如

何调控如此众多的基因来共同维持干细胞的全能性和增殖能力还并不清楚，这一领域的研究将有助于全面了解胚胎干细胞自我增殖及定向分化的机制。

3. **胚胎干细胞的分化诱导**　胚胎干细胞分化的实质是胚胎发育过程中，特异性基因按一定顺序相继活化与表达，其定向诱导主要有三条途径：细胞/生长因子诱导、转基因诱导和细胞共培养。细胞/生长因子诱导的主要诱导因子有维甲酸（retinoic acid，RA）、骨形态发生蛋白（bone morphogenetic protein，BMP）、成纤维细胞生长因子（fibroblast growth factor，FGF）等。转基因诱导胚胎干细胞分化途径是利用病毒作为载体，将细胞/生长因子基因或某些信号转导因子基因导入ESC中，在细胞内诱导相应蛋白质因子表达，从而诱导ESC分化。常用的病毒载体有腺病毒和腺相关病毒等。细胞共培养诱导分化途径是将ESC与一种诱导细胞共同培养，通过诱导细胞的作用使ESC向特定方向分化。目前ESC在体外可诱导分化成多种类型的分化细胞，如造血细胞、神经细胞、心肌细胞、肝细胞、胰岛素分泌细胞、骨骼肌细胞和脂肪细胞等三个内胚层内所有的细胞。

4. **胚胎干细胞的制备**　主要有两种方法：一种是直接由体内获取囊胚再分离ICM的方法，这样得到的囊胚数量少，质量也可能不高，由此会影响分离ESC的效率。另外一种就是卵细胞去核培养，再转入体细胞核体外培养，获得高质量的去透明带囊胚，由此囊胚进一步分离得到胚胎干细胞。图16-15示意制备胚胎干细胞的两种方法。

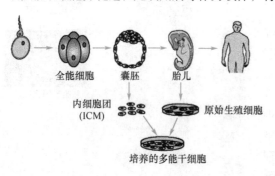

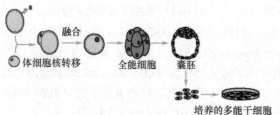

图16-15　胚胎干细胞的制备

（二）成体干细胞的分化

成体干细胞存在于机体的各种组织器官中，成年个体组织中的成体干细胞在正常情况下大多处于休眠状态，在病理状态或在外因诱导下可以表现出不同程度的再生和更新能力。

成体干细胞具有相当程度的分化，如果不受外界条件的影响，一种组织的成体干细胞倾向于分化成该组织的各种细胞，比如造血干细胞在体内自动分化成各种血细胞。但是，近几年的研究结果证实：在特定的条件下，一种组织的成体干细胞可以转分化成其他组织的功能细胞。一种已经分化的细胞类型不可逆地转化为另外一种正常分化的细胞类型，称为横向分化或转分化。转分化不可避免地伴有不同基因的关闭或启动，也就是基因组活动的重新编程（reprogramming）。例如，造血干细胞可以分化成神经细胞和肝细胞，间充质干细胞可以分化为成神经、肌、软骨和骨等多种组织细胞。转分化现象的发现促使人们重新认识细胞分化发育的机制，也使得利用患者自身健康组织的干细胞来修复病损组织成为可能。不过，也有不支持成体干细胞转分化的观点。有人明确否定横向分化的存在，认为这是一种"离奇"的推论或结论，是缺乏实践证明的虚幻空想。他们认为，人们所观察到的转分化现象可能是细胞融合（cell fusion）的结果。

胚胎干细胞和成体干细胞的比较和区别见表16-3。

表 16-3　胚胎干细胞和成体干细胞比较

胚胎干细胞	成体干细胞
来自胚泡的内细胞群	来源于骨髓、外周血、角膜、视网膜、脑、骨骼肌、齿髓、肝、皮肤、胃肠道黏膜层和胰腺等
发育全能性，可诱导分化为机体	分化较局限，部分成体干细胞（造血干细胞、骨髓间充质干细胞、神经干细胞）有一定跨系、跨胚层的"可塑性"
无限的自我更新能力	病理条件下才显出一定的自我更新潜能
增殖能力强，便于应用	增殖能力较弱，故不能完全取代胚胎干细胞
细胞可不断增殖，移植后有形成肿瘤的可能性	成瘤的可能性很小
不能自体移植	自体移植可避免免疫排斥
存在伦理问题	分离和使用不存在伦理问题

　　细胞的终末分化状态往往被认为是固定的。细胞的特定状态是由一些转录因子的共同作用决定的，而在某些情况下，决定的状态是由一种主要的因子所控制。例如，MyoD 家族的 bHLH 因子，能够迫使培养中的许多细胞类型向肌细胞分化，编码这些因子的基因往往被称为主控制基因（master control gene）。当然它们的作用在一定程度上还依赖于其他转录因子的活性。2006 年，日本科学家发现，用 4 个转录因子（Oct3/4、Sox2、Klf4、c-Myc）过量表达可以将小鼠成纤维细胞逆转到细胞分化前的状态，从而获得功能上与胚胎干细胞类似的诱导性多能干细胞（induced pluripotent stem cell，iPS），2007 年他们成功获得人的 iPS。与此同时，美国科学家利用 Oct3/4、Sox2、Nanog、LIN28 四种转录因子也从人的成纤维细胞中诱导获得了 iPS。这些研究表明，某些主控制基因可以决定细胞的分化或未分化状态。

> 知识链接
>
> ### 诱导性多能干细胞
>
> 　　诱导性多能干细胞（induced pluripotent stem cell，iPS）最初是日本科学家 Shinya Yamanaka 团队在 2006 年利用病毒载体将四个转录因子（Oct4、Sox2、Klf4 和 c-Myc）的组合转入到小鼠胚胎或皮肤成纤维细胞中，使其重编程而得到的类似胚胎干细胞的一种细胞类型。这些 iPS 细胞在形态、基因和蛋白表达、表观遗传修饰状态、细胞倍增能力、类胚体和畸形瘤生成能力、分化能力等方面都与胚胎干细胞极为相似。2007 年，中国科学家俞君英团队采用了慢病毒载体引入 Oct4、Sox2、Nanog 和 LIN28 因子组合，成功地诱导人皮肤成纤维细胞成为几乎与胚胎干细胞完全一样的 iPS 细胞。相比于胚胎干细胞，iPS 细胞不会产生伦理问题，而且利用宿主自身的成体细胞（如皮肤细胞、血细胞等）经重编程变成 iPS 细胞，将它们移植回相同个体不会引发免疫反应，此外 iPS 细胞非常适合用来构建疾病模型。
>
> 　　英国剑桥大学 Wellcome Trust Sanger 研究所等构建了英国最大的高质量的源自健康人的 iPS 细胞库，这个 iPS 细胞库包含上百种干细胞系。这些干细胞系可供独立研究，是科学家们研究人类发育和疾病的一种强大的资源。美国加州大学洛杉矶分校 Jason Ernst 和 Kathrin Plath 团队研究出特定蛋白如何能够改变皮肤细胞的身份或者特征，产生 iPS 细胞，该研究理论上可以将 iPS 细胞转化为体内任何一种细胞类型。日本大阪大学医学院的 Kohji Nishida 团队通过研究开发了一种 2D 培养系统，该系统可以通过促进人类 iPS 细胞的自发分化来模拟整个眼睛的发育过程。

三、干细胞研究的应用

干细胞的用途非常广泛，涉及医学的多个领域。目前，科学家已经能够在体外鉴别、分离、纯化、扩增和培养人体胚胎干细胞，并以这样的干细胞为"种子"，培育出人的一些组织器官。干细胞及其衍生组织器官的广泛临床应用，将产生一种全新的医疗技术，也就是再造人体正常的，甚至年轻的组织器官，从而使人们能够用上自己的或他人的干细胞或由干细胞所衍生出的新的组织器官，来替换自身病变的或衰老的组织器官。

现在，利用造血干细胞移植技术已经逐渐成为治疗白血病、各种恶性肿瘤放化疗后引起的造血系统和免疫系统功能障碍等疾病的一种重要手段。科学家预言，用神经干细胞替代已被破坏的神经细胞，有望使因脊髓损伤而瘫痪的患者重新站立起来。不久的将来，失明、帕金森病、艾滋病、老年痴呆、心肌梗死（心梗）和糖尿病等绝大多数疾病的患者，都可望借助干细胞移植获得康复。

因此，具有多种分化潜能的干细胞引起了人们广泛的关注，人们期待着利用干细胞的这种特异性进行组织再生，实现对机体组织损伤的修复，再生医学（regeneration medicine）应运而生。成体干细胞只能发育成20多种组织器官，而胚胎干细胞则能发育成几乎所有的组织器官。但是，如果从胚胎中提取干细胞，胚胎就会死亡。因此，伦理道德问题就成为当前胚胎干细胞研究的最大问题之一。我国的干细胞研究和应用已经具备了一定的基础，早在20世纪60年代科学家们就开始了骨髓干细胞移植方面的研究，目前研究和应用得最多的是造血干细胞。

思 考 题

1. 试述细胞周期中的转折点或关卡及其作用。
2. 试述参与调控细胞周期的主要蛋白质及其功能。
3. 试述 G_1-S 关卡调控的分子机制。
4. 试述胚胎干细胞和成体干细胞的分化诱导机制。

（秦宜德）

第十七章　肿瘤发生与转移的分子机制

肿瘤（tumor）是机体细胞在内外致瘤因素长期协同作用下发生基因突变和功能调控异常，从而促使细胞持续过度增殖并导致其发生转化而形成的赘生物。肿瘤是一种古老的疾病，可追溯到3000多年前我国的殷商时期，当时的甲骨文上已经有"瘤"的记载；宋代窦汉卿所著的《疮疡经验全书》中对乳腺恶性肿瘤就有这样的描述：捻之内如山岩，故名之，早治得生，迟则内溃肉烂见五脏而死。由此可见，古代人们对这类疾病的看法是初浅的经验之说。16世纪末期，荷兰眼镜制造商Zacharias Janssen（1585～1632）和他的父亲发明了显微镜。尤其是1931年，德国物理学家Ernst A. F. Ruska（1906～1988）研制了电子显微镜，使生物学研究发生了革命。正是由于显微镜等技术的发展，人们才开始对肿瘤有了更深入的了解，并逐步揭开肿瘤发生和发展的神秘面纱。

肿瘤是由于基因变异所引起的细胞异常增生，是细胞增殖失控而导致的疾病。一般情况下，细胞的增殖和凋亡是有规律的，并受到多方面的严格控制，以协调人体各个组织和器官正常执行功能。即使是在严重创伤后的修复过程当中，机体细胞的增殖也是局限于一定程度和一定时间内，称为正常的细胞增生。当某个器官或组织的细胞脱离了原先的制约机制，失去控制性的增殖生长，并在细胞形态和功能上发生严重改变，就可能形成肿瘤。1938年，美国外科学杂志报道了拿破仑家族中癌症的发病情况，他的全家都患有胃癌。这种现象称为家族性癌。在人类生存的环境中存在着一些与肿瘤发生相关的物质，能诱导正常细胞癌变，称为致癌因子，另一类物质单独无致癌作用但能够促进其他致癌因子诱发肿瘤，称为促癌因子。还有的物质（如黄曲霉素）进入体内后，在肝中酶的作用下才有致癌作用。此外，在动物实验中发现有些物质可以诱导肿瘤，但目前尚无依据证明它能够诱发人类癌症，我们称之为可疑的或潜在的致癌因子。

第一节　肿瘤发生的分子机制

20世纪70年代以后，癌基因、抑癌基因、肿瘤易感基因和DNA修复基因的发现，以及化学致癌物代谢活化的酶基因的多态性分布，使人们对肿瘤的发病机制有了更深层次的认识。

一、肿瘤的起始和形成

从正常组织的发生、发育和分化过程来看，肿瘤的产生实际上就是体内原已存在的干细胞未成熟分化的过程。成年个体体内存在具有多向分化潜能的干细胞。在慢性病理状态下，由于微环境组织结构的破坏和改造（如慢性炎症），加之致癌物的作用，干细胞便可能阻断在某一特定的分化状态而转向发展成肿瘤。由于未成熟分化的细胞不能行使正常的功能，机体在器官功能不足的情况下持续地发出强增殖信号，部分分化的干细胞便持续增殖，此时癌实际上已经产生了。

绝大多数肿瘤的发生都是一个受多因素（环境或遗传）作用，表现为多阶段多步骤的复杂过程。从致癌因素作用于正常细胞到形成临床上可以检测到的肿瘤往往需要经过一个很长的潜伏期。这种过程可以分为两个阶段：激发阶段和促进阶段。

（一）激发阶段

肿瘤的激发过程是正常细胞经致癌因素作用后转变为潜伏的瘤细胞的过程，习惯上称为"第一次打击"。此阶段比较短暂，是不可逆的。激发所产生的瘤细胞在外观和功能上与正常细胞似无差别，但其基因已发生了损伤，细胞在执行某些重要生理功能时已经发生了轻微的改变。这种肿瘤的激发过程可能发生在人体的任何细胞中，若发生在生殖细胞并传给了后代，这便导致了家族成员生来就带有"受损基因"。无论是来自于生殖细胞还是体细胞的一个等位基因突变后，若其第二个等位基因遭受"第二次打击"，肿瘤即可发生。

（二）促进阶段

肿瘤的促进阶段是指潜伏的瘤细胞在促癌因子的作用下，逐步转变为癌细胞的过程。肿瘤的促进阶段要比激发阶段时间长得多。在促进阶段初期，这些遗传异常可能被人体自身修复机制所纠正。若细胞内"损伤基因"不断累积，将造成不可逆转的失常，肿瘤逃脱人体免疫防御系统监控，进入增殖阶段发生转移，逐步呈现恶性表型。肿瘤的促进阶段也可表现为一些良性肿瘤，它们本身不是恶性的病变，但会有恶变的倾向，称之为癌前期病变。

二、诱发肿瘤的因素

肿瘤的发生并非由单一的因素所引起，它涉及多因素、多阶段、多步骤、多种机制、累积渐进的过程。能诱发肿瘤的因素有物理因素、化学因素、生物因素，以及机体因素。

（一）物理因素

1. 紫外线 紫外线可引起皮肤癌，尤对易感性个体作用明显，如着色性干皮病患者。

2. 电离辐射 如由于 X 线防护不当所致的皮肤癌、白血病等，成为放射工作者的职业病；吸入放射性污染粉尘可致骨肉瘤和甲状腺肿瘤等。

3. 其他物理因素 如烧伤深瘢痕长期存在易癌变，皮肤慢性溃疡可能致皮肤鳞癌，石棉纤维与肺癌有关，这些可能是局部物理刺激作用所致。

（二）化学因素

1. 亚硝胺类 这类物质与食管癌、胃癌和肝癌的发生有关。

2. 多环芳香烃类化合物 如煤烟垢、煤焦油、沥青等，与该类物质经常接触的工人易患皮肤癌与肺癌。近年来人们认为内源性胆蒽类物质与胆酸及类固醇激素的化学结构很相似，经细菌作用后的脱氧胆酸钠有可能转变为致癌物甲基胆蒽（methylcholanthrene）。

3. 烷化剂 如有机农药、硫芥等，其生物学作用类似 X 线，可致肺癌及造血器官肿瘤等。

4. 氨基偶氮类化合物 易诱发膀胱癌、肝癌。其致癌性是由于其体内代谢产物。

5. 真菌毒素和植物毒素 如黄曲霉素易污染粮食，可致肝癌、肾癌、胃与结肠的腺癌；苏铁素、黄樟素及蕨类毒素也可致肝癌。

6. 其他化学物质 如金属镍、铬、砷等可致肺癌，氯乙烯能诱发人肝血管肉瘤，苯可致肝癌。

（三）生物因素

引起肿瘤的生物因素主要为病毒。致癌病毒可分为 DNA 肿瘤病毒与 RNA 肿瘤病毒两大类。例如，乙型肝炎病毒（DNA 病毒）与肝癌有关，EB 病毒（DNA 病毒）与鼻咽癌、伯基特（Burkitt）淋巴瘤相关，单纯疱疹病毒（DNA 病毒）反复感染与宫颈癌有关。所有致癌的 RNA 病毒多属于逆转录病毒（retrovirus），如白血病病毒、肉瘤病毒等，这些 C 型 RNA 病毒导致肿瘤的发生还与机体内在因素有关。无论是致癌的化学因素、物理因素，还是生物因素，它们致癌的根本原因在于对细胞 DNA 造成的损伤，特别是对于细胞癌基因和抑癌基因的损害。

（四）机体因素

1. 免疫因素　机体免疫功能低下时，肿瘤则易于发生。例如，先天性免疫缺陷者和长期接受免疫抑制剂治疗的器官移植患者的肿瘤发生率都较一般人群高许多倍。肿瘤患者免疫功能的普遍下降，提示对其应用免疫抑制治疗时，以及对免疫功能有缺陷的患者，应高度警惕其有发生恶性肿瘤的可能性。免疫缺陷与肿瘤发生密切相关，免疫功能低下者肿瘤发生率高。摘除胸腺的动物，其肿瘤发生率高。原发性免疫缺陷者，肿瘤发生率高。器官移植为防止免疫排斥反应需使用免疫抑制剂者，肿瘤发生率高。细胞恶性转化过程中，出现的具有免疫原性的蛋白质物质，称为肿瘤抗原。肿瘤细胞的抗原成分复杂，与正常细胞比较，其特点是含有大量抗原成分，缺少组织器官特异性抗原和分化型抗原。肿瘤抗原出现的分子机制为：新的分子合成；异常细胞蛋白的降解产物；分子结构改变；被覆盖的分子暴露；多种相似抗原不正确的组装；胚胎或分化抗原的异常表达。

2. 种族因素　欧美国家乳腺癌发生率高，亚洲地区（如日本和中国）胃癌发生率高。肿瘤发生中的种族差别相当明显，我国广东省鼻咽癌发生率高，甚至移居国外的广东华侨其鼻咽癌发生率也明显高于当地人。种族与鼻咽癌的发生有一定关系，但也不能排除与生活习惯和环境的关系。

3. 激素水平　具有致癌作用的激素是指那些能促进组织细胞生长的激素，这些激素对靶器官细胞的慢性刺激，可导致细胞的增生与癌变，如卵巢雌激素、垂体促性腺激素和促甲状腺素等。乳腺癌的发生可能与雌激素的过多有关，这种乳腺癌属激素依赖型，在治疗中采取切除卵巢的措施，可收到一定疗效。激素和肿瘤发生的关系，提示对长期使用某些激素（如雌激素）治疗，应取慎重态度。

4. 遗传因素　人类肿瘤虽然有 80% ～ 90% 是由环境因素所引起，但仍有一些肿瘤其发生与遗传因素有关。肿瘤被认为是体细胞遗传病，因在其发生中基因异常起着重要作用。已知一些肿瘤是按照孟德尔方式遗传的，而在另一些肿瘤中遗传的"易感基因"和环境因素共同发挥作用；还有一些肿瘤是由于体细胞特定基因发生突变所引起。例如，Ⅰ 型神经纤维瘤的发生与肿瘤抑制基因 *NF1* 有关。

5. 性别和年龄因素　生殖器官肿瘤和乳腺癌的发生，女性明显高于男性（100 ：1），而肝癌、肺癌、食管癌、胃癌、鼻咽癌等则男性高于女性，其原因可能与男性较多接受某些刺激有关。在年龄方面，肿瘤的发生率是随年龄增长而升高，这可能和肿瘤的发生需要较长的潜伏期有关，因此可部分解释现代肿瘤发生率增高的原因。

三、癌基因和抑癌基因

早在 1968 年，Peter H. Duesberg（1936 ～）等就发现 Rous 肉瘤病毒基因组中有一种编码酪氨酸蛋白激酶的基因，并证实它在细胞转化中起关键作用。1969 年，Robert J. Huebner（1914 ～ 1998）和 George J. Todaro（1936 ～）提出了癌基因学说（oncogene theory）：细胞癌变是由病毒基因组中的癌基因引起的。癌基因（oncogene）是存在于病毒或细胞基因组中的一类在一定条件下能使正常细胞发生恶性转化的核苷酸序列。癌基因是病毒或细胞基因组的一部分，但当受到外界条件激活时即可诱导肿瘤发生。癌基因可分为两种：病毒癌基因和细胞癌基因。

（一）病毒癌基因

病毒癌基因（viral oncogene，v-onc）是存在于病毒（大多是逆转录病毒）基因组中，在体内诱发肿瘤，在体外能使靶细胞发生恶性转化的基因。它不编码病毒结构成分，对病毒复制无作用，也并非病毒生长繁殖所必需。

人类肿瘤约 15% 与病毒有关，能致肿瘤的病毒统称为肿瘤病毒（carcinogenic virus）。在发现 T 淋巴细胞白血病病毒后，病毒感染已成为继吸烟之后的人类第二位高危致癌因素。研究表明，鼻咽癌、霍奇金病（Hodgkin disease）、肝细胞癌、胃肠道淋巴瘤、宫颈癌等与病毒感染有关；幽门螺杆菌、腺病毒、人类免疫缺陷病毒、多瘤病毒等也与肿瘤发生有一定关系。

1. 病毒癌基因的发现　1910 年，美国内科医生 Francis P. Rous（1879～1970）发现，将从鸡肉瘤制备的无细胞滤液给鸡注射，能引起新的肉瘤。当时他的发现并不被承认，连他自己也放弃了肿瘤病毒的研究。几十年后，由于电镜技术的应用及其他实验室的证实，肯定了他发现的致癌因子是病毒，称为劳斯肉瘤病毒（Rous sarcoma virus，RSV）。1946 年《恶性肿瘤起源于病毒》一书出版，结论为肿瘤病毒改变了细胞的遗传特性，使正常细胞转化为肿瘤细胞。1970 年，美国病毒学家 Peter K. Vogt（1932～）确定了 RSV 的致癌基因 v-src，这是第一个被确定的病毒癌基因。

> **知识链接**
>
> ### 劳斯（Rous）与劳斯肉瘤病毒
>
> 　　劳斯肉瘤病毒（RSV）属于致癌的 RNA 病毒，这种病毒在体内引起非上皮性实体肿瘤（肉瘤），而在体外能使培养的鸡胚成纤维细胞转化。
>
> 　　1910 年，美国洛克菲勒研究所 30 岁的内科医生 Francis P. Rous（1879～1970）将一只母鸡的肉瘤组织液经贝克斐尔德氏细菌滤器（Berkefeld filter，一种硅藻土滤器）制备成无细胞滤液，并把滤液接种到健康的鸡体内。结果他惊讶地发现，接受滤液的鸡也患上了与上述母鸡完全一样的肿瘤。实验的成功使 Rous 受到了鼓舞并继续进行研究。他又证明了其他母鸡体内来源于骨、软骨或血管等组织的肿瘤也可以由无细胞滤液传播，而且每种滤液在接种后都会引起原来的肿瘤。
>
> 　　在 Rous 的发现之后，许多研究工作者试图用同样的方式传播小鼠和大鼠的肿瘤，但结果全是阴性。因此大多数研究人员认为，Rous 的鸡肿瘤实验只是一些罕见的例外，无助于了解哺乳动物肿瘤的成因。这使得 Rous 也想放弃肿瘤病毒的研究。1932 年，John M. Bishop（1936～）发现了一种野生棉尾兔的皮肤肿瘤（乳头状瘤）可借助无细胞滤液传播。Rous 对此很感兴趣，不久以后 Rous 指出：有一些肿瘤细胞并非自发地生长，而是在病毒或化学因子等外来影响下才生长的。
>
> 　　几十年后，由于电镜技术的应用及其他实验室的证实，肯定了 Rous 发现的致癌因子是病毒，称为禽劳斯（Rous）肉瘤病毒。由于发现诱导肿瘤的病毒，Rous 与 Charles B. Huggins（1901～1997，发现前列腺癌的激素疗法）共享了 1966 年的诺贝尔生理学或医学奖，这一年 Rous 88 岁。

　　肿瘤病毒是一类能使敏感宿主产生肿瘤或使培养细胞转化成癌细胞的动物病毒，包括 DNA 病毒和 RNA 病毒。其中致癌的 RNA 病毒大多为逆转录病毒。逆转录病毒感染宿主后，在宿主细胞内先以病毒 RNA 为模板，在逆转录酶催化下合成双链 DNA 前病毒（provirus），随后随机整合于细胞基因组。前病毒通过重排或重组，在增殖过程中将细胞的原癌基因转导至病毒本身基因组内，使原来的野生型（wild type）病毒转变成携有转导基因的病毒，从而获得致癌性质。RNA 病毒中的逆转录病毒有 3 个亚型，分别称为 B 型、C 型和 D 型。逆转录病毒还有一类慢病毒，能抑制免疫功能，如人类免疫缺陷病毒（HIV）。肿瘤 DNA 病毒包括多瘤病毒、乳头状病毒、腺病毒、疱疹病毒等，通过转化基因编码产物直接致癌、间接致癌和反式激活致癌。肿瘤病毒是生物性致癌因子，在体外可使正常小白鼠细胞发生转化，将这些转化细胞注入宿主体内，可诱发肿瘤。肿瘤病毒通过携入病毒基因、插入激活细胞癌基因或抑制抑癌基因而使细胞转化或癌变。一些常见的引起肿瘤的病毒见表 17-1。

表 17-1　常见的引起肿瘤的病毒

病毒	肿瘤
DNA 病毒	
乳头瘤病毒	疣（良性）
肝炎病毒家族	肝癌
肝病毒 C	肝癌
EB 病毒	鼻咽癌、Burkitt 淋巴瘤；与胃癌、肺癌、淋巴上皮癌的发生也有一定的关系
RNA 病毒	
人 T 细胞白血病病毒 I（HTLV- I）	成人 T 细胞白血病
淋巴病毒	淋巴癌
人免疫缺陷病毒	卡波西（Kaposi）肉瘤

2. 病毒癌基因的命名　病毒癌基因以首次发现该基因的病毒或肿瘤来命名，以小写字母表示。例如，*src* 来自 Rous sarcoma virus（劳斯肉瘤病毒），*ras* 来自 rat sarcoma virus（鼠肉瘤病毒），*abl* 来自 Abelson murine leukemia virus（Abelson 鼠白血病病毒），*sis* 来自 Simian sarcoma virus（猿猴肉瘤病毒）。

　　DNA 肿瘤病毒的基因组也存在能使宿主细胞转化的基因。例如，腺病毒的 *E1A*、*E1B* 基因，多瘤病毒的大 *T*、中 *T* 基因，人乳头瘤病毒的 *E6*、*E7* 基因，以及 SV40 中的大 *T* 基因。这些基因为病毒复制所必需，同时又有使宿主细胞转化的作用，故沿用原名，不另以癌基因命名。

　　目前，从许多动物中分离出 40 多种高度致癌的逆转录病毒，并从中鉴定出 30 余种病毒癌基因（表 17-2）。

表 17-2　逆转录病毒癌基因

病毒癌基因（v-onc）	病毒名称	宿主
abl	Abelson 白血病病毒	小鼠
akt	AKT8 病毒	小鼠
cbl	Cax NS-1 病毒	小鼠
crk	CT10 肉瘤病毒	鸡
erbA	禽类成红血细胞增生症 ES4 病毒	鸡
erbB	禽类成红血细胞增生症 ES4 病毒	鸡
ets	禽类成红细胞增生症 E26 病毒	鸡
fes	Gardner-Arnstein 猫肉瘤病毒	猫
fgr	Gardner-Rasheed 猫肉瘤病毒	猫
fins	McDonough 猫肉瘤病毒	猫
fos	FBJ 小鼠成骨肉瘤病毒	小鼠
fps	Fujinami 肉瘤病毒	鸡
jun	禽类肉瘤 17 病毒	鸡

续表

病毒癌基因（v-onc）	病毒名称	宿主
kit	Hardy-Zuckerman 猫肉瘤病毒	猫
maf	禽类肉瘤 AS42 病毒	鸡
mos	Moloney 肉瘤病毒	小鼠
mpl	骨髓增生性白血病病毒	小鼠
myb	禽类髓母细胞增生症病毒	鸡

3. 病毒癌基因的起源　根据逆转录病毒的致癌性，将其分为两大类：急性转化型病毒和慢性转化型病毒。急性转化型病毒在短时间（几天或几周）使动物致实体瘤或白血病，慢性转化型病毒需要较长时间（半年或数年）才能致瘤，在体外不能使正常细胞发生转化。还有一种缺陷型逆转录病毒，由于某一个或多个基因缺失，使病毒的复制过程不能完成。不能产生完整的病毒体。

一个典型的简单的逆转录病毒基因组含有 3 个病毒复制的基因，即 *gag*、*pol* 和 *env* 基因。由于翻译后的裂解，*gag* 基因编码几种病毒颗粒核心蛋白，*pol* 编码逆转录酶和整合酶（integrase），*env* 基因编码几种包膜糖蛋白。病毒癌基因起源的重要线索是用非转化逆转录病毒慢性感染动物，从产生的动物肿瘤中分离到急性转化病毒。例如，用莫洛尼鼠白血病病毒（Moloney murine leukemia virus，MMLV）给小鼠接种，在小鼠发生的肿瘤中分离到急性转化病毒 Ab-MMLV，即 Abelson 白血病病毒（图 17-1）。MMLV 是一种非急性转化病毒，仅含有病毒复制的基因即 *gag*、*pol* 和 *env*，而 Ab-MMLV 获得了一种对其转化活性具有作用的、新的病毒癌基因 *abl*。

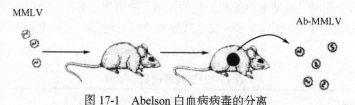

图 17-1　Abelson 白血病病毒的分离

急性转化病毒分离的情景提出一种假设：逆转录病毒癌基因衍生于宿主细胞并整合到非转化病毒基因组，产生新的具有明显增加致病性的重组物。该假设的重要推测是：正常细胞含有与急性转化逆转录病毒密切相关的 DNA 序列。阐述逆转录病毒癌基因起源的第一个直接的实验结果是来自于美国病毒学家 John M. Bishop（1936 ～ ）和 Harold E. Varmus（1939 ～ ）1976 年的报道。他们用获得的 *src* 特异性探针与正常鸡 DNA 杂交，发现鸡 DNA 中存在与 *src* 癌基因密切相关的 DNA 序列。*src* 同源序列不仅被发现是鸡基因组的一部分，而且在其他脊椎动物，包括人类，也检测到了相关序列的存在。由此证实逆转录病毒癌基因来自正常细胞中的相关基因。逆转录病毒癌基因的细胞同源序列在进化中是高度保守的。这种正常、未改变的细胞基因被称为细胞癌基因，它们是生物细胞基因组的正常成分，其编码的蛋白质参与调节正常细胞的生长与分化，在控制细胞增殖的信号转导途径中发挥作用。Bishop 和 Varmus 因发现逆转录病毒癌基因起源于宿主细胞而获得 1989 年诺贝尔生理学或医学奖。

与细胞癌基因相比，病毒癌基因大多缺乏内含子，调控序列大多丢失，常见突变，并具有很强的转化能力。

（二）细胞癌基因

细胞癌基因（c-oncogene，c-onc），又称原癌基因（proto-oncogene），是存在于正常细胞的基因组中，与病毒癌基因有同源序列，具有促进正常细胞生长、增殖、分化和发育等生理功能的基因。细胞癌基因的特点：①广泛存在于生物界，从酵母到人的细胞普遍存在；②在进化中基因序列高度保守，属于管家基因（housekeeping gene）；③其作用是通过表达产物蛋白质来体现的；④在某些因素作用下，一旦被激活，发生数量上或结构上的变化时，就会形成致癌性的细胞转化基因。细胞癌基因是基因组的一部分，是维持机体正常生命活动所必需的，当其非正常激活时，细胞过度增殖，形成肿瘤（表 17-3）。

表 17-3　常见的癌基因激活方式和相关的人类肿瘤

编码的蛋白质	原癌基因	激活机制	相关人类肿瘤
PDGF-β 链	*sis*	过度表达	星形细胞瘤，骨肉瘤
FGF	*hst-1*, *int-2*	过度表达	胃癌，膀胱癌，乳腺癌
EGF 受体	*erb-B1*	扩增	胶质瘤
EGF 样受体	*neu*（*erb-B2*）	扩增	乳腺癌，卵巢癌，肾癌
鸟苷酸结合蛋白	*ras*	点突变	肺癌，结肠癌，胰腺癌，白血病
酪氨酸激酶	*abl*	易位	慢性粒细胞白血病和急性淋巴细胞白血病
转录激活蛋白	*myc*	易位	Burkitt 淋巴瘤

病毒癌基因可使宿主细胞转化引起肿瘤，而细胞癌基因对细胞的生长、分化和功能活动却是至关重要的。正常的细胞癌基因并不致癌，只是当它们异常表达或其表达产物异常时才会导致细胞的恶性转化，迄今发现的细胞癌基因都是一些具有十分重要功能的"管家基因"，而且是高度保守的。例如，人与小鼠的 *K-ras* 基因产物 K-Ras 的氨基酸序列相差仅为 1%，人与大鼠的 *H-ras* 基因产物 H-Ras 的氨基酸序列完全相同。

1. 细胞癌基因的分类　目前发现的细胞癌基因已有 100 多种，普遍存在于生物细胞中。根据细胞癌基因表达的蛋白产物的功能相似性，可将细胞癌基因分为以下几个家族：① *src* 家族：包括 *src*、*abl*、*fes*、*fgr*、*fps*、*fym*、*kck*、*lck*、*lyn*、*ros*、*tkl*、*yes*、*neu*、*kit*、*ret*、*sea*、*nck* 等。这些基因所表达产物的氨基酸序列具有较高同源性，在功能上都具有酪氨酸蛋白激酶活性。② *ras* 家族：包括 *H-ras*、*K-ras*、*N-ras*。它们编码蛋白产物的相对分子质量均为 21 000，即 p21 蛋白，属于鸟苷酸结合蛋白类（即小 G 蛋白），具有 GTP 酶活性。③ *myc* 家族：包括 *c-myc*、*N-myc*、*L-myc*、*fos*、*ski* 等。这些基因的表达产物是核内 DNA 结合蛋白，具有调节其他基因转录的作用。④ *sis* 家族：该家族目前只有一个成员 *sis*。*sis* 表达的产物与血小板衍生生长因子（PDGF）的 β 链同源，可促进间叶组织细胞增殖。⑤ *erb* 家族：该家族的成员有 *erb-A*、*erb-B*、*fms*、*mas*、*trk* 等。它们编码生长因子或生长因子受体。⑥ *myb* 家族：包括 *myb*、*myb*、*ets* 等。它们编码 DNA 结合蛋白，即核内转录调节因子。⑦ *fos* 家族：包括 *fod-B*、*fra-1*、*fra-2* 等。它们的编码产物也是 DNA 结合蛋白。⑧ *jun* 家族：包括 *c-jun*、*jun-B*、*jun-C* 等。这些基因编码核内 DNA 结合蛋白，即转录因子。⑨ *NF-κB* 家族：包括 *rel*、*lyt-10*、*bcl-3* 等。它们编码核内转录因子。

根据细胞癌基因产物的功能和定位，可将细胞癌基因分为：①编码生长因子类：如 *sis* 编码产物为 PDGF 的 β 链，*int-2* 编码成纤维细胞生长因子（FGF）同类物。②编码生长因子受体类：跨膜的具有酪氨酸蛋白激酶活性受体，如 *erb-B* 编码表皮生长因子（EGF）受体，*neu*（*erb-2*、*HER-2*）编码 EGF 受体相似物，*fms* 编码巨噬细胞 - 集落刺激因子（M-CSF）受体，*trk* 编码神经生长因子（NGF）受体；非蛋白激酶活性受体，如 *mas* 编码血管紧张素受体，*erb-A* 编码甲状腺素受体，*mpl* 编码血小板生成素受体。③编码信号转导蛋白（或酶）类：膜结合型酪氨酸蛋白激酶，如 *src* 家族成员；可溶性酪氨酸蛋白激酶，如 *met*；胞质 Ser/Thr 蛋白激酶，如 *raf*（*mil*、*mht*）、 *mos*、*cot*、*pl-1*；小 G 蛋白，如 *ras* 家族成员。④编码转录因子类：如 *myc* 家族、*fos* 家族、*jun* 家族和 *NF-κB* 家族的成员，它们的编码产物为存在于细胞核内的转录因子。

2. 细胞癌基因的活化机制　细胞癌基因是细胞生长、增殖、成熟、分化的正常调节信号。正常情况下，细胞癌基因的表达或其产物的活性受严格的控制，或处于相对静止状态，或表达水平较低及不表达。当细胞癌基因在某些理化因素、生物因素的作用下，出现基因结构异常、表达异常、或表达产物结构异常，这种现象称为原癌基因的活化，即转变成致癌性的基因，引起肿瘤的发生。

原癌基因的激活机制有以下几种。

（1）获得增强子与启动子：逆转病毒基因组所携带的长末端重复序列（long terminal repeat，LTR）内含较强的启动子和增强子。当病毒感染细胞后，LTR 插入到细胞原癌基因附近或内部使基因激活（插入激活），启动下游邻近基因的转录和影响附近结构基因的转录水平，使原癌基因过度表达或由不表达变为表达，从而导致细胞发生癌变。例如，逆转录病毒 MoSV 感染鼠类成纤维细胞后，病毒基因组的 LTR 整合到细胞癌基因 *mos* 邻近处，使 *mos* 处于 LTR 的强启动子和增强子作用之下而被激活，导致成纤维细胞转化为肉瘤细胞；又如禽类白细胞增生病毒 ALV 的 E 成分整合到鸡细胞基因组 *c-myc* 附近，可使 *c-myc* 激活，诱发鸡成红细胞白血病。

（2）基因点突变：原癌基因在射线或化学致癌剂作用下，发生单个碱基的替换，即点突变（point mutation），从而改变了表达蛋白的氨基酸组成，造成蛋白质结构的变异。例如，*ras* 被激活最常见的就是点突变，多发生在 Ras 蛋白 N 端第 12、13 和 61 位密码子，其中又以第 12 位密码子突变最常见，而且多为 GGT → GTT 突变。突变后的 Ras 蛋白与 GDP 的结合能力减弱，与 GTP 结合后不需外界生长信号的刺激便自身活化，此时 Ras 蛋白内在的 GTP 酶活性降低，或影响了 GTP 酶激活蛋白（GAP）的活性，使 Ras 蛋白和 GTP 解离减少，失去了 GTP 与 GDP 的有节制的调节，活化状态的 Ras 蛋白持续地激活磷脂酰肌醇特异性磷脂酶 C（PI-PLC）产生第二信使，造成细胞不可控制地增殖、恶变，同时细胞凋亡减少，细胞间接触抑制的增强也加速了这一过程。典型的各种突变的 Ras 蛋白氨基酸变异位点见表 17-4。

表 17-4　典型的各种突变的 Ras 蛋白氨基酸变异位点

Ras 蛋白	氨基酸的位置			
	12	13	59	61
H-ras-1 来源的				
正常人 c-H-ras-1	Gly（GGC）	Gly	Ala	Gln（CAG）
人 EJ 膀胱癌症	Val（GTC）	Gly	Ala	Gln（CAG）
人 HS242 乳癌	Val（GTC）	Gly	Ala	Leu（CTG）
鼠 Harvey 病毒 v-H-ras	Arg（CGC）	Gly	Thr	
K-ras-2 来源的				
正常人 c-K-ras-2	Gly	Gly	Ala	Gln
人 Caalu 肺癌	Lys	Gly	Ala	Gln
人 SW480 结肠癌	Val（GTT）	Gly	Ala	Gln
鼠 Kirsten 病毒 v-K-ras	Ser	Gly	Thr	Gln
N-ras 来源的				
正常人 N-ras	Gly	Gly	Ala	Gln
人神经母细胞瘤	Gly	Asp	Ala	Lys
人早幼粒细胞白血病细胞系	Gly	Asp	Ala	Lys
人纤维肉瘤	Gly	Asp	Ala	Lys

（3）基因扩增：某些原癌基因由于复制出多个拷贝，基因数目增多，使表达产物异常增多而加速细胞增殖（图17-2）。例如，人8号染色体 c-myc 基因扩增，产生大量 c-myc 蛋白，导致人早幼粒细胞白血病、肺癌、结肠癌、乳腺癌等。在神经母细胞瘤、小细胞肺癌、网织细胞瘤中均可见到 N-myc 的扩增，原癌基因的激活，导致细胞的生长调控异常和癌变。目前已发现的人类肿瘤细胞中扩增的细胞癌基因见表17-5。

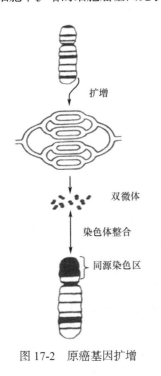

图 17-2　原癌基因扩增

表 17-5　人类肿瘤细胞中扩增的细胞癌基因

细胞癌基因（c-onc）	肿瘤	扩增倍数
c-myc	早幼粒白血病细胞系 HL60	20
	小细胞肺癌细胞系	5～30
c-N-myc	原发神经母细胞瘤Ⅲ～Ⅳ级	5～1000
	神经母细胞瘤细胞系 10～200	5～1000
	视网膜母细胞瘤	10～200
	小细胞肺癌	50
c-L-myc	小细胞肺癌	10～20
c-myb	急性髓细胞白血病（AML）	5～10
	结肠癌细胞系	10
c-erb-B	类表皮癌细胞系、原发胶质瘤	30
c-K-ras	原发肺癌、结肠癌、膀胱癌、直肠癌	4～20
c-N-ras	乳癌细胞系	5～10

（4）染色体易位与基因重排：原癌基因从所在染色体上的正常位置易位到另一染色体上的某一位置，调控环境发生改变，使之从相对静止状态转变为激活状态。在染色体易位的过程中发生了某些基因的易位和重排，使原来无活性的原癌基因移至强的启动子或增强子附近而被激活，原癌基因表达增强，导致肿瘤的发生。在大肠癌、甲状腺肿瘤中，可以发现 Trk 激酶区的结构未变，而 Trk 蛋白的膜外部分或是易位改变或是发生了替换。基因重排使 trk 原癌基因变成具有转化活性的癌基因。90% 的人慢性髓性粒细胞白血病中发现原癌基因的易位、重排，产生异常短的 22 号染色体，即费城染色体（ph′染色体）（图17-3）。某些典型的染色体易位活化癌基因与肿瘤见表17-6。

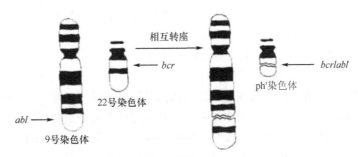

图 17-3　人慢性髓性粒细胞白血病的 9 号和 22 号染色体原癌基因的易位与重排

表 17-6 染色体异常与癌基因重排

染色体易位	断裂点重排基因	活化癌基因	肿瘤
t（8：14）（q24：q32）	IgH（14q32）	*c-myc*（8q24）	Burkitt 淋巴瘤、急性 B 淋巴母细胞白血病
t（8：22）（q24：q11）	IgL-λ（22q11）	*c-myc*（8q24）	Burkitt 淋巴瘤、急性 B 淋巴母细胞白血病
t（2：8）（p12：q24）	IgL-κ（2p12）	*c-myc*（8q24）	Burkitt 淋巴瘤、急性 B 淋巴母细胞白血病
t（11：14）（q13：q32）	IgH（14q32）	*bcl-1*（11q13）	mantal 细胞淋巴瘤
t（14：18）（q32：q21）	IgH（14q32）	*bcl-2*（18q21）	滤泡淋巴瘤
t（11：14）（q13：q32）	IgH（14q32）	*bcl-2*（11q13）	mantal 细胞淋巴瘤
t（9：22）（q34：q11）	Bcr（22q11）	*abl*（9q34）	慢性髓性粒细胞白血病
t（8：21）（q22：q22）	ets-2/erg（21q22）	*c-mos*（8q22）	急性髓性粒细胞白血病
t（6：14）（q21：q24）	?（14q24）	*c-myb*（6q21）	卵巢癌
t（11：22）（q24：q12.3）	?（11q24）	*c-sis*（22q12.3）	Erwing 网瘤
t（16：21）（p11：q22）	erg（21q22）	*tls/fus*（16p11）	急性非淋巴细胞白血病

（5）基因甲基化水平降低　正常细胞的基因具有相对稳定的甲基化类型。DNA 的甲基化对于维持双螺旋结构的稳定，阻抑基因转录具有重要作用。甲基化程度下降，基因表达增强。在致癌物质的作用下，细胞中的 DNA 普遍处于低甲基化状态，原癌基因特异位点的低甲基化使其异常表达，发生恶性转变。此外，某些基因的 5′ 端调控序列甲基化可使邻近基因转录活性增加，如管家基因的调控区多处于低甲基化而低活性，因激素的变化、致癌物质的加入使基因调控区去甲基化。例如，结肠腺癌细胞、小细胞肺癌细胞的 *c-ras* 基因甲基化程度下降。

一种癌基因也可有几种激活方式，不同的癌基因有不同的激活方式。例如，*myc* 的激活就有基因扩增和基因重排两种方式，很少见 *myc* 的突变；而 *ras* 的激活方式则主要是突变。1985 年，Dennis Slamon 检测了 20 种 54 例人类肿瘤中的 15 种癌基因，发现所有肿瘤都不止一种癌基因发生改变。细胞转化实验证明，各种癌基因之间存在协同作用。例如，单独的病毒 *myc* 或 *EJ-ras* 都不能使大鼠胚胎成纤维细胞转化，但是若将二者共转染 PEF，8 天后 80% 的细胞发生变化，单独 *EJ-ras* 又可使 Rat-1 细胞转化。如果先用化学诱癌物或射线使正常大鼠原代成纤维细胞永生化，然后再用 *EJ-ras* 转染，则可使之转化。Robert A. Weinberg 按转染细胞表型的变化将癌基因分为两类，一类是表达产物在核内起作用的能使细胞永生化的癌基因，如 *myc*、*fos* 等；另一类是表达产物定位于质膜和胞质，引起细胞恶性表型变化的癌基因，如 *ras*、*erb-B*、*src* 等。事实表明，肿瘤的发生是多步骤，多因素的，不同的癌基因作用于肿瘤发生的不同阶段。

（三）抑癌基因

抑癌基因（tumor suppressor gene）是存在于细胞中的一类调控细胞生长，能直接或间接抑制细胞增殖、癌变的基因。抑癌基因大多编码与细胞周期调控有关的抑制蛋白，发挥对正常细胞增殖与生长的调控作用。当抑癌基因发生缺失或突变时，细胞不表达或表达无活性的抑癌蛋白，可减弱甚至消除抑癌作用，细胞增殖失控而导致肿瘤的发生。

1. 抑癌基因的发现　证明肿瘤抑制基因存在的最早的证据来自体细胞杂交。1969 年，Henry Harris（1925 ～ 2014）等开始的肿瘤细胞遗传分析其最初方法是将正常细胞与肿瘤细胞融合，然后分析杂交细胞的特性。他们观察到肿瘤细胞与正常细胞融合成的杂交细胞显示出非致瘤性，意味着正常细胞含有一个或以上作为肿瘤表型负性调节的基因，即肿瘤抑制基因（图 17-4）。然而，许多这样的杂交细胞仍然表现转化细胞的某些特性，如失去细胞生长的密度依赖性抑制和锚定依赖性，说明显性癌基因的激活和抑癌基因的丢失可能代表许多肿瘤全部恶性表型的独立事件。随着正常亲本特异的染色体的丢失，杂交细胞经常回复到致瘤表型。例如，正常人的成纤维细胞与 HeLa 细胞的杂交细胞没有致瘤性，但随着正常 11 号染色体的丢失又回复到亲代肿瘤细胞的致瘤性，提示 HeLa 细胞的致瘤性至少部分上是由于定位在 11 号染色体上某种抑癌基因的丢失。

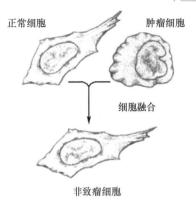

图 17-4　正常细胞与肿瘤细胞的体细胞杂交

视网膜母细胞瘤（retinoblastoma，Rb）基因是第一个被发现的抑癌基因。1971 年，Alfred G. Knudson（1922 ～ 2016）提出视网膜母细胞瘤是由"二次突变"模型所引起，认为遗传性视网膜母细胞瘤患者 *Rb* 基因的第一次突变存在于生殖细胞，这样的个体在发育过程中任何一个视网膜母细胞如再出现第二次突变，即可导致肿瘤发生；散发性视网膜母细胞瘤患者是由于视网膜母细胞获得两次突变而发生肿瘤（图 17-5）。

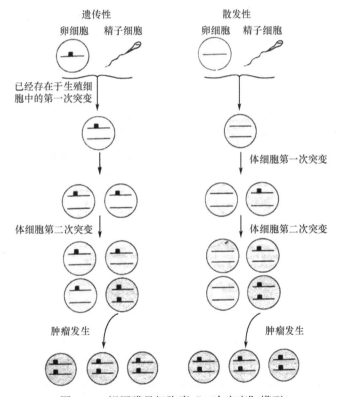

图 17-5　视网膜母细胞瘤"二次突变"模型

基于"二次突变"模型，人们应用限制性片段长度多态分析的方法，发现视网膜母细胞瘤的基因组 DNA 中存在 13q14 区段的缺失（图 17-6），并进一步在该区段内克隆得到了 *Rb* 基因。

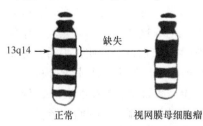

图 17-6　视网膜母细胞瘤中染色体缺失

在大量遗传性或散发性视网膜母细胞瘤的基因组筛查中，均发现 *Rb* 等位基因的缺失或突变。在许多其他类型的肿瘤细胞中也观察到了 *Rb* 基因的突变或蛋白功能缺失。

2. 抑癌基因的命名　抑癌基因的名称来源多根据发现的肿瘤细胞或基因产物的相对分子质量大小。例如，*Rb* 基因、*WT1* 基因 [来自于 1 型威尔母斯瘤（Wilms′ tumor type-1）]、*p53* 基因（产物蛋白的相对分子质量为 53 000）、*p21* 基因（产物蛋白的相对分子质量为 21 000）。

3. 抑癌基因的分类和作用机制 根据抑癌基因对细胞生长、增殖、分化和诱导凋亡等作用，可将其分为不可逆性抑制细胞增殖与生长和可逆性抑制细胞增殖与生长两类：①不可逆性抑制细胞增殖与生长类的抑癌基因产物与癌基因产物直接作用，不可逆性抑制细胞增殖，使细胞生长、分化终止，促进细胞凋亡，如核内 p53、Rb 蛋白；②可逆性抑制细胞增殖与生长类的抑癌基因产物对癌基因的表达起负调节作用，包括转录和转录后调节，如 WT1 蛋白等。

抑癌基因的产物主要包括：①转录调节因子，如 p53、Rb 蛋白；②负调控转录因子，如 WT1；③周期蛋白依赖性激酶抑制因子（cyclin dependent kinase inhibitor，CKI），如 p15、p16、p21；④信号通路的抑制因子，如 ras GTP 酶活化蛋白 1（ras GTPase-activating protein 1）、磷脂酶/张力蛋白同源物（phosphatase and tension homolog，PTEN）；⑤ DNA 修复因子，如 BRCA1、BRCA2；⑥与发育和干细胞增殖相关的信号途径组分，如细胞分裂后期促进复合体（anaphase promoting complex，APC）、Axin 蛋白等。目前已被公认的抑癌基因不下几十种（表 17-7）。

表 17-7 某些抑癌基因及其生物学特性

名称	染色体定位	基因产物及功能	相关肿瘤
APC	5q21	Wnt 信号转导组分	结肠腺瘤性息肉、结/直肠癌
BRCA1/2	17q21	DNA 修复因子	乳腺癌、卵巢癌
DCC	18q21.3	p192（细胞黏附分子）	结肠癌
erb A	17q21	T3 受体（转录因子）	急性非淋巴细胞白血病
NF-1	7p12.2	GTP 酶激活剂（GAP）（拮抗 p21 rasB）	神经纤维瘤、嗜铬细胞瘤、施万细胞瘤、Ⅰ型神经纤维瘤
NF-2	22q	Merlin 蛋白（连接膜与细胞骨架）	Ⅱ型神经纤维瘤、脑膜瘤、听神经瘤
p16	9p21	p16（CDK4、6 抑制剂）	黑色素瘤等
p15	9q21	p15（CDK4、6 抑制剂）	胶质母细胞瘤
p21	6q21	p21（CDK4、6 抑制剂）	前列腺癌
p53	17p13	p53（转录因子）（控制生长）	星状细胞瘤、胶质母细胞瘤、结肠癌、小细胞肺癌、胃癌、成骨肉瘤、乳腺癌、肺鳞状细胞癌
PTEN	10q23	细胞骨架蛋白和磷酸酯酶	胶质母细胞瘤
Rb	13q14	p105（转录因子）（控制生长）	视网膜母细胞瘤、成骨肉瘤、胃癌、小细胞肺癌、结肠癌、乳腺癌
WT-1	11p13	WT-ZFP（负调控转录因子）	肾母细胞瘤、横纹肌肉瘤、肺癌、膀胱癌、乳腺癌、肝母细胞瘤
VHL	3p	转录调节因子	小细胞肺癌、宫颈癌

4. 抑癌基因失活机制 目前对抑癌基因失活有三种假说：①等位基因隐性作用：认为失活的抑癌基因之等位基因在细胞中起隐性作用，即一个拷贝失活，另一个拷贝仍以野生型存在，细胞呈正常表型，只有当另一个拷贝失活后才导致肿瘤发生，对 Rb 等位基因的研究为该假说提供了有力证据。②抑癌基因的显性负作用：认为抑癌基因突变的拷贝在另一野生型拷贝存在并表达的情况下，仍可使细胞出现恶性表型和癌变，并使野生型拷贝功能失活，这种作用称为显性负作用或反显性作用，如近年来证实突变型 p53 和 APC 蛋白分别能与野生型蛋白结合而使其失活，进而转化细胞。③单倍体不足（haplo-insufficiency）假说：认为某些抑癌基因的表达水平十分重要，如果一个拷贝失活，另一个拷贝就可能不足以维持正常的细胞功能，从而导致肿瘤发生，如 DCC 基因一个拷贝缺失就可能使细胞黏附功能明显降低，进而丧失细胞接触抑制，使细胞克隆扩展或呈恶性表型。以上假说反映了抑癌基因失活方式的复杂性。对多数抑癌基因来说，可能是以多种

方式失活并作用于细胞，导致恶性转化和肿瘤的发生。

常见的抑癌基因失活方式包括：①基因突变：抑癌基因突变会导致其编码的抑癌蛋白活性或功能的降低或丧失。例如，目前发现许多人类肿瘤中 *p53* 基因发生了突变。②启动子区高度甲基化：目前发现许多抑癌基因启动子区的 CpG 岛呈高度甲基化状态，从而导致抑癌基因不表达或地表达。例如，约 70% 的散发性肾癌患者中存在抑制基因 VHL 启动子区甲基化失活现象。③杂合性丢失：杂合性（heterozygosity）是指同源染色体上在一个或以上的基因座（locus）存在不同等位基因的状态。杂合性丢失（loss of heterozygosity, LOH）则是指一对杂合的等位基因变成纯合状态的现象。杂合性丢失区域往往是抑癌基因所在的区域。④抑癌蛋白的磷酸化状态对其活性有重要影响。例如，低磷酸化的 Rb 蛋白能与 E2F 结合，使得与 DNA 合成有关的一些酶的表达受限，而高磷酸化的 Rb 蛋白不能与 E2F 结合，导致这些基因的开放。

5. 几种重要的抑癌基因及其功能　以下重点介绍 *Rb* 基因、*p53* 基因、*WT1* 基因。

（1）*Rb* 基因及其功能：人类 *Rb* 基因定位于 13q14，基因全长 200kb，含 27 个外显子，转录产物 mRNA 长 4.7kb，翻译产生的蛋白质 p105（928 个氨基酸残基）定位于核内。p105 的活性形式是低磷酸化或非磷酸化状态，无活性形式为高磷酸化状态。

活性型 Rb 蛋白能促进细胞分化，抑制细胞增殖。在细胞周期的不同时相中 Rb 蛋白的磷酸化状态不同。在 G_1 期 Rb 蛋白处于低磷酸化状态；当细胞开始向 S 期转化时，Rb 蛋白的磷酸化急剧增加并持续到 G_2 期和 M 期，之后又回到 G_1 期低磷酸化状态。大量研究表明，转录因子 E2F 与 DNA 启动子近端元件结合后，促进转录起始复合物的组装，激活 DNA 聚合酶、二氢叶酸还原酶、胸苷酸激酶等基因的转录，使这些结构基因稳定表达，从而促进细胞生长。在 G_0/G_1 期，Rb 蛋白为脱磷酸化形式，与 E2F 结合，阻断 E2F 与顺式作用元件结合，进而阻遏 DNA 聚合酶、胸苷酸激酶、二氢叶酸还原酶等相关基因的表达，阻断细胞进入 S 期，抑制细胞增殖。细胞周期蛋白依赖性蛋白激酶（CDK）使 Rb 蛋白磷酸化，E2F 与 Rb 蛋白脱离而激活转录，细胞进入 S 期而增殖（图 17-7）。Rb 蛋白在 S 期磷酸化程度最高，M 期后期 Rb 蛋白又开始脱磷酸化，因此 Rb 对细胞周期具有负调控作用。

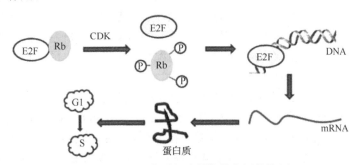

图 17-7　Rb 蛋白对细胞周期的负调控作用

c-myc 和 *c-fos* 原癌基因的表达产物是细胞由 G_0 期进入 G_1 期所必需的，Rb 蛋白可通过抑制 *c-myc* 和 *c-fos* 的表达而抑制细胞增殖。某些病毒癌基因产物可与 Rb 蛋白结合，使其丧失抑制细胞增殖的活性。例如，腺病毒的 E1A 蛋白、SV40 的 T 抗原和人类乳头瘤病毒 16 的 E7 蛋白与 Rb 结合使其失活，导致细胞异常增殖。

（2）*p53* 基因及其功能：曾经将 *p53* 基因列为癌基因，是因为它可以与 *ras* 基因共同转化大鼠原代细胞，后来发现实验用的是突变型的 p53 蛋白。而野生型的 p53 蛋白具有抑制细胞增殖和转化的作用。人类 *p53* 基因定位于 17p13，基因全长 20kb，含 11 个外显子，转录产生的 mRNA 长 2.5kb，翻译产生的蛋白质由 393 个氨基酸残基组成，相对分子质量为 53 000。p53 是一种核内

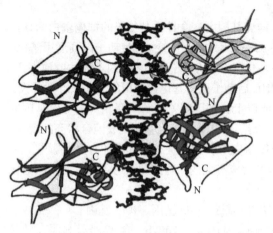

图 17-8   p53 蛋白四聚体与 DNA 结合

转录因子，从 N 端至 C 端含 3 个结构功能区：1～75 位氨基酸残基是酸性氨基酸区，有转录激活作用；102～209 位氨基酸残基组成疏水核心区，含有结合 DNA 的特异序列；319～393 位氨基酸残基是富含 Lys 和 Arg 的碱性区，与核定位、结合 DNA 及形成四聚体等有关，该区具有多种蛋白激酶的磷酸化位点，以及单独转化细胞的作用。p53 蛋白的作用特点是它以四聚体形式与 DNA 结合来调节基因表达，四聚体中任何一个单体突变都不能使四聚体与 DNA 结合（图 17-8）。

野生型 p53 蛋白在维持细胞正常生长、抑制细胞恶性增殖方面起重要作用，具有"基因卫士"称号。野生型 p53 蛋白的作用：①抑制细胞周期。p53 蛋白与 *p21* 基因的特定序列结合，促进 *p21* 基因表达产生 p21 蛋白。p21 蛋白是细胞周期蛋白依赖性蛋白激酶（CDK）的抑制剂，通过与 CDK 结合而抑制其激酶活性，使细胞周期停止在 G_1 期。p53 蛋白的上述功能受其细胞内含量及是否磷酸化的影响。细胞有丝分裂后，p53 蛋白的表达水平很低，到 G_1 期表达开始增高；在 S 期受 CDK 和酪氨酸激酶Ⅱ催化，p53 蛋白被磷酸化，其对 DNA 复制的抑制作用增强。②检测细胞 DNA 损伤。细胞损伤后，p53 蛋白表达急剧增高，使细胞停滞于 G_1 期，p53 蛋白与复制因子 A 作用，启动 DNA 修复系统。如果受损的 DNA 能够被修复，细胞就进入 S 期。如果受损 DNA 不能被修复，则 p53 蛋白会诱发细胞进入程序化死亡。③抑制某些癌基因的转化作用。实验表明 p53 蛋白能有效地抑制 *c-myc*、*c-ras* 或腺病毒 E1A 对细胞的转化作用。

p53 基因发生突变等改变时，不但失去抑癌作用，反而会增强癌蛋白的功能。*p53* 基因的缺陷形式有点突变、缺失、移码突变和基因重排、甲基化等。*p53* 基因的突变使细胞失去 G_1 期的约束，引起基因组不稳定，产生积累 DNA 损伤的细胞分裂。*p53* 基因突变或完全缺乏普遍存在于人的肿瘤组织中。例如，红白血病、星形细胞瘤、乳腺癌、小细胞肺癌、肝癌、食管癌、结肠癌等均发现有 *p53* 基因缺失。将野生型 *p53* 基因导入缺乏内源性 *p53* 基因的小鼠白血病细胞系和其他肿瘤细胞系后，这些细胞系的细胞增殖停止，并发生凋亡。

（3）*WT1* 基因及其功能：又称 1 型 Wilms 瘤基因，定位于 11p13，长 50kb，转录产物为 3kb 的 mRNA，编码 345 个氨基酸残基，表达相对分子质量为 50 000～60 000 的蛋白质，是一种转录抑制因子。该产物含有 4 个锌指结构，其基因在第 5 个外显子及第 3 个和第 4 个锌指结构之间有一个选择性剪切位点，其表达的蛋白质有 4 种同源异构体。WT1 是参与转录调控的双相调节子，它与各种造血调控因子相互作用，在白血病发病过程中起重要作用。研究证实，80%～90% 的急性白血病中 *WT1* 基因高表达，且随着病情的进展表达增高，被认为是一种"泛白血病"标志，有可能成为白血病基因治疗和特异性免疫治疗的新靶点。

（4）*DCC* 基因和 *APC* 基因：*DCC*（deletion in colorectal carcinoma）基因称为结肠直肠癌缺失基因，定位于 18p21，长 380kb，转录产生 10～12kb 的 mRNA，编码一种瘤细胞黏附有关的膜表面糖蛋白。该蛋白由 750 个氨基酸残基组成，是神经细胞黏附分子（nerve cell adhesion molecule，NCAM）。*DCC* 基因在正常结肠黏膜和脑组织高表达，通过改变细胞之间的相互作用，使其黏附力及相关信号改变而致癌，并且易发生转移。

APC 基因最初是在结肠腺瘤样息肉（adenomatous polyposis coli）患者中发现的，并以此命名。*APC* 基因定位于染色体 5q21～q22，有 15 个外显子，14 个内含子，转录产生 8583bp 的

mRNA，编码 2843 个氨基酸残基，属胞浆蛋白。APC 蛋白属于 Wnt 信号途径的负调控因子，APC 蛋白可与 β 连环蛋白（β-catenin）连接，促进 β-catenin 降解，而 β-catenin 在细胞内积累后，可进入细胞核，与 T 细胞因子（T-cell factor，TCF）结合，促进相关基因的表达。APC 基因改变与结肠癌、肺癌的发生有关。70% 以上的结肠癌与以上两种抑癌基因的突变有关。

（5）*NF1* 基因：即多发性神经纤维瘤易感基因，定位于 17p11.2，长 60kb，转录产生 11 ~ 13kb 的 mRNA，编码与 ras-GDP 酶活化有关的蛋白质，含 2485 个氨基酸残基，其功能是抗增殖作用。*NF1* 基因异常产生良性肿瘤。

（6）*MTS1* 基因：即多肿瘤抑制基因，定位于 9p21，长 40kb，有 2 个内含子和 3 个外显子，编码 p16 蛋白。*MTS1* 基因在各种癌细胞中的缺失率为 75%，p16 蛋白可与 cyclin 竞争结合 CDK4，结合后可阻止细胞生长分裂，抑制细胞进入 S 期，可阻止体外肿瘤细胞的增殖。

（7）*p21* 基因：*p21/WAF1* 基因又称 *CIP1* 基因，定位于 6p21.2，长 2.1kb，含 495 个核苷酸，编码 164 个氨基酸，相对分子质量为 21 000，若将 p21 cDNA 转入大肠癌、肺腺癌等肿瘤细胞内可抑制其生长。

（8）*BRCA1* 和 *BRCA2* 基因：这两个基因分别定位于 19q21 和 13q12 ~ q13，是遗传性高发乳腺癌相关基因，与卵巢癌发生也相关，基因产物含有锌指结构，属转录因子。乳腺癌高发家族遗传有一个等位基因缺陷或缺失，另一个等位基因也必须失活才会发生肿瘤。

（四）癌基因和抑癌基因与肿瘤发生的关系

目前，关于肿瘤发生的学说有多种，总结起来主要有：①胚胎迷芽学说：该学说认为肿瘤是胚胎发育过程中组织的迷离，在一定的因素影响下发展成为肿瘤。②异常细胞呼吸学说：1926 年 Otto H. Warburg（1883 ~ 1970）在研究中发现肿瘤细胞无氧酵解增加，正常呼吸过程减弱，因而认为异常细胞呼吸是癌变的本质。③体细胞基因突变学说：德国生物学家 Theodor H. Boveri（1862 ~ 1915）在 1902 年推理：肿瘤开始于染色质构成变得混乱的单个细胞。并提出癌变是由于辐射、理化因素损害和微小病原体引起的异常有丝分裂和不受控的细胞生长。1928 年，Bauer 提出癌症的体细胞突变理论，认为肿瘤是基因改变的后果。④癌基因活化学说：1962 年 Harris Busch 等提出所有正常细胞中都有"癌基因"的存在，这些基因正常时地表达或受抑制而不表达，当为某些刺激因子所激活后，则导致癌变。⑤膜系统异常学说：该学说认为癌变的关键不在于核 DNA，主要是细胞膜系统的异常使 mRNA 功能失效而导致细胞癌变。⑥病毒基因插入学说：1962 年 Robert J. Huebner（1914 ~ 1998）发现腺病毒的致癌效应，并在 1969 年提出癌基因理论。致癌 DNA 病毒基因组或致癌 RNA 病毒基因组（由于逆转录酶的发现，这类病毒需通过逆转录为 cDNA）插入宿主细胞基因组，在一定的条件下，导致癌变。

癌基因激活的结果为出现新的表达产物，或出现过量的正常表达产物，或出现异常、截短的表达产物。抑癌基因的产物是抑制细胞增殖、促进细胞分化、抑制细胞迁移，是起负调控作用的蛋白质。通常认为抑癌基因的突变是隐性的。肿瘤细胞产生的实质是癌基因和抑癌基因的结构、表达或表达产物功能的改变。细胞癌变涉及多个基因多重异常变化的复杂过程，癌基因的激活与抑癌基因的失活是肿瘤发生的原因和分子基础。在肿瘤发生发展的各个阶段，至少需几个与癌相关基因的激活和（或）抑癌基因的失活，而且这些基因起着协同作用。原癌基因的激活是细胞发生恶变的先决条件，在多数情况下，肿瘤的发生是两种基因改变的综合结果。1990 年，Eric R. Fearon 和 Bert Vogelstein（1949 ~ ）提出结直肠癌发生发展过程中基因改变的模式图（图 17-9）。美国加利福尼亚州的科学家近年宣布，一种实验性药物能够激活抑癌基因，经小鼠实验证实它能够使肿瘤缩小。当易患癌症的小鼠口服或注射这种称为 Zebularine 的药物后，其抑癌基因 *p16* 将会被激活。

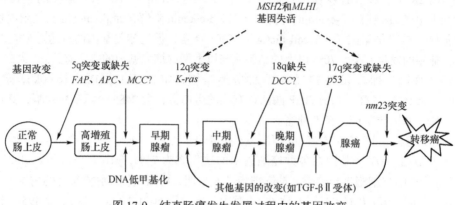

图 17-9　结直肠癌发生发展过程中的基因改变

四、生长因子与肿瘤

　　生长因子（growth factor）是一类由不同的组织细胞分泌产生的，具有调节细胞生长与增殖作用的肽类物质。人类最早发现的生长因子是由 Rita Levi-Montalcini（1909～2012）发现的神经生长因子（never growth factor，NGF），它具有刺激神经元生长及神经纤维延长的功能。1959 年 Stanley Cohen（1922～）发现了表皮生长因子（epidermal growth factor，EGF）。Levi-Montalcini 和 Cohen 由于在这一领域的成就共同荣获了 1986 年诺贝尔生理学或医学奖。

　　目前已发现的肽类生长因子有数十种，而且还在不断增加。对大部分生长因子的结构与功能也了解得相当清楚。生长因子可以来源于多种不同组织，其靶细胞亦各不相同。有的生长因子作用的细胞比较单一，如促红细胞生成素（erythropoietin，EPO）及血管内皮生长因子（vascular endothelial growth factor，VEGF），分别作用于红细胞系和血管内皮细胞；也有的生长因子作用的细胞谱型比较广，如成纤维细胞生长因子（fibroblast growth factor，FGF）对间充质细胞、内分泌细胞和神经系统细胞都有作用。人类中的一些生长因子见表 17-8。

表 17-8　人类生长因子的细胞来源、靶细胞及其主要功能

名称	细胞来源	靶细胞	主要功能
胰岛素样生长因子（IGF）	肝细胞	多种细胞	促进软骨细胞分裂，对多种组织细胞起胰岛素样作用
表皮生长因子（EGF）	颌下腺	表皮细胞	刺激多种上皮和内皮细胞生长
神经生长因子（NGF）	颌下腺	神经细胞	刺激某些神经元生长和养护作用
成纤维细胞生长因子（FGF）	各种细胞	多种细胞	促进多种细胞增殖
血小板衍生的生长因子（PDGF）	血小板	间充质及胶质细胞	促进间充质及胶质细胞生长
肝细胞生长因子（hepatocyte growth factor，HGF）	胎盘或再生肝	肝细胞	刺激肝细胞生长
转化生长因子（TGF）	肿瘤等恶性转化细胞	成纤维细胞	类似于 EGF，来源于肾和血小板的 TGF 对某些细胞同时有促进和抑制作用
促红细胞生长素（EPO）	肾、尿液	早成红细胞	调节早成红细胞增殖
内皮素（endothelin，ET）	血管内皮细胞	内皮细胞或血管平滑肌细胞	促进内皮细胞或血管平滑肌细胞生长
白介素 1（IL-1）	条件培养基	淋巴细胞	刺激 T 细胞生成 IL-2
白介素 2（IL-2）	条件培养基	淋巴细胞	刺激 T 细胞生长

生长因子最初是由于它们具有促进细胞增殖的作用而得名，在很长时间里，正性促进细胞生长成为生长因子的作用。随着具有抑制细胞增殖的"负性生长因子"的发现，生长因子既包括促进细胞生长的多肽分子，也包括抑制细胞生长的多肽分子。例如，PDGF 促进 G_0 期的成纤维细胞、神经胶质瘤细胞、平滑肌细胞转为 G_1 期，进入 S 期，促进细胞的生长与分化；TGFβ 促进成纤维细胞生长，但抑制多种其他细胞的生长；HGF 促进肝细胞生长，还可促进上皮细胞扩散和迁移。在细胞生长繁殖过程中，生长因子的促进和抑制总是成对地发挥功能。

生长因子以内分泌（endocrine）、旁分泌（paracrine）和自分泌（autocrine）方式作用于靶细胞。生长因子及其受体与细胞生长、分化、免疫、肿瘤、创伤愈合等多种生理及病理状态有关。

生长因子与其靶细胞膜上的受体结合后，触发一系列细胞内信号的转导，激活或抑制不同基因的表达而影响细胞的增殖或分化。如果生长因子、受体及信号转导途径发生异常，可能导致组织发育异常，包括肿瘤的发生。因此，生长因子与肿瘤发生间关系的研究受到了人们的高度重视。生长因子的受体多位于靶细胞膜，为一类跨膜蛋白，多数具有蛋白激酶活性，特别是酪氨酸激酶的功能，也有少数为丝氨酸 / 苏氨酸蛋白激酶受体。最近发现细胞核也存在 EGF 等生长因子受体样蛋白。有些生长因子受体（如 EGF 受体）与原癌基因产物有高度同源性。

生长因子具有潜在的致癌作用这一观念受到了普遍的重视。生长因子调控细胞的增殖、分化，维持组织和细胞有序的生长发育。如果这种调控失去功能或失去平衡，细胞的增殖和分化过程就会出现不协调，就可能产生肿瘤。生长因子潜在的致癌作用主要与肿瘤在体内发生和发展中的一些步骤相联系。首先发生在生长因子对细胞的正常生长和分化控制的异常上；其次是细胞在失常增生基础上继续受到刺激，生长因子分泌增多，分化的和未分化的细胞和肿瘤细胞均快速生长；然后是细胞产生刺激邻近细胞增生的因子，尤其是产生诱导附近血管增殖因子，促使肿瘤组织血管化，使肿瘤能够获得足够的营养生长繁殖，并可使肿瘤细胞随血管作定向转移。生长因子参与肿瘤的发生和发展是其功能的体现。近年来，研究发现生长因子对细胞正常生长和分化控制的异常来源于三方面：一是生长因子分泌的异常；二是正负生长因子的调控异常；三是生长因子及其受体的基因突变。

第二节　肿瘤转移的分子机制

2005 年，美国康奈尔大学的研究者发现了肿瘤转移的机制，揭示了肿瘤灶的癌细胞连接基质如何降解，而使得癌细胞脱离原病灶进而发生转移的一系列过程。研究者用培养的细胞系作为肿瘤模型，发现一种致瘤病毒来源的癌蛋白 Src 能够与细胞内的局部黏着斑激酶（focal adhesion kinase，FAK）相互作用，激发细胞内一系列蛋白间的相互作用，最终阻断一些细胞表面蛋白如膜型基质金属蛋白酶 -1（MT1-MMP）通过内吞作用进入细胞，导致 MT1-MMP 在癌细胞表面积聚，进一步激活基质金属蛋白酶 -2（MMP2），两种蛋白协同对起细胞黏附作用的基质成分进行降解，使得癌细胞失去锚定连接而发生转移。

关于肿瘤细胞的侵袭过程，Lance A. Liotta 等通过超微结构的观察，提出了肿瘤侵袭三步假说：第一步是肿瘤细胞与基底膜发生黏附，第二步是局部蛋白质水解导致基底膜降解、断裂，有利于癌细胞穿出，第三步是癌细胞在趋化因子作用下，形成伪足样突起，使细胞发生随意运动和定向运动，侵犯周围组织间隙。一旦迁徙到适当位置，新生的毛细血管有利于肿瘤细胞增殖，同时也需要相关基因表达蛋白酶，如胶原酶、明胶酶、尿激酶型纤溶酶原激活物等。肿瘤细胞在这些酶的作用下，可在组织中侵袭和向组织外转移（图 17-10）。

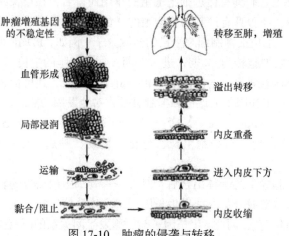

图 17-10　肿瘤的侵袭与转移

恶性肿瘤容易发生转移，其转移方式有：①直接蔓延到邻近部位。②淋巴转移，原发癌的细胞随淋巴引流，由近及远转移到各级淋巴结，或因癌阻碍顺行的淋巴引流而发生逆向转移。转移癌在淋巴结进展时，淋巴结肿大且变硬，起初尚可活动，癌侵及包膜后趋向固定，转移癌阻碍局部组织淋巴引流，可能引起皮肤、皮下或肢体的淋巴水肿。③血行转移，癌细胞进入血管随血流转移至远隔部位如肺、肝、骨、脑等处，形成继发性肿瘤。④种植转移，瘤细胞脱落后种植到另一部位，如内脏的癌播种到腹膜或胸膜上。

一、肿瘤干细胞与肿瘤转移

干细胞（stem cell）是成体许多组织中保留的未分化的细胞，这些细胞按发育途径进行细胞分裂，然后分化为成熟细胞。广义上讲，干细胞包括胚胎干细胞和成体干细胞（见第十六章），属于一类具有增殖和分化潜能的细胞。最原始的干细胞是胚胎干细胞，来源于胚泡的内层细胞。这种细胞具有多能性并最终形成人体的各种组织。过去 50 多年在造血干细胞方面的研究基础上，发现很多成人的其他组织也含有干细胞。这些成人组织内的干细胞能维持动态的自我更新的能力，也能在组织损伤时迅速启动修复功能。

肿瘤的发生与干细胞有密切关系。干细胞与肿瘤细胞有很多相似性，肿瘤干细胞可能源于正常干细胞，它们都呈现高活性的端粒酶，具有快速更新和增殖能力强的特点。自我更新快的组织，肿瘤发生率高。肿瘤的产生主要是干细胞的分化受阻，而不是已分化成熟细胞的去分化。例如，白血病是由于干细胞分化障碍引起的恶性肿瘤。肿瘤细胞生长、转移和复发的特点与干细胞的基本特性十分相似。因此，有学者提出了肿瘤干细胞（tumor stem cell，TSC 或 cancer stem cell，CSC）理论。20 世纪 50 年代，从 Chester M. Southam（1919～2002）等进行的肿瘤细胞自体/异体移植实验到后来的众多实验均证实，并非每个肿瘤细胞都有再生肿瘤的能力，只有一小部分肿瘤细胞在体外克隆形成实验中可以形成克隆。在异体移植模型中，只有移植入大量的肿瘤细胞才能形成移植瘤。究竟何种细胞行使肿瘤起源细胞（tumor-initiating cell，TIC）的功能？目前有两种理论解释，一是随机化理论，认为肿瘤细胞具有同质性，即每一个肿瘤细胞都具有新生肿瘤的潜力，但是能进入细胞分化周期的肿瘤细胞很少，是一个小概率随机事件。二是分层理论，认为肿瘤细胞具有功能异质性，只有有限数目的肿瘤细胞具有产生肿瘤的能力，但这些肿瘤细胞再生肿瘤是高频事件。虽然两种理论都认为只有很少数量的肿瘤细胞能再生肿瘤，但机制是完全不同的。肿瘤干细胞能不对称产生两种异质细胞，一种是与之性质相同的肿瘤干细胞，另一种是组成肿瘤大部分的非致瘤癌细胞。美国癌症研究协会（American Association for Cancer Research，AACR）2006 年给出的定义是：肿瘤中具有自我更新能力并能产生异质性肿瘤细胞的细胞称为肿瘤干细胞。

从本质上讲，肿瘤干细胞通过自我更新和无限增殖维持着肿瘤细胞群体的生命力，肿瘤干细胞的运动和迁徙能力又使肿瘤细胞的转移成为可能。肿瘤干细胞可以长时间处于休眠状态并具有多种耐药分子而对杀伤肿瘤细胞的外界理化因素不敏感，因此肿瘤往往在常规肿瘤治疗方法消灭大部分普通肿瘤细胞后的一段时间内复发（图 17-11）。

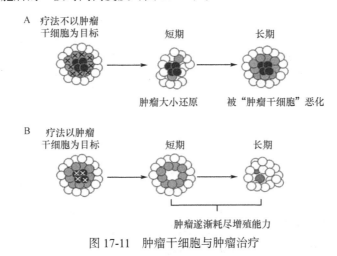

A 疗法不以肿瘤
干细胞为目标　　　短期　　　长期

肿瘤大小还原　　被"肿瘤干细胞"恶化

B 疗法以肿瘤
干细胞为目标　　　短期　　　长期

肿瘤遂渐耗尽增殖能力

图 17-11　肿瘤干细胞与肿瘤治疗

某些类型的白血病来源于造血干细胞中突变的累积，能引起非糖尿病 / 严重联合免疫缺陷小鼠白血病。人急性髓系白血病（acute myeloid leukemia，AML）细胞在大多数小鼠 AML 亚型中有 $CD34^+/CD38^-$ 的表型，因此具有与正常造血干细胞相似的表型。相反，$CD34^+/CD38^+$ 白细胞，尽管事实上它们显示着白血病母细胞表型，但在多数情况下，它们不能将白血病转移给小鼠。这表明正常造血干细胞较由其来源的祖细胞更像是白血病转化的靶细胞。Irving L. Weissman（1939 ～ ）提出的肿瘤干细胞学说认为：肿瘤干细胞与肿瘤发生、发展、转移和复发关系极为密切。研究还发现肿瘤干细胞（CSC）具有明显的异质性，即 CSC 可分为增生、耐药、侵袭和转移等行为不同的亚群细胞，其中具有转移生物学特性的 CSC 亚群细胞称为肿瘤转移干细胞（migrating cancer stem cell，MCSC）。目前认为，上皮 - 间质转变、趋化因子和靶器官微环境可能在肿瘤转移过程中起着重要作用。针对 MCSC 及其相关机制的靶向治疗有望能更有效地遏制肿瘤的转移。

Wnt 信号通路显示出在不同组织中既调节自我更新也调节肿瘤形成的作用。Wnt 蛋白是细胞间的信号分子，它调节一些器官的发育，其异常调节可导致肿瘤发生。骨髓中 Wnt 表达可能同样影响造血干细胞。使用高度纯化的小鼠骨髓造血干细胞（hematopoietic stem cell，HSC），已证明在长期造血干细胞培养中激活 β-catenin 的过度表达（Wnt 的下游激活物），β-catenin 能扩增可移植的造血干细胞，其表型为（Thy1.1lo Lin⁻/lo Sca1⁺ c-kit⁺），且在体内具有重建造血系统的功能。Wnt 信号的抑制子 Axin 的异常表达，导致 HSC 的增殖抑制，促进了 HSC 的死亡，降低了 HSC 的重建。调节培养液上清中可溶性 Wnt 蛋白的量可影响来源于幼鼠肝脏和人骨髓造血祖细胞的增殖。转基因小鼠研究结果显示，在上皮干细胞中 Wnt 信号通路的激活导致上皮癌，进一步研究发现小鼠缺乏转录因子（TCF-4）（Wnt 信号通路中的一个转录中介体），其内脏上皮非分化祖细胞库存，在胎儿发育时很快被耗尽，也显示这一通路在维持内脏上皮干细胞自我更新时是必需的。

调节正常干细胞自我更新的信号通路异常会导致肿瘤发生，那么干细胞本身就成为某些类型癌症转化的靶细胞。其中有两方面原因，首先干细胞的自我更新机制已被激活，维持这一活性比在已分化细胞中重新打开这一通路更容易。也就是说，少数突变可能在维持细胞自我更新时更为需要，而不是激活自我更新细胞的变异。其次不像许多高增殖的成熟细胞，干细胞通常维持较长时间，而不是短期死亡。这意味着，相对于较成熟细胞来说，在个别干细胞中存在着更多的累积突变的机会。

现有的肿瘤治疗方法已发展为主要是减少肿瘤细胞的体积和数量，因为通常是通过它们缩小肿瘤的能力来确定其治疗效果。多数细胞及癌肿的增殖潜能是有限的，而药物缩小肿瘤的能力主要反映了杀灭这些增殖细胞的能力。来自不同组织的干细胞比来源于同一组织的成熟细胞更能耐受化疗药物，这可能与抗凋亡蛋白的高水平表达有关，或与*ABC*转运耐受基因有关。如果对肿瘤干细胞也是这样，那么由于肿瘤干细胞的增殖能力有限，它们将比肿瘤细胞对化疗药物更具耐药性。即使治疗使肿瘤完全衰退，可能剩下的肿瘤干细胞足以使肿瘤再生。干细胞治疗肿瘤在国内外一些治疗案例中显示具有一定效果，主要通过诱导产生杀伤细胞杀伤肿瘤，重建免疫，配合化疗、放疗等不同方案来实现。

二、相关基因与肿瘤转移

肿瘤转移起始基因（tumor metastasis initial gene）是指那些在原发灶部位或转移灶部位能促使已转化的肿瘤细胞侵入周围组织并吸引支持性间质（supportive stroma）促进肿瘤细胞分散的基因。这些基因能够增强肿瘤细胞的活动力，如促进上皮-间质转化（epithelial-mesenchymal transition，EMT），促进细胞外基质降解，促进骨髓原始细胞动员（bone marrow progenitor mobilization），促进血管生成以及帮助肿瘤细胞逃避机体免疫系统的杀灭等。

肿瘤转移与促进基因和抑制基因之间表达失衡相关。不是所有的肿瘤都有转移表型，同种肿瘤细胞不同个体的转移能力也不一样。

（一）肿瘤转移促进基因

在细胞基因组中，具有促进肿瘤细胞浸润或转移潜能的基因称为肿瘤转移基因，这类基因亦称为肿瘤转移促进基因（metastasis enhancing gene）。肿瘤转移相关基因（metastasis associated gene，MTA）是一个不断快速增长的基因家族。1993年，Scot D. Pencil等应用差异杂交技术从具有转移潜能的鼠乳腺癌细胞株13762NF中筛选克隆出*MTA1*基因，该基因的表达与乳腺肿瘤转移能力呈正相关，被命名为肿瘤转移相关基因1。Yasushi Toh等研究发现其cDNA全长为2756bp，包含一个独立开放阅读框，起始密码位于97～99核苷酸，终止密码位于2206～2208核苷酸。目前认为*MTA1*的高表达与一些上皮源性肿瘤的乳腺癌侵袭转移密切相关。盘收等发现鼠具有转移能力的MTLn3细胞株中*MTA1*的表达水平是无转移能力的MTC4细胞株的4倍。

促进肿瘤转移的基因不同于癌基因，肿瘤的转移是由不同的遗传因素决定的。但在癌基因研究中，某些癌基因具有促进转移的潜能，如活化的*ras*可转化人和鼠类的细胞致瘤，还能发生转移。与肿瘤转移相关的基因有很多种，但还没有严格意义上的转移基因，如*CD44V*是肿瘤转移促进基因，其表达产物CD44是广泛分布的跨膜糖蛋白分子，能与细胞外基质中透明质酸、血管内皮细胞黏附，作为受体识别透明质酸和胶原蛋白Ⅰ、Ⅳ等，主要参与细胞-细胞、细胞-基质之间的特异性粘连过程。*CD44V6*高表达的癌细胞可能获得淋巴细胞的"伪装"，逃避人体免疫系统的识别和杀伤，更易进入淋巴结形成转移，还可以促进*ras*表达。表17-9列出了某些肿瘤转移促进基因。

（二）肿瘤转移抑制基因

肿瘤转移抑制基因（tumor metastasis suppressor gene）是指一些基因编码的蛋白酶能够直接或间接地抑制具有促进转移作用的蛋白，从而降低癌细胞的侵袭和转移能力的一类基因。凡是能抑制肿瘤转移形成的基因均可命名为转移抑制基因。此类基因在非转移肿瘤中呈高表达，而在转移肿瘤中低表达，同时并不影响肿瘤的生长。肿瘤抑制基因主要是抑制肿瘤细胞的恶性表型，而肿瘤转移抑制基因主要是抑制肿瘤细胞的转移表型。目前至少已发现 12 个肿瘤转移抑制基因：*CRSP3*、*DRG1*、*KAI1*、*MKK4*、*RhoGDI2*、*SSeCKs*、*VDUP1*、*E-cadherin*、*TIMPs* 和 *BRMS1*。

表 17-9　肿瘤转移促进基因与相关肿瘤

基因	相关肿瘤类型
c-ras	卵巢癌
c-myc	结直肠癌
c-mer	口腔鳞癌
c-ets 1	肺癌、乳腺癌、结肠癌
v-jun	小肠乳头瘤
CD44 基因	结直肠癌、黑色素瘤、胰腺癌
整合素 β1 基因	淋巴瘤
癌胚抗原基因	结肠直肠癌
前列腺特异性抗原（PSA）基因	前列腺癌
表皮生长因子受体基因	非小细胞肺癌
巨噬细胞集落刺激因子基因	卵巢癌
MUC1 基因	结直肠癌
12- 脂氧合酶基因	结肠癌、前列腺癌

1. *NM23* 基因　1988 年，美国国立癌症研究所的 Patricia S. Steeg 等在鼠 K-1735 黑色素瘤的 cDNA 文库中通过差相杂交筛选出一个 cDNA 克隆，用这种 cDNA 与 7 株具有不同转移能力的 K-1735 细胞株的 mRNA 进行 Northern 印迹杂交，结果显示此基因在每个细胞株的表达分别与它们的转移能力呈负相关；原位杂交也显示其在低转移细胞株中的转录表达比高转移细胞株增高 10 倍，遂将此基因命名为 *NM23* 基因（non-metastasis，编号为 23 的 cDNA 基因克隆），认为是一种肿瘤转移抑制基因。

人类发现的 *NM23* 基因有 *NM23-H1*、*NM23-H2*、*DR-NM23* 和 *NM23-H4* 四种。*NM23-H1* 和 *NM23-H2* 都定位于染色体 17q21.3，每个基因都含有 5 个外显子，其蛋白产物含有 152 个氨基酸残基，两基因蛋白的 88% 具有相同的氨基酸顺序。*DR-NM23* 定位于染色体 16q13，含有 5 个内含子和 6 个外显子，其蛋白产物与 *NM23-H1* 和 *NM23-H2* 两基因的蛋白产物具有 70% 左右的相同氨基酸序列。*NM23-H4* 定位于染色体 16p13.3，其蛋白产物具有 187 个氨基酸顺序。一些研究表明，*NM23* 基因在乳腺癌、肝癌、黑色素瘤、胃癌中的表达与肿瘤的转移及临床预后不良呈负相关。

2. *Kai1* 基因　是 1995 年董金堂等从前列腺癌杂交细胞 AT6.1 的第 11 号染色体分离到的特异性抑制前列腺癌转移的基因。*Kai1* 基因定位于 11p11.2，长约 80kb，有 10 个外显子和 9 个内含子，编码一种由 267 个氨基酸组成的 4 次跨膜超家族糖蛋白，结构与 CD82 相同。后来的研究发现，*Kai1* 基因表达下降或缺失与卵巢恶性肿瘤的发生与转移密切相关。

3. *Kiss-1* 基因　1996 年李正雄等将人类黑色素瘤高转移细胞株 C8161 与非转移细胞株 neo/C8161.1 的 cDNA 杂交时，发现一个只在 neo/C8161.1 表达的 cDNA 片段，将其命名为 *Kiss-1*。*Kiss-1* 基因定位于 1q32 ～ q41，含 4 个外显子。后来研究发现，*Kiss-1* 基因最初的翻译产物是一个由 145 个氨基酸残基组成的亲水性蛋白，含多个磷酸化位点。该蛋白磷酸化后可产生 54 个氨基酸、14 个氨基酸、13 个氨基酸或 10 个氨基酸的残基肽，其中一个由 Kiss-1 蛋白 68 ～ 121 位氨基酸组成的含 54 个氨基酸的残基肽（KP54）是一种新的孤儿 G 蛋白偶联受体（HoT7T175）的配体。KP54 是 *Kiss-1* 妊娠前期滋养层细胞中表达的产物，能使胞内 Ca^{2+} 浓度增加，同时能明显抑制肿瘤细胞的迁移和侵袭。

三、细胞黏附因子与肿瘤转移

（一）细胞黏附因子

细胞黏附分子（cell adhesion molecule，CAM）是参与细胞与细胞之间及细胞与细胞外基质

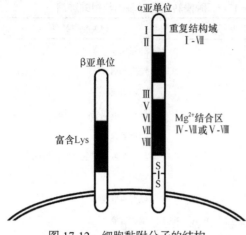

图 17-12　细胞黏附分子的结构

之间相互作用的膜表面糖蛋白。细胞黏附指细胞间的黏附，是细胞间信息交流的一种形式。CAM 是通过识别与其黏附的特异性受体而发生相互间的黏附。在肿瘤转移的每个环节均包含黏附与分离（黏附解聚）两个方面。细胞黏附分子都是跨膜糖蛋白，分子结构由三部分组成：①胞外区，肽链的 N 端部分，带有糖链，负责与配体的识别；②跨膜区，多为一次跨膜；③胞质区，肽链的 C 端部分，一般较小，或与质膜下的骨架成分直接相连，或与胞内的化学信号分子相连，以活化信号转导途径（图 17-12）。细胞黏附分子主要分为五类：钙黏素、透明质酸黏素、选择素、整合素、免疫球蛋白超家族。

1. 钙黏素（cadherin）　属于亲同性 CAM，其作用依赖于 Ca^{2+}。至今已鉴定出 30 种以上钙黏素，分布于不同的组织。钙黏素分子结构同源性很高，其胞外部分形成 5 个结构域，其中 4 个同源，均含 Ca^{2+} 结合部位。决定钙黏素结合特异性的部位在靠近 N 端的一个结构域中，只要变更其中 2 个氨基酸残基即可使结合特异性由 E- 钙黏素转变为 P- 钙黏素。钙黏素分子的胞质部分是最高度保守的区域，参与信号转导。

钙黏素通过不同的连接蛋白与不同的细胞骨架成分相连，如 E- 钙黏素通过 α-、β-、γ- 连环蛋白（catenin）及黏着斑蛋白（vinculin）、锚蛋白、α 辅肌动蛋白等与肌动蛋白纤维相连；桥粒中的桥粒核心糖蛋白（desmoglein）及桥粒糖蛋白（desmocollin）则通过桥粒致密斑与中间纤维相连。

钙黏素的作用主要有以下几个方面：①介导细胞间连接，在成年脊椎动物，E- 钙黏素是保持上皮细胞相互黏合的主要 CAM，是黏合带的主要构成成分，桥粒中的钙黏素就是桥粒核心糖蛋白及桥粒糖蛋白；②参与细胞分化，钙黏素对于胚胎细胞的早期分化及成体组织（尤其是上皮及神经组织）的构筑有重要作用，在发育过程中通过调控钙黏素表达的种类与数量可决定胚胎细胞间的相互作用（黏合、分离、迁移、再黏合），从而通过细胞的微环境，影响细胞的分化，参与器官形成过程；③抑制细胞迁移，很多种癌组织中细胞表面的 E- 钙黏素减少或消失，以致癌细胞易从瘤块脱落，成为侵袭与转移的前提。因而有人将 E- 钙黏素视为转移抑制分子。

2. 透明质酸黏素（hyalherin）　是可结合透明质酸糖链的一类分子，具有相似的氨基酸序列和空间构象。CD44 族是其中的一个成员，相对分子质量范围为 85 000 ～ 250 000，介导细胞与细胞间及细胞与细胞外基质间的相互作用。CD44 的糖链为硫酸软骨素及硫酸乙酰肝素。CD44 肽链的 N 端可结合透明质酸，故 CD44 也被视为透明质酸的受体。CD44 的功能包括：①与透明质酸、纤连蛋白及胶原结合，介导细胞与细胞外基质之间的黏附；②参与细胞对透明质酸的摄取及降解；③参与淋巴细胞归巢；④参与 T 细胞的活化；⑤促进细胞迁移。CD44 在多种肿瘤细胞的表达比相应正常组织为高，并与肿瘤细胞的成瘤性、侵袭性及淋巴结转移性有关。

3. 选择素（selectin）　属于亲异性 CAM，其作用依赖于 Ca^{2+}，主要参与白细胞与脉管内皮细胞之间的识别与黏合。已知的选择素有三种：L- 选择素、E- 选择素及 P- 选择素。选择素的胞外区由三个结构域构成：N 端的 C 型凝集素结构域，EGF 样结构域和重复次数不同的补体结合蛋白结构域。选择素通过凝集素结构域来识别糖蛋白及糖脂分子上的糖配体。E- 选择素及 P- 选择素所识别与结合的糖配体为唾液酸化及岩藻糖化的 N- 乙酰氨基乳糖结构（sLeX、sLeA）。sLeA 结构存在于髓系白细胞表面（其中包括 L- 选择素）分子中。多种肿瘤细胞表面也存在 sLeX 及 sLeA 结构。P- 选择素储存于血小板的 α 颗粒及内皮细胞的 Weibel-Palade 小体。炎症时活化的内皮细胞表面首先出现 P- 选择素，随后出现 E- 选择素。它们对于召集白细胞到达炎症部位具有重要作用。E- 选择素存在于活化的血管内皮细胞表面。炎症组织释放的白介素 -1（IL-1）及肿瘤坏死因子（tumor necrosis factor，TNF）等细胞因子可活化脉管内皮细胞，刺激 E- 选择素的合成。L- 选择素广泛存在于各种白细胞的表面，参与炎症部位白细胞的出脉管过程。白细胞表面 L- 选择素分子上的 sLeA 与活化的内皮细胞表面的 P- 选择素及 E 选择素之间的识别与结合，可召集血液中快速流动的白细胞在炎症部位的脉管内皮上减速滚动（即通过黏附、分离、再黏附、……，如此循环），最后穿过血管进入炎症部位。炎症一开始即启动白细胞的功能变化，各种选择素均使血管中白细胞的运动减慢而形成滚动状态，其中 P- 选择素和 L- 选择素在缺血 - 再灌注过程中的作用更大。

　　4. 整合素（integrin）　大多为亲异性细胞黏附分子，其作用依赖于 Ca^{2+}，介导细胞与细胞间的相互作用及细胞与细胞外基质间的相互作用。几乎所有动植物细胞均表达整合素。整合素是由 α（120 000 ～ 185 000）和 β（90 000 ～ 110 000）两个亚单位形成的异二聚体。迄今已发现16 种 α 亚单位和 9 种 β 亚单位，它们按不同的组合构成 20 余种整合素。α 亚单位的 N 端有结合二价阳离子的结构域，胞质区近膜处都有一个非常保守的 KXGFFKR 序列，与整合素活性的调节有关。按 β 亚单位分类整合素可分为 β1、β2 和 β3 三个亚家族。β1 亚家族也称为 VLA（very late activation antigen）家族，含有 VLA-1 ～ 6 六种整合素。VLA-1、2 作为 T 细胞的后期活性化抗原而首先被认定。而后的 VLA-3、4、5、6 因有同样的 β 链故称 VLA-3、4、5、6，VLA-4、5 在静止期的淋巴细胞中最高。含 β1 亚单位的整合素主要介导细胞与细胞外基质成分之间的黏附。β2 亚家族也称 CD18 抗原，因白细胞上均有 1 个或多个 β2 整合素故称白细胞整合素（leukocyte integrin），包括 3 类糖蛋白：①淋巴细胞功能相关抗原 -1（lymphocyte function-associated antigen-1，LFA-1），即 CDⅡa/CD18，是白细胞上的黏附受体，参与白细胞与内皮细胞的黏附过程，能识别 ICAM，LFA-1 与 ICAM 的黏附受细胞激动的调节，参与中性粒细胞、单核细胞和淋巴细胞向血管内皮的黏附，LFA-1 还参与细胞毒性细胞与其靶细胞、NK 细胞与其靶细胞的相互作用；②巨噬细胞分化抗原 -1（Mac-1），Mac-1（CR3、CD11b/CD18）能与补体蛋白 C3bi 相互作用，识别纤维蛋白原和内皮细胞上 1 个尚未被鉴定的配子 X 及几种微生物抗原；③ p150.95（CD11c/CD18），其配体特异性还不清楚，但知其可参与细胞与内皮和细胞与表面结合的纤维蛋白原的相互作用，如缺乏可造成白细胞与内皮细胞黏附障碍，患者往往发生反复感染，严重者可发生致命性的难以控制的败血症而死亡。含 β2 亚单位的整合素主要存在于各种白细胞表面，介导细胞间的相互作用。β3 亚家族称为细胞黏附素（cytoadhesion），含人玻连蛋白受体（vitronectin receptor，VNR）和血小板的 gpⅡb/Ⅲa。细胞黏附素按功能分类可分为 2 类：①存在于淋巴细胞上，通过与 Ig 家族中的 CAM 结合而介导异型性细胞间的黏附；②作为各种 ECM 的配体，介导细胞与 ECM 的黏附，从而控制细胞与基膜的结合，以及细胞的游走。如整合素 β1 和 β3 亚家族就有层连蛋白（laminin，LN）、紧密连接蛋白（claudin，CL）、纤连蛋白（fibronectin，FN）、玻连蛋白（vitronectin，VN）等 ECM 受体的机能。β3 亚单位的整合素主要存在于血小板表面，介导血小板的聚集，并参与血栓形成。除 β4 可与肌动蛋白及其相关蛋白结合，α6β4 整合素以层黏连蛋白为配体，参与形成半桥粒。

　　5. 免疫球蛋白超家族（Ig-superfamily，Ig-SF）　包括分子结构中含有免疫球蛋白（Ig）样结构域的所有分子，一般不依赖于 Ca^{2+}。免疫球蛋白样结构域系指借二硫键维系的两组反向平行 β 折叠结构。除免疫球蛋白外，还包括 T 细胞受体、B 细胞受体、主要组织相容性复合体（major histocompatibility complex，MHC）及细胞黏附分子（CAM）等。有的属于亲同性 CAM，如各种神经细胞黏附分子（neural cell adhesion molecule，NCAM）及血小板内皮细胞黏附分子（platelet-endothelial cell adhesion molecule，PECAM）；有的属于亲异性 CAM，如细胞间黏附分子（intercellular adhesion molecule，ICAM）及脉管细胞黏附分子（vascular cell adhesion molecule，

VCAM）等。ICAM 及 VCAM 的配体都是整合素。NCAM 有 20 余种异型分子，它们在神经发育及神经细胞间相互作用中有重要作用。

ICAM 及 VCAM 在活化的血管内皮细胞表达。炎症时，活化的内皮细胞表面的 ICAM 可与白细胞表面的 αLβ2 及巨噬细胞表面的 αMβ2 相结合；VCAM 则可与白细胞的 α4β1 整合素相结合。它们继上述选择素介导的白细胞与内皮细胞的黏合作用之后使在内皮上滚动的白细胞固着于炎症部位的脉管内皮并发生铺展，进而分泌水解酶而穿出脉管壁。

（二）细胞黏附因子对肿瘤转移的作用

细胞表面黏附分子表达数量的调节方式主要有诱导储存在细胞内的黏附分子转移到细胞表面和诱导黏附分子的重新合成两种方式。转移形式的过程发生迅速，只需数秒，且维持时间短暂。如凝血酶和组胺作用于内皮细胞可以诱导内皮细胞内储存的 CD62 分子迅速转移到细胞表面，然后又很快被内吞而消失；又如 CD11b/CD18、CD11c/CD18 储存在中性粒细胞的胞浆颗粒内，在 PMA、TNF、IL-1 刺激后迅速转移到细胞表面。重新合成过程发生较为迟缓，一般需数小时，但维持时间较长。IL-1 和 TNFα 作用于血管内皮细胞则可以诱导 E- 选择素和 VCAM-1 分子的重新合成与表达，诱导后 4 小时达到高峰，并可维持 24 小时以上。肿瘤细胞与其起源的正常组织细胞相比其表达的黏附分子可有很大差异，这可能是某些肿瘤细胞易发生浸润、转移等现象的分子基础。

恶性肿瘤的重要生物学特征是其对邻近正常资质的浸润及远处转移。肿瘤细胞膜表面有丰富的绒毛突起并分泌锚着黏附分子，不利于细胞本身群集，而利于锚定特定的靶位进行生长繁殖。目前已知肿瘤的浸润与转移与其黏附分子表达的改变有关。一方面肿瘤细胞某些黏附分子表达的减少可以使细胞间的附着减弱，肿瘤细胞脱离与周围细胞的附着，是肿瘤浸润及转移的第一步；另一方面，肿瘤细胞表达的某些黏附分子使已入血的肿瘤细胞得以黏附血管内皮细胞，造成血行转移。血管生长因子促进毛细血管形成，以利于肿瘤细胞在小血管、淋巴管定居，重新增殖形成新的肿瘤团块。肿瘤细胞除黏附分子表达水平改变外，黏附分子在其表面的分布往往也有改变。E- 钙黏素分子在正常的上皮组织中只分布于细胞相邻的侧面。而在某些上皮组织起源的肿瘤细胞 E- 钙黏素分子可以表达在细胞顶部。尽管某些肿瘤细胞可以表达一定水平的 E- 钙黏素分子，但分布的异常使其难以发挥细胞间附着作用，这也可能与肿瘤的浸润与转移有关。

（三）细胞黏附因子与肿瘤的诊断

不同整合素分子在不同的组织、细胞有其特定的分布方式，虽然在肿瘤组织整合素分子的表达不同于正常组织，但仍在一定程度上保留了这种特定的分布方式，从而可以作为肿瘤分型诊断的参考依据。由于分化程度低的恶性肿瘤细胞难以区分其组织来源，因此对其整合素分子表达的检测可以作为肿瘤诊断的一个有效的辅助手段。

思 考 题

1. 细胞癌基因有哪些激活机制？
2. 癌基因和抑癌基因与肿瘤发生的关系？
3. 肿瘤的转移机制如何？
4. 简述与肿瘤转移有关的细胞黏附分子。

（孙丽梅）

第十八章　细胞凋亡的分子机制

细胞凋亡（apoptosis）是指机体为维持其内环境稳定，由基因控制的细胞自主和有序的死亡形式。细胞凋亡是多细胞生物生长发育过程中最基本的生命活动之一。同细胞增殖和细胞分化一样，细胞凋亡也是围绕着细胞生命周期，调控整个生命的进程。1965 年，澳大利亚昆士兰大学学者 John F. R. Kerr 发现，结扎鼠肝静脉可引起肝脏萎缩，在肝组织中形成大量坏死小块。然而，电镜观察却发现，这些小团块中的溶酶体并没有被破坏，这些细胞发生固缩，形成胞质碎片，无炎症反应，显然不同于细胞坏死。其后，克尔和苏格兰爱丁堡大学的 Andrew H. Wyllie 教授等进一步研究了这种细胞死亡方式的特点，于 1972 年正式提出细胞凋亡的概念，开启了细胞凋亡研究的序幕。克尔等根据细胞凋亡时的表征，借用了希腊语描写树叶凋落的名词 apoptosis（apo：away from，ptosis：falling off）来表示细胞凋亡，意思是花儿凋谢，树叶飘零，有着"梧桐一叶落而知天下秋"的意境。

对于细胞正常死亡的研究最早可以追溯到 1842 年，德国科学家 Karl C. Vogt（1817～1895）在研究蝌蚪发育时发现一种不同于细胞坏死的细胞死亡现象。1885 年，德国科学家 Walther Flemming（1843～1905）在研究卵巢滤泡细胞核降解和消失时，发现染色质浓缩形成"半月形"，第一次描述有关细胞凋亡的特性，并提出这种细胞死亡是生物体生理机能的一部分。1965 年，美国细胞生物学家 Richard A. Lockshin（1937～）等在研究蛾的变态发育过程时发现，蛾蜕变时，其幼虫肌肉细胞由于某些激素的作用而死亡，使幼虫变成蛾，认为这是一种发育调节性死亡，首次提出程序性细胞死亡的概念。细胞程序性死亡（programmed cell death，PCD）是指生物在发育过程中由基因控制的对一定生理刺激的反应性死亡。PCD 包括凋亡、炎性凋亡（pyroptosis）和程序性坏死（necroptosis）。细胞凋亡是对细胞死亡过程中一系列固定模式的形态变化的描述。大多数情况下 PCD 的形态变化表现为凋亡，故常把凋亡和 PCD 看作意义相近的概念。

细胞凋亡是多细胞生物发育及成体维持细胞数目平衡的一种正常事件，贯穿于生物全部生命活动中，如胸腺细胞的凋亡、未建立突触联系的神经元凋亡、月经周期子宫内膜的脱落、哺乳期后乳腺的萎缩，以及新陈代谢过程中的细胞凋亡等。一旦调控凋亡的信号途径失调，引起细胞凋亡不足或凋亡过度，都可以引起一系列人类疾病，包括癌症、感染性疾病、自身免疫病和多种退行性疾病的发生。

第一节　细胞凋亡的生物学特征

细胞凋亡被认识以来，作为一种特殊类型的细胞死亡形式，人们对细胞凋亡的形态学特征、生物化学改变及其机制进行了系统的研究，依据细胞凋亡过程所具有的特异形态及生化改变，制定了细胞凋亡的判断标准。

一、细胞凋亡的形态学特征

各种细胞发生凋亡的改变是相似的。细胞凋亡的进程在形态学上可分成三个阶段：①凋亡起始，表现为细胞表面的特化结构消失、细胞间接触消失、线粒体大体完整、核糖体与内质网逐渐脱离、内质网囊腔膨胀并与质膜发生融合，以及染色质固缩等；②形成凋亡小体，核染色质发生断裂并与一些细胞器聚集在一起，被质膜包绕产生凋亡小体；③凋亡小体被吞噬细胞所吞噬清除。

　　细胞凋亡的形态学改变是多阶段发生的。在光学显微镜（光镜）和电子显微镜（电镜）下观察凋亡细胞，其主要形态学特征表现为细胞体积缩小、核固缩、胞质凝缩、细胞骨架解体，其中以细胞核的变化最为显著。

　　1. 细胞膜的变化　　凋亡细胞逐渐失去原有的特化结构，如微绒毛、细胞突起，细胞表面的皱褶消失，细胞表面出泡，细胞间连接及一些与细胞间连接有关的蛋白质也随着凋亡进程消失。细胞膜的通透性改变不明显，内容物不易渗出，因此无炎症反应。共聚焦显微镜观察发现细胞膜电位下降，膜流动性降低。另外，细胞膜上出现一些与凋亡细胞清除有关的生物大分子，如磷脂酰丝氨酸（phosphatidylserine，PS）。随着凋亡的进展，细胞膜皱缩内陷，分割包绕核碎片和胞质，形成凋亡小体（图 18-1）。

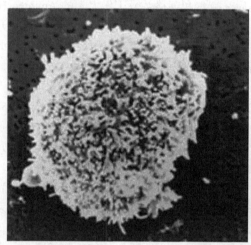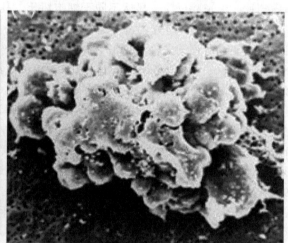

图 18-1　凋亡细胞膜的形态变化
左为正常胸腺细胞；右为凋亡胸腺细胞

　　2. 细胞质的变化　　细胞凋亡时，首先发生细胞质脱水及明显的浓缩，凋亡细胞的体积变小为原来的 70% 左右。随着细胞凋亡的进展，细胞器互相靠近，出现不同程度的形态改变。凋亡早期可见线粒体增大、嵴增多，接着出现线粒体空泡化，细胞色素 c（cytochrome c，Cyt c）自线粒体向胞质溢出，这是细胞凋亡早期常发生的一种现象。内质网腔大多膨胀，与细胞膜融合，在融合处的细胞膜形成火山口样凹陷，有的形成膜表面的芽状突起，成为特征性的发泡现象。细胞骨架由疏松有序的结构变得致密紊乱，其主要成分肌球蛋白和肌凝蛋白含量明显减少。溶酶体和核糖体结构相对完整。

　　3. 细胞核的变化　　核的致密化是凋亡细胞最重要的形态特征。核 DNA 在核小体连接处发生断裂，所形成的核小体片段向核膜下或中央部异染色质区聚集，形成新月状、马蹄形、眼球状或花瓣形的浓缩染色质块。凋亡细胞中染色质块聚集于核膜下，称为边集（margination）；或聚集于核中央部，称为中集（clumping）。核孔变大而导致其通透性增大，细胞质中水分不断渗入，在染色质聚集部位以外的区域形成低电子密度的透明区（图 18-2）。透明区的不断扩大，造成染色质进一步凝聚，核纤层断裂解体，核膜在核孔处断裂，可包裹分割染色质形成核碎片，分散在细胞的不同部位。

　　4. 凋亡小体的形成与清除　　凋亡小体（apoptotic body）是由于发生凋亡的细胞膜皱缩、内陷，将细胞自行分割成多个含数目不等核碎片和细胞器的小体。光镜下凋亡小体多呈圆形或卵圆形，大小不等，边界清楚，胞质浓缩，呈强嗜酸性，故也称之为嗜酸性小体（acidophilic body）（图 18-3）。

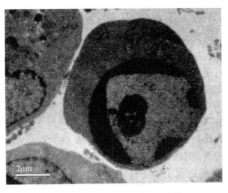

图 18-2 凋亡细胞核的形态

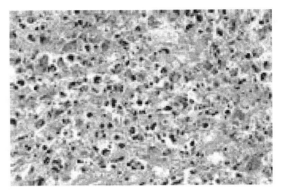

图 18-3 肝细胞凋亡

凋亡小体的形成可以通过下面两种方式：①通过发芽脱落机制：凋亡细胞内浓缩的染色质块，经核碎裂形成大小不等的核碎片（染色质块）。细胞通过发芽、起泡等方式，形成一个球形的膜包小体，内含胞质、细胞器和核碎片，脱落后形成凋亡小体。②通过自噬体形成机制：凋亡细胞内线粒体、内质网等细胞器和其他胞质成分一起被内质网膜包裹形成自噬体，与凋亡细胞膜融合后，自噬体排出细胞外成为凋亡小体。有些细胞仅仅发生核固缩和胞质浓缩，成为单个致密结构，也被称为凋亡小体。

凋亡小体形成后，很快被周围的巨噬细胞吞噬分解，因此许多组织切片上不易观察到凋亡小体。有时在巨噬细胞内可见形态完好的凋亡小体。凋亡的上皮细胞常被其邻近的同类细胞所吞噬，形成"同类相食"现象。凋亡的细胞以单个细胞反应为主，被清除的过程不伴有炎症反应，也就不会产生结缔组织修复，在组织中不形成瘢痕。

二、细胞凋亡的生物化学特征

1. 细胞膜磷脂酰丝氨酸 在凋亡发生的早期，细胞膜常常出现一些标志性的生物化学变化，利于被邻近细胞或巨噬细胞识别和吞噬，主要表现为细胞膜上磷脂酰丝氨酸（PS）由细胞膜内侧外翻到细胞膜外表面，这一特征是早期细胞凋亡的特殊标志。

2. 染色质 DNA 片段化 细胞凋亡时，内源性内切核酸酶（如 DNase Ⅰ、DNase Ⅱ、Nuc-18）被活化，切割核小体连接区的 DNA 链，产生 DNA 片段大小为 $180 \sim 200bp$ 整数倍的寡核苷酸片段，经琼脂糖凝胶电泳后呈现阶梯状 DNA 梯状条带（DNA ladder）（图 18-4），是凋亡细胞最典型的生物化学特征之一。而细胞坏死时，DNA 被随机降解为大小不等的片段，琼脂糖凝胶电泳后呈现弥散性 DNA 条带。另外，细胞凋亡也可导致高分子量 DNA 中的单链断裂，可以通过末端脱氧核苷酸转移酶介导的 dUTP 缺口末端标记 [terminal deoxynucleotidyl transferase（TdT）-mediated dUTP nick end labeling，TUNEL] 的方法来鉴定。然而，仅使用 TUNEL 方法不能区分细胞凋亡和坏死。凋亡细胞 DNA 被切割时可导致 3′端单碱基突出，应用原位寡核苷酸片段连接（in situ oligo-ligation，ISOL）的方法可检测这一现象，该方法能够更好地区分细胞凋亡和坏死。

3. 胞浆 Ca^{2+} 浓度的持续增高 细胞 Ca^{2+} 稳态失衡是凋亡过程中普遍存在的现象。Ca^{2+} 是重要的胞内信号转导因子，参与凋亡过程中一些关键点的调节。各种应激损伤导致胞外 Ca^{2+} 内流

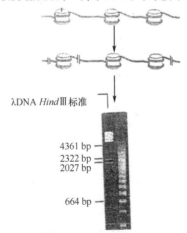

λDNA HindⅢ 标准

4361 bp
2322 bp
2027 bp

664 bp

图 18-4 凋亡细胞 DNA 琼脂糖凝胶电泳呈现梯状条带

增加和钙储库（线粒体、内质网、肌质网）释放 Ca^{2+}，使得胞浆 Ca^{2+} 浓度持续增高，从而启动细胞凋亡。特别是在凋亡早期，Bcl-2 家族的促凋亡成员 Bak 和 Bax 可快速清空内质网 Ca^{2+}。细胞内 Ca^{2+} 超载，打破了细胞内结构的稳定，导致线粒体 Cyt c 释放到胞质，活化胱天蛋白酶，诱发细胞凋亡。

4. 胞浆 pH 降低　细胞凋亡伴随着胞浆 pH 下降，而胞浆酸化影响细胞凋亡。胞浆 pH 的降低主要由以下因素引起：①胞内 Ca^{2+} 升高，Ca^{2+} 泵入细胞器或泵出细胞外时质子作为平衡离子泵入细胞内；②凋亡细胞糖酵解作用加强，酸性代谢产物增多；③凋亡细胞膜 Na^+/H^+ 反向转运蛋白的作用。胞浆酸化可激活酸性内切核酸酶 DNase Ⅱ，触发核小体 DNA 裂解，启动细胞凋亡。胞浆 pH 降低也增强了一些酸性功能蛋白，如谷氨酰胺转移酶和酸性鞘磷脂酶等在细胞凋亡中的作用。有研究结果表明，原癌基因（如 *Bcl-2* 和 *Mcl-1*）在干扰细胞凋亡过程中也导致了细胞内 pH 的改变。

5. 线粒体老化　细胞凋亡因子可诱导线粒体生成通透性转变孔道（permeability transition pore，PTP），引起线粒体内膜通透性转变，进而导致跨膜电位的耗散和生物合成破坏，细胞的能量代谢受损，引起线粒体氧化呼吸链解偶联。这些变化过程可引发线粒体内 Ca^{2+} 释放和产生大量活性氧类（reactive oxygen species，ROS）。ROS 是细胞凋亡的信号分子和效应分子，ROS 作为信号分子可以激活一些引起细胞凋亡的蛋白酶或凋亡诱导因子，诱导细胞凋亡。ROS 产物的增加可以减少细胞内还原物质 [如 NADH、NADPH 和谷胱甘肽（GSH）]，同时破坏线粒体跨膜压（$\Delta\psi m$），增加线粒体膜的通透性而引起细胞凋亡。

三、细胞凋亡与细胞坏死的区别

造成细胞死亡的原因很多，细胞死亡的现象也是十分错综复杂。对于多细胞生物，细胞凋亡和细胞坏死（necrocytosis）是细胞死亡的主要方式。细胞凋亡属于有规律的自我消亡，多为生理性死亡，是有序的主动死亡过程，是细胞衰老过程中各个细胞功能逐渐减退的结果。细胞坏死是属于细胞非正常死亡，是无序的被动死亡过程。

电镜下观察，凋亡细胞皱缩，质膜完整，胞浆致密，细胞器密集，出现不同程度的退变，核染色质致密形成大小不一的团块，固缩在核膜附近，DNA 断裂，电泳呈梯状条带，细胞骨架崩解，进而核裂解，胞浆多发性芽突，出现凋亡小体。凋亡小体迅速在局部被吞噬细胞吞噬（图 18-5）。由于凋亡的细胞没有破裂，所以没有细胞内容物外泄，很少引起炎症反应。细胞凋亡是一个耗能过程，需 ATP 提供能量。

与细胞凋亡不同，细胞坏死是损伤因子超过细胞可以承受的强度和阈值导致的死亡，属于机体病理状态下引起的死亡。细胞坏死是渐进性的细胞无序变化的死亡过程。坏死的细胞镜下表现为细胞胀大、胞膜破裂、细胞内容物外溢，引起局部严重的炎症反应（图 18-5）；核变化较慢，DNA 降解不充分，电泳呈现"弥散性涂片状条带"。在多数情况下，只要坏死尚未发生或病因被消除，则组织细胞的损伤仍可恢复。而一旦组织细胞的损伤严重，代谢紊乱，出现一系列的形态学变化，则损伤不能恢复，是不可逆的被动过程。在个别情况下，由于损伤因子的作用极为强烈，坏死可迅速发生，有时甚至可无明显的形态学改变。

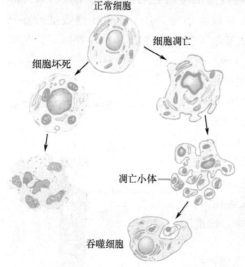

图 18-5　凋亡细胞和坏死细胞发生的形态学变化

这两种细胞死亡形式，在形态学、生化代谢、分子机制和细胞结局等方面虽有本质的区别（表18-1），但也有联系。近年来体外凋亡实验发现，细胞凋亡与坏死没有绝对的界限。实验室诱导细胞凋亡的实验中，诱导剂量增加或延长诱导时间，可使凋亡细胞发生继发性细胞坏死。在体内，如果细胞的吞噬功能障碍，凋亡小体没有被及时清除，凋亡小体的膜结构破坏后，内含的溶酶体水解酶释放出来，也可以引起细胞坏死。

表 18-1 细胞凋亡与坏死的主要特征比较

特征	细胞凋亡	细胞坏死
诱导因子	特定诱导凋亡信号，多为生理性	强烈病理性刺激因素
能量需求	需要	不需要
组织反应	细胞吞噬凋亡小体或细胞，非炎性反应，多是单个细胞丢失	细胞内容物溶解释放，炎性反应，多是成群细胞死亡
形态学特征		
细胞	细胞皱缩，与邻近细胞的连接丧失	肿胀
细胞膜	完整、鼓泡、凋亡小体的形成	溶解或通透性增加
细胞器	完整	受损
细胞核	皱缩、片段化	分解
溶酶体	完整	破裂
线粒体	肿胀、通透性增加，细胞色素 c 释放	肿胀、破裂、ATP 耗竭
生物化学特征		
基因调控	由凋亡基因调控	与基因调控无关
DNA	核小体 DNA 断裂，呈 $(180 \sim 200bp)^n$ 大小的片段，电泳呈梯状带	随机大小片段，电泳呈涂片状
新蛋白质合成	有	无

第二节 细胞凋亡相关基因

通过对线虫的研究发现，细胞凋亡的发生与基因的活化及新蛋白的合成有关，是级联式基因表达的结果。研究发现细胞内部多种基因编码的产物直接参与凋亡的发生与发展，细胞外部因素可通过信号转导通路影响细胞内部基因的表达，间接调控细胞的凋亡。

一、线虫中控制凋亡的相关基因

在研究秀丽隐杆线虫（C.elegans）的发育过程中，发现了十几个基因与细胞凋亡有关，其中有些基因已在哺乳动物中找到功能和结构相似的同源基因（表18-2），说明细胞凋亡的机制在动物进化的过程中高度保守。

表 18-2 线虫凋亡相关基因

编码基因	编码产物	哺乳动物相似物
ced-1 /egl-1	CED-1/EGL-1	CD91/ SREC（清道夫受体）
ced-2	CED-2	Crk II（一种接头蛋白）
ced-3	CED-3	Caspase-1/ICE（白介素 -1β 转换酶）

续表

编码基因	编码产物	哺乳动物相似物
ced-4	CED-4	Apaf-1（凋亡蛋白酶激活因子 -1）
ced-5	CED-5	DOCK180/DOCK1（鸟苷酸交换因子）
ced-6	CED-6	GULP1（一种接头蛋白）
ced-7	CED-7	ABC1（ATP 结合盒转运蛋白）
ced-8	CED-8	XK 膜转运蛋白
ced-9	CED-9	Bcl-2（抗凋亡蛋白）
ced-10	CED-10	Rac1（小 GTP 酶）
ced-11	CED-11	?
ced-12	CED-12	ELMO（一种吞噬蛋白）

线虫中与凋亡有关的基因，*ced-3* 和 *ced-4* 基因产物促进细胞凋亡，被激活后导致细胞的程序性死亡，被称为细胞死亡基因。而 *ced-9* 基因产物可抑制凋亡，保护细胞免于死亡，被称为死亡抑制基因。这 3 个基因是与细胞凋亡直接相关的基因。CED-4 能与 CED-3、CED-9 结合，以及自身相互作用。CED-4 的寡聚化引起无活性的 CED-3 经自催化裂解为有活性的 CED-3。CED-9 通过结合 CED-4 和阻止它寡聚化而发挥作用。在注定要死亡的细胞中，当 EGL-1 结合到膜约束的 CED-9，并自 CED-4 — CED-9 复合物上取代 CED-4 后，使 CED-4 寡聚化，后者促进 CED-3 的蛋白水解自身激活，此时凋亡途径被激活。

影响凋亡的其他基因，如 *ced-1/egl-1*、*egl-2*、*egl-5*、*egl-6*、*egl-7*、*egl-8* 和 *-10*，可调控细胞的吞噬作用，*nuc-1* 可控制 DNA 裂解，*ces-1*、*ces-2* 和 *egl-2* 等是影响特异细胞类型凋亡的基因。

二、哺乳动物细胞凋亡相关基因

哺乳动物中有多种与凋亡和抗凋亡相关的基因，如胱天蛋白酶家族、Bcl-2 家族、凋亡蛋白酶活化因子 -1 和凋亡蛋白抑制因子家族等。

（一）Caspase 家族

胱天蛋白酶（cystein aspartate-specific proteinase，caspase），旧称半胱氨酸蛋白酶或半胱氨酸天冬氨酸酶，属于蛋白酶家族。caspase 的共同特点是它们的活性位点都含有半胱氨酸残基，该半胱氨酸残基亲核攻击和裂解靶蛋白肽链中天冬氨酸残基后的肽键。caspase 在程序性细胞死亡（包括凋亡、炎性凋亡和程序性坏死）和炎症中起重要作用。1993 年美国生物学家 Howard R. Horvitz（1947 ～）等发现哺乳动物的白介素 -1β- 转换酶（interleukin-1βconverting enzyme，ICE），即 caspase-1，与秀丽隐杆线虫 *ced*-3 基因编码的半胱氨酸蛋白酶具有相似的特性。在人类中已经确定下来 12 种 caspase 见表 18-3。

在结构上，caspase 相互之间在氨基酸序列、空间结构、作用底物及酶的特异性等方面具有相似性。正常情况下，caspase 以无活性的胱天蛋白酶原（procaspase）形式存在，半胱氨酸残基位于酶的活性中心，它们具有相似的结构与活化过程。由一条肽链构成的 procaspases 分子都含有 1 个原域（pro-domain）、1 个大片段和 1 个小片段。死亡折叠域（death fold domain，DFD）位于原域中。DFD 包括死亡域（death domain，DD）、死亡效应者域（death effector domain，DED）、胱天蛋白酶活化募集域（caspase activating and recruitment domain，CARD）和 pyrin 域（pyrin domain，PYD），如内在的起始者 caspase-9 含有 1 个 CARD，外在的起始者 caspase-8 含有 2 个

DED。（图 18-6）。

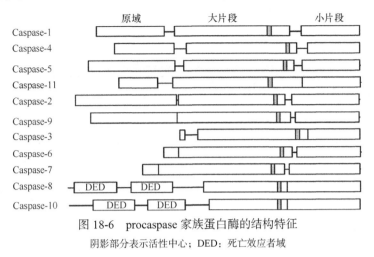

图 18-6　procaspase 家族蛋白酶的结构特征

阴影部分表示活性中心；DED：死亡效应者域

　　通过选择性剪接，有些 caspase 可产生几个不同的转录本，如 caspase-3、caspase-8 和 caspase-10 产生 2 个转录本变异物，caspase-7 产生 3 个转录本变异物。procaspase 有很低的蛋白水解活性，在某种条件下被其他 caspase 激活，有的也具有自身活化的潜力。此外，有些 procaspase 也可被其他蛋白酶激活，如细胞毒性 T 细胞的颗粒酶 B（granzyme B）激活 procaspase-3、procaspase-7、procaspase-8、procaspase-9 和 procaspase-10，组织蛋白酶 G（cathepsin G）激活 procaspase-7。活化的 caspase 具有在底物蛋白肽链中特定的天冬氨酸残基后切割肽键的活性。随着适当的刺激，procaspase 被激活。procaspase 激活始于其同源二聚化。一旦二聚化，将裂解除去原域，大片段和小片段之间裂解，产生 1 个大亚基和 1 个小亚基形成的异二聚体，再进一步形成由 2 个大亚基和 2 个小亚基组成的具有活性的异四聚体酶（图 18-7），该四聚体含有 2 个独立的催化位点，每个催化位点由 1 个大亚基与 1 个小亚基相连后组成，可与催化的底物相结合。目前已知的受 caspase 作用的底物约有 280 余种，通过 caspase 对这些底物的作用使得细胞出现凋亡的形态学和分子生物学特征。

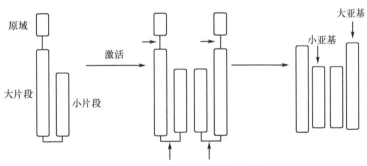

图 18-7　procaspase 激活示意图

　　根据胱天蛋白酶原域的长度、活化的方式及其在凋亡途径级联反应中所处的环节，胱天蛋白酶被分成起始者胱天蛋白酶（initiator caspase）、执行者 / 效应者胱天蛋白酶（executioner/ effector caspase）和炎性胱天蛋白酶（inflammatory caspase）。位于级联反应途径上游的起始者 caspase-2、caspase-8、caspase-9 和 caspase-10 主要负责对效应物前体进行切割。它们有较长的原域，其中含有与接头蛋白或称支架蛋白（adaptor protein）相互作用的功能域，可通过蛋白质 - 蛋白质的相互作用自我或相互激活，启动凋亡。位于级联反应下游的效应者 caspase-3、caspase-6

和 caspase-7 有较短的原域，它们的前体能被起始者 caspase 切割而活化，活化后的效应者 caspase 具有切割底物的能力，导致细胞凋亡。caspase 家族的其他成员属于炎性 caspases，参与白介素前体的活化，不直接参与细胞凋亡信号的传递，与炎症反应有关（表 18-3）。

表 18-3　caspase 家族成员及其激活作用

Caspase 的类型		（人类）编码基因	生物来源	激活作用
起始者 caspase	caspase-2/ CASP2	CASP2	人、鼠	寡聚化自激活，参与细胞毒性 T 淋巴细胞（CTL）的杀伤作用
	caspase -8/ CASP8	CASP8	人、鼠	procaspase-8 受 Fas 和各种凋亡信号刺激而激活，而后其激活 procaspase-3 和 procaspase-6
	caspase-9/ CASP9	CASP9	人、鼠	procaspase-9 受 Apaf-1 激活，而后其激活 procaspase-3、procaspase-6 和 procaspase-7，启动 caspase 的瀑布反应
	caspase-10/ CASP10	CASP10	人	procaspase-10 受 caspase-8 加工激活，而后其激活 procaspase-3、procaspase-6 和 procaspase-7
执行者 caspase	caspase-3/ CASP3	CASP3	人、鼠	procaspase-3 受 caspase-8、caspase-9 和 caspase-10 激活，而后其激活 caspase-6 和 caspase-7，是参与淀粉样 β4A 前体蛋白裂解的主导性胱天蛋白酶
	caspase-6/ CASP6	CASP6	人、鼠	procaspase-6 受 caspase-7、caspase-8、caspase-9 和 caspase-10 加工及自加工激活。caspase-6 能降低 IL-10 的表达，裂解 IL-1 受体相关激酶 3，亨廷顿蛋白（huntingtin）和淀粉样前体蛋白，在凋亡、早期免疫应答、亨廷顿病和阿尔茨海默病的神经退行性变中起作用
	caspase-7/ CASP7	CASP7	人、鼠	procaspase-7 受 caspase-3、caspase-9 和 caspase-10 激活，诱导凋亡
炎性 caspase	caspase-1/ICE	?	人、鼠	作为炎症应答起始物，procaspae-1 通过炎症小体复合物激活。而后其激活 pro-IL-1β 和 pro-IL-18，以及炎性凋亡诱导物 Gasdermin D 蛋白，在细胞免疫中扮演中心角色
	caspase-4	?	人	鼠 caspase-11 的人类同源物，功能不完全清楚，认为其在免疫系统中起某种作用
	caspase-5	?	人	鼠 caspase-11 的人类同源物。与 caspase-1 一起作为 NALP1 炎症小体的组分，参与 caspase-1 的激活
	caspase-11/ CASP11	CASP11	鼠	胞内受体蛋白酶。在固有免疫应答中通过 Toll 样受体-3（TLR-3）和 TLR-4 激活
	caspase-12/ CASP12	CASP12	人、鼠	加工和激活炎性细胞因子 pro-IL-1β 和 pro-IL-18
	caspase-13/ CASP13	CASP13	牛	可能是人类 caspase-4 的同源物
其他	caspase-14/ CASP14	CASP14	人、鼠	可能参与角化细胞的终末分化

（二）Bcl-2 家族

Bcl-2（B-cell lymphoma 2）最初从小鼠 B 淋巴瘤中分离得到，其野生型是一种原癌基因。Bcl-2 是线虫 Egl-1 和 CED-9 的同源物。哺乳动物细胞中目前发现 Bcl-2 家族有 15 个成员。它们都是含有约 180 个氨基酸残基的蛋白质，分子中都有能介导成员之间相互作用并与其功能相关的 Bcl-2 同源区（Bcl-2 homology region，BH），它们大多定位于线粒体外膜上，且多位于通透性转变孔道（PTP）处，具有改变线粒体通透性变化的能力，并通过此途径调控细胞凋亡。

　　Bcl-2 家族在线粒体凋亡通路中居核心地位，根据其功能可以分为两大类：一类是阻断细胞凋亡而促进细胞存活的 Bcl-2 家族成员，这类蛋白拥有 BH4 结构域，能够阻止线粒体外膜通透化，抑制凋亡的发生，如 Bcl-2、Bcl-xl、Mcl-1；另一类是促进细胞凋亡的 Bcl-2 家族成员，这类蛋白不含有 BH4 结构域，可促进线粒体外膜通透性增加，进而促进细胞凋亡，如 Bax、Bak 等（表 18-4）。

表 18-4　Bcl-2 家族成员的类别

类型	成员	BH1	BH2	BH3	BH4	膜锚定
促凋亡成员	Bax	+	+	+		+
	Bak	+	+	+		+
	Bok	+	+	+		+
	Bik			+		+
	Blk			+		+
	Hrk			+		+
	Biml			+		+
	Bad			+		
抗凋亡成员	Bid			+		
	Bcl-2	+	+	+	+	+
	Bcl-xl	+	+	+	+	+
	Bcl-w	+	+	+	+	+
	Mcl-1	+	+	+		+
	Al	+	+			
	Boo	+	+		+	+

（三）凋亡蛋白酶活化因子 -1

　　凋亡蛋白酶活化因子 -1（apoptosis protease activating factor 1，Apaf-1）是线粒体凋亡途径的关键因子，相对分子质量为 130 000。Apaf-1 基因系一种人类抑癌基因，与线虫的 CED-4 同源，编码一种引发细胞凋亡的胞质蛋白。现已有 5 种 Apaf -1 的 cDNA 基因被证实，包括 Apaf-1L、Apaf-1XL、Apaf-1M、Apaf-1XS 和 Apaf-1 -ALT 等异构体。Apaf-1 自 N 端分别含有 caspase 活化募集域（CARD）、ATPase 域、几个短的螺旋域和 C 端几个 WD40 重复域。ATPase 域也称为核苷酸结合寡聚化结构域（nucleotide-binding oligomerization domain，NOD），是 CED-4 同源域。其中，CARD 提供与 procaspase-9 的结合位点；NOD 提供一个 dATP/ATP 结合位点，可导致其自身寡聚化促进凋亡体（apoptosome）形成；羧基末端 WD40 重复作为细胞色素 c（Cyt c）的结合位点并可使分子锁定在其抑制构象中。

（四）IAP 家族

　　凋亡蛋白抑制因子（inhibitor of apoptosis protein，IAP）家族是一组独立于 Bcl-2 家族，具有抑制细胞凋亡的蛋白质。1995 年，Natalie Roy 等在研究脊髓性肌萎缩症过程中首次发现的 IAP 蛋白是神经元性凋亡抑制蛋白（neuronal apoptotic inhibitor protein，NAIP）。目前已经从人类发现 8 个 IAP 家族成员，它们共同的结构特点是有 3 个结构域：①氨基端有 1 个或 3 个杆状病毒 IAP 重复序列（baculoviral IAP repeat，BIR）结构域。每个 BIR 由 70～80 个氨基酸残基组成，含有 2～3

个Cys/His的IAP重复序列，核心含有大量的疏水结构。BIR结构域是IAP抑制细胞凋亡的结构基础。②羧基端含或不含1个锌指（Zine-finger）结构。该区域含有泛素连接酶E3，具有泛素化作用，能够促进与IAP相接触的蛋白，如caspase、SMAC等的降解。③cIAP-1和cIAP-2有caspase募集结构域（CARD），CARD多功能可能与IAP的功能特异性及多样性有关（图18-8）。

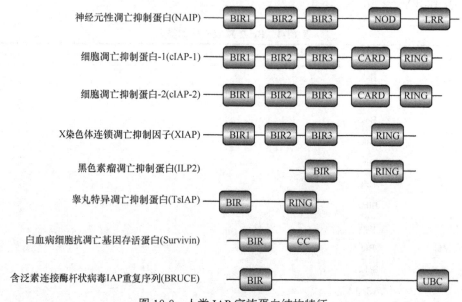

图 18-8　人类 IAP 家族蛋白结构特征

（五）野生型 p53 蛋白诱导细胞凋亡

野生型 *p53* 基因是一种抑癌基因，已被证实参与细胞周期调控点的作用。若DNA受损，p53蛋白表达水平升高，可以暂时引起细胞周期阻滞，使受损细胞获得时间对损伤的DNA进行修复。如DNA受损无法修复，则p53蛋白表达持续升高，阻止DNA复制和修复的进行，诱导细胞凋亡。野生型p53蛋白诱导细胞凋亡的机制可能是：①降低细胞内源性Bcl-2蛋白表达和抑制其功能；②提高细胞内Bax蛋白表达，使Bcl-2/Bax蛋白比例失调，促进细胞凋亡。

细胞凋亡是在基因调控下的细胞自我消亡过程。在细胞凋亡的分子生物学研究过程中，已发现多种基因参与细胞凋亡的调控。除以上介绍的几种细胞凋亡和抗凋亡的基因产物外，还有一些基因参与细胞凋亡，如 *c-myc* 基因可能直接参与启动诱导细胞凋亡；*c-Jun*、*c-fos*、*myb*、*asy*、*Rb* 和 *p16* 等基因都与细胞凋亡有关。总之，细胞凋亡是一个重要的生物学过程，许多基因的相互协调作用，共同参与了细胞凋亡的精细调控。

第三节　细胞凋亡途径

细胞凋亡作为一种生物学过程，与细胞增殖和分化一样，受到细胞内外多种信号的刺激，涉及不同信号转导途径的调控。同时，细胞凋亡的信号转导途径之间又有着交互对话（cross-talking），这使得凋亡的发生和调控机制非常复杂。细胞凋亡的过程可分为三个阶段：①起始阶段，细胞接收不同途径传递来的信号；②整合阶段，将多个起始信号进行整合，决定细胞的凋亡或存活；③执行阶段，一旦启动凋亡程序，细胞即进入不可逆的凋亡过程。现已公认，哺乳动物和人类存在3种细胞凋亡途径：死亡受体介导的凋亡途径、线粒体介导的凋亡途径和内质网介导的凋亡途径，前两种途径是主要的凋亡信号转导途径。

一、死亡受体介导的凋亡途径

死亡受体介导的细胞凋亡途径又称为外源性或非线粒体凋亡途径，由细胞外死亡信号激活。死亡信号由细胞外死亡配体与细胞膜上相应的死亡受体结合而传入细胞内部。死亡受体（death receptor）属于Ⅰ型跨膜蛋白（N端位于膜外侧而C端位于膜内侧的单跨膜蛋白），与相应配体结合后，立即激活procaspase，产生级联反应进而引起细胞凋亡。哺乳动物细胞膜的死亡受体属于肿瘤坏死因子α（tumor necrosis factor α，TNFα）受体超家族，主要包括8种死亡受体，如Fas（CD95/Apo-1）、TNFR1、TNFR2、DR3/WSL-1、DR4/TRAIL-R1、DR5/TRAIL-R2、DcR1/TRAIL-R3和DcR2/TRAIL-R4，其中Fas、TNFR1、DR4和DR5最为重要。这些受体的共同特征是：它们都属于单跨膜受体，含有2～6个富含半胱氨酸重复序列的胞外结构域，可特异性与其配体结合；受体的胞浆侧大多含有一个同源的，由约80个氨基酸残基组成的死亡结构域（DD），DD的主要功能是介导死亡受体诱发的细胞凋亡。死亡受体介导的凋亡途径有Fas/FasL、TNFα/TNFR1和TRAIL/DR1信号通路。

（一）Fas/FasL信号通路

自杀相关因子（factor associated suicide，Fas）又称CD95，是广泛表达于正常细胞和肿瘤细胞的单跨膜受体，其N端位于胞外测，其胞浆侧含有DD及阻抑结构域（suppressive domain，SD）。Fas配体（Fas ligand，FasL）属于Ⅱ型跨膜蛋白（C端位于膜外侧，N端位于膜内侧的单跨膜蛋白），主要表达于T效应淋巴细胞和肿瘤细胞表面，并以三聚体形式存在。当Fas未与FasL结合时，其SD与Fas相关磷酸酶-1（Fas-associated phosphatase 1，FAP-1）结合，使得Fas呈抑制状态。

当细胞毒性T细胞识别了受病毒感染的靶细胞后，T细胞表面的FasL三聚体与靶细胞表面的Fas结合，使Fas也形成三聚体，诱导Fas胞浆侧的SD与FAP-1脱离而被激活，同时诱导Fas胞浆侧的DD与具有DD的Fas相关蛋白（Fas-associated protein with DD，FADD）结合，募集胞浆中的FADD。FADD是死亡信号转导中的一种接头蛋白（adaptor），它的C端含DD，N端含死亡效应者域（DED）。被募集的FADD通过其DED与procaspase-8或procaspase-10的DED结合，形成由Fas-FADD-procaspase-8（或procaspace-10）组成的死亡诱导信号复合体（death-inducing signaling complex，DISC），使得富集在一起的procaspase-8（或procaspace-10）自身激活，由此完成由Fas介导的死亡信号的启动转导，进而激活下游的级联反应。活化的caspase-8（或caspace-10）一方面可直接激活下游的caspase-3、caspase-6和caspase-7，它们可催化50多种底物蛋白裂解导致细胞凋亡。这些底物蛋白包括DNA裂解因子45（DNA fragmentation factor 45，DFF45）、肌动蛋白（actin）、胞衬蛋白（fodrin）、核纤层蛋白（lamin）、cyclin A、cyclin D、cyclin E及细胞周期蛋白依赖性激酶（cyclin dependent kinase，CDK）等，引起细胞核DNA的片段化，细胞骨架结构的破坏和阻止细胞周期运行。另一方面，活化的caspase-8（或caspace-10）可催化促凋亡分子Bid的N端第60与第61位氨基酸残基间的肽键断裂，释放出活性的C端部分（61～195区段），并转位至线粒体膜，降低线粒体跨膜压，引起线粒体内Cyt c和procaspase-2、procaspase-3、procaspase-7和procaspase-9等死亡因子释放出来，在Apaf-1的参与下形成凋亡体，其中procaspase-9自身激活，通过线粒体凋亡途径扩大Fas介导的细胞凋亡（图18-9）。

（二）TNFα/TNFR1信号通路

TNFα主要由活化的巨噬细胞和淋巴细胞产生，其受体有TNFR1（p55）和TNFR2（p75），但只有TNFR1的胞浆段含有DD，故TNFα引起的细胞凋亡是由TNFR1介导，TNFR2激活的信号转导通路，对凋亡可能起到抑制性调节作用。

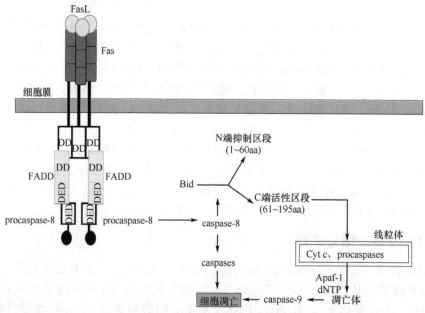

图 18-9　死亡受体介导的细胞凋亡途径及通过线粒体途径扩大凋亡效应

　　TNFα 与 TNFR1 结合，使得 TNFR1 三聚化，诱导 TNFR1 的胞浆段 DD 募集羧基端含有 DD 的肿瘤坏死因子 -1 相关蛋白（TNFR1-associated protein with DD，TRADD），后者再借其 DD 结合 FADD，与 Fas 类似，也可形成 DISC，引发凋亡途径。TRADD 还可募集并结合肿瘤坏死因子受体相关因子 -2（TNF receptor associated factor-2，TRAF-2）和具有 DD 的受体相互作用蛋白（receptor interacting protein with DD，RIP）形成复合体。RIP 引发多条信号途径，有的是导致细胞凋亡，有的是抗凋亡。RIP 通过其 DD 与 RAIDD（RIP-associated ICH-1/CED-3 homologous protein with DD）结合，后者再通过 procaspase 的活化而致细胞凋亡。另外，RIP 是一种蛋白激酶，可激活核因子 κB（NF-κB）抑制因子激酶（IκB kinase，IKK），后者使 NF-κB 抑制因子（inhibitor of NF-κB，IκB）磷酸化而使其失活，从而活化 NF-κB 途径，阻止细胞凋亡（图 18-10）。

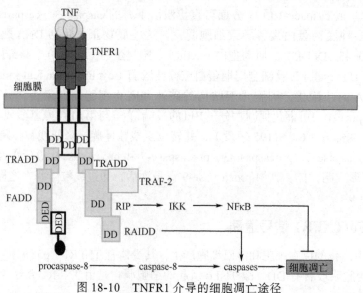

图 18-10　TNFR1 介导的细胞凋亡途径

（三）TRAIL/DR 信号通路

TNF 相关凋亡诱导配体（TNF related apoptosis induced ligand，TRAIL）含有 281 个氨基酸残基，相对分子质量为 325 000，属于 Ⅱ 型跨膜蛋白，分为胞内、跨膜、胞外 3 个区段。TRAIL 有 5 种特异性结合受体，包括功能型受体和无功能型受体两类。TRAILR1 和 TRAILR2 属于功能型受体，因它们的胞浆段含有 DD 而分别被称为死亡受体 4（death receptor 4，DR4）和死亡受体 5（DR5），广泛表达于正常组织细胞和肿瘤细胞膜上。无功能型受体包括 TRAILR3 和 TRAILR4，它们分别被称为诱饵受体 1（decoy receptor1，DcR1）和诱饵受体 2（DcR2），由于它们的胞内区缺失而不含 DD，因而丧失了介导细胞凋亡的功能。更重要的是，无功能型受体仅高表达于正常细胞，在肿瘤细胞表面表达很低或不表达。

TRAIL 作为一种凋亡诱导因子，与细胞膜上的 DR4/DR5 结合后的反应类似于 Fas/FasL 信号通路，亦是通过被激活的 TRAILR 的 DD 募集与结合 FADD 和 procaspase-8（或 procaspase-10）而形成 DISC，由自身激活的 caspase-8（或 caspase-10）启动后续的级联反应引起细胞凋亡。此外也可介导 JNK/p38 激酶和转录因子 NF-κB 的激活。TRAIL 也可与 DcR1/ DcR2 结合，虽不能转录细胞凋亡信号，但可与 DR4、DR5 竞争结合 TRAIL，抑制 TRAIL 介导的细胞凋亡。

二、线粒体介导的凋亡途径

线粒体是细胞的一个独特而重要的细胞器，是细胞的"动力工厂"。线粒体功能改变与细胞凋亡密切相关，如释放促凋亡因子、活性氧类（ROS）过度生成、能量生成障碍、胞浆内钙失衡等。

线粒体介导的凋亡途径又称为内源性细胞凋亡途径。在脊椎动物细胞凋亡过程中，线粒体起着最基本的作用，其关键分子是 Cyt c，它是第一种被发现的线粒体释放的促凋亡蛋白。DNA 损伤、热休克和氧化应激等多种细胞应激反应或凋亡信号均能引起线粒体释放 Cyt c。进入胞质的 Cyt c 与 Apaf-1 结合并将其激活，然后又结合辅助因子 dATP/ATP，Apaf-1 募集 procaspase-9 形成凋亡体，同时 procaspase-9 自身活化，引起下游的效应者 caspase-3、caspase-6 和 caspase-7 等级联反应，使细胞走向凋亡（图 18-11）。

正常情况下 Cyt c 是一个定位于线粒体膜间隙的水溶性蛋白，稳定地结合于线粒体内膜，不能通过外膜。Cyt c 从线粒体释放到胞质是凋亡的关键步骤。目前普遍认为，Cyt c 的释放涉及依赖于线粒体通透性转变孔道（PTP）和不依赖于 PTP 两种机制：①通过 PTP 机制：PTP 是位于线粒体内外膜间由多种蛋白质组成的复合体，主要由位于内膜的 ATP-ADP 转位体（adenine nucleotide translocator，ANT）和位于外膜的电压依赖性阴离子孔道（voltage dependent anion channel，VDAC）等蛋白组成。PTP 是一种高电导非选择性跨膜通道，其周期性开启对于保持线粒体内的电化学平衡及稳态具有重要作用。氧化应激、胞内 Ca^{2+} 浓度增高或其他凋亡信号刺激可引起线粒体膜通透性改变，使 PTP 开放和线粒体跨膜电位下降，释放 Cyt c 和凋亡诱导因子（apoptotic inducing factor，AIF）等，进而激活 caspase，同时可增大膜通透性，水及其他小分子物质进入线粒体基质，使线粒体膨胀，内外膜破裂，最终导致细胞凋亡。②通过 Bcl-2 家族蛋白形成的通道机制：促凋亡蛋白 Bax 主要位于胞质中，发生膜转位并暴露其 BH3 的 Bax

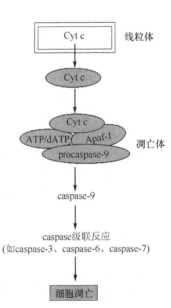

图 18-11 细胞色素 c 引起的细胞凋亡

在线粒体膜上形成四聚体至十聚体的低聚复合物，从而在线粒体外膜上形成通道，介导 Cyt c 等的释放。Bax 也可以通过与 ANT 或 VDAC 结合介导 PTP 开放。当细胞受到凋亡信号刺激时，Bak的 N 端暴露发生构象变化，使得其与 Bcl-xl 脱离，释放出来的 Bak 仍保留在线粒体外膜上，并与裂解激活的 Bid 结合，引起 Bak 寡聚化而形成 Cyt c 输出通道。Bax 和 Bak 也可异源寡聚化并插入线粒体膜形成通道，释放 Cyt c。Bak 在正常细胞中并不表现促凋亡活性，可能是由于 Bak 与 Bcl-xl 结合而被抑制。抗凋亡蛋白 Bcl-2 和 Bcl-xl 可通过阻止 Bax 与 ANT 或 VDAC 的结合而发挥抗凋亡效应。此外，Bcl-2 可调节线粒体对 Ca^{2+} 的耐受性及线粒体膜电位和通透性的变化，抑制 Cyt c 的释放。Bcl-xL 可以直接与 Cyt c 结合而减少 Cyt c 的释放。

三、内质网介导的凋亡途径

内质网（endoplasmic reticulum，ER）具有很强的内稳态体系，不仅是蛋白质合成后加工修饰的场所，也是细胞内钙离子储存的场所，对于细胞应激反应起调节作用。多种因素（如缺血、缺氧、氧化应激、钙离子平衡失调及药物等）可极敏感地损伤 ER 的结构和功能，引起 Ca^{2+} 从内质网释放到胞浆，导致胞浆 Ca^{2+} 浓度增高，发生一系列的信号传导过程，最终使细胞产生对存活的适应或发生凋亡，此过程称为内质网应激（ER stress，ERS）。内质网应激启动细胞凋亡的机制主要包括未折叠蛋白反应（unfolded protein response，UPR）和钙离子启动信号。内质网发出的凋亡信号或 Ca^{2+} 首先激活 procaspase-12，然后顺序激活 procaspase-9 和 procaspase-3，进入细胞凋亡的最终通路。

（一）未折叠蛋白反应

蛋白质在内质网腔中折叠成正确的空间结构需要多种分子伴侣的帮助，包括 Bip/Grp78 和 Grp94 及折叠酶类（如二硫键异构酶和肽脯氨酰异构酶）。未折叠蛋白或错误折叠蛋白在内质网沉积，损伤内质网的正常功能，内质网通过激活 UPR，将应激信号传到细胞核中，降低其相关靶基因的转录，以消除 ERS 引起的细胞损害。UPR 的启动在早期是保护作用，使大部分蛋白质合成停滞，减轻内质网负荷，加速内质网伴侣蛋白的表达，发生内质网相关性降解，清除不能正确折叠的蛋白质等，从而积极重建细胞内稳态，此时 UPR 是一种生存应答。

UPR 由 Bip/Grp78、PERK（PKR-like ER kinase）、ATF6（activating transcription factor 6）和 IRE-1（inositol-requiring enzyme-1）等蛋白所介导。无 ERS 时，PERK、ATF6 和 IRE-1 分别与 Bip/Grp78 结合而处于无活性状态。ERS 存在时，未折叠蛋白在内质网的堆积使 PERK、ATF6 和 IRE-1 从 Bip/Grp78 释放，并启动 UPR。解离后的 PERK（一种 I 型内质网跨膜蛋白，属于丝/苏氨酸蛋白激酶）通过其胞内结构域自身二聚化和磷酸化而激活，进而使真核生物翻译起始因子 eIF-2α 磷酸化，减少或暂停蛋白质合成。ATF6（II 型内质网跨膜蛋白）属于 ATF/CREB（ATF/cAMP-response element binding protein）转录因子家族。ERS 诱导 ATF6 与 Grp78 解离后转入高尔基复合体，在 S1P（site-1 protease）和 S2P（site-2 protease）作用下水解激活并转至胞核，诱导 Grp78/94、CHOP 和 XBP-1（X-box binding protein-1）等内质网应激基因转录。同 PERK 一样，IRE-1 也是 I 型内质网跨膜蛋白，具有丝/苏氨酸蛋白激酶和位点特异的内切核酸酶活性，脱离 Grp78 后活化的 IRE-1 对 XBP-1 的前体 mRNA 剪接，产生编码 XBP-1 的 mRNA。IRE-1/ XBP-1途径不仅可诱导内质网分子伴侣的表达增强蛋白质折叠，也可诱导 EDEM（ER degradation-enhancing mannosidase-like protein）表达，增加内质网相关蛋白的降解。

严重或长时间的 ERS 损伤时，内质网应激过度，稳态重建失败时，UPR 可导致内质网负荷过度的细胞凋亡。此时，PERK、ATF6 和 IRE-1 通过激活下游的凋亡信号分子（如 CHOP/GADD153、JNK、caspase 和 Bcl-2 家族）诱导细胞凋亡，以去除受损的细胞（图 18-12）。

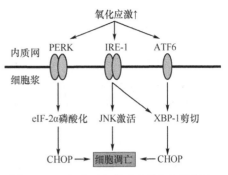

图 18-12　内质网应激过度引起细胞凋亡

（二）钙离子启动信号

细胞内的钙稳态主要是通过内质网来保持的。在静息状态下内质网腔中 Ca^{2+} 浓度为 $10 \sim 100\mu mol/L$，胞浆 Ca^{2+} 浓度为 $100 \sim 300\ nmol/L$。维持这一内高外低的钙梯度和钙稳态主要是通过内质网上 3 种与 Ca^{2+} 的释放和摄入相关的通道：向胞浆内释放 Ca^{2+} 的利阿诺定受体（ryanodine receptor，RyR）和肌醇 -1,4,5- 三磷酸受体（inositol-1,4,5-triphosphate receptor，IP_3R）以及将 Ca^{2+} 转运至内质网中的钙泵（Ca^{2+}-ATPase）。

从内质网释放的 Ca^{2+} 可以通过几种途径启动凋亡。①通过激活 Ca^{2+}/ 钙联蛋白调节的钙调神经磷酸酶（calcineurin），使前凋亡蛋白 Bad 去磷酸化，并使 Bad 与其抑制蛋白解离，然后转移到线粒体进而激发 Cyt c 的释放，导致细胞的凋亡；②通过激活死亡相关蛋白激酶（DAP kinase）和发动蛋白相关蛋白 - 1（dynamin-related protein 1，DRP-1）起作用，DRP- 1 包含了钙调蛋白结合的结构域，它的激活最终会导致线粒体结构的破裂，而同时 DRP- 1 还会参与 Bax 介导的线粒体 Cyt c 的释放而致细胞凋亡；③ Ca^{2+} 能迅速移至邻近的线粒体，被其膜上的钙蛋白摄取，并促进 PTP 开放，使 Cyt c 及 Apal 释放，引发级联反应，激活 procaspase-9，进一步激活 procaspase-3 而致细胞凋亡；④通过激活钙蛋白酶（calpain）起作用，活化后的钙蛋白酶切割活化促凋亡因子 Bid，后者使线粒体外膜通透性增加，介导 Cyt c 释放，促使细胞的凋亡。钙蛋白酶还可激活 procaspase-12 介导的 caspase 级联反应凋亡途径。

> **知识链接**　　　　　　　　　　**常用的细胞凋亡检测方法**
>
> 　　细胞凋亡检测是医学研究的重要内容，根据细胞凋亡特征，人们开发了许多检测细胞凋亡的方法。下面介绍几种常用的方法。
>
> 　　1. 细胞凋亡的形态学检测　根据凋亡细胞的典型形态学特征，应用光学显微镜、荧光显微镜、共聚焦激光扫描显微镜或透射电子显微镜，主要通过观察细胞核的形态学改变来评判细胞凋亡情况。常用染料包括吉姆萨染液、瑞氏染液及 DNA 特异性染料（Hoechst 和 DAPI）。
>
> 　　2. Annexin V 法　Annexin V 是 Ca^{2+} 依赖性磷脂结合蛋白，能与磷脂酰丝氨酸（PS）高亲和力特异结合。将 Annexin V 用荧光素（FITC、PE）或生物素标记以制备荧光探针，利用流式细胞仪或荧光显微镜可检测细胞凋亡的发生。核酸染料碘化丙啶（PI）不能透过完整的细胞膜，但可进入中晚期凋亡细胞和死细胞而使细胞核红染。常将 Annexin V 与 PI 联合匹配使用，即可区分不同凋亡阶段的细胞和死细胞。
>
> 　　3. DNA 片段化检测
>
> 　　（1）琼脂糖凝胶电泳。在凋亡细胞群中可观察到典型的 DNA 梯状条带（DNA ladder）。
>
> 　　（2）琼脂糖凝胶结合脉冲电泳技术。细胞凋亡的早期，染色体断裂为 $50 \sim 300$kb 的 DNA 大片段，难以用普通的琼脂糖凝胶电泳来分离。在凝胶上外加正交的交变脉冲电场，可有效进行大分子染色体 DNA 片段的测定。

（3）凋亡细胞 DNA 含量的流式细胞术分析。通过对细胞 DNA 含量的测定，分析 DNA 亚二倍体的形成及细胞周期的变化，确定凋亡细胞的比例。

4. TUNEL 法　应用荧光素、过氧化物酶、碱性磷酸酶或生物素标记凋亡细胞中染色体 DNA 的 3'-OH 末端，与形态学相结合，对完整的单个凋亡细胞核或凋亡小体进行原位染色，能准确地反映细胞凋亡的特征，可用于石蜡包埋组织切片、冰冻组织切片、培养的细胞和从组织中分离细胞的凋亡测定，在细胞凋亡的研究中被广泛采用。

5. caspase-3 活性的检测　caspase-3 为关键的执行分子，在凋亡的早期阶段被激活，可以采用 Western blotting、荧光分光光度计分析和流式细胞术检测其活性。

6. 线粒体膜势能的检测　线粒体跨膜电位（$\Delta \psi m$）的下降被认为是细胞凋亡级联反应过程中最早发生的事件，可应用亲脂性阳离子荧光染料（如 $DiOC_6$、JC-1、TMRM）检测线粒体内膜电负性来评判细胞凋亡的发生情况。

第四节　细胞凋亡与疾病

细胞凋亡是机体在生长、发育和受到外来刺激时，清除多余的、无功能的、衰老的和受损又不能修复的细胞，以保持机体内环境稳定的一种有效的自我调控机制。致病因子可使细胞凋亡的基因调控失常，引起细胞凋亡增强或减弱，破坏机体细胞的自稳状态，最终导致各种疾病的发生，这也是许多疾病发病的病理生理基础。

一、细胞凋亡过度相关疾病

（一）神经元退行性疾病

神经细胞（神经元）受损时很难修复，容易发生细胞凋亡。许多神经退行性疾病是以特定神经元的慢性进行性丧失为特征的，如阿尔茨海默病（Alzheimer disease，AD）、肌萎缩侧索硬化（amyotrophic lateralizing sclerosis，ALS）、帕金森病（Parkinson disease，PD）等，这些疾病的神经元死亡均属于凋亡。

阿尔茨海默病时，存活的神经元胞浆中有异常的早老蛋白 -1（presenilin-1）和早老蛋白 -2、淀粉样蛋白 Aβ 的积累，这些蛋白能诱导氧化应激，使细胞易于凋亡。AD 患者的尸检发现，其海马及基底神经核的胆碱能神经元丧失率达 30% ～ 50%，有时高达 90%。AD 时可发生神经元和星形胶质细胞的凋亡。参与 AD 神经元凋亡的基因主要包括 *Bcl-2*、*caspase*、早老蛋白基因、*Fas*、*p53*、p75 受体、载脂蛋白 E 等。

肌萎缩侧索硬化是常染色体隐性遗传病。在患者体内发现有与神经元凋亡抑制蛋白有关的基因（如 IAP）突变，神经元凋亡抑制蛋白缺乏，导致脊髓前角运动神经元凋亡，肌内出现神经性萎缩。

帕金森病中细胞死亡的确切机制尚不清楚。一些研究发现，PD 患者脑内的多巴胺（dopamine，DA）能神经元有细胞凋亡的特征性病变，存在 TNFα 受体和 *Bcl-2* 原癌基因表达，细胞凋亡可能是 DA 能神经元变性的基本步骤。此外，在 PD 病理过程中，也可以引发继发性细胞凋亡，如线粒体呼吸链衰竭与氧化应激是 PD 的主要病理过程，这两个过程均可引起 DA 能神经元发生凋亡。

（二）感染性疾病

细胞凋亡在防御病原体的感染中有重要意义，不同病原体，其致病机制不同，影响凋亡的途径及对疾病的影响也不尽相同。其中，病毒与宿主细胞凋亡的相互作用关系最为复杂。被病毒感染的细胞发生凋亡是机体对病毒的一种防御机制，而病毒产物抑制细胞凋亡的发生则是病毒的生存机制。病毒编码的蛋白产物可以直接诱导宿主细胞凋亡。另外，病毒感染后可以刺激机体发生细胞免疫反应，间接诱导细胞凋亡。显然，感染细胞的凋亡对其周围未感染的细胞是一种保护机制，但是，其不利于病毒的复制。因此，在长期进化过程中，许多病毒具有抗凋亡的机制，可以表达抗凋亡蛋白，如 EB 病毒的 BHRF1、LMP-1 蛋白可增强 *Bcl-2* 和 *p53* 的表达；同时，病毒感染也可以激活宿主的抗凋亡机制，如 HIV 可诱导免疫细胞，如 CD4$^+$ T 细胞、B 细胞、CD8$^+$ 淋巴细胞及巨噬细胞的凋亡。

革兰氏阳性菌可通过产生的外毒素引起宿主细胞的凋亡，如葡萄球菌肠毒素 B（staphylococcal enterotoxin B，SEB）、化脓性链球菌外毒素 B（streptococcal pyrogenic exotoxin B，SPEB）、白喉棒状杆菌白喉毒素（diphtheria toxin，DT）等，均可诱导细胞凋亡。革兰氏阴性菌主要通过内毒素（endotoxin）发挥致病作用。内毒素本身可以抑制 TNF 诱导的细胞凋亡，利于细菌的存活。同时，革兰氏阴性菌可通过非内毒素毒力因子诱导免疫细胞或组织细胞发生凋亡，造成损伤。

此外，支原体感染和寄生虫感染也可对宿主细胞凋亡的调控产生影响。例如，肺炎支原体的感染与宿主免疫细胞凋亡相关，患者外周淋巴细胞的凋亡率显著增高。寄生虫感染后，可以诱导被感染细胞和免疫细胞发生凋亡，同时，寄生虫也存在抑制宿主细胞凋亡的机制，甚至可以诱导宿主细胞转化为肿瘤细胞。总之，细胞凋亡可被病原体的感染所触发或抑制，研究其作用机制对感染性疾病的发病机制、临床诊断和治疗具有重要意义。

（三）心血管疾病

在心力衰竭（心衰）、动脉粥样硬化、心律失常、心肌病等心血管疾病中，均观察到细胞凋亡现象。动脉粥样硬化的形成和发展是心血管疾病最常见的病理基础现象。在氧化应激、压力负荷过重、炎性因子等因素的作用下，与粥样硬化斑块相关的主要细胞，如血管平滑肌细胞、血管内皮细胞和巨噬细胞，可发生过度细胞凋亡，促进不稳定斑块和血栓的形成。心肌的缺血/再灌注损伤与细胞凋亡也密切相关。研究发现，心肌的缺血/再灌注损伤涉及膜死亡受体 Fas/CD95/Apol 的激活，在损伤区心肌细胞中可见典型的细胞凋亡形态特征。其发生的机制与氧自由基、热休克蛋白、钙超载和细胞色素 c 释放等作用有关。心肌细胞属于终末分化细胞，不能再生，心肌细胞的凋亡，将严重影响心脏的节律和泵功能，导致心律失常和心衰的发生。

二、细胞凋亡不足相关疾病

细胞凋亡在机体发育、造血、免疫系统的成熟、维持组织细胞数目相对稳定等方面起着关键的作用。细胞凋亡不足，将影响机体清除正常生理活动中无用的细胞，打破机体的自身稳定性，最终导致病变细胞增多，引起疾病的发生。

（一）自身免疫性疾病

自身免疫性疾病是指机体自身免疫耐受缺失，对自身抗原发生免疫应答而导致自身组织损伤和功能障碍的一类疾病。正常情况下，免疫系统在发育过程中已将针对自身抗原的免疫细胞进行了清除，清除方式之一就是细胞凋亡，如果凋亡不足，不能有效消除自身免疫性细胞，则导致自身免疫病。例如，系统性红斑狼疮患者的外周血单核细胞 *Fas* 基因有缺失突变，不能有效地消除自身免疫性 T 细胞克隆，使大量自身免疫性淋巴细胞进入外周淋巴组织，产生抗自身组织的抗体，出现多器官损害。类风湿性关节炎和多发性硬化症等均是由于针对自身抗原的淋巴细胞凋亡不足所致。儿童期自体免疫淋巴增生综合征也是 *Fas* 基因突变导致。临床上治疗自身免疫性疾病常用的糖皮质激素，其主要机制之一就是诱导自身免疫性 T 细胞凋亡。

（二）肿瘤性疾病

近年来的研究证明，肿瘤的发生有两条途径——细胞增殖过度和细胞凋亡不足，这是细胞增殖和凋亡平衡失调的综合结果。细胞凋亡在肿瘤的发病机制中占有重要的地位。在肿瘤发生过程中，常常可以观察到凋亡抑制基因的活化表达，如多种肿瘤细胞中存在抑癌基因 *p53* 缺失突变或 *Bcl-2* 基因高表达；一般肿瘤细胞中可发生 *Fasl* 高表达，引起淋巴细胞凋亡，却低表达 *Fas*，降低自身细胞的凋亡，使肿瘤拥有了细胞免疫逃避和凋亡耐受的特性。细胞凋亡不足，使肿瘤细胞存活期延长，肿瘤细胞的数目不断增多，肿瘤体积不断增大。研究肿瘤细胞的凋亡，阐明肿瘤的发生机制，能够为肿瘤的治疗提供理论和实验依据。

思 考 题

1. 简述细胞凋亡的形态学和生物化学特征。
2. 简述细胞凋亡与细胞坏死在形态学上的区别。
3. 细胞凋亡有哪些途径？简述它们的分子机制。

（程晓馨）

第十九章 细胞自噬的分子机制

细胞自噬（autophagy）即"自我消化"，是细胞对自身结构的吞噬降解，是将细胞内变性、损伤、衰老或非功能性蛋白质及细胞器运送到溶酶体中形成自噬溶酶体（autophagic lysosome），消化降解其包裹的内容物，实现细胞自身代谢需要和细胞器再度更新的过程。1956 年美国圣路易斯华盛顿大学医学院的 Sam L. Clark 在电镜下观察新生小鼠肾组织时，发现细胞中含有大量具有膜性结构的致密体，而且其中常含有类似于线粒体的胞质结构，这是最早观察到的自噬现象。比利时细胞学家 Christian de Duve（1917 ～ 2003）在 1963 年的溶酶体国际会议上，将这种细胞中存在的包裹细胞质和细胞器的膜泡发生现象定义为自噬。自噬是细胞在养分供给不足时产生的应激反应（如饥饿），是一种在进化上相当保守的代谢途径。自噬的完成依赖于正常溶酶体的功能。自噬与机体的许多生理过程和病理过程密切相关，如发育过程中自噬障碍，会严重影响胚胎细胞的正常分化和胚胎发育。

虽然基础水平的自噬对细胞是一种保护性作用，但是过度自噬也会引起自噬性细胞死亡（又称为 II 型细胞死亡）。某些疾病（如神经退行性疾病、肿瘤、病原微生物感染等）也与自噬有关。

第一节 细胞自噬的类型

细胞内蛋白质的降解途径主要有泛素 - 蛋白酶体途径和自噬途径。泛素 - 蛋白酶体途径主要是选择性地降解半寿期短的蛋白质，细胞内半寿期长的蛋白质和衰老的及受损的细胞器则主要是通过自噬途径降解。根据包裹的内容物和运输方式的不同，可将细胞自噬分为巨自噬、微自噬和分子伴侣介导的自噬，其中对巨自噬的研究最为深入。

一、巨 自 噬

巨自噬（macroautophagy）也称为大自噬或宏自噬，巨自噬即通常所谓的自噬。巨自噬是细胞质中衰老或损伤的蛋白质或细胞器被非溶酶体来源的双层膜结构所包裹，形成自噬体（autophagosome），运输到溶酶体中消化降解的过程。

二、微 自 噬

微自噬（microautophagy）也称为小自噬，是细胞内物质直接通过溶酶体膜的内陷被吞噬，并形成溶酶体内膜泡，然后膜泡将其内容物释放到溶酶体中降解。

三、分子伴侣介导的自噬

分子伴侣介导的自噬（chaperon-mediated autophagy，CMA）仅存在于哺乳动物细胞中。CMA 是一种作用于含有 KFERQ（赖氨酸 - 苯丙氨酸 - 谷氨酸 - 精氨酸 - 谷氨酰胺）模体蛋白质的蛋白降解途径。细胞质中这些含有 KFERQ 模体的蛋白质与分子伴侣热休克同源蛋白 70（heat shock cognate protein 70，HSC70）形成复合物，再识别并结合 2A 型溶酶体相关膜蛋白（lysosome-associated membrane protein type 2A，LAMP2A）受体，而后运输到溶酶体腔中降解。CMA 功能的维持与减低细胞内有害蛋白的累积有关。

此外，根据细胞所处环境和自噬发生的程度不同，细胞自噬还可分为基础自噬和诱导自噬。

前者是一种在大多数细胞中持续发生而水平相对较低的自噬过程，对于细胞内物质的更新及维持细胞内环境稳态具有不可或缺的作用。后者是细胞对外界刺激（如营养物质或能量缺乏、氧应激）的一种保护性反应，此时自噬水平在短时间内急剧升高。如果自噬是吞噬一部分细胞质作为内容物，将其包装到自噬体中，并将其递送到溶酶体进行降解，这个过程称为非选择性自噬（non-selective autophagy）；如果自噬是识别吞噬一种特定的内容物（如受损的细胞器、蛋白质聚集体、细胞内病原体等），此称为选择性自噬（selective autophagy）。

第二节　细胞自噬相关基因

1992 年日本细胞生物学家 Yoshinori Ohsumi（1945～）等在酿酒酵母（*Saccharomyces cerevisiae*）（又称为面包酵母或出芽酵母）中确定了第一个与自噬相关的基因，将其命名为 *Apg1*（autophagy-related gene 1，Apg1），而后尊重其他学者的提议将其称作 *Atg1*。1993 年 Yoshinori Ohsumi 等又确定了 14 个自噬相关基因。1997 年他们克隆了第一个酿酒酵母自噬基因 *Atg1*。

知识链接

大隅良典与细胞自噬

　　大隅良典（Yoshinori Ohsumi），日本细胞生物学家，东京工业大学创新研究所教授，专攻细胞自噬研究。1945 年大隅良典出生于日本福冈市，1967 年获东京大学理学学士学位，1974 年获得东京大学理学博士学位，同年底到美国洛克菲勒大学埃德尔曼教授的研究室做博士后工作。1977 年底大隅良典完成博士后研究，应邀回到东京大学，1986 年升任讲师，1988 年被提升为副教授，拥有了属于自己的实验室。就是在这个自己的实验室里，大隅良典用不起眼的酵母解决了 20 世纪 60 年代以来一直困惑着人们的自噬难题。1993 年大隅良典在《欧洲生物化学学会联合会快报》发表 "Isolation and characterization of autophagy-defective mutants of *Saccharomyces cerevisiae*"，正是这篇论文确立了大隅良典的细胞自噬机制研究之父的地位。1996 年大隅良典转赴冈崎国立基础生物学研究所任教授。

　　大隅良典是在博士后阶段开始研究酵母的。1988 年在大隅良典刚开始研究细胞自噬时，人们基本认为细胞自噬是细胞的废物处理系统，只是在大规模降解废物，没什么特异之处。20 世纪 90 年代，大隅良典研究小组描述酵母自噬的形态学，进行酵母细胞的突变筛选，确定了细胞自噬的一些必需基因。大隅良典的发现为理解自噬在很多生理过程中的重要作用铺平了道路，对预防和治疗由细胞自噬引发的疾病有重要意义。2016 年大隅良典被授予诺贝尔生理学或医学奖，2017 年被授予国际生命科学突破奖，以表彰他在细胞自噬机制研究中取得的成就。

一、酵母自噬相关基因

第一个被克隆的 *Atg1* 基因位于酿酒酵母 Ⅶ 染色体上，它的 ORF 长为 2691bp，编码一种新型的 Ser/Thr 蛋白激酶 Atg1。Atg1 由 897 个氨基酸残基组成，相对分子质量为 101 729。Atg1 N 端的 330 个氨基酸残基构成 Ser/Thr 蛋白激酶域，C 端的 570 个氨基酸是调节域。Atg1 有两个明显的作用：一是下游 Atg 蛋白的激酶不依赖性募集作用，二是可能由下游底物的磷酸化介导的自噬体形成中激酶依赖性作用。Atg1 至少能与其他几种 Atg 蛋白相互作用，如 Atg11、Atg13、Atg17、Atg20、Atg24、Atg29 和 Atg31。目前在酵母细胞中已发现 40 多种自噬相关基因（表 19-1）。

表 19-1　酵母自噬相关基因的编码产物及其主要作用

自噬相关基因	编码产物	主要功能
Atg1	Atg1（Ser/Thr 激酶）	形成 Atg1-Atg13 复合物，启动前自噬体形成
Atg2	Atg2	形成 Atg2 -Atg18 复合物，定位到前自噬体结构（PAS）上
Atg3	Atg3（E2 样酶，即泛素结合酶）	催化 Atg8 与磷脂酰乙醇胺结合
Atg4	Atg4（半胱氨酸蛋白酶）	裂解新生的 Atg8 的 C 端，暴露出保守的甘氨酸残基，供其与磷脂酰乙醇胺结合
Atg5	Atg5（具有 2 个泛素样结构域的蛋白质）	形成 Atg5- Atg12 复合物，参与自噬液泡中吞噬膜的延伸
Atg6	Atg6/Vps30（磷脂酰肌醇 -3- 激酶的亚单位）	协调自噬的细胞保护功能和抑制细胞凋亡
Atg7	Atg7（E1 样酶，即泛素激活酶同源物）	常与 Atg5- Atg12 结合，为自噬体膜的发生和细胞内融合所需
Atg8	Atg8（一种泛素样蛋白）	为吞噬泡膜的形成及其延伸所需
Atg9	Atg9/lcy2（一种跨膜蛋白）	提供吞噬泡膜的来源，参与自噬体的生物形成
Atg10	Atg10（E2 样酶）	参与 Atg12 结合到 Atg5 上
Atg11	Atg11（GTP 酶募集的拘束蛋白）	在 Atg9 靶向到 PAS 时作为一种支架蛋白
Atg12	Atg12（一种泛素样蛋白质）	与 Atg5 形成复合物，促进 Atg8 结合磷脂酰乙醇胺
Atg13	Atg13（一种自噬因子，即 Atg1 相互作用蛋白）	为自噬体形成所需，是雷帕霉素靶蛋白（TOR）激酶信号途径的靶标
Atg14	Atg14（磷脂酰肌醇 -3- 激酶复合物的特异亚单位）	构成磷脂酰肌醇 -3- 激酶复合物，该复合物为自噬和液泡蛋白分选所需
Atg15	Atg15（磷脂酶）	自噬体内膜裂解
Atg16	Atg16（一个大的蛋白质复合物的组分）	参与内质网特异的自噬过程。形成 Atg12/Atg16 复合物，有效促进 Atg8 结合磷脂酰乙醇胺及定位到 PAS 上；也募集 Atg3 到 PAS
Atg17	Atg17（自噬特异蛋白，即 Atg13 相互作用蛋白）	特别是在过氧化物酶体自噬和核自噬中起作用。与 Atg13、Atg29 和 Atg31 一起作用，募集其他 Atg 蛋白到 PAS 上；通过与 Atg1 相互作用和调节 Atg1 激酶活性，调节自噬时限和丰度
Atg18	Atg18（磷酸肌醇结合蛋白）	为自噬液泡形成和细胞质 - 液泡靶向通路所需
Atg19	Atg19（货物受体蛋白，即细胞质 - 液泡靶向途径底物的受体）	参与细胞质 - 液泡靶向；识别货物蛋白（如 APE4、LAP3、LAP4 和 AMS1），并把它们传送到 PAS 上，参与 PAS 的组构；与货物蛋白结合的 Atg19 也是 Atg11 定位到 PAS 上所需
Atg20	Atg20（含 PX 结构域的蛋白质）	结合磷脂酰肌醇 -3- 磷酸，为细胞质 - 液泡靶向途径所需
Atg21	Atg21（磷酸肌醇结合蛋白）	为细胞质 - 液泡靶向通路中液泡形成所需，参与 PAS 上 Atg12-Atg5-Atg16 复合物和 Atg8 的磷酸肌醇 -3- 磷酸依赖性募集和组构
Atg22	Atg22（液泡整合膜蛋白）	为自噬体崩解过程中氨基酸的流出所需
Atg23	Atg23（外周膜蛋白）	与 Atg9 和 Atg27 形成复合物，为细胞质 - 液泡靶向通路和有效的局部自噬所需
Atg24	Atg24（含 PX 结构域的蛋白质）	结合磷脂酰肌醇 -3- 磷酸，为细胞质 - 液泡靶向途径所需
Atg25	Atg25（45kD 的卷曲螺旋蛋白）	为过氧化物酶体巨自噬所需
Atg26	Atg26（含 GRAM 结构域的蛋白质）	结合磷脂酰肌醇 -4- 磷酸，为毕赤酵母特异性过氧化物酶体所需，细胞质 - 液泡靶向途径所需
Atg27	Atg27（一种跨膜蛋白质）	为细胞质 - 液泡靶向途径所需，促进 Atg9 转运到 PAS 上

自噬相关基因	编码产物	主要功能
Atg28	Atg28（一种新型卷曲螺旋蛋白）	参与毕赤酵母过氧化物酶体的自噬降解
Atg29	Atg29（自噬特异蛋白）	与 Atg17 和 Atg31 以相互依赖的方式定位到 PAS 上
Atg30	Atg30（自噬受体）	为毕赤酵母特异性过氧化物酶体降解所需
Atg31	Atg31/Cis1（自噬特异蛋白）	与 Atg17 和 Atg29 形成复合物，为自噬体形成所需，Atg17-Atg31- Atg29 调节自噬体 - 液泡融合
Atg32	Atg32（线粒体自噬特异受体）	募集 Atg8 和 Atg11 到线粒体表面，调节线粒体的选择性降解
Atg33	Atg33（线粒体自噬特异蛋白）	为生长对数后期诱导的线粒体自噬所需
Atg34	Atg34（自噬受体）	促进甘露糖苷酶的囊泡转运
Atg35	Atg35（微小过氧化物酶体自噬特异蛋白）	调节毕赤酵母中微小过氧化物酶体自噬体的形成
Atg36	Atg36（一种新型的过氧化物酶体自噬受体）	被 Pex3 募集到过氧化物酶体上，与 Atg8 和 Atg11 相互作用，为过氧化物酶体自噬所需
Atg37	Atg37（过氧化物酶体整合膜蛋白）	过氧化物酶体自噬受体蛋白复合物（RPC）组分，促进 Atg30-Atg11 相互作用，调节 RPC 的组装
Atg38	Atg38（自噬特异性Ⅲ类磷脂酰肌醇 -3- 激酶复合体Ⅰ的亚单位	通过维持 Vps15-Vps34 和 Atg14-Vps30 亚复合物的结合，保持活性的磷脂酰肌醇 -3- 激酶复合体Ⅰ的完整性，为巨自噬所需
Atg39	Atg39（自噬受体）	在内质网和细胞核降解中起作用，特异性参与核周内质网自噬
Atg40	Atg40（自噬受体）	在内质网降解中起作用，特异性参与皮质和胞浆内质网自噬
Atg41	Atg41	为选择性和非选择性自噬、线粒体自噬所需，调节自噬体形成的速率，以及与 Atg9 相互作用

二、哺乳动物自噬相关基因

自噬相关蛋白（autophagy-related protein）最初是在酵母中被确定的，随后的研究表明在较高等的真核生物（包括人类）中也存在类似物。1998 年梁晓欢等在致死性 Sinbis 病毒性脑炎的大鼠中发现了一种相对分子质量为 60 000 的蛋白质，与 Bcl-2 相互作用，能抑制 Sinbis 病毒的复制，他们将编码这种蛋白质的基因命名为 *beclin1*。该基因位于人染色体 7q21，含有 12 个外显子，与酵母的自噬基因 *Atg6 /Vps30* 有高度同源性，二者编码蛋白的氨基酸同源性达 24.4%。Beclin1 含有 Bcl-2 同源域（Bcl-2-homology-3 domain，BH3）、中央螺旋区和进化保守区三个结构域，这些结构域是 Beclin1 与其他分子相互作用的部位。

Beclin1 是自噬体形成过程中的一个必需分子，它能够介导其他自噬蛋白定位于吞噬泡，从而调控哺乳动物自噬体的形成与成熟。目前已发现多种与酵母同源的哺乳动物自噬相关基因（表 19-2）。

表 19-2 哺乳动物自噬相关基因及编码产物

自噬相关基因	编码产物	与酵母同源物
ULK1/2	ULK1/2	Atg1
Atg2A/2B	ATG2A/2B	Atg2
Atg3	ATG3	Atg3

续表

自噬相关基因	编码产物	与酵母同源物
Atg4A/B/C/D	ATG4A/B/C/D	Atg4
Atg5	APG5L	Atg5
Beclin 1/BECN1	Beclin1 或 BECN1	Atg6
Atg7	APG7L	Atg7
Atg8 多基因家族	GABARAP	Atg8
	GABARAPL1	
	GABARAPL2	
	MAP1LC3A/LC3A	
	MAP1LC3B/LC3B	
	MAP1LC3C /LC3C	
Atg9	APG9	Atg9
Atg10	APG10L	Atg10
ATG12	ATG12	Atg12
KIAA0652	KIAA0652	Atg13
Atg14	ATG14/ATG14L/Barkor	Atg14
ATG16L1	ATG16L1	Atg16
FIP200/RB1CC1	FIP200/RB1CC1	Atg17
?	WIPI1/2/3/4	Atg18
Bcl2l13	Bcl-2-L-13（Bcl-2 样蛋白 13）	Atg32
?	ACBD5/ATG37	Atg37
Nrbf2	NRBF2	Atg38
Atg101	ATG101（ATG13 结合蛋白）	?

第三节　细胞自噬过程

自噬发生的过程可分为自噬体前体——自噬泡（phagophore）的形成、延伸和包裹自噬底物；自噬泡闭合形成自噬体；自噬体与溶酶体融合和自噬底物降解（图 19-1）。

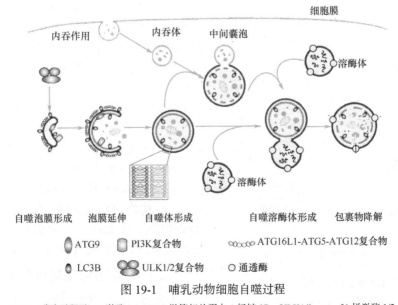

图 19-1　哺乳动物细胞自噬过程

PI3K：磷脂酰肌醇 -3- 激酶；LC3B：微管相关蛋白 1 轻链 3B；ULK1/2：unc-51 样激酶 1/2

一、自噬体的形成

细胞自噬的一个关键事件是自噬体的形成。自噬体是一个独特的具有双层膜的结构。首先要产生自噬泡即自噬体的前体。自噬泡膜可来源于不同的细胞结构，如内质网、高尔基体、线粒体和细胞膜，当自噬泡清除内质网的底物时，其自噬泡膜可部分来自内质网膜；而清除线粒体底物时，其自噬泡膜可部分来自线粒体外膜。自噬体的直径一般为 300～900nm，囊泡内常见的包裹物是胞质成分和某些细胞器（如线粒体、内吞体、过氧化物酶体等）。与其他细胞器相比，自噬体的半寿期很短，只有大约 8min。

（一）酵母自噬体的形成

酵母细胞至少有 18 个自噬相关基因编码自噬体形成所需的核心组分（Atg1-10、Atg12-14、Atg16-18、Atg29、Atg31）。它们大多数至少部分定位在前自噬体结构（preautophagosomal structure，PAS）上，即自噬体起源的成核位点，与自噬泡的形成密切相关，因此前自噬体结构也称为自噬泡组装位点（phagophore assembly site，PAS）。这 18 种蛋白质被分成 6 个功能组：Atg1 激酶和它的调节物、磷脂酰肌醇 -3- 激酶（phosphatidylinositol 3-kinase，PI3K）复合物、Atg9 液泡、Atg12-Atg18 复合物和 2 个泛素样结合系统。酿酒酵母只有一种Ⅲ类 PI3K，即液泡分选蛋白 34（vacuolar protein sorting 34，Vps34）。它特异性地催化磷脂酰肌醇产生磷脂酰肌醇 -3-磷酸（phosphatidylinositol 3-phosphate，PI3P）。PI3P 是自噬体形成和液泡分选蛋白途径所必需的。在这两个过程中，Vps34 形成不同的复合物：PI3K 复合物Ⅰ和Ⅱ。PI3K 复合物Ⅰ（Vps34、Vps15、Vps30/Atg6 和 Atg14）在自噬中起作用，PI3K 复合物Ⅱ（Vps34、Vps15、Vps30 和 Vps38）参与液泡分选蛋白途径。Atg14 和 Vps38 在桥连 Vps34 和 Vps30 中起作用，因而它们决定了 PI3K 复合物Ⅰ和Ⅱ的特异性本质。Atg14 为复合物Ⅰ定位到 PAS 上所需，Vps38 负责复合物Ⅱ的内体（endosome）定位。

在酵母自噬泡形成过程中存在 2 个泛素样连接系统：Atg12-Atg5 连接系统和 Atg8-PE（PE：phosphatidyl ethanolamine，磷脂酰乙醇胺）连接系统，它们在形成的阶段都定位在 PAS 上。

Atg12-Atg5 连接系统开始于 E1 泛素活化酶样蛋白 Atg7。Atg7 在与 Atg12 连接后，活化了的 Atg12 被 E2 泛素结合酶样蛋白 Atg10 催化，再与 Atg5 连接，最后 Atg16 聚集到 Atg12-Atg5 复合体处，形成 Atg12-Atg5-Atg16 多聚复合体。另一连接系统 Atg8-PE 起始于半胱氨酸蛋白酶 Atg4。Atg4 水解掉 Atg8 蛋白 C 端的精氨酸，使得 E1 泛素活化酶样蛋白 Atg7 可以活化 Atg8。活化的 Atg8 被转移到 Atg3 上，再由 Atg3 介导 Atg8 与 PE 的结合，从而形成 Atg8-PE（图 19-2）。

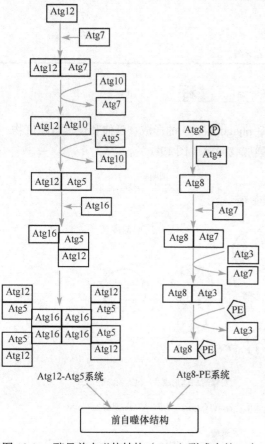

图 19-2　酵母前自噬体结构（PAS）形成中的 2 个泛素样连接系统

（二）哺乳动物自噬体的形成

哺乳动物自噬体形成的起始是一个复杂的过

程，由 3 个主要的蛋白质复合物（即 ULK1 复合物、PI3K 复合物和 ATG16L1-ATG5-ATG12 复合物）来精心组构（图 19-3）。

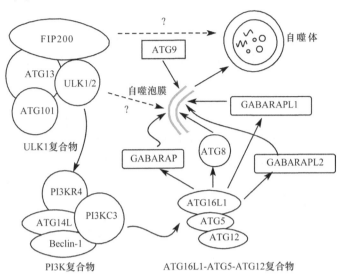

图 19-3　哺乳动物自噬体形成过程

FIP200：局部黏附激酶家族相互作用蛋白 200；ULK1/2：unc-51 样激酶 1/2；PI3KC3：磷脂酰肌醇 -3- 激酶催化亚单位 3 型；PI3KR4：磷酸肌醇 -3- 激酶调节亚单位 4；GABARAP：γ- 氨基丁酸受体相关蛋白；GABARAPL1：GABA 受体相关蛋白相似蛋白 1；GABARAPL2：GABA 受体相关蛋白相似蛋白 2

参与作用的一个非常重要的自噬特异性复合物是 unc-51 样激酶 -1（uncoordinated-51-like kinase 1，ULK1）复合物，它相对于酵母的 Atg1 复合物（由 Atg1、Atg13 和 Atg17-Atg29-Atg31 亚复合物组成）。ULK1 复合物由 ULK1/2、ATG13、局部黏附激酶家族相互作用蛋白 200（focal adhesion kinase family interacting protein of 200，FIP200）和 ATG101 组成。当自噬诱导时，ULK1 复合物转位至自噬起始位点，调节第 2 个激酶复合物——PI3K 复合物的募集。

哺乳动物细胞 PI3K 复合物至少含 7 个亚单位，包括磷脂酰肌醇 -3- 激酶催化亚单位 3 型（phosphatidylinositol-3-kinase catalytic subunit type 3，PI3KC3）（相对于酵母的 Vps34）、磷酸肌醇 -3- 激酶调节亚单位 4（phosphoinositide-3-kinase regulatory subunit 4，PI3KR4）（即 p150）（相对于酵母的 Vps15）、Beclin1、ATG14L（又称 Barkor，Beclin1-associated autophagy related key regulator）、紫外线辐射抗性相关基因蛋白（UV radiation resistance-associated gene protein，UVRAG）（相对于酵母的 Vps38）、Rubicon 和核受体结合因子 2（nuclear receptor-binding factor 2，NRBF2）。这 7 个亚单位形成 2 个相互独立的次级复合物：ATG14 与 PI3KC3-PI3KR4-Beclin1 在自噬泡膜上形成自噬特异性复合物（与酵母的复合物 I 相似），UVRAG 和 Rubicon 与 PI3KC3-PI3KR4-Beclin1 形成复合物存在于内体膜上（与酵母的复合物 II 相似）。NRBF2 是上述两个次级复合物间相互作用的桥梁。

第 3 个复合物是由 ATG16L1-ATG5-ATG12 结合装置构成，有研究认为该复合物以类似于泛素 E3 连接酶的作用方式起作用，该复合物通过催化泛素样 ATG8 家族蛋白（LC3A、LC3B 和 LC3C）、GABA 受体相关蛋白（gamma-aminobutyric acid receptor-associated protein，GABARAP）、GABA 受体相关蛋白相似蛋白 1（GABA receptor-associated protein like 1，GABARAPL1）和 GABA 受体相关蛋白相似蛋白 2（GABARAPL2）结合到正在生长的吞噬泡膜中的磷脂酰乙醇胺（PE）上。这些 ATG8 家族蛋白在待降解物识别、自噬体闭合及与溶酶体融合方面具有重要作用。

二、细胞自噬途径

（一）酵母细胞自噬途径

酵母细胞的选择性自噬主要有细胞质 - 液泡靶向（cytoplasm to vacuole targeting，Cyt）途径、线粒体自噬（mitophagy）和过氧化物酶体自噬（pexophagy）等途径。此外还有内质网自噬和核糖体自噬途径。

1. Cyt 途径　此途径是研究得最透彻的选择性细胞自噬。Cyt 自噬途径只存在于酵母细胞中，在哺乳动物细胞中还未发现这一途径。Cyt 途径的主要功能是将细胞质中的氨基肽酶 Ape1 和甘露糖酶 Ams1 的前体定向转运到液泡，以使它们被激活并发挥水解酶活性。细胞质中 Ape 1 的无活性前体（Pr Ape1）会形成一个寡聚体，受体蛋白 Atg19 与 Pr Ape 1 寡聚体结合，而 Ams1 通过另一个位点与 Atg19 结合，形成 Ams1-Atg19-Pr Ape 1 寡聚体复合物，即 Cyt 复合物。然后，Atg11 与复合物中的 Atg19 相互作用，引导 Cyt 复合物定位到 PAS 上，Atg19 进而与 Atg8-PE 泛素样连接系统相互作用，促进特化的自噬体 -Cyt 囊泡形成。在 Cyt 囊泡形成之前，Atg11 与复合物解离并被释放回胞质，而 Atg19 一并被包入囊泡。

2. 线粒体自噬途径　线粒体是细胞产能的主要场所，也是细胞活性氧类（reactive oxygen species，ROS）的主要来源。ROS 可以造成线粒体的损伤，因此及时清除受损的线粒体对于维持细胞的功能非常重要。线粒体自噬是一种特异降解（受损）线粒体的选择性自噬，它除了需要细胞自噬共用的自噬相关蛋白外，还需要一些介导特异性的自噬相关蛋白，其中 Atg32 是线粒体自噬的关键蛋白。Atg32 是一种线粒体自噬特异的受体蛋白，借助其 C 端的 TM 结构域与线粒体外膜相连。Atg32 的作用类似于 Atg19 在 Cyt 途径中的作用。Atg32 通过与 Atg11 相互作用定位到 PAS 上，之后再与 Atg8-PE 连接系统相互作用，启动自噬体形成。

3. 过氧化物酶体自噬途径　过氧化物酶体是一种异质性细胞器，它的主要功能是参与细胞内的脂类代谢和细胞内过氧化物的清除。当过氧化物增多时，细胞会诱导产生大量的过氧化物酶体，细胞通过自噬可降解多余和受损的过氧化物酶体。过氧化物酶体自噬也需要 Atg11。过氧化物酶体膜蛋白 Pex14 是自噬赖以识别过氧化物酶体的表面标志，而过氧化物酶体生物发生因子 3（Pex3）必须被除去才能使过氧化物酶体被吞噬。这一过程的受体是 Atg30，它连接 Atg11 和 Pex14。

（二）哺乳动物细胞自噬途径

在哺乳动物细胞内，目前已经发现了多种线粒体巨自噬途径，如与帕金森病 发生密切相关的 Parkin 介导线粒体巨自噬途径，与网织红细胞发育相关的 Nix 介导线粒体巨自噬途径等。① PINK1/Parkin 介导的线粒体巨自噬途径：Parkin 是一种 E3 泛素蛋白连接酶，由 PINK1 激酶活化，活化的 Parkin 能够使受损线粒体的电压依赖性阴离子通道 1（voltage-dependent anion channel 1，VDAC1）蛋白泛素化，并被信号接头蛋白 SQSTM1（sequestosome 1）（也称为自噬受体蛋白，即泛素结合蛋白 p62）识别，后者再与吞噬泡膜表面的 ATG8 家族同源蛋白（如 LC3A ～ C、GATE-16 等）连接启动线粒体的降解过程。② Nix 介导的线粒体巨自噬途径：网织红细胞内线粒体的降解受到 Nix 介导的线粒体巨自噬途径的调控。Nix 是 Bcl-2 连接蛋白（也称为 Bcl-2/E1B 19kD-interacting protein 3-like，BNIP3L），位于线粒体外膜表面。Nix 蛋白可以直接与吞噬泡膜表面的 ATG8 家族同源蛋白连接，从而诱导线粒体经巨自噬途径降解。Nix 蛋白可能具有与 Atg32 相似的功能。

哺乳动物细胞内细胞自噬过程主要包括以下几个步骤：自噬诱导、自噬泡膜形成和伸展、自噬体形成、自噬体与溶酶体融合、包裹物降解（图 19-1）。

1. 自噬诱导　即自噬启动，主要是由 ULK1 复合物的激活启动。ULK1 复合物是自噬体形成的核心复合物。ULK1 是一种 Ser/Thr 蛋白激酶，是自噬最关键的蛋白激酶。ULK1 的激酶活性对于自噬起始是必需的。ULK1 复合物由 ULK1/2、ATG13、FIP200 和 ATG101 组成。ULK1 的同源物有 ULK2、 ULK3、ULK4 和 STK36（Ser/Thr 激酶 36），但只有 ULK1 和 ULK2 参与常规的自噬信号途径。

2. 自噬泡膜形成和伸展　主要由 Beclin1-PI3KC3 复合物负责。PI3KC3 在形成自噬体的位点催化磷脂酰肌醇（PI）产生磷脂酰肌醇 -3- 磷酸（PI3P），PI3P 是作为募集 PI3P 结合蛋白 [（如 WIPI2B：WD repeat protein interacting with phosphoinositides）和（FCP1：double FYVE domain-containing protein 1）] 的信号分子。这些组分和一些其他蛋白质导致自噬泡的形成和扩大。

自噬泡成核是自噬泡双层膜结构形成的第一步，胞浆中的蛋白和脂质在 Beclin1-PI3KC3 复合物（包括 PI3KC3、Beclin1 和 PI3KR4 等）作用下被不断募集用于自噬泡膜的合成。此外，还有一些蛋白，包括 BAX 相互作用因子 1（BAX-interacting factor-1，BIF-1）、ATG14L、UVRAG、AMBRA1（activating molecule in Beclin 1-regulated autophagy protein1）和 Rubicon 等，通过它们自身含有的 PI3P 结构域和 Beclin1-PI3K 结合，加速自噬泡膜的形成过程。

自噬泡双层膜结构的扩大伸展过程需要两个泛素样结合系统参与。ATG12 与 ATG5 分别在 ATG7（E1 样酶）和 ATG10（E2 样酶）的作用下，通过共价键结合，再与 ATG16L 的 N 端结合形成一个大的蛋白复合物。微管相关蛋白1 轻链 3（microtubule-associated protein 1 light chain 3，MAP1LC3）。（或称 LC3）经 ATG4 切割后，释放出它的 C 端甘氨酸位点，成为 LC3 Ⅰ，后者与磷脂酰乙醇胺（PE）结合被脂化为 LC3 Ⅱ，这一过程需要 ATG7、ATG3（E2 样酶）和具有 E3 样酶活性的 ATG12-ATG5-ATG16L 复合物的参与。ATG12-ATG5 结构促进了 LC3 Ⅰ脂化成 LC3 Ⅱ（图 19-4）。

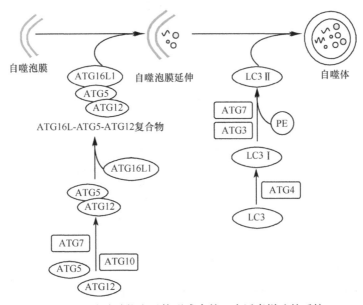

图 19-4　哺乳动物自噬体形成中的 2 个泛素样连接系统

3. 自噬体形成　即自噬泡回缩闭合，其机制较为复杂，ATG9 与 ATG2、ATG18 等可能起主要作用。ATG9 是一种跨膜蛋白，在 PAS 与其他结构或细胞器间不断循环运输，需要 ATG2 和 ATG18 的参与。ATG9 对于募集 ATG12-ATG5-ATG16L 复合物和 ATG8-PE 复合物到 PAS 上是必需的。

4. 自噬体与溶酶体融合　哺乳动物细胞内自噬体膜与溶酶体膜的融合需要溶酶体相关膜蛋白 1/2(lysosome-associated membrane protein 1/2，LAMP1/2)和 Rab7（小 GTP 酶家族成员)等蛋白参与。酵母菌内，膜融合主要依赖于 Rab- SNARE 系统、Rab GTP 酶和 Ypt7（酵母菌内 Rab7 同源物），具体过程与液泡 - 液泡同型融合几乎完全一致。

5.包裹物降解 溶酶体为单层膜包被的囊状结构。溶酶体具有溶解或消化的功能，为细胞内的"消化器官"。已发现溶酶体内有 60 多种酸性水解酶，如蛋白水解酶、核酸酶、酸性磷酸酶、糖苷酶、脂肪酶等，这些酶控制多种内源性和外源性大分子物质的消化。当自噬体膜与溶酶体膜融合后，自噬体内包裹的内容物（cargo）进入溶酶体，最终在溶酶体酶的作用下被消化降解。

第四节　调节细胞自噬的信号通路

　　细胞自噬主要受营养状况、能量水平以及生长因子的调控。精确的自噬信号的调控，对细胞应对不同的外界刺激至关重要。基础自噬和诱导自噬的发生都受到细胞的严密调控，使其在维持内环境稳定和应对突如其来的刺激时变化自如。一系列的信号通路参与了细胞自噬的调节过程，主要包括 PI3KC1-Akt 信号通路、LKB1/AMPK 信号通路、p53 信号通路等（图 19-5）。

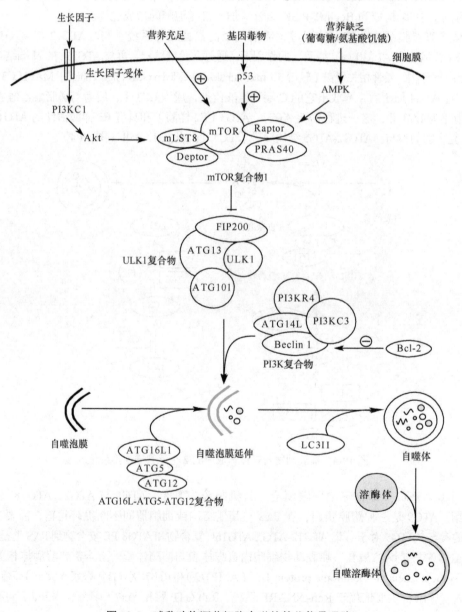

图 19-5　哺乳动物调节细胞自噬的某些信号通路

（一）PI3KC1-Akt 信号通路

PI3KC1-Akt 信号通路主要是对细胞因子的感应。PI3KC1-Akt 信号通路广泛存在于细胞内重要的生存信号转导通路之中，其激活与细胞增殖、分化、凋亡、自噬密切相关。1 型 PI3K（PI3KC1）是由调节亚单位 p85 和催化亚单位 p110 构成的异源二聚体，它的激活有两种方式：一是可以与具有酪氨酸激酶活性的生长因子受体或连接蛋白相互作用而被激活，二是通过 Ras 与 p110 直接结合来激活。活化的 PI3K C1 催化 PI2P 产生 PI3P。PI3P 与细胞内蛋白激酶 B（Akt，又称 PKB）和磷酸肌醇依赖性激酶 -1（phosphoinositide dependent kinase 1，PDK1）结合，促使 PDK1 磷酸化，进而激活 Akt。

PI3KC1-Akt 信号途径活化后，激活其下游分子雷帕霉素靶蛋白（TOR）来调节自噬。饥饿、缺氧等应激条件均会引起 PI3KC1 下游 Akt 活化减少，使细胞周期停滞，从而抑制细胞增殖，诱导细胞自噬，直至细胞死亡。

目前作为自噬调控的中心分子是 TOR。TOR 是一种自噬因子，是调控自噬的关键蛋白，能感受细胞的多种信号变化，加强会减低自噬发生的水平，如细胞内 ATP 浓度、缺氧等信号都可以直接或间接通过 TOR 将其整合，从而调整细胞自噬的发生。TOR 是调控细胞周期、生长和增殖的一种 Ser/Thr 激酶，通过抑制酵母自噬起始分子 Atg1 的活性，实现对自噬的调控。

哺乳动物细胞中 TOR 的同源物是 mTOR（mammalian target of rapamycin），通过使自噬起始分子 ULK1 磷酸化，抑制自噬的发生。mTOR 是由 2549 个氨基酸组成的蛋白质，相对分子质量为 289 000，属于磷脂酰肌醇激酶相关激酶（phosphatidylinositol kinase-related kinase，PIKK）家族成员。mTOR 存在两种复合物形式，即 mTOR 复合物 1（mTOR complex 1，mTORC1）和 mTOR 复合物 2（mTOR complex 2，mTORC2）。mTORC1 由 mTOR、Raptor、Deptor、PRAS40 和 mLST8（即 GβL）组成；mTORC2 由 mTOR、Rictor、Sin1、mLST8、Deptor 及 Protor 组成。mTORC1 对雷帕霉素敏感，主要调节细胞增殖、凋亡和自噬等，mTORC2 对雷帕霉素耐受，主要与细胞骨架构建和细胞运动有关。

在饥饿状态下，mTORC1 活性受到抑制，解除对 ULK1 和 ATG13 的磷酸化，使 ULK1 和 ATG13 结合增加，增强 ULK1 活性，ULK1-ATG13-FIP200 复合物增加，进而诱发自噬。当 mTORC1 受抑制和自噬被激活时，不被磷酸化的 NRBF2 结合 ATG14- Beclin1，促进自噬性 PI3K 复合物组装，促进 ULK1 结合及激活自噬。在喂食条件下，mTORC1 是有活性的，可使 NRBF2 磷酸化，磷酸化的核受体结合因子 2（NRBF2）偏爱性结合仅由 PIK3C3-PIK3R4 构成的非自噬形式的 PI3K 复合物，此时 PI3K 活性低，抑制自噬。

（二）LKB1-AMPK 信号通路

LKB1-AMPK 信号通路的激活决定于细胞内的能量水平。肝激酶 B1（liver kinase B1，LKB1）和 AMP 激活蛋白激酶（AMP-activated protein kinase，AMPK）均为 Ser/Thr 蛋白激酶。营养充足时，mTOR 能使 ATG13 高度磷酸化，此时的 ATG13 会降低其与 ULK1 的结合力。随着 ULK1 与 ATG13 的分离，ULK1 的活性也会减弱，从而抑制自噬的发生。但当细胞营养缺乏或者应激时，细胞内 AMP/ATP 比值升高，AMP 与 AMPK 的调节亚基 γ 结合，引起 MAPK 构象变化，暴露出其催化亚基 α 的 T172 磷酸化位点，并被 LKB1 磷酸化。活化的 AMPK 可直接作用于 mTOR，或通过结节硬化复合物 1/2（tuberous sclerosis complex，TSC1/2）间接作用于 mTOR，促使细胞发生自噬。活化的 AMPK 使 TSC1/2 复合物的 TSC2（马铃薯球蛋白，tuberin）磷酸化来激活 TSC1/2 复合物（TSC1 为错构瘤蛋白，hamartin），进而抑制小 GTP 酶 Rheb（Ras homolog enriched in brain），从而抑制 mTOR 的活性，导致 ULK1、ATG13 去磷酸化，ULK1 激酶活性增高，引发 ATG13、FIP200 磷酸化和 ULK1 的自磷酸化，促使细胞发生自噬。

（三）p53 信号通路

p53 信号通路主要感应 DNA 损伤及细胞内的环境压力。p53 对细胞自噬具有双重调节作用。p53 蛋白是细胞自噬的重要调节因子。细胞核中的 p53 蛋白可通过转录依赖性途径上调细胞自噬水平，而细胞质中的 p53 蛋白对细胞自噬具有负性调节作用，可抑制细胞自噬的发生。

细胞核中的 p53 蛋白通过激活哺乳动物 mTOR 信号通路上游的一些调节因子（如 PTEN、AMPK、TSC2、sestrin1 和 sestrin2）而上调细胞自噬。p53 反式激活 AMPK 后，活化的 AMPK 使 TSC1/2 复合体磷酸化，TSC2 是一种具有 GTP 酶活性的异二聚体，对小 G 蛋白 Rheb 起抑制作用。Rhe b 是激活 mTORC1 所必需的。当 TSC2 被磷酸化激活后，TSC2 通过加强对 mTORC1 的抑制性作用，从而上调细胞自噬。sestrin1 和 sestrin2 是 p53 的激活因子，能够直接激活 AMPK 而抑制 mTOR。p53 还可以直接反式激活 TSC2 而抑制 mTOR。

当 p53 蛋白的核定位信号被破坏后，它就主要存在于细胞质中，此时的 p53 蛋白主要为表现抑制细胞自噬。目前认为细胞质中的 p53 蛋白主要通过 3 种方式抑制细胞自噬：激活 mTOR、抑制 AMPK 的作用，以及 p53 的直接作用，但细胞质中 p53 蛋白抑制细胞自噬的具体分子机制还不十分清楚。

（四）ROS-JNK 信号通路

活性氧簇（ROS）通过 ROS-JNK 信号通路调节自噬。ROS 激活 MAPK 家族成员 c-Jun 氨基末端激酶 1（c-Jun amino-terminal kinase 1，JNK1），激活后的 JNK1 使 Bcl-2 蛋白磷酸化，使之与自噬关键蛋白 Beclin-1 脱离，活化后的 Beclin-1 可形成 Beclin1-PI3KC3 多蛋白复合体，从而激活自噬。ROS-JNK 信号通路还可通过 Beclin-1 非依赖的方式直接上调自噬关键基因 ATG7 和 ATG5 的表达，激活细胞自噬，这一激活方式只存在于肿瘤细胞中。

ROS-JNK 信号通路既可介导细胞凋亡，也可介导细胞自噬。该通路对自噬的调节作用依赖于细胞内 ROS 水平，适度水平的 ROS 可导致 JNK 信号短暂激活，通过 Beclin1-PI3KC3 途径诱导细胞自噬水平增加，但还不足以引起细胞凋亡。但当 ROS 超过一定水平后，则会导致 JNK 的持续激活，引起线粒体途径介导的细胞凋亡。

第五节　细胞自噬与医学

细胞自噬与免疫、肿瘤、衰老及细胞凋亡等都有着密切关系。

一、自噬与免疫

一些参与免疫的细胞因子可以诱导自噬。在巨噬细胞中，干扰素 γ（INFγ）可以诱导自噬来抵御分枝杆菌等病原菌。自噬体能把病原体或与病原体相关的物质，运送至细胞膜上的 Toll 样受体（Toll-like receptor，TLR，调控先天性免疫应答的蛋白质分子）。巨噬细胞中含有 TLR 配体包裹颗粒的吞噬体和溶酶体的融合需要 LC3 和 Beclin1 的协助。血管平滑肌细胞中，肿瘤坏死因子 α（TNFα）通过激活 JNK 途径和抑制 Akt，上调 LC3 和 Beclin1 的表达促进自噬。

二、自噬与肿瘤

自噬对于肿瘤细胞具有两面性。自噬溶酶体和泛素蛋白酶体降解系统监测和清除错误折叠的蛋白质及受损的细胞器，维持内环境稳态，预防肿瘤发生。敲除自噬基因会引发肿瘤形成。例如，*Beclin1* 基因原本是一个肿瘤抑制基因，干扰 Beclin1 的表达使自噬受到抑制，增加了肿瘤发生的可能。UVRAG 能结合 Beclin1-PI3KC3 复合物促进自噬，同时有抑制肿瘤的功能。肿瘤抑制基因 *PTEN* 产物可通过抑制 I 型 PI3K 的功能增强自噬。在 DNA 损伤细胞中，p53 表达增高，能够激活 AMPK 促进自噬发生。p53 还可增加溶酶体膜蛋白 DRAM（damage-regulated autophagy modulator）的转录，从而增强 DRAM 诱导的细胞自噬。

虽然正常的自噬发生对肿瘤的发生具有抑制作用，但在肿瘤形成后，部分肿瘤细胞能利用自噬对抗应激环境，增强存活能力。特别是在实体瘤中，需要更多的氧气和营养物质来保持快速增殖。这些细胞的存活部分上是由于自噬的存在，通过自噬降解蛋白质和细胞器，来克服营养缺乏和低氧环境而获得生存。因此自噬还可以保护肿瘤细胞。

三、自噬与衰老

在哺乳动物衰老过程中，巨自噬和分子伴侣介导的自噬（CAM）活动下降。溶酶体膜上 2 型溶酶体相关膜蛋白（LAMP2A）受体的表达随着衰老进行性减少，CAM 效率降低，使得受损蛋白与溶酶体膜的结合及转运进入溶酶体的能力减弱。衰老对巨自噬也有影响，尤其是影响巨自噬对功能缺陷的线粒体的降解。增强自噬活动具有抗衰老作用，如增加线虫 DAF2（即胰岛素样生长因子 1 受体）突变体自噬能力，能够增强对 β 淀粉样蛋白的降解，对抗衰老过程中线虫细胞淀粉样物质累积引起的毒性。

四、自噬与凋亡

自噬与凋亡在功能上的关系复杂微妙。当细胞所受环境压力较小时，细胞启动自噬机制克服压力，抑制细胞凋亡。此时自噬会选择性地捕捉并修饰已经被凋亡机制泛素化的蛋白，使其能与一系列自噬受体蛋白如 SQSTM1 结合，并与自噬相关蛋白 LC3 反应，同时自噬也会选择性地除去激活的胱天蛋白酶 8。此外，自噬还会修饰 Src 激酶，使修饰过的 Src 与 E3 泛素蛋白连接酶结合，由于 E3 泛素蛋白连接酶带有 LC3 结合区，能和自噬相关蛋白 LC3 作用，从而避免了凋亡的进一步发生。

当外界环境压力远远超过了细胞承受力或承压过长时，自噬已无力挽救细胞，这时细胞启动细胞凋亡机制。凋亡启动使胱天蛋白酶被高度激活，并切割多种蛋白，促使细胞进入凋亡程序。同时，胱天蛋白酶首先切割自噬程序中的起始因子 ATG3 和 Beclin 1。此外，自噬程序中的 AMBRA1 蛋白等也会被降解。这些自噬相关蛋白降解产生的蛋白片段具有促进细胞凋亡的功能，如当 Beclin 1 被胱天蛋白酶 3、6 或 9 切割后，便成为具有 BH3 区域的羧基末端片段，该片段与线粒体结合后促使线粒体发生外膜通透化，释放细胞色素 c；ATG4D 被胱天蛋白酶 3 切割后的片段也具有类似 BH3 区域，从而也具有促细胞凋亡的功能。

思 考 题

1. 酵母和哺乳动物细胞自噬体形成过程。
2. 简述酵母细胞自噬途径。
3. 哺乳动物细胞自噬过程。
4. 简述调节细胞自噬的信号通路。
5. 简述细胞自噬与医学的关系。

（田余祥）

第二十章 衰老的分子机制

衰老（senescence）又称老化（aging），是指生物体在其生命的后期所进行的全身性、多方面、循序渐进的退化过程。这种退化过程在整体水平、组织细胞水平及分子水平各个层次均有体现。衰老的基本表现是功能程度的整体衰退，如表现为各器官保持组织稳态的能力减弱，对应激性生理需求做出适当反应的能力降低。这种组织细胞结构变化，导致对各类应激的反应程度显著降低，而疾病发生的风险增加。衰老是任何生命过程中的必然规律，人类的生命过程同样遵循这一必然规律。虽然衰老是不可避免的，但延缓衰老却是可能的，因此如何延缓衰老已经成为当今世界医学界最重要的课题之一。

第一节 衰老的概念及相关学说

关于衰老的概念，不同的学科有着不同的定义。从生物学上讲，衰老是生命体随着时间的推移，自然发生的必然过程，其表现为机体组织结构的退行性变化和机能的衰退，适应性和抵抗力减退，逐渐趋向死亡的现象。生理学把衰老看作是从受精卵开始一直进行到老年的个体发育史，只是到了一定阶段以后，衰老的特征才比较明显地显现出来。病理生理学认为衰老是应激和劳损，损伤和感染，免疫功能衰退，营养失调，代谢障碍及疏忽和滥用药物积累的结果。分子生物学认为衰老是机体在分子水平上长期出现微小变化积累的综合表现，是由于基因突变的积累导致细胞、组织和器官功能衰退的结果。从社会学上看，衰老表现为个人对新鲜事物失去兴趣，超脱现实，喜欢怀旧。

随着生物化学、分子生物学等学科研究的进展以及近缘科学的相互渗透，有关衰老分子机制的研究也有了新的进展。目前关于衰老的学说有自由基学说、程序衰老学说、错误成灾学说、细胞凋亡学说和端粒 - 端粒酶学说等。

一、细胞衰老与机体衰老

细胞衰老（cellular senescence）是指细胞在执行生命活动过程中，为应答各种应激信号而发生的不可逆的细胞周期阻滞，是一种复杂而重要的生命活动。虽然衰老细胞的代谢仍然非常活跃，但它们的各种细胞结构呈现出退行性变化。与正常细胞相比，衰老细胞停止分裂，体积变大。此外，衰老细胞呈现扁平化，细胞质中形成空泡，应激颗粒逐渐积累。伴随细胞衰老，溶酶体增大且活性增强。细胞衰老时，细胞核形态也随之变化，表现为核体积增大，核膜内折，染色质凝集、固缩、碎裂。相应地，基因表达谱改变，很多基因表达沉默。此外，由于线粒体损伤和 ROS 水平升高，蛋白氧化加剧，衰老细胞中很容易检测到蛋白羰基化产物及脂褐素积累（表 20-1）。

表 20-1　细胞衰老的化学变化

蛋白修饰	DNA 修饰与突变	其他
交联	氧化	脂褐素
氧化	脱嘌呤	酶失活
去酰胺化	置换	
天冬氨酸化	插入和缺失	
蛋白羰基化	倒置和转置	
糖基化		
脂质氧化		

细胞衰老和机体衰老是两个不同的概念，但两者有密切关系。单细胞生物细胞的衰老就是个体的衰老，多细胞生物个体衰老的过程也是组成个体的细胞普遍衰老的过程。个体衰老过程中衰老细胞逐渐积聚，时间长达数年，因此衰老个体的机能退化至少部分由衰老细胞积累所致。机体衰老的基础是构成机体的细胞在整体、系统或器官水平的衰老，但不等于构成机体的所有细胞都发生了衰老。正常生命活动中细胞衰老死亡与新生细胞生长更替是新陈代谢的必然规律，也避免了组织结构退化和衰老细胞的堆积，使机体延缓了整体衰老。细胞衰老是机体衰老和死亡的基础。自然衰老与许多老年性疾病关系紧密。无论是生理性衰老，还是病理性衰老都是以机体细胞总体水平的衰老为基础（表20-2）。阐明机体衰老的机制必须从研究细胞衰老的机制开始。

表 20-2 机体衰老过程中的生理生化变化

生化的变化	生理的变化
基础代谢率	肺扩张容积
蛋白质周转	肾脏过滤能力（肾小球）
葡萄糖耐受性	肾脏浓缩能力
再生能力	心血管性能
端粒缩短	肌肉骨骼系统
氧化磷酸化	神经传导速度
	内分泌和外分泌系统
	生殖和免疫系统
	感官系统

近年研究证明，遗传因素与内外环境多种复杂因素相互作用导致机体退行性功能下降与紊乱。随着时间推移，机体细胞、组织器官、机体内环境稳定性下降、机体自我修复能力失调，对内外环境适应能力逐渐减退，各种功能、感受性及能量出现退行性变化是产生衰老的根本原因。衰老是每个人随着增龄而发生发展的、全面的变化过程，伴有逐渐加重的器官、组织、细胞和生物大分子等不同层次的变化。衰老具有累积性（cumulative）、普遍性（universal）、渐进性（progressive）、内在性（intrinsic）、危害性（deleterious）等特点。这五个特点的英文字首依次排列下来则成为cupid，恰好与古罗马神话中的丘比特爱神名字相同，故被人戏称为鉴定衰老的丘比特标准。

机体衰老可分为生理性衰老与病理性衰老。生理性衰老（physiological senility）是指生物体随着年龄的增长而自然发生的不可逆的退行性变化，它并不是一种疾病，但与许多老年性疾病紧密相连，如伴随着年龄增长，人体的造血系统、免疫系统和多种脏器的组织结构与生理功能逐渐减退，因而老年机体的抗病能力和修复损伤能力也随之下降，表现为心脑血管疾病、恶性肿瘤、糖尿病和老年性痴呆等发病率大大提高。而病理性衰老（pathological senility）则是指由于疾病或其他异常因素所导致的衰老加速现象。一般认为，没有其他因素干扰的自然衰老所能达到的最长寿命（maximum life span）或称自然寿限（natural lifetime）主要由遗传因素决定，而平均寿命则在很大程度上受到环境因素的影响。总之，机体衰老是许多生理的、病理的和心理过程的综合作用的必然结果。

二、影响衰老的主要因素

目前认为，影响衰老的因素主要有遗传因素、环境因素、病理因素和心理因素四方面。

（一）遗传因素

研究发现，各种动物在一定环境条件下有其较为恒定的平均寿命。临床资料显示，成人早衰症患者平均39岁即开始早衰，其预期寿命仅为47岁左右；婴幼儿早衰症患者则大多在1岁时出现明显衰老，多数12～18岁夭折。因此，遗传因素与衰老程度（尤其是寿命）密切相关。

（二）环境因素

统计学证实，我国长寿地区（如新疆、广西巴马县、海南省、珠江三角洲等）的高寿命人口密度远高于我国其他地区，且这些地区多集中在山区，说明生活的环境与人类的寿命有关，也是影响寿命和衰老进程的重要因素。但其他地区也不乏高寿老人的事实则提示环境因素并非是影响寿命的唯一因素。

（三）病理因素

衰老的机制系多因性、综合性及复杂性的。一些最常见的和使人衰弱的疾病，如骨质疏松症、关节炎、脑卒中（中风）、糖尿病、老年痴呆症，甚至多种形式的癌症，其中大多数疾病的早期变化是无症状的，随着时间的推移、年龄的增长，细胞活力的错误率或代谢副产物的积累量呈现上升趋势。例如，脂质是人体重要的组成部分，但随着年龄的增长，胆固醇和复合糖类在动脉血管壁的不断积聚、出血及血栓形成，进而纤维组织增生及钙质沉着，导致动脉壁增厚变硬、血管腔狭窄。一旦发展到足以阻塞动脉腔，则该动脉所供应的组织或器官将缺血或坏死。脑退行性变、心脑血管疾病的发生发展加速了衰老。衰老与疾病互为因果，相互影响，从而加速了衰老过程。

（四）心理因素

开朗的性格和良好的心态是健康长寿的重要因素，它对生理变化产生重要的影响。不良的心理可以加速人体衰老进程。长期面临工作上的巨大压力、经济上的沉重负担以及丧偶、离异、婚姻不和谐、家庭及邻里不和睦等不良刺激，使各种生理疾病、心理障碍和恶性肿瘤的发生率提高，影响身心健康，加速机体衰老。

三、衰老的生物学指标

反映人体实际衰老程度除了日历年龄和生物学年龄外，衰老的生物学标志是在细胞、分子水平评价衰老的一个重要指标。1990年，美国亚利桑那大学的Arshag D. Mooradian等将衰老生物学标志的判断标准概括为：①该标志与年龄有定量关系，相关性越强，灵敏度越高；②该标志不因疾病而改变；③该标志不因代谢或营养状况的变化而改变；④影响衰老进程的因素亦能影响该标志；⑤永生化的细胞不存在该标志的变化。迄今为止，人们在细胞水平、分子水平发现了一些指标，可作为衰老的生物学标志，如细胞体外增殖能力、DNA损伤修复能力、线粒体DNA片段缺失、DNA甲基化程度、衰老相关β-半乳糖苷酶活性、端粒长度和端粒酶活性、晚期糖基化终末产物（advanced glycosylation end product，AGE）水平、基因表达谱等。但这些标志尚不能满足所有的标准，且单项标志各有一定的局限性。分子水平的衰老标志只有进一步精确量化和综合化，才能客观地、准确地体现生物学年龄。

四、衰老的相关学说

伴随着生物科学的进步，衰老机制的研究得到了长足发展，人们提出了若干具有科学价值的衰老学说。现阶段，主要的衰老学说可以归结为两大学派：一是老化遗传学派（genetic theories of aging），该学派认为发育过程有时间顺序性，好似计算机程序编码一样，连受精卵在母体内分裂、分化、发育成胎儿都是在程序控制下实现的。这个控制机制随着年龄增长而减弱，最终导致衰老。二是老化随机学派（stochastic theories of aging），该学派认为环境中随机的因素会在不同程度上对器官造成进行性和累积性伤害。这些随机因素主要包括DNA损伤和修复功能障碍、氧自由基对组织器官的伤害、蛋白交联、细胞内物质代谢紊乱等。当这些损伤累积到一定程度时，将造成不可逆转的衰老，甚至死亡（图 20-1）。以下介绍几种比较有代表性的学说。

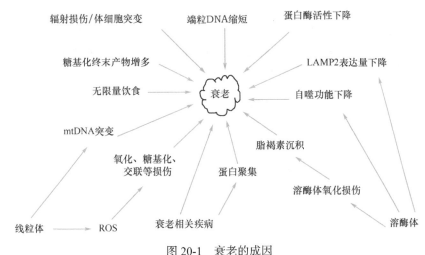

图 20-1　衰老的成因

mtDNA：线粒体；ROS：活性氧类；LAMP2：溶酶体相关膜蛋白 2

（一）自由基学说

自由基学说（free radical theory）是具有代表性的衰老学说之一。这一学说最早是由学者 Denham Harman（1916～2014）于 1956 年提出，并得到了大多数学者的认同。所谓自由基又称为游离基，是指单独存在的，含有孤电子的原子、原子团或特殊状态的分子。它们的共同特点是最外层的电子轨道上具有不配对的电子。这些不配对的电子结构具有极其活泼的化学特性，对生物大分子、细胞甚至组织都有很强的损伤作用。该学说认为：当机体衰老时，自由基的产生增多，清除自由基的物质减少，清除能力减弱，过多的自由基在体内蓄积。当自由基对机体的损伤程度超过修复代偿能力时，组织器官的机能就会逐步发生紊乱，导致衰老。研究表明，接受放射线照射的动物由于机体产生自由基，寿命明显短于未接受放射线照射的动物，但如果预先给受照射动物服用抗氧化剂，可以降低活性氧自由基的水平，对受照射动物具有保护作用。研究也发现，服用抗氧化剂的动物寿命增加。

对机体危害最大的是活性氧类（reactive oxygen species，ROS），包括超氧阴离子自由基（$O_2^{\cdot-}$）、羟自由基（$\cdot OH$）、H_2O_2、单线态氧（$^1O_2$）、脂质自由基（$LO^\cdot$）、脂质过氧自由基（$LOO^\cdot$）、有机过氧化物（$LOOH$）等。环境中的辐射和细胞有氧代谢都是产生 ROS 的原因。机体对付自由基过量生成的防御有两个机制：一是氧的有效利用。线粒体中的细胞色素氧化酶可以直接催化约占总氧量 98% 的 O_2 接受 4 个 H^+ 和 4 个电子生成水。这是机体防御 O_2 转化为 ROS 的重要手段。二是建立自由基的清除系统。体内存在的抗氧化酶（如超氧化物歧化酶、过氧化物酶、过氧化氢酶等）和一些抗氧化物（如维生素 E、维生素 C、辅酶 Q 等）形成了第二道防御体系，具有消除 ROS 的作用。

过量的 ROS 在细胞内出现时，①可导致蛋白质合成能力下降，产生差错与变性，引起内脏器官功能失调及肿瘤发生；②可导致 DNA 损害，主要表现为核酸分子的解聚，影响信息传递、转录与复制；③自由基还可使细胞内的线粒体、溶酶体膜破坏，导致细胞能源生产中断，使细胞自溶。活性氧自由基对不饱和共价键有特殊的亲和力，能使脂质过氧化。自由基在体内积累过多，过剩的自由基使细胞生物膜脂质中的不饱和脂肪酸发生过氧化，从而破坏细胞的各种膜结构，使膜功能失常，导致细胞死亡。同时脂质过氧化的终产物丙二醛（malondialdehyde，MDA）亦能使膜蛋白、酶发生交联反应，加重细胞的功能结构损害。受破坏的蛋白质、脂质堆积在细胞内，使细胞新陈代谢发生障碍，从而导致衰亡。

脂褐素又称脂褐质（lipofuscin），脂褐素的生成与自由基有关，脂褐素的积聚是细胞衰老的基本特征之一。脂褐素对于细胞本身是否有毒还不十分清楚，但它导致的老年色素形成的脂质过氧化反应可对细胞功能引起极大的破坏。随着年龄的增长，心肌、神经等细胞内的脂褐素含量逐渐增多，如果在皮肤组织中聚集过多，就会形成所谓的老年斑。造成体内自由基产生的因素及自由基在机体老化和疾病发生发展过程中的作用见图 20-2。

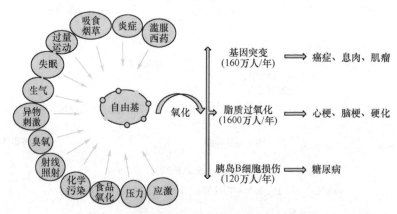

图 20-2　自由基的产生因素及过量自由基的危害

随着研究水平的日趋深入，支持和反对的实验结果也大量存在，因此自由基引起衰老的证据还有待深入研究。近年来，研究人员修正了自由基学说，提出了 ROS 伤害的氧化应激理论：氧化应激是指机体在需要清除体内老化的细胞，或在遭受各种有害刺激时，体内高活性分子，如活性氧自由基和活性氮自由基产生过多，氧化程度超出氧化物的清除，氧化系统和抗氧化系统失衡，从而导致组织损伤。生物体内自由基不断产生，也不断被清除，自由基的产生和清除处于动态平衡。自由基是发挥它的生物学作用，还是引起衰老或疾病，取决于自由基在体内产生的多少和产生的部位及产生和清除的平衡。如果自由基产生过多和清除自由基的能力下降，体内就会有多余的自由基损伤细胞成分，即"氧化应激"状态。同样，防御和清除能力过强也会"物极必反"。在生理条件下，处于平衡状态过程中的自由基浓度是很低的，它们不仅不会损伤机体，还会显示出它们独特的作用。例如，中性粒细胞在吞噬病原微生物时，耗氧骤增，瞬时产生大量活性氧自由基，与其他自由基协同，有效地杀灭病原微生物。吞噬细胞的自由基产生不足会导致吞噬功能不全。前列腺素、凝血酶原的生物合成中也需要氧自由基参与，促进羟化反应。另外，活性氧还表现出细胞内的信使功能。活性氧还是内皮细胞松弛因子，可使血管平滑肌松弛，防止血小板聚集，还参与生物体神经传导等。

（二）程序衰老学说

19 世纪德国进化生物学家 August F. L. Weismann（1834 ～ 1914）提出衰老是一种程序形成的适应过程，是在生物演化的过程中发生的。1962 年 Leonard Hayflick（1928 ～）通过对人体组织进行培养时发现，人体细胞的分化能力具有一个上限，接近 50 次的分裂后，细胞的分裂频率就变得非常慢，只有培养的肿瘤细胞是永生的。研究表明，每一种动物都有大致相同的最高寿命，单卵双胎者寿命大致相同，人类长寿家庭子女大多长寿。同一种动物寿命和老化速度不完全相同，衰老速度是受基因控制的。1966 年，海弗利克根据不同生物衰老时间不同，同种生物衰老时间大致相似，提出了细胞衰老的程序衰老学说，又称为基因程序学说。该学说认为衰老过程像计算机编码程控过程，是机体本身固有的特征，是在一定阶段由一些基因依次触发启动所致；细胞程序调控衰老全过程，并引起一系列特征性的形态改变，直至生长停滞。因此，衰老速度与寿命密切相关。现在认为，人胚胎成纤维细胞体外培养倍增代数较恒定，为 40～60 代。如果成纤维细胞取自不同年龄，分裂倍增代数亦不同。供体年龄每增加 1 岁，细胞培养过程中倍增代数减少 0.20 代。早老症的成纤维细胞体外培养仅分裂倍增 2 代，说明衰老受基因调控。每一种动物都有恒定的年龄范围，衰老是一种必然的过程。此外，程序衰老学说还认为衰老与神经内分泌系统退行性病变及免疫系统的程序性衰老有关。

（三）差误灾难学说

1963 年，Leslie E. Orgel 提出衰老的差误灾难学说（error catastrophe hypothesis）。该学说认为衰老是从 DNA 复制到最终形成蛋白质遗传信息传递过程中错误积累的结果。随着生物年龄增加，细胞内蛋白质合成机制逐渐失常，以致合成异常蛋白质。某些异常蛋白质，如为蛋白质合成机制的组成成分就会合成更多异常蛋白质，这一恶性循环最终破坏正常生理功能，造成细胞衰老。研究表明，蛋白质合成时差错发生率约为 $3\times10^{-8}～1\times10^{-4}$。随着年龄增加，差错发生率也随之按指数增加。自提出差误灾难学说后，许多研究成果支持了这一学说。乳酸脱氢酶是体内代谢过程中一个重要的酶类，免疫学和酶学检查发现，人类肺脏衰老的成纤维细胞中集聚着大量异常改变的乳酸脱氢酶。有研究证实，培养的人二倍体成纤维细胞在生命后期出现许多热不稳定性酶类，而且 RNA 碱基类似物 5-氟尿嘧啶在引起早衰前往往伴有催化酶类异常改变。也有一些学者的研究不支持衰老的差误灾难学说。John Holland 和 Hayflick 比较了幼年和老年培养细胞中的病毒产生，在病毒致病性、病毒蛋白质组成等方面未观察到差别，病毒是利用细胞机器来合成蛋白质，这个结果就意味着老年细胞中仍然可以维持这一机器的精确性。此外，衰老的差误灾难学说说明衰老是偶然因素积累所造成的，亦不能解释衰老发生的根本机制及动物寿命的相对稳定性。

（四）细胞凋亡学说

细胞凋亡（apoptosis）是细胞死亡的主要方式之一。细胞凋亡是一种积极的有序过程，与衰老密切相关。细胞凋亡以两种形式对衰老起作用：一是清除已经受损和功能障碍的细胞（如肝细胞、成纤维细胞），被纤维组织替代，继续保持内环境稳定；二是清除不能再生的细胞（如心肌细胞），它们不能被替代，导致病理改变。通过以上机制，细胞凋亡的结果使体细胞，特别是具有重要功能的细胞数量减少，造成其所组成的重要器官呈现出老年性进行性病理过程。研究表明，大鼠肝组织中的凋亡过程有助于清除癌前细胞（precancerous cell），而凋亡程序失常导致的癌前细胞的增加是衰老伴随癌症高发的原因之一。因此，该学说认为细胞凋亡失调可能导致衰老。目前认为，自由基及辐射、有害物质、DNA 突变等各种病理性刺激都可激发细胞凋亡的启动，这些因素启动细胞凋亡的具体分子机制尚有待进一步研究。

（五）端粒-端粒酶假说

端粒和端粒酶与衰老的关系最早由俄国科学家 Alexey M. Olovnikov（1936～）于 1973 年首次提出，他认为端粒的丢失可能是因为与端粒相关的基因发生致死性缺失。1986 年，Howard J. Cooke 首先在人类性染色体末端发现了端粒，并根据体细胞的端粒 DNA 长度明显短于干细胞，进而提出端粒 DNA 长度减少引起的保护能力的下降会限制细胞的增殖能力。1990 年，Calvin B. Harley 提出了较为详细的端粒-端粒酶假说，认为细胞的衰老是由于端粒 DNA 的长度随着年龄的增长而逐渐缩短所致。老年个体多数体细胞中的端粒 DNA 较年轻个体的短，年轻个体的体细胞中端粒 DNA 随年龄增加逐渐缩短。估计细胞每分裂一次端粒 DNA 缩短 50～200bp。端粒 DNA 随细胞分裂逐渐缩短，因此端粒决定细胞的寿命。虽然端粒 DNA 的缩短是衰老的原因还是衰老伴随的现象仍旧存在争议，但是大量的实验研究证明，端粒和端粒酶确实和衰老有着广泛的联系。

　　总之，人类衰老过程是人体内、外部环境各因素间在生命活动的过程中不断相互作用、相互影响的综合性结果。衰老的原因是多方面的，衰老的机制也是极为复杂的。虽然诸多学说各有侧重点也都有一定的科学依据，但均难以全面地揭示和阐明人类衰老的全过程。Semsei Imre 关于衰老机制的图解恰恰说明了衰老机制复杂，学说繁多，显然不能用单一学说解释所有衰老机制及衰老征象（图 20-3）。因此，随着衰老机制的研究向更深层次发展，对衰老机制的研究必将为该领域带来重大突破性进展。

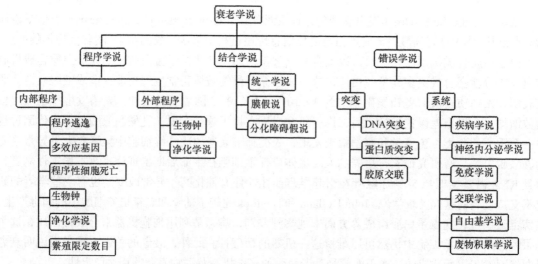

图 20-3　常见的衰老学说及分类

第二节　衰老与长寿的相关基因

　　随着分子生物学的迅猛发展，衰老机制的研究从细胞水平、亚细胞水平逐渐走向分子与基因水平，焦点逐渐集中于细胞衰老时的基因表达变化上，研究人员开展了大量衰老基因、抗衰老基因等表达调控与衰老关系的研究，并证实了体内确实存在与衰老和长寿有关的基因。长寿与衰老是生命过程中的一对矛盾，长寿与衰老并非单一基因决定，犹如肿瘤发病过程中癌基因与抑癌基因，凋亡过程中促凋亡基因与抑凋亡基因相互制约一样，亦应有正（长寿基因）、负（衰老基因）之分。目前已发现的与衰老和长寿有关的基因已达 20 多种（表 20-3），这些基因或与抗氧化酶类的表达有关，或与抗紧张、抗紫外线伤害有关，有的与增加某种受体的表达有联系，也有的与哺乳动物精子的产生相关。这些基因在衰老和长寿中的作用，目前还不是很清楚。

表 20-3　动物模型中克隆的衰老相关基因

生物	衰老相关的基因
丝状真菌	*grise*
酵母	*Lag1*、*lac1*、*ras1*、*ras2*、*phb1*、*phb2*、*cdc7*、*bud1*、*fob1*、*rad52*、*sgs1*、*ygl023*、*uth4*、*sir4-42*、*sir2*、*hda1*、*rpd3*
线虫	*daf-2*、*age-1*、*daf-23*、*daf-18*、*akt-1*、*akt-2*、*daf-16*、*daf-12*、*ctl-1*、*old-1*、*spe-26*、*clk-1*、*mev-1*
果蝇	*Sod1*、*cat1*、*mth*、*indy*
小鼠	*prop-1*、*p66shc*、*klotho*、*Wm*、*ku80*、*mTR*、*Xpd*、*Ercc1*、*CSA/CSB*、*p53*、*FIR*

一、衰老相关基因

在人类细胞方面，衰老相关基因的研究近年来取得了较大进展。例如，用细胞融合技术将永生化细胞与正常细胞重组，研究结果表明永生化是衰老相关基因隐性缺陷所致，体内存在 4 套与衰老有关的基因或基因通路。目前科学家发现了十余种衰老相关基因，人染色体 1、4、6、7、11、18 与 X 染色体各自都存在着衰老相关基因。

1. *MORF4*　20 世纪 80 年代初，Samuel Goldstein 通过将正常细胞与永生细胞（immortal cell）融合，观察融合后永生细胞的变化，结果发现融合细胞丢失了永生特性而像正常细胞一样，在分裂一定次数后衰老死亡。此实验说明，融合使正常细胞的某种基因导入了永生细胞，从而使永生细胞丧失了其特性。此后有学者证明人的 4 号染色体上存在一个或数个衰老相关基因，将其中一个基因添加入癌细胞时，可以将增殖的细胞转变成衰老细胞，而该基因突变则可以导致细胞的永生化，因此将该基因称作 *MORF4*（mortality factor 4）。

MORF4 位于染色体 4q33-34.1，属于人体基因组中 6 个 *MORF* 相关基因（*MORF* related gene，MRG）家族。它编码小内含子转录因子样蛋白，其结构与 MRG 家族的 2 个在组织和细胞中大量表达的基因 *MRG15* 和 *MRGX* 非常相似，含有多个类似转录因子的模体，它们可能是转录性调控因子，对衰老或细胞生长调节起重要作用。蛋白质组学研究发现，*MRG15* 是哺乳动物基因中唯一与组蛋白脱乙酰基酶和组蛋白乙酰基转移酶都有联系的基因。近期研究发现，*MRG15* 能活化原癌基因 *B-myb* 的启动子，从而启动细胞由 G_1 期进入 S 期，促进细胞增殖。*MRG1* 可能通过活化细胞周期必需的基因发挥其关键的正性调控作用，而 *MORF4* 可能通过负性途径抑制了 *MRG15* 的作用，使细胞增殖减少而开始衰老。另外，细胞衰老一直被认为是一种抵抗肿瘤形成的保护性机制。*MORF4* 能诱导人肿瘤细胞株亚型衰老。

MORF 所属的 MRG 家族在细胞衰老、增殖、正性及负性转录调控、DNA 损伤的修复过程中都起到了重要的作用。对于这个基因家族的研究将有助于阐明衰老时染色质改变、细胞增殖及 DNA 损伤修复等的机制。

2. *p16^{INK4a}*　人类 *p16^{INK4a}* 又称为细胞周期蛋白依赖性蛋白激酶抑制剂 2A（cyclin-dependent kinase inhibitor 2A，CDKI2A），它编码一个含 156 个氨基酸残基，相对分子质量为 16 000 的细胞周期调控相关蛋白 p16。在啮齿类和人类的多种组织的衰老中，*p16^{INK4a}* 存在明显的高表达。研究表明，*p16^{INK4a}* 基因在哺乳动物的衰老中起一定的作用。随着衰老的进行，*p16^{INK4a}* 表达的增加导致具有自我更新能力的细胞修复潜能的下降。一些证据显示，*p16^{INK4a}* 的表达参与体内细胞的自发衰老。关于该现象研究最多的是造血干细胞（hematopoietic stem cell，HSC）。具有遗传毒性的刺激，如电离辐射等能够诱导对 HSC 功能的持久性破坏，这些刺激能有效地诱导 HSC 中 *p16^{INK4a}* 的表达。氧化应激也能够诱导 HSC 的功能对 *p16^{INK4a}* 依赖性的下降。敲除 *p16^{INK4a}* 可以增强 HSC 连续移植入受辐射损伤的受体小鼠后其功能的发挥。这些结果证明，*p16^{INK4a}* 的表达是 HSC 衰老的机制之一，然而这些研究没有直接指出 *p16^{INK4a}* 是不是衰老的直接原因。后来应用 *p16^{INK4a}* 缺失或过表达的小鼠来研究 3 种不同类型干细胞（造血干细胞、神经干细胞、胰岛干细胞）的自我更新能力，研究发现在每种类型干细胞的衰老过程中，*p16^{INK4a}* 的表达都会显著升高。在年老小鼠的 HSC 中，*p16^{INK4a}* 基因缺失的小鼠与同窝的野生型小鼠相比 HSC 功能显著增强；*p16^{INK4a}* 的缺失也增强了年老小鼠神经前体细胞的功能和神经发生能力；在年老的小鼠中应用化学物质去除胰腺细胞后，*p16^{INK4a}* 基因缺失的小鼠比同窝野生型小鼠的胰岛再生能力有显著的增强。*p16^{INK4a}* 的表达在 HSC、神经干细胞（neural stem cell，NSC）和胰腺干细胞中都显示了其促进衰老和抗增生的能力，表明在这些干细胞中 *p16^{INK4a}* 的表达能够通过抑制增生和自我更新而促进衰老，这是导致衰老的原因之一。

目前，越来越多的科学家认可 *p16^{INK4a}* 是细胞衰老的重要调节基因，其不仅在一定程度上反映衰老的进程，还有可能对衰老细胞再生修复产生影响。Darren J. Baker 等正是以 *p16^{INK4a}* 基因来标记衰老细胞，实现了对衰老细胞的识别。

3. *p21* p21 蛋白是一种细胞周期蛋白依赖性蛋白激酶抑制因子。*p21* 基因是 *p53* 下游的主导基因，也是 *p53* 的直接靶基因，两者构成 p53/p21 途径，对细胞周期和细胞衰老进行调控。p53 活化后使 *p21* 表达增加，高水平的 *p21* 抑制周期蛋白依赖性激酶（cyclin-dependent kinases，CDK）的活性，使细胞停滞在 G_1 期，诱发细胞衰老。此外，p21 蛋白半寿期的增加可导致 p21 mRNA 和蛋白质水平的显著提高。p21 mRNA 的稳定性是通过位于 3′-UTR 的 AU 富集因子（AU rich element，ARE）来进行调控的，人抗原 R（human antigen R，HuR）可识别 ARE 并与之结合，增加 p21 mRNA 的稳定性和 *p21* 的表达，引发衰老进程。反之，通过表达反义 HuR 减少 p21 RNA-protein 复合物的数量，则大大降低了紫外线的诱发作用和 p21 mRNA 的半寿期，从而影响细胞周期和衰老进程。

4. *TOM1* *TOM1* 最初作为一个致癌基因 *v-myb* 特殊的靶基因被鉴定，是一种溶酶体相关基因。TOM1 属于包含 VHS 区域蛋白质家族成员，它除在 N 端具有 VHS 区域之外，中央区还有一个 GAT 区域。在胞内体通路中起到间接转运和分选作用的接头蛋白（如 Hrs/Vps27、STAM、GGA 和泛素），均含有 VHS 区域，因此可以推测 VHS 区域是这些蛋白发挥作用的关键部位，并且 TOM1 能单独与泛素复合物蛋白链和网格蛋白结合。在衰老模型人胚肺二倍体（2BS）成纤维细胞株中，*TOM1* 基因表达明显增加，显示 *TOM1* 基因在 2BS 细胞的过度表达具有延迟衰老进展的作用。此外，研究还发现 *TOM1* 基因表达可以促进 *p16* 和 *p21* 表达，从而加速细胞衰老。如抑制 *TOM1* 基因表达，可减缓细胞衰老。

5. *wrn* 基因 *wrn* 基因位于 8 号染色体短臂，编码为 1432 个氨基酸残基组成的蛋白质，其结构与 DNA 解旋酶极其相似。该基因是首次鉴定的与人类衰老有关的基因，可能类似于 *p53*，也是一种抑癌基因。其表达产物参与 DNA 复制、重组，染色体分离（chromosome segregation）、DNA 损伤修复、转录及其他 DNA 解螺旋涉及的功能。沃纳（Werner）综合征（成人早老综合征）是一种隐性遗传性疾病，是典型的病理性衰老。研究表明，该疾病与 *wrn* 基因突变有关。*wrn* 基因的突变导致 Werner 综合征，其发生的可能机制是 *wrn* 基因突变的积累产生 DNA 代谢异常，表现为染色体不稳定，基因突变率增加，非同源组合增加，裂解质粒的连接失去准确性，端粒修复率降低，端粒的长度快速缩短，甚至会改变 DNA 的复制，其结果是增加了该病的发病概率。

此外，从衰老细胞获得的称为衰老细胞衍生的 DNA 合成抑制因子（senescent cell-derived inhibitor of DNA synthesis，SDI）的基因、衰老协同基因（senescence associated gene，SAG），以及 *ApoE4* 等基因也逐渐被研究证实是衰老基因。

二、长寿相关基因

机体内存在一些与长寿或抗衰老有关的基因，这些基因统称为长寿相关基因。在低等生物中已发现一些能影响寿命的单基因，如在酵母中的 *lag1*、*ras1*、*ras2*、*sir* 等；线虫中的 *age-1*、*daf-2*、*daf-12*、*daf-16*、*daf-18*、*daf-23*、*clk-1*、*clk-2*、*spe-26*、*gro-1* 等。在生物进化过程中基因调控渐趋复杂，果蝇中还未见有长寿基因的报道。哺乳类动物则更为复杂，目前研究仅阐明了某些基因与寿命相关，较为一致的认识是寿命受相关基因网络的调控。

1. *Klotho* 基因 *Klotho* 基因最初是在衰老表现的小鼠模型中发现的，随后发现在人和大鼠中也存在该基因，而且两者之间有较高的同源性。人 *Klotho* 基因定位于 13q12，编码两种蛋白，其中一种是由 549 个氨基酸残基构成的分泌型 Klotho 蛋白，该蛋白以游离的形式发挥功能，主要存在于人的大脑、海马、胎盘、肾脏、前列腺和小肠等组织中，血液中也可以检测到 Klotho 蛋白。目前，分泌型 Klotho 蛋白被认为是重要的抗衰老因子，对多种靶器官发挥生理学效应。

　　Klotho 基因剔除小鼠表现出类似人类早衰的症状，如运动失调、不育症、骨质疏松、肌肉老化、识别能力下降、动脉硬化等，特别是寿命明显缩短，在 8～9 周龄即死亡，平均寿命 60.7 天。*Klotho* 基因剔除小鼠导入可诱导的 *Klotho* 基因后，衰老表型可以恢复正常，但恢复后不再诱导时小鼠又重新出现衰老。最近研究还发现，外源性 *Klotho* 基因在小鼠体内过表达后，转基因小鼠比正常小鼠的寿命延长约 30%。Yoshisuke Haruna 等的研究也证实 *Klotho* 基因表达减少可以导致小鼠肾衰竭的发生，相反 *Klotho* 基因过表达则可以缓解肾衰竭症状，使小鼠 40 周生存率由 30% 提高到 70%。此外，一系列临床观察也表明，*Klotho* 基因在人抗衰老过程中也发挥着重要作用。因此，Klotho 蛋白是一种重要的抗衰老因子，对延长寿命具有重要作用。

　　2. *PARP* 基因　　*PARP* 基因的表达产物是与 DNA 断裂修复密切相关的酶——聚腺苷二磷酸核糖聚合酶（poly ADP-ribose polymerase，PARP），同时该基因也是 DNA 损伤的分子传感器，并参与端粒酶活性的调节。研究结果表明，PARP 活性的变化与增龄和寿限密切相关。在不同哺乳类动物中，PARP 活性与动物最大寿限成正比。在人和大鼠中，单核白细胞的 PARP 活性与增龄相关，随着老化，PARP 活性下降。目前，*PARP* 基因已被列为百岁老人长寿基因分析项目之一。

　　3. *bcl-2*　　1972 年，John F. R. Kerr 在研究细胞凋亡中发现了与细胞凋亡的发生有关的一些特殊的基因，其中凋亡抑制基因 *bcl-2* 的研究引人关注。研究表明，*bcl-2* 的表达有利于细胞的生存。将 *bcl-2* 基因置入表达秀丽隐杆线虫（*C. elegans*）的生殖腺中，发现由此产生的转基因线虫细胞凋亡大大减少，说明 *bcl-2* 具有抑制细胞凋亡、延长细胞生存期的作用。

　　4. *SIRT6*　　20 世纪 80 年代以来，研究人员以酵母、线虫、果蝇等低等动物为材料在分子水平上对衰老和长寿的机制进行了全面深入的研究并取得了巨大的成功，发现了与衰老有关的沉默信息调节蛋白家族（silent information regulator，Sir），并在哺乳动物中找到了 Sir2 同源蛋白家族 Sirtuins（SIRT）。哺乳动物如小鼠、人等的 SIRT 家族包含 7 个成员，分别命名为 SIRT1～7。最近的研究表明，哺乳动物中的 SIRT6 是新的抗衰老因子，在抑制衰老过程中发挥着重要作用。SIRT6 具有核小体依赖性的去乙酰基酶活性及 ADP- 核糖基转移酶活性。Gustavo Mostoslavsky 等发现，*SIRT6* 基因敲除小鼠出生 2 周后即表现出严重的早衰症状，如皮下脂肪丢失、淋巴细胞减少、肠炎、骨质疏松等，并在 4 周左右死于严重的低血糖。*SIRT6* 基因敲除的小鼠胚胎干细胞和胚胎成纤维细胞（embryonic fibroblast），都出现了基因组不稳定、对 DNA 损伤敏感、细胞周期变长等衰老现象。而有研究发现过表达 *SIRT6* 后，小鼠平均寿命提高了 9.9%～14.5%。通过以上正反两个方面的研究，说明 *SIRT6* 在抗衰老方面起着非常重要的调控作用。衰老的重要表现之一就是基因组不稳定，在 DNA 的各类损伤中，DNA 双链断裂（double strand break，DSB）最严重，它能通过"破坏 - 融合 - 桥"循环，破坏基因组的稳定性，造成染色体畸变。SIRT6 对 DNA 双链断裂的修复主要依赖两种途径：同源重组（homologous recombination，HR）和非同源末端融合（non-homologous end joining，NHEJ）。在同源重组中，DNA 双链断裂末端在 C 末端结合蛋白相互作用蛋白 [C-terminal binding protein（CtBP）interacting protein，CtIP] 作用下形成单链 DNA（ssDNA）是修复过程中的关键步骤。CtIP 蛋白有三个乙酰化位点（Lys432、Lys526 和 Lys604）。在正常生理情况下，处于组成型乙酰化状态的 CtIP 不发挥切除功能，但是一旦出现 DNA 的双链断裂，CtIP 在 SIRT6 作用下失去乙酰化基团，再通过下游同源重组修复 DNA 双链断裂。有研究发现，过表达 *SIRT6* 能够显著提高不同年龄段细胞的同源重组效率，对年轻、中年和衰老前细胞分别提高 1.4、1.7 和 3.9 倍，这一促进作用也是通过催化 PARP1 ADP- 核糖基化，使 PARP1 活化从而促进 DNA 双链断裂的修复。

　　端粒的长度被认为与机体衰老有关，随着机体年龄的增长和细胞复制次数增加，它的长度会逐渐缩短。*SIRT6* 基因敲除小鼠所表现的早衰症状与人类的 Werner 综合征相似，Werner 综合征是一种由于 ATP 依赖性解旋酶 WRN 缺陷导致端粒功能障碍而引起的早衰病。人胚肺成纤维细胞 WI-38 特异性敲除 *SIRT6* 基因后表现出分裂次数下降、β-半乳糖苷酶表达增加，端粒功能失调，染色体末端融合等衰老症状。正常情况下，SIRT6 能与端粒部位染色质特异性结合并使该区域 H3K9 去乙酰化，促使解旋酶 WRN 稳定于端粒部位，但研究并没有观察到 SIRT6 与 WRN 有直接相互作用，因此 SIRT6 促进端粒稳定的具体机制尚待阐明。SIRT6 的作用见图 20-4。

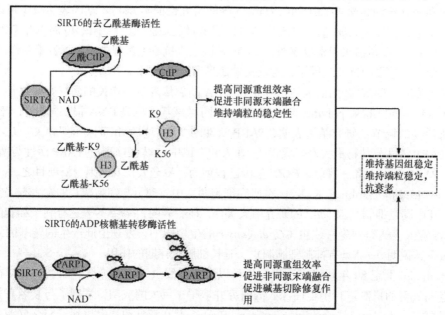

图 20-4　SIRT6 促进基因组及端粒稳定性

Ac：乙酰化；NAD⁺：氧化型辅酶 Ⅰ；H3K9：组蛋白 H3 第 9 位赖氨酸乙酰化；H3K56：组蛋白 H3 第 56 位赖氨酸乙酰化

知识链接

环状 RNA——circPVT1 的抗衰老功能

　　环状 RNA（circular RNA，circRNA）是一种共价闭环的 RNA 分子，circRNA 在不同生物中广泛表达，是近年来发现的一类新的具有调控功能的非编码 RNA。circRNA 能够抵抗外切核酸酶的降解作用，所以被认为是极其稳定的。因为技术和方法学问题，circRNA 一直被视为是罕见的剪切错误。最近几年在生物信息学、生物化学分析和深度测序的帮助下，研究者们对这些神秘分子有了一些认识，circRNA 已经成为 RNA 领域的一个新的研究热点，已经发现了数种 circRNA 作为 microRNA "海绵"起作用以抵消 microRNA 介导的 mRNA 抑制。2017 年 *Nucleic Acids Research* 报道了 circRNA 对细胞衰老的作用机制（Panda et al., 2017）。该篇论文首先分别对正常生长和衰老的人胚肺成纤维细胞 WI-38 成纤维细胞进行高通量的 RNA 测序，筛选出差异表达的 circRNA。在筛选出的 circRNA 中，作者重点关注 circPVT1。circPVT1 是由 *PVT1* 基因的一个外显子环化形成，其在衰老的成纤维细胞的表达量异常降低。Let-7 是最早发现的 miRNA 之一，是与靶 mRNA 的 3′-UTR 结合抑制蛋白表达的一类 microRNA，参与动物多个器官发育的调控过程，也在多种癌症发生中发挥抑癌作用。该研究发现在内源性 circPVT1 下降后，Let-7 水平升高。circPVT1 可作为 microRNA Let-7 的海绵吸附体吸附 Let-7；当 Let-7 被 circPVT1 结合吸附时，其靶 mRNA 编码的几种防止衰老的增殖性蛋白（如 IGF2BP1、KRAS 和 HMGA2）的表达水平增加，使细胞得以正常生长；当细胞受到某种刺激时，circPVT1 表达降低，从而使 Let-7 水平上升，抑制靶 mRNA 翻译，导致细胞衰老。所以 circPVT1 对细胞衰老有抑制作用。

第三节　端粒和端粒酶与衰老

端粒（telomere）是指真核生物线性染色体两末端的一种特殊的膨大结构，它是由特异结合蛋白与 DNA 重复序列构成的复合物，具有稳定染色体末端完整性的作用。端粒的功能主要是保护端粒 DNA 的末端不受核酸酶降解，稳定染色体末端结构；又可防止在 DNA 黏性末端裸露处发生染色体融合，避免 DNA 修复系统错误地将染色体末端识别为染色体断口而将染色体粘接起来。端粒酶（telomerase），又称为端粒末端转移酶（telomere terminal transferase），是由 RNA 和蛋白质组成的一种很特殊的核蛋白复合物，具有逆转录酶活性。端粒酶负责染色体末端 DNA 复制，以避免复制后端粒 DNA 的缩短。澳大利亚 - 美国科学家 Elizabeth H. Blackburn（1948 ～）、美国分子生物学家 Carol W. Greider（1961 ～）和加拿大 - 美国生物学家 Jack W. Szostak（1952 ～）由于在"染色体如何受到端粒和端粒酶的保护"研究方面的突出贡献而获得 2009 年诺贝尔生理学或医学奖。自此，端粒和端粒酶成为研究衰老的热点。

一、端粒的结构与功能

20 世纪 30 年代，美国遗传学家 Barbara McClintock（1902 ～ 1992）和 Hermann J. Muller（1890 ～ 1967）发现了染色体末端可维持染色体稳定性和完整性的结构，马勒把它称为端粒（telomere）。1978 年，Blackburn 和 Joseph G. Gall（1928 ～）首次阐明了在四膜虫核糖体 DNA（rDNA）的末端结构，发现这种 rDNA 存在大量富含 GC 的简单串联重复片段。

（一）端粒 DNA

端粒 DNA 由短而简单的串联重复序列构成，其碱基组成因物种而异，长度一般为 5 ～ 8bp。迄今为止已克隆鉴定了许多生物端粒 DNA 的重复序列。端粒 DNA 有三个结构功能区：端粒相关序列、端粒重复序列和 3′ 单链悬突。通常端粒 DNA 的一条富含 G 链的 3′-OH 端，具有长为 12 ～ 16nt 的单链突出末端（约两个重复序列的长度）。3′ 单链悬突可能是端粒 DNA 的一个普遍特征。不同物种的端粒 DNA 长度差别很大，重复序列长度也不一样。端粒 DNA 的重复序列有种属特异性，如四膜虫端粒 DNA 的重复单位为 5′-TTGGGG-3′，人和脊椎动物的端粒 DNA 重复单位为 5′-TTAGGG-3′。不同个体的端粒初始长度差异很大，如人的端粒长度为 5 ～ 15kb，重复次数约为 2000 次。此外，端粒序列长度有随年龄增长而逐渐变短的趋势。这是由于在 DNA 半保留复制过程中去除 RNA 引物后，在子代 DNA 分子的两条子链的 5′ 端各留下了一个缺口。因此，随着 DNA 复制和细胞分裂，端粒长度会逐渐短缩。正常情况下，人体细胞每进行 1 次有丝分裂，端粒 DNA 将丢失 50 ～ 200bp。精子端粒 DNA 长度终生保持不变，有利于生殖细胞将完整的遗传信息传给子代。

（二）端粒特异结合蛋白

端粒特异结合蛋白有两种：端粒结合蛋白（telomere-binding protein，TBP）和端粒相关蛋白（telomere associated protein，TAP）。两种蛋白质对于端粒长度具有负性调节作用，有抑制端粒酶活性的可能。在已发现的数十种端粒特异结合蛋白中，人们研究得较为深入的主要有酵母端粒结合蛋白抑制 / 活化蛋白 1（repressor/activator protein1，RAP1）、端粒重复序列结合因子 1（telomeric repeat binding factor，TRF1）及端粒重复序列结合因子 2（TRF 2）、端锚聚合酶（tankyrase）、TRF1 交互作用核蛋白 2 等。

（三）端粒的功能

端粒的功能主要是：①保护端粒 DNA 的末端不受核酸酶降解，稳定染色体末端结构；②可防止在 DNA 黏性末端裸露处发生染色体融合，避免 DNA 修复系统错误地将染色体末端识别为染色体断口而将染色体粘接起来；③有些研究还显示，端粒与核运动有关，可能对同源染色体的配对重组有重要意义。

二、端粒酶的结构与功能

（一）端粒酶的组成

1985 年，Greider 和 Blackburn 本发现将一段单链末端寡聚核苷酸加入到四膜虫的提取物中后，端粒 DNA 的长度延长了，说明有一种酶存在，并将其命名为端粒酶（telomerase）。端粒酶的 RNA 含有与端粒 DNA 互补的序列，人端粒酶以其 RNA 为模板，合成的端粒 DNA 重复序列为 TTAGGG，有延长端粒 DNA 并维持端粒长度的作用。研究发现端粒酶 3′ 端残基至少需要存在 3 个核苷酸片段，才能保持整个端粒酶的活性（图 20-5）。

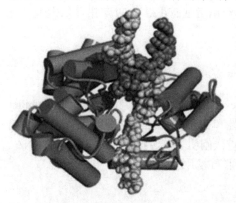

图 20-5　端粒酶的结构示意图

人端粒酶主要由人端粒酶 RNA（human telomerase RNA，hTR）、人端粒酶相关蛋白 1（human telomerase-associated protein-1，hTP1）和人端粒酶逆转录酶（human telomerase reverse transcriptase，hTERT）三部分构成，另外还包括热休克蛋白、p23 和角化不良蛋白（dyskerin）。角化不良蛋白是由 DKCl 基因编码的核仁蛋白，包含 514 个氨基酸残基，是 snoRNA 和端粒酶复合体的必要结构成分。

人端粒酶 RNA（hTR）包括 11 个核苷酸（5′-CUAACCCUAAC-3′），与人类端粒反复串联的基本序列单元（TTAGGG）n 互补，从而能够在缺少 DNA 模板的情况下，以自身的 RNA 为模板，给端粒富含 G 碱基单链添加重复序列，延伸端粒寡核苷酸片段，催化端粒 DNA 合成，以补偿因"末端复制问题"而致的端粒片段丢失，阻碍端粒缩短（图 20-6）。研究发现，hTP1 氨基末端可与 p53 的羧基末端结合，在端粒酶的活性调节中发挥重要作用，因此也被称为端粒酶的调节亚基。人端粒酶逆转录酶（hTERT）基因定位于 5p15.33，长度约 40kb，是人类端粒酶蛋白的催化亚基，具有维持端粒稳定性的功能。研究结果表明伴随端粒酶活性的增加，TERT-mRNA 表达水平也相对应成一定比例增加，并且在癌细胞和正常组织中的表达有很大的不同，据此可认定，调控人类端粒酶活性的主要亚单位是 hTERT。只要 hTERT 表达，其他亚单位就会与其共同构成高活性的端粒酶全酶。

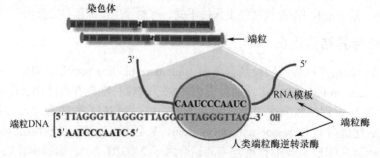

图 20-6　人类端粒酶的组成

（二）端粒酶的功能及活性调节

端粒酶主要具有以下几方面的功能：①延伸作用。在没有端粒酶的细胞中，端粒 DNA 会逐渐缩短直至损害基因；在有端粒酶存在的细胞中，该酶则会不断补充新的端粒，使之处于一种不断伸缩的动态平衡中。正是端粒酶的存在，维持了大多数组织端粒 DNA 的长度，从而抵消了因细胞分裂而导致的端粒 DNA 的丢失。人的生殖细胞、造血干细胞及 T、B 淋巴细胞中端粒酶有不同程度的表达，而在正常的体细胞中端粒酶不表达，因此体细胞随细胞分裂次数的增加，端粒 DNA 逐渐缩短。②修复作用。当断裂的染色体末端有富含 G 和 T 的 DNA 存在时，即使没有完整的端粒重复序列存在，它也能被端粒酶作为引物 DNA 延伸端粒 DNA 序列。因修复断端免遭外切酶对染色体 DNA 的更多切割，端粒酶在某种意义上讲也维护了基因组的稳定性。③纠错作用。在端粒 DNA 合成中，端粒酶还具有去除错配碱基和延伸超过模板范围的碱基的功能。此外，研究证实，在嗜热四膜虫的小核中，端粒酶还有影响姐妹染色体分离的作用。

端粒酶的表达和失控直接与人类的疾病有关。人体的生长发育是一个极其复杂的过程，因而端粒酶的表达、失活及作用方式必然受到精密的调节。目前普遍认为，端粒酶活性的调节是一个多步骤、多水平的复杂过程，涉及转录、翻译、翻译后水平，包括端粒结合蛋白、细胞周期蛋白及相关因子、磷酸化及去磷酸化等方面。

三、端粒和端粒酶与衰老的关系

与人类寿命一样，端粒也有寿命。1991 年，Harley 提出了细胞衰老的端粒假说，认为端粒长度在细胞衰老进程中处于一种竞争平衡，端粒由于 DNA 末端复制、端粒的加工和重组等原因而发生断裂、融合、缩短和缺失等。另一方面端粒酶的催化作用、端粒的特异性扩增等因素又使其延长。研究显示，正常人的组织和细胞在复制过程中均有端粒 DNA 的丢失，细胞每分裂一次，端粒 DNA 减少 50 ~ 200bp。当端粒缩短到一定程度时，便难以维持染色体的稳定，因此细胞失去了分裂增殖能力而进入衰亡过程。这一假说已为越来越多的研究所证实：①年老个体体细胞中端粒较年轻个体短，年轻个体的体细胞中端粒随着年龄增加逐渐缩短，年龄与端粒长度呈明显负相关。最有利的实验证据来自人类的成纤维细胞，年轻人成纤维细胞内端粒的平均长度为 18 ~ 25kb，而老年人成纤维细胞内端粒的平均长度仅为 8 ~ 10kb。②有旺盛增殖能力的胚胎细胞、生殖细胞、造血干细胞等具有较长的端粒，而且有较高的端粒酶活性；而多数增殖能力有限的体细胞端粒较短，不表达或低表达端粒酶活性。移植的造血干细胞由于快速的端粒缩短而引起细胞衰老加速的实验证明了这一结果。③体外实验证实，在多种端粒酶阴性的细胞中重建端粒酶活性，可以维持端粒长度，增加细胞的寿命，甚至使细胞永生。而抑制端粒酶活性，则可迫使永生化细胞转化为正常细胞，出现衰老、死亡。Andrea G. Bodnar 在两种端粒酶活性为阴性的正常人细胞（视网膜色素上皮细胞和包皮成纤维细胞）导入能编码人端粒酶催化亚基的载体后，发现其端粒酶活性呈阳性，同时有丝分裂次数增加，其寿命至少延长了 20 代，而且细胞衰老的生物学标记 β- 半乳糖苷酶的表达也显著减少。④癌细胞具有无限增殖能力，而约 85% 以上的癌细胞具有端粒酶活性。最近的一项研究表明，转端粒酶基因小鼠的皮肤角化细胞表达高水平的端粒酶活性，细胞对促有丝分裂剂极敏感，易癌变，绝大多数肿瘤细胞皆有端粒酶活性。⑤ Werner 综合征和唐氏（Down）综合征的患者端粒加速缩短。Werner 综合征的症状为过早衰老，皮肤、眼、骨及内分泌功能障碍；Down 综合征患者常在 30 岁以后即出现老年性痴呆症状。这两种患者端粒加速缩短与患者加速的早衰症状相对应。使 Werner 综合征患者成纤维细胞表达端粒酶活性可以延长细胞寿命。

目前，端粒缩短引发细胞衰老的机制尚未明了，可能的机制是：①端粒 DNA 的缩短释放端粒结合转录因子，该因子进而激活衰老诱导基因或灭活细胞周期进行所必需的某些基因；②诱导 DNA 损伤的反应，导致细胞周期受阻；③端粒 DNA 的缩短引起了免疫功能下降。有研究发现，受 HIV 感染的高度免疫缺陷患者外周血单核细胞（T4、T8、B 等）的端粒 DNA 长度急剧缩短。

一些科学家在实验室发现了不寻常的现象：在那些富含 GC 的 DNA 区域，本该互补配对的 G 和 C，在特定的实验条件下变成了 G 和 G 配对，C 和 C 配对。这种违反碱基互补配对原则的 DNA 单链上的 G 和 G 配对，就形成了 G- 四链体（G-quadruplex）。C 与 C 配对，则构成了 i-motif。根据 DNA 双螺旋结构的碱基互补配对原则，如果一条链能形成 G- 四链体，那么只要条件合适，它对面的那条链理论上就可以形成 i-motif。端粒 DNA 也有形成 G- 四链体和 i-motif 的能力。衰老端粒中由于 pH 改变易形成 G- 四链体和 i-motif，这两种结构会阻碍端粒酶催化的端粒 DNA 的延长，加速细胞衰老（图 20-7）。

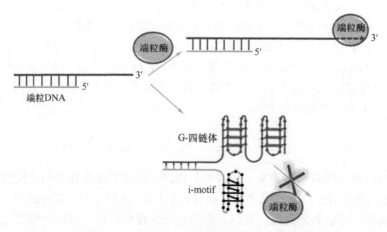

图 20-7 端粒 DNA 形成 G- 四链体和 i-motif 阻碍端粒酶的催化作用

也有一些实验结果并不支持端粒缩短引发细胞衰老的观点。例如，端粒在人造血细胞中随着年龄的变化是一个动态过程，呈不均衡趋势。在人免疫系统的某些细胞中端粒 DNA 的长度不断增长，而癌细胞中仍有少数并不表达端粒酶的活性。此外，虽然在人体许多衰老的组织中可见端粒 DNA 的缩短，但尚未有确切证据证实是因为端粒 DNA 缩短造成了细胞衰老，这些都需要有更多的实验结果来证实。

第四节 线粒体 DNA 与衰老

线粒体是真核细胞中重要的细胞器之一，主要进行生物氧化与能量转换等功能。线粒体 DNA（mitochondrial DNA，mtDNA）是属于细胞核染色体外的基因组，线粒体不仅有自己的遗传控制系统，还受核 DNA 的控制。1988 年，Ian J. Holt 等首次证实线粒体突变与衰老之间的关系。在随后的十余年间，研究者又发现许多与衰老相关的退行性疾病（衰老病）的主要原因也与 mtDNA 的变异相关。

一、mtDNA 的遗传特征

线粒体是存在于细胞质的一个含有双层膜的重要细胞器，是细胞的氧化中心和动力工厂。线粒体有独立的遗传系统，是人细胞中除核之外唯一含有 DNA 的细胞器。人线粒体 DNA（mtDNA）由 16 569bp 组成，共含有 37 个基因，其中 2 个编码 rRNA，22 个编码 tRNA，以及 13 个编码与线粒体氧化磷酸化有关的酶和蛋白质（见第二章）。mtDNA 拷贝数在不同类型的人类细胞中差异很大，如人类成熟红细胞完全没有 mtDNA，但人类肝细胞拥有数千拷贝的 mtDNA。mtDNA 编码的酶和蛋白质与其他核 DNA 编码的蛋白质一起，组成完整的电子传递链，完成细胞呼吸功能，为细胞提供能量。mtDNA 没有内含子结构，缺乏 DNA 修复系统，因此易受电子传递链产生的氧自由基的损伤。

与核 DNA 相比，mtDNA 具有特殊的遗传特征。

1. 母系遗传　人类线粒体及 mtDNA 属于母系遗传，因为在受精的过程中，只有精子的核 DNA 可以进入卵母细胞，父源性的 mtDNA 进入卵母细胞后很快被降解。虽然有学者发现有的细胞中存在少量的父源性线粒体，但目前尚未发现其与疾病的发生有关。mtDNA 为母系遗传的特性决定了 mtDNA 突变随母系传递，但后代是否发病与突变 mtDNA 的数量、组织分布状况、拷贝数以及细胞核等因素有关。

2. 异质性　体细胞包含大量线粒体，每个线粒体又包含 1 ～ 10 拷贝的 mtDNA，故在一个健康的细胞中存在大量的 mtDNA 分子。mtDNA 的存在状态有均质性（homoplasmy）和异质性（heteroplasmy）两种。均质性是同一组织或细胞中 mtDNA 分子都是一致的。当细胞中 mtDNA 发生突变时，就会出现野生型与突变型 mtDNA 的共存，这种情况被称为 mtDNA 异质性。人类大多数的 mtDNA 突变为异质性，但也有特例，如 Leber 遗传性视神经病变（Leber's hereditary optic neuropathy，LHON）以及遗传性非综合征型耳聋等几乎是均质性的。还应看到有时处于异质性状态也不一定发病，即在 mtDNA 唯一的非编码区（D 环）存在着异质多态性。

3. 阈值效应　mtDNA 的突变存在着阈值效应。在异质性细胞中，突变型与野生型 mtDNA 的比例以及该种组织对线粒体 ATP 供应的依赖程度决定了其是否发病。当突变 mtDNA 的数量达到某种程度时，引起组织器官的功能异常，称为阈值效应。不同的 mtDNA 突变，其阈值也不同。例如，应用胞质杂交细胞系的研究表明，tRNA 点突变阈值为 97%，而 mtDNA 大片段缺失的阈值为 60%。阈值的大小还与细胞核的遗传背景等因素有关。对一些突变表型而言，要求 100% 的突变率，但有时突变率达到 100% 也不会发病。可见，虽然突变 mtDNA 的比率是阈值效应的一个重要决定因素，但不是唯一的因素。对于不同的 mtDNA 突变，决定阈值大小的机制是不同的。

4. 高突变率　mtDNA 呈裸露状态，缺乏组蛋白保护且损伤修复功能不完善，又直接暴露在高活性氧环境中，因此突变率高出核 DNA 突变率的 10 倍以上。这导致在不同种群之间甚至在不同个体之间 mtDNA 序列多有所不同，因而表型也不同。

二、mtDNA 的突变形式

大量研究证实正常个体也会出现 mtDNA 突变，且随增龄而积累。目前已经证实至少有三种 mtDNA 突变类型与衰老相关，即点突变、缺失、重排。其中对 mtDNA 点突变和缺失突变的研究最多，其发生频率也最高。对于 mtDNA 突变和衰老之间关系的研究主要是利用 PCR、SSCP 等方法纵向或横向比较体细胞 mtDNA 突变积累和年龄增长的关系。

（一）点突变

点突变主要发生在 mtDNA 中编码蛋白质和 tRNA 区。mtDNA 点突变是导致衰老相关的退行性疾病（衰老病）的主要原因，已发现至少 10 种以上的点突变，分为 tRNA 的点突变和编码蛋白基因的点突变，常见的有：①线粒体脑肌病伴高乳酸血症和卒中样发作（mitochondrial encephalomyopathy，lactic acidosis，and stroke — like episodes，MELAS），最常见的突变是 mtDNA 第 3243 位点的 tRNA 基因 A→G，3271 位点 T→C；②肌阵挛性癫痫伴破碎红纤维综合征（myoclonus epilepsy associated with ragged-red fiber，MERRF）常见突变类型是 tRNA 基因第 8344 位点的 A→G，8356 位点 T→C；③慢性进行性眼外肌麻痹（chronic progressive external ophthalmoplegia，CPEO）常见突变类型是 tRNA 基因第 3243 位点 A→G，4274 位点 T→C；④Leber 遗传性视神经病变常见突变是编码蛋白基因第 11 778 位点的 G→A，14 484 位点 T→C，3460 位点 G→A；

⑤心肌病常见突变类型是 tRNA 基因第 3243 位点 A → G，4269 位点 A → G；⑥ 63% 的阿尔茨海默病（Alzheimer's disease，AD）患者中 mtDNA 调控区基因第 414 位点 T → G。

（二）mtDNA 缺失

大多数 mtDNA 缺失相关疾病在成年后才开始出现症状，症状随时间逐渐加重，且 mtDNA 缺失的量呈渐进性增多。线粒体 DNA 缺失累积的结果，使其氧化磷酸化的能力持续降低，产生的 ATP 的量越来越少。mtDNA 缺失突变在线粒体肌病和脑肌病类神经肌肉失调患者中首先检测到。在这些患者中，mtDNA 缺失发生率很高，可占所有线粒体基因组的 20% ～ 80%。衰老时 mtDNA 缺失突变以分裂期后组织（神经和肌肉）4977bp 缺失发生频率最高，同这些组织线粒体酶活性下降最显著相一致。但缺失不是仅发生在这一部位，而是 mtDNA 多个部位都存在缺失现象，而且是复合缺失。有研究者在 69 岁女性受试者的心、脑和骨骼肌组织检测到 10 种不同的 mtDNA 缺失。mtDNA 缺失数量和缺失种类随增龄而增加。

（三）mtDNA 重排

有研究表明，随年龄增加，线粒体氧化磷酸化能力下降是由 mtDNA 重排积累引起的结果。之后有研究也显示，通过长距离 PCR 在衰老的骨骼肌、脑组织中也发现了 mtDNA 重排，因此推测重排与衰老有关。有丝分裂后组织中 mtDNA 重排多随年龄积累，这个年龄点一般是 45 岁左右。虽然在特定组织中某个重排可能少见，但通过长距离 PCR 方法，在多个组织中都发现不同的 mtDNA 重排随衰老而积累。

尽管这三种突变中的任何一种很少达到 1%，但它们中的一些在衰老组织中可共同存在，大大增加了 mtDNA 突变型的比例，影响呼吸链功能，导致细胞能量代谢障碍，从而加速衰老过程。

三、影响 mtDNA 突变的因素

（一）活性氧的影响

活性氧（ROS）作为生物氧化的副产物，微量的 ROS 能参与细胞内的信号转导，对基因表达、个体发育起到生理性调节作用。

线粒体是 ROS 产生的主要场所。在正常生理情况下，线粒体内存在能清除自由基的氧化防御系统：含锰超氧化物歧化酶（Mn-SOD）、谷胱甘肽过氧化物酶（glutathione peroxidase，GSH-Px）、过氧化氢酶（catalase，CAT）、谷胱甘肽还原酶，还有一些抗氧化物质（如维生素 E、维生素 C、谷胱甘肽等）。这些酶和还原物质能清除自由基，阻止 ROS 的过度生成，使得线粒体内 ROS 处于产生和消除的动态平衡，不会对机体造成损伤。但随着年龄的增长，这些抗氧化防御体系的活性逐渐降低，导致 ROS 生成过量，它们攻击位于线粒体内膜上的脂类、蛋白质和 mtDNA，影响线粒体的功能，导致衰老的发生（图 20-8）。

目前认为，ROS 损伤是衰老时 mtDNA 突变的主要原因。有研究报道，补充 CoQ10 可以阻止 mtDNA 缺失，降低心肌线粒体脂质过氧化水平。这直接证明了 ROS 与 mtDNA 突变的关系。mtDNA 位于线粒体内膜基质侧，临近 ROS 产生部位，呼吸链电子传递过程中产生的 ROS 易引起 mtDNA 氧化损伤。因此，mtDNA 比核 DNA 更易受到氧化损伤。可这种说法于近几年也受到了不小的挑战。有人指出，mtDNA 似乎是因为受强力蛋白包覆和线粒体内微区化而被活性氧簇保护起来。活性氧作为一种重要的信号分子，其本身对机体正常的细胞生理和环境适应性来说是不可或缺的，活性氧通过信号转导功能对人类长寿还能起到一定有益的作用。这均表明氧化性损伤只是一种标志，而不是机体随年龄衰老的驱动性因素。

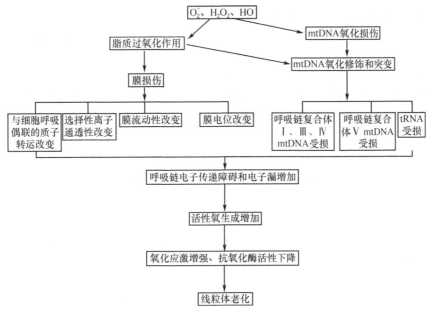

图 20-8 氧化损伤对线粒体功能的影响

（二）脱氧鸟苷的影响

脱氧鸟苷（deoxyguanosine，dG）向 8- 羟脱氧鸟苷（8- OH-hydroxydeoxyguanosine，8-OH-dG）的转化增加 mtDNA 的突变概率。DNA 损伤后的主要标志物是 8-OH-dG。8- 羟脱氧鸟苷是敏感的 DNA 损害标志物，是由一个羟自由基（·OH）连接在脱氧鸟苷的鸟嘌呤的第 8 个碳原子上而形成（图 20-9）。

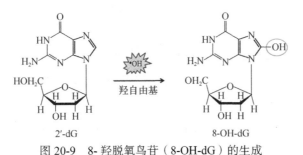

图 20-9 8- 羟脱氧鸟苷（8-OH-dG）的生成

有研究观察到大鼠肝 mtDNA 的 8-OH-dG 水平比核 DNA 高 16 倍，而且 24 月龄大鼠较 3 月龄大鼠肝 mtDNA 8-OH-dG 水平高 3 倍。对人脑的研究也表明 mtDNA 较核 DNA 更易受损。mtDNA 突变与 8-OH-dG 含量之间有明显的相关性。研究表明，8-OH-dG 通常应编码胞嘧啶，但它有 1% 的概率单一突变同腺嘌呤配对。8-OH-dG 还可造成邻近残基的错读。8-OH-dG 由高效液相色谱分离后，容易为电化学方法检测出，现在许多研究室包括医院的检验科都能进行测定。另外，研究人员已于 20 世纪 90 年代研制出 8-OH-dG 的特异性单克隆抗体，近年已进一步使用诸多抗氧化物质进行临床干预实验，期待通过减少 8-OH-dG，来达到抗衰老和预防疾病的目的。

（三）DNA 聚合酶 γ

目前对高通量 DNA 测序方法的大规模开发显示，相较于氧化性损伤，mtDNA 不完全复制才是点突变的主要原因，提示由核基因组 *POLG* 基因编码的 DNA 聚合酶 γ 可能才是大多数 mtDNA 诱变的原因。

　　线粒体中的 DNA 聚合酶 γ 负责 mtDNA 的复制和修复。研究显示，该酶在线粒体合成 DNA 时错配率较高。Kevin G. Pinz 等研究了 DNA 聚合酶 γ 对线粒体中两种常见的损伤：脱碱基损伤和氧化损伤（发生率在线粒体中是核中的 10 倍以上）的作用，发现聚合酶 γ 的 3′→5′ 外切酶活性不能十分有效地校正这两种损伤造成的不正常配对，这可能是 mtDNA 突变率高的一个原因。因此，鉴于所有这些发现，可以确定的是大多数 mtDNA 突变是由于线粒体 DNA 复制错误导致的，而聚合酶 γ 正是这些 mtDNA 点突变的主要中介物（图 20-10）。大量的证据表明，mtDNA 点突变率对线粒体衰老表型的影响已在 mtDNA 突变小鼠的发育过程中被证实。Aleksandra Trifunovic 发现 mtDNA 聚合酶 γ 表达缺陷的小鼠出现体重减轻、皮下脂肪减少、脱毛病、脊柱后凸、骨质疏松、繁殖能力降低、贫血等早衰现象，并在 1 岁左右死亡，而正常小鼠是在 2～3 岁死亡。

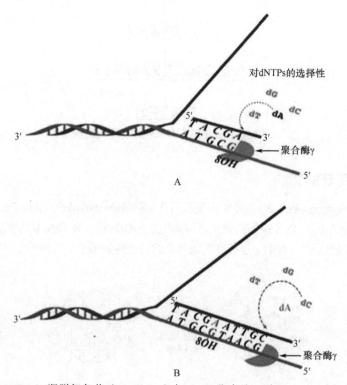

图 20-10　8- 羟脱氧鸟苷（8-OH-dG）与 DNA 聚合酶 γ 诱发 mtDNA 点突变
A. mtDNA 中 8-OH-dG 同 A 配对，聚合酶 γ 的校读功能较差，所以聚合酶 γ 并未发挥 3′→5′ 外切酶活性切掉 A；B. 羟自由基与聚合酶 γ 共同造成 mtDNA 点突变率升高

思　考　题

1. 理解细胞衰老与机体衰老的概念及影响因素。
2. 衰老的生物学指标有哪些？
3. 有哪些衰老学说？简述各学说要点。
4. 常见的衰老基因和长寿基因有哪些？
5. 试述端粒 DNA 损伤与细胞衰老的关系。
6. 试述线粒体 DNA 突变与衰老。

（王丽影）

第二十一章 退行性疾病的分子机制

随着人口寿命的增加，人口老龄化越来越明显，与年龄相关的退行性疾病（如神经退行性疾病、动脉粥样硬化等）的发病率在不断上升。退行性疾病的特点是进行性神经退行性改变和血管的退行性改变。大部分的退行性疾病发生在老年期，又称为老年退行性疾病。虽然诱发这些疾病的病因和病变部位不尽相同，但它们都有一个共同的特征，即发生神经元的退行性病变和凋亡，并最终导致个体死亡，或动脉粥样硬化，引起动脉堵塞和器官缺血，导致组织细胞坏死。

神经系统的退行性疾病主要包括阿尔茨海默病（Alzheimer's disease，AD）、帕金森病（Parkinson's disease，PD）、亨廷顿病（Huntington disease）、不同类型的脊髓小脑共济失调（spinocerebellar ataxia，SCA）、齿状核红核苍白球丘脑下核萎缩（dentatorubro-pallidoluysian atrophy）、肌萎缩侧索硬化症（amyotrophic lateral sclerosis，ALS）及脊髓性肌萎缩症（spinal muscular atrophy）等。动脉粥样硬化（atherosclerosis，AS）主要影响心、脑等器官，引起冠心病、心肌梗死、脑梗死、外周血栓形成和动脉瘤等。

本章介绍两种最重要的老年退行性疾病（阿尔茨海默病和帕金森病）及动脉粥样硬化的分子机制。

第一节 阿尔茨海默病

1901 年，德国医生 Alois Alzheimer（1864 ～ 1915）接诊了一位 51 岁的老妇人。她患有严重的记忆障碍，讲话困难并且难以理解别人讲话，对时间与地点也毫无概念。Alzheimer 意识到这是一种前所未知的疾病。在患者去世后，Alzheimer 对其进行尸检，惊奇地发现患者的大脑中有许多淀粉样斑块和神经纤维缠结。1907 年，Alzheimer 首次对这种病（即阿尔茨海默病）进行了描述。该病是一种大脑皮层特有的慢性神经退行性疾病。阿尔茨海默病（AD）的主要特征是认知功能进行性减退，影响患者的记忆、思维、定向、理解、学习、语言表达及判断能力，病程特征为隐匿起病、慢性进展，主要临床症状是失忆（amnesia）、失语（aphasia）和失认（agnosia），患者往往在 1 ～ 2 年内丧失独立生活能力，10 年左右常因感染或恶病质等并发症而死亡。

AD 患者的病理特征是脑组织中大脑皮层出现神经纤维缠结（neurofibrillary tangle）和神经（炎）斑（neuritic plaque）或称老年斑（senile plaque）、脑皮层神经细胞减少，以及皮层和脑实质动脉的血管淀粉样变性。根据发病年龄和家族聚集性，AD 可分为早发性 AD（early onset AD，EOAD）、迟发性 AD（late onset AD，LOAD）、家族性 AD 和散发性 AD。早发性 AD 的发病年龄一般在 30 ～ 60 岁，迟发性 AD 通常在 65 岁以后发病，家族性 AD 有家族史，而散发性 AD 没有明显的家族史。

自 Alzheimer 发现 AD 以来，人们一直在探索该病的病因。虽然 AD 的确切病因尚未完全清楚，但可以肯定它与机体的衰老及遗传有关。在过去的几十年中，人们一直在努力从分子水平研究 AD 的特征及分子机制，发现了一些 AD 遗传基因，为阐明该病的病因提供了重要的线索，并为该病的治疗带来了曙光。

一、AD 相关基因

目前已确定的 AD 相关基因有 4 个，分别是位于第 21 号染色体上的 *APP* 基因、第 14 号染色体上的 *PSEN1* 基因、第 1 号染色体上的 *PSEN2* 基因和第 19 号染色体上的 *ApoE* 基因。

1. APP 基因 β- 淀粉样前体蛋白（β-amyloid precursor protein，APP）基因在 1987 年被克隆，并定位在 21q21.2，全长约 170kb，含有 19 个外显子。目前已发现 APP 有多种不同的转录后剪接产物，编码的 APP 异构体主要有 APP695、APP751、APP770 等，三者均含有 Aβ40 结构。Aβ40 在 APP695 由第 14、15 外显子产生，在 APP770 由第 16、17 外显子产生。

APP 是一种 I 型跨膜糖蛋白，其分子的大部分位于细胞外，羧基端在细胞质，其功能尚未完全清楚。细胞膜上的 APP 通过非淀粉样蛋白生成通路和淀粉样蛋白生成通路进行加工。非淀粉样蛋白生成通路中，APP 先由 α- 分泌酶和 γ- 分泌酶（secretase）水解，破坏 APP 内的 Aβ 序列，生成截短的相对分子质量为 3000 的 Aβ 片段（非致病性 P3 肽），防止淀粉样蛋白的生成，这是生理情况下大部分 APP 的水解途径。淀粉样蛋白生成通路中，APP 依次由 β- 分泌酶和 γ- 分泌酶水解，产生相对分子质量为 4000 的可溶性 β- 淀粉样蛋白（amyloid beta protein，Aβ）。单分子的 Aβ 是一种 β 折叠的可溶性异质的多肽，对蛋白水解酶具有高度抗性。目前认为淀粉样蛋白生成途径是导致 AD 的通路。

AD 的重要病理变化是神经细胞，尤其是大脑皮层可见广泛的淀粉样（蛋白）斑块（amyloid plaque）形成的老年斑，这些斑块是由 β 淀粉样蛋白（Aβ）聚集成的多聚体。Michael T. Colvin 利用固态核磁共振技术确定了 Aβ42 纤丝的分子结构（图 21-1）。Aβ 是由 39～43 个氨基酸组成的多肽，可由多种细胞产生，循环于血液、脑脊液和脑间质液中，大多与伴侣蛋白分子结合，少数以游离状态存在。人体内 Aβ 最常见的类型是由 40 个氨基酸组成的 Aβ40 和由 42 氨基酸组成 Aβ42 两种异构体。在人脑脊液和血液中，Aβ40 的含量水平分别比 Aβ42 高 10 倍和 1.5 倍。Aβ42 的疏水性很强，对蛋白酶极不敏感，更容易聚集，且具有更强的毒性，是淀粉样蛋白斑块的主要成分。沉淀的 Aβ 聚合物对神经元具有毒性作用，可引起神经元死亡，导致神经元退行性变。

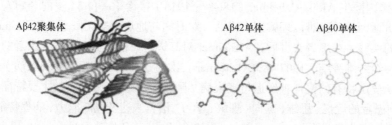

Aβ42聚集体　　　　　　　　　　　　　Aβ42单体　　　　Aβ40单体

图 21-1　Aβ 纤丝分子结构

很多短链 Aβ 片段（图中箭头所示）通过首尾相连形成的每一个 Aβ 单体都组成 S 形结构，这些 S 形单体再彼此平行堆叠在一起，组成了 Aβ42 纤丝

APP 基因突变仅见于少数家族性 AD 患者，可以导致 APP 氨基酸序列或裂解部位的改变，从而产生易于沉淀的 Aβ。目前已经发现 25 种与家族性 EOAD 相关的 APP 基因突变（http：//www.molgen.ua.ac.be/ADMutations/），大部分突变发生在与 Aβ 的生成和清除相关的蛋白裂解位点，导致 Aβ42/Aβ40 比值增加。在 APP 转基因鼠中，APP C 端片段的大量表达，可引起细胞外淀粉样斑块、细胞内神经元纤维缠结和神经元退行性变。对家族性、散发性及大量正常人群进行突变基因筛选的结果表明，APP 基因的突变仅出现在早发家族性 AD。

2. PSEN1 和 PSEN2 基因 早老素 -1（presenilin-1，PS-1）基因（PSEN1）定位于 14q23，由 12 个外显子构成，其中开放阅读框架是第 3～12 外显子，编码 467 个氨基酸残基的蛋白质。早老素 -2（PS-2）基因（PSEN2）定位于 1p31.42，基因结构与 PSEN1 相似，编码 448 个氨基酸残基组成的蛋白质，其结构与 PS-1 十分相似，具有 67% 的同源性。

PS-1 和 PS-2 为 9 个 α 螺旋的跨膜蛋白，在成熟过程中裂解为 N 端片段（N-terminal fragment，NTF）和 C 端片段（C-terminal fragment，CTF），与呆蛋白（nicastrin）、前咽缺失蛋

白 1（anterior pharynx defective 1，APH-1）、早老素增强子 2 蛋白（presenilin enhancer 2，PEN-2）聚合形成具有活性的 γ- 分泌酶，PS 是 γ- 分泌酶的催化亚基，参与淀粉样前体蛋白通路 APP 的水解，从而介导 Aβ 的生成。*PSEN1* 基因突变是大多数家族性 AD 的常见原因，占 55 岁前常染色体显性遗传 AD 患者的 70%。目前已经鉴定的 PS-1 基因突变超过 200 多种（http: //www.molgen.ua.ac.be/ADmutations/），包括错义突变、剪切位点突变等。*PSEN1* 基因突变使 γ- 分泌酶活性改变，导致 Aβ42/ Aβ40 值增加，最终导致 AD 的病理变化。与 *PSEN1* 和 *APP* 基因突变患者比较，*PSEN2* 基因突变导致的家族性 AD 患者的发病年龄较晚。目前已发现的 *PSEN2* 基因突变有 16 种（http: //www.molgen.ua.ac.be/ADmutations/），这些突变对 γ- 分泌酶活性影响与 *PSEN1* 基因突变相似，最终导致 Aβ42/ Aβ40 值增加。*PSEN1* 和 *PSEN2* 突变引起 Aβ42/ Aβ40 值增加的机制尚未清楚。

APP、*PSEN1* 及 *PSEN2* 突变是早发家族性 AD 的主要原因，大部分突变发生在 *PSEN1* 基因，其次是 *APP* 基因，*PSEN2* 突变最少，这三个基因的突变可以解释大多数早发家族性 AD，但并不能完全解释全部早发家族性 AD，提示可能还有其他早发家族性 AD 的基因尚未被发现。

3. *ApoE* 基因　载脂蛋白 E（apolipoprotein E，ApoE）基因（*ApoE*）定位 19q13.2，全长 3.7kb，含有 4 个外显子和 3 个内含子。成熟 ApoE 的相对分子质量为 42 000，由 299 个氨基酸残基组成。ApoE 是一种多态性蛋白质，人 *ApoE* 基因第 4 个外显子存在多态性，编码 ApoE2、ApoE3 和 ApoE4 三种异构体，它们之间的差异仅限于第 112 位和第 158 位半胱氨酸或精氨酸的不同：ApoE2（Cys112，Cys158），ApoE3（Cys112，Arg158）和 ApoE4（Arg112，Arg158）。*ApoE3* 为野生型基因，自然人群中的等位基因频率最高，*ApoE2* 及 *ApoE4* 则为变异型。在欧洲人群中，*ApoE3* 等位基因频率为 0.77，*ApoE2* 为 0.08，*ApoE4* 为 0.15。在中国和日本人群中，*ApoE4* 较少见，频率为 0.06 ～ 0.12，而在非洲人群中比较常见，频率为 0.21。

研究发现，*ApoE2* 等位基因对 AD 具有降低风险的保护作用，而 *ApoE4* 等位基因被认为是 AD 的危险遗传因素。*ApoE4* 等位基因是迟发家族性 AD 和散发性 AD 重要的危险因子。与 E3/E3 基因型比较，*ApoE4* 杂合子罹患 AD 的风险高约 4 倍，*ApoE4* 纯合子罹患 AD 的风险高约 12 倍，并且发病年龄提前了 3 ～ 16 年，但 50% 的 *ApoE4* 纯合子并不发病。65% ～ 75% 的散发性 AD 病例及迟发家族性 AD 病例与 *ApoE* 等位基因相关。

ApoE 参与了 Aβ 的形成、聚集和清除。ApoE4 与大脑 Aβ 含量高度关联，淀粉样斑块中存在 ApoE，而且淀粉样斑块与 *ApoE4* 基因剂量呈正相关，但 *ApoE2* 携带者的大脑中很少形成淀粉样斑块。研究发现，ApoE2、ApoE3 和 ApoE4 均可刺激神经细胞合成和分泌 Aβ40 和 Aβ42，其机制是 ApoE 作为信号分子，与其受体结合后激活 MAPK 信号转导途径，促进 c-Fos 磷酸化和 APP 基因的转录，从而增加 APP 和 Aβ 的合成，作用的效果依次为 ApoE4 ＞ ApoE3 ＞ ApoE2，与 ApoE4 作为 AD 的危险因子相吻合。ApoE 是影响 Aβ 聚集和沉淀的重要因素。

转基因小鼠的研究结果表明，人 ApoE 有促 Aβ 聚集和沉淀作用，三种异构体引起 Aβ 沉淀的效果依次是 ApoE4 ＞ ApoE3 ＞ ApoE2。此外，ApoE 在脑中的脂化程度可以影响 Aβ 的集聚和神经纤维缠结的形成，随着脂化的增加，其抑制 Aβ 聚集和神经纤维缠结形成的作用增强，反之则减弱。ApoE 可通过酶解、血脑屏障的转运、脑组织间液 - 脑脊液之间的流动以及细胞摄取和降解等机制参与脑组织间液中 Aβ 单体的清除。ApoE 敲除小鼠的脑组织间液中可溶性 Aβ 的清除速度较快，三种 ApoE 异构体的转基因小鼠脑组织间液可溶性 Aβ 的水平和清除速度存在差异。与表达 ApoE3 的转基因小鼠比较，ApoE4 的转基因小鼠脑组织间液的 Aβ 水平较高，清除速度较慢，ApoE2 转基因小鼠脑组织间液的 Aβ 水平较低，清除速度较快。

AD 的发病与许多因素有关，单一因素都不足以解释 AD 的发病机制。越来越多的资料表明，AD 的发病机制可能是环境因素及患者自身因素共同作用的结果。

二、线粒体功能异常与阿尔茨海默病

线粒体是细胞能量产生的主要来源，也是氧化应激损伤的主要靶点（见第二十章）。线粒体对于神经元及突触的活性是必需的。越来越多的研究表明，AD 的发病机制涉及线粒体形态和功能异常，线粒体损害是 AD 发病机制中非常早期的事件。一些研究显示，Aβ 与线粒体相互作用，损伤线粒体的功能和增加自由基的产生。自由基导致 mtDNA 突变，如 mtDNA 编码转运谷氨酰胺 tRNA 的基因在 mtDNA4336 位点上发生 A-G 的点突变，这一突变位于转运谷氨酰胺 tRNA 的基因 TΨC 环的颈部，最终将影响谷氨酰胺 -tRNA 的合成。遗传性谷氨酰胺 tRNA 基因 4336 点突变的出现可能是 AD 发病的危险因素。mtDNA 变异、ATP 生成下降及氧自由基产生增加，均可引起电子传递链（electron transport chain，ETC）相关酶含量下降，导致线粒体老化和功能异常，最终导致神经元功能障碍甚至细胞凋亡。

第二节　帕金森病

帕金森病（PD）是一种中老年人常见的神经退行性疾病，平均发病年龄为 55 岁，发病率仅次于阿尔茨海默病，60 岁以上人群发病率为 1%～2%。其主要病变为脑中黑质、蓝斑、迷走神经背核等具有色素的多巴胺细胞变性坏死，生成路易小体（Lewy body），多巴胺递质生成障碍，造成多巴胺能系统与胆碱能系统的不平衡，而引起一系列临床表现。PD 的主要临床症状表现为静止性震颤、运动迟缓、肌强直、步态障碍等，呈慢性、进行性发展。随着病程的进展，出现以非运动症状为主的临床表现，如失眠、情感淡漠、抑郁及认知障碍等。

PD 的病因目前尚未完全明确，研究表明衰老、遗传因素、环境因素等与其发病密切相关，可能是上述三种因素长期共同作用的结果。遗传因素在 PD 发病中起着重要的作用。年轻的 PD 患者遗传倾向大，14% 的年轻型 PD 患者有阳性家族史。另外，震颤型 PD 患者的家族中 PD 的发病率更高，而且在许多家系中往往同时存在数个原发性震颤患者，其遗传方式多呈常染色体显性；以强直为主要表现的 PD 患者，家族史不明显，可能为隐性遗传。

PD 发病的分子机制尚未完全清楚。人们对 PD 发病机制的研究始于发现 α- 突触核蛋白（α-synuclein，SNCA）。SNCA 是路易小体的主要组成部分，并发现 SNCA 基因突变是 PD 的分子遗传基础。

一、PD 相关基因

目前已发现 11 个与遗传性 PD 基因，其中 7 个基因呈常染色体显性遗传，4 个基因呈常染色体隐性遗传。与 PD 相关的多种基因见表 21-1。

表 21-1　帕金森病的相关基因

基因位点	基因	染色体定位	遗传方式	发病	突变
明确的 PD 相关位点和基因					
PARK1/PARK4	SNCA	4q21	AD	早发	5 个错义突变、基因倍增和三倍扩增
PARK8	LRRK2	12q12	AD	晚发	80 多种错义突变
PARK2	PARKIN	6q25～q27	AR	早发	170 多种突变
PARK6	PINK1	1p35～p36	AR	早发	50 多种突变

基因位点	基因	染色体定位	遗传方式	发病	突变
PARK7	DJ-1	1p36	AR	早发	15 种突变
PARK9	ATP13A2	1p36	AR	早发	5 种以上突变
尚未明确的 PD 相关位点和基因					
PARK3	未知	2p13	AD	晚发	未发现
PARK5	UCHL1	4p14	AD	晚发	仅发现 1 个突变
PARK10	未知	1p32	未知	晚发	未发现
PARK11	GIGYF2	2q36 ～ q37	AR	晚发	7 个错义突变
PARK12	未知	Xq21 ～ q25	未知	晚发	未发现
PARK13	Omi/HTRA2	2p13	未知	晚发	2 个错义突变
PARK16	未知	1q32	未知	未知	未发现
与非典型 PD 相关的位点和基因					
PARK14	PLA2G6	22q12 ～ q13	AR	少年左旋多巴应答性肌张力障碍型 PD	2 个突变
PARK15	FBXO7	22q12 ～ q13	AR	早发性帕金森锥体综合征	3 个突变

下面主要介绍 SNCA 基因、LRRK2 基因、PARKIN 基因、PINK1 基因、DJ-1 基因和 ATP13A2 基因在 PD 发生中的作用。

1. SNCA 基因 第一个明确的 PD 基因，与 PARK1 位点连锁，定位于 4q21，基因全长为 117kb，有 6 个外显子，编码 α- 突触核蛋白（SNCA），该基因突变引起的 PD 的遗传方式为常染色体显性遗传。

α- 突触核蛋白是一种可溶性突触前蛋白，参与突触可塑性、多巴胺能神经元递质转运和释放及淀粉样物质的沉积等过程。该蛋白由 140 个氨基酸组成，也称为非 β- 淀粉样组分的前体（non-beta-amyloid component precursor），是路易小体中的主要纤维成分，也是 AD 老年斑的成分之一，其 N 端的第 61 ～ 85 位氨基酸残基是高度疏水的结构域，被称为非 β- 淀粉样组分结构域（non-beta-amyloid component domain，NAC 结构域），与 α- 突触核蛋白的聚集相关。SNCA 基因的一些稀有突变（如 A53T、A30P、E46K、H50Q 和 G51D）、基因倍增及三倍扩增是一些家族性 PD 的原因。这些 SNCA 基因变异可导致细胞内 α- 突触核蛋白含量增加，促进 α- 突触核蛋白纤维性聚集，进一步沉积而被包裹，形成路易小体，从而引起神经元变性和坏死。

2. LRRK2 基因 富亮氨酸重复激酶 2（leucine-rich repeat kinase 2，LRRK2）基因定位 12q12，与 PARK8 位点连锁，全长为 144kb，有 51 个外显子，编码 2527 个氨基酸组成的 LRRK2。该基因突变引起的 PD 的遗传方式为常染色体显性遗传。

LRRK2 是一种具有多个独立结构域的蛋白激酶，属于 G 蛋白超家族的 ROCO 蛋白家族成员，主要分布在细胞质中，广泛表达于各种组织，但在中枢神经系统的表达水平较高。其生理功能目前尚未完全明确，可能与自噬、神经轴突生长、细胞凋亡等相关。该蛋白含有 LRRK2 特定重复序列（LRRK2 specific repeats）、富亮氨酸重复序列（leucine rich repeat，LRR）、Ras 样 GTP 酶结构域（Roc GTPase domain）及 C 端 Roc 结构域（C-terminal of Roc domain）、丝裂原活化蛋白激酶激酶激酶（mitogen-activated protein kinase kinase kinase，MAPKKK）结构域和 C 端 WD40 结构域。LRRK2 的激酶活性可以使其自身磷酸化和其底物（如膜突蛋白、髓鞘碱性蛋白、4E-BP 等）磷酸化，而激酶活性则受 GTP 酶的调节，但激酶活性和 GTP 酶活性受二聚化的影响，其他结构域是蛋白质相互作用结构域，可能在多信号蛋白的组装中发挥支架作用。研究发现，一些 *LRRK2* 基因突变可以导致 LRRK2 的 GTP 酶活性降低和激酶活性增高，因此，抑制 LRRK2 的激酶活性可能为 PD 的治疗提供新的途径。

LRRK2 基因突变在家族性 PD 中最为常见，估计占家族性 PD 的 7 %，在散发性 PD 患者中也发现了 *LRRK2* 基因突变。到目前为止，已发现 80 多个点突变位点，其中 7 个突变是致病性突变，这些突变主要发生在 ROC 结构域和 COR 结构域，可影响 LRRK2 的二聚化，进而影响激酶和 GTP 酶的活性，促进神经元变性和坏死。

3. *PARKIN* 基因　该基因定位于 6q25.2-27，全长 500kb，有 12 个外显子，编码含 465 个氨基酸的 Parkin 蛋白。该基因突变导致的 PD 遗传方式为常染色体隐性遗传，是早发性 PD 的主要原因，通常发病年龄为 40 ～ 50 岁。

Parkin 蛋白属于泛素 E3 连接酶家族，具有泛素连接酶活性。它主要分布在细胞的高尔基体上，能选择性识别一些底物蛋白（如 α- 突触核蛋白基、synphilin-1、细胞周期蛋白 E 等），使这些蛋白发生泛素化，从而提呈给蛋白酶体降解，在细胞内参与蛋白质的选择性降解。因此，在维持多巴胺能神经元的正常功能中发挥着重要作用。

PARKIN 基因已发现 170 多种突变，其突变类型包括点突变、插入突变或小片段缺失、外显子重排等，其中外显子重排是最常见的突变，约占 50%，这些突变导致 Parkin 酶活性减弱或丧失，造成细胞内异常蛋白的累积，最终导致多巴胺能神经元细胞死亡。

4. *PINK1* 基因　该基因定位于 1p35-36，与 PARK6 位点连锁，全长 1.8kb，含 8 个外显子，编码含 581 个氨基酸残基的 PINK1 蛋白。该基因突变导致的 PD 遗传方式为常染色体隐性遗传，临床表现与 *PARKIN* 基因突变所致的 PD 一致。

PINK1 蛋白是一种具有 N 端线粒体靶向信号（mitochondrial targeting signal，MTS）模体、跨膜结构域和丝氨酸 - 苏氨酸激酶结构域的抑癌蛋白，其功能可能与清除自由基和维持线粒体功能相关。*PINK1* 突变可以导致自由基增加，线粒体功能障碍。该蛋白可能通过清除自由基减缓应激状态下线粒体功能障碍，从而发挥其保护神经元的作用。

目前已报道 50 多种 *PINK1* 基因突变，包括错义突变、无义突变、小片段插入突变和外显子大片段缺失突变等，大部分突变发生在激酶结构域，这些突变可能导致 PINK1 蛋白不稳定或激酶失活，丧失保护线粒体的作用，使神经元变性和坏死。

5. *DJ-1* 基因　该基因是继 *PARKIN* 之后第二个最常见的帕金森病隐性遗传致病基因。该基因染色体定位于 1p36，与 PARK7 位点连锁，全长 24kb，含 8 个外显子，编码含 189 个氨基酸的 DJ-1 蛋白。*DJ-1* 基因引起的 PD 为早发型，发病平均年龄在 30 ～ 40 岁，病程进展缓慢，对左旋多巴反应敏感。

DJ-1 蛋白是分子伴侣 DJ-1/ThiJ/PfpI 超家族成员，具有非典型过氧化还原样过氧化物酶活性，参与调节多种生物学过程，包括细胞氧化应激、细胞周期、RNA 的稳定性、基因转录、雄激素受体通路信号转导等。DJ-1 是一种神经元保护蛋白，具有清除线粒体自由基的功能，其 106 位的半胱氨酸（Cys106）具有高度保守性，是该蛋白中的抗氧化基团，参与体内 H_2O_2 的清除。基因敲除小鼠结果表明，*DJ-1* 基因敲除后小鼠清除线粒体 H_2O_2 能力明显下降，细胞内 H_2O_2 水平明显增高。氧化应激发生时，Cys-106 被氧化，促进 DJ-1 从胞质转移到线粒体外膜，这一转位过程使 DJ-1 与自由基反应，减缓自由基对线粒体的损伤作用，保护神经元免受氧化损伤，防止神经元死亡，从而保护神经元。

目前已发现 15 种 *DJ-1* 基因突变，包括错义突变、启动子突变、移码突变、外显子缺失、剪接位点突变和大片段缺失突变。有些突变可以导致 DJ-1 蛋白不能形成二聚体而以单体形式存在，被蛋白酶体快速降解，而有些突变导致 DJ-1 蛋白抗氧化应激作用明显降低，使 DJ-1 失去对神经元的保护作用。

6. ATP13A2基因 该基因定位于 1p36，与 PARK9 位点连锁，全长 26kb，含有 29 个外显子，编码含 1180 个氨基酸残基的 5P 型溶酶体 ATP 酶（ATP13A2）。该基因与多巴胺敏感的早发隐性遗传性非典型 PD（也称为 Kufor-Rakeb 综合征，KRS）相关。

ATP13A2 是 10 跨膜溶酶体膜蛋白，在脑组织中高度表达，特别是黑质中，在细胞内主要存在于溶酶体和自噬小体。目前认为 ATP13A2 与溶酶体自噬通路相关，但其确切的功能尚未完全清楚。研究结果提示，ATP13A2 是一种阳离子泵，主要参与维持细胞内 Zn^{2+}、Mn^{2+} 等离子的平衡。ATP13A2 功能缺陷导致 PD 的可能机制是溶酶体功能异常和线粒体功能异常。ATP13A2 活性缺乏可使细胞内 Zn^{2+} 水平降低，进而影响 Zn^{2+} 进入溶酶体自噬通路和线粒体的能量代谢，使溶酶体自噬通路障碍，导致溶酶体功能损伤（包括溶酶体酸化作用受损、蛋白水解酶功能降低、溶酶体底物降解减少和溶酶体介导的自噬小体清除功能减退等），并引起线粒体功能异常。敲低 ATP13A2 表达的多巴胺能细胞也产生相似的结果，并影响细胞的存活，使细胞发生退行性变。纠正突变细胞 ATP13A2 的表达水平可以恢复溶酶体的功能。临床病理研究显示，PD 患者黑质神经元中的 ATP13A2 表达水平降低，Lewy 小体内存在大量的 ATP13A2 蛋白。上述结果提示 ATP13A2 与 Kufor-Rakeb 综合征的发生相关。

目前至少已发现 5 种与 Kufor-Rakeb 综合征相关的 *ATP13A2* 基因突变，这些突变发生在跨膜功能结构域、ATP 酶结构域，使 ATP13A2 活性丧失。

二、线粒体功能异常与帕金森病

20 世纪 80 年代，研究发现 1- 甲基 -4- 苯基 -1,2,5,6- 四氢吡啶（MPTP）可以通过血脑屏障进入胶质细胞，被单胺氧化酶氧化生成吡啶类物质，然后被进一步氧化生成具有神经毒性的 1- 甲基 -4- 苯基吡盐（MPP+）。MPP+ 被单胺能神经元摄取后，在细胞内特异性抑制复合体 I 的活性，使电子传递发生障碍和 ATP 耗竭，并产生活性氧簇（ROS），诱导神经元细胞死亡；对散发性 PD 患者脑组织的分析发现，PD 患者脑黑质的线粒体呼吸链复合体 I 活性降低和含量减少，而复合体 II 至 IV 活性和含量正常；用线粒体复合体 I 抑制剂鱼藤酮、哒螨灵、三氯乙烯和唑螨酯抑制人、果蝇及啮齿类动物多巴胺神经元复合体 I 的活性，可以诱导多巴胺神经元退行性变；服用鱼藤酮的小鼠出现 PD 的表现，表明呼吸链复合物 I 可能与 PD 相关，线粒体功能异常可能是 PD 发生发展的重要原因，鱼藤酮、哒螨灵、三氯乙烯和唑螨酯可能是导致 PD 的环境危险因子。

在核基因中，一些基因突变（如 *Parkin*、*SNCA*、*DJ-1*、*LRRK2* 和 *PINK1*、*HTRA2/OMI*、*PLA2G6*）引起线粒体功能异常是家族性 PD 的重要原因。在线粒体基因组中，未发现与 PD 相关的 mtDNA 特异性突变及单倍型，流行病学研究发现帕金森病不具有线粒体疾病的母系遗传特点，因此线粒体基因组遗传变异可能与帕金森病发生没有明显的关联性。但研究发现，PD 患者黑质中体细胞线粒体 DNA 缺失明显高于对照组，这些缺失可以影响细胞呼吸链的功能，表明体细胞线粒体 DNA 损伤可能与 PD 发生发展相关。

第三节 动脉粥样硬化的分子机制

动脉粥样硬化（AS）属于一种血管慢性退行性病变，是以动脉壁脂质积聚的黄色粥样斑块为主要病理特征。AS 斑块早期表现为脂质条纹，进一步发展为纤维斑块、粥样斑块及复合病变，导致斑块内出血、斑块破裂、血栓形成，并有动脉中层的逐渐蜕变和钙化，引发血管瘤的形成，病变常累及弹性及大中等肌性动脉。斑块发展的恶果一方面可造成动脉腔狭窄或栓塞发生，使该动脉所供应的组织或器官缺血或梗死，另一方面也可发生严重的动脉瘤破裂出血而引发心脑血管意外，故 AS 性心脑血管疾病严重危害人类健康，目前在世界范围内致死率、致残率居于首位。

AS 是冠心病（coronary heart disease，CHD）、脑卒中（stroke）、外周血栓形成和动脉瘤等重大心脑血管疾病的主要病理基础。AS 斑块的发生发展过程复杂，现认为是由遗传和环境多因素共同作用所致，年龄、血脂异常、肥胖、高血压、高血糖等是 AS 的重要危险因素，斑块的发生机制与内皮细胞损伤及功能失常、脂质代谢紊乱、氧化应激、炎症反应失衡等密切相关。随着分子生物学的不断发展，AS 相关遗传易感基因和分子机制的揭示，为我们深入理解 AS 病因、致病机制和积极采取有效防治策略提供了有力的支持。

一、脂质代谢相关基因异常与 AS

脂质代谢异常是 AS 最主要的、独立的危险因素。尽管对脂质代谢相关基因的多态性认识尚有待全面分析，目前已发现一些重要相关基因的突变可导致遗传性高脂血症，是 AS 易感性的关键机制。

1. LDL 受体基因　LDL 受体（low density lipoprotein receptor，LDLR）的基因定位于常染色体 19p13.2。细胞膜上的 LDLR 由 836 个氨基酸残基组成，五个主要的结构域决定了其在胞内的成熟和运输、识别配体结合 LDL 而介导 LDL 胆固醇（LDL-C）的摄取及受体再循环的功能。已发现人群中存在数十种 LDLR 基因突变，包括缺失、插入、无义突变和错义突变，造成受体编码合成缺失、成熟、运输和内移障碍、配体结合缺陷及 LDLR 异常降解等五类突变，这些 LDLR 的遗传缺陷可造成一种常染色体显性的家族性高胆固醇血症（familial hypercholesterolemia，FH）。平均约 500 人中可出现一位杂合子型 FH 患者，其临床表现为早发性高胆固醇血症（儿童期可见）、特征性黄色瘤、早发 AS 性心血管疾病症状。而纯合子突变型患者体内几乎没有正常功能的 LDLR，多数在少年期就表现出典型的高胆固醇血症、冠心病的临床特征，常伴有主动脉瓣狭窄，若治疗不及时，患者早发死亡。

2. PCSK9 基因　枯草溶菌素转化酶 9（proprotein convertase subtilisin kexin9，PCSK9）为分泌型丝氨酸蛋白酶，其基因位于染色体 1p32.3，包含 12 个外显子，全长 29kb。肝细胞 PCSK9 与 LDLR 结合可促使 LDLR 内化并运送至溶酶体内而被水解，从而减少细胞膜上的 LDLR，其为介导肝脏清除血浆 LDL-C 的重要调节蛋白。PCSK9 的突变可表现为功能缺失型突变和功能获得型突变，PCSK9 功能缺失可减少 LDLR 的降解，故促进血浆 LDL-C 经肝脏 LDLR 途径清除，降低 AS 发生的危险性；而 PCSK9 基因功能获得型突变则促使 LDLR 经溶酶体大量降解，减少肝细胞膜上 LDLR 数量，上调血浆 LDL-C 水平而导致患者出现高胆固醇血症，成为 AS 性心血管疾病发生的重要危险因素。研究发现，PCSK9 的 E670G 突变与冠状动脉 AS 的严重程度密切相关。目前研发的 PCSK9 抑制剂已逐渐走向临床研究，成为继他汀类药物之后又一重要的调脂、抗 AS 的新药。

3. 载脂蛋白基因　目前从人血浆中可分离出 20 余种载脂蛋白（apolipoprotein，Apo），它们分布于不同的脂蛋白中，在脂质运输、脂蛋白受体结合及激活相关酶活性中发挥重要作用，已证实多种 Apo 的基因多态性可影响脂质代谢，从而参与 AS 的发生。

ApoA1 在高密度脂蛋白（HDL）中的比例高达 65% ～ 70%，其基因的 5′ 端启动子和第 1 个内含子存在 Msp I 的多态性位点，在 ApoA1 基因 218 ～ 222bp 和 225 ～ 230bp 区域的突变可影响 HDL 生物合成中 ApoA1/ABCA1 的相互作用，阻止 α-HDL 颗粒的生物合成，而形成 preβ-HDL 颗粒。纯合子家族性 ApoA1 缺陷的患者血浆中缺乏含 ApoA1 的 HDL，胆固醇逆向转运（reverse cholesterol transport，RCT）受到抑制。

人类 ApoB 包括两种亚型：肠道分泌的 ApoB-48 和肝细胞分泌入血的 ApoB-100。ApoB 基因有高度多态性，存在 80 多个等位基因突变，ApoB 基因突变可导致家族性低 β 脂蛋白血症（familial hypobetalipoproteinaemia，FHBL）或家族性 ApoB-100 缺陷症（FDB），FDB 是常染色体显性遗传疾病，表现为高胆固醇血症和早发 AS 的临床特征。

ApoE 参与 HDL 的形成，是脂质运输的关键蛋白，在维持血浆胆固醇稳态、抗氧化、抗炎等方面发挥抗 AS 的重要作用。已发现 ApoE 有多种异构体，其中最常见的 ApoE2、ApoE3 和 ApoE4 三种异构体与脂蛋白受体的结合亲和力有显著性差异，ApoE2 与脂蛋白受体的亲和力较低。ApoE2 和 ApoE4 异构体的存在是人群发生高胆固醇血症的最常见原因之一（约占 14%），多数家族性Ⅲ型高脂蛋白血症是 *ApoE2* 纯合子携带者；*ApoE4* 基因携带者对 AS 易感性最显著，较其他基因型发生冠心病的风险升高 40%，患者易早发弥漫性 AS 病变而死于心脑血管意外。最早建立的 *ApoE* 基因敲除（*ApoE* $^{-/-}$）小鼠，因自发严重的高胆固醇血症和 AS 病变，成为目前 AS 研究中广泛应用的模式动物之一。

4. *ABCA1* 基因　人类的 ATP 结合盒转运体 A1（ATP-binding cassette transporter A1，ABCA1）基因位于 9q31，含有 50 个外显子，全长 149kb。ABCA1 有 ATP 酶的活性，介导胞内游离的胆固醇外流到少脂的 ApoAⅠ，从而降低胞内胆固醇含量，并促进 HDL 的新生，故又称为胆固醇流出调节蛋白（cholesterol efflux regulatory protein，CERP）。目前研究已发现 *ABCA1* 有 50 多种突变体，其突变位点呈非随机性分布，突变可导致 ABCA1 与 ApoA1 结合障碍而降低细胞内脂质的流出，也可能导致突变的 ABCA1 蛋白膜上定位受阻而被快速降解。*ABCA1* 基因错义突变导致的最常见的遗传病称为丹吉尔病（Tangier disease）和家族性 HDL 缺乏症，患者表现为典型的低 HDL-C 血症，且 HDL 以小颗粒 HDL 为主，同时 AS 的患病率显著升高。临床研究表明，人群中 *ABCA1* 的单核苷酸多态性（SNP）现象，如 *R219K*、*E1172D*、*R1587K*、*I883M*、*V825I* 等突变与患者 AS 性心血管疾病的易感性、心脑血管事件的发生率密切相关。

5. 清道夫受体（scavenger receptor，SR）基因　巨噬细胞对修饰脂蛋白的胆固醇摄取主要依赖于 A 类清道夫受体（SR-A）和 B 类清道夫受体（SR-B、CD36 等）的作用。其中 CD36 是细胞摄取氧化型 LDL（oxidized LDL，ox-LDL）的主要膜上受体，而 SR-A 通过网格蛋白（clathrin）依赖途径内吞摄取 ox-LDL。研究认为，抑制巨噬细胞上 SR-A 的清道夫受体活性或肝脏选择性高表达 SR-A 可通过抑制泡沫细胞形成、促进血浆修饰 LDL 的清除而可能应用于 AS 的治疗。

清道夫受体 B 类Ⅰ型（SR-BⅠ）作为 B 类清道夫受体的特殊成员，是第一个被确定为 HDL 受体的糖蛋白。SR-BⅠ可高亲和力结合 HDL 而介导细胞选择性摄取 HDL-C，故肝脏 SR-BⅠ在 RCT 及 HDL 代谢中扮演重要角色，同时 SR-BⅠ还参与调节血管壁细胞胆固醇平衡及炎症调控，具有抗 AS 功能。人类 SR-BⅠ基因（*SCARB1*）位于第 12 号染色体上，含 13 个外显子，基因全长 75 kb。最近报道，人 *SCARB1* 基因的 SNP，与循环中 HDL-C 异常及冠心病的发生率有关。如基因外显子 1 上 rs4238001 的 SNP 导致 SR-BⅠ蛋白的 G2S 突变，以及 *S112F*、*T175A*、*P376L* 等错义突变均可导致 HDL-C 水平异常升高，同时伴随患者冠心病的风险增高。但目前对 SR-BⅠ在人体内表达的调节因素及调控机制的认识仍十分有限，SR-BⅠ突变能否成为人群 AS 心脑血管疾病发生的独立危险因素，尚有待深入研究。

二、细胞炎症信号通路与 AS

AS 发生发展已被公认为是一种慢性炎症性过程。研究表明，AS 进程中涉及多条炎症反应相关的细胞信号通路，促进或抑制炎症反应对 AS 具有重要的调控作用。

1. 丝裂原活化蛋白激酶（MAPK）/NF-κB 信号通路　MAPK 是细胞内一类丝氨酸 / 苏氨酸蛋白激酶，可通过调节细胞炎症反应促进 AS 进展。MAPK 被致炎物质激活后，可通过磷酸化或促炎细胞因子（如 TNFα 等）释放而活化 NF-κB，NF-κB 活化后促进血管内皮细胞过度表达细胞黏附分子和炎症因子，加重血管壁的炎性损伤，又可通过促炎性细胞因子的产生激活 MAPK，MAPK 与 NF-κB 形成相互激活的调控网络，促进 AS 发生发展。研究认为，抑制 NF-κB 的活化，采用 ERK1/2 抑制剂、p38 MAPK 抑制剂及 JNK 抑制剂都对 AS 的形成发展有明显抑制作用。

2. TLR 信号通路　Toll 样受体（Toll-like receptor，TLR）也是重要的炎症反应信号通路，致炎物激活相应 TLR 可活化 NF-κB，进而调节炎症因子的合成与释放。TLR 是参与天然免疫的跨膜信号转导受体家族，包括 TLR2/4/6/7/9 等等。TLR2 可与 TLR1/6 形成异二聚体，识别配体后参与炎症因子的分泌，TLR2 缺陷可降低 AS 病变程度。TLR4 分布于血管内皮细胞、单核 / 巨噬细胞和树突状细胞膜上，可识别并结合多种配体而被激活，进而活化下游 NF-κB 和 c-Jun 的信号通路。在人的 AS 斑块中检测出巨噬细胞和内皮细胞的 TLR4 高表达，在 $ApoE^{-/-}$ 小鼠中 TLR4 的基因缺失可减少 AS 斑块。TLR7 通过 MyD88 信号依赖的通路调节免疫反应，还参与调节巨噬细胞自噬，从而参与 AS 发生。因此，TLR 信号通路的活化是促进 AS 发生发展的重要机制。

3. Notch 信号通路　由 Notch 受体、配体、细胞内效应分子等组成的 Notch 信号通路与巨噬细胞激活可相互促进：巨噬细胞炎性活化可释放炎症介质激活 Notch 信号通路，激活后的 Notch 通路又进一步促进巨噬细胞合成释放更多炎性因子，加重炎症反应。

4. JAK/STAT-SOCS1 信号通路　酪氨酸激酶 / 信号转导转录激活因子（JAK/STAT）- 细胞因子信号转导抑制因子 1（suppressor of cytokine signaling 1，SOCS1）信号通路是炎症反应的双向调控通路，JAK/STAT 激活后一方面可诱导 IL-6 和 VCAM-1 等炎症介质表达，又可促进 SOCS 表达而负性调控 JAK/STAT 信号通路，减少炎性因子的释放。

总之，炎症反应参与了多种危险因素致 AS 的发生发展过程，因此目前认为，超敏 C 反应蛋白（hs-CRP）、IL-6、IL-1β、TNFα、分泌型黏附分子和分泌型磷脂酶 A2（secretary phospholipase A2，sPLA2）以及脂蛋白相关磷脂酶 A2（lipoprotein-associated PLA2，Lp-PLA2）等参与炎症反应的分子，可作为 AS 发生的炎性标志物，其临床检验可为 AS 性心脑血管疾病的辅助诊断提供依据。

三、氧化应激与 AS

1983 年，Daniel Steinberg 提出 AS 的氧化学说，指出氧化应激产生过量的 ROS 及其氧化修饰产生的氧化型 LDL（ox-LDL）是 AS 斑块发生的关键因素。正常生理情况下，体内存在清除 ROS 的氧化防御系统，以维持细胞氧化还原的稳态（见第二十章），而氧化应激下产生的 ox-LDL，不仅可直接损伤内皮细胞刺激炎症因子及黏附分子的表达与释放，还可增加单核细胞对内皮细胞的黏附并趋化迁移至内膜下，使巨噬细胞通过清道夫受体过量摄取 ox-LDL 而促使细胞泡沫化，导致 AS 斑块的形成。巨噬细胞表面存在的植物凝集素样氧化型低密度脂蛋白受体 1（lectin-like oxidized LDL receptor，LOX-1）也介导 ox-LDL 的吞噬，同时诱导产生黏附分子，并与 SR-A 及 CD36 协同促进 AS 发展。内皮细胞膜上也存在 LOX-1，可在 ox-LDL 刺激下表达并激活细胞凋亡，Ox-LDL 通过 LOX-1 上调 MCP-1 并活化 MAPK，导致内皮细胞损伤。此外，Ox-LDL 还通过降低 NO 的生成而减弱内皮依赖性舒张反应，并通过促进成纤维细胞生长因子（fibroblast growth factor，FGF）及磷脂酶 D 产生磷脂酸和溶血磷脂，刺激血管平滑肌细胞增殖。

细胞内外的 ROS 也能直接导致血管内皮细胞功能紊乱，诱导黏附分子 VCAM-1、ICAM-1 等的表达，促进单核细胞黏附及趋化；直接刺激细胞去分化，促进平滑肌细胞增殖和迁移。同时，ROS 可直接损伤细胞的 DNA 及氧化多种细胞关键蛋白，影响其正常结构与功能，尤其通过对重要的转录因子的氧化修饰或调节蛋白质磷酸化调节转录因子如激活蛋白 1（activation protein 1，AP-1）和 NF-κB 的活性、激活蛋白激酶 AKT 信号通路及蛋白酪氨酸激酶信号通路等方式促进 AS

的发生发展。

AS 的氧化应激机制研究促进了抗氧化剂的开发应用，但目前临床试验结果具有不稳定性，同时抗氧化剂的特异性、安全性和使用剂量不确定等问题还有待进一步研究。

四、表观遗传修饰与 AS

基因的表观遗传修饰能影响基因功能。目前发现一些基因的甲基化水平、组蛋白修饰改变，以及蛋白质修饰等表观遗传改变会影响 AS 的发生发展过程。

1. DNA 甲基化 DNA 甲基化的改变能调控基因转录及其表达。在 AS 早期发现动脉壁和外周血单核细胞的基因组整体低甲基化，以及某些特殊基因启动子高甲基化。高同型半胱氨酸血症是 AS 的独立危险因素之一，可引起 S- 腺苷同型半胱氨酸（S-adenosyl homocysteine，SAH）水平升高，SAH 可竞争性结合并抑制甲基转移酶活性，影响机体基因组 DNA 甲基化程度。一些与 AS 相关基因的低甲基化能影响其表达水平，如雌激素受体（estrogen receptor，ER）、FGF2 等，而涉及细胞功能的改变，参与 AS 的发生发展。

2. 组蛋白修饰 IL-1β 和 TNFα 可诱导 NF-κB 的 p65 亚基结合组蛋白乙酰基转移酶（histone acetyltransferase，HAT），促进组蛋白乙酰化，上调 NF-κB 介导的炎症通路；而组蛋白去乙酰化酶（histone deacytylase，HDAC）通过调节 NF-κB 的去乙酰化，促进其从胞核转运到胞质，与抑制蛋白 IκB-α 结合，从而阻断 NF-κB 炎症通路。研究发现 AS 斑块中内皮细胞 HDAC2 的表达与活性均低于正常血管内皮细胞，与 AS 斑块形成有关。

3. 蛋白质修饰 蛋白质翻译后修饰可调控蛋白质的生物学活性，从而影响细胞的功能状态。例如，与炎症相关的信号通路 mTOR 是 PI3K 家族成员，为非典型 Ser/Thr 蛋白激酶，通过级联磷酸化调控下游靶基因的表达，参与血管内皮细胞、平滑肌细胞和巨噬细胞的生长、增殖、迁移、自噬等生物学过程而涉及 AS 的发生发展。此外，脂代谢相关蛋白的泛素化修饰也通过对蛋白降解的调节而涉及 AS 的发生机制。

AS 的病因和发病机制复杂多样，表观遗传修饰对 AS 发生发展的影响也是多方位的，深入探讨靶分子的表观遗传修饰规律，能为靶向治疗 AS 提供新的思路和方法。

五、非编码 RNA 与 AS

非编码 RNA（ncRNA），尤其是微小 RNA（microRNA，miRNA）和长非编码 RNA（long non-coding RNA，lncRNA）可能参与了炎症反应、胆固醇代谢等的调控，因而其在 AS 性心血管疾病中发挥的作用及机制也越来越受到重视。

目前已发现多种参与调控 AS 发生发展的 miRNA。例如，miR-33 由 SREBP2 和 SREBP1 内含子编码，miR-33a 可与 *ABCA1* 的 3′UTR 靶向结合，从而降低 ABCA1 的表达；还可靶向 C 型 1 类尼曼匹克蛋白 C1（Niemann-Pick C1 protein，NPC1）基因，抑制其表达，NCP1 与 ABCA1 功能协调，使细胞内胆固醇水平降低时减少胆固醇外流，参与胆固醇动态平衡及 HDL-C 生物合成的调节。另外，有报道 miR-155 在免疫反应和巨噬细胞炎症反应中发挥关键作用，其由 *Bic* 基因的外显子编码。miR-155 水平在 AS 模型小鼠和心血管疾病患者血清中均显著升高。其可通过靶向 MAPK 信号通路分子参与炎性调节，也可靶向 HMG 盒转录子 1（HBP1），一种 MIF 的负调控物，增强巨噬细胞摄取脂质而参与脂质调节。

研究显示，lncRNA 也可调节血管壁功能、巨噬细胞活化、脂质代谢和炎症反应。例如，ox-LDL 可诱导长非编码 RNA（lncRNA）DYNRB2-2 表达，后者可上调 G 蛋白偶联受体 119（GPR119）和 ABCA1 表达，从而促进 ABCA1 介导的细胞胆固醇流出。lncRNA - p21 的表达增强了 p53 的转录活性，也对 AS 发生发展有抑制作用。此外，还有研究发现 lncRNA apoA1-AS、lncRNA HIF1As1 等也参与了 AS 的发生。

　　AS 是一种复杂的退行性疾病，其发生发展涉及众多遗传和环境因素的综合作用，随着 AS 分子机制及分子靶标的不断揭示，目前临床上对 AS 性心脑血管疾病的防治方案也从降脂、溶栓等对症治疗向精准医学的个体化诊疗发展，也促进了如 PCSK9 抑制剂等靶向药物的研发与应用。

知识链接

细胞自噬与动脉粥样硬化

　　自噬是细胞一种保护性的物质降解途径。基础自噬作为应激调控机制有利于维持细胞结构和代谢平衡，对 AS 的发生发展可起到防御作用。自噬可通过溶酶体酸酯酶降解细胞内脂滴，促进细胞内胆固醇外流；可通过清除氧化受损的线粒体、蛋白质降低氧化应激带来的细胞损伤与死亡；通过降解炎性体组分而降低炎症反应。同时异常自噬会对细胞产生不利作用，例如，脂质过氧化产生的蜡样不溶性复合物，不能被溶酶体降解，导致自噬障碍并诱发细胞凋亡；过度自噬可引起平滑肌细胞自噬性死亡，导致斑块不稳定；内皮细胞自噬性死亡可诱导血栓形成。动脉粥样硬化的危险因素，如内质网应激、炎症反应以及缺氧、应激等都能影响自噬，而目前选择性诱导巨噬细胞自噬性死亡从而稳定斑块也成为 AS 防治的新方向。

思 考 题

　　1. 与阿尔茨海默病相关的基因有哪些？

　　2. 与帕金森病相关的基因有哪些？

　　3. 简述线粒体结构与功能的异常与阿尔茨海默病和帕金森病的关系。

　　4. 请讨论脂质代谢相关基因异常、细胞炎症代谢通路、氧化应激、表观遗传修饰、非编码 RNA 等如何与动脉粥样硬化相关联。

（蔡望伟　杜　芬）

主要参考文献

白春礼，方晔．1993．三链 DNA 的研究进展．动物学研究，（S1）：1-11

查锡良．2005．医学分子生物学．第 1 版．北京：人民卫生出版社

陈金东．2016．细胞自噬与细胞凋亡在细胞中的作用．遵义医学院学报，39（3）：217-222

陈嫒，周玫．2011．自由基与衰老．第 6 版．北京：科学出版社

德夫林．2008．生物化学——基础理论与临床（原书第 6 版）．王红阳等译．北京：科学出版社

德伟，欧芹．2008．医学分子生物学（案例版）．北京：科学出版社

樊龙江．2017．生物信息学．杭州：浙江大学出版社

樊廷俊，夏兰，韩贻仁．2001．线粒体与细胞凋亡．Acta Biochimica Et Biophysica Sinica，33（1）：000007-12

冯作化，药立波．2015．生物化学与分子生物学．第 3 版．北京：人民卫生出版社

何庆瑜．2012．功能蛋白质研究．北京：科学出版社

黄留玉．2010．PCR 最新技术原理、方法及应用．第 2 版．北京：化学工业出版社

黄诒森，张兴毅．2012．生物化学与分子生物学．第 3 版．北京：科学出版社

贾弘褆．2005．生物化学．第 3 版．北京：人民卫生出版社

江松敏，李军，孙庆文．2010．蛋白质组学．北京：军事医学科学出版社

解增言，林俊华，谭军等．2010．DNA 测序技术的发展历史与最新进展．生物技术通报．8：64-70

李玲．2002．细胞凋亡的分子机制及其调控因子．国际免疫学杂志，25（6）：317-320

马海龙，刘万林．2015．细胞自噬分子机制研究进展．内蒙古医科大学学报（医学研究进展），37（S1）：87-92

马宏，张宗玉，童坦君．2002．衰老的生物学标志．生理科学进展，33（1）：65-68

马文丽，德伟，王杰．2018．生物化学与分子生物学．第 2 版．北京：科学出版社

马越，刘俊平．2013．ATP 13A2-5 帕金森病相关性研究进展．国际神经病学神经外科学杂志，40（5-6）：474-477

乔中东．2012．分子生物学．北京：军事医学科学出版社

宋方洲．2011．基因组学．北京：军事医学科学出版社

田余祥．2016．生物化学．第 3 版．北京：高等教育出版社

王宠，张萍，朱卫国．2010．细胞自噬与肿瘤发生的关系．中国生物化学与分子生物学报，26（11）：988-997

王海燕，倪涛，谢志平．2010．酵母中细胞自噬的研究进展．中国细胞生物学学报，36（6）：1-11

王廷华，张连峰，董坚．2015．基因沉默理论与技术．北京：科学出版社

吴乃虎．2001．基因工程原理．第 2 版．北京：科学出版社

吴士良．2009．医学生物化学与分子生物学．第 2 版．北京：科学出版社

吴志英，孙一忞．2009．阿尔茨海默病的基因诊断：现状与展望．诊断学理论与实践，8（4）：372-375

徐跃飞，孔英．2011．生物化学与分子生物学实验技术．北京：科学出版社

严振鑫，徐冬一．2014．DNA 双链断裂的非同源末端连接修复．生命科学，26（11）：1-9

杨彦，戴宗，邹小勇．2009．表面等离子体共振技术在蛋白质 - 蛋白质相互作用研究中的应用．分子测试学报，28（11）：1344-1350

袁长青，丁振华．2002．Caspase 的活化及其在细胞凋亡中的作用．生理科学进展，33（3）：220-224

曾江勇，郭建宏，刘在新．2006．负链 RNA 病毒的反向遗传技术．动物医学进展．27（9）：35-39

张今，施维，姜大志等．2010．核酸酶学——基础与应用．北京：科学出版社

张景海．2016．药学分子生物学．第 5 版．北京：人民卫生出版社

赵彦超，顾耘．2013．细胞凋亡通路研究进展．现代医学，4：285-288

钟天映，陈嫒嫒，毕利军．2009．端粒与端粒酶的研究——解读 2009 年诺贝尔生理学或医学奖．生物化学与生物物理进展，36（10）：1233-1238

周春燕，药立波．2018．生物化学与分子生物学．第 9 版．北京：人民卫生出版社

周克元，罗德生．2010．生物化学（案例版）．第 2 版．北京：科学出版社

朱玉贤，李毅，郑晓峰．2007．现代分子生物学．第 3 版．北京：高等教育出版社

Andreassen PR, Ho GPH, D'Andrea AD. 2006. DNA damage responses and their many interactions with the replication fork. Carcinogenesis, 27（5）: 883-892

Antony J, Huang RY. 2017. AXL-driven EMT state as a targetable conduit in cancer. Cancer Res, 77（14）: 3725-3732

Atassi MZ. 2017. Protein Reviews. Berlin: Springer Publishers Inc.

Badis G, Saveanu C, Fromont-Racine M, et al. 2004. Targeted mRNA degradation by deadenylation –independent decapping. Mol Cell, 15（1）: 5-15

Baghi N, Bakhshinejad B, Keshavarz R, et al. 2018. Dendrosomal nanocurcumin and exogenous p53 can act synergistically to elicit anticancer effects on breast cancer cells. Gene, 670: 55-62

Bahr C, von Paleske L, Uslu VV, et al. 2018. A Myc enhancer cluster regulates normal and leukaemic haematopoietic stem cell hierarchies. Nature, 553（7689）: 515-520

Baines HL, Turnbull DM, Greaves LC. 2014. Human stem cell aging: do mitochondrial DNA mutations have a causal role? Aging Cell, 13: 201-205

Barh D, Blum K, Madigan MA. 2017. OMICS: Biomedical Perspectives and Applications. USA: CRC Press

Belfort M, Reaban ME, Coetzee T, et al. 1995. Prokaryotic introns and inteins: a panoply of form and function. J Bacteriol, 177（14）: 3897-3903

Bello L, Pegoraro E. 2016. Genetic diagnosis as a tool for personalized treatment of Duchenne muscular dystrophy. Acta Myol, 35（3）: 122-127

BergetSM, MooreC, SharpPA. 1977. Spliced segments at the 5' terminus of adenovirus 2 late mRNA. Proc Natl Acad Sci USA, 74（8）: 3171-3175

Brazma A, Vilo J. 2000. Gene expression data analysis. FEBS Lett, 480（1）: 17-24

Brengues M, Parker R. 2007. Accumulation of polyadenylated mRNA, Pab1p, eIF4E, and eIF4G with P-bodies in *Saccharomyces cerevisiae*. Mol Biol Cell, 18（7）: 2592-2602

Chronis C, Fiziev P, Papp B, et al. 2017. Cooperative binding of transcription factors orchestrates reprogramming. Cell, 168（3）: 442-459

Chu C, Das K, Tyminski JR, et al. 2011. Structure of the guanylyltransferase domain of human mRNA capping enzyme. Proc Natl Acad Sci USA, 108（25）: 10104-10108

Coelho MA, de Carné Trécesson S, Rana S, et al. 2017. Oncogenic RAS signaling promotes tumor immunoresistance by stabilizing PD-L1 mRNA. Immunity, 47（6）: 1083-1099

Cong L, Ran FA, Cox D, et al. 2013. Multiplex genome engineering using CRISPR/Cas systems. Science, 339（6121）: 819-823

Corrales L, Matson V, Flood B, et al. 2017. Innate immune signaling and regulation in cancer immunotherapy. Cell Res, 27（1）: 96-108

Corti O, Lesage S, Brice A. 2011. What genetics tells us about the causes and mechanisms of Parkinson's disease. Physiol Rev, 91（4）: 1161-1218

Courcelle J, Wendel BM, Livingstone DD, et al. 2015. RecBCD is required to complete chromosomal replication: Implications for double-strand break frequencies and repair mechanisms. DNA Repair（Amst）, 32: 86-95

Cyranoski D. 2018. How human embryonic stem cells sparked a revolution. Nature, 555（7697）: 428-430

David L. Nelson, Michael M. Cox. 2017. Lehninger Principles of Biochemistry. 7th ed. New York: W. H. Freeman & Company

Ding L, Spencer A, Morita K, et al. 2005. The developmental timing regulator AIN-1 interacts with miRISCs and may target the argonaute protein ALG-1 to cytoplasmic P bodies in *C. elegans*. Mol Cell, 19（4）: 437-447

Döhner H, Estey E, Grimwade D, et al. 2017. Diagnosis and management of AML in adults: 2017 ELN recommendations from an international expert panel. Blood, 129（4）: 424-447

Dulbecco R. 1986. A turning point in cancer research: sequencing the human genome. Science, 231（4742）: 1055-1056

Duncan RS, Song B, Koulen P. 2018. Presenilins as drug targets for Alzheimer's disease—recent insights from cell biology and electrophysiology as novel opportunities in drug development. Int J Mol Sci, 19（6）: 1621

Dunham I. 2018. Human genes: Time to follow the roads less traveled? PLOS Biol, 16（9）: e3000034

Elleuche S, Döring K, Pöggeler S. 2008. Minimization of a eukaryotic mini-intein. Biochem Biophys Res Commun, 366（1）: 239-243

El-Metwally T H et al. 2010. Basics of Medical Molecular Biology. New York: Nova Science Publishers Inc

Erlandson SC，McMahon C，Kruse A C. 2018. Structural basis for G protein-coupled receptor signaling. Annu Rev Biophys，47：1-18

Fernández-Medarde A，Santos E. 2011. Ras in cancer and developmental disease. Genes Cancer，2（3）：344-358

Fersht AR. 2017. Structure and Mechanism in Protein Science. Singapore：World Scientific Publishers Inc

Filková M，Jüngel A，Gay RE. et al. 2012. MicroRNAs in rheumatoid arthritis：potential role in diagnosis and therapy. BioDrugs，26（3）：131-141

Fogarty NME，McCarthy A，Snijders KE，et al. 2017. Genome editing reveals a role for OCT4 in human embryogenesis. Nature，550（7674）：67-73

Fuchs Y，Steller H. 2011. Programmed cell death in animal development and disease. Cell，147（4）：742-758

Fuchs Y，Steller H. 2015. Live to die another way：modes of programmed cell death and the signals emanating from dying cells. Nat Rev Mol Cell Biol，16（6）：329-344

Gatfield D，Izaurralde E. 2004. Nonsense-mediated messenger RNA decay is initiated by endonucleolytic cleavage in Drosophila. Nature，429（6991）：575-578

Genovese P，Schiroli G，Escobar G，et al. 2014. Targeted genome editing in human repopulating haematopoietic stem cells. Nature，510（7504）：235-240

Ghosh S，Dass JFP. 2016. Study of pathway cross-talk interactions with NF-κB leading to its activation via ubiquitination or phosphorylation：A brief review. Gene，584（1）：97-109

Greaves LC，Nooteboom M，Elson JL，et al. 2014. Clonal expansion of early to mid-life mitochondrial DNA point mutations drives mitochondrial dysfunction during human ageing. PLoS Genet，10（9），e1004620

Green MR，Sambrook J. 2012. Molecular Cloning：A Laboratory Manual （Fourth Edition）. New York：Cold Spring Harbor Laboratory Press

Gustafsson JA. 2016. Historical overview of nuclear receptors. J Steroid Biochem Mol Biol，157：3-6

Halec G，Dondog B，Pawlita M，et al. 2017. Concordance of HPV load and HPV mRNA for 16 carcinogenic/possibly carcinogenic HPV types in paired smear/tissue cervical cancer specimens. Arch Virol，162（1）：3313-3327

Hammarén HM，Virtanen AT，Raivola J，et al. 2018. The regulation of JAKs in cytokine signaling and its breakdown in disease. Cytokine，in press

Harris TD，Buzby PR，Babcock H，et al. 2008. Single-molecule DNA sequencing of a viral genome. Science，320（5872）：106-109

Hepp MI，Alarcon V，Dutta A，et al. 2014. Nucleosome remodeling by the SWI/SNF complex is enhanced by yeast high mobility group box（HMGB）proteins. Biochim Biophys Acta，1839（9）：764-772

Horn PJ，Carruthers LM，Logie C，et al. 2002. Phosphorylation of linker histones regulates ATP-dependent chromatin remodeling enzymes. Nat Struct Biol，9（4）：263-267

Huang YA，Zhou B，Wernig M，et al. 2017. ApoE2，ApoE3，and ApoE4 Differentially Stimulate APP Transcription and Ab Secretion. Cell，168（3）：427-441

Huijbers IJ. 2017. Generating genetically modified mice：A decision guide. Methods Mol Biol，1642：1-19

Jacobson MD. 1997. Apoptosis：Bcl-2-related proteins get connected. Curr Biol，7（5）：R277-281

James D. Watson，Alexander Gann. 2013. Molecular Biology of the Gene. 7th ed. San Francisco：Benjamin Cummings

Jaskelioff M，Van Komen S，Krebs JE，et al. 2003. Rad54p is a chromatin remodeling enzyme required for heteroduplex DNA joint formation with chromatin. J Biol Chem，278（11）：9212-9218

Jinek M，Chylinski K，Fonfara I，et al. 2012. A programmable dual-RNA-guided DNA endonuclease in adaptive bacterial immunity. Science，337（6096）：816-821

Kamps R，Brandão RD，Bosch BJ，et al. 2017. Next-generation sequencing in oncology：genetic diagnosis，risk prediction and cancer classification. Int J Mol Sci，18（2）：1-57

Kapranov P，Ozsolak F，Kim SW，et al. 2010. New class of gene-termini-associated human RNAs suggests a novel RNA copying mechanism. Nature，466（7306）：642-646

Kerr JFR，Wyllie AH，Currie AR. 1972. Apoptosis：A basic biological phenomenon with wideranging implications in tissue kinetics. BrJ Cancer，26（4）：239-257

Krajewski WA，Vassiliev OL. 2010. The Saccharomyces cerevisiae Swi/Snf complex can catalyze formation of dimeric nucleosome structures in vitro. Biochemistry，49（31）：6531-6540

Kumar S, Das A, Barai A, et al. 2018. MMP secretion rate and inter-invadopodia spacing collectively govern cancer invasiveness. Biophys J, 114（3）: 650-662

Kwoh DY, Davis GR, Whitfield K M, et al. 1989. Transcription-based amplification system and detection of amplified human immunodeficiency virus type 1 with a bead-based sandwich hybridization format. Proc Natl Acad Sci USA, 86（4）: 1173-1177

Lee JY, Kim S, Hwang DW, et al. 2008. Development of a dual-luciferase reporter system for in vivo visualization of MicroRNA biogenesis and posttranscriptional regulation. J Nucl Med, 49（2）: 285-294

Lewin B. 2004. Genes Ⅷ. New Jersey: Pearson Prentice Hall. Pearson Education, Inc

Liotta LA. 2016. Adhere, degrade, and move: the three-step model of invasion. Cancer Res, 76（11）: 3115-3117

MacCoss MJ, McDonald WH, Saraf A, et al. 2002. Shotgun identification of protein modifications from protein complexes and lens tissue. Proc Natl Acad Sci USA, 99（12）: 7900-7905

Marchese FP, Raimondi I, Huarte M. 2017. The multidimensional mechanisms of long noncoding RNA function. Genome Biol, 18（1）: 206

Margulies M, Egholm M, Ahman W E, et al. 2005. Genome sequencing in microfabricated high-density picolitre reactors. Nature, 437（7057）: 376-380

Marx J. 2000. Interfering with gene expression. Science, 2889（5470）: 1370-1372

Maynard S, Schurman SH, Harboe C, et al. 2009. Base excision repair of oxidative DNA damage and association with cancer and aging. Carcinogenesis, 30（1）: 2-10

Merzlyak EM, Goedhart J, Shcherbo D, et al. 2007. Bright monomeric red fluorescent protein with an extended fluorescence lifetime. Nat Methods, 4（7）: 555-557

Misteli T, Soutoglou E. 2009. The emerging role of nuclear architecture in DNA repair and genome maintenance. Nat Rev Mol Cell Biol, 10（4）: 243-254

Modrich P. 2006. Mechanisms in eukaryotic mismatch repair. J Biol Chem, 281（41）: 30305-30309

Moffat AS. 1991. Triplex DNA finally comes of age. Science, 252（5011）: 1374-1375

Morrical SW. 2015. DNA-pairing and annealing processes in homologous recombination and homology-directed repair. Cold Spring Harb Perspect Biol, 7（2）: a016444. doi: 10. 1101/cshperspect. a016444

Mullin S, Schapira A. 2015. The genetics of Parkinson's disease. British Medical Bulletin, 114（1）: 39-52

Naldini L. 2015. Gene therapy returns to centre stage. Nature, 526（7573）: 351-360

Nelson DL, Cox MM. 2017. Lehninger Principles of Biochemistry. 7th ed. New York: W. H. Freeman & Company

O'Donnell M, Jeruzalmi D, Kuriyan J. 2001. Clamp loader structure predicts the architecture of DNA polymerase Ⅲ holoenzyme and RFC. Curr Biol, 11（22）: R935-946

Ow DW, DE Wet JR, Helinski DR, et al. 1986. Transient and stable expression of the firefly luciferase gene in plant cells and transgenic plants. Science, 234（4778）: 856-859

Panda AC, Grammatikakis I, Kim KM, et al. 2017. Identification of senescence-associated circular RNAs（SAC-RNAs）reveals senescence suppressor CircPVT1. Nucleic Acid Res, 45（7）: 4021-4035

Papapetrou EP. 2016. Induced pluripotent stem cells, past and future. Science, 353（6303）: 991-992

Pathi N, Viswanath S, Pathak A, et al. 2016. Receptor tyrosine kinase signaling pathways: a review. Int J Adv Med, 3（4）: 783-789

Perkel JM. 2017. How bioinformatics tools are bringing genetic analysis to the masses. Nature, 543（7643）: 137-138

Pevsner J. 2015. Bioinformatics and Functional Genomics. 3rd ed. USA: Wiley Blackwell

Rajewsky K, Gu H, Kühn R, et al. 1996. Conditional gene targeting. J Clin Invest, 98（3）: 600-603

Raynard S, Niu H, Sung P. 2008. DNA double-strand break processing: the beginning of the end. Genes Dev, 22（21）: 2903-2907

RisH, PlautW. 1962. Ultrastructure of DNA-containing areas in the chloroplast of *Chlamydomonas*. J cell Biol, 13（3）: 383-391

Robert K M, Daryl KG, Victor WR. 2006. Harper's Illustrated Biochemistry 27th ed. London: McGraW-Hill Company

Rondon AG, Proudfoot NJ. 2008. Nuclear roadblocks for mRNA export. Cell, 135（2）: 207-208

Rougemaille M, Dieppois G, Kisseleva-Romanova E, et al. 2008. THO/Sub2p functions to coordinate 3'-end processing with gene-nuclear pore association. Cell, 135（2）: 308-321

Sakamoto K, Gurumurthy CB, Wagner K-U. 2014. Generation of conditional knockout mice. Methods Mol Biol, 1194: 21-35

Sanabria-Castro A, Alvarado-Echeverría I, Monge-Bonilla C. 2017. Molecular pathogenesis of Alzheimer's disease: An update. Ann.

Neurosci，24（1）：46-54

Sanger F，Air GM，Barrell BG，et al. 1977. Nucleotide sequence of bacteriophage ΦX174 DNA. Nature，265：687-695

Schultz DR，Harrington WJ. 2003. Apoptosis：programmed cell death at a molecular level. Semin Arthritis Rheum，32（6）：345-369

Semsei I. 2007. Unifying theory of aging. Orv Hetil，148（23）：1077-1085

Sen D，Gilbert W. 1988. Formation of parallel four-stranded complexes by guanine-rich motifs in DNA and its implications for meiosis. Nature，334：364-366

Shcherbo D，Merzlyak EM，Chepurnykh TV，et al. 2007. Bright far-red fluorescent protein for whole-body imaging. Nat Methods，4（9）：741-746

Sini P，James D，Chresta C，et al. 2010. Simultaneous inhibition of mTORC1 and mTORC2 by mTOR kinase inhibitor AZD8055 induces autophagy and cell death in cancer cells. Autophagy，6（4）：553-554

Smith C，Khanna R. 2017. Adoptive cellular immunotherapy for virus-associated cancers：a new paradigm in personalized medicine. Immunol Cell Biol，95（4）：364-371

Steinberg D. 1983. Lipoproteins and atherosclerosis. A look back and a look ahead. Arteriosclerosis，3（4）：283-301

Steinberg D. 1997. Low density lipoprotein oxidation and its pathobiological significance. J Biol Chem，272（34）：20963-20966

Stewart JB，Chinnery PF. 2015. The dynamics of mitochondrial DNA heteroplasmy：implications for human health and disease. Nat Rev Genet，16（9）：530-542

Sugasawa K. 2008. Xeroderma pigmentosum genes：functions inside and outside DNA repair. Carcinogenesis，29（3）：455-465

Sun L，Zhou R，Yang G，et al. 2017. Analysis of 138 pathogenic mutations in presenilin-1 on the in vitro production of Aβ42 and Aβ40 peptides by γ-secretase. Proc Natl Acad Sci USA，114（4）：E476-E485

Suzuki K，Ohsumi Y. 2007. Molecular machinery of autophagosome formation in yeast，Saccharomyces cerevisiae. FEBS Lett，581（11）：2156-2161

Suzuki K，Ohsumi Y. 2010. Current knowledge of the pre-autophagosomal structure（PAS）. FEBS Lett，584（7）：1280-1286

Syrovatkina V，Alegre KO，Dey R，et al. 2016. Regulation，signaling and physiological functions of G-proteins. J Mol Biol，428（19）：3850-3868

Takahashi K，Yamanaka S. 2015. A developmental framework for induced pluripotency. Development，142（19）：3274-3285

Takimoto E. 2012. Cyclic GMP-dependent signaling in cardiac myocytes. Circ J，76（8）：1819-1825

Tsukada M，Ohsumi Y. 1993. Isolation and characterization of autophagy-defective mutants of Saccharomyces cerevisiae. FEBS Lett，333（1-2）：169-174

van Dam L，Levitt MH. 2000. BII nucleotides in the B and C forms of natural-sequence polymeric DNA：A new model for the C form of DNA. J Mol Biol，304（4）：541-561

van Deursen JM. 2014. The role of senescent cells in ageing. Nature，509（7501）：439-446

Vass M，Kooistra AJ，Yang D，et al. 2018. Chemical diversity in the G protein-coupled receptor superfamily. Trends Pharmacol Sci，39（5）：494-512

Vogel G. 2007. A knockout award in medicine. Science，318（5848）：178-179

Wang H，La Russa M，Qi LS. 2016. CRISPR/Cas9 in Genome Editing and Beyond. Annu Rev Biochem，85（6）：227-264

Waters LS，Minesinger BK，Wiltrout ME. et al. 2009. Eukaryotic translesion polymerases and their roles and regulationin DNA damage tolerance. Microbiol Mol Biol Rev，73（1）：134-154

Watson JD，Crick FHC. 1953. Molecular structure of nucleic acids：A structure for deoxyribose nucleic acid. Nature，171（4356）：737-738

Wei Q，Frenette PS. 2018. Niches for hematopoietic stem cells and their progeny. Immunity，48（4）：632-648

Williams SL，Mash DC，Züchner S，et al. 2013. Somatic mtDNA mutation spectra in the aging human putamen. PLoS Genet，9（12），e1003990

Wurdinger T，Badr C，Pike L，et al. 2008. A secreted luciferase for ex vivo monitoring of in vivo processes. Nat Methods，5（2）：171-173

Yano Y，Saito R，Yoshida N，et al. 2004. A new role for expressed pseudogenes as ncRNA：regulation of mRNA stability of its homologous coding gene. J Mol Med（Berl），82（7）：414-422

Yorimitsu T，Klionsky DJ. 2005. Autophagy：molecular machinery for self-eating. Cell Death Differ，12（Suppl 2）：1542-1552

Yorimitsu T，Klionsky DJ. 2005. Atg11 links cargo to the vesicle-forming machinery in the cytoplasm to vacuole targeting pathway. Mol Biol Cell，16（4）：1593-1605

Zachari M，Ganley IG. 2017. The mammalian ULK1 complex and autophagy initiation. Essays Biochem，61（6）：585-596

Zeng XS，Geng WS，Jia JJ，et al. 2018. Cellular and molecular basis of neurodegeneration in Parkinson disease. Frontiers in Aging Neuroscience，10：109

Zhang JH，Zhang Y，Herman B. 2003. Caspases，apoptosis and aging. Ageing Res Rev，2（4）：357-366

Zhang Y，Smith CL，Saha A，et al. 2006. DNA translocation and loop formation mechanism of chromatin remodeling by SWI/SNF and RSC. Mol Cell，24（4）：559-568

中英文名词对照

A

阿尔茨海默病　Alzheimer disease，AD

阿拉伯糖操纵子　ara operon

氨苄青霉素　ampicillin，Amp 和四环素　tetracycline，Tet

氨基蝶呤　aminopterin

氨基糖苷磷酸转移酶　aminoglycoside phosphotransferase，APH

氨酰 -tRNA 合成酶　aminoacyl-tRNA synthetase

氨酰位　aminoacyl site，A 位

B

靶向输送　protein targeting

白介素 -1　interleukin-1，IL-1

白介素 -1β- 转换酶　interleukin-1β converting enzyme，ICE

白细胞整合素　leukocyte integrin

白血病抑制因子　leukemia inhibitory factor，LIF

百日咳毒素　pertussis toxin，PT

摆动性　wobble

斑点印迹杂交　dot blotting hybridization

半保留复制　semi-conservative replication

半不连续复制　semidiscontinuous replication

瓣状内切核酸酶 1　flap endonuclease 1，FEN1

包涵体　inclusion body

包装细胞　packaging cell

胞衬蛋白　fodrin

胞嘧啶　cytosine，C

胞嘧啶核苷脱氨酶　cytosine deaminase

保守型转座　conservative transposition

报道基因　reporter gene

报告基因　reporter gene

苯丙酮尿症　phenylketonuria，PKU

比较基因组学　comparative genomics

闭合转录复合物　closed transcription complex

编辑活性　editing activity

编辑体　editosome

编码链　coding strand

变性　denaturation

变性高效液相色谱　denature high performance liquid chromatography，DHPLC

表达蛋白质组学　expression proteomics

表达序列标签　expression sequence tag mapping，EST

表达载体　expression vector

表达子　expressor

表观遗传学　epigenetics

表面等离子共振　surface plasmon resonance，SPR

表面等离子体波　surface plasma wave，SPW

表皮生长因子　epidermal growth factor，EGF

表型　phenotype

丙二醛　malondialdehyde，MDA

病毒　virus

病毒癌基因　viral oncogene，v-onc

病毒颗粒　virus particle

病理性衰老　pathological senility

玻连蛋白受体　vitronectin receptor，VNR

玻连蛋白　vitronectin，VN

不对称分裂　asymmetric division

C

操纵序列　operator

操纵子　operon

层连蛋白　laminin，LN

插入酶　insertase

插入突变　insertion mutation

插入型载体　insertion vector

插入序列　insertion sequence，IS

差速离心　differential centrifugation

差异表达　differential expression

差异显示逆转录 PCR　differential display of reverse transcriptional PCR，DDRT-PCR

差异显示逆转录 - 聚合酶链反应　differential displayed-reverse transcriptional-polymerase chain reaction, DD-RT-PCR

拆分 resolution

常染色质 euchromatin

超螺线管 super solenoid

超螺旋 supercoil 结构

超声组学 ultrasomics

巢式 PCR nested PCR

沉默子 silencer

沉默子结合蛋白 silencer binding protein, SBP

成簇的规律性间隔短回文重复序列 / CRISPR 相关蛋白 clustered regularly interspaced short palindromic repeats/CRISPR-associated proteins, CRISPR/Cas

成熟酶 maturase

成肽 peptide bond formation

成体干细胞 adult stem cell, ASC

成纤维细胞 embryonic fibroblast

成纤维细胞生长因子 fibroblast growth factor, FGF

重复序列多态性 sequence repeat polymorphism, SRP

重塑因子 remodeling factor

重塑与间隔因子 remodeling and spacing factor, RSF

重新编程 reprogramming

重组 DNA recombinant DNA

重组酶 recombinase

重组体 recombinant

重组修复 recombination repair

初级转录本 primary transcript

穿梭质粒载体 shuttle plasmid vector

传感器蛋白 sensor protein

串联重复序列多态性 tandem repeat polymorphism, TRP

串珠 beads-on-a-string

次黄嘌呤 hypoxanthine

次黄嘌呤 inosine, I

次黄嘌呤核苷 inosine, I

促成熟因子 mature-promoting factor, MPF

促红细胞生成素 erythropoietin, EPO

促进凋亡体 apoptosome

促肾上腺皮质激素 adrenocorticotrophic hormone, ACTH

催化磷脂酰肌醇 phosphatidylinositol, PI

错配修复 mismatch repair

错义突变 missense mutation

D

大规模平行信号测序系统 massively parallel signature sequencing, MPSS

大量活性氧类 reactive oxygen species, ROS

大亚基核糖体蛋白 ribosomal proteins in large subunit, rpL

代谢谱轮廓分析 metabolic profiling analysis

代谢指纹图谱分析 metabolic fingerprinting analysis

代谢组 metabolome

代谢组分靶向分析 metabolite target analysis

代谢组学 metabonomics

丹酰氯 dansyl chloride

单纯疱疹病毒 herpes simplex virus, HSV

单分子 PCR single molecule PCR, SMPCR

单分子测序 single-molecular sequencing

单核苷酸多态性 single nucleotide polymorphism, SNP

单链 DNA 结合蛋白 single-stranded DNA binding protein, SSB

单链构象多态性 single strand conformation polymorphsm, SSCP

单链退火 single-strand annealing, SSA

单链引导 RNA single guide RNA, sgRNA

单顺反子 mRNA monocistron mRNA

蛋白激酶 B protein kinase B, PKB

蛋白激酶 C protein kinase C, PKC

蛋白激酶 G protein kinase G, PKG

蛋白酪氨酸激酶 protein tyrosine kinase, PTK

蛋白酪氨酸激酶 JAK Janus kinase, JAK

蛋白磷酸酶 protein phosphatase

蛋白酶体 proteosome

蛋白质二硫键异构酶 protein disulfide isomerase, PDI

蛋白质泛素化 ubiquitination

蛋白质构象病 protein conformational disease

蛋白质剪接 protein splicing

蛋白质芯片 protein chip

蛋白质组 proteome

蛋白质组学 proteomics

导肽 leading peptide

等电聚焦电泳　isoelectric focusing electrophoresis, IEFE

等位基因特异寡核苷酸　allele-specific oligonucleotide, ASO

低密度脂蛋白受体　low density lipoprotein receptor, LDLR

地中海贫血症　thalassemia

点突变　point mutation

电喷雾电离质谱　electrospray ionization mass spectrometry, ESI-MS

电压依赖性阴离子孔道　voltage dependent anion channel, VDAC

电泳迁移率变动实验　electrophoretic mobility shift assay, EMSA

凋亡蛋白酶活化因子 -1　apoptosis protease activating factor 1, Apaf-1

凋亡蛋白抑制因子　inhibitor of apoptosis protein, IAP

凋亡小体　apoptotic body

凋亡诱导因子　apoptotic inducing factor, AIF

定量 RT-PCR　quantitative RT-PCR, QRT-PCR

动脉粥样硬化　atherosclerosis, AS

端粒　telomere

端粒结合蛋白　telomere-binding protein, TBP

端粒酶　telomerase

端粒末端转移酶　telomere terminal transferase

端粒相关蛋白　telomere associated proteins, TAP

端粒重复序列结合因子　telomeric repeat binding factor, TRF1 及 TRF 2

端锚聚合酶　tankyrase

短串联重复序列　short tandem repeat, STR

短散在核元件　short interspersed nuclear element, SINE

断裂基因　split gene

断裂激动因子　cleavage stimulatory factor, CStF

断裂因子Ⅰ　cleavage factor Ⅰ, CF Ⅰ

断裂与腺苷酸化特异性因子　cleavage and polyadenylation specificity factor, CPSF

对称分裂　symmetric division

多蛋白　polyprotein

多泛素化　polyubiquitination

多核苷酸激酶　polynucleotide kinase

多聚核苷酸　polynucleotide

多聚核苷酸激酶　polynucleotide kinase, PNK

多聚赖氨酸　polylysine, PL

多克隆位点　multiple cloning site, MCS

多耐药基因 -1　multidrug resistance gene 1, MDR1

多能干细胞　pluripotent stem cell

多顺反子　polycistron

多维液相色谱　multi-dimensional liquid chromatography, MDLC

多重定量 PCR　quantitative multiplex PCR of short fluorescent fragments, QMPSF

多重可扩增探针杂交　multiplex amplifiable probe hybridization, MAPH

多重可连接探针扩增技术　multiplex ligation-dependent probe amplification, MLPA

E

二硫苏糖醇　dithiothreitol DTT

二氢尿嘧啶　dihydrouracil, DHU

二氢叶酸还原酶　dihydrofolate reductase, DHFR

二维（凝胶）电泳　two-dimensional electrophoresis, 2-DE

二维荧光差异胶内凝胶电泳　fluorescence two-dimensional difference in-gel electrophoresis, 2D-DIGE

二酰甘油　diacylglycerol, DAG

二硝基苯　dinitrobenzene, DNB

F

发动蛋白相关蛋白 -1　dynamin-related protein 1, DRP-1

发夹结构　hairpin structure

翻译　translation

翻译后加工　post-translation processing

翻译起始复合物　translational initiation complex

反式激活 crRNA　trans-activating crRNA, tracrRNA

反式剪接　trans-splicing

反式调节　trans regulation

反式作用因子　trans-acting factor

反相色谱　reversed phase chromatography, 反相层析

反向 PCR　inverse PCR, IPCR

反向末端重复区　inverted terminal repeat, ITR

反向遗传学　reverse genetics

反向杂交 reverse hybridization

反向重复序列 inverted repetitive sequence

反义 RNA antisense RNA，asRNA

反义寡核苷酸 antisense oligonucleotide，ASON

反义核酸 antisense nucleic acid

反义链 antisense strand

反应元件 response element

泛素 ubiquitin

放线菌素 D actinomycin D

飞行时间质谱 time of flight mass spectrometry，TOF-MS

非编码 RNA non-coding RNA，ncRNA

非程序化的 DNA 合成 unscheduled DNA synthesis，UDS

非复制型转座 nonreplicative transposition

非核糖体多肽 nonribosomal peptide，NRP

非核糖体多肽合成酶 nonribsomal peptide synthetase，NRPS

非同源末端连接 non-homologous end joining，NHEJ

非选择性自噬 non-selective autophagy

分解代谢物基因激活蛋白 catabolic gene activator protein，CAP

分裂期 metaphase，M 期

分泌酶 secretase

分子伴侣介导的自噬 chaperon-mediated autophagy，CMA

辅阻遏物 corepressor

负反馈调控 negative feedback regulation

复合型转座子 composite transposon

复性 renaturation

复制叉 replication fork

复制蛋白 A replication protein A，RPA

复制假基因 duplicated pseudogene

复制体 replisome，64

复制型 replication form，RF

复制型转座 replicative transposition

复制因子 C replication factor C，RFC

傅里叶变换红外光谱法 Fourier transform infrared spectrometer，FTIS

G

钙 / 钙调素依赖性蛋白激酶 calcium/calmodulin- dependent protein kinase，CaMK

钙蛋白酶 calpain

钙黏素 cadherin

钙调蛋白 calmodulin，CaM

杆状病毒 IAP 重复序列 baculoviral IAP repeat，BIR 结构域

感染 infection

感受态细胞 competent cell

干扰实验 interference assay

干扰素 interferon，INF

干扰小 RNA small interfering RNA，siRNA

干细胞 stem cell

冈崎片段 Okazaki fragment

高度重复序列 DNA highly repetitive DNA

高迁移率族蛋白 high mobility group protein，HMG 蛋白

高通量测序 high-throughput sequencing

高效毛细管电泳 high performance capillary electrophoresis，HPCE

高效液相色谱 high performance liquid chromatography，HPLC

功能蛋白质组学 functional proteomics

功能基因组学 functional genomics

共合体 cointegrant

共激活蛋白 coactivation protein

共济失调 - 毛细血管扩张症 ataxia telangiectasia，AT

共抑制 cosuppression

共有序列 consensus sequence

共振单位 resonance unit，RU

谷胱甘肽 S- 转移酶，glutathione S-transferase，GST

谷胱甘肽过氧化物酶 glutathione peroxidase，GSH-Px

骨形态发生蛋白 bone morphogenetic protein，BMP

寡聚体 oligomer

寡脱氧核苷酸 oligodeoxynucleotide，ODN

挂锁探针 padlock probe

管家（或持家）基因 housekeeping gene

管家基因 house keeping gene

冠心病 coronary heart disease，CHD

光复活修复 photo-reactivation repair

光裂合酶 photolyase

胱天蛋白酶　cystein aspartate-specific proteinase, caspase

胱天蛋白酶活化募集域　caspase activating and recruitment domain, CARD

胱天蛋白酶原　procaspase

归巢内切核酸酶　homing endonuclease

滚环复制　rolling circle replication

滚卡复制　rolling hairpin replication

过表达　overexpression

过氧化氢酶　catalase, CAT

H

合成依赖性链退火　synthesis-dependent strand annealing, SDSA

核磁共振　nuclear magnetic resonance, NMR

核定位序列　nuclear localization sequence, NLS

核苷　nucleoside

核苷二磷酸　nucleoside diphosphate, NDP

核苷三磷酸　nucleoside triphosphate, NTP

核苷酸　ribonucleotide

核苷酸结合寡聚化结构域　nucleotide-binding oligomerization domain, NOD

核苷酸酶　nucleotidase

核苷酸切除修复　nucleotide excision repair, NER

核苷一磷酸　nucleoside monophosphate, NMP

核酶　ribozyme

核内不均一 RNA　heterogeneous nuclear RNA, hnRNA

核受体　nuclear receptor

核输出受体　nuclear export receptor

核素　nuclein

核酸　nucleic acid

核酸的一级结构　primary structure of nucleic acid

核酸分子杂交　nucleic acid hybridization

核酸酶　nuclease

核糖　ribose

核糖核蛋白体核酶　ribonucleoprotein enzyme, RNP

核糖核酸　ribonucleic acid, RNA

核糖体　ribosome

核糖体 RNA　ribosomal RNA, rRNA

核糖体蛋白　ribosomal protein, rp

核糖体结合位点　ribosomal binding site, RBS

核糖体循环　ribosomal cycle

核糖体再循环因子　ribosome recycling factor, RRF

核小 RNA　small nuclear RNA, snRNA

核小核蛋白颗粒　small nuclear ribonucleoprotein particle, snRNP

核小体　nucleosome

核小体重塑　nucleosome remodeling

核心酶　core enzyme

核因子Ⅰ　nuclear factor Ⅰ, NFⅠ

亨廷顿病　Huntington disease

红色荧光蛋白　red fluorescent protein, RFP

红细胞生成素　erythropoietin, EPO

后基因组学　post-genomics

后期促进复合物　anaphase promoting complex, APC

互补 DNA　complimentary DNA, cDNA

互补链　complementary strand

花生四烯酸　arachidonic acid, AA

化学信号　chemical signaling

化学足迹法　chemical footprinting

环氧丙苷　gancidovir, GCV

回文结构　palindrome

活化素　activin

活性氧类　reactive oxygen species, ROS

J

肌醇 -1, 4, 5- 三磷酸　inositol 1, 4, 5-triphosphate, IP_3

肌动蛋白　actin

肌萎缩侧索硬化症　amyotrophic lateral sclerosis, ALS

基本转录因子　basal transcription factors

基因　gene

基因表达　gene expression

基因表达调控　regulation of gene expression

基因表达系列分析　serial analysis of gene expression, SAGE

基因捕获　gene trapping

基因打靶　gene targeting

基因工程　genetic engineering

基因家族　gene family

基因矫正　gene correction

基因拷贝数　copy number

基因克隆　gene cloning

基因敲除　gene knockout

基因敲减　gene knockdown

基因敲入　gene knock-in

基因失活　gene inactivation

基因添加　gene addition

基因芯片　gene chip

基因型　genotype

基因增补　gene augmentation

基因诊断　gene diagnosis

基因治疗　gene therapy

基因置换　gene replacement

基因重排　gene rearrangement

基因重组　gene recombination

基因转移　gene transfer

基因组　genome

基因组蛋白质连锁图　genome protein linkage map

基因组构　gene organization

基因组原位杂交　genome in situ hybridization，GISH

基因座　locus

基质辅助激光吸收离子化质谱　matrix assisted laser desorption ionization mass spectrometry，MALDI-MS

激活蛋白　activator

激素　hormone

激素反应元件　hormone response element，HRE

急性髓系白血病　acute myeloid leukemia，AML

疾病基因组学　disease genomics

脊髓性肌萎缩症　spinal muscular atrophy

加帽酶　capping enzyme

甲氨蝶呤　methotrexate，MTX

甲基 CpG 结合域蛋白　methyl-CpG-binding domain protein，MBD

甲基胆蒽　methylcholanthrene

甲基化干扰实验　methylation interference assay

甲基转移酶　methyltransferase

假基因　pseudogene

假尿嘧啶核苷　pseudouridine，ψ

间隔序列　spacer sequence

间期　interphase

监测点激酶 1　checkpoint kinase 1，Chk1

兼性异染色质　facultative heterochromatin

减数分裂　meiosis

剪接体　spliceosome

简并密码子　degenerate codon

简并性　degeneracy

碱基配对　base pairing

碱基切除修复　base excision repair，BER

碱性亮氨酸拉链　basic leucine zipper，bZIP 模体

碱性磷酸酶　alkaline phosphatase，AP

碱性螺旋 - 环 - 螺旋　basic helix-loop-helix，bHLH 模体

渐进性　progressive

交互对话　cross-talking

交联免疫沉淀　cross-linking and immunoprecipitation，CLIP

角化不良蛋白　dyskerin

校读活性　proofreading activity

校读作用　proof-reading

酵母人工染色体　yeast artificial chromosome，YAC

酵母双杂交　yeast two hybrid，YTH

接头蛋白　adaptor

结缔组织生长因子　connective tissue growth factor，CTGF

结构基因　structure gene

结构基因组学　structural genomics

结合部位　binding site

结晶　crystallization

解离酶　resolvase

解旋酶　helicase

紧密连接蛋白　claudin，CL

进位　entrance

茎 - 环　stem-loop

肼　hydrazine

局部黏附激酶家族相互作用蛋白 200　focal adhesion kinase family interacting protein of 200，FIP200

局部黏着斑激酶　focal adhesion kinase，FAK

巨自噬　macroautophagy

锯齿形　zigzag

聚丙烯酰胺凝胶电泳　polyacrylamide gel electrophoresis，PAGE

聚合酶链反应　polymerase chain reaction，PCR

聚焦色谱　chromatofocusing

聚偏二氟乙烯　polyvinylidene fluoride，PVDF

聚腺苷二磷酸核糖聚合酶 poly ADP-ribose polymerase

卷曲蛋白 frizzled，Fre

绝缘子 insulator

均质性 homoplasmy

K

开放阅读框 open reading frame，ORF

开放转录复合物 open transcription complex

抗终止因子 antiterminator

抗终止作用 antitermination

拷贝数变异 copy number variant，CNV

颗粒酶 B granzyme B

可变剪接 alternative splicing

可移动元件 mobile element

可诱导基因 inducible gene

可诱导因子 inducible factor

可阻遏基因 repressible gene

克隆 clone

克隆化 cloning

克隆位点 cloning site

克隆载体 cloning vector

空间特异性 spatial specificity

口袋蛋白 pocket protein

跨损伤 DNA 合成 translesion DNA synthesis，TLS

快速原子轰击质谱 fast atom bombardment mass spectrometry，FAB-MS

框移突变 frameshift mutation

扩增片段长度多态性 amplification fragment length polymorphism，Amp-FLP

扩张柱床吸附色谱 expanded bed adsorption chromatography

L

辣根过氧化物酶 horse radish peroxidase，HRP

劳斯肉瘤病毒 Rous sarcoma virus，RSV

老年斑 senile plaque

酪氨酸激酶 tyrosine kinase

酪氨酸激酶相关受体 receptor related to tyrosine kinase，RYK

累积性 cumulative

离心 centrifugation

离子交换色谱 ion exchange chromatography

离子通道型受体 ionotropic receptor

立早基因 immediate early gene

利福霉素 rifamycin

利福平 rifampicin

利用超速离心 ultracentrifugation

粒细胞集落刺激因子 granulocyte colony stimulating factor，G—CSF

粒细胞 - 巨噬细胞集落刺激因子 granulocyte-macrophage colony stimulating factor，GM-CSF

连环蛋白 catenin

连环体 catenanes

连接酶 ligase

连接酶检测反应 ligase detection reaction，LDR

链霉亲和素 streptavidin

链置换复制 strand replacement replication

裂口 gap

磷酸二酯酶 phosphodiesterase，PDE

磷酸肌醇依赖性激酶 -1 phosphoinositide dependent kinase 1，PDK1

磷脂酸 phosphatidic acid，PA

磷脂酰肌醇 3，4，5- 三磷酸 phosphatidylinositol 3，4，5-triphosphate，PIP3

磷脂酰肌醇 -3- 激酶 phosphatidylinositol 3-kinase，PI3K

磷脂酰肌醇 -3- 磷酸 phosphatidylinositol 3-phosphate，PI3P

磷脂酰肌醇 -4，5- 二磷酸 phosphatidylinositol 4，5-bisphosphate，PIP_2

磷脂酰肌醇 -4- 磷酸 phosphatidylinositol 4-phosphate，PI4P

磷脂酰肌醇激酶 phosphatidylinositol kinase，PIK

磷脂酰肌醇特异磷脂酶 C phosphatidylinositol-specific phospholipase C，PI-PLC

磷脂酰丝氨酸 phosphatidylserine，PS

零模式波导 zero-mode waveguide，ZMW

领头链 leading strand

硫酸二甲酯 dimethyl sulfate，DMS

鲁米诺 luminol

路易小体 Lewy body

螺旋 - 转角 - 螺旋 helix-turn-helix，HTH 模体

绿色荧光蛋白 green fluorescent protein，GFP

LDL 受体 low density lipoprotein receptor，LDLR

M

脉冲场凝胶电泳　pulsed-field gel electrophoresis, PFGE

慢病毒　lentivirus

毛细管电泳　capillary electrophoresis, CE

锚蛋白　ankyrin

锚定蛋白　docking protein, DP

锚定酶　anchoring enzyme

帽分析基因表达　cap analysis gene expression, CAGE

帽结合蛋白　cap binding protein, CBP

酶级联反应　enzyme cascade

酶联免疫吸附　enzyme-linked immunosorbent assay, ELISA

酶联受体　enzyme-linked receptor

酶足迹法　enzymatic footprinting

密码子　codon

嘧啶　pyrimidine

免疫共沉淀　co-immunoprecipitation, Co-IP

免疫基因疗法　immunogene therapy

免疫细胞化学　immunocytochemistry

免疫组织化学　immunohistochemistry

模板链　template strand

末端脱氧核苷酸转移酶　terminal deoxynucleotidyl transferase

莫洛尼鼠白血病病毒　Moloney murine leukemia virus, M-MuLv

母性遗传　maternal inheritance

募集　recruitment

N

囊胚　blastocyst

脑下核萎缩　dentatorubro-pallidoluysian atrophy

脑卒中　stroke

内毒素　endotoxin

内分泌　endocrine

内含肽　intein

内启动子　internal promoter

内体　endosome

内在性　intrinsic

内质网　endoplasmic reticulum, ER

拟核　nucleoid

逆（转录）转座子　retrotransposon

逆向运输　retrograde transport

逆转录 PCR　reverse transcription PCR, RT-PCR

逆转录病毒　retrovirus, RV

逆转录假基因　retropseudogene

逆转录酶　reverse transcriptase

黏粒又称柯斯质粒　cos site-carrying plasmid, cosmid

黏性末端　sticky ends 或 cohesive ends

黏着斑蛋白　vinculin

鸟苷酸环化酶　guanylate cyclase, GC

鸟苷酸交换因子　guanine nucleotide exchange factor, GEF

鸟苷酸解离抑制因子　guanine nucleotide dissociation inhibitor, GDI

鸟苷酸释放蛋白　guanine nucleotide release protein, GNRP

鸟苷酰转移酶　guanylyltransferase

鸟嘌呤　guanine, G

尿嘧啶　uracil, U

尿嘧啶 N- 糖基化酶　uracil-DNA glycosylase, UNG

凝胶过滤色谱　gel filtration chromatography

凝胶阻滞实验　gel retardation assay

牛海绵状脑病　bovine spongiform encephalopathy, BSE

牛小肠磷酸酶　calf intestine phosphatase, CIP

P

爬行模式　inchworm model

帕金森病　Parkinson disease, PD

排出位　exit site, E 位

旁分泌　paracrine

胚胎干细胞　embryonic stem cell, ESC

配体　ligand

配体门控受体型离子通道　ligand-gated receptor channel

碰撞诱导解离　collision-induced dissociation, CID

偏爱性　codon usage bias

片段长度多态性　fragment length polymorphism, FLP

平末端或钝末端　blunt end

破坏作用盒　destruction box

普遍性　universal

Q

启动子　promoter

启动子捕获　promoter trapping

启动子捕获载体　promoter trap vector

起点　start point

起始　initiation

起始 DNA　initiator DNA，iDNA

起始部位　start site

起始点　origin，ori

起始密码子　initiation codon

起始识别复合物　origin recognition complex，ORC

起始识别序列　origin recognition sequence，ORS

起始因子　initiation factor，IF

起始者胱天蛋白酶　initiator caspase

起始子　initiator，Inr

迁移率　mobility

前病毒　provirus

前导肽　leader peptide

前导序列　leading sequence，L

前核糖核蛋白颗粒　pre-ribonucleoprotein particle，pre-rRNP

前末端蛋白　preterminal protein，PTP

前起始复合物　pre-initiation complex，PIC

前噬菌体　prophage

羟自由基足迹法　hydroxyl radical footprinting

切除酶　excisionase

切除修复　excision repair

切割　excision

切口平移法　nick translation

亲和色谱　affinity chromatography

清道夫受体　scavenger receptor，SR

琼脂糖凝胶电泳　agarose gel electrophoresis，AGE

全基因组随机测序　whole genome random sequencing

全酶　holoenzyme

全能干细胞　totipotent stem cell

全外显子组测序　whole exome sequencing，WES

缺刻　incised

缺口　nick

缺失突变　deletion mutation

R

染色体微阵列分析　chromosomal microarray analysis，CMA

染色质免疫沉淀　chromatin immunoprecipitation，ChIP

染色质纤维　chromatin fiber

染色质重塑　chromatin remodeling

染色质装配因子复合物 1　chromatin assembly factor complex 1，CAF1

热休克蛋白　heat shock protein，HSP

人端粒酶 RNA　human telomerase RNA，hTR

人端粒酶逆转录酶　human telomerase reverse transcriptase，hTERT

人端粒酶相关蛋白 1　human telomerase-associated protein-1，hTP1

人抗原 R　human antigen R，HuR

人类白细胞抗原　human leukocyte antigen，HLA

人类基因组计划　human genome project，HGP

人类人工染色体　human artificial chromosome，HAC

人脑连接组学　connectomics

溶菌生长方式　lytic pathway

溶血磷脂酸　lysophosphatidic acid，LPA

溶原生长方式　lysogenic pathway

溶原性细菌　lysogenic bacteria

熔解温度　melting temperature，Tm

融合蛋白　fusion protein

融合内含肽　fused intein

乳糖操纵子　lac operon

朊病毒　prion

朊病毒蛋白　prion protein，PrP

S

三联体扩增　triplet expansion

三联体密码　triplet code

三链形成寡脱氧核苷酸　triple helix-forming oligodeoxynucleotides，TFO

色氨酸操纵子　trp operon

色谱技术　chromatography

色质　chromatin

上游，upstream

上游结合因子　upstream binding factor，UBF

上游开放阅读框　upstream open reading frame，

uORF

上游控制元件　upstream control element，UCE

上游启动子元件　upstream promoter element，UPE

上游因子　upstream factor

上游元件　upstream element

奢侈基因　luxury gene

蛇形受体　serpentine receptor

深度测序　deep sequencing

神经（炎）斑　neuritic plaque

神经干细胞　neural stem cell，NSC

神经节苷脂　ganglioside

神经生长因子　nerve growth factor，NGF

神经细胞黏附分子　nerve cell adhesion molecule，NCAM

神经纤维缠结　neurofibrillary tangle

神经元性凋亡抑制蛋白　neuronal apoptotic inhibitor protein，NAIP

生理性衰老　physiological senility

生物传感芯片　biosensor chip

生物芯片　biochip

生物信息学　bioinformatics

生长分化因子　growth differentiation factor，GDF

生长激素　growth hormone，GH

生长激素释放激素　growth hormone-releasing hormone，GRH

生长激素抑制素　somatostatin

生长因子　growth factor，GF

十二烷基硫酸钠　sodium dodecyl sulfate，SDS

十二烷基硫酸钠 - 聚丙烯酰胺凝胶电泳　sodium dodecyl sulfate polyacrylamide gel electrophoresis，SDS-PAGE

时间特异性　temporal specificity

识别部位　recognition site

识别螺旋　recognition helix

实时荧光定量 PCR　real-time fluorescent quantitative PCR

视网膜母细胞瘤　retinoblastoma，Rb

适配器　adaptor

释放因子　release factor，RF

嗜酸性小体　acidophilic body

噬菌粒　phagemid

噬菌体　bacteriophage，phage

噬菌体展示　phage display 技术

受体　acceptor

受体酪氨酸激酶　receptor tyrosine kinase，RTK

倏逝波　evanescent wave

疏水作用色谱　hydrophobic interaction chromatography，HIC

数字 PCR　digital PCR，dPCR

衰减子　attenuator

衰减作用　attenuation

衰老　senescence

衰老细胞衍生的 DNA 合成抑制因子　senescent cell-derived inhibitor of DNA synthesis，SDI

双缩脲　biuret

双缩脲反应　biuret reaction

双向复制　bidirectional replication

顺式剪接　cis-splicing

顺式调节　cis regulation

顺式作用蛋白　cis-acting protein

顺式作用元件　cis-acting element

顺序表达　sequential expression

瞬时表达　transient expression

瞬时转染　transient transfection

死亡受体　death receptor

死亡效应者域　death effector domain，DED

死亡诱导信号复合体　death-inducing signaling complex，DISC

死亡域　death domain，DD

死亡折叠域　death fold domain，DFD

随从链　lagging strand

随机引物法　random priming

损伤旁路　lesion bypass

羧基末端结构域　carboxyl-terminal domain，CTD

T

肽核酸　peptide nucleic acid，PNA

肽基脯氨酰基顺反异构酶　peptide prolyl cis-trans isomerase，PPI

肽酰位　peptidyl site，P 位

肽酰转移酶　peptidyl transferase

肽质量指纹图谱　peptide mass fingerprinting，PMF

肽转位复合物　peptide translocation complex

探针 probe
糖基化 glycosylation
糖组学 glycomics
套索 lariat
特异转录因子 special transcription factors
体内足迹法 in vivo footprinting
天然构象 native conformation
条件性基因打靶 conditional gene targeting
条件性基因敲除 conditional gene knockout
铁反应元件 iron response element，IRE
铁反应元件结合蛋白 iron-responsive element-binding protein，IRE-BP
通透性转变孔道 permeability transition pore，PTP
通用性 universality
通用因子 general transcription factor
通用转录因子 general transcription factors
同裂酶 isoschizomer
同尾酶 isocaudarner
同义密码子 synonymous codon
同义突变 synonymous mutation
同源二聚体 homodimer
同源建模 homology modeling
同源异型结构域 homeodomain，HD
同源重组 homologous recombination，HR，220
透明质酸黏素 hyalherin
突变 mutation
退火 annealing
脱氧核苷 deoxynucleoside
脱氧核苷一磷酸 deoxynucleoside monophosphate，dNMP
脱氧核酶 deoxyribozyme，DNAzyme
脱氧核糖核酸 deoxyribonucleic acid，DNA
脱氧核糖核酸酶 deoxyribonuclease，DNase
拓扑异构酶 topoisomerase

W

外切核酸酶Ⅲ exonuclease Ⅲ，Exo Ⅲ
外显子 exon
外源 DNA foreign DNA
烷基转移酶 alkyltransferase
晚期糖基化终末产物 advanced glycosylation end product，AGE

网格蛋白 clathrin
危害性 deleterious
微卫星 DNA microsatellite DNA
微卫星序列 microsatellite sequence，MS
微小 RNA microRNA，miRNA
微阵列比较基因组杂交 array-comparative genomic hybridization，aCGH
微自噬 microautophagy
维甲酸 retinoic acid，RA
萎缩性肌强直蛋白激酶 dystrophia myotonica protein kinase，DMPK
卫星 DNA satellite DNA
位标酶 tagging enzyme
位点特异性重组 site-specific recombination
稳定表达 stable expression
稳定转染 stable transfection
无错旁路 error-free bypass
无嘌呤 / 嘧啶位点 apurinic/apyrimidinic site，AP site
无嘌呤 / 无嘧啶内切核酸酶 -1 apurinic/apyrimidinic endonucleases-1，APE-1
无丝分裂 amitosis
无义密码子 nonsense codon
无义突变 nonsense mutation
戊糖 pentose
物理图谱 physical map

X

吸附色谱或吸附层析 adsorption chromatography
稀有碱基 rare base
系统生物学 system biology
细胞癌基因 c-oncogene，c-onc
细胞程序性死亡 programmed cell death，PCD
细胞的增殖 proliferation 与分化 differentiation
细胞凋亡 apoptosis，460
细胞分化 cell differentiation
细胞分裂素 cytokinin
细胞质 - 液泡靶向 cytoplasm to vacuole targeting，Cyt
细胞内受体 intracellular receptor
细胞内信号转导分子 intracellular signal transduction molecule

细胞黏附分子　cell adhesion molecule，CAM

细胞黏附素　cytoadhesion

细胞融合　cell fusion

细胞色素 c　cytochrome c，Cyt c

细胞衰老　cellular senescence

细胞通信　cell communication

细胞信号转导　cell signal transduction

细胞因子　cytokine

细胞增殖　cell proliferation

细胞周期　cell cycle

细胞周期蛋白　cyclin

细胞周期检验点　cell cycle checkpoint

细胞自噬　autophagy

细菌人工染色体　bacterial artificial chromosome，
　BAC

下调　down regulation

下游启动子元件　downstream promoter element，
　DPE

纤连蛋白　fibronectin，FN

衔接蛋白　adaptor protein

限制点　restriction point

限制酶　restriction enzyme

限制性内切核酸酶　restriction endonuclease，RE

线粒体 DNA　mitochondrial DNA，mtDNA

线粒体靶向信号　mitochondrial targeting signal，
　MTS 模体

线粒体输入刺激因子　mitochondrial import stimulat-
　ing factor，MSF

线粒体自噬　mitophagy

腺病毒　adenovirus，AV

腺苷酸环化酶　adenylate cyclase，AC

腺嘌呤　adenine，A

腺相关病毒　adeno-associated virus，AAV

相互作用蛋白质组学　interaction proteomics

向导 RNA　guide RNA，gRNA

硝酸纤维素　nitrocellulose，NC

小 GTP 酶　small GTPase

小 G 蛋白　small G-protein

小干扰 RNA　small interfering RNA，siRNA

小核 RNA　small nuclear RNA，snRNA

小核仁 RNA　small nucleolar RNA，snoRNA

小片段干扰 RNA　small interference RNA，siRNA

小卫星 DNA　minisatellite DNA

小亚基核糖体蛋白　ribosomal proteins in small sub-
　unit，rpS

协调表达　coordinate expression

协调调节　coordinate regulation

心房利钠肽　ANP

锌指　zinc finger 模体

锌指核酸酶　zinc finger nuclease，ZFN

新生霉素　novobiocin

新一代测序　next generation sequencing

信号分子　signaling molecule

信号肽　signal peptide

信号肽酶　signal peptidase

信号肽识别颗粒　signal recognition particles，SRP

信号序列　signal sequence

信号转导复合物　signaling complex

信号转导途径　signal transduction pathway

信号转导网络　signal transduction network

信使 RNA　messenger RNA，mRNA

胸苷　thymidine

胸苷激酶　thymidine kinase

胸嘧啶 DNA 糖基化酶　thymine DNA glycosylase，
　TDG

胸腺嘧啶　thymine，T

修剪　trimming

溴化乙锭　ethidium bromide，EB

序列比对　sequence alignment

序列标签位点　sequence tagged site，STS

序列图谱　sequence map

选择素　selectin

选择性剪接　alternative splicing

选择性自噬　selective autophagy

选择因子 1　selective factor 1，SL1

血管内皮生长因子　vascular endothelial growth fac-
　tor，VEGF

血小板衍生生长因子　platelet-derived growth factor，
　PDGF

循环阈值　cycle threshold，Ct

Y

烟草酸焦磷酸酶　tobacco acid pyrophosphatase，TAP

延伸　extension

延长　elongation

延长 tRNA　elongation tRNA

延长因子　elongation factor，EF

严紧型质粒　stringent plasmid

炎性凋亡　pyroptosis

炎性脱天蛋白酶　inflammatory caspase

盐析　salting out

氧化型 LDL　oxidized LDL，ox-LDL

药物基因组学　pharmacogenomics

野生型　wild type

叶绿体 DNA　chloroplast DNA，ctDNA

液流小室　flowcell

一氧化氮合酶　nitric oxide synthase，NOS

胰岛素样生长因子　insulin-like growth factor，IGF

遗传密码　genetic code

遗传图谱　genetic map

遗漏扫描　leaky scanning

乙酰胆碱 N 受体　nicotinic acetylcholine receptor，nAChR

已加工假基因　processed pseudogene

异丙基硫代半乳糖苷　isopropylthiogalactoside，IPTG

异二聚体蛋白激酶　heterodimer protein kinases

异硫氰酸苯酯　phenyl isothiocyanate，PITC

异染色质　heterochromatin

异质性　heteroplasmy

抑癌基因　tumor suppressor gene

抑制 / 活化蛋白 1　repressor/activator protein1，RAP1

易错旁路　error-prone bypass

引发体　primosome

引物　primer

引物酶　primase

印记控制区域　imprinting control region，ICR

荧光共振能量转移　fluorescence resonance energy transfer，FRET

荧光素酶　luciferase，LUC

荧光素异硫氰酸盐　fluorescein isothiocyanate

荧光阈值　threshold

荧光原位杂交　fluorescent in situ hybridization，FISH

影像组学　radiomics

永生细胞　immortal cell

游离内含肽　free intein

有丝分裂　mitosis

有义链　sense strand

诱导表达　induction expression

诱导剂　inducer

诱导性多能干细胞　induced pluripotent stem cell，iPS

原癌基因　proto-oncogene

原间隔序列　protospacer

原间隔序列临近基序　protospacer adjacent motif，PAM

原位 PCR　in-situ PCR，ISPCR

原位寡核苷酸片段连接　in situ oligo-ligation，ISOL

原位杂交　in situ hybridization

原位杂交　in situ hybridization，ISH

圆二色　circular dichroism，CD

阅读框　open reading frame，ORF

Z

杂合性　heterozygosity

杂合性丢失　loss of heterozygosity，LOH

杂交　hybridization

载体　vector

载脂蛋白　apolipoprotein，Apo

载脂蛋白 E　apolipoprotein E，ApoE

再生医学　regeneration medicine

造血干细胞　hematopoietic stem cell，HSC

增强子　enhancer

增强子结合蛋白　enhancer binding protein，EBP

增色效应　hyperchromic effect

增殖细胞核抗原　proliferation cell nuclear antigen，PCNA

长链非编码 RNA　long non-coding RNA，lncRNA

长末端重复序列　long terminal repeat，LTR

长散在核元件　long interspersed nuclear element，LINE

折叠　folding

着色性干皮病　xeroderma pigmentosum，XP

整合　integration

整合酶　integrase

整合素　integrin

整体原位杂交　whole mount in situ hybridization，

WISH

正向运输　forward transport

正向重复序列　direct repeat，DR

支架蛋白　scaffold protein

脂多糖　lipopolysaccharide，LPS

脂褐质　lipofuscin

脂质体　liposome

脂组学　lipidomics

执行者/效应者胱天蛋白酶　executioner/effector caspase

直接修复　direct repair

指导 RNA　guide RNA，gRNA

质粒　plasmid

质谱　mass spectrometry，MS

置换色谱　displacement chromatography 或称置换层析

置换型载体　replacement vector，substitution vector

中介子　mediator

中空螺线管　solenoid

终止　termination

终止结合序列　termination associated sequences，TAS

终止密码子　termination coden

终止因子　termination factor

终止子　terminator

肿瘤　tumor

肿瘤病毒　carcinogenic virus

肿瘤干细胞　tumor stem cell，TSC；cancer stem cell，CSC

肿瘤坏死因子　tumor necrosis factor，TNF

肿瘤坏死因子 α　tumor necrosis factor α，TNFα

肿瘤坏死因子受体相关因子 -2　TNF receptor associated factor-2，TRAF-2

肿瘤浸润淋巴细胞　tumor infiltrating lymphocyte，TIL

周期蛋白盒　cyclin box

周期蛋白依赖性激酶　cyclin-dependent kinase，CDK

周期蛋白依赖性激酶抑制因子　cyclin kinase inhibitor，CKI

周质　periplasm

主控制基因　master control gene

专能干细胞　unipotent stem cell

转导噬菌体　transducing phage

转分化　transdifferentiation

转化生长因子 -β　transforming growth factor-β，TGF-β

转换　transition

转基因动物　transgenic animal

转录　transcription

转录本　transcript

转录复合物　transcription complex

转录后基因沉默　post-transcription gene silencing，PTGS

转录后加工　post-transcriptional processing

转录激活因子样效应核酸酶　transcription activator-like effector nuclease，TALEN

转录激活因子样效应因子　transcription activator-like effector，TALE

转录激活域　transcription-activating domain，AD

转录泡　transcription bubble

转录起始点　transcription start site，TSS

转录起始复合物　transcription initation complex

转录图谱　transcription map

转录依赖的扩增系统　transcript-based amplification system，TAS

转录抑制互补 RNA　transcription inhibitory complementary RNA，ticRNA

转录因子　transcription factor，TF

转录因子结合位点　transcription factor binding site，TFBS

转录组　transcriptome

转录组学　transcriptomics

转染　transfection

转染子　transfectant

转位　translocation

转位酶　translocase

转运 RNA　transfer RNA，tRNA

转座　transposition

转座酶　transposase

转座重组　transpositional recombination

转座子　transposon，Tn

自分泌　autocrine

自然寿限　natural lifetime

自杀相关因子　factor associated suicide，Fas 又称 CD95

自身剪接　self splicing

自身磷酸化　autophosphorylation

自噬泡　phagophore

自噬泡组装位点　phagophore assembly site，PAS

自噬溶酶体　autophagic lysosome

自噬体　autophagosome

自噬体结构　preautophagosomal structure，PAS

自噬相关蛋白　autophagy-related protein

自由基学说　free radical theory

自主复制序列　autonomously replicating sequence，ARS

自主维持序列复制　self-sustained sequence replication，3SR

足迹法　footprinting

阻遏表达　repression expression

阻遏蛋白　repressor

阻遏物　repressor

阻抑结构域　suppressive domain，SD

组成型表达　constitutive expression

组蛋白甲基转移酶　histone methyltransferase，HMT

组蛋白密码　histone code

组蛋白去乙酰化酶　histone deacetylase，HDAC

组蛋白乙酰化酶　histone acetylase

组蛋白乙酰基转移酶　histone acetyl transferase，HAT

组合调控　combinational control

组织蛋白酶 G　cathepsin G

最长寿命　maximum life span

其他

DNA 甲基转移酶　DNA methyltransferase，DNMT

DNA 结合蛋白　DNA binding protein，DBP

DNA 结合域　DNA-binding domain，BD

DNA 双链断裂　double strand break，DSB

DNA 限制性片段长度多态性　restriction fragment length polymorphism，RFLP

DNA 依赖的 DNA 聚合酶　DNA dependent DNA polymerase，DDDP

DNA 依赖的 RNA 聚合酶　DNA-direct RNA polymerase，DDRP

PCR- 单链构象多态性　PCR-single strand conformation polymorphism，PCR-SSCP

PCR 辅助的转录本滴定分析　PCR aided transcript titration assay，PATTY

PCR- 限制性片段长度多态性　PCR-restriction fragment length polymorphism，PCR-RFLP

PIP3 依赖蛋白激酶　PIP3-dependent protein kinase，PDK

poly（A）结合蛋白　poly（A）-binding protein，PABP

poly（A）聚合酶　poly（A）polymerase，PAP

pyrin 域　pyrin domain，PYD

Southern 印迹　Southern blotting

T4 多核苷酸激酶　T4 polynucleotide kinase

TATA 结合蛋白　TATA-binding protein，TBP

TBP 相关因子　TBP-associated factor，TAF

TnA 型转座子　TnA type transposon

Toll 样受体　Toll-like receptor，TLR

transcription factors　154

T 抗原　T antigen

T 细胞受体　T cell receptor，TCR

T 细胞因子　T-cell factor，TCF

T 细胞因子 / 淋巴样增强因子　T cell factor/lymphoid enhancer factor，TCF/LEF

Western 印迹　Western blotting

α- 鹅膏蕈碱　α-amanitine

α- 突触核蛋白　α-synuclein，SNCA

β-N- 糖苷键　β-N-glycosidic bond

β- 半乳糖苷酶　β-galactosidase

β- 半乳糖苷乙酰基转移酶　galactoside acetyltransferase

β 核输入因子　nuclear importin

β- 肌动蛋白　β-actin

β 连环蛋白　β-catenin

β- 连环素　β-catenin

θ 复制　theta replication

"疯牛病"　mad cow disease

"长号模型"　trombone model

1- 氟 -2,4- 二硝基苯　1-fluoro-2,4-dinitrobenzene，FDNB

2′,3′- 双脱氧核苷三磷酸　dideoxyribonucleoside triphosphate，ddNTP

2A 型溶酶体相关膜蛋白　lysosome-associated membrane protein type 2A，LAMP2A

3′,5′- 环鸟苷酸　cyclic GMP，cGMP

3′,5′- 环腺苷酸　cyclic AMP，cAMP

3′ 非翻译区　3′-untranslated region，3′-UTR

5′ 端连续分析基因表达　5′-end serial analysis of gene expression，5′SAGE

5′ 非翻译区　5′-untranslated region，5′-UTR

5- 溴 -4- 氯吲哚磷酸盐　5-bromo-4-chloorindole-phosphate，BCIP

5- 溴尿嘧啶　5-bromouracil，5-BU

8- 羟脱氧鸟苷　8-OH-hydroxydeoxyguanosine，8-OH-dG

8- 氧鸟嘌呤　8-oxoguannine，8-oxoG